颅底副神经节瘤显微外科手术

Microsurgery of Skull Base Paragangliomas

原　　著　[意] Mario Sanna，Paolo Piazza，Fernando Mancini

　　　　　[韩] Seung-Ho Shin

　　　　　[澳] Sean Flanagan

共同编者　[意] Abdelkader Taibah，Alessandra Russo

　　　　　　　Hiroshi Sunose，Maurizio Falcioni

　　　　　　　Giuseppe De Donato，Yusuke Takata

　　　　　　　Giuseppe Di Trapani，Shailendra Sivalingam

　　　　　　　Roberto Rizzoli，Giorgio Peretti

主　　审　殷善开(上海交通大学附属第六人民医院耳鼻咽喉科)

　　　　　时海波(上海交通大学附属第六人民医院耳鼻咽喉科)

主　　译　陈正侬(上海交通大学附属第六人民医院耳鼻咽喉科)

U0376983

中 国 出 版 集 团

世界图书出版公司

西安 北京 上海 广州

图书在版编目(CIP)数据

颅底副神经节瘤显微外科手术/(意)桑纳(Sanna,M.),(意)皮阿扎(Piazza,P.),(韩)申胜浩(Seung-Ho,S.)主编;陈正侬译. —西安:世界图书出版西安有限公司,2014.7

书名原文:Microsurgery of Skull Base Paragangliomas

ISBN 978-7-5100-8123-1

Ⅰ.①颅… Ⅱ.①桑…②皮…③申…④陈… Ⅲ.①颅内肿瘤—副神经节瘤—显微外科学 Ⅳ.①R739.41

中国版本图书馆CIP数据核字(2014)第143693号
版权贸易登记号25-2013-249

Copyright © of the original English language edition 2013 by Georg Thieme Verlag KG, Stuttgart, Germany
(由德国斯图加特 Georg Thieme Verlag KG 公司2013年英文原版授权)
Original title(原书名):Microsurgery of Skull Base Paragangliomas
By(原著者)
Mario Sanna/Paolo Piazza/ Seung-Ho Shin/ Sean Flanagan /Fernando Mancini
With the collaboration of (共同编者)
Abdelkader Taibah/Alessandra Russo/Hiroshi Sunose/Maurizio Falcioni/Giuseppe De Donato/Yusuke Takata/ Giuseppe Di Trapani/Shailendra Sivalingam/Roberto Rizzoli/Giorgio Peretti

LUDI FUSHENGJINGJIELIU XIANWEIWAIKE SHUOSHU

颅底副神经节瘤显微外科手术

主　审	殷善开　时海波	
主　译	陈正侬	
责任编辑	王梦华　杨　莉	

出版发行　世界图书出版西安有限公司

地　址	西安市北大街85号	
邮　编	710003	
电　话	029-87233647(市场营销部)	
	029-87234767(总编室)	
传　真	029-87279675	
经　销	全国各地新华书店	
印　刷	中闻集团西安印务有限公司	
开　本	889mm×1194mm　1/16	
印　张	41.75	
字　数	800千字	

版　次	2014年7月第1版	
印　次	2014年7月第1次印刷	
书　号	ISBN 978-7-5100-8123-1	
定　价	380.00元	

☆如有印装错误,请寄回本公司更换☆

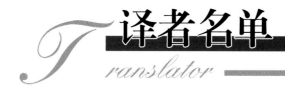

译者名单

主 审

殷善开(上海交通大学附属第六人民医院耳鼻咽喉科)

时海波(上海交通大学附属第六人民医院耳鼻咽喉科)

主 译

陈正侬(上海交通大学附属第六人民医院耳鼻咽喉科)

副 主 译

周慧群　上海交通大学附属第六人民医院耳鼻咽喉科

冯宁宇　宁夏医科大学总医院耳鼻咽喉头颈外科

蒋志云　宜兴市人民医院耳鼻咽喉科

译 者

张维天　上海交通大学附属第六人民医院耳鼻咽喉科

易红良　上海交通大学附属第六人民医院耳鼻咽喉科

于栋祯　上海交通大学附属第六人民医院耳鼻咽喉科

苏开明　上海交通大学附属第六人民医院耳鼻咽喉科

吴雅琴　上海交通大学附属第六人民医院耳鼻咽喉科

叶海波　上海交通大学附属第六人民医院耳鼻咽喉科

关　建　上海交通大学附属第六人民医院耳鼻咽喉科

孟丽丽　上海交通大学附属第六人民医院耳鼻咽喉科

唐旭兰　上海交通大学附属第六人民医院耳鼻咽喉科

王　慧　上海交通大学附属第六人民医院耳鼻咽喉科

夏　力　上海交通大学附属第六人民医院耳鼻咽喉科

李春燕　上海交通大学附属第六人民医院耳鼻咽喉科

孙晓强　泸州医学院附属医院耳鼻咽喉头颈外科

倪　坤　上海交通大学附属儿童医院耳鼻咽喉科

范珮舒　上海交通大学附属第六人民医院耳鼻咽喉科

致谢
Acknowledgments

首先，我要感谢来自瑞士苏黎世的 Ugo Fisch 教授的巨大贡献。他的开创性工作和对颅底病变的深入研究使 Fisch 分型长久以来被认为是颅底副神经节瘤的标准分类。他是一位伟大的老师，有着数十年丰富的经验和智慧，他用他的热情和激励鼓舞了很多人。因此，我很荣幸能在本书中对 Fisch 分类提出一个补充，旨在扩大头颈部副神经节瘤的知识面。

我也非常感谢来自 Parma 大学介入放射科的 Dr. Paolo Piazza，在我们共同面对那些充满挑战的病例时，他做了极其宝贵的工作。

同时我要对来自韩国的 Dr. Seung-Ho Shin 致以感谢，他在编写和完成整本书的工作中表现得非常出色和敬业。感谢来自澳大利亚的 Dr. Sean Flanagan 对本书最初手稿的制作。

我特别感谢 Dr. Fernando Mancini，他高超而丰富的插图为本书增色不少。还要感谢所有对此书的策划和编纂提供帮助的同仁们，包括 Dr. Abdelkader Taibah, Dr. Alessandra Russo, Dr. Maurizio Falcioni, Dr. Giuseppe de Donato, Dr. Giuseppe Di Trapani, Dr. Yusuke Takata 以及 Dr. Shailendra Sivalingam。

Mario Sanna, MD

头颈部副神经节瘤的评估和处理是颅底外科医生最大的挑战之一。

本书的目的是将 Mario Sanna 教授处理这些肿瘤的丰富经验，综合精炼为一个全面的资源。

能在 Gruppo Otologico 中心学习一年是我的荣幸，大量病例的完成和统一技术的应用，加速了我在颅底外科方面的发展。

参与编写这本书使我更加意识到复杂的解剖和放射学综合知识的重要性，发展和制订能够处理所有颅底病变的安全手术技术的必要性，并且强化了我对潜在疾病进程中自然病史的理解。

Sean Flanagan，MD

在我刚开始接触颅底手术时，第一本参考书是《侧颅底显微外科手术图谱》。通过这本书，我知道了 Mario Sanna 教授和 Gruppo Otologico 研究中心，并开始考虑申请这个中心的研究奖学金。2010 年 3 月初，我被 Sanna 教授接受，并开始了为期一年的研究生活。在此期间，他从简单到复杂，详细地指导我颅底手术的步骤。手术中，他解决手术难题、简化术中困难，表现出精准快速的手术技术和出色的外科能力。生活中，他教我以诚待人，不管是对待患者、同事，还是自己。他不光教会了我外科技术，还教我人生哲学，是我学业和人生的双重导师，我对他的尊重永恒不变。

2010 年夏季结束后，他邀请我加入他的团队一同编写这部书，我感受到了他对知识和科学的热情。即使是在艰巨的颅底手术之后，他对学术著作也始终展现出无穷的精力和激情。他的热情激励着我。在经历了 7 个月艰苦工作后，我们的努力终于有了结果。我衷心地感谢他给我这次宝贵的学习机会。

我要特别感谢韩国首尔 Yonsei 大学耳鼻咽喉科的 Won Sang Lee 教授，他在颅底手术方面给我教诲良多。正因为有了他的鼓励和支持，我才能完成在 Gruppo Otologico 的学业。

同时感谢 Gruppo Otologico 的全体员工，尤其是 Giuseppe De Donato, Maurizio Falcioni 和 Giuseppe Di Trapani。没有他们的坚定支持我是无法完成这项工作的。

感谢我在 Gruppo Otologico 的同事兼朋友，来自日本 Kansai 医科大学的 Masaya Konishi 和来自马来西亚 Malaya 大学的 Shailendra Sivalingam。他们在我编写这本书时，给了我很多协助和鼓励。

最后，我要感谢我的妻子 Sea 和我的两个女儿 JiYe 和 ChaeEun，在编写这部本期间，我对她们疏于关心，而她们毫无怨言，仍给予我支持和鼓励。还要特别感谢父母及岳父岳母对我和我的家庭毫无保留的支持。

Seung-Ho Shin，MD

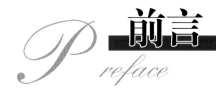

前言

颅底外科学正以让人难以置信的速度发展着，但是由于颅底解剖结构复杂，在头颈部副神经节瘤的评估和处理领域，仍然任重而道远。这些肿瘤往往涉及很多重要的颅底结构，如后组脑神经、颈内动脉和椎动脉等，因此必须进行适当的术前评估，包括详细的神经放射学研究。根据术前评估制订详细而系统的治疗计划，肿瘤切除最大化的同时，减少大血管及后组脑神经并发症的出现。

本书综合了副神经节瘤病理学和遗传学的最新知识，从放射学的角度详细描述相关解剖，以此开始做出诊断和启动后续治疗计划。书中首先提供处理这些肿瘤的手术框架，之后的一大部分内容以肿瘤不同阶段的具体病例为例详细介绍了处理步骤，突出显示了需要运用的专业技术和可能遇到的难题。每章均围绕大量高质量的手术实例和影像学照片进行叙述。

我们观点是，在经验丰富的手术团队中手术切除仍是头颈部副神经节瘤的首选治疗方法。同时了解手术的禁忌证也是处理这些病变的重要部分。这本书是我们30多年临床经验和超过350例手术病例的智慧结晶，代表着头颈部副神经节瘤最佳手术方法的最新进展。

长久以来，我们遇到过很多困难和复杂情况，包括颈内动脉和（或）椎动脉受累的肿瘤、复发肿瘤、恶性肿瘤、两个或多个肿瘤并存以及有严重血流动力问题的肿瘤等。

对于这些副神经节瘤的复杂病例，我们介绍了详细的决策过程，举例阐明了在计划和执行手术中遇到多种具有挑战性的临床状况时的一般原则和特殊考虑因素。这些病例包括侵犯硬脑膜或广泛侵入颈内动脉的巨大肿瘤，以及具有复杂动静脉循环的肿瘤。此外，还有关于术前健侧后组脑神经麻痹患者、复发肿瘤患者、放疗后肿瘤患者及恶性肿瘤患者的各种方案。

为减少手术操作引起的颈内动脉并发症，我们介绍了支架植入这一新技术。该技术避免了对一些肿瘤进行颈动脉栓塞，包括颈静脉球瘤、迷走神经副神经节瘤及颈动脉体瘤。裸露支架的使用在颈动脉保护和无严重并发症的肿瘤全切除方面，已有可喜的成果。

以 Fisch-Mattox 分型为基础，我们根据临床表现把 A 型和 B 型肿瘤分为 5 个亚型（A1，A2，B1，B2 和 B3）。在 A 型中，亚型分型的基础为耳镜下的表现，因为这项检查简单，而且能更准确地评定肿瘤的浸润程度以及根治性手术的需要。在 B 型的亚型中，我们考虑到副神经节瘤在下鼓室和乳突的浸润能很大程度上决定所需的切除方法和可能的术后并发症。在 B3 型中，中耳颈动脉管的受累尤其重要，而且这将所需的手术方法向前进一步扩大，同时在某些情况下控制颈动脉的步骤也是必要的。修改后的亚型在制订处理这些特殊肿瘤的综合手术策略上帮助很大。

在这本书中，我们还介绍了新的类型 Vi/e，它与椎动脉的受累有关。尽管椎动脉受累相对少见，但颈静脉球瘤时椎动脉受累会对肿瘤全切造成不利影响。因此，这个新增类型是对 Fisch 分类的一个补充，对椎动脉受累的处理有重要价值。

本书的编纂除了对这个领域现有的技术进行完善，也是对下一代颅底外科医生的支持和鼓励，希望你们能在这个被称为"颅底外科巅峰"的头颈部副神经节瘤的处理方面有更卓越的追求。

Mario Sanna, MD

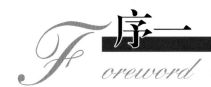

序一
Foreword

因有许多重要的神经血管结构与其毗邻，颅底一直被医学界公认为最复杂的解剖区域之一，颅底外科手术也因此被认为是极具挑战性的外科手术，甚至曾被视为手术的"禁区"。近年来随着手术器械、影像学诊断技术、颅底显微解剖学、显微外科手术、光学、计算机以及材料科学等现代科技的迅猛发展，颅底外科也取得了长足的进步。

Mario Sanna 教授是享誉世界的颅底外科学专家。为了更好地施展自己的手术技能并为广大患者提供更专业的服务，Sanna 教授辞去了帕尔马大学医院的职位，建立了 Gruppo Otologico 私人专科医院。经过20多年的发展，目前 Gruppo Otologico 每年的颅底手术量达到了 700 台，患者遍布欧洲、亚洲、美洲及非洲等众多的国家和地区。

Sanna 教授非常注重系统的颞骨解剖训练及大量的手术观摩，他认为扎实的基本功及熟悉的三维立体解剖是成为一名合格颅底外科医生的关键。为了普及与提高颅底外科技术，他先后举办了 60 期颅底外科解剖及技术学习班，学员遍布世界各地，他也多次强调"从学员身上了解到很多错误，令他的操作技巧得以提高"。对于颅底外科手术，他推崇"切除所有骨质，仅保留脑组织"的理念。《颅底副神经节瘤显微外科手术》与《听神经瘤显微外科手术图谱》两本系列图书展现了 Sanna 教授从事颅底外科 50 多年的经验和成绩，字里行间都体现了 Sanna 教授的理念与思考。

《颅底副神经节瘤显微外科手术》与《听神经瘤显微外科手术图谱》从临床医疗实际出发，图文并茂，深入浅出，详细阐述了颅底外科手术切除的操作方法、注意事项、手术技巧及术后处理等。在全书翻译的过程中，为了规范用词，译者使用了全国科学技术名词审定委员会制订的最新标准，如"内耳道""脑神经"等，希望能够便于国内学者之间的交流。

王正敏

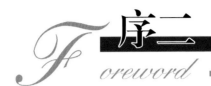

序二

Foreword

  颅底外科是神经外科的一个重要组成部分，已有 100 多年的历史。近年来，随着颅底临床应用解剖研究的不断发展，伴随当代影像诊断方法和介入神经放射技术的问世，麻醉和术中监测水平的提高，以及显微外科技术的日趋成熟和手术器械的不断更新，颅底外科与耳鼻喉科、颌面外科、眼科、整形外科的合作日益紧密，也得到了飞速发展，成为最具挑战力和最有活力的新兴三级学科，并形成了独立的具有代表性的理论与实践操作体系。

  《颅底副神经节瘤显微外科手术》与《听神经瘤显微外科手术图谱》由国际著名耳神经外科学家 Mario Sanna 教授所撰写，详细阐述了颅底解剖、影像、手术径路以及并发症的预防和处理。书中凝结了颅底外科学界近 20 年来的丰硕成果，展示了大量典型临床病例，为广大读者的临床实践提供了生动的案例。在大多数章节的最后设有"提示和陷阱"，作者以精辟的语言，对关键内容予以生动的强调，结合图文并茂的解析，浅显易懂，便于领悟要点。

  颅底解剖区域狭小、周边神经血管复杂、结构繁多。本书于重要处配以解剖和术中图片，展示了临床手术中可能遇到的各种问题。Mario Sanna 教授希望籍此展示自己临床五十年的医疗经验并与读者分享，使彼此受益。同时他还希望在手术中尽量规避可以预测的风险，切实提高临床医疗技术水平并在实践中不断进步，精益求精，造福祉于更多患者。

  这两本书由上海交通大学附属第六人民医院殷善开教授领衔的团队译成中文在国内首次出版，相信会成为国内外交流的重要平台，希望能为促进国人尽快理解并准确掌握当代颅底外科技术创造条件，为此欣然做序。

韩德民

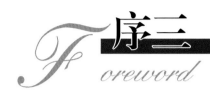
　　殷善开教授与我师出同门，均为姜泗长院士的学生。因攻读博士期间表现十分优异，姜老出于爱才之心，欲将其吸收为团队成员，但由于原单位锦州医学院的强烈要求，他最终回到锦州医学院工作。其后上海各医院广泛招聘学科带头人，殷善开教授于 1997 年来到上海交通大学附属第六人民医院工作。由于医院搬迁、科室重组、人员动荡等诸多因素的影响，当时该院耳鼻咽喉科年手术量尚不足 300 台，门诊量仅 15000 人次。历经 17 年的不懈奋斗，殷善开教授带领团队将上海交通大学附属第六人民耳鼻咽喉科建设成为年门急诊量 15 万，年出院患者 4500 人次，在耳外科、耳神经外科、颅底外科、鼾症外科等方面成绩突出，在鼻内镜外科及头颈外科等方面特色明显，同时成为了医疗、教学、科研齐头并进的卫计委国家临床重点专科。殷善开教授及其团队近年来先后承担了国家自然基金杰出青年基金、国家自然基金面上项目、国家自然基金青年基金，973、国家重大研究计划、十一五、十二五支撑计划、国家卫计委重大行业基金子课题等国家级课题 24 项，上海市科委重点基础研究项目等省部级课题 32 项；发表学术论文 398 篇，其中 SCI 收录论文 72 篇；出版专著 8 部；获得上海市科技进步一、二、三等奖，中华医学科技进步奖一等奖，教育部科技进步二等奖等省部级科技进步奖 8 项，成绩斐然。

　　殷善开教授对钻研颅底外科技术情有独钟。来上海工作后的 2 年内就完成了脑膜脑膨出脑脊液鼻漏修复、垂体瘤切除术、视神经减压术等前颅底手术近百台。自 1999 年在上海独立完成首例听神经瘤切除手术以来，截至目前，他已完成听神经瘤、颈静脉孔区副神经节瘤切除等侧颅底手术 400 余例。近年来，殷善开教授还组建起了由耳鼻咽喉科医生、放射影像学医生、专职麻醉师、专职洗手及巡回护士组成的侧颅底手术专业团队，时海波教授从美国 House Ear Institute，陈正侬副教授从意大利 Gruppo Oto-logico 学成归来进一步加强了殷善开教授的侧颅底团队。既是兴趣使然，亦是殷善开教授秉持其对于专业技术不断探索求真的理念，在阅读了世界著名颅底外科大师 Mario Sanna 教授的著作《颅底副神经节瘤显微外科手术》与《听神经瘤显微外科手术图谱》后，揣怀与国内众多耳鼻咽喉科医生共享此经典之作的美好初衷，他立即组织团队翻译了这两本书。

　　这两本书从耳鼻咽喉头颈外科医生的专业角度，详细阐述了颅底外科手术的各个方面。大量的临床病例使读者身临其境；清晰的术中照片使复杂的手术过程易于理解。这两本书非常有助于从事颅底外科的医生提高手术技能，进而推动我国耳神经外科、颅底外科快速发展。

郭东一

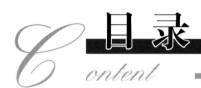

目录
Content

第 *1* 章 引 言

定 义

副神经节瘤来源于副神经节系统,该系统由遍布全身的与血管及神经外膜伴随的细胞聚集而成。它们起源于神经嵴,与自主神经系统相关。头颈部的副神经节瘤与副交感神经系统相关,与之相反,身体其他部位的副神经节瘤则与交感神经系统相关。

在已发表的文献中,对于这些肿瘤的定义存在巨大差异。

• 从严格意义上讲,组织学术语——嗜铬细胞瘤是副神经节瘤的一种,由于该肿瘤在肾上腺以外的组织中相对少见,嗜铬细胞瘤通常用于通称所有的副神经节瘤 [1,2]。

• 嗜铬肿瘤这一术语与分泌儿茶酚胺细胞的特征性组织化学反应相关。通常所说的嗜铬细胞瘤是指起源于肾上腺髓质的嗜铬肿瘤,以及起源于腹部及胸部交感神经节的副神经节瘤或肾上腺外嗜铬细胞瘤。

• 非嗜铬细胞瘤(之前也被称为化学感受器瘤),是指起源于诸如头颈部的副交感神经系统的副神经节瘤。

• 长期以来血管球瘤这一术语被用来描述头颈部副神经节瘤。然而,真正的血管球瘤或血管球性血管瘤起源于动静脉吻合周围的神经动脉肌层细胞,在组织学上完全是另外一种上皮肿瘤。

为了使命名简单明了,应将那些起源于肾上腺、腹部及胸部肾上腺外区域的肿瘤命名为嗜铬细胞瘤以强调其内分泌活性特征;而将那些起源于头颈部且绝大多数不具备内分泌特性的肿瘤归类为副神经节瘤 [3,4]。因此,应像 WHO(世界卫生组织)分类中概述的那样,采用副神经节瘤代替血管球瘤以提示病变位置。

鼓室颈静脉球副神经节瘤可起源于颈静脉球的外膜,或 Jacobson 神经(舌咽神经鼓室支),或 Arnold 神经(迷走神经耳支)。鼓室体瘤的术语是指起源于鼓岬表面且局限于中耳及乳突内,未侵蚀颈静脉板及侵犯颈静脉球的副神经节瘤。颈静脉球副神经节瘤是指那些起源于颈静脉球的肿瘤。但是通常很难确定肿瘤来源的精确部位,因为副神经节瘤可以起源于位置非常靠近颞骨的骨小管、颈静脉窝及中耳腔。

几乎所有的病例迷走神经副神经节瘤均起源于结状神经节。颈动脉体瘤起源于颈动脉分叉处的颈动脉体。

流行病学

头颈部副神经节瘤仅占所有副神经节瘤的3%,占所有头颈部肿瘤的 0.6%,占所有肿瘤的 0.03% [5]。头颈部副神经节瘤的总体发病率为1/30 000~1/100 000 [6,7]。颈动脉体瘤的发生率几乎占头颈部副神经节瘤的60%,鼓室颈静脉球副神经节瘤占 40%,而迷走神经副神经节瘤占不到5% [8-11]。事实上,颈动脉体瘤要远比其他头颈部副神经节瘤更常见,可能是因为此区域正常副神经节组织的体积更大。临床上,颈动脉体瘤和迷走神经副神经节瘤可归类为颈部颈动脉肿瘤。

鼓室颈静脉球副神经节瘤是颞骨肿瘤中第二常见的肿瘤,是侵及颈静脉孔最常见的肿瘤。鼓室副神经节瘤是影响中耳腔最常见的新生物。因此,尽管罕见,它们仍然是颅底及头颈外科医生经常遇见的肿瘤。

副神经节瘤可以是散发也可以是家族遗传性病变,早在 1933 年 Chase 就首次报道了这一事实:一对姐妹患有双侧颈动脉体肿瘤 [12]。目前已知25%~35%的副神经节瘤与已证实的基因缺陷有关，其中多数是遗传性发病。这些缺陷通常与4种家族性副神经节瘤综合征中的1种有关。这意味着大约30%的散发性头颈部副神经节瘤实际上是由这些综合征所致[13]。

多发性副神经节瘤并不常见，占散发病例的10%~20%，在家族性遗传病例中比例上升至80%[5,14]。

所有亚型的头颈部副神经节瘤好发年龄均为40~50岁，儿童病例少见[15]。颈动脉体瘤男女比例相同，鼓室颈静脉球副神经节瘤女性患病率是男性的4~6倍。然而，在家族性病例中男性更为常见[10,11]。所有家族性病例更加年轻[3,6]。

高海拔似乎可增加颈动脉体肿瘤的发病率，并且女性更为多见。但是，其他类型的头颈部副神经节瘤则不存在这种现象[16]。由于基因突变的始祖者效应，头颈部副神经节瘤的发病存在地域差异，这在荷兰最为明显[17]。

病理学

副神经节瘤起源于副神经节系统。副神经节的作用是胚胎发育期儿茶酚胺的主要来源。出生以后，除了肾上腺髓质及自主神经系统周围的副神经节，大多数都退化消失。

头颈部最大的副神经节组织集合体为颈动脉体，正常大小为5mm×2.5mm，质量为2mg，位于颈动脉分叉的内侧面。它接受颈静脉孔远端1.5cm处发出的舌咽神经分支 Hering 神经的支配，发挥化学感应器的作用。该神经还支配邻近的颈动脉窦。颈动脉体对 PaO_2、pH 以及血流的变化高度敏感[18]。

在结构上，颞骨副神经节长度为1~1.5mm。几乎一半的鼓室颈静脉副神经节位于颈静脉球前外侧区的外膜，毗邻 Jacobson 神经，在下鼓室小管内或鼓岬上。其余的副神经节沿乳突小管内的 Arnold 神经分布。极少数情况下，可见副神经节位于 Arnold 神经与面神经垂直段的连接处，或者就在面神经骨管内[19,20]。因此，副神经节的分布也就是颞骨副神经节瘤发生的位置。

迷走神经副神经节与第X对脑神经的神经外膜相关，最常见的是与下神经节或结状神经节相关。

存在两种细胞类型：具有含儿茶酚胺细胞质颗粒的主细胞或I型细胞；施万样卫星细胞或II型细胞。主细胞从神经嵴衍生而来，是胺前体摄取与脱羧系统的一部分。正常结构为主细胞位于中央核心，周围包围一层足细胞。

副神经节瘤的组织学检查显示肿瘤组织替代了副神经节的正常结构。可见典型的 Zellballen（细胞球）构造，即薄壁毛细血管及支持细胞纤维血管基质包围主细胞。没有任何组织学特征可以区分良恶性（图1.1）。因此，不存在与生物学行为相关的组织学特征。

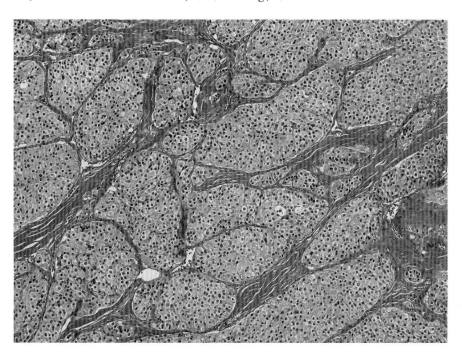

图1.1　副神经节瘤的组织学图片（HE，×100）。颈动脉副神经节瘤的镜下所见。细胞核位于中心的肿瘤细胞形成小巢（zellballen），周围包绕精细的血管及纤维间质

所有副神经节瘤都有神经分泌颗粒，但仅有0~4%的头颈部副神经节瘤具有功能性[21-24]。与肾上腺髓质相反，头颈部副神经节瘤缺乏一种与生物胺转换有关的酶——苯乙醇胺-N-甲基转移酶，因此不能产生肾上腺素[18]。去甲肾上腺素的水平需要达到正常水平的4~5倍才能使血压升高[25]。

病理生理学

副神经节瘤多为良性、生长缓慢、含有丰富血管的肿瘤，但它们具有广泛局部破坏的倾向。由于这种临床特性，它们可导致明显的并发症，尤其是当病变来源于颅底且与众多神经血管结构相关时。

由于鼓室颈静脉球副神经节瘤多生长缓慢且最初症状不明显，通常直至生长到相当的体积时才被发现。然而，那些最初来源于鼓室的副神经节瘤，由于干扰听骨链引起听力损失，和（或）存在搏动性耳鸣，而在较早的时期就能被诊断。

随着病程的进展，鼓室颈静脉球副神经节瘤通常沿阻力最小的路径进入中耳腔及颈静脉内。然后，通过气房侵及岩部颈动脉管，沿咽鼓管、颈动脉鞘进入颈部，以及后期进入颅内而进一步扩展。肿瘤也可沿岩下窦扩展。肿瘤通常通过颈静脉窝内侧壁进入颅内。晚期，通过侵犯颈静脉球内侧壁而侵及后组脑神经。靠近颈静脉球的面神经垂直段，也容易受到侵犯。

肿瘤扩展可伴随常常被低估了的骨质侵犯。鼓骨在早期就会因肿瘤向各个方向的扩展而广泛受累。这种特征性的骨质损害与缺血性骨坏死相关。耳囊相对不易受侵，但是扩展至内耳确实存在。肿瘤向内侧扩展侵及颈静脉结节、枕骨髁以及随后的第Ⅻ脑神经，进一步向后下扩展导致椎动脉受侵。进一步向前内侧扩展则可侵及海绵窦，通常在晚期阶段才出现硬膜内明显受侵。

颈动脉体瘤通常表现为无症状的侧颈肿块，迷走神经副神经节瘤也可出现相似的颈部肿块或与第Ⅹ脑神经障碍相关的症状。迷走神经副神经节瘤向上扩展至颅底并不少见。

■ 生物学行为

副神经节瘤是一组生长速度缓慢的肿瘤这点很少有人置疑[26]。Jansen 等采用等待和扫描策略研究了一组混合性头颈部副神经节瘤的病例：60%的病例显示出生长，其肿瘤倍增中位数时间为 4.2 年。79%的患者为多发性肿瘤，他们还发现极小和巨大肿瘤的生长速度最为缓慢。遗憾的是，没有关于患者年龄或病变分期方面的评论[27]。

然而，似乎存在更具侵袭特性的肿瘤亚型，占鼓室颈静脉球副神经节瘤的 15%~30%[28-30]。年轻患者的肿瘤易于表现出更具侵袭性的特点，发现时多为晚期病变，并且治疗后具有更高的复发率。

文献中关于副神经节瘤的特征依然存在一些分歧，这与颅底骨质存在显著受侵不一致[31]。脑神经受侵程度是一个争议点。颈静脉球的内侧壁是肿瘤与神经之间的一道屏障；但是，一旦该屏障被破坏，神经受累将不可避免。

■ 转移性疾病

2%~5%的鼓室颈静脉球副神经节瘤为恶性。与此相比，迷走神经副神经节瘤恶性比例为 10%左右，也有报道高达 19%。颈动脉体瘤恶性率为1.4%~12%[5,10,11,24,32-38]。

与原发肿瘤的临床特性没什么不同，许多转移性病变显示出惰性的特征[26]。但是作为一个群体，转移性肿瘤更具侵袭性，具有更高的复发率及疾病相关的最终死亡率[39]。

区域性淋巴结是最常见的肿瘤转移位置，其次是骨、肺及肝脏转移[5]。Lee 等报道，大约 70%的转移性病变发现时局限于区域淋巴结，而在颈动脉体瘤的患者中，该比例为 94%[5]。

重要的是没有关于恶性的组织学标准[5,21]。因此，恶性变的确定需要组织学证实非副神经节区域出现转移性病变[40]。

遗传学

副神经节瘤的遗传学领域是一个令人振奋且

飞速发展的知识领域。在过去的 10 年里，它甚至已经改变了我们处理许多头颈部副神经节瘤的方法，许多病例的处理引入了遗传学咨询。这为家庭带来了重要的社会及心理学问题，在这个领域的经验对于处理这些问题非常重要。

我们需要时刻注意头颈部副神经节瘤并不仅仅是孤立病灶的可能性。家族性副神经节瘤综合征不仅与头颈部副神经节瘤相关，而且与肾上腺、肾上腺外的腹部和腹膜后以及胸部的嗜铬细胞瘤相关。从颅底或头颈部外科医生的角度来看，最初的表现是与肿瘤局部作用相关的临床表现，这与嗜铬细胞瘤通常表现为与内分泌活性相关的症状相反。这种临床表现差异显著影响了临床所见同步及异步病变的发生率及类型，所有专业的医生都应保持一定程度的警觉。

> **注 意**
>
> 遗传学检测的最终目的是确认应该筛查的患者，并在症状发生前阶段诊断潜在的病变，实施旨在维持正常生活质量的早期干预。

与种系基因突变相关的头颈部副神经节瘤病例占 30% 左右。这与先前所提及的，在发现头颈部副神经节瘤相关变异基因之前 10% 左右的遗传力估计值不同 [3,4,6,13,17,41,42]。根据美国临床肿瘤学会的推荐，突变频率超过 10% 时建议行遗传学测试，强烈推荐将遗传学测试纳入头颈部副神经节瘤诊治的常规项目 [43]。

很多年前就已经有家族性头颈部副神经节瘤的报道。1933 年，Chase 报道了患有颈动脉体瘤的两姐妹。1949 年，Bartels 详细阐述了"血管球"肿瘤可与常染色体显性遗传相关 [12,24]。直到 2000 年具有里程碑意义的文献发表了，Baysal 等首次发现 SDHD 为 PGL1（副神经节瘤位点 1）的易感基因 [45-47]。Niemann 等将 SDHC 的变异与 PGL3 关联 [48]，Astuti 等发现与 PGL4 相关的 SDHB 变异 [49]。PGL2 的基因缺陷尚有待发现 [50]。

遗传或种系基因缺陷涉及琥珀酸脱氢酶的变异，包括 4 个亚基：SDH A~D。SDH 是线粒体酶复合体 II 的一部分，在三羧酸循环、细胞内氧传感及信号传递方面发挥作用 [6,14,51,52]。SDH A 亚基突变导致因三羧酸循环功能障碍引起的代谢疾病。

它表现为共济失调、视神经萎缩及 Leigh 综合征，而与副神经节瘤的形成没有关系 [51,53]。其余亚基的缺陷已证实与家族性副神经节瘤综合征有关。

线粒体复合体 II 的作用类似于肿瘤抑制基因，其功能缺失导致细胞内缺氧的信号持续存在并诱导缺氧血管生成基因的高表达，导致副神经节细胞增殖，这可解释此类肿瘤为何高度血管化 [7,13,51]。这些 HIF（缺氧诱导因子 1 和 2）则导致增加下游的生长因子，如血管内皮生长因子和促红细胞生成素增加 [54]。已提出的第二种机制将遗传异常与发病机理相联系。这涉及 SDH 失活导致琥珀酸盐积聚抑制细胞凋亡因子 EGIN3 而导致凋亡中断 [55]。

所有 4 个 PGL 综合征都是常染色体显性遗传。在 PGL1 及 PGL2 中 SDHD 基因突变的遗传模式是母系印记。这可能与母系等位基因甲基化有关。这意味着只有父系遗传会引起临床表现。母系遗传不会导致临床上的疾病，而是能够传代的携带状态。因此女性携带者的孩子可能自身就成为携带者，以常染色体显性遗传的方式将疾病传代给他们的子孙 [56,57]。

因为母系印记、不完全的外显率以及家族性数据的缺乏，确定已认定的 SDH 突变中非遗传缺陷的数量困难。然而，目前认为 SDHB 及 SDHD 自发变异 <10% [41,58,59]。

■ 突变类型

> **注 意**
>
> 现已证实 81 种 SDHB，61 种 SDHD 以及 15 种 SDHC 变异与副神经节瘤有关 [60-63]。

遗传性病例和基因突变病例的比率根据地理位置不同而异。例如，在荷兰，已经证实 2 种 SDHD 创始者变异，SDHD 变异在所调查的 32 个荷兰家族中占 97% [17]。在中欧（德国和波兰）及美国，SDHD 和 SDHB 变异所占比例几乎相等，但 SDHC 变异很罕见。

只有少数的中心对这些肿瘤进行遗传学测试，因而，引用的数字易于出现偏差。头颈部副神经节瘤的命名、肿瘤位置及分期的报道缺乏一致性使得直接比较很困难。然而，这些研究为临床决策的制订及患者咨询提供了指南。

美国、西班牙、意大利以及苏格兰及澳大利亚进一步证实了创建者效应 [17,45,52,62]。

值得注意的是 MEN2 癌症综合征、Von Hippel Lindau 疾病（VHL）及 1 型神经纤维瘤病与嗜铬细胞瘤有关。然而，本质上他们总是来源于肾上腺，因此，与头颈部副神经节瘤并无可靠的联系。

家族型副神经节瘤综合征的临床表现

总体的流行病学数据提示家族型肿瘤发病年龄明显较低 [3,6,13,41,60,61,64]。颈动脉体副神经节瘤具有更高的遗传率。散发病例中女性较多，而在家族性病例中则相反 [65]。

多中心

据报道 5%~15% 的散发性病例为多中心性病变（双侧颈动脉体肿瘤最常见，其次是颈动脉体瘤和迷走神经副神经节瘤），在家族遗传性肿瘤中高达 80%，尽管真实的比例更接近 50% [14,38,66]。在家族性亚群中，SDHD 变异最易导致多中心病变，包括嗜铬细胞瘤的风险（表 1.1）。

尽管，报道的比例明显不同，无论同步还是非同步考虑多中心病变的可能性都非常重要，因为复合性或双侧脑神经麻痹不可避免地导致严重病态是显而易见的事实。

恶 性

越来越多的证据表明，特定基因的变化增加恶性变的危险。SDHB 突变与高恶性变风险显著相关，而 11q23 效应在恶性嗜铬细胞瘤及副神经节瘤中经常见到（表 1.1） [67,68]。

头颈部副神经节瘤的活性

据报道 0~4% 的头颈部副神经节瘤为功能性的，然而，家族性头颈部副神经节瘤过量分泌儿茶酚胺的概率更高，主要是由于与嗜铬细胞瘤相关。Van Houtum 等报道 37.5% 伴有 SDHD 突变的

头颈部副神经瘤表现出儿茶酚胺分泌过量，其中 20% 的病例伴有嗜铬细胞瘤 [66]。重要的是，如果确定为儿茶酚胺分泌过量，在将这一结果归因于头颈部副神经节瘤之前，必须先排除腹部或胸部的嗜铬细胞瘤。

总结与治疗建议

30% 的头颈部副神经节瘤与 SDH 复合体中存在的种系缺陷有关，诊断时的年龄与基因突变的风险成反比。

所有头颈部副神经节瘤患者都应接受基因测试；任何 50 岁以下的患者均应强烈建议进行测试，特别是男性；直系亲属应该接受筛查。

基因测试需要相当的费用，并且能够进行测试以及恰当的遗传咨询的实验室有限。每个基因测试的成本约为 500 美元。因此，根据临床表现建立分层测试计划是恰当的 [62]。

对那些多发性肿瘤和（或）伴肾上腺或肾上腺外嗜铬细胞瘤的患者，应首先测试 SDHD。对那些有转移迹象的患者，应首先测试 SDHB。

筛查目的是确诊病变并进行分期，恰当及时的手术可最大限度地消除病变及治疗相关并发症。先证者及其家庭的遗传性咨询是头颈部副神经节瘤诊治的关键步骤 [67]。

> **注 意**
>
> 为了明确恶性肿瘤，淋巴结活检很重要：
>
> 颈部颈动脉肿瘤：术中行 Ⅱ、Ⅲ 区淋巴结活检。
>
> 鼓室颈静脉球副神经节瘤：术中行 Ⅱ 区淋巴结活检。

历史概述

正如颅底外科学的诞生正值颅底副神经节瘤

表 1.1 副神经节瘤的常见特征

相关基因	综合征	头颈部副神经节瘤	恶性	嗜铬细胞瘤	遗传
SDHB	PLG4	最少见	最常见	常见	常染色体显性
SDHC	PLG3	唯一表现	罕见	罕见	常染色体显性
SDHD	PLG1	常见	罕见	常见	母系遗传的常染色体显性

成功进行手术治疗一样，颅底外科学的显著进步与诊断技术的发展也携手共进。

表 1.2 给出了与颅底外科学及头颈部副神经节瘤诊治相关的重要进步与文献资料的时间表。由于血管球肿瘤名称的广泛使用，在这一章节中这一术语与副神经节瘤交替使用。

神经介入影像学、手术技术及放射治疗的不断进步将持续改善对这一可怕疾病的治疗。进一步了解病变的生物及遗传特性，将极大地有助于制订理想的治疗计划。

表 1.2　颅底手术及头颈部副神经节瘤治疗进展的时间表

1743	Von Haller 率先描述了颈动脉体
1762	Heller 介绍了血管球肿瘤这一术语
1840	Valentin 率先描述了鼓室神经起点附近的副神经节组织 [69]
1846	William T. G. Morton 率先公开演示乙醚麻醉下切除先天性颈部血管肿瘤
1867	Lister 发表了其关于脑肿瘤手术消毒的代表作 [90]
1878	Krause 描述了起源于颞骨的副神经节组织 [71]
1886	Frankel 第一次描述了嗜铬细胞瘤
1889	Albert 成功实施了第一例未结扎颈动脉的颈动脉体切除术
1893	Sir William Macewen 出版了《脑及脊髓的化脓性感染疾病》一书。他被公认为第一位真正的颅底外科医生 [72]。
1903	Kohn 提出副神经节瘤这一术语
1907	电凝技术引入普通外科
1917	Cushing 发表了《听神经肿瘤及小脑脑桥角综合征》一文。这位现代神经外科的创立者于 1926 年介绍了外科夹的使用、听神经瘤的囊内切除以及神经外科手术中 Bovie 单极电刀的使用
1922	Holmgren 在双目手术显微镜引入的同年发表了《显微镜及透镜辅助下颞骨手术》的文章 [73]
1923	Holmgren 或许是第一位将齿科电钻应用于耳科或颅底外科手术的医生
1933	Chase 率先描述了颈动脉体肿瘤的遗传性，介绍了患有颈动脉体肿瘤的两姐妹 [12]
1938	Lempert 在颞骨手术中显露了颈动脉岩骨段。他推广了电钻的使用
1940	Greenwood 介绍双极电凝在手术中的应用 [74]
	Gordon-Taylor 介绍了颈动脉体手术中安全的外膜下肿瘤切除
1941	Guild [75] 描述位于颈静脉球穹隆以及中耳鼓岬上沿 Jacobson 神经走行的扁平和卵圆形的球体，并将其命名为"颈静脉血管球"。他通常被认为是第一位描述血管球体存在的学者
1945	Rosenwasser 是第一位尝试根治性切除血管球肿瘤的医生 [76]。他描述了中耳的"颈动脉体样"肿瘤。他报道了一例 36 岁的男性患者，他给该患者行根治性乳突切除术以切除肿瘤。手术过程中，他遇到了控制出血的困难，因此，当时他认为手术切除的是血管性肿瘤，可能是血管瘤。诊断由病理学家 Otani 完成
1949	Bartels 阐述血管球瘤可能与常染色体显性遗传有关
1951	Zeiss 公司生产了 OpMi-1 双目显微镜，加速了该仪器的推广。在此之前，Shambaugh 是第一位术中常规使用显微镜的美国医生
1952	Capps 率先报道了面神经前移伴乙状窦封闭及颈内静脉结扎技术。由于具有明显的并发症，他没有宣传推广该技术。此后的许多年内，放射治疗成为主要的治疗方法 [77]
1953	Guild 发表关于 88 块颞骨中 248 个球体的报道，其中 135 个沿 Jacobson 神经（舌咽神经鼓室支）生长，113 个沿 Arnold 神经（迷走神经耳支）生长。每一球体约 0.5mm×0.25mm 大。中年患者数量最多，60 岁以后数量明显减少 [19]
1953	Brown 报道了 8 例患有耳鸣及听力损失的病例。他描述了外耳道加压后鼓膜变苍白、搏动减轻的现象，现在仍被称为 Brown 征 [78]
1953	动脉造影引入颈静脉球体瘤的评估 [79]
1953	Semmes 发表关于颈静脉球体瘤放疗的论文。这是该时期占主导地位的治疗方法 [80]
1955	Shambaugh 描述耳内径路下鼓室切除术治疗中耳血管球体瘤 [81]
1960	Gejrot 与 Lindbom 最早报道使用逆行静脉造影技术，该技术使得颈静脉球内及颈静脉病变得以可视 [82,83]

表 1.2 颅底手术及头颈部副神经节瘤治疗进展的时间表（续）

1962	Alford 和 Guildford 提出了第一个球体瘤的分类。他们引入术语鼓室球体瘤来描述局限于中耳的肿瘤；使用颈静脉球体瘤来描述侵及颈静脉球及中耳的肿瘤 [84]
1964	Wiliam House 在最初为耳硬化症患者行颅中窝径路内耳道减压术中使用显微镜之后，将显微镜引入到听神经瘤的处理中。在其漫长而卓越的职业生涯中，他介绍了多种颅底手术径路，包括扩大颅中窝径路以及经耳蜗路径，还有耳蜗植入方面的开拓性工作。与他密切合作的一位工程师——Jack Urban，发明了能够增加 Jordan-Day 耳科电钻旋转速度的装置，极大地提高了手术效率
1964	Shapiro 与 Neues 介绍了乳突切除、面神经前移以及伴颈内动脉及肿瘤动脉分支结扎的颈部暴露的联合手术。他们探索了运用低血压及低体温为主要措施以避免由于严重出血造成的死亡 [85]
1965	Gejrot 认为只有切除颈静脉球才可能治愈，并提倡详尽的放射成像及术中完全分离颈静脉系统。他强调在颈静脉球水平保留乙状窦内侧壁的重要性，以保护后组脑神经 [82]
1967	Farrior 对 Shambaugh 的耳内径路下鼓室切开术进行了改良，提出耳后径路下鼓室切开术 [86]
1968	Rosenwasser 总结了他 25 年来关于血管球肿瘤的处理经验。死亡率 17%（6/36）。22 例鼓室血管球肿瘤中 27%（6/22）复发，5%（1/22）死亡。然而，当肿瘤侵及颅底时，复发率及死亡率则高达 80%（8/10）及 50%（5/10） [87]
1969	Valvassori 推广了多向体层摄影技术，使鼓室与颈静脉球肿瘤得以区分 [88]
1969	House 提出采用扩大面隐窝径路而无需面神经移位来切除颈静脉球肿瘤，保留了部分外耳道骨壁 [89]。
1971	Kempe 等发表了联合标准乳突切除术与枕下开颅术以切除侵及颞骨与颅后窝肿瘤的报告 [90]
1971	Hilding 与 Greenberg 描述了相似的病例，但是，包括了通过下颌窝来显露内耳道 [91]
1972	CT 原型机引入临床
1974	Glasscock 等报道他们联合采用 Shapiro 的颅底广泛显露与 House 的扩大面隐窝径路 [92] CT 扫描开始常规使用
1970	年代中期引入球囊阻塞试验 [93]
1976	House 与 Hitselberger 在颅底手术中引入经耳蜗径路，该径路可部分控制颈内动脉垂直段 [94]
1977	Gardner 等提倡手术与放射治疗的联合 [95]
1978	Fisch 发表了系统化治疗 C 型肿瘤的文章。A 型颞窝径路的标志是面神经向前方改道、外耳道盲囊状封闭、乙状窦与颈内静脉结扎。主要特点是获得达到颈静脉球窝的宽阔而无阻隔的径路，并控制颈内动脉的近端与远端 [96]。他强调颈内动脉是侧颅底手术的关键
1979	Cormack 与 Hounsfield 因发明 CT 机而获得诺贝尔医学奖 [97] Kinney 报道了一期及分期切除颅内肿瘤的理论 [98] Delgado 是第一位使用电生理仪器进行面神经监测的医生。他使用诱发肌电图并监测肌电反应 [99,100] Olering 与 Fisch 提出颞骨血管球肿瘤分期系统 [101]
1980s	引入术前栓塞
1981	Jenkins 与 Fisch 发表改良颞骨血管球肿瘤分期系统 [102]
1982	Glasscock 和 Jackson 提出他们的分类系统 [103]
1985	Brown 描述了 231 例血管球肿瘤患者 10 年随访的结果，其中 127 例为颈静脉球体瘤。10 年后，81 例（64%）获得手术控制，31 例（24%）患者带瘤生存，15 例（12%）患者死亡，其中 9 例与肿瘤相关 [30]
1987	Jackson 等报道一期切除颅内扩展肿瘤的策略 [104]
1988	增强 MRI 得以应用
1994	Green 等回顾了 52 例未经治疗的颈静脉球体瘤患者。平均随访 3.4 年。85% 的患者经手术完全切除。由于术中损伤或肿瘤广泛侵犯，4 例患者结扎颈内动脉。所有 8 例未完全切除的病例均为硬膜内扩展的肿瘤。没有手术死亡及随访期间复发的病例。在该文中，他们描述了改良面神经向前改道：保护茎乳孔周围的软组织，以改善长期面神经功能 [105]
1999	在提出颞下窝径路 20 年后，Fisch 小组中的 Moe 等发表了 136 例颞骨副神经节瘤的长期随访结果，其中 119 例是 Fisch C 型或以上的患者。尽管晚期病例比例很高，但是 83% 的患者肿瘤完全切除，其中无病生存率为

表 1.2　颅底手术及头颈部副神经节瘤治疗进展的时间表（续）

	98%。88%接受面神经向前改道的患者最终面神经功能为 House Brackmann 分级 I 或 II 级，证实 A 型颞下窝径路提高了安全性及治愈性切除的可能，就面神经功能而言付出的代价很小 [106]
	小样本量文献报道放射外科治疗副神经节瘤。短期控制率约 90% [107-112]
2000	Baysal 等首次证实 SDHD 是 PGL1 的易感基因 [45-47]
	Niemann 等证实 SDHC 与 PGL3 关联 [48]
2001	Astuti 等证实 SDHB 突变导致 PGL4 [49]
	Jackson 等描述了 176 例患者的 182 例颅底手术（152 例为颈静脉球体瘤手术、27 例为迷走神经血管球瘤手术、3 例为颈动脉体肿瘤手术），平均随访 4.5 年。术前评估证实 17 例（9.7%）患者儿茶酚胺升高，16 例（9%）患者患有多发性肿瘤。6 例（3.3%）确诊为恶性血管球肿瘤。85%（155/182）的患者得以手术控制。近全切除的病例为 9.9%（18/182），肿瘤复发率为 5.5%（9/182），平均复发时间为 8.2 年。简言之，当肿瘤完全切除时，95%的病例不会复发 [113]
2003	Paul C. Lauterbur 与 Sir Peter Mansfield 因在 MRI 方面的发现获得诺贝尔医学奖
2004	Sanna 等报道了 55 例 C 型鼓室颈静脉球副神经节瘤的诊治经验。8 例患者因明显颅内扩展而行分期手术。5 例复发，手术治愈率为 90%。重要的是没有死亡病例，且 75%未受肿瘤侵及的脑神经得以保留 [24]
2006	Sanna 等率先报道颈内动脉内放置支架治疗鼓室颈静脉球副神经节瘤 [28,114,115]
	Benn 等报道了嗜铬细胞瘤及副神经节瘤的遗传基础 [4]
2007	Sanna 等分析了鼓室颈静脉球副神经节瘤术后复发的常见原因，并对避免复发的手术方法提出了建议 [29]
	Boedeker 等报道 SDHB 突变携带者的恶性头颈部副神经节瘤病例 [116]
	Leonetti 等发表了 9 例侵及面神经的鼓室颈静脉球副神经节瘤的诊治经验 [117]
	Piazza 等提出在手术治疗对侧动脉缺如的鼓室颈静脉球副神经节瘤病例时，行颈内动脉支架植入是有用的方法 [115]
2008	Kaylie 等报道 238 例颞骨副神经节瘤患者的手术结果，并且强调团队协作、手术切除以治愈以及并发症最小化重建的重要性 [22]
2009	Sanna 等建议对复杂的鼓室颈静脉球副神经节瘤的患者实施联合血管内手术治疗 [118]
2010	Sanna 等对 Fisch A 及 B 型副神经节瘤的分型进行改良，并提出手术治疗的流程
2011	Sanna 等发表运用血管内介入治疗复杂鼓室颈静脉球副神经节瘤的经验 [120]
2012	Lope Ahmad 等报道手术治疗颈静脉球副神经节瘤的肿瘤学结果以及影响因素 [121]
	Shin 等提出运用颈内动脉植入支架以治疗迷走神经副神经节瘤 [122]
	Shin 等报道侵及椎动脉的鼓室颈静脉球副神经节瘤，并提出将该类肿瘤加入到 Fisch 分类 [123]
	Sivalingam 等发表硬膜内扩展的鼓室颈静脉球副神经节瘤的手术治疗，并提出对 Fisch 分类进行修正

参考文献

[1] Dluhy RG. Pheochromocytoma-death of an axiom. N Engl J Med,2002,346 (19) :1486-1488.

[2] Lenders JW,Eisenhofer G,Mannelli M, et al. Phaeochromocytoma. Lancet,2005,366 (9486) :665-675.

[3] Neumann HP, Pawlu C, Peczkowska M, et al.Distinct clinical features of paraganglioma syndromes associated with SDHB and SDHD gene mutations. JAMA,2004,292 (8) : 943-951

[4] Benn DE, Robinson BG. Genetic basis of phaeochromocytoma and paraganglioma. Best Pract Res Clin Endocrinol Metab,2006,20 (3) :435-450.

[5] Lee JH, Barich F, Karnell LH, et al. American College of Surgeons Commission on Cancer.American Cancer Society. National Cancer Data Base report on malignant paragliomas of the head and neck. Cancer, 2002,94 (3) :730-737.

[6] Badenhop RF, Jansen JG, Fagan PA, er al. The prevalence of SDHB, SDHC, and SDHD mutations in patients with head and neck paraganglioma and association of mutations with clinicai features. J Med Genet,2004,41 (7) :e99.

[7] Baysal BE. Hereditary paraganglioma targets diverse para-

ganglia. J Med Genet,2002,39 (9) :617-622.

[8] Sniezek JC, Netterville JL,Sabri AN. Vagal paragangliomas. Otolaryngol Clin North Am,2001,34 (5) :925-939.

[9] Zanoletti EMD, Mazzoni AMD. Vagalparnganglioma. Skull Base,2006,16 (3) :161-167.

[10] Pellitteri PK, Rinaldo A, Myssiorek D, et al. Paragangliomas of the head and neck. Oral Oncol,2004,40 (6) : 563-575.

[11] van der Mey AG, Jansen JC, van Baalen JM. Management of carotid body tumors. Otolaryngol Clin North Am, 2001,34 (5) :907-924.

[12] Chase W. Familial and bilateral tumors of the carotid body. J Pathol Bacteriol, 1933,36:1-12.

[13] Boedeker CC, Neumann HP, Offergeld C, et al. Clinical features of paraganglioma syndromes. Skull Base,2009, 19(1) :17-25.

[14] Boedeker CC, Ridder GJ, Schipper J. paragangliomas of the head and neck: diagnosis and treatment. Fam Cancer, 2005, 4 (1) :55-59.

[15] Tekautz TM, Pratt CB, Jenkins JJ, et al. Pediatric extraadrenal paraganglioma. J Pediatr Surg, 2003,38 (9) :1317-1321.

[16] Rodriguez-Cuevas H, Lau I, Rodriguez HP. High-altitude paragangliomas diagnostic and therapeutic considerations. Cancer, 1986,57 (3) :672-676.

[17] Taschner PE, Jansen JC, Baysal BE, et al. Nearly all hereditary paragangliomas in the Netherlands are caused by two founder mutations in the SDHD gene. Genes Chromosomes Cancer, 2001,31 (3) :274-281.

[18] McCaffrey TV, Myssiorek D, Marrinan M. Head and neck paragangliomas: physiology and biochemistry. Otolaryngol Gin North Am,2001,34 (5) :837-844.

[19] Guild SR. The glomus jugulare, a nonchromaffin paraganglion in man. Ann Otol Rhinol Laryngol,1953,62 (4) : 1045-1071.

[20] Nager G. Pathology of the Ear and Temporal Bone. Baltimore: Williams & Williams, 1993.

[21] Jackson CG. Glomus tympanicum and glomus jugulare tumors. Otolaryngol Clin North Am, 2001,34 (5) :941-970.

[22] Kaylie DM, O'Malley M, Aulino JM,et al. Neurotologic surgery for glomus rumors. Otolaryngol Clin North Am, 2007,40 (3) :625-649.

[23] Erickson D, Kudva YC, Ebersold MJ, et al. Benign paragangliomas: clinical presentation and treatment outcomes in 236 patients. J Clin Endocrinol Metab, 2001,86 (11) :

5210-5216.

[24] Sanna M, Jain Y, De Donato G,et al. Management of jugular paragangliomas: the Gruppo Otologico experience. Otol Neurotol,2004,25 (5) :797-804.

[25] Schwaber MK, GlasscocK ME, Nissen AJ, et al. Diagnosis and management of catecholamine secreting glomus tumors. Laryngoscope,1984,94 (8) :1008-1015.

[26] Bradshaw JW, Jansen JC. Management of vagal paraganglioma: is operative resection really the best option. Surgery,2005,137 (2) :225-228.

[27] Jansen JC, van den Berg R, Kuiper A, et al. Estimation of growth rate in patients with head and neck paragangliomas influences the treatment proposal. Cancer, 2000,88 (12) :2811-2816.

[28] At-Merry O, Teixeira A. Complex tumors of the glomus jugulare: criteria, treatment, and outcome. J Neurosurg, 2002, 97 (6) :1356-1366.

[29] Sanna M, De Donato G, Piazza P, et al. Revision glomus tumor surgery. Otolaryngol Clin North Am,2006,39 (4) : 763-782.

[30] Brown JS. Glomus jugulare tumors revisited: a ten-year statistical follow up of 231 cases. Laryngoscope, 1985, 95(3) :284-288.

[31] Poznanovic SA, Cass SP, Kavanagh BD. Short term tumor control and acute toxicity after stereotactic radiosurgery for glomus jugulare tumors. Otolaryngol Head Neck Surg, 2006,134 (3) :437-442.

[32] Borsanyi SJ. Glomus jugulare tumors. Laryngoscope, 1962, 72: 1336-1345.

[33] Manolidis S, Shohet JA, Jackson CG, et al. Malignant glomus tumors. Laryngoscope,1999,109 (1) :30-34.

[34] Rinaldo A, Myssiorek D, Devaney KO, et al. Which para-gangliomas of the head and neck have a higher rate of malignancy.Oral Oncol,2004,40 (5) :458-460.

[35] Heinrich MC, Harris AE, Bell WR. Metastatic intravagal paraganglioma. Case report and review of the literature. Am J Med,1985,78 (6 Pt 1) :1017-1024.

[36] Zbaren P, Lehmann W. Carotid body paraganglioma with metastases. Laryngoscope, 1985,95 (4) :450-454.

[37] Drunk NS, Spector GJ, Ciralsky RH, et al. Malignant glomus vagale: report of a case and review of the literature. Arch Otolaryngol,1976,102 (10) :534-536.

[38] Netterville JL, Jackson CG, Miller FR, et al. Vagal paraganglioma: a review of 46 patients treated during a 20-year period. Arch Otolargngol Head Neck Surg, 1998, 124(10) :1133-1140.

[39] Brewis C, Bottrill ID, Wharton SB, et al. Metastases from glomus jugulare tumours. J Laryngol Otol, 2000,114 (1) : 17–23.

[40] WHO. Histological typing of endocrine tumours//Solcia E, Klöppel G, Sobin JH, eds.World Health Organization International Histological Classification of Tumours. London: Springer,2000.

[41] Baysal BE. Willett-Brozick JE, Lawrence EC, et al. Prevalence of SDHB, SDHC, and SDHD germline mutations in clinic patients with head and neck paragangliomas. J Mod Genet, 2002,39 (3) :178–183.

[42] Amar L, Servais A, Gimenez-Roqueplo AP,et al. Year of diagnosis, features at presentation, and risk of recurrence in patients with pheochromocytoma or secreting paraganglioma. J Clin Endocdnol Metah,2005,90 (4) :2110 – 2116.

[43] American Society of Clinical Oncology. American Society of Clinical Oncology policy statement update: genetic test ing for cancer susceptibility. J Clin Oncol,2003,21 (12) :2397–2406.

[44] van der Mey AG, Frijns JH, Cornelisse CJ, et al. Does intervention improve the natural course of glomus tumors. A series of 108 patients seen in a 32–year period. Ann Otol Rhinol Laryngol,1992,101 (8) :638–642.

[45] Baysal BE, Ferrell RE, Willett-Brozick JE, et al. Mutations in SDHD, a mitochondrial complex II gene, in hereditary paraganglioma. Science,2000,287 (5454) : 848–851.

[46] Boedeker CC, Neumann HP,Ridder GJ, et al. Paragangliomas in patients with mutations of the SDHD gene. Otolaryngol Head Neck Surg, 2005,132 (3) :467–470.

[47] Sobol SM, Dailey JC. Familial multiple cervical paragangliomas: report of a kindred and review of the literature. Otolaryngol Head Neck Surg,1990, 102 (4) :382–390.

[48] Niemann S, Müliler U. Mutations in SDHC cause autosomal dominant paraganglioma, type 3. Nat Genet, 2000, 26(3) :268–270.

[49] Astuti D, Latif F, Dallol A, et al. Gene mutations in the succinate dehydrogenase suhunit SDHB cause susceptibility to familial pheochromocytoma and to familial paraganglioma. Am J Hum Genet,2001,69 (1) :49–54.

[50] Schiavi F,Boedeker CC, Bausch B, et al. Predictors and prevalence of paraganglioma syndrome associated with mutations of the SDHC gene. JAMA, 2005, 294 (16) : 2057–2063.

[51] Pawlu C, Bausch B, Neumann HP. Mutations of the SD-HB and SDHD genes. Fam Cancer, 2005,4 (1) :49–54.

[52] Velasco A, Palomar-Asenjo V, Gañan L,et al. Mutation analysis of the SDHD gene in four kindreds with familial paraganglioma: description of one novel germline mutation. Diagn Mol Pathol,2005,14 (2) :109–114.

[53] Birch-Machin MA, Taylor RW, Cochran B, et al. Late-onset optic atrophy, ataxia, and myopamy associated with a mutation of a complex II gene. Ann Neurol, 2000, 48(3) :330–335.

[54] Martin TP, Irving RM, Maher ER. The genetics of paragangliomas: a review. Clin Otolaryngol,2007,32 (1) :7–11.

[55] Lee S, Nakamura E, Yang H, et al. Neuronal apoptosis linked to EglN3 prolyl hydroxylase and familial pheochromocytoma genes: developmental culling and cancer. Cancer Cell, 2005,8 (2) :138–167.

[56] Hensen EF, Jordanova ES, van Minderhout IJ, et al. Somatic loss of maternal chromosome 11 causes parent-of-origin-dependent inheritance in SDHD-linged paraganglioma and phaeochromocytoma families. Oncogene, 2004, 23 (23) :4076–4083.

[57] Baysal BE. Genetics of familial paragangliomas: past, present and future. Otolaryngol Clin North Am,2001,34 (5) : 863–879.

[58] Hem J. The basic science of glomus jugulare tumors. Neurosurg Focus, 2004,17 (2) :E2.

[59] Gimenez-Roqueplo AP, Favier J, Rustin R, et al. Functional consequences of a SDHB gene mutation in an apparently sporadic pheochromocytoma. J Clin Endocdnol Metab, 2002,87 (10) :4771–4774.

[60] Schiavi F, Savvoukidis T, Trabalzini F, et al. Paraganglioma syndrome: SDHB, SDHC, and SDHD mutations in head and neck paragangliomas. Ann N Y Acad Sci, 2006,1073:190–197.

[61] Timmers HJ, Kozupa A. Eisenhofer G, et al. Clinical presentations, biochemical phenotypes, and genotype-phenotype correlations in patients with succinate dehydrogenase subunit B-associated pheochromocytomas and paragangliomas. J Clin Endocrinol Metab,2007,92 (3) :779–786.

[62] Benn DE, Gimenez-Roqueplo AP,Reilly JR, et al. Clinical presentation and penetrance of pheochromocytoma/paraganglioma syndromes. J Clin Endocrlnol Metab,2006,91 (3) :827–836.

[63] Bayley JP, Devilee P, Taschner PE. The SDH mutation database: an online resource for succinate dehydrogenase sequence variants involved in pheochromocytoma, paraganglioma and mitochondrial complex II deficiency. BMC

Meal Genet, 2005, 6:39.

[64] Neumann HP, Bausch B, McWhinney SR, et al. Germ-line mutations in nonsyndromic pheochromocytoma. N Engl J Mod,2002,346 (19) :1459-1466.

[65] van der Mey AG, Maaswinkel Mooy PD, Cornelisse CJ, et al. Genomic imprinting in hereditary glomus tumours: evidence for new genetic theory. Lancet, 1989,2 (8675) : 1291-1294.

[66] van Houtum WH, Corssmit EP, Douwes Dekker PB, et al, Increased prevalence of catecholamine excess and phaeochromocytomas in a well-defined Dutch population with SDHD-linked head and neck paragangliomas. Eur J Endocrinol, 2005,152 (1) :87-94.

[67] Cascón A, Ruiz-Llorente S, godriguez-Perales S, et al. A novel candidate region linked to development of both pheochromocytoma and head/neck paraganglioma. Genes Chromosomes Cancer,2005,42 (3) :260-268.

[68] Havekes B, Corssmit EP, Jansen JC,et al.Malignant paragangliomas associated with mutations in the succinate dehydrogenase D gene. J Clin En docdnoi Metab,2007,92 (4) :1245-1248.

[69] Valentin G. Über eine gangliose Anschwellung in der Jacobsenschen Anastomose des Menschen. Arch Anat Physiol Wissensch Med, 1840,89:287-290.

[70] Miller JT,Rahimi SY, Lee M. History of infection control and its contributions to the development and success of brain tumor operations. Neurosurg Focus, 2005,18 (4) :e4.

[71] Krause W. Die Glandula tympanica des Menschen. Zentralbl Med Wiss,1878,16:737-739.

[72] Lustig LR. Anesthesia, antisepsis, microscope: the confluence of neurotology. Otolaryngol Clin North Am, 2007, 40 (3) :415-437.

[73] Holmgren G. Operations on the temporal bone carried out with the help of the lens and the microscope. Acta Otolaryngol Suppl,1922:383-399.

[74] Greenwood JJ. Two point coagulation. A new principle and instrument for applying coagulation current in neurosurgery. Am J surg,1940,50:267-270.

[75] Guild SR. A hitherto unrecognized structure, the glomus jugularis, in man. Anat Rec, 1941,79 (suppl 2) :28.

[76] Rosenwasser H. Carotid body tumor of the middle ear and mastoid. Arch Otolaryngol,1945,41:64-67.

[77] Capps FC. Glomus jugulare tumours of the middle ear. J Laryngol Otol, 1952,66 (7) :302-314.

[78] Brown LA. Glomus jugulare tumor of the middle ear, clinical aspects. Laryngoscope, 1953,63 (4) :281-292.

[79] Riemenschneider PA, Hoople CD, Brewer D, et al. Roentgenographic diagnosis of tumors of the glomus jugularis, Am J Roentgenol Radium Ther Nucl Med, 1953,69 (1) :59-65.

[80] Semmes R .Tumor of the glomus jugulare:follow-up study two years after roentgen therapy. [discussion] J Neurosurg Anesthesiol,1953,10:672.

[81] Shambaugh GE Jr. Surgical approach for so-called glomus jugulare tumors of the middle ear. Laryngoscope, 1955, 65 (4) :185-198.

[82] Gejrot T. Surgical treatment of glomus jugulare tumours with special reference to the diagnostic value of retrograde jugularography. Acta Otolaryngol,1965,60:150-168.

[83] Gejrot TLA.Venography of the internal jugular vein and transverse sinuses (retrograde jugulography) . Acta Otolaryngol Suppl,1960,158:180-186.

[84] Alford BR, Guilford FR. A comprehensive study of tumors of the glomus jugulare. Laryngoscope, 1962,72:765-805.

[85] Shapiro MJ, Neues DK. Technique for removal of glomus jugulare tumors. Arch Otolaryngol, 1964,79:219-224.

[86] Farrior JB Glomus tumors. Postauricular hypotympanotomy and hypotympanoplasry. Arch Otolaryngol,1967,86 (4) :367-373.

[87] Rosenwasser H. Glomus jugulare tumors. Long-term tumors. Arch Otolaryngol, 1969,89 (1) :160-166.

[88] Valvassori GE. Radiologic diagnosis of neuro-otologic problems by tomography. Arch Otolaryngol, 1969,89 (1) : 57-60.

[89] House W. Management of glomus tumors [Discussion] . Arch Otolaryngol, 1969,89:170-178.

[90] Kempe LG, VanderArk GD, Smith DR. The neurosurgical treatment of glomus jugulare tumors. J Neurosurg, 1971,95(1) :59-64.

[91] Hilding DA, Creenberg A. Surgery for large glomus jugulare tumor. The combined suboccipital, transtemporal approach. Arch Otolaryngol, 1971,93 (3) :227-231.

[92] Glasscock ME III, Harris PF, Newsome G. Glomus tumors: diagnosis and treatment. Laryngoscope, 1974, 84 (11) :2006-2032.

[93] Serbinenko FA. Balloon catheterization and occlusion of major cerebral vessels, 1974. J Neurosurg, 2007,107 (3) : 684-705.

[94] House WF, De la Cruz A, Hitselberger WE. Surgery of the skull base: transcochlear approach to the petrous apex and clivus. Otolaryngology,1978,86 (5) :0RL-770-779.

[95] Gardner G, Cocke EW Jr, Gobertson JT, et al. Combined

approach surgery for removal of glomus jugulare tumors. Laryngoscope, 1977,87 (5 Pt 1) :665–688.

[96] Fisch U. Infratemporal fossa approach to tumours of the temporal bone and base of the skull. J Laryngol Otol, 1978,92 (11) :949–967.

[97] Karas DE, kwartler JA. Glomus tumors: a fifty-year historical perspective. Am J Otol, 1993,14 (5) :495–500.

[98] Kinney SE. Glomus jugulare tumors with intracranial extension. Am J Otol,1979,1 (2) :67–71.

[99] Gantz BJ. Intraoperative facial nerve monitoring. Am J Otol,1985, (Suppl) :58–61.

[100] Choung YH, Park K, Cho MJ, et al. Systematic facial nerve monitoring in middle ear and mastoid surgeries: "surgical dehiscence" and "electrical dehiscence". Otolaryngol Head Neck Surg,2006,135 (6) :872–876.

[101] Oldring D, Fisch U. Glomus tumors of the temporal region：surgical therapy. Am J Otol, 1979,1 (1) :7–18.

[102] Jenkins HA, Fisch U. Glomus tumors of the temporal region. Technigoe of surgical resection. Arch Otolaryngol, 1981,107 (4) :209–214.

[103] Jackson CG, Glasscock ME III,Harris PF. Glomus tumors. Diagnosis, classification, and management of large lesions. Arch Otolaryngol,1982,108 (7) :401–410.

[104] Jackson CG, Glasscock ME III,McKennan KX, et al. The surgical treatment of skull base tumors with intracranial extension. Otolaryngol Head Neck Surg, 1987,96 (2) : 175–185.

[105] Green JD Jr, Brackmann DE, Nguyen CD, et al. Surgical management of previously untreated glomus jugulare tumors. Laryngoscope,1994,104 (8 Pt 1) :917–921.

[106] Moe KS, Li D, Linder TE, et al. An update on the surgical treatment of temporal bone paraganglioma. Skull Base Surg,1999,9 (3) : 185–194.

[107] Varma A, Nathoo N, Neyman G, et al. Gamma knife radiosurgery for glomus jugulare tumors: volumetric analysis in 17 patients. Neurosurgery,2006,59 (5) :1030 – 1036. discussion: 1036.

[108] Eustacchio S, Trummer M, Unger F,et al. The role of gamma knife radiosurgery in the management of glomus jugular turnours. Acta Neurochir Suppl (Wien) , 2002,84: 91–97.

[109] Foote RL, Pollock BE, Gorman DA, et al. Glomus jugulare tumor: tumor control and complications after stereotactic radiosurgery. Head Neck, 2002,24 (4) :392–338. discussion:338–339.

[110] Jordan JA, Roland PS, McManus C,et al. Stereotastic radiosurgery for glomus jugulare tumors. Laryngo-scope, 2000, 110 (1) :35–38.

[111] Liscak R, Vladyka V, Wowra B, et al. Gamma Knife radiosurgery of the glomus jugulare tumour-early multicentre experience. Acta Neurochir (Vienna) , 1999, 141 (11) :1141–1146.

[112] Saringer W, Khayal H, Ertl A,et al. Efficiency of gamma knife radiosurgery in the treatment of glomus jugulare tumors. Minim Invasive Neurosurg,2001,44 (3) :141 – 146.

[113] Jackson CG, McGrew BM, Forest JA,et al. Lateral skull base surgery for glomus tumors: long-term control. Otol Neurotol,2001,22 (3) :377–382.

[114] Sanna M, Khrais T, Menozi R, et al. surgical removal of jugular paragangliomas after stenting of the intratemporal internal carotid artery: a preliminary report. Laryngoscope, 2006,116 (5) :742–746.

[115] Piazza P, Di Lella E,Menozzi R, et al. Absence of the contralateral internal calotid artery: a challenge for man agement of ipsilateral glomus jugulare and glomus vagale tumors. laryngoscope,2007,117 (8) :1383–1337.

[116] Boedeker CC, Neumann HP, Maier W, et al. Malignant head and neck paragangliomas in SDH B mutation carriers. Otolalyngol Head Neck Surg,2007,137;126–128.

[117] Leonetti JP, Anderson DE, Marzo SJ, et al. Facial paralysis associated with glomus jugulare tumors. Otol Neurotol,2007,28 (1) :104–105.

[118] Sanna M, Piazza P, De Donato G,et al. Combined endovascular-surgical management of the internal carotid artery in complex tympanojugular paragangliomas. Skull Base,2009,19 (1) :26–42.

[119] Sanna M, Fois P, Pasanisi E, et al. Middle ear and mastoid glomus tumors (glomus tympanicum) : an algo rithm for the surgical management. Auris Nasus Larynx, 2010,37 (6) :661–668.

[120] sanna M, Shin SH, De Donato G,et al. Management of complex tympanojugular paragangliomas including endovascular intervention. Laryngoscope,2011,121 (7) : 1372–1382.

[121] Lope Ahmad RA, Sivalingam S, Konishi M, et al. Oncologie outcome in surgical management of jugular paraganglioma and factors influencing outcomes. Head Neck, Published online 27 April 2012. DOI: 10.1002/hed. 22987 (Epub ahead of print) .

[122] Shin SH, Piazza P, De Donato G,et al. Management of vagal paragangliomas including application of internal

carotid artery stenting. Audiol Neurootol,2012,17（1）：39-53.

[123] Shin SH, Sivalingam S, De Donato G,et al. Vertebral artery involvement by tympanojugular paragangliomas: management and outcomes with a proposed addition to the fisch classification. Audiol Neurootol,2012,17（2）：92-104.

[124] Sivalingam S,Konishi M,Shin SH,et al. Surgical management of tympanojugular paragangliomas with intradural extension, with a proposed revision of the tisch classification. Audiol Neurootol,2012,17（4）:248-255.

第 2 章　手术解剖

侧颅底手术的基本内涵涉及去除骨质使脑组织牵拉程度最小化、识别及控制大的血管结构，移动软组织和神经结构的能力，以及比较复杂缺损的修复。具备这些能力使最大限度地彻底清除目标病灶的同时可获得良好的神经功能保留。

头颈部副神经节瘤的手术切除涉及广泛的颅后窝、颞骨及上颈部解剖知识。这些部位的解剖本已复杂，而病理过程导致解剖结构进一步扭曲，详尽的三维解剖知识对于术者必不可少。将正常及病变的多层面影像学分析与实验室解剖相结合，方能为术者成功处理这些病变做好准备。

颈静脉窝自身的解剖十分复杂，而其又被一系列限制此区域显露的间隔及结构所包围。对于颈静脉窝解剖的阐述提供了一个理想的核心，可在此基础上逐步展开并描述邻近解剖。这些毗邻结构包括中耳、乳突、上颈部及颅后窝。

颈静脉孔的概述

颈静脉孔（Jugnlar Foraman，JF）区的解剖是颅底解剖变异最多的一个区域，关于此区的解剖学术命名在以往的文献里存在一些分歧，常常是颈静脉孔区与颈静脉窝交替使用 [1-14]。有些学者喜欢称之为"颈静脉管" [15,16]，然而，偶尔也有学者使用"后破裂孔"来描述颈静脉孔区 [17]。

颈静脉窝也用来描述这样一个管状空间，在颞骨底部形成的深在且可变的压迹，容纳颈静脉球 [1,15,18]。我们使用颈静脉孔的术语来描述包括岩下窦、后组脑神经以及颈静脉球在内的三维空间。从解剖学角度看，它是一个非常复杂的区域，是颅内及颅外结构的连接 [19-23]。

■ 颈静脉孔的骨性界限

颈静脉孔紧挨着颈内动脉管入口的后方（图 2.1）、

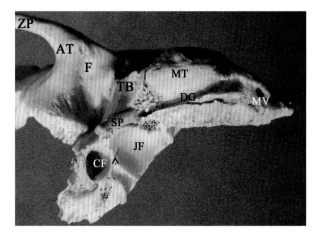

图 2.1　左侧颞骨下面观。*：茎乳孔；AT：颞骨前结节；CF：颈内动脉孔；DG：二腹肌嵴；F：颞颌关节窝；JF：颈静脉孔；MT：乳突尖；MV：乳突导静脉孔；SP：茎突；TB：鼓骨；ZP：颧弓

枕骨髁前半部的外侧、茎乳孔的内侧、茎突的后内侧及中耳腔的后下方。其所有的三维空间径线均存在巨大变异。双侧颈静脉球常常不对称，大约 70% 的病例右侧较大 [3]。

颈静脉孔由颞骨和枕骨组成。它的前外侧壁由颞骨岩部组成，后内侧壁由枕骨髁的颈静脉突组成。

岩斜裂是位于枕骨斜坡外侧边缘与颞骨岩部之间的裂缝，与颈静脉孔前内侧缘相交；而位于颞骨乳突与枕骨髁部之间的枕乳缝，则与颈静脉孔后外侧缘相交（图 2.2）。

■ 内部解剖

颈静脉孔可分为前内侧部及后外侧部两个部分，通常前内侧部含有舌咽神经、岩下窦及咽升动脉的脑膜支，后外侧部含有迷走神经、副神经及颈静脉球 [24]。这样的分类存在高度的变异（图 2.3）。

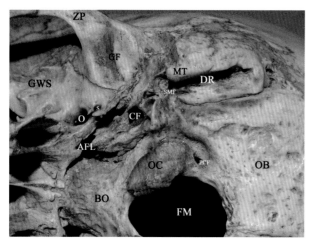

图 2.2　颞骨下面观。AFL：前破裂孔；BO：枕骨底部；CF：颈内动脉孔；DR：二腹肌嵴；FM：枕骨大孔；GF：颞颌关节窝；GWS：蝶骨大翼；MT：乳突尖；O：卵圆孔；OB：枕骨；PCF：髁后孔；S：棘孔；SMF：茎乳孔；ZP：颧弓

　　颈静脉孔被颞骨和枕骨之间与偶尔骨化的纤维韧带相连的颈棘分成两部分。颈静脉孔颅内开口处被一硬脑膜皱襞分为两部分，其中舌咽神经通常走行于前上内侧，而迷走和副神经走行于后下外侧。

　　乙状窦从后方进入颈静脉孔。在颈静脉孔水平，乙状窦几乎转向 180° 成为颈静脉球（图 2.4），然后作为颈内静脉向下进入颈部。随着乙状窦向颈静脉球移行，其逐渐失去了硬脑膜的包裹而变得更加脆弱。

　　在乙状窦与颈静脉球连接处，其下内侧壁存在髁后静脉的开口（图 2.5，图 2.6）；髁前静脉开口通常紧靠岩下窦的开口，或者直接开口于岩下窦。然后，这两条髁静脉分别进入后髁及舌下神经管（图 2.7，图 2.8），与椎前静脉丛形成交通支。

　　岩下窦开口通常位于颈静脉球的前内侧壁，可能存在许多开口（图 2.9）。

　　后组脑神经在进入颈静脉孔后发生 90° 旋转，舌咽神经位于上方（图 2.10），紧挨着位于此区域的耳蜗导水管的开口[4,25,26]。此处正是位于骨性颈静脉孔前外侧的锥体窝或舌咽神经窝[3,16]。

　　舌咽神经、迷走神经、副神经、颈内静脉自颈静脉孔出颅，进入咽旁间隙的茎突后间隙。

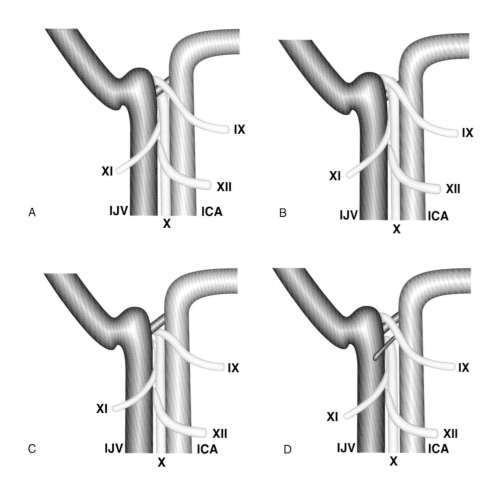

图 2.3A~D　右耳手术野示意图，显示岩下窦与第 IX~XII 脑神经的解剖关系。

A. 岩下窦走行于第 IX 脑神经下方，第 X、XI 脑神经的上方。

B. 岩下窦走行于所有 4 对脑神经的内下方。

C. 岩下窦走行于所有 4 对脑神经的上外方。

D. 第二岩下窦于第 IX 脑神经内侧及第 X、XI 及 XII 脑神经的外侧汇入颈内静脉

ICA：颈内动脉；IJV：颈内静脉；IX：舌咽神经；X：迷走神经；XI：副神经；XII：舌下神经

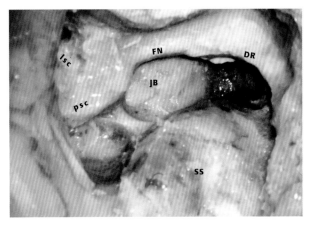

图 2.4 乙状窦与颈静脉球的解剖。DR：二腹肌嵴；FN：面神经；JB：颈静脉球；lsc：外半规管；psc：后半规管；SS：乙状窦

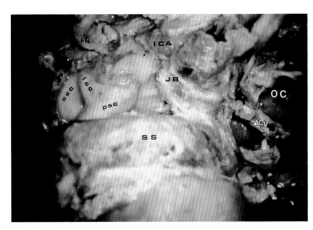

图 2.7 髁前静脉的解剖。ACV：髁前静脉；FN：面神经；ICA：颈内动脉；JB：颈静脉球；lsc：外半规管；OC：枕骨髁；PCV：髁后静脉；psc：后半规管；SS：乙状窦；ssc：前半规管

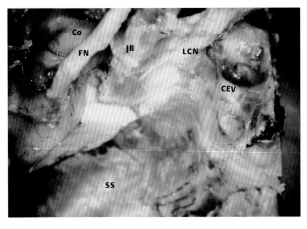

图 2.5 颈静脉球与髁后静脉的关系。CEV：髁后导静脉；Co：耳蜗；FN：面神经；JB：颈静脉球；LCN：后组脑神经；SS：乙状窦

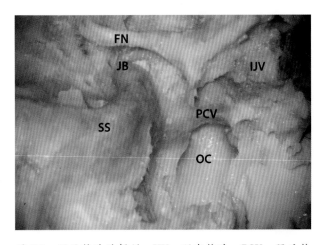

图 2.8 髁后静脉的解剖。IJV：颈内静脉；PCV：髁后静脉；OC：枕骨髁；FN：面神经；JB：颈静脉球；SS：乙状窦

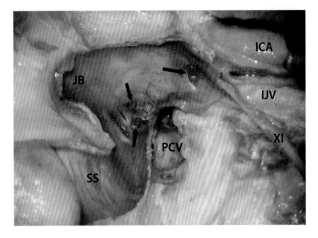

图 2.6 颈静脉球与髁后静脉的解剖。箭头：岩下窦；ICA：颈内动脉；JB：颈静脉球；IJV：颈内静脉；PCV：髁后静脉；SS：乙状窦；XI：副神经

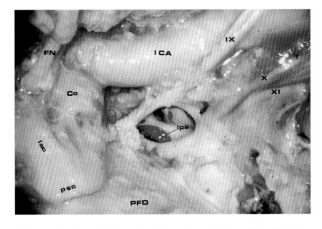

图 2.9 岩下窦的开口（右侧）。Co：耳蜗；FN：面神经；ICA：颈内动脉；ips：岩下窦；IX：舌咽神经；lsc：外半规管；psc：后半规管；PFD：颅后窝脑膜；X：迷走神经；XI：副神经

突气化程度各异，且有二腹肌及胸锁乳突肌分别附于乳突的内、外侧面，进一步限制了后外侧径路对于颈静脉窝的显露[28]。

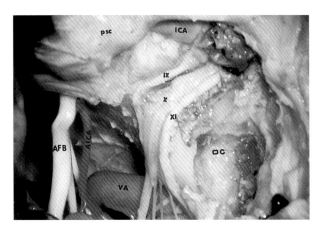

图 2.10 后组脑神经的解剖。ICA：颈内动脉；AFB：面听神经束；AICA：小脑前下动脉；IX：舌咽神经；OC：枕骨髁；psc：后半规管；VA：椎动脉；X：迷走神经；XI：副神经

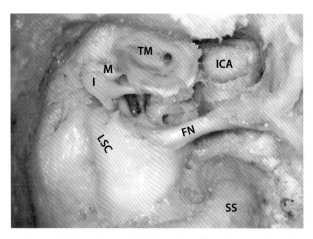

图 2.12 颈静脉球与面神经乳突段之间的关系。FN：面神经；I：砧骨；ICA：颈内动脉；LSC：外半规管；M：锤骨；SS：乙状窦；TM：鼓膜

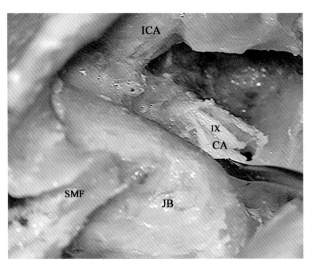

图 2.11 耳蜗导水管与后组脑神经的关系。面神经改道并磨除面神经骨管后，打开耳蜗导水管（CA），可见紧挨着的舌咽神经（IX）。因为舌咽神经刚好位于耳蜗导水管的下方，故在经迷路径路手术中，将耳蜗导水管作为该神经的标志，提示钻磨的下限以防止损伤舌咽神经。ICA：颈内动脉；JB：颈静脉球；SMF：茎乳孔

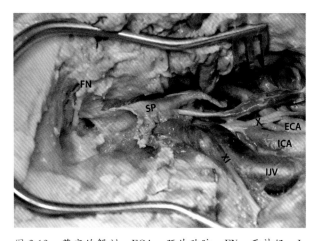

图 2.13 茎突的解剖。ECA：颈外动脉；FN：面神经；ICA：颈内动脉；IJV：颈内静脉；SP：茎突；IX：舌咽神经；X：迷走神经

■ 外侧解剖关系

面神经的垂直段或乳突段位于颈静脉球的外侧，大多数情况下，颈静脉球的大部分位于面神经垂直段的后方（图 2.12）。面神经出茎乳孔后转向前方进入腮腺组织。

颞骨茎突平均长度约 2.5cm，位于鼓骨底部紧靠茎乳孔的前内侧，向前下方走行（图 2.13，图 2.14），并有茎突舌骨韧带、茎突舌骨肌、茎突咽肌及茎突舌肌附着。在行外侧径路时，茎突阻碍了对颈内动脉、颈内静脉颅底入口的显露[27]。乳

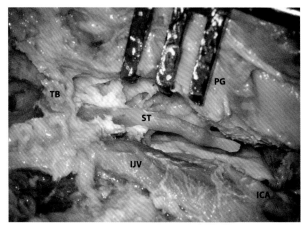

图 2.14 茎突与鼓骨之间的关系。ICA：颈内动脉；IJV：颈内静脉；PG：腮腺；ST：茎突；TB：鼓骨

■ 上方解剖关系

颈板通常是一片菲薄的皮质骨，分隔颈静脉窝与中耳的下鼓室（图 2.15）。少数病例颈静脉球可突入至中耳腔内，有时颈板可以缺失。仅仅存在这样一层薄薄的骨性间隔是鼓室球体瘤易于侵入中耳的原因。

颈静脉球的上外侧是鼓骨的底部，病变可侵及此处骨质，并通过该途径到达外耳道，产生犹如"旭日初升"的典型耳镜征象[29]。

从外至内，颈静脉球上方的解剖比邻关系依次为后半规管（图 2.16，图 2.17）及内耳道（图2.18）。取决于颈静脉球的大小、形态和位置，它们之间的解剖关系差异明显。只有晚期的肿瘤才会侵及内耳道。

颅底底部有许多小孔和微管对于颈静脉窝区非常重要。

鼓室小管位于颈鼓嵴，鼓室下动脉及舌咽神经鼓室支（Jacobsen 神经）穿行该结构并进入中耳腔，然后，舌咽神经鼓室支与鼓室下动脉伴行于鼓岬表面，到达匙突区。

乳突小管位于颈静脉窝内侧面，内有起源于迷走神经上神经节的迷走神经耳支（Arnold 神经）穿行。这些小管的重要性在于其内部走行的神经组织和颈静脉球自身的血管外膜一样，分布有副神经节组织。

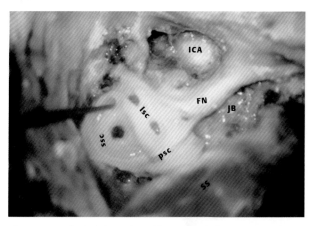

图 2.16 颈静脉球与后半规管之间的关系。FN：面神经；ICA：颈内动脉；JB：颈静脉球；lsc：外半规管；psc：后半规管；SS：乙状窦；ssc：前半规管

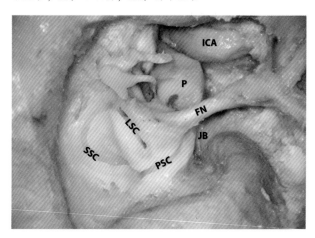

图 2.17 颈静脉球与迷路的解剖。FN：面神经；ICA：颈内动脉；JB：颈静脉球；P：鼓岬；LSC：外半规管；PSC：后半规管；SSC：前半规管

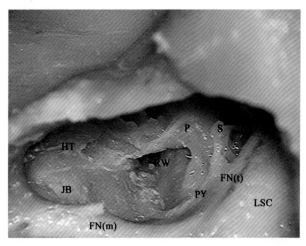

图 2.15 颈静脉球及下鼓室的解剖。左侧颞骨，可清楚地看见镫骨（S）前后足弓。已部分切除下鼓室气房（HT）以显示颈静脉球（JB）和下鼓室的关系。FN（m）：面神经乳突段；FN（t）：面神经鼓室段；LSC：外半规管；P：鼓岬；PY：锥隆起；RW：蜗窗（圆孔）

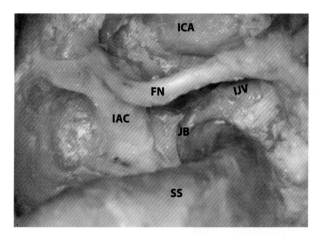

图 2.18 内耳道与颈静脉球之间的关系。FN：面神经；ICA：颈内动脉；IAC：内耳道；IJV：颈内静脉；JB：颈静脉球；SS：乙状窦

耳蜗导水管是一金字塔形的骨性通道，连接蜗窗附近的鼓阶外淋巴腔与颈静脉孔水平的蛛网膜下腔（图 2.19）。

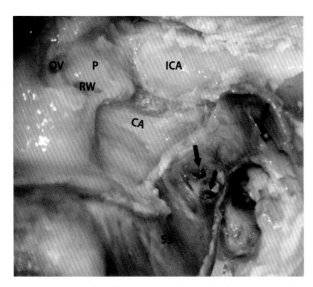

图 2.19 耳蜗导水管与颈静脉球。黑色箭头：岩下窦；CA：耳蜗导水管；ICA：颈内动脉；OV：前庭窗；P：鼓岬；RW：蜗窗；SS：乙状窦

耳蜗导水管宽广的颅后窝开口位于颈静脉窝的上内侧方，与舌咽神经关系密切。这种关系在经迷路和颈静脉孔上径路的小脑脑桥角手术中具有重要意义 [16,25,26]。

■ 前方解剖关系

颈内动脉的垂直段恰好位于颈静脉窝的前方，两者之间被颈静脉颈动脉棘（亦称颈嵴）分隔（图 2.20）[30]。这种密切的解剖关系解释了为什么在肿瘤生长过程中常常侵及颈内动脉管及动脉的原因。关于颈内动脉解剖的重要特征将会在后面的章节详细阐述。

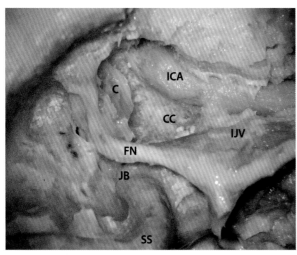

图 2.20 颈嵴或颈静脉颈动脉棘。C：耳蜗；CC：颈嵴；JB：颈静脉球；FN：面神经；ICA：颈内动脉；IJV：颈内静脉；SS：乙状窦

■ 内侧解剖关系

颈静脉窝的颅内开口是舌咽神经、迷走神经、副神经、乙状窦及岩下窦进入颈静脉窝的入口点所在。在此入口处上述 3 对脑神经旋转 90°（图 2.10）。与迷走神经和副神经不同，舌咽神经通过一条单独的硬脑膜鞘进入颈静脉窝区。

颈静脉结节是枕骨基底部与髁部结合处的一个圆形凸起，它位于舌下神经管的上方、颈静脉孔颅内端下半部分的内侧（图 2.21）。舌咽神经、迷走神经和副神经从脑干发出，穿过颈静脉结节的后半部分到达颈静脉孔，有时会走行在颈静脉结节表面的浅沟中 [31,32]。

■ 下方解剖关系

枕骨髁是枕骨的一部分（图 2.21）。呈卵圆形，面朝向外下，与寰椎形成关节。每侧枕骨髁的后半部形成颈静脉窝的下内侧骨壁。枕骨髁主要由松质骨组成，表面包裹一层薄薄的骨皮质。松质骨的存在对于影像学显影有帮助，但也使其与受肿瘤侵袭骨质的准确鉴别成为挑战。枕骨髁与 2 条管道交叉：髁前管（亦称舌下神经管）和髁后管（图 2.21）。舌下神经管以与矢状位成 45°的夹角向前外侧延伸，其始终位于颈静脉球前下

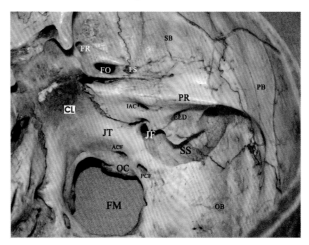

图 2.21 颈静脉结节与枕骨髁的解剖。颈静脉结节位于枕骨基底部和髁部结合处。枕骨髁是枕骨的一部分，与寰椎形成关节。ACF：髁前孔；CL：斜坡；ELD：内淋巴管孔；FM：枕骨大孔；FO：卵圆孔；FR：圆孔；FS：棘孔；IAC：内耳道；JF：颈静脉孔；JT：颈静脉结节；OB：枕骨；OC：枕髁；PB：顶骨；PCF：髁后孔；PR：岩嵴；SB：颞骨鳞部；SS：乙状窦沟

缘的前下方并稍偏内侧。

舌下神经管的颅外端紧挨着枕骨髁前中 1/3 交界处的上方（图 2.22）。舌下神经管内含静脉丛（髁前静脉）和舌下神经[33]。舌下神经常常源自两条单独的神经束，然后融合成单根神经进入舌下神经管（图 2.23，图 2.24）。

舌下神经出舌下神经管后通常位于迷走神经的前内侧，然后转向 270°从迷走神经前方经过[34]。

髁后管内有髁后静脉，连接颈静脉球与椎前静脉丛（图 2.25，图 2.26）。

寰椎位于颅底下方，它的关节面与枕骨髁形成关节。

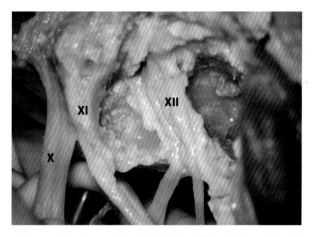

图 2.24　舌下神经。X：迷走神经；XI：副神经；XII：舌下神经

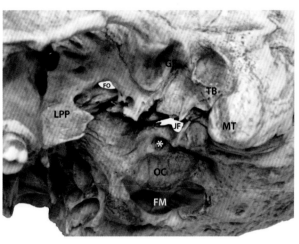

图 2.22　舌下神经管与枕骨髁的关系。舌下神经管的颅外开口（*）位于枕骨髁（OC）的前中 1/3 交界处的上方。FM：枕骨大孔；FO：卵圆孔（前庭窗）；GF：颞颌关节窝；JF：颈静脉孔；LPP：翼突外侧板；MT：乳突尖；TB：鼓骨

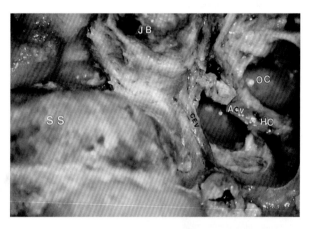

图 2.25　枕骨髁（OC）内髁前静脉与舌下神经管（HC）的解剖。ACV：髁前静脉；CEV：髁导静脉；JB：颈静脉球；SS：乙状窦

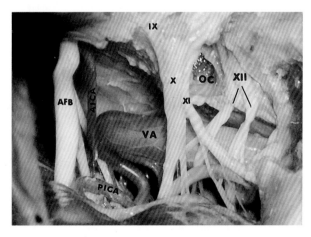

图 2.23　舌下神经（XII）的起源。AFB：面听神经束；AICA：小脑前下动脉；OC：枕骨髁；PICA：小脑后下动脉；VA：椎动脉；IX：舌咽神经；X：迷走神经；XI：副神经；XII：舌下神经

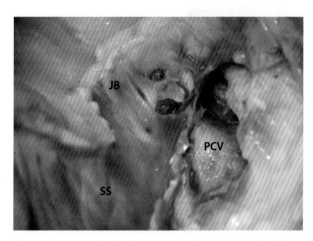

图 2.26　髁后静脉（PCV）。SS：乙状窦；JB：颈静脉球

寰椎侧块向外延伸形成横突，它可作为颈内静脉在颈部高位的解剖标志。它位于颈静脉孔后下方，并有头外侧直肌、肩胛提肌、上下斜肌附着。头外侧直肌附着于紧挨着颈静脉孔后方的枕骨颈静脉突。

寰椎上表面有一沟槽，容纳椎动脉V3段。

■ 后方解剖关系

颈静脉球后方与乙状窦相连（图2.26），乙状窦嵌在颞骨后面的骨沟中（图2.27），正如颅内其他静脉窦一样，乙状窦被双层硬脑膜包裹。

颞 骨

■ 主要结构

鼓岬表面覆有鼓室神经丛，其中的副交感成分由舌咽神经的下鼓室支发出（图2.28）。

鼓室下动脉作为咽升动脉的一个分支与舌咽神经的下鼓室支伴行，通常走行于鼓岬表面的沟槽。此处是鼓室副神经节瘤的原发部位。

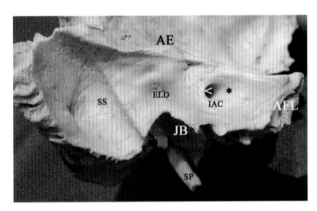

图2.27 左侧颞骨后面观。*：内耳道口前缘；<：内耳道口后缘；AE：弓状隆起；AFL：岩尖部前破裂孔；ELD：内淋巴管孔；IAC：内耳道；JB：颈静脉球；SP：茎突；SS：乙状窦沟

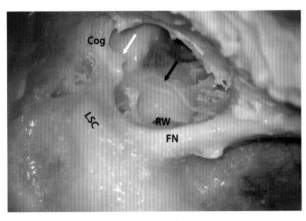

图2.28 鼓室神经丛（黑箭头）。FN：面神经；LSC：外半规管；RW：蜗窗；白箭头：匙突

中耳内面神经的解剖标志同样至关重要。面神经紧挨前庭窗（卵圆孔）前庭窗上方走行，匙突刚好位于进入膝状神经节之前的面神经下方。镫骨上结构与面神经鼓室段关系密切。匙突是鼓膜张肌腱附着在锤骨颈之前的附着处。齿突是位于上鼓室顶部的骨性突起，与匙突位于同一平面，在肿瘤破坏严重的时候，它可作为一个额外的解剖标志（图2.28）[35-37]。

中耳前壁或颈内动脉壁与颈内动脉之间仅隔一层薄的皮质骨，通常有两条颈鼓动脉穿过。咽鼓管开口及鼓膜张肌位于中耳前上部、颈内动脉的外侧。2%的病例，颈内动脉与咽鼓管之间的骨性分隔缺失[38,39]。

骨迷路由软骨内骨化而成，未经重塑且保留了特别坚硬和相对无血管的特性。因此它相对不易被副神经节瘤侵蚀，提供了又一个可靠的解剖标志。后迷路位于颈静脉球的上方，后半规管是迷路下限的标志（图2.29）。

耳蜗与颈内动脉垂直部向水平部移行处关系密切（图2.30）。耳蜗底转位于颈静脉球的前上方，而耳蜗下间隙延伸于上述两者及颈动脉之间（图2.17）。

硬膜内解剖

■ 后组脑神经

后组脑神经位于颅后窝的下部，源自延髓，然后向上外侧走行以便进入颈静脉孔（图2.31）。

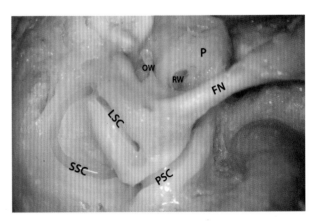

图2.29 后迷路与颈静脉球。FN：面神经；LSC：外半规管；OW：前庭窗；P：骨岬；PSC：后半规管；RW：蜗窗；SSC：前半规管

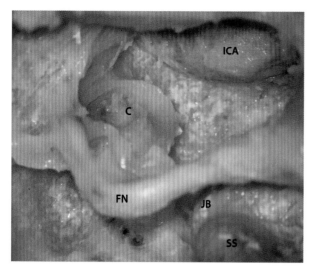

图 2.30　耳蜗与颈内动脉的关系。C：耳蜗；FN：面神经；ICA：颈内动脉；JB：颈静脉球；SS：乙状窦

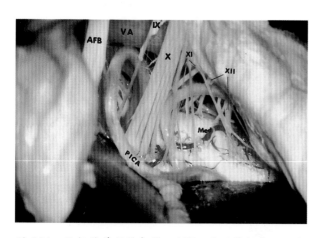

图 2.31　后组脑神经的起源。AFB：面听神经束；Med：延髓；PICA：小脑后下动脉；VA：椎动脉；Ⅸ：舌咽神经；Ⅹ：迷走神经；Ⅺ：副神经；Ⅻ：舌下神经

　　舌咽神经由单支神经根组成，位于上方；迷走神经紧挨在舌咽神经的下方，由多支神经根组成；在最下端有两支截然不同的神经根，即副神经的颅根和脊髓根。颅根相对较小，位于迷走神经纤维的下方。较大的脊髓根源自脊髓多支神经根，这些神经根融合成一条神经干，上升至颈椎管上部，并通过枕骨大孔进入颅后窝[40-42]。

■ 舌下神经

　　舌下神经向内侧走行离开延髓腹侧面，成为后组脑神经中的一员。神经根向外侧朝舌下神经管走行。大多数病例其舌下神经纤维束汇集成两条主干，且常常在舌下神经管内融合。

　　这 2 条神经干与小脑后下动脉关系密切，后者走行于前两者之间（图 2.32）。在后组脑神经内下方，椎动脉通过枕骨大孔进入颅底（图2.33，图2.34）。

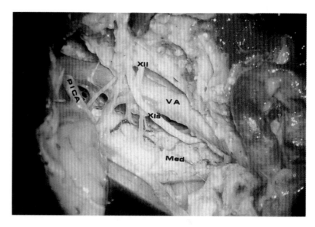

图 2.32　舌下神经和小脑后下动脉。Med：延髓；PICA：小脑后下动脉；VA：椎动脉；Ⅺs：副神经；Ⅻ：舌下神经

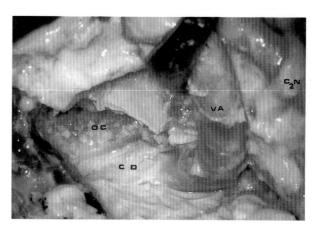

图 2.33　椎动脉的解剖。C2N：C2 神经；CD：枕骨髁硬脑膜；OC：枕骨髁；VA：椎动脉

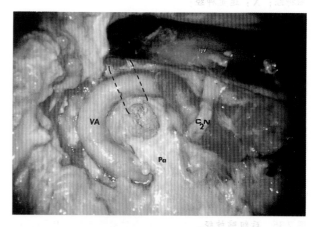

图 2.34　椎动脉与颈内静脉的关系。C2N：C2 神经；IJV：颈内静脉；Pa：寰椎后弓；VA：椎动脉

小脑后下动脉

小脑后下动脉源自椎动脉，与舌下神经交叉后走行于后组脑神经上方，位于后组脑神经与面听神经束之间（图 2.31，图 2.35，图 2.36）。

小脑前下动脉

大多数病例的小脑前下动脉源自基底动脉（图 2.37），然后朝外侧向面听神经束走行（图 2.23，图 2.38）[42,43]。

面神经和前庭耳蜗神经

由面神经及前庭耳蜗神经形成的复合体源自脑桥延髓交界处的外侧，向前外方走行进入内耳道（图 2.38）[44-50]。任何时候，相对于面神经来说，前庭耳蜗神经总是位于外侧。

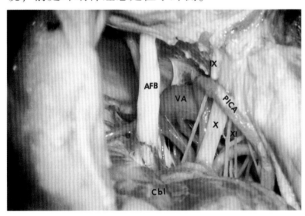

图 2.35 小脑后下动脉与脑神经。AFB：面听神经束；Cbl：小脑；PICA：小脑后下动脉；VA：椎动脉；IX：舌咽神经；X：迷走神经；XI：副神经

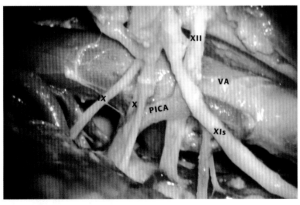

图 2.36 后组脑神经、椎动脉及小脑后下动脉。PICA：小脑后下动脉；VA：椎动脉；IX：舌咽神经；X：迷走神经；XIs：副神经；XII：舌下神经

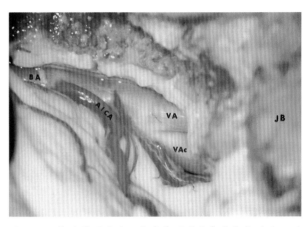

图 2.37 小脑前下动脉。小脑前下动脉来自基底动脉。可见同侧（VA）及对侧椎动脉（VAc）。AICA：小脑前下动脉；BA：基底动脉；JB：颈静脉球

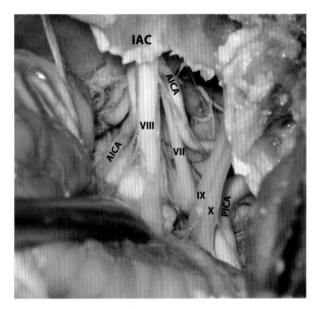

图 2.38 内耳道内的神经。AICA：小脑前下动脉；IAC：内耳道；PICA：小脑后下动脉；Ⅶ：面神经；Ⅷ：前庭耳蜗神经；Ⅸ：舌咽神经；Ⅹ：迷走神经

后组脑神经在脑干和颈静脉球窝的布局

舌咽神经、迷走神经与副神经无一例外地在各自独立的硬脑膜鞘内进入颈静脉窝的内侧壁。岩下窦的单个或多个开口也将舌咽神经与迷走神经及副神经分隔开来。

舌咽神经、迷走神经及副神经沿着橄榄后沟从上到下依次发出，舌咽神经有 1 条或偶尔 2 条神经根；迷走神经有多条神经根，副神经包含了颅根和脊髓根[51]。这些神经横越颅后窝，以几乎

垂直的方式进入颈静脉孔。舌咽神经在其独自的硬脑膜鞘内走行，并略位于迷走神经及副神经的前外侧。然后，它们在颈静脉窝内旋转90°[52]。

这些神经，特别是迷走神经，以多束支的方式穿过颈静脉球窝。迷走神经上神经节止于颈静脉球窝颅外开口处[34,53]。

这些脑神经行经颈静脉球窝的路径存在高度变异，尤其是与岩下窦开口的解剖关系。它们穿行于与硬脑膜及颅骨膜相延续的结缔组织间隔。舌咽神经鼓室支（Jacobson神经）及迷走神经耳支（Arnold神经）也穿过颈静脉球窝[54]。

在出口处舌咽神经仍然保持向前外侧走行，位于包裹在颈动脉鞘内的颈内动脉外侧。迷走神经则位于颈内动脉与颈内静脉之间的更深面，而80%的病例副神经于第一颈椎横突水平走行于颈内静脉上部的外侧。

> **注 意**
>
> 从单独的一张片子上区分后组脑神经是不现实的，后组脑神经在上颈部的走行排列会在后面的章节详细阐述。

颅底病变侵犯舌下神经可导致发音困难及口腔期吞咽困难。如果单独受损，舌下神经功能的丧失可通过吞咽及发音治疗代偿。如合并有其他神经受损，舌下神经的损伤会加重功能丧失并影响恢复[33,55]。

椎动脉的解剖

椎动脉（VA）可分为4段[56]：
- V1：骨外段，从起始部到C6横突孔。
- V2：椎间孔段，从C6到C1横突孔。
- V3：脊椎外段，从C1横突孔至枕骨大孔。
- V4：硬脑膜内段，从枕骨大孔至基底动脉（参见第18章）。

■ 硬膜外段

骨外段的椎动脉表面有3层肌肉覆盖：
- 浅层为胸锁乳突肌（图2.39）。
- 中间层是由与胸锁乳突肌垂直的头夹肌及

附着于头夹肌内侧的头长肌所组成（图2.39，图2.40）。

- 深层由附着于寰椎横突的上、下斜肌所组成（图2.41，图2.42）。

上、下斜肌及第一颈椎是椎动脉的恒定解剖标志，这些肌群构成了枕下三角，内有椎动脉硬脑膜外段的终末端（V3）和第一颈神经。

向下翻起下斜肌可暴露位于第1、2椎体横突间的椎动脉，其向外上方走行到达寰椎横突孔（图2.43，图2.44）。在此平面，第二颈神经的前支正好穿过椎动脉的外侧面（图2.43，图2.45，图2.46）。

翻开上斜肌可暴露椎动脉硬脑膜外终末段，此段椎动脉位于寰椎横突与寰枕硬脑膜入口之间（图2.47，图2.48）。椎动脉起初以前后方向走行

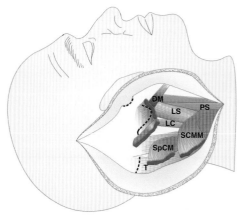

图2.39　颈后区肌肉。此区域的肌肉可分为3层。最浅层为胸锁乳突肌。深层是与胸锁乳突肌相垂直的头夹肌，以及附着于头夹肌内侧面纤薄的头长肌。DM：二腹肌后腹；LS：肩胛提肌；LC：头长肌；SCMM：胸锁乳突肌；SpCM：头夹肌；PS：后斜角肌；T：斜方肌

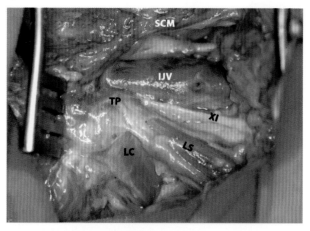

图2.40　右侧颈后区的解剖。胸锁乳突肌（SCM）被拉向前方，可见肩胛提肌（LS）和头长肌（LC）。IJV：颈内静脉；TP：寰椎横突；XI：副神经

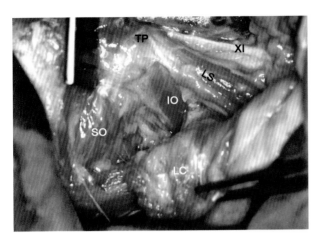

图 2.41 翻起头长肌显露头上、下斜肌。LS：肩胛提肌；IO：下斜肌；SO：上斜肌；TP：寰椎横突；XI：副神经

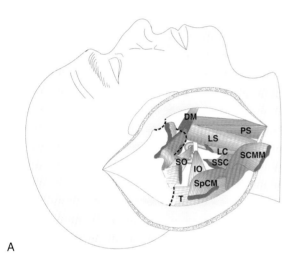

A

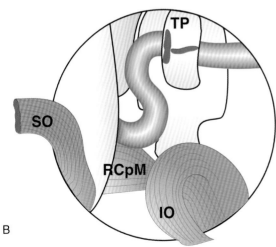

B

图 2.42 A.极外侧径路颈部肌肉示意图。B.放大图示。寰椎横突是一个很重要的解剖标志，肩胛提肌和上、下斜肌附着其上。DM：二腹肌后腹；IO：下斜肌；LC：头长肌；LS：肩胛提肌；PS：后斜角肌；RCpM：头直肌；SCMM：胸锁乳突肌；SO：上斜肌；SpCM：头夹肌；SSC：头半棘肌；T：斜方肌；TP：寰椎横突

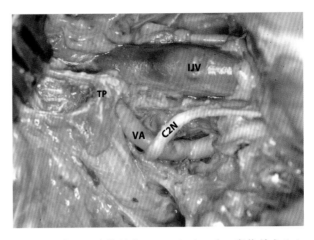

图 2.43 在离开寰椎横突（TP）之后，进入寰椎横突孔之前，椎动脉（VA）向外侧弯曲。在此水平，第二颈神经前支（C2N）从外侧越过椎动脉。颈内静脉（IJV）刚好位于横突前方

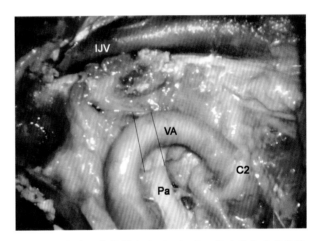

图 2.44 在进入寰椎横突孔（Pa）后，椎动脉向后弯曲进入椎体后弓。磨除横突可显示此段椎动脉。C2：第2颈神经前支；IJV：颈内静脉

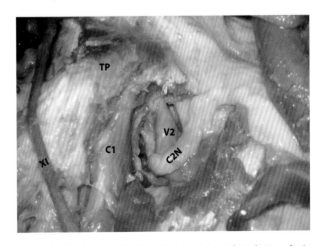

图 2.45 椎动脉离开枢椎的横突孔后向后外侧走行，穿过寰椎的横突孔。第二颈神经包绕椎动脉V2段。C1：寰椎或第一颈椎；C2N：第二颈神经；TP：寰椎横突；V2：椎动脉V2段；XI：副神经

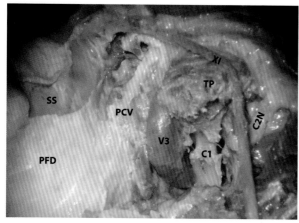

图 2.46 切除横突后，椎动脉在寰椎平面向后内侧走行。当到达中线时，转向头位，并穿透后寰枕膜进入枕骨大孔。C1：寰椎；C2N：第二颈神经；PCV：髁后静脉；PFD：颅后窝脑膜；SS：乙状窦；TP：寰椎横突；V3：椎动脉 V3 段；XI：副神经

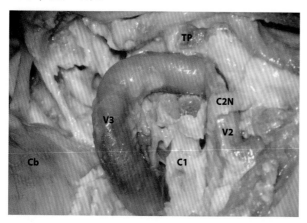

图 2.47 去除寰椎横突后，枕骨颈静脉突、枕骨髁及椎动脉 V3 段完全显露。C1：寰椎；C2N：第二颈神经；Cb：小脑；TP：寰椎横突；V2：椎动脉 V2 段；V3：椎动脉 V3 段

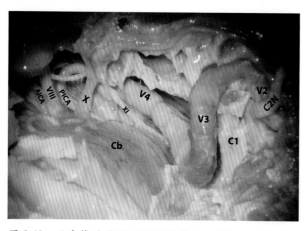

图 2.48 注意椎动脉 V2~V4 段的走行。AICA：小脑前下动脉；C1：寰椎；C2N：第二颈神经；Cb：小脑；PICA：小脑后下动脉；V2：椎动脉 V2 段；V3：椎动脉 V3 段；V4：椎动脉 V4 段；Ⅷ：耳蜗前庭神经；Ⅹ：迷走神经；Ⅺ：副神经

于寰椎外侧弓上面的血管沟内（图 2.44）。在越过寰枕关节后，椎动脉向前上方锐性弯曲（图 2.33）于枕骨髁前方进入枕骨大孔。在此水平椎动脉穿透硬脑膜进入颅内间隙（图 2.32）。在入口处，硬脑膜与椎动脉紧密粘连。

■ 硬膜内段

椎动脉硬膜内段（V4）起自枕骨大孔，沿斜坡向内上走行，直至在延髓脑桥交界水平与对侧椎动脉汇合成基底动脉（图 2.49）。小脑后下动脉通常源自此处。椎动脉硬膜内段发生扭曲的情况并不常见，同样，两条椎动脉间的大小差异也很少见。

椎动脉颅外段被丰富的静脉丛所包绕，此静脉丛在椎动脉 V4 段水平形成海绵窦。该静脉丛通过髁前、髁后静脉与颈静脉球相交通。

颈前外侧区

颈部皮肤深面紧邻的致密层为颈阔肌，其在接近中线及外侧时逐渐变薄。颈阔肌深面为包裹胸锁乳突肌的颈深筋膜浅层。颈外静脉及耳大神经走行于此层的表面。在翻起颈阔肌瓣时，要了解面神经下颌缘支的位置。面神经下颌缘支于近下颌角处出腮腺，无一例外地于颈阔肌及面静脉的深面走行于下颌骨下缘的下方，然后在下颌骨中部近面动脉处向上越过下颌骨缘。

向后牵拉或者离断胸锁乳突肌，可显露二腹肌，只有面静脉走行于其外侧。向上外侧牵拉或离断可显露颈动脉鞘，并可辨识其内容物。副神

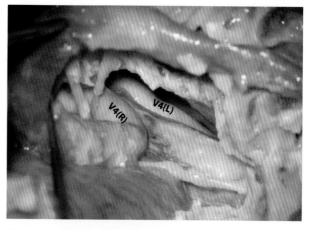

图 2.49 注意双侧椎动脉。V4（L）：左侧椎动脉 V4 段；V4（R）：右侧椎动脉 V4 段

经将Ⅱ区淋巴结分成Ⅱa和Ⅱb。副神经于胸锁乳突肌前缘中上 1/3 处进入胸锁乳突肌深面走行。在易于触及的寰椎横突水平，80%的病例其副神经走行于颈内静脉的外侧面。其余后组脑神经（Ⅸ和Ⅹ）及舌下神经在此水平则走行于颈内静脉内侧面。

Ⅱ区和Ⅲ区淋巴结交界处的标志是肩胛舌骨肌与颈内静脉的交叉。

■ 颈动脉体瘤的神经血管解剖

治疗颈动脉体瘤需要知晓的主要外科解剖无疑是颈内动脉、颈外动脉分支的血管解剖及其相邻的神经结构。迷走神经和颈交感干均位于颈动脉鞘内。

手术切除颈动脉体瘤时，走行于颈内、外动脉之间的神经结构也存在损伤的风险。这些神经包括与茎突咽肌密切相关的舌咽神经、迷走神经的喉上神经、迷走神经咽支。随着肿瘤的扩展，舌下神经及面神经下颌缘支也要加以重视 [57]。

■ 迷走神经和舌下神经

迷走神经走行于颈动脉鞘内，位于颈内静脉和颈内动脉的下方，在结扎动脉血管前必须要仔细识别。舌下神经最初位于上段颈内静脉的内侧，穿过颈内静脉和颈内动脉之间，然后走行于颈内、外动脉表面。舌下神经降支向下走行于颈内静脉内侧面，以及颈内和颈总动脉的表面。舌下神经于舌动脉袢的外侧弯曲前行，然后在下颌舌骨肌的深面及舌骨舌肌表面走行。

去除茎突表面附着的肌腱，然后截断茎突，可以更好地显露颈动脉鞘的上部，识别从颈静脉孔出颅的后组脑神经。舌咽神经自颈静脉孔的出口正好位于茎突和茎乳孔的后内侧。因此，茎突根部是舌咽神经颅外段的第一个解剖标志 [5,9,58]。

然后，舌咽神经穿过颈内和颈外动脉之间，行于茎突咽肌的外侧面。

颈动脉间隙内另一个重要的结构是颈交感干，其位于颈内动脉的后内侧，术中很少需要识别。

参考文献

[1] Arnautović KI, Al-Mefty O.Primary meningiomas of the jugular fossa. J Neurosurg, 2002,97（1）：12–20.

[2] Ayeni SA, Ohata K, Tanaka K, et al. The microsurgical anatomy of the of jugular foramen.J Neurosurg,1995,83（5）:903–909.

[3] Katsuta T, Rhoton AL, Matsushima T,et al. The jugular foramen: microsurgieal anatomy and operative approaches. Neuro-surgery ,1997,41（1）:149 –201, discussion 201 –202.

[4] Lustig LR, Jackler RK. The variable relationship between the lower cranial nerves and jugular foramen tumors: implications for neural preservation. Am J Otol ,1996,17（4）：658–668.

[5] Schwaber MK, Netterville JL, Maciunas R. Microsurgical anatomy of the lower skullbase-a morphometric analysis. Am J Otol, 1990,11（6）:401–405.

[6] Gaiuoud P, Fasel JH, Muster M, et al. Microsurgical anatomy of the jugular foramen. J Neurosurg,1996,85（6）：1193–1195.

[7] Inserra MM, Pfister M, Jackler RK. Anatomy involved in the jugular foramen approach for jugulotympanic para-gauglioma resection. Neurosurg Focus ,2004,17（2）:E6.

[8] Lo WW. Solti-Bohman LC. High-resolution CT of the jugular foramen: anatomy and vascular variants and anomalies. Radiology ,1984,150（3）:743–747.

[9] Ozveren MF, Türe U. The microsurgical anatomy of the glossopharyugeal nerve with respect to the jugular foramen lesions. Neurosurg Focus ,2004,17（2）:E3.

[10] Rubinstein D, Burton BS, Walker AL.The anatomy of the inferior petrosal sinus, glossopharyngeal nerve, vagus nerve, and accessory nerve in the jugular foramen. AJNR Am J Neumradiol,1995,16（1）:185–194.

[11] Ryan S, Blyth P, Duggan N,et al. Is the cranial accessory nerve really a portion of the accessory nerve. Anatomy of the cranial nerves in the jugular foramen. Anat Sci Int, 2007,82（1）:1–7.

[12] Swartz JD. An approach to the evaluation of the patient with pulsatile tinnitus with emphasis on the anatomy and pathology of the jugular foramen. Semin Ultrasound CT MR, 2004,:25（4）:319–391.

[13] Weber AL, McKenna MJ. Radiologic evaluation of the jugular foramen. Ana tomy, vascular variants, anomalies,

and tumors. Neuroimaging Clin N Am, 1994,4 (3) :579–598.

[14] Lang J. Anatomy of the brainstem and the lower cranial nerves, vessels, and surrounding structures. Am J Otol, 1985, (Suppl) :1–19.

[15] Tekdemir I, Tuccar E, Asian A, et al. Comprehensive microsurgical anatomy of the jugular foramen and review of terminology. J Clin Neurosci ,2001,8 (4) :351–356.

[16] Pekdemir I, Tuccar E, Aslan A, et al. The jugular foramen: a comparative radioanatomic study. Surg Neurol , 1998,50 (6) :557–562.

[17] Prades JM, Martin CH, Veyret CH, et al. Anatomic basis of the infratemporal approach of the jugular foramen. surg Radiol Anat,1994,16 (1) :11–20.

[18] Biller HF, Lawson W, Som P, et al. Glomus vagale tumors. Ann Otol Rhinol Laryngol,1989,98 (1 Pt 1) :21–26.

[19] Dichiro G, Fisher RL, Nelson KB. The jugular foramen. J Neurosurg ,1964,21:447–460.

[20] Donaldson A, Duckert LG, Lambert PM, et al. Anson and Donaldson Surgical Anatomy of the Temporal Bone. New York: Raven Press, 1982.

[21] Kveton JF, Cooper MH. Microsurgical anatomy of the jugular foramen region. Am J Otol, 1988,9 (2) :109–112.

[22] Lang J. Topographical anatomy of the skull base and adjacent tissues//Scheunemann H, Schurmann K, Helms J, eds. Tumors of the Skull Base. Berlin: de Gruyter,1986:3–28.

[23] Shapiro R. Compartmentation of the jugular foramen. J Neurosurg ,1972,36 (3) :340–343.

[24] Hovelacque A. Osteologie. Paris: Doin & Cie, 1934:155–156.

[25] Aslan A, Falcioni M, Balyan FR, et al. The cochlear aqueduct: an important landmark in lateral skull base surgery. Otohryngol Head Neck Surg, 1998, 118 (4) : 532–536.

[26] Tekdemir I, Aslan A, Ersoy M, et al. A radiologico-anatomical comparative study of the cochlear aqueduct. Clin Radiol, 2000, 55 (4) :288–291.

[27] Goldenberg RA. Surgeon's view of the skull base from the lateral approach. Laryngoscope, 1984,94 (12 Pt 2, Suppl 36) :1–21.

[28] Allam AF. Pneumatization of the temporal bone. Ann Otol Rhinol Laryngol, 1969,78 (1) :49–64.

[29] Aslan A, Falcioni M, Russo A, et al. Anatomical considerations of high jugular bulb in lateral skull base surgery.

J Laryngol Otol, 1997,111 (4) :333–336.

[30] Aslan A, Balyan FR, Taibah A, et al. Anatomic relationships between surgical landmarks in type b and type c infratemporal fossa approaches. Eur Arch Otorbinohryngol, 1998,255 (5) :259 –264.

[31] Wen HT, Rhoton AL Jr, Katsuta T, et al. Microsurgical anatomy of the transcondylar, supracondylar, and paracondylar extensions of the far-lateral approach. J Neurosurg,1997,87 (4) :555–585.

[32] Fisch U. Infratemporal fossa approach to turnouts of the temporal bone and base of the skull. J Laryngol Otol, 1978,92 (11) :949–967.

[33] Hadley KS, Shelton C. Infratemporal fossa approach to the hypoghssal canal: practical landmarks for elusive anatomy. Laryngoscope ,2004,114 (9) :1648–1651.

[34] Saleh E, Naguib M, Aristegui M, et al. Lower skull base: anatomic study with surgical implications. Ann Otol Rhinol Laryngol,1995,104 (1) :57–61.

[35] Sanna M. Anatomy of the posterior mesotympanum//Zini C, Sheehy J, Sanna M, eds. Microsurgery of Cholesteatoma of the Middle Ear. Milan: Ghedini, 1980:69–73.

[36] Gacek RR. Surgical landmark for the facial nerve in the epitympanum. Ann Otol Rbinol Laryngol,1980,89 (3 Pt 1) :249–250.

[37] Schuknecht HF, Gulya AJ. Anatomy of the Temporal Bone with Surgical Implications. Philadelphia: Lea & Febiger,1986.

[38] Sanna MS, Mancini H, Russo F,et al. Middle Ear and Mastoid Microsurgery. Stuttgart: Thieme,2003.

[39] Sekhar LN, Estonillo R. Transtemporal approach to the skull base: an anatomical study. Neurosurgery, 1986, 19(5) :799–808.

[40] Belal A Jr. Ratrolabyrinthine surgery: anatomy and pathology. Am J Otol ,1986,7 (1) :29–33.

[41] de Oliveira E, Rhoton AL Jr, Peace D. Microsurgical anatomy of the region of the foramen magnum. Surg Neurol, 1985,24 (3) :293–352.

[42] Lang J. Clinical Anatomy of the Posterior Cranial Fossa and Its Foramina. New York: Thieme,1991.

[43] Tos M, Thomsen J. Translabyrinthine Acoustic Neuroma Surgery:a Surgical Manual. Stuttgart:Thieme,1991.

[44] Mazzoni A. Internal auditory artery supply to the petrous bone. Ann Otol Rhinol Laryngol, 1972,81 (1) :13–21.

[45] Mazzoni A. Internal auditory canal arterial relations at the porus acusticus. Ann Otol Rhinol Laryngol, 1969,78 (4) : 797–814.

[46] Cokkeser Y, Aristegui M, Naguib M, et al. Identification of the internal auditory canal in the MCF approach: a new technique//Mazzoni A, Sarma M, eds. Skull Base Surgery Update 1. Amsterdam: Kngler,1995.

[47] Daspit CP, Spetzler RF, Pappas CT. Combined approach for lesions involving the cerebellopontine angle and skull base:experience with 20 cases—preliminary report. Otolaryngol Head Neck Surg, 1991,105 (6) :788–796.

[48] Geurkink NA. Surgical anatomy of the temporal bone posterior to the internal auditory canal: an operative approach.Laryngoscope,1977,87 (6) :975–986.

[49] Parisier SC. The middle cranial fossa approach to the internal auditory canal—an anatomical study stressing critical distances between surgical landmarks. Laryngoscope, 1977, 87 (4 Pt 2, Suppl 4) :1–20.

[50] Tos M. Nashimoto S. Anatomy of the cerebello–pontine angle visualized through the translabyrinthine approach. Acta Otolaryngol,1989,108 (3–4) :238–245.

[51] Lustig LR, Jackler RK. The variable relationship between the lower cranial nerves and jugular foramen tumors: implications for neural preservation. Am J Otol, 1996, 17(4) : 658–668.

[52] Rhoton AL Jr, Buza R. Microsurgical anatomy of the jugular foramen. J Neurosurg ,1975,42 (5) :541–550.

[53] Sen C, Hague K, kacchara R,et al. Jugular foramen: microscopic anatomic features and implications for neural preservation with reference to glomus tumus involving the temporal bone. Neurosurgerg, 2001,48 (4) :838–847. discussion: 847–848.

[54] Ramina R, Maniglia JJ, Fernandes YB, et al. Jugular foramen tumors: diagnosis and treatment. Neurosurg Focus , 2004,17 (2) :E5.

[55] Netterville JL, Jackson CG, Miller FR, et al. Vagal paraganglioma: a review of 46 patients treated during a 20 year period. Arch Otolaryngol Head Neck Surg, 1998, 124 (10) :1133–1140.

[56] Slovut DP, Bacharach JM. Endovascular Therapy for Brachiocephalic Vessels//Rooke TW, Sullivan TM, Jaff MR, eds. Vascular Medicine and Endovascular Interventions. Oxford: Blackwell, 2007:267–276.

[57] van der Mey AG, Jansen JC, van Baalen JM. Management of carotid body tumors. Otolaryngol Clin North Am, 2001,34 (5) :907–924.

[58] Ozveren MF, Tüe U, Ozek MM,et al. Anatomic land-marks of the glossopharyngeal nerve: a microsurgical anatomic study. Neurosurgery,2003,52 (6) :1400–1410. discussion: 1410.

第 **3** 章 影像学解剖

CT 和 MRI

诊断成像技术的飞速发展为外科医生提供了重要的精细解剖信息。颅底外科医生应具备足够的正常颅底解剖成像知识，能够利用 CT 和 MRI 成像精确判断病理范围。

CT 成像在空间分辨率以及骨、软组织与空气之间的对比方面优于 MRI 成像。小于 1mm 层厚的多层高分辨率 CT 可以精确显示骨质结构。

术前确定病理状态，如肿瘤是否累及面神经、耳蜗及内耳道，有助于制订手术策略，降低手术风险。CT 也有助于外科医生了解肿瘤侵及气房的确切程度 [1-4]。

MRI 擅长于各种软组织的对比，是鉴别诊断所必需的。知晓放射诊断的局限性非常重要。盲目相信放射报告非常危险，因为知晓颞骨及颅底解剖及病理的放射科医生数量有限。为避免误诊，手术医生应做好亲自解读影像的准备，并于术前及术后与放射科医生一起对某些具有挑战性的问题进行讨论。这样将增进外科医生及放射科医生对影像、外科解剖与相关病理，及其相互联系的认识。为了获得最佳的手术效果，这种外科医生与放射科医生之间团队式的工作方法非常必要。当根据影像结果判定需要行术前永久性球囊闭塞或放置支架的血管介入治疗时，需要与神经放射科医生就包括手术分期及手术方式等内容进行讨论。

本章将介绍解读放射影像所见需要具备的该区域的正常发现与基本解剖知识。将讨论 CT 轴位及冠位图像，MRI T2 加权轴位图像，T1 增强及 T1 冠位图像。

■ CT 轴位图像，骨窗

（图 3.1~图 3.4）

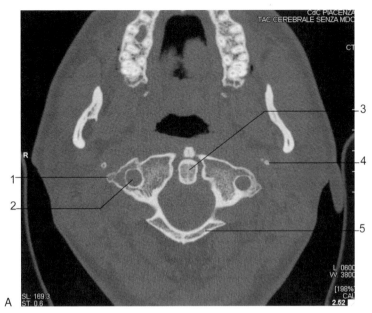

图 3.1A~C

A.上部颈椎的 CT 图像。可见寰椎横突及齿状突，同时可见下颌骨升支、上颌骨牙列及茎突尖部。

1. 寰椎横突
2. 寰椎横突孔/椎动脉
3. 齿状突
4. 茎突
5. 寰椎后弓

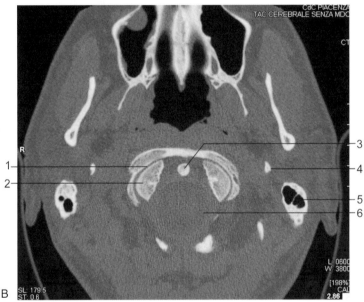

B.颅底最下部平面，可见寰枕关节。在该平面还可见到下部鼻咽及气化很好的乳突尖。

1. 寰枕关节
2. 枕骨髁
3. 齿状突尖部
4. 茎突
5. 乳突尖
6. 枕骨大孔

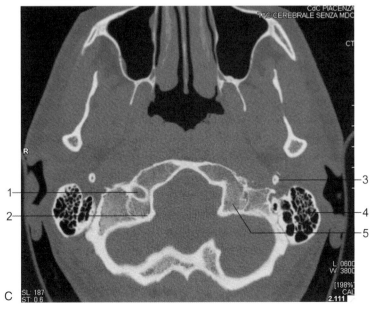

C.可见颅后窝，可辨认茎乳孔下部、鼻咽上部及咽隐窝。

1. 髁后静脉
2. 颈静脉结节
3. 茎突
4. 乳突尖
5. 枕骨

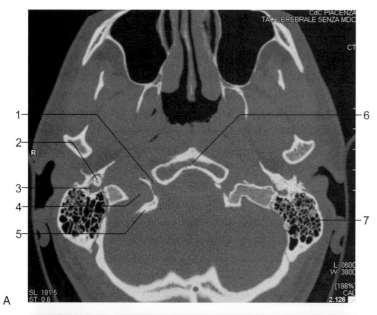

图 3.2A~C

A.颈静脉球下部平面，可见其与颈静脉结节的相互关系。注意舌下神经管的角度以及面神经进入乳突时圆锥形狭窄的茎乳孔。可见枕乳缝。

1. 舌下神经管
2. 茎突
3. 茎乳孔
4. 颈静脉球
5. 颈静脉结节
6. 斜坡
7. 乳突气房

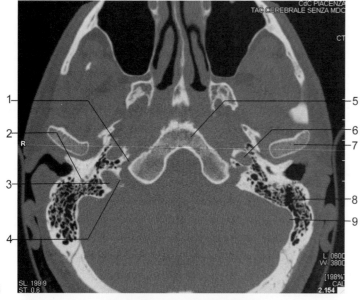

B.该图像显示岩下窦进入颈静脉球。颈棘分隔颈内动脉岩骨内段下部与颈静脉球。可见更前方的鼻泪管及翼腭窝。

1. 岩下窦
2. 乳突段面神经
3. 颈静脉球
4. 颈棘
5. 斜坡
6. 颈内动脉
7. 下颌骨髁状突
8. 乳突气房
9. 乙状窦

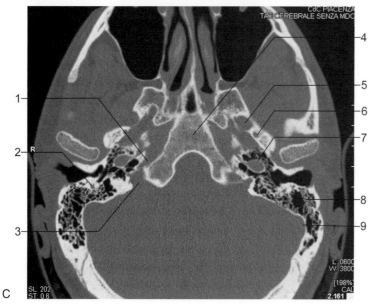

C.外耳道下部水平的图像。可见面神经垂直（乳突）段。注意颈内动脉周围气化的程度。

1. 岩下窦
2. 乳突段面神经
3. 颈静脉孔
4. 斜坡
5. 卵圆孔
6. 棘孔
7. 岩骨颈内动脉垂直段
8. 乳突气房
9. 乙状窦

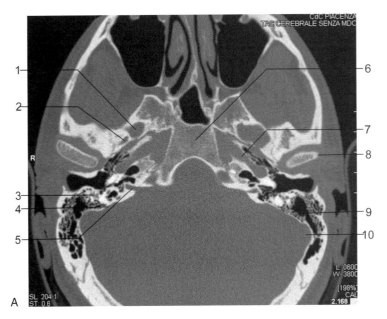

图 3.3A~C

A.图示蝶窦下部平面及岩骨内颈内动脉膝部。注意骨性咽鼓管位于颈内动脉外侧以及前内侧的颈内动脉水平段。还要注意耳蜗及前庭导水管以及其他对颅底外科医生重要的结构。

1. 卵圆孔
2. 棘孔
3. 乳突段面神经
4. 前庭导水管
5. 耳蜗导水管
6. 斜坡
7. 岩骨颈内动脉水平段
8. 下颌骨髁状突
9. 乳突气房
10. 乙状窦

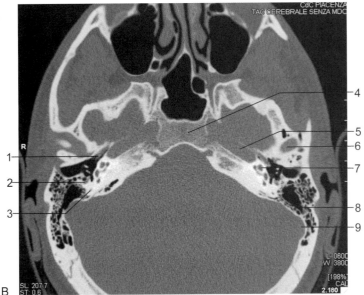

B.图示颅中窝下部。可见位于咽鼓管平面上方的鼓膜张肌。该图像中，面神经接近第二膝部，并可见鼓室窦。注意气化较差的岩尖以及海绵窦段颈内动脉下部。注意翼管向前进入翼腭孔。乳突气房中的 Korner 隔也清晰可见。

1. 鼓膜张肌
2. 乳突段面神经
3. 后半规管
4. 斜坡
5. 岩骨颈内动脉水平段
6. 下颌关节窝
7. 耳蜗
8. 鼓窦
9. 乙状窦

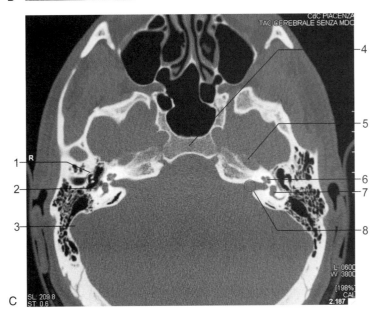

C.内耳道平面的图像。可见锤骨、砧骨及面神经鼓室或水平段。

1. 锤骨/砧骨
2. 面神经鼓室段
3. 乙状窦
4. 斜坡
5. 岩骨颈内动脉水平段
6. 耳蜗
7. 前庭/半规管
8. 内耳道

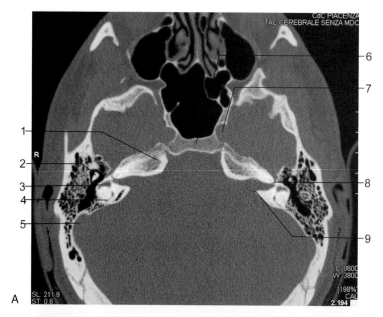

图 3.4A，B

A.内耳道上部平面的图像。可见面神经迷路段。颈内动脉海绵窦段与海绵窦外侧壁相邻。

    1. 岩尖

    2. 锤骨/砧骨

    3. 前庭/外半规管

    4. 后半规管

    5. 乙状窦

    6. 斜坡

    7. 颈内动脉海绵窦段

    8. 面神经迷路段

    9. 内耳道

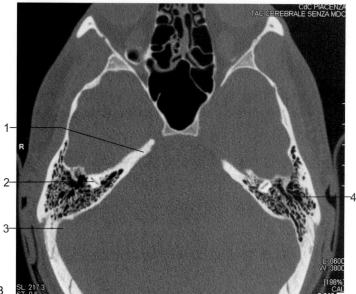

B.前半规管沿着与颞骨岩部后面垂直的平面走行。

    1. 岩尖

    2. 前半规管

    3. 乙状窦

    4. 乳突气房

■ CT 冠位图像，骨窗

（图 3.5~图 3.7）

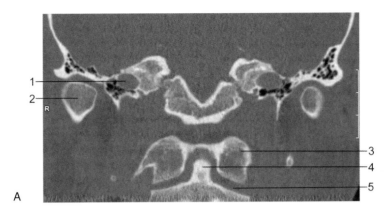

图 3.5A~C
A.岩尖平面的图像显示颈内动脉水平段。注意颈内动脉与颅中窝底的关系。该平面还通过下颌骨髁状突、齿状突及寰椎侧块。
　　1. 岩骨颈内动脉水平段
　　2. 下颌骨髁状突
　　3. 寰椎侧块
　　4. 齿状突
　　5. 寰枢关节

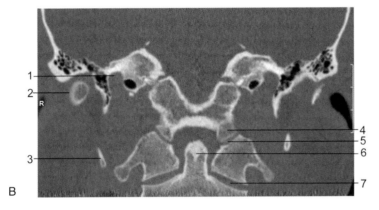

B.可见寰枕关节、寰枢关节及颈内动脉垂直段。
　　1. 岩骨颈内动脉垂直段
　　2. 下颌骨髁状突
　　3. 茎突
　　4. 枕骨髁
　　5. 寰枕关节
　　6. 齿状突
　　7. 寰枢关节

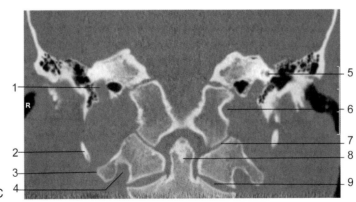

C.注意颈内动脉与耳蜗的关系。
　　1. 岩骨颈内动脉垂直段
　　2. 茎突
　　3. 寰椎横突
　　4. 寰椎横突孔
　　5. 耳蜗
　　6. 舌下神经管
　　7. 寰枕关节
　　8. 齿状突
　　9. 寰枢关节

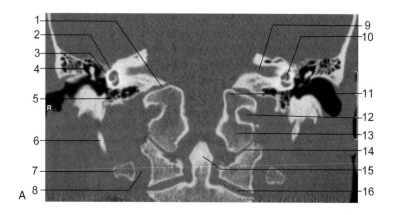

图 3.6A~C

A.经内耳道平面的图像显示锤骨头。注意寰枕关节的角度及岩枕缝。注意鸟喙状的颈静脉结节及舌下神经管。还可见鼓骨的范围。

1. 岩枕裂	2. 面神经迷路段
3. 面神经鼓室段	4. 锤骨头
5. 下鼓室	6. 茎突
7. 寰椎横突	8. 寰椎横突孔
9. 内耳道	10. 耳蜗
11. 颈静脉结节	12. 舌下神经管
13. 枕骨髁	14. 寰枕关节
15. 齿状突	16. 寰枢关节

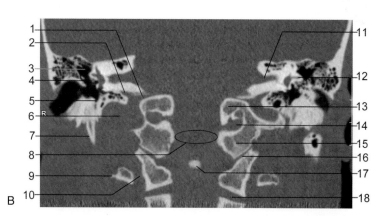

B.该平面显示颈静脉孔及颈静脉球，及其与耳蜗导水管的关系。

1. 岩枕裂	2. 耳蜗导水管
3. 鼓窦	4. 面神经鼓室段
5. 下鼓室	6. 颈静脉球
7. 茎突	8. 枕骨大孔
9. 寰椎横突	10. 寰椎横突孔
11. 内耳道	12. 外半规管
13. 颈静脉结节	14. 舌下神经管
15. 枕骨髁	16. 寰枕关节
17. 齿状突	18. 寰枢关节

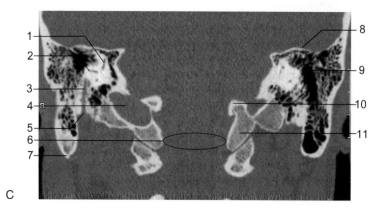

C.可见面神经垂直段，它位于颈静脉球的外侧。该病例有气化良好的骨质将二者分隔。可见有骨质良好覆盖的前半规管。

1. 前半规管	2. 外半规管
3. 乳突段面神经	4. 颈静脉球
5. 茎乳孔	6. 枕骨大孔
7. 乳突尖	8. 天盖
9. 鼓窦	10. 颈静脉结节
11. 枕骨髁	

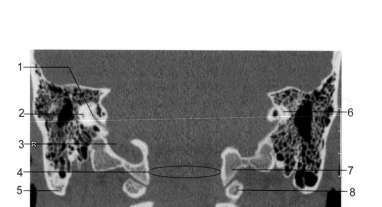

图3.7 注意后半规管与前庭导水管的关系。
1. 前庭导水管
2. 后半规管
3. 颈静脉球
4. 枕骨大孔
5. 乳突尖
6. 后半规管
7. 枕骨髁
8. 寰椎侧块

■ 重 T2 加权 MRI 轴位扫描

（图 3.8～图 3.10）

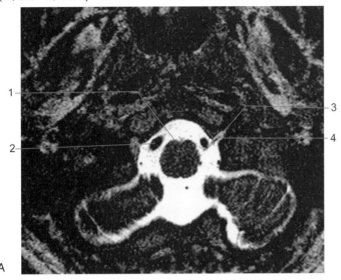

A

图 3.8A~C

A.位于舌下神经管内侧的脑脊液凸显出舌下神经。

    1. 延髓锥体

    2. 椎动脉

    3. 舌下神经管

    4. 舌下神经

B

B. 该平面可见第四脑室外侧孔开口于第四脑室。可见脑脊液包围的第 X 及 XI 后组脑神经纤维进入颈静脉孔。双侧椎动脉相互靠拢以形成位于更上方的基底动脉。

    1. 橄榄前沟

    2. 橄榄后沟

    3. 小脑后下动脉

    4. 第四脑室

    5. 椎动脉

    6. 迷走神经和副神经

    7. 第四脑室外侧孔

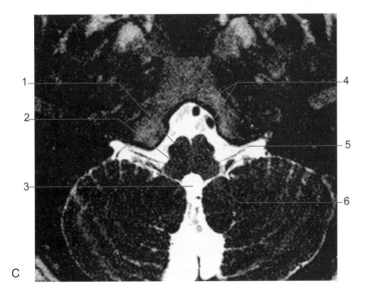

C

C.可见第 IX 脑神经进入颈静脉孔前缘以及靠近颈静脉孔的小脑后下动脉袢。

    1. 橄榄前沟

    2. 橄榄后沟

    3. 第四脑室

    4. 椎动脉

    5. 舌咽神经

    6. 第四脑室外侧孔

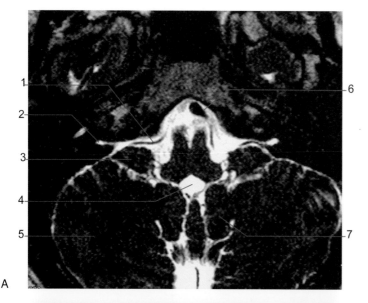

A

图 3.9A~C

A. 在小脑脑桥角底部可见耳蜗导水管从耳蜗底部向颈静脉孔走行。可见小脑绒球及椎动脉连接处。

1. 小脑前下动脉
2. 耳蜗导水管
3. 绒球
4. 第四脑室
5. 后叶
6. 椎基底动脉连接处
7. 小脑扁桃体

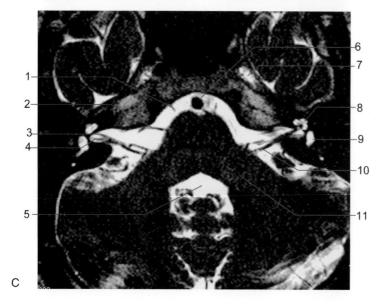

B

B. 可见耳蜗神经离开脑干，横越脑干。

1. 小脑前下动脉
2. 绒球
3. 第四脑室
4. 小脑下半球
5. 基底动脉
6. 耳蜗
7. 后半规管
8. 耳蜗神经

C

C. 内耳道下部图像显示耳蜗及前庭神经。

1. 展神经
2. 小脑前下动脉
3. 耳蜗神经
4. 前庭神经
5. 第四脑室
6. 基底动脉
7. Meckel 腔
8. 耳蜗
9. 前庭
10. 前庭耳蜗神经束
11. 小脑中脚

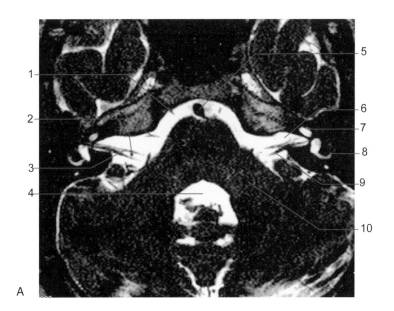

图 3.10A，B

A.内耳道更上部图像显示小脑前下动脉袢进入内耳道并走行于面神经与耳蜗神经之间。

1. 展神经
2. 小脑前下动脉
3. 面神经
4. 第四脑室
5. 基底动脉
6. 内耳道内小脑前下动脉袢
7. 耳蜗
8. 外半规管
9. 前庭耳蜗神经束
10. 小脑中脚

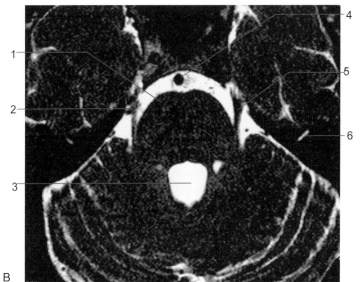

B.可见小脑上动脉与三叉神经关系密切。

1. 脑桥
2. 小脑上动脉
3. 第四脑室
4. 基底动脉
5. 三叉神经
6. 前半规管

■ 钆增强 T1 轴位 MRI 图像

（图 3.11，图 3.12）

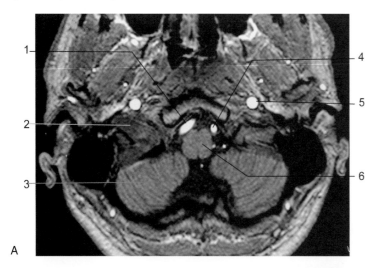

图 3.11A~C
A.通常情况下，右侧颈静脉球更为突出。该平面还可见到舌下神经管。
1. 椎动脉
2. 颈静脉球
3. 小脑半球
4. 椎动脉
5. 颈内动脉
6. 延髓

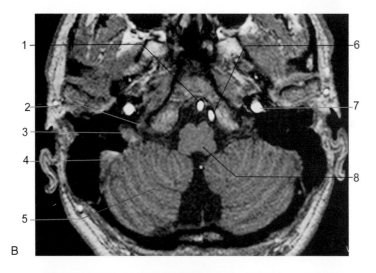

B.可见颈静脉孔的分区，神经束走行于颈静脉球的前方。
1. 椎动脉
2. 颈静脉孔神经部
3. 颈静脉孔血管部
4. 乙状窦
5. 小脑半球
6. 椎动脉
7. 颈内动脉
8. 延髓

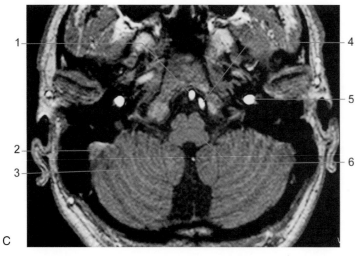

C.可见椎动脉及颈内动脉。
1. 椎动脉
2. 乙状窦
3. 后叶
4. 椎动脉
5. 颈内动脉
6. 延髓

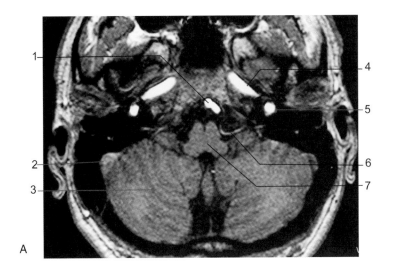

图 3.12A~E　这一系列图像向上追踪颈内动脉至其海绵窦段。可见小脑后下动脉来自椎动脉而小脑前下动脉来自基底动脉。注意斜坡内含有脂肪的骨髓。

A.
1. 椎基底动脉接合部
2. 乙状窦
3. 后叶
4. 岩骨颈内动脉水平段
5. 颈内动脉垂直段
6. 小脑后下动脉
7. 延髓

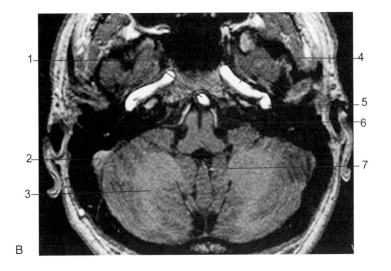

B.
1. 基底动脉
2. 乙状窦
3. 后叶
4. 岩骨颈内动脉水平段
5. 颈内动脉垂直段
6. 小脑后下动脉
7. 延髓

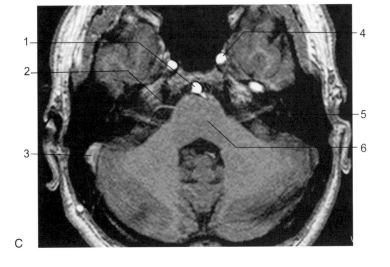

C.
1. 基底动脉
2. 小脑前下动脉
3. 乙状窦
4. 颈内动脉海绵窦段
5. 面神经及耳蜗前庭神经
6. 脑桥

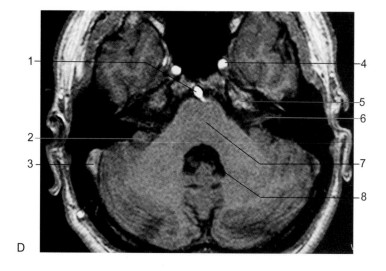

D.
1. 基底动脉
2. 绒球
3. 乙状窦
4. 颈内动脉海绵窦段
5. 岩尖骨髓
6. 面神经及耳蜗前庭神经
7. 脑桥
8. 第四脑室

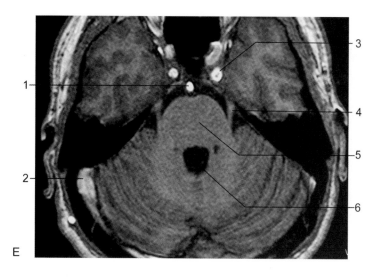

E.
1. 基底动脉
2. 乙状窦
3. 颈内动脉海绵窦段
4. 三叉神经
5. 脑桥
6. 第四脑室

■ T1 MRI 冠位图像

（图 3.13）

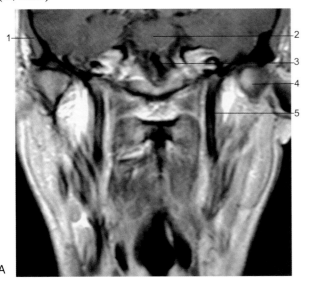

A

图 3.13A~E

A.T1 加权 MRI 可见颈内动脉呈流空现象。

1. 颞肌
2. 中脑
3. 基底动脉
4. 下颌骨髁状突
5. 颈内动脉

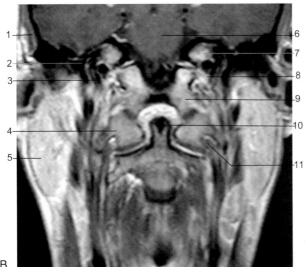

B

B.岩尖、枕骨髁及颈静脉结节内可见含脂肪的骨髓。

1. 颞肌
2. 岩骨颈内动脉膝部
3. 舌下神经管
4. 寰椎体
5. 腮腺
6. 中脑
7. 岩尖骨髓
8. 颈静脉结节
9. 枕骨髁
10. 齿状突
11. 寰椎横突孔/椎动脉

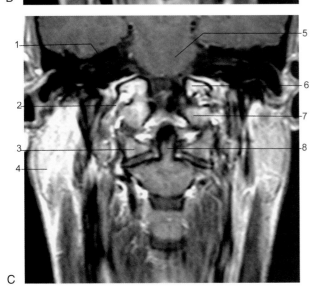

C

C.在 T1 加权的 MRI 上，因其内部缓慢流动的血液，舌下神经管内的静脉丛呈高信号。

1. 内耳道
2. 舌下神经管
3. 寰椎体
4. 腮腺
5. 中脑
6. 颈静脉结节
7. 枕骨髁
8. 齿状突

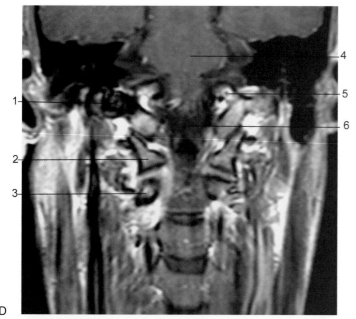

D.
1. 颈静脉球
2. 寰椎体
3. 第二颈椎
4. 脑桥
5. 颈静脉结节
6. 枕骨大孔

E.
1. 小脑幕
2. 小脑
3. 颈静脉球
4. 椎动脉
5. 第二颈椎
6. 第四脑室
7. 乙状窦
8. 延髓

血管造影

■ 颈外动脉

　　颈总动脉止于颈内动脉和颈外动脉。颈外动脉（external carotid artery，ECA）是颈总动脉两个分支中较小的一支，它于颈中部水平起源于颈总动脉，大约位于 C4 椎体水平，但也可低至 T3 水平或高达舌骨水平。尽管颈外动脉变异常见，真正的异常却罕见。颈外动脉供给头颈部大部分结构，与颈内动脉（internal carotid artery，ICA）及椎基底动脉系统具有许多重要的吻合 [5]。颈外动脉主干位于颈动脉间隙，最初位于颈内动脉的前内侧，在颈动脉鞘内上升过程中向后外侧走行。颈外动脉有 8 条主要分支（图 3.14，图 3.15）：其中 3 条分支向前走行，分别为甲状腺上动脉、面动脉及舌动脉；3 条分支向后走行，分别为咽升动脉、枕动脉及耳后动脉；另有两条终末分支，即颞浅动脉和颌内动脉。当发出的分支分别进入舌、面深部及颈部时，颈外动脉主干迅速变细。于腮腺内侧或腮腺内分出两条主要的终末远端分支，即颞浅动脉及颌内动脉。

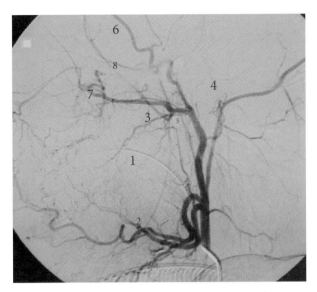

图 3.14 颈外动脉选择性注射，侧向投影显示其主要分支。甲状腺上动脉未显影。

1. 舌动脉　　　　　　　2. 面动脉
3. 咽升动脉　　　　　　4. 枕动脉
5. 耳后动脉　　　　　　6. 颞浅动脉
7. 颌内动脉　　　　　　8. 脑膜中动脉

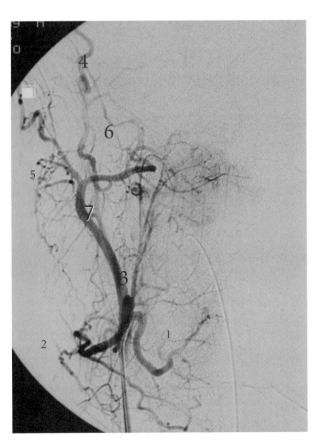

图 3.15 颈外动脉选择性注射，前后投影显示其主要分支。

1. 舌动脉　　　　　　　2. 面动脉
3. 咽升动脉　　　　　　4. 枕动脉
5. 颞浅动脉　　　　　　6. 脑膜中动脉
7. 颌内动脉

供应面部、框内及脑膜的众多动脉，都存在功能性血流动力学平衡 [6]。

将根据血管的来源、主要血管段、主要血管分支及其对应的支配范围，以及与其他分支吻合的情况介绍每一条动脉。为了便于读者更好地了解血管的解剖，本章不仅介绍正常案例，也将展示病理示例。为了帮助读者更好地了解血管造影解剖学，本章不仅展示每条动脉的侧向、前后投影，并将辅以动脉主要特点的示意图。

甲状腺上动脉

甲状腺上动脉是颈外动脉第一支向前的分支，它通常来自颈外动脉的前壁，少数情况下来自颈总动脉，或者与舌动脉及面动脉共干（图 3.16）。

甲状腺上动脉供应舌骨、喉及甲状腺的最上部。

此动脉与来自对侧颈外动脉的同名动脉以及甲状腺下动脉有广泛的吻合，后者是甲状颈干的一个分支，供应甲状腺峡部和甲状腺下极 [7]。

舌动脉

舌动脉是颈外动脉分支中第二支向前的分支，10%的病例中舌动脉与面动脉共干（图 3.17A，B）。舌动脉为舌及口腔提供主要的血液供应，与面动脉和甲状腺上动脉存在吻合。

舌动脉可以分为两个节段：

● 第一段称为舌动脉后段或舌动脉咽段，凹行向下。该节段有多个分支：供应咽中缩肌和扁桃体的咽支、颌下腺分支以及供应舌底部的舌背动脉。

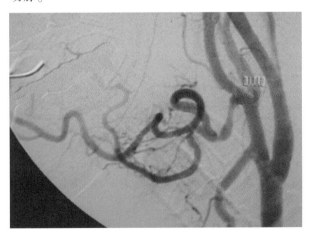

图 3.16 颈总动脉注射侧向投影显示甲状腺上动脉的近端部分，以及面动脉和舌动脉的共同主干

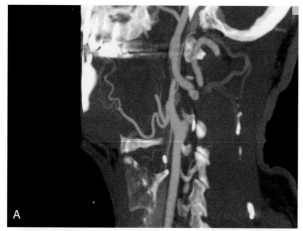

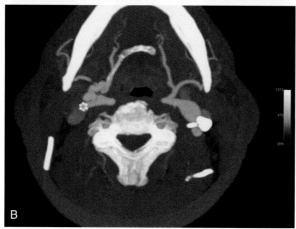

图 3.17A，B　CT血管造影重建图像显示面动脉和舌动脉的共同主干及主要分段。A.矢位。B.轴位

● 第二段称为舌动脉前段或舌动脉舌骨侧上段，它几乎垂直上行，分为两个主要分支：舌下动脉和舌深动脉。

舌下动脉发出分支供应口底肌肉，在相距其起源不同距离的地方分为两个终末分支：下颌支，发出分支至颚、牙龈和舌系带；颏下支，供应舌骨上肌群的肌支。

分出舌下动脉分支后的舌动脉被称为舌深动脉，它供应活动的舌的颊段，其特征在于发出大量的上升和下降分支进入舌肌肉和舌黏膜。它逐渐走向舌尖，在这一区域与对侧舌深动脉吻合。

面动脉

面动脉是颈外动脉第三支向前的直接分支，约10%的病例与舌动脉共干（图3.17A，B）。面动脉的行程可区分为两个极具特色的部分：颏下段和上升的面浅段，两个部分之间的界限为下颌骨的下缘。

颏下段可以进一步细分为咽段，发出腭升动脉供应扁桃体和硬、软腭；颌下段，发出供应颌下腺的主要动脉，以及供应口底皮肤和肌肉的颏下动脉。

面浅段有数条皮肤和肌肉分支，从后向前为咬肌动脉、供应颈部的颊动脉、供应下颚的颏动脉，以及供应嘴唇与牙龈的唇动脉，最后止于供应鼻部的内眦动脉。由此可见，面动脉是面部的主要动脉，加上其众多的皮支及肌支，对于黏膜的血供也起到非常重要的作用，其对于腭、鼻、牙龈和嘴唇起到三重贡献。该血管与颈外动脉的其他分支吻合，如舌动脉、面横动脉。还通过眼动脉与颈内动脉吻合。

枕动脉

枕动脉起源于颈外动脉的后面，有时与咽升动脉共干。可分为3段：升段、水平段和第二升段（图3.18）[8]。

第一升段有两条主要分支：上胸锁乳突动脉，提供胸锁乳突肌上部的血供；茎乳动脉垂直上行至茎乳孔，伴随面神经，发出分支供应面神经并进入鼓室。

水平段最重要的分支为颈后动脉，也称为夹肌动脉。其重要性在于其与椎动脉的密切关系，二者通常在第一椎间隙水平，形成广泛的吻合。

枕动脉的脑膜支也发自该水平段，在侧位投影中，可见其作为一个上行的分支通过乳突孔穿过颅底穹隆，供应颅后窝范围不定的脑膜。枕动脉第二升段是由供应后颈部及头皮肌皮结构的终末支所形成。

枕动脉与颈外动脉的其他头皮支及颈动脉吻合，此外，它在C1~C2颈椎水平通过脊髓肌支与椎动脉吻合（图3.19A，B）。

咽升动脉

咽升动脉通常来自颈动脉分叉处或颈外动脉近端背侧面（图3.20）。偶尔与枕动脉共干或来自颈内动脉颈段[9]。

咽升动脉前支供应咽部及咽鼓管；下鼓室支供应鼓室腔；脊髓肌支供应椎前肌肉；神经脑膜支供应硬脑膜（斜坡和枕岩骨）以及后组脑神经[10-12]。

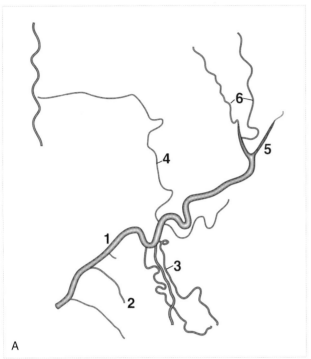
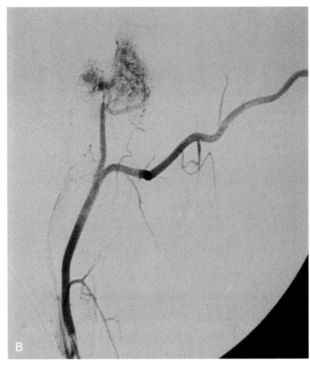

图 3.18　示意图（A）及枕动脉选择性注射（B）显示该动脉的第一升段和水平段，从第一和第二段发出多支肌支，茎乳动脉得以显示。1.第一升段；2，3.第一升段肌支；4.茎乳动脉；5.水平段；6.水平段肌支

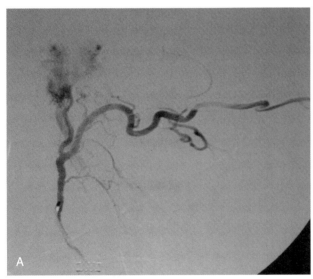
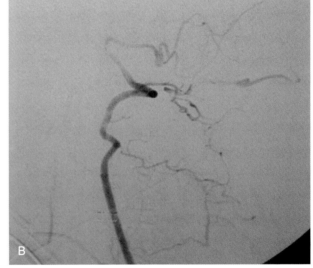

图 3.19　选择性枕动脉（A）及椎动脉（B）注射侧向投影显示椎动脉 V3 段肌支与枕动脉肌支之间的吻合连接

　　咽升动脉与许多其他颈外动脉分支吻合，如脑膜中动脉及脑膜副动脉、面动脉的腭升动脉、枕动脉以及对侧的咽升动脉。

　　该动脉的解剖特点为先有一段数厘米的共干，随后发出脊髓肌支，然后分出前支或咽支；中支或下鼓室支，以及后支或神经脑膜支（图 3.21）。

　　脊髓肌支动脉发出分支供应椎旁肌肉，并与枕动脉和椎动脉供应肌肉的血管网络吻合（图 3.22）。

　　前支或咽支发出上咽动脉，通过所谓的下颌吻合与颈内动脉岩段吻合；颈内动脉支穿过破裂孔与颈内动脉海绵窦段下侧壁吻合。

　　中支或下鼓室支进入鼓室底部，并且可能与颈内动脉岩段吻合。

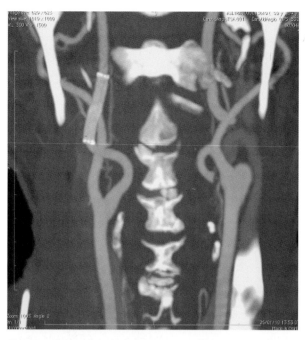

图 3.20　最大强度投影重建冠位 CT 血管造影显示咽升动脉主干，颈内动脉已放置支架便于肿瘤的分离与切除

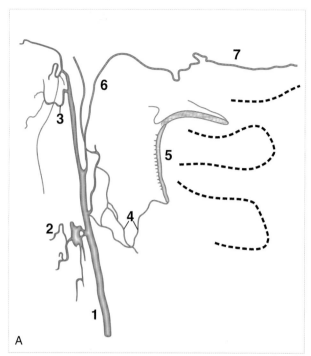

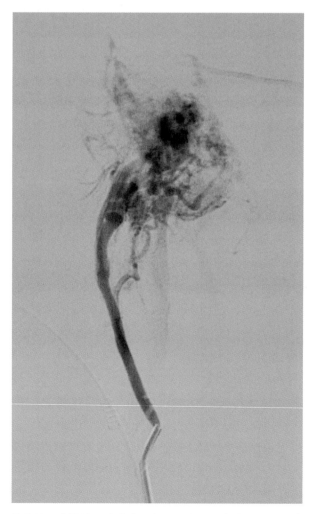

图 3.21　选择性咽升动脉注射显示主干及脊髓肌动脉、前支及后神经脑膜支

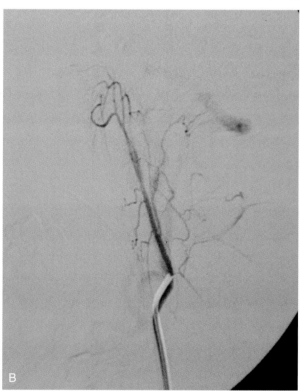

图 3.22　示意图（A）及咽升动脉（1）侧向投影（B）显示该动脉通过脊髓肌动脉（4）与椎动脉 V3 段吻合。

1. 主干
2，3. 前或后干的咽支
4. 脊髓肌动脉与椎动脉吻合
5. 椎动脉
6. 神经脑膜支或后支及脑膜后动脉
7. 脑膜后动脉

后支或神经脑膜支发出舌下神经及颈静脉
分支。

舌下分支进入舌下神经管，到达颅后窝脑膜，
发出降支与椎动脉在第三颈椎间隙吻合；发出升支
与颈内动脉海绵窦段内侧斜坡支吻合（图 3.23）。

颈静脉支通过颈静脉孔进入颅腔分为内侧支，
进入岩下窦脑膜内，与颈内动脉海绵窦段内侧斜
坡支吻合；外侧支则通过乙状窦脑膜。

与咽升动脉相关的神经供应区如下：前支的
颈动脉支供应半月神经节及颈动脉周围的自主神
经丛；颈静脉分支供应第Ⅵ、Ⅸ、Ⅹ 和Ⅺ脑神经，
舌下神经支供应第Ⅻ脑神经和 C3 神经根；脊髓肌
动脉供应第Ⅺ脑神经和 C3、C4 神经根。

**咽升动脉与颈内动脉岩骨段及海绵窦段的
吻合**

- 颈静脉支与颈内动脉外侧斜坡支。
- 舌下神经支与颈内动脉内侧斜坡支。
- 咽上动脉的颈内动脉支与颈内动脉海绵
窦段。
- 咽上动脉的下颌支与颈内动脉岩骨段。
- 鼓室下动脉与颈内动脉岩段。

咽升动脉与椎动脉的吻合

- 舌下神经支与齿状突拱体系统。
- 脊髓肌动脉与脾肌支。

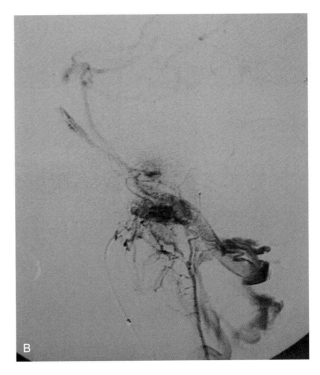

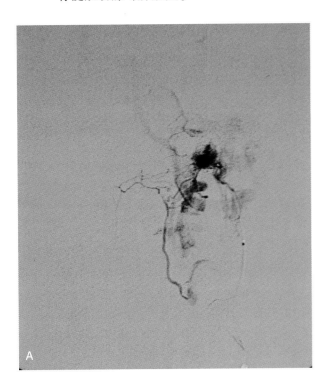

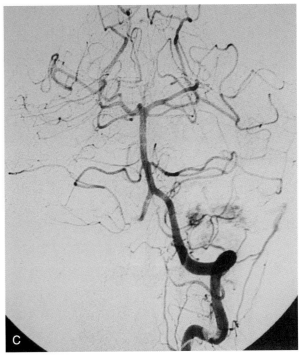

图 3.23　选择性咽升动脉注射正面（A）及侧向（B）投影
显示舌下神经支和椎动脉齿状突拱体系统之间的吻合；椎
动脉选择性注射正面投影（C）显示通过齿状突拱体系统
的肿瘤浑浊现象

耳后动脉

耳后动脉是来自颈外动脉后方枕动脉起源邻近上方的一个小分支，也可起源于枕动脉。它供应头皮、耳郭和外耳道；也可能发出一支虽小但很重要的茎乳动脉供应面神经。

耳后动脉的近端位于腮腺深部，并在乳突尖水平变得表浅。于耳后沟水平，终止于两个分支：耳前动脉和乳突后动脉。

耳后动脉与颈外动脉其他头皮支吻合，并与脑膜中动脉的岩支吻合。

颞浅动脉

颞浅动脉是颈外动脉两条终末分支中较小的一支，本质上是一条皮动脉。它供应前 3/2 的头皮及耳和腮腺的一部分。颞浅动脉与颈外动脉其他皮肤分支吻合，并通过眼动脉与颈内动脉吻合。

对此动脉的详细描述超出本章的范围。

上颌动脉

上颌动脉通常称为颌内动脉，是颈外动脉两条终末支中较大的一支。它是在下颌骨颈部后面腮腺内发出的较短主干，于咀嚼肌间隙内斜行向前内侧走行，终止于翼腭窝内并发出分支供应面部及鼻部的深部。它分为 3 个主要部分：近段或下颌段、中段或翼段、远段或翼腭段（图 3.24）。

上颌动脉的下颌段与颞颌关节相关，位于其内侧。脑膜中动脉是最大、最近端的主要分支。

其他分支有脑膜副动脉、颞深中动脉及下牙动脉。

上颌动脉的翼段与翼肌相关，它位于翼肌表面，但更多时候位于其深面。血管的迂曲意味着第二段的起始（图 3.25）。上颌动脉的翼段经颞下窝延伸至翼腭窝。该段重要分支有：颞深动脉的前、后支，咬肌动脉及颊动脉。

浅表变异动脉位于翼颞间隙，在翼外肌和颞肌之间；下牙动脉和颞深中动脉分别发出，而脑膜中动脉及脑膜副动脉共干。

深在变异动脉位于翼内肌和翼外肌之间；脑膜中动脉与脑膜副动脉分别发出，而颞深中动脉和下牙动脉共干。

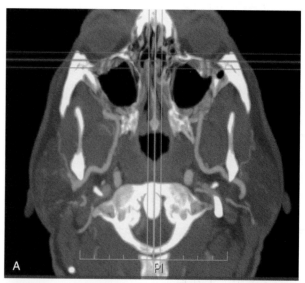

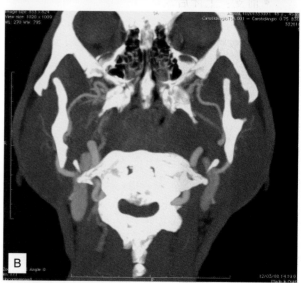

图 3.25　MIP 重建冠位 CT 血管造影显示颌内动脉翼段走行的深在变异（A）及表浅变异（B）

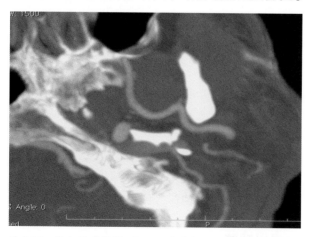

图 3.24　最大强度投影（MIP）重建轴位 CT 血管造影显示颌内动脉下颌段及翼段（深在变异）

颌内动脉第三段翼腭段终止于翼腭窝内的血管袢（图3.26）。该段发出的分支围绕上颌窦，供应面和鼻深部。颌内动脉远端与颈外动脉的其他分支，主要是面动脉有许多吻合；它与颈内动脉及其分支也有许多吻合：

- 通过翼管动脉与颈内动脉岩段吻合。
- 通过圆孔动脉与颈内动脉海绵窦段下外侧干吻合。
- 通过眼动脉筛骨分支与颈内动脉床突上段吻合。

颌内动脉的分支

对颌内动脉分支的详细描述超出了本章的范围，然而，示意性的总结对于更好地了解该动脉的作用非常有用。颌内动脉有14条分支和1条终末支（图3.27）。

按终末器官相关性进行分类，可将这些分支分为6个主要的组：

- 颅脑升支及颅内分支：鼓室前动脉、脑膜副动脉、脑膜中动脉。
- 颅外肌升支：颞深中、前动脉。
- 颌内动脉终末返支：翼管动脉、翼腭动脉及圆孔动脉。
- 降支：咬肌动脉、翼动脉、下牙动脉及颊动脉。
- 前支：上牙后动脉、眶下动脉、腭降动脉或腭上动脉。

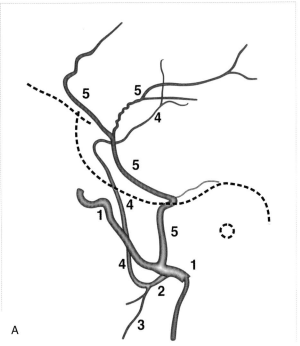

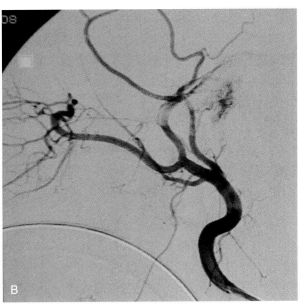

图3.27　示意图（A）及选择性颌内动脉注射（B）。1.颌内动脉；2.下牙动脉及颞深中动脉的共同起源；3.下牙动脉；4.颞深中动脉；5.脑膜中动脉

- 终末支：蝶腭动脉。

按段进行分类，可将这些分支分为3组：

- 下颌段：脑膜中动脉，脑膜副动脉、鼓室前动脉及下牙槽（牙）动脉。
- 翼段：颞深前、后动脉、咬肌动脉及颊动脉。
- 翼腭段：其他所有分支。

脑膜中动脉

脑膜中动脉是颌内动脉的第二升支（图3.28），

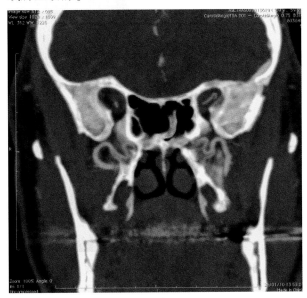

图3.26　MIP重建冠位CT示第三段颌内动脉翼腭段位于翼腭窝内

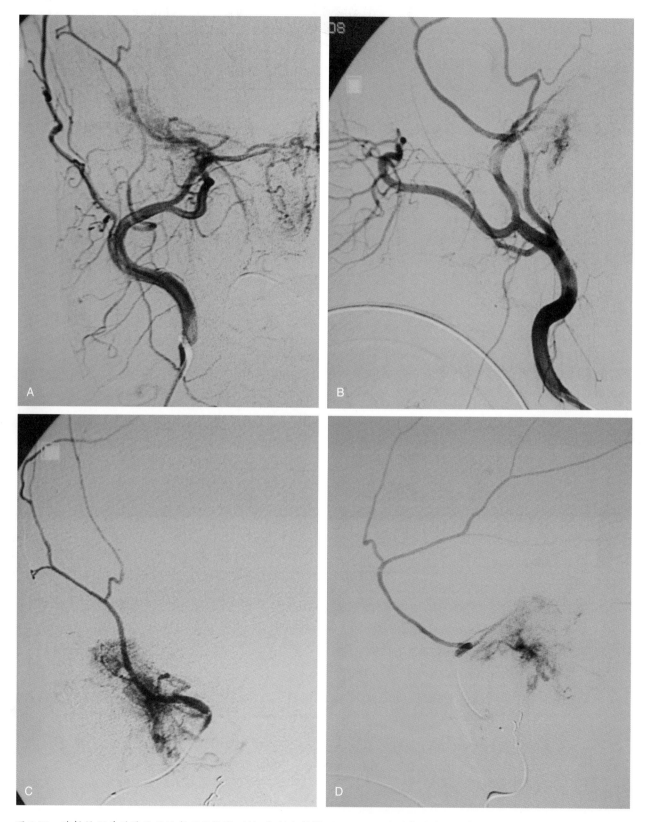

图 3.28　选择性颈外动脉远端注射正面投影（A）和侧向投影（B），显示脑膜中动脉主干来源于颌内动脉；脑膜中动脉超选择性注射正面投影（C）和侧向投影（D），显示基底分支，主要是岩支

来自后者的第一段，恰好位于标志第二段起始的血管迂曲之前。脑膜中动脉起始的变异已在前文阐述。

脑膜中动脉主干上升并穿过棘孔到达颅内，然后，动脉沿颅中窝脑膜走行，首先水平走行（颞基底段），然后上行或者称之为鳞颞段。达到翼点后，动脉变得相当迂曲（翼点段），沿冠状位走行（冠位段）。

这些分支可以分为 4 组：

● 颅外分支，以脑膜副动脉为主要代表。

● 基底分支，以从颞基底段发出，供给颅中窝的分支为代表：向后方走行的岩支、向下方走行的颅中窝底的分支、向内侧走行的半月神经节及海绵窦分支、向前方走行的眶上裂蝶骨分支。

● 前凸支，包括所有来自颞升动脉、翼点段及冠位段，供应颅前窝底及额凸的分支。

● 后凸支，包括所有来自顶枕及颞后区的分支。

颈内动脉

颈总动脉通常在 C3~C4 水平分叉，发出颈外动脉和颈内动脉。颈部颈总动脉分叉处与床突上段颈内动脉分叉处之间颈内动脉的解剖可分段描述[13]。按照升序，可分为颈段、岩段、海绵窦前段、海绵窦段、床突旁段及床突上段[14]。

对颈内动脉存在多种不同的编号和描述方法：一些方法仅对颅内段颈内动脉编号，而另外一些方法则对颈内动脉的整个行程编号；一些方法顺血流方向编号，其他方法则逆血流方向编号。

为了包括巴贝尔命名及颈内动脉分段的编号，Bouthillier 等将颈内动脉分为 7 段，下面将采用该方法进行描述（图 3.29，图 3.30）[13]。Bouthillier 等按照动脉邻近的结构及穿行的组织进行分类。描述了 7 个解剖学分段，并且按照正常的血流方向进行编号（图 3.31~图 3.33）：

● 颈段（C1）

● 岩段（C2）

● 破裂孔段（C3）

● 海绵窦段（C4）

● 床突段（C5）

● 眼段（C6）

● 交通段（C7）

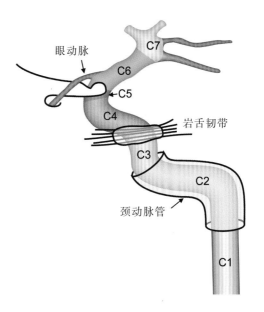

图 3.29 颈内动脉及其 Bouthillier 7 段划分的示意图，解释见正文

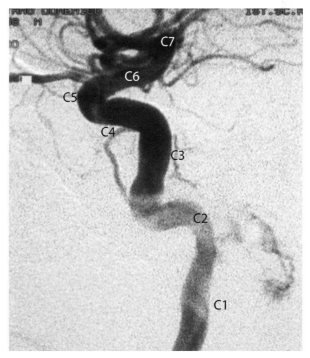

图 3.30 颈内动脉侧向投影与示意图进行比较

C1 段

颈内动脉的 C1 段包括颈动脉球及上升的颈段两部分。

● 颈动脉球是颈段颈内动脉的最近端，并明显扩张。正常情况下，颈动脉球的直径 8~9 mm，而颈总动脉的直径为 7 mm，颈动脉球远端颈内动脉的直径为 5 mm。

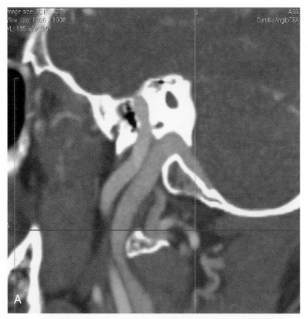

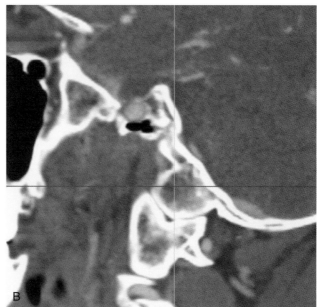

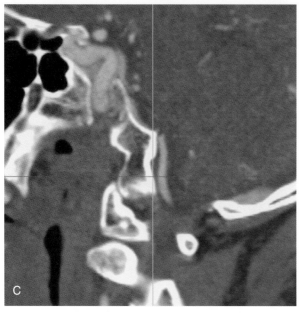

图 3.31A~C 矢位重建 CT 血管造影，显示颈内动脉 C1~C2
段（A）、C2 段（B）和 C4~C5 段（C）

- 上升的颈段在颈动脉间隙内向头侧走行，迂曲或扭结比较常见。

无已被命名的分支起源于颈动脉球或颈内动脉颈段，然而，一些异常的血管可能发自颅外颈内动脉。从颅外颈内动脉发出的异常分支包括正常情况下应该来源于颈外动脉（如咽升动脉和枕动脉），颈内动脉其他段（翼管动脉），或椎基底动脉循环（如小脑动脉和脑膜后动脉）的血管 [15]。

C2 段

颈内动脉 C2 段从颈动脉管进入颅底，包含整个颞骨岩部的行程。颈内动脉岩段有两个不同的部分：垂直或上升段以及水平段。两段之间的接合处形成颈内动脉膝。

- 垂直段的平均长度约 10 mm，从膝部开始颈内动脉转向前内侧，朝向颞骨岩尖走行。
- 岩骨颈内动脉水平段的长度几乎是其垂直段的两倍。

岩骨内颈内动脉的分支有颈鼓动脉和翼管动脉 [16]。

- 维杜斯（Vidian）动脉也称为翼管动脉，通常来自颈外动脉，也可能来自岩骨颈内动脉水平段，通过破裂孔与颈外动脉分支吻合。
- 颈鼓动脉来自岩段膝部附近，与咽升动脉的下鼓室支吻合。

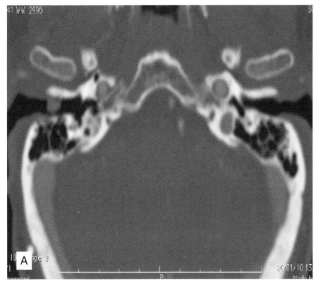

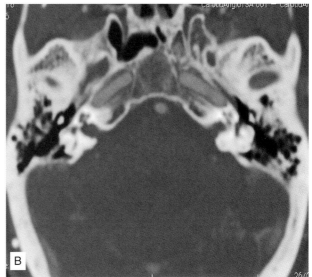

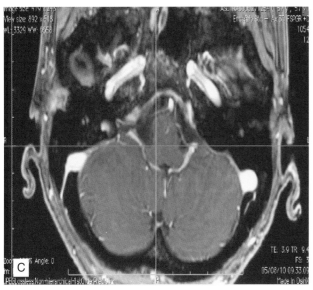

图 3.32　轴位重建 CT 血管造影显示颈内动脉 C2 段的垂直（A）及水平（B）段；MIP 重建轴位 MRI 显示岩骨颈内动脉 C2 的水平段（C）

C3 段

颈内动脉 C3 段始于岩骨颈动脉管的结束。在破裂孔之上走行，于部分蝶骨底向后延伸的颈动脉沟中上行。止于海绵窦段后膝下 1 cm 的岩舌韧带，通常没有分支。

C4 段

颈内动脉 C4 段始于岩舌韧带上缘，它有 3 个亚段：后段或上升的垂直段、水平段及前垂直段。在与水平段交界处，两个垂直段形成圆润的曲线称为前膝和后膝。C4 段通过上壁的脑膜环离开海绵窦[17]。

颈内动脉 C4 段有几条分支：后干，也称为脑膜垂体动脉，来自后膝；两组主要的动脉来自水

平段：囊动脉及下外侧干。

> **注　意**
>
> 囊动脉供应腺垂体的外围，血管造影时很少见到。

后干有垂体、小脑幕及斜坡分支。

- 垂体后下动脉位于内侧，供应脑垂体的神经垂体及腺垂体外周。还发出斜坡内侧支，走行于斜坡中线附近，与上行的咽升动脉的舌下动脉斜坡支吻合。
- 小脑幕支包括小脑幕缘动脉及小脑幕底动脉。
  - 小脑幕底动脉沿岩脊向外、水平状延伸。
  - 小脑幕缘动脉沿小脑幕切迹向后、向上走行，逐步接近中线。

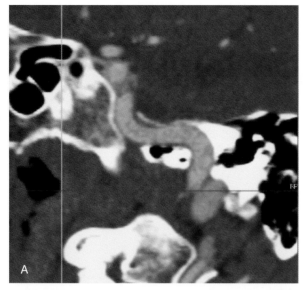

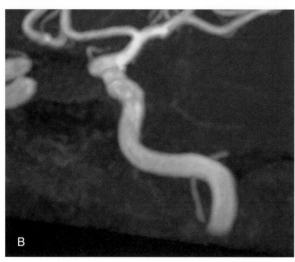

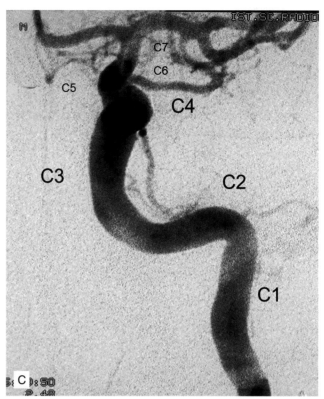

图 3.33　颈内动脉 CT 血管造影重建图像（A），MPI 重建 MRI 图像（B）以及数字化血管造影前后投影图像（C）

- 斜坡外侧动脉发出外侧和内侧支分别沿岩上窦、岩下窦走行，与脑膜中动脉及咽升动脉的颈静脉支吻合。

下外侧干来自颈内动脉海绵窦段水平段的中部，并向下走行，常分为 3~4 个分支。最近端的分支向后走行，供应小脑幕游离缘。眶上裂分支向前方走行，与眼动脉眼返深支吻合。

然后下外侧干向外侧走行，并发出分支到达圆孔区域与颌内动脉吻合；发出破裂孔返动脉，与咽升动脉的咽上动脉的颈动脉分支吻合。

C6 段和 C7 段

颈内动脉 C6 段始于脑膜环的远端，并终止于后交通动脉的近端，它是床突上段颈内动脉硬膜内部分的最近端。C6 段有两条重要分支：眼动脉和垂体上动脉。

颈内动脉 C7 段始于后交通动脉起源部的近端，终止于颈内动脉分叉的两个终末分支：大脑前动脉及大脑中动脉。从交通段发出两大分支：后交通动脉及脉络膜前动脉。

对 C6 和 C7 段分支的详细描述超出了本章的范围。

■ 椎动脉放射解剖学

椎动脉可适宜地分为 4 个部分：V1（骨外或横突前）段，V2（椎间孔或横突）段，V3（椎管外或枕下）段，V4（硬膜内或颅内）段（图 3.34，图 3.35）[18,19]。

V1 段

V1 段来自锁骨下动脉，向后上方走行进入 C6

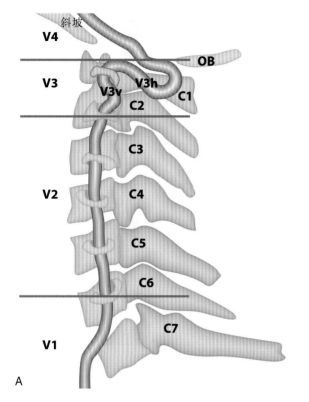

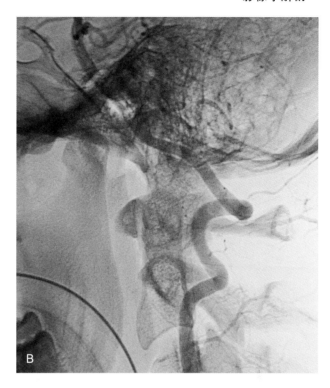

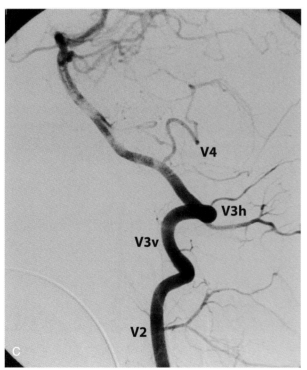

图 3.34 A~C 示意图 (A) 及椎动脉选择性注射侧向投影,未减影 (B) 及减影 (C) 图像。OB: 枕骨; V1: 椎动脉第一段; V2: 第 2 段; V3h: 第 3 段水平段; V3v: 第 3 段垂直段; V4: 第 4 段

横突孔。

V2 段

V2 段垂直上行,通过 C2~C6 横突孔,在 C2 横突孔水平出现第一个弯,在向上通过 C1 横突孔前产生第二个弯。发出许多无名小血管,供应颈深部肌肉;发出节段性脊髓分支,供应脊髓及其外覆组织。脑膜前动脉来自 V2 段的远端,供应枕骨大孔周围的硬脑膜。

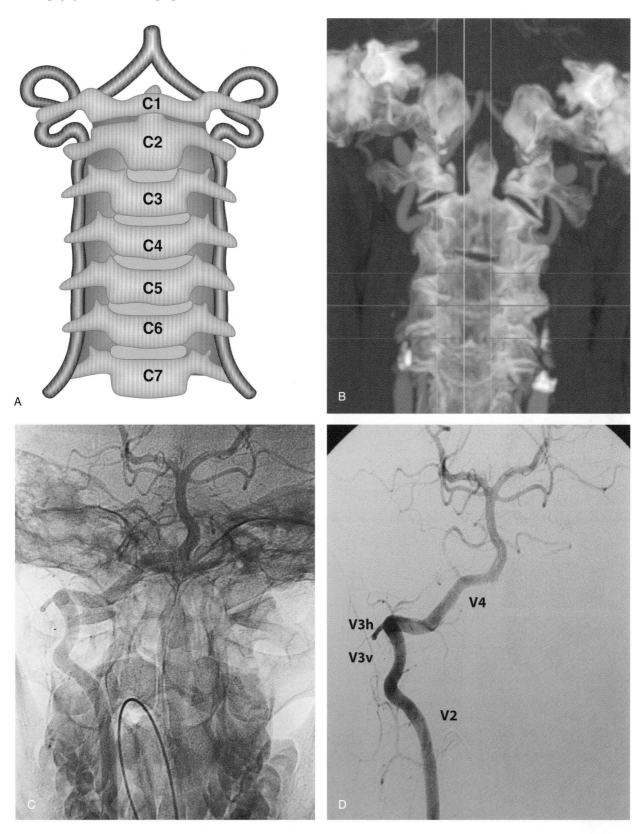

图 3.35　示意图（A）、MIP 正面投影 CT 血管造影重建图像（B），显示椎动脉与颅颈交界处骨性结构之间的相互关系。选择性右侧椎动脉注射未减影（C）和减影（D）图像显示椎动脉 V2 段、V3 垂直段、V3 水平段和 V4 段，以及它们与寰、枢椎之间的相互关系

V3 段

V3 段椎动脉从枢椎的横突孔穿出，直至椎动脉硬脑膜入口。V3 段可进一步细分为两个部分：近端垂直部（V3v）和远端水平部（V3h）。V3 段有 4 个血管袢（图 3.36，图 3.37，图 3.40）：

• 下内侧袢始于枢椎横突孔，向外侧及稍向后向上走行。

• 下外侧袢朝向寰椎横突孔，明显向上及稍向前走行。

• 上外侧袢位于寰椎后弓沟 V3 垂直段变为水平段的地方，随后即为 V3 水平段（图 3.38A，图 3.39A，图 3.40）。V3 垂直段和 V3 水平段各有两个恒定的分支：

–V3 垂直段的肌动脉来自下外侧动脉袢，与咽升动脉的分支交通。

–V3 垂直段的脊肌动脉来自寰椎横突孔以下，发出内侧支（根髓动脉），供应 C2 神经节、C2 神经和脊髓；发出外侧支即肌支，供应枕下肌肉。

–V3 水平段肌动脉，供应深层的肌肉，并与枕动脉的分支交通。

–V3 水平段的脑膜后动脉，起自上内侧袢，供应邻近的颅后窝硬脑膜、小脑镰及小脑幕后部。

• 上内侧袢围绕寰椎侧块，并将 V3 带入硬膜孔。

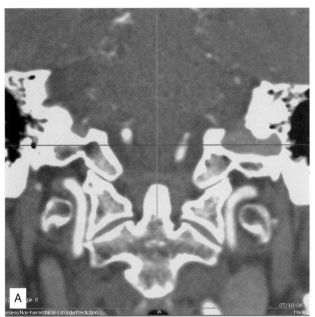

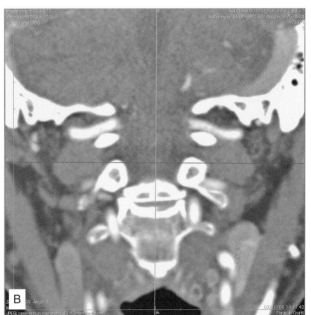

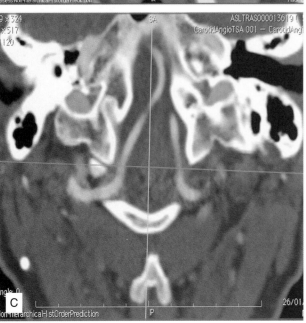

图 3.36　CT 血管造影。A.冠位 CT 血管造影显示 V3 段的垂直部分。B.冠位 CT 血管造影显示 V3 段的水平部分。C.斜冠位重建显示椎动脉 V3 段的水平部分及 V4 段

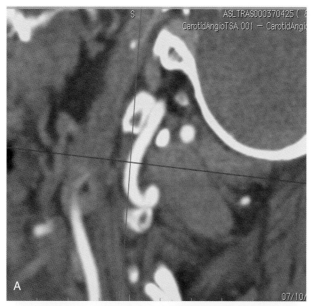

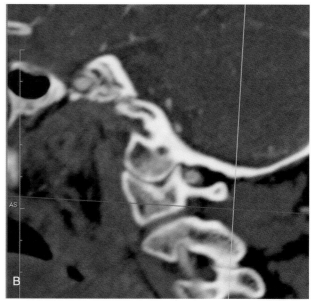

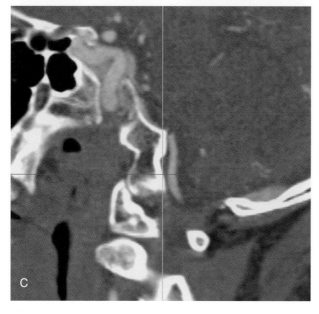

图 3.37 CT 血管造影（矢位）。A.V3 段垂直部分。B.V3 段水平部分。C.V4 段

V4 段

V4 段经枕骨大孔进入颅内：在通过寰枕膜后，椎动脉穿过硬脑膜进入蛛网膜下腔，通常位于外侧延髓池。然后在斜坡后面的延髓前池内向内上方走行，在脑桥延髓结合部与对侧椎动脉汇合形成基底动脉（图 3.38B，图 3.39B）[20]。

椎动脉颅内段的分支分为内、外侧支：

- 内侧支从椎动脉的后侧及内侧，特别是远部发出，供应延髓前部及锥体，包括脊髓前动脉和一些细小的盲孔穿支血管。
- 椎动脉颅内段的外侧支包括小脑后下动脉以及供应小脑下脚、外侧延髓和橄榄的末梢支。

小脑后下动脉

小脑后下动脉是最复杂多变的小脑动脉（图 3.41，图 3.42）。它供应延髓下部及第四脑室的底部、小脑扁桃体、蚓部及小脑半球下外侧。

小脑后下动脉供给区域的大小与同侧小脑前下动脉成反比，两者中较大的一方称为优势血管。通常情况下，来自较大椎动脉的小脑后下动脉为优势血管，与此同时，同侧小脑前下动脉较细小，对侧小脑前下动脉占优势。

当小脑后下动脉蚓支越过中线，建立双侧供应时，15% 病例的小脑后下动脉分布更广泛。

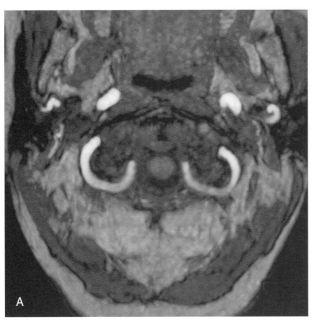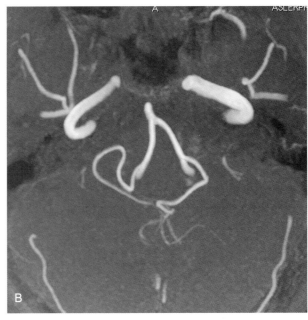

图 3.38　MRI 血管造影 （轴位）。A.V3 段水平部分。B.V4 段、小脑后下动脉与椎基底动脉交界处双起源

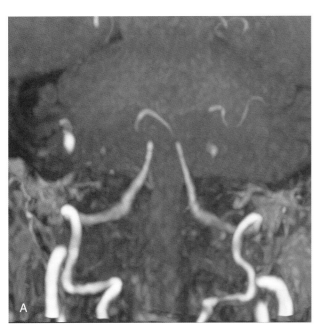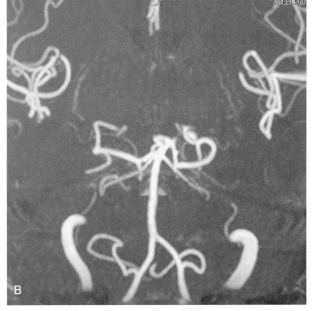

图 3.39　冠位 MRI 血管造影。A.椎动脉 V2、V3 垂直段和水平段及 V4 段。B.V4 段及小脑后下动脉、小脑前下动脉的分支，椎基底动脉交界处，基底动脉与小脑上动脉及大脑后动脉

> **注　意**
> - 当一侧小脑后下动脉缺如时，其供应区通常由同侧小脑前下动脉尾侧支替代。
> - 当一侧小脑前下动脉缺如时，其供应区由小脑后下动脉的小脑扁桃体-半球支替代。

从椎动脉发出后，小脑后下动脉缠绕在延髓周围（延髓段；图 3.42）。在此处，延髓段可在下面或者上面形成血管襻或复杂的曲线，并直接发出延髓穿支及旋支。

在延髓的后表面，小脑后下动脉面对小脑半球的扁桃体投射（扁桃体段）；小脑后下动脉在扁桃体上接近中线的位置形成血管襻，形式多种多

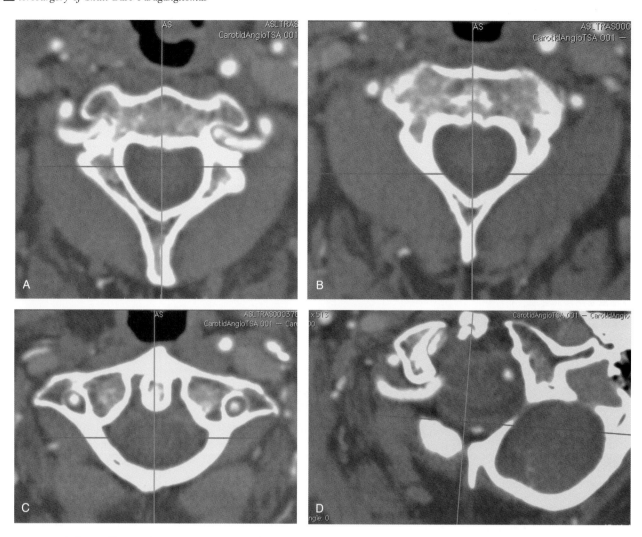

图 3.40　寰椎、枢椎及枕骨髁水平的轴位 CT 血管造影图像。A.椎动脉从 V2 段转向 V3 段的过渡点。B.枢椎水平的 V3 段的垂直部分。C.寰椎水平的 V3 段的垂直部分。D.通过枕骨髁后面的右侧椎动脉 V3 段的水平部分，及左侧椎动脉 V4 段

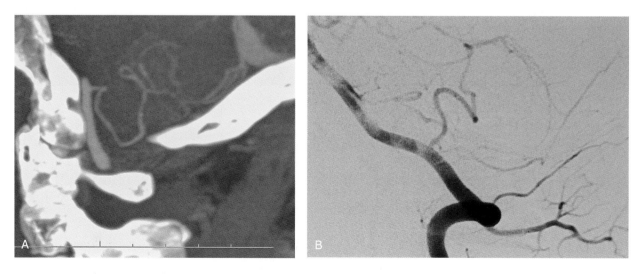

图 3.41　CT 血管造影侧位重建及血管造影侧位投影图像显示小脑后下动脉延髓段的降襻（A）和升襻（B）。血管造影图像同时显示了脑膜后动脉及枕区皮肤吻合支

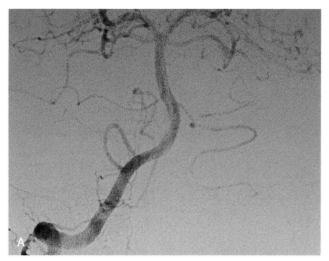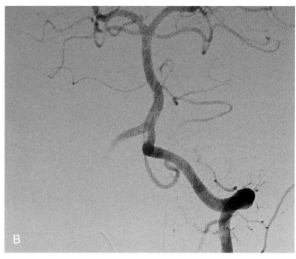

图 3.42　双侧椎动脉的正面投影血管造影图像显示右侧小脑后下动脉及小脑前下动脉的常规分布（A）；与右侧相比，左侧小脑前下动脉更粗，供应小脑皮质的区域更广泛，同时供应了小脑后下动脉供应的一部分区域；小脑后下动脉延髓段具有上升（A）与下降的行程（B）。同时还显示了小脑上动脉、基底动脉分叉处及两侧大脑后动脉的 P1 段

样，血管造影的表现也各不相同。

该血管袢的升支位于第四脑室下半部分下顶壁的后面。

神经介入标志位于扁桃体段的顶部：从升支继续发出分支供应延髓的后面，同时发出许多分支供应第四脑室的脉络丛。

扁桃体上弓的尖端被称为脉络膜点，当需要闭塞或牺牲小脑后下动脉时，在该点远端闭塞血管，可显著减少术后致残率。在扁桃体上曲线顶点或其稍后方，小脑后下动脉向后下走行，并分为两个主要的分支：较小的分支（蚓支）贴近中线，供应蚓部下表面的中线结构；较大的分支（扁桃体-半球支）供应小脑下外侧表面。蚓支和半球支与小脑上动脉具有丰富的吻合。

基底动脉

基底动脉是中线或近中线的大血管，由两条椎动脉汇合形成（图 3.39B）；在桥前池向上延伸，从近脑桥延脑交界处的起始部位开始，直至在脚间池分叉后形成两条大脑后动脉终止，靠近鞍背或在第三脑室底部水平下方的鞍上池。

基底动脉长约 30 mm，直径约 3.4mm。基底动脉有迷路支、穿支、小脑及大脑半球分支：

- 迷路动脉是一条直接来自基底动脉或小脑上动脉或小脑前下动脉的长动脉，伴随面神经及前庭耳蜗神经进入内耳道。
- 在其行程中，基底动脉在桥前池发出众多脑桥

穿动脉：脑桥中及旁中穿动脉从基底动脉的后面呈直角发出，穿过脑桥并延伸到第四脑室底部；脑桥外侧动脉来自基底动脉后外侧面，环绕脑干，并在其行程中呈直角发出许多小穿支穿过脑桥。

小脑前下动脉

小脑前下动脉通常来自双侧椎动脉交界处的上方，其起始点与椎动脉交界处的距离多变（图 3.42）。此动脉的大小及行程多变，部分取决于小脑后下动脉的大小和分布，小脑前下动脉大小的变化与小脑后下动脉成反比。

发出后，小脑前下动脉向外延伸并向下越过脑桥，经过内耳道后面，进入内耳道并常常形成密封的血管袢，在此水平发出内听动脉。

通常情况下，在小脑脑桥角水平，小脑前下动脉分为两大支供应小脑岩面：吻侧支供应小脑绒球及半月叶；尾内侧支供应二腹小叶及小脑脑桥脚。在小脑后下动脉缺如或细小的情况下，小脑前下动脉供应的皮质区域变得更加广泛。

小脑上动脉

小脑上动脉来自基底动脉分叉处或其附近，离开基底动脉后，小脑上动脉转向上脑桥的前外侧。在经过一半脑桥的距离时，小脑上动脉转向脑桥背侧，发出前外侧边缘动脉分支，这是一个皮质支。继续围绕脑干走行时，小脑上动脉发出

一条或两条半球支，供应小脑半球上表面。分别命名为内侧半球支与外侧半球支。主干继续延伸为蚓上支，在那里可能与小脑后下动脉蚓支端端吻合。

■ Willis 环的放射解剖学

连接两侧前循环和椎基底动脉系统的大吻合环称为 Willis 环（图 3.43，图 3.44）[21,22]。因为 Willis 环为侧支血流提供了最佳的潜在来源，所以认识其正常的解剖结构及常见变异非常必要，是颅底手术术前规划不可分割的重要组成部分。Willis 环为多边形。如无任何部分发育不全或缺如，完整的 Willis 环由 10 个部分组成：

- 两侧颈内动脉的 C7 段。
- 两侧大脑前动脉的近段，又名交通前段或 A1 段。
- 前交通动脉，连接两侧 A1 段的一小段（图 3.45）。
- 两侧后交通动脉，它们来自颈内动脉 C7 段，是前、后部循环的主要吻合连接（图 3.46）。
- 基底动脉分叉。
- 两侧基底动脉近端终末分支，又名大脑后动脉的交通前段或 P1 段。同侧后交通动脉在其发出后的不同长度下与其连接以闭合 Willis 环。

无创影像学检查，如螺旋 CT 血管造影、高分辨率 MRI 造影、经颅彩色多普勒血流成像，可提供脑底主要动脉的概观，但详细检查 Willis 环仍需高分辨率数字减影血管造影。

单一脑血管造影很少能看到整个 Willis 环，其结构通常是按顺序显示，有时一侧颈内动脉注射时暂时性交叉按压对侧颈总动脉对显示前交通动脉非常必要[23]。

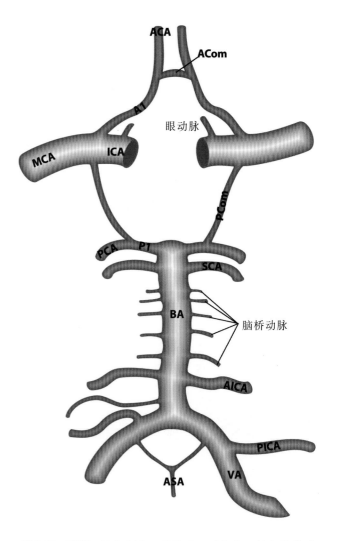

图 3.43　Willis 环示意图，下面观。可见每一侧大脑前动脉的交通前段（A1）、颈内动脉（ICA）、后交通动脉（PCom）和大脑后动脉的交通前段（P1），这两个半环由前方的前交通动脉（ACom）和后方的基底动脉在中线连接而成。ACA：大脑前动脉；MCA：大脑中动脉；PCA：大脑后动脉；BA：基底动脉；SCA：小脑上动脉；PICA：小脑后下动脉；VA：椎动脉；ASA：脊髓前动脉

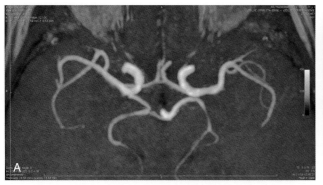

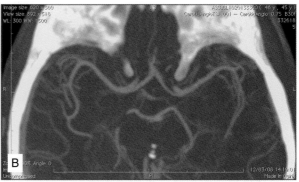

图 3.44　MIP 轴位 MRI 血管造影（A）和 CT 血管造影（B）显示 Willis 环的主要结构

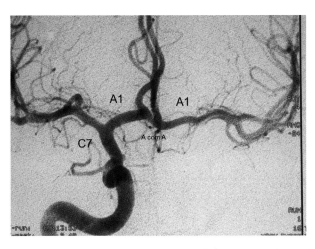

图 3.45　球囊栓塞左侧颈总动脉时，选择性右侧颈内动脉注射，显示 Willis 环前部结构：颈内动脉分叉、A1 段和前交通动脉（AcomA）

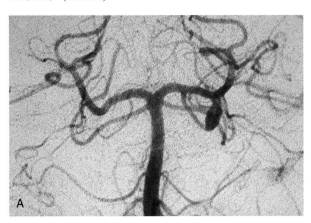

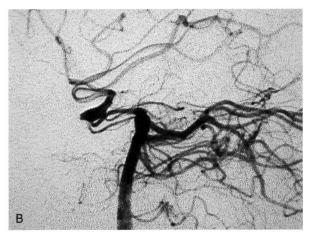

图 3.46　球囊栓塞左侧颈内动脉时，选择性左侧椎动脉注射，正面投影（A）及侧向投影（B）显示 Willis 环后部结构：基底动脉分叉、P1 段及两条后交通动脉，右后交通动脉轻度发育不全

　　颈内动脉或椎动脉注射过程中，经常发生造影剂瞬态回流到后交通动脉；椎动脉注入过程中，暂时性压迫颈总动脉，可能会提高后交通动脉的回流。

■ 颅颈部的静脉系统

　　熟悉颅颈部静脉系统造影解剖以及常见的变异与异常是正确解读完整造影图像序列的一个先决条件。

　　大部分脑静脉的引流最终进入颅底的横窦及乙状窦。下行的脑静脉流出通道可分为两个部分：前方的颈内静脉系统和后方的椎静脉系统。仰卧位时，脑静脉引流主要通过颈内静脉，就像静脉相脑血管造影显示的那样。然而，多位学者已经证实，直立体位时脑静脉引流的主要流出通道为内、外椎静脉系统。该体位时不存在通过颈内静脉的引流或可忽略不计。

　　解剖学上，从颅后窝硬脑膜窦到颈内静脉的通路要经过颈静脉孔，其与椎静脉丛的联系纷繁复杂[19, 24]。一些学者强调颅后窝和颅中窝导静脉的重要性，提出不能再认为导静脉的主要功能是作为安全流出静脉，其生理功能相对不重要，而认为导静脉是直立体位时颅内引流的责任性流出通路。

　　血管造影研究显示某些细小分支时可能会失败，因为逆向血流且只能在患者仰卧位时操作。这些技术的局限性或许可以解释为什么目前描述的颅颈部静脉解剖经常是支离破碎的，只有将传统的血管造影研究与 CT 和 MRI 静脉造影成像结合，才能更好地理解与脑静脉引流有关的颅颈部静脉系统。

　　对颅内静脉系统，将详细阐述颅底静脉窦。

对上、下矢状窦的描述超出了本书的范围。然后，我们将介绍颅内和颅外静脉系统之间的重要连接——导静脉。最后介绍颅外静脉系统的主要组成部分，如翼静脉丛、枕下区的椎静脉系统，以及颈部的静脉，即颈内静脉和颈外静脉。

颅底硬脑膜静脉窦

硬脑膜静脉窦系位于骨膜和硬脑膜脑膜层之间内皮细胞包绕的血液回流通道，硬脑膜的脑膜层系硬脑膜静脉窦的窦壁。虽然很多文献中描述硬脑膜窦为简单的通道，但是大多数硬脑膜窦为复杂的小梁结构。硬脑膜静脉窦形成了颅腔及其内容物的主要引流通道，通过直接穿过颅底和基底孔的导静脉网络，硬脑膜静脉窦与颅外静脉系统交通，在静脉阻塞的情况下，这些互通可提供重要的侧支静脉引流潜在的通路[25,26]。

颅底硬脑膜静脉窦有海绵窦及海绵间窦，岩上、岩下窦，枕窦和侧窦[27]。直窦虽不是颅底的结构，但由于其与窦汇的关系，将给予简要说明（图3.47，图3.48）。

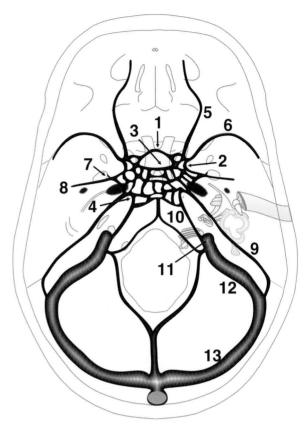

图3.48 颅底静脉结构示意图。

1，3.冠状窦	2.海绵窦	4.基底静脉丛
5.眼静脉	6.蝶顶窦	7，8.蝶底导静脉
9.岩上窦	10.岩下窦	11.颈静脉球
12.乙状窦	13.横窦	

直 窦

直窦是由下矢状窦与盖伦静脉汇合而成，它走行于小脑镰与小脑幕汇合处的后下方，接收小脑蚓部、半球和小脑幕分支的回流，于枕内隆凸处止于窦汇。85%的病例中，其为单一的、长5 cm的中线通道。

窦 汇

窦汇（Torcular Herophili）由上矢状窦、直窦及左、右横窦汇合而成[28]。两侧横窦大小相等的典型布局见于50%的病例。然而，存在较大的解剖变异。25%的病例左侧横窦相对较小，上矢状窦汇入右侧优势横窦；10%的病例右横窦相对较小，上矢状窦汇入左侧优势横窦。

不太常见的变异模式为细小横窦的近段节段性发育不全或不发育，在其远端由Labbé静脉重建，或静脉窦汇缺如，上矢状窦成为右侧横窦，直窦成为左侧横窦。

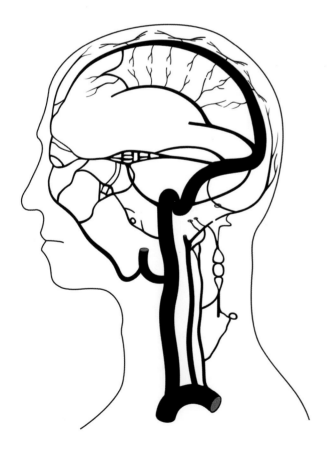

图3.47 头颈部主要静脉结构的侧视图

横 窦

横窦，也称为侧窦，位于小脑幕和颞骨岩部（图 3.49）。引流至横窦的主要静脉结构有：小脑下静脉、枕静脉、颞静脉、岩上窦、直窦及上矢状窦。

仅有约 20% 的患者，血液从上矢状窦均等地进入左、右横窦。更多的时候，右横窦是上矢状窦的延续，而左横窦引流的大部分来自直窦。

大约一半的情况下，双侧横窦形状良好，但大小不对称；5%~20% 的解剖标本，至少一侧横窦存在狭窄或闭锁的节段。

乙状窦

乙状窦是横窦向前下方的延续（图 3.49），它起自颞骨岩部的底部，在那里横窦离开小脑幕缘。它沿着枕骨鳞部的乙状窦沟呈 S 形向下内方走行，并止于颈静脉孔水平。接收脑桥和延髓、髁导静脉及乳突导静脉多变的静脉引流。

岩上窦

岩上窦是从海绵窦延伸至乙状窦的通道（图3.50）。它起始于横窦末端，沿着小脑幕附着处、颞骨岩部背嵴走行，止于海绵窦后部。椎动脉造影时常可显示，而颈动脉造影时很少见到。其血

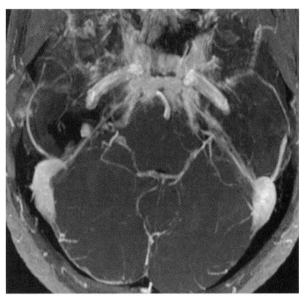

图 3.50　MIP 重建 MRI 轴位图像显示岩上窦连接海绵窦和乙状窦，以双侧岩静脉为主要代表的细小分支也同时显示

流方向可能向前。它的主要分支包括岩静脉、外侧中脑静脉、小脑前静脉，大脑下静脉以及中耳、内耳的静脉引流。

岩下窦

岩下窦是位于岩尖和斜坡之间的凹槽中的硬脑膜静脉窦，沿岩枕裂向外侧走行，通常连接同侧海绵窦后面与颈内静脉（图 3.51）[29]。已形成一个基于岩下窦--颈内静脉交汇水平的解剖分类。

岩下窦与颈内静脉交汇水平多变（图 3.52~图 3.54）：

- 在颈静脉球水平交汇。
- 在髁前静脉(颅外舌下神经管的开口）水平交汇。
- 下部颅外颈静脉水平交汇。
- 多处交汇：上部在颈静脉球水平交汇，下部于髁前静脉水平交汇。
- 岩下窦与颈内静脉无汇合，而是汇入椎静脉丛。
- 岩下窦缺如。

海绵窦

海绵窦定义为颈内动脉海绵窦段行程的硬脑膜包裹。这里是眼眶、大脑外侧裂、颅中窝及颅前窝引流静脉终末支的交汇处，与基底静脉丛、岩上窦、岩下窦及海绵间窦自由交通。海绵窦前方近眶上裂处变窄，后方最宽，于鞍背外侧进入由基底窦、海绵窦、岩上窦和岩下窦汇合形成的静脉窦汇。

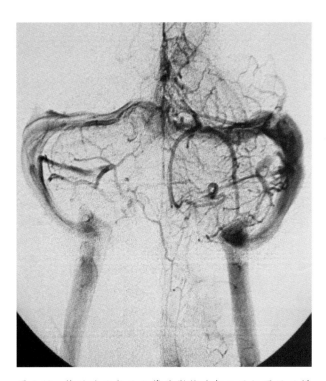

图 3.49　椎动脉注射后血管造影静脉相正面视图显示横窦、乙状窦、颈内静脉和岩上窦

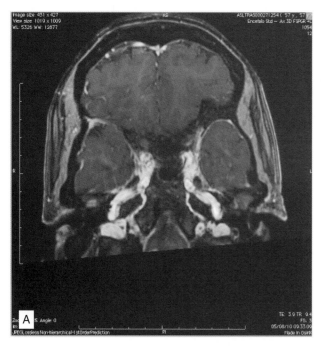

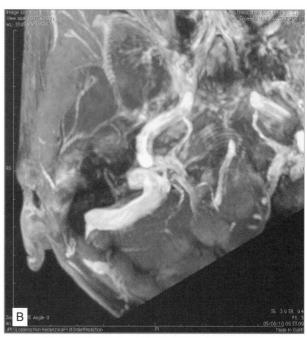

图 3.51 A，B　MRI 轴位 MIP 图像显示岩下窦、髁前静脉和颈静脉球之间的静脉连接

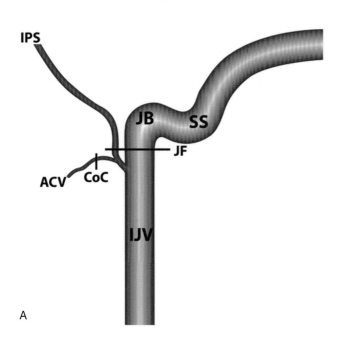

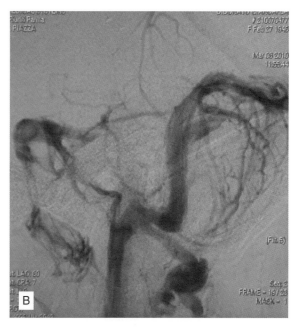

图 3.52　示意图（A）及静脉相血管造影侧向投影（B）显示岩下窦在髁前静脉水平的连接。还显示颈静脉球与枕下静脉丛之间通过颈静脉球的连接，海绵窦及其与岩下窦及岩上窦的相互关系，以及海绵窦与翼静脉丛的连接。CoC：髁管水平；IJV：颈内静脉；JF：颈静脉孔水平；SS：乙状窦

　　海绵窦通过眼上静脉、眼下静脉与眼眶交通；通过大脑中静脉及大脑下静脉与大脑半球交通；通过中心视网膜静脉与视网膜交通；通过脑膜中静脉的分支与硬脑膜交通；通过岩上窦与横窦交通；通过岩下窦与颈静脉球交通；通过穿过颅骨骨孔的导静脉与翼静脉丛交通；通过眼静脉与面静脉交通。

　　依据其与颈内动脉之间的关系，海绵窦内可分为 3 个主要的静脉间隙：内侧室、前下室及后上室。

- 内侧室位于垂体和颈内动脉之间。该间隙可宽达 7mm，但也可能被向垂体方向挤压的迂曲颈内动脉所闭塞。

- 前下间隙位于颈内动脉海绵窦段第一弯下方凹

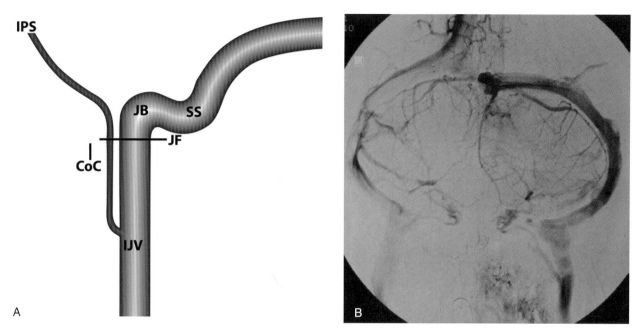

图 3.53A,B　示意图（A）及静脉相血管造影侧向投影（B）显示岩下窦在髁前静脉水平的连接。还显示颈静脉球与枕下静脉丛之间通过颈静脉球的连接，海绵窦及其与岩下窦及岩上窦的相互关系。CoC：髁管水平；IJV：颈内静脉；JF：颈静脉孔水平；SS：乙状窦

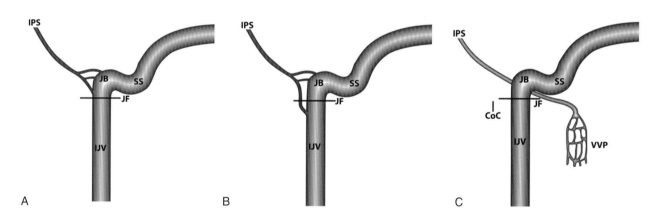

图 3.54A~C　示意图显示髁前静脉水平岩下窦的其他各种连接。A.颈静脉球水平多处上连接。B.多处连接：位于颈静脉球水平的上连接及位于髁前静脉水平的下连接。C.岩下窦与颈静脉球没有连接，岩下窦引流至椎静脉丛。CoC：髁管水平；IJV：颈内静脉；JF：颈静脉孔水平；SS：乙状窦；VVP：椎静脉丛

面，眼上静脉、眼下静脉常于此处进入海绵窦。

- 后上间隙位于颈内动脉与海绵窦顶的后半部之间，基底窦汇入该间隙，另外脑膜垂体动脉于此处发出。

基底窦

　　基底窦是最大、最恒定的跨中线海绵窦间连接。它在鞍背及上斜坡的后方越过，连接双侧海绵窦的后面。岩上窦及岩下窦汇入基底窦的外侧部。

导静脉

一般而言，导静脉是颅外静脉与颅内硬脑膜静脉窦之间的连接。

- 乳突导静脉接收颈深静脉、枕静脉及耳后静脉。其为头皮静脉，与枕动脉脑膜分支一起通过乳突孔，汇入乙状窦（图 3.55）。
- 髁后导静脉起源于颈静脉球，穿过髁后管，汇入枕下海绵窦及颈深后静脉（图 3.56~图 3.58）。

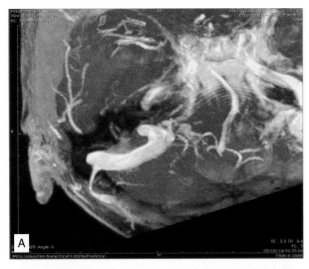 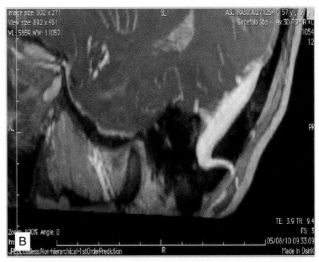

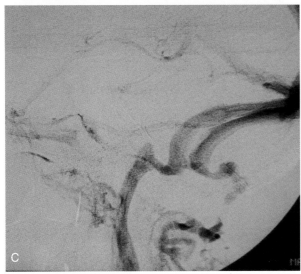 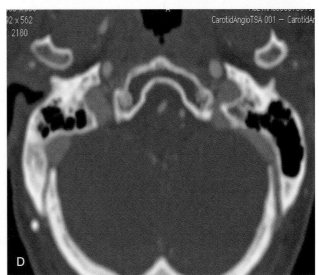

图 3.55 MRI 轴位（A）及冠位（B）MIP 图像、椎动脉造影静脉相（C）和轴位 CT 图像（D）显示乳突导静脉

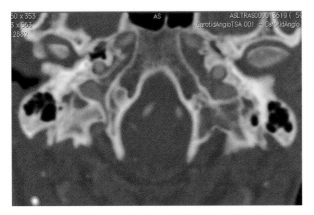

图 3.56 轴位 CT 显示髁后导静脉及其骨管

- 髁前导静脉源于岩下窦，穿过髁前管，汇入椎内前静脉丛、基底静脉丛及边缘窦（图 3.59）。
- 蝶底导静脉接收翼静脉丛，通过卵圆孔、棘孔及破裂孔进入海绵窦。

髁前静脉汇

颅内静脉循环，即海绵窦、颅后窝硬脑膜静脉窦及椎静脉系统之间最重要的连接为髁前静脉汇和髁静脉（见前述）。

髁前静脉汇位于颅外舌下神经管开口的前面，从前方看，其大小为 3.5 mm，并向腹背侧延伸 2 mm。它由以下的静脉汇聚而成：髁前静脉、来自颈内静脉或颈静脉球的分支、与岩下窦的吻合、颈内动脉静脉丛及椎静脉丛的分支。

颈部静脉

> **注　意**
> 颈部静脉的变异程度很大。

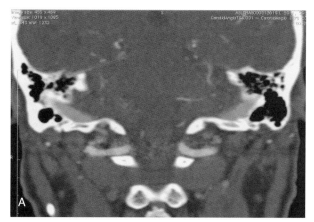

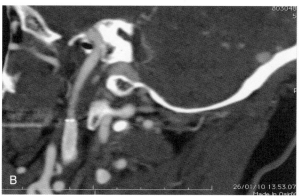

图 3.57 冠位（A）及矢位（B）CT 显示髁后导静脉及其与环绕椎动脉 V3 段的枕下海绵窦的相互关系

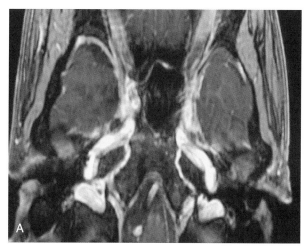

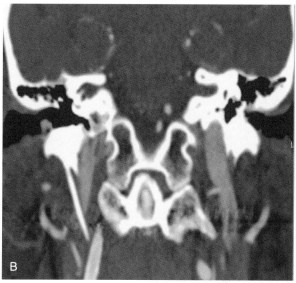

图 3.59 MIP 轴位 MRI 图像（A）及 CT 冠位图像（B）显示髁前静脉汇

- 深组静脉引流所有位于颈浅筋膜深处的结构，是颈内静脉和锁骨下静脉分支。

颈外静脉

颈外静脉始于下颌骨水平，主要由下颌后静脉后股及耳后静脉形成。它接收外侧头皮、耳郭及面部深层结构的分支回流。颈外静脉朝向锁骨中点向下走行，并止于锁骨下静脉。

- 颈后静脉多变异，引流头皮后部，汇入颈外静脉的中部。
- 颈前静脉位于颈部的前部。

颈内静脉

颈内静脉起自颈静脉窝，并于此处轻微扩张，称为颈静脉球。颈内静脉在颈动脉间隙中下行，与锁骨下静脉汇合而终止，并进而形成头臂静脉。

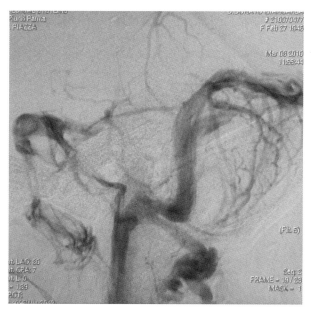

图 3.58 椎动脉血管造影静脉相显示髁后静脉与枕下静脉丛及颈静脉球的连接

依据颈浅筋膜，颈部静脉可以细分为浅组和深组：

- 浅组静脉引流皮下结构，是颈前静脉、颈外静脉及颈后静脉的分支。

颈静脉球的主要分支有乙状窦、岩下窦及髁前静脉汇。颈内静脉下部常见的分支是面总静脉、舌静脉、咽静脉及甲状腺静脉。有时在颈内静脉下部可看到岩下窦与颈内静脉的结合处。

翼静脉丛

翼静脉丛是咀嚼肌间隙内广泛的小血管网。接收腭部、颞深部、咬肌、颊部、牙齿及眼眶的众多分支，与面静脉自由交通。通过穿越卵圆孔、棘孔及破裂孔的蝶底导静脉与海绵窦广泛吻合。

枕下区的椎静脉系统

枕下区的静脉结构有：

- 枕下静脉丛。
- 与脊髓相关的椎静脉丛。
- 寰枢间隙中椎动脉静脉丛，位于椎动脉 V3 段垂直部周围。
- 枕寰间隙中椎动脉静脉丛，位于椎动脉 V3 段水平部周围（即所谓的枕下海绵窦）。

枕下静脉丛

枕下静脉丛位于肌肉层之间，向下延伸进入颈深静脉。通过寰枕间隙的吻合静脉与椎静脉丛交通；通过乳突导静脉与横窦、乙状窦交通；与环绕椎动脉 V3 段垂直部及水平部周围的椎动脉静脉丛交通。

椎静脉丛

椎静脉丛是脊柱周围丰富的血管网，是枕窦、边缘窦及颅底静脉丛的向下延续。椎静脉丛是身体屈伸过程中，以及人体直立时腹内压力升高时颅内静脉回流的副途径。

在枕寰及寰枢间隙，椎静脉丛与环绕两侧椎动脉 V3 段周围的静脉丛交通。逐步结扎双侧颈内静脉后，椎静脉丛承担颅内静脉引流角色，此时，可见造影剂通过眼静脉及翼丛离开海绵窦。

椎动脉静脉丛（椎静脉）

椎动脉静脉丛是位于椎动脉 V3 段周围的丰富血管网（图 3.60），由枕下静脉丛及细小肌肉静脉在枕下三角形成。

在近端，它包绕椎动脉 V3 段水平部，然后进入寰椎横突孔中，并下行围绕 V3 段的垂直部，然后静脉丛跟随椎动脉的 V2 段，最终作为单一血管从第 6 颈椎横突孔发出，并止于头臂静脉。

由于与海绵窦解剖结构相似，围绕 V3 段水平部的椎动脉静脉丛的部分也称为枕下海绵窦。

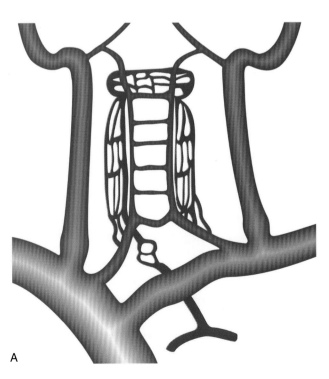

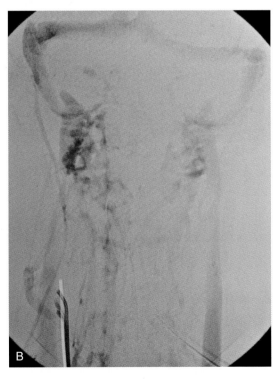

图 3.60　右侧椎静脉丛通过髁后导静脉充盈。闭塞右侧颈内静脉后，髁后导静脉更加明显。左侧颈内静脉开放。A.示意图。B.静脉相血管造影侧向投影

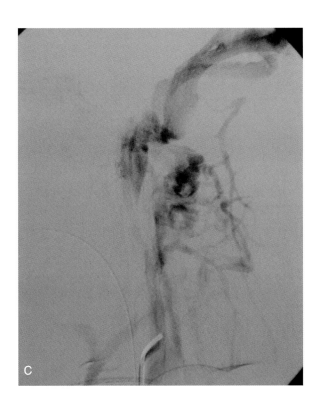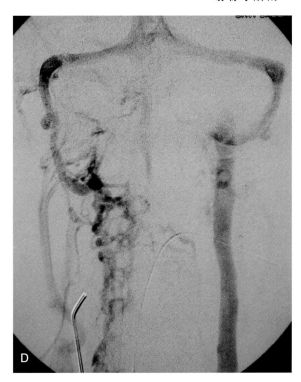

续图 3.60　C，D.静脉相血管造影正面投影

参考文献

[1] Harnsberger HR, Macdonald AJ. Diagnostic and Surgical Imaging anatomy. Brain, Head & Neck, Spine. Salt Lake City (UT) : Amirsys, 2006.

[2] Möller TB, Reif E. Pocket Atlas of Sectional Anatomy: Computed Tomography and Magnetic Resonance Imaging. Stuttgart.New York: Thieme, 2007.

[3] Möller TB, Reif E. Normal Findings in CT and MRI. Stuttgar. New York：Thieme, 2000.

[4] Valvassori GE. Imaging of the temporal bone//Glasscock ME, Gulya AJ, eds. Shambangh's Surgery of the Ear. Hamilton (ON) : BC Decker,2003,5:227–259.

[5] Macchi C, Catini C. The anatomy and clinical significance of the collateral circulation between the internal and external carotid arteries through the ophthalmic artery. Ital J Anat Embryol,1993,98 (1) :23–29.

[6] Thwin SS, Soe MM,Myint M, et al. Variations of the origin and branches of the external carotid artery in a human cadaver. Singapore Med J ,2010,51 (2) :e40–e42.

[7] Toni R, Della Casa C, Castorina S, et al. A meta-analysis of superior thyroid artery variations in different human groups and their clinical implications. Ann Anat, 2004, 186 (3) :255– 262.

[8] Lasjaunias P,Théron J, Moret J. The occipital artery. Anatomy–normal arteriographic aspects–embryological significance. Neuroradiology,1978,15 (1) :31–37.

[9] Lasjaunias P, Moret J. The ascending pharyngeal artery: normal and pathological radioanatomy. Neuroradiology,1976, 11 (2) :77–82.

[10] Lasjaunias P, Doyon D. The ascending pharyngeal artery and the blood supply of the lower cranial nerves. J Neuroradiol,1978,5 (4) :287–301.

[11] Hacein-Bey L, Daniels DL, Ulmer JL,et al. The ascending pharyngeal artery: branches, anastomoses, and clinical significance. AJNR Am J Neuroradiol,2002,23 (7) :1246–1256.

[12] Lasjaunias P,Doyon D. The ascending pharyngeal artery and the blood supply of the lower cranial nerves. J Neuroradiol, 1978,5 (4) :287–301.

[13] Bouthillier A, van Loveren HR, Keller JT. Segments of the internal carotid artery: a new classification. Neurosurgery, 1996,38 (3) :425–432. discussion: 432–433.

[14] Quisling RG, Rhoton AL Jr. Intrapetrous carotid artery branches: radioanatomic analysis. Radiology, 1979, 131 (1) : 133–136.

[15] Quisling RG. Intrapetrous carotid artery branches: pathological application. Radiology, 1980,134 (1) :109–113.

[16] Lasjaunias P,Motet J. Normal and non-pathological variations in the angiographic aspects of the arteries of the middle ear. Neuroradiology ,1978,15 (4) :213–219.

[17] Willinsky R, Lasjaunias P, Berenstein A. Intracavernous branches of the internal carotid artery (ICA) . Comprehensive review of their variations. Surg Radiol Anat,

1987,9 (3) :201-215.

[18] Slovut DP. Bacharach JM. Endovascular therapy for brachiocephalic vessels//Rooke TW, Sullivan TM, Jaff MR, eds. Vascular Medicine and Endovascular Interventions. Oxford: Blackwell,2007:267-276.

[19] Hacker H. Superficial Supratentorial Veins and Dural Sinuses. St Louis: Mosby, 1974.

[20] Uflacker R. Atlas of Vascular Anatomy: an Angiographic Approach. Philadelphia: Lippincott Williams & Wilkins, 2007.

[21] Katz DA, Marks MP, Napel SA, et al.Circle of Willis: evaluation with spiral CT angiography, MR angiography, and conventional angiography. Radiology ,1995,195 (2) : 445-449.

[22] Wollschlaeger G, Wollschlaeger PB. The circle of Willis// Newton TH, Potts DG, eds. Radiology of the Skull and Brain. Angiography. St Louis: Mosby, 1974,2:1171-1201.

[23] Osborn AG.Diagnostic Cerebral Angiography. Philadelphia. London: Lippincot-Raven,1999.

[24] Osborn AG. Craniofacial venous plexuses:angingraphic study. AJR Am J Roentgenol,1981,136 (1) :139-143.

[25] Andeweg J. The anatomy of collateral venous flow from the brain and its value in aetiolngical interpretation of intracranial pathology. Neuroradiology, 1996,38 (7) :621-628.

[26] Braun JP,Tournade A. Venous drainage in the craniocervical region. Neuroradiology, 1977,13 (3) :155-158.

[27] Miller DL, Doppman JL,Chang R. Anatomy of the junction of the inferior petrosal sinus and the internal jugular vein. AJNR Am J Neuroradiol, 1993,14 (5) :1075-1083.

[28] Park HK, Bae HG, Choi SK, et al. Morphological study of sinus flow in the confluence of sinuses. Clin Anat , 2008,21 (4) :294-300.

[29] Gebarski SS, Gebarski KS. Inferior petrosal sinus: imaginganatomic correlation. Radiology, 1995,194 (1) :239-247.

第 **4** 章 临床表现及诊断

头颈部副神经节瘤根据其表现大体可分为鼓室颈静脉球副神经节瘤（进一步分为鼓室乳突副神经节瘤与鼓室颈静脉球副神经节瘤），以及颈部颈动脉副神经节瘤（进一步分为迷走神经副神经节瘤与颈动脉体瘤）[1]。尽管头颈部 20 多处部位均可见副神经节瘤，但其他部位很少见。

鼓室颈静脉球副神经节瘤

无论起源于中耳或骨小管还是颈静脉球部，最常见的检查结果为中耳存在血管性肿块（图 4.1）[2]。典型的中耳表现——布朗征占 20%[2]。单纯耳镜检查对病变范围的评估并不可靠，对肿瘤侵犯下鼓室程度的评估尤为明显[2]。肿瘤从颈静脉球窝侵及鼓骨表现出典型的"旭日初升"征象（图 4.2，图 4.3）。副神经节瘤也可通过鼓膜扩散，从而与炎性息肉混淆（图 4.4），耳内出血偶尔是明显的临床症状。

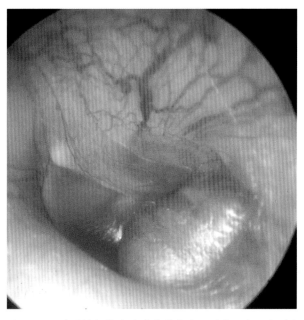

图 4.2　C 型副神经节瘤通过鼓骨扩散，形成"旭日初升"的外观

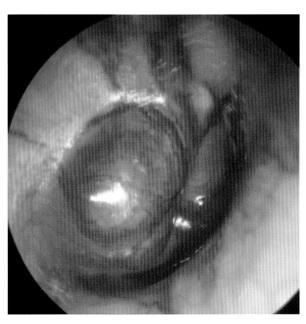

图 4.1　由于副神经节瘤的存在导致鼓膜变形

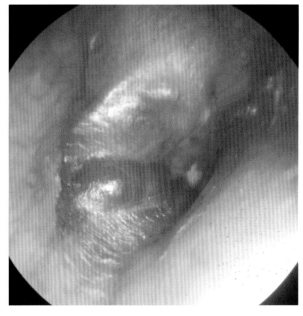

图 4.3　后鼓室肿块伴"旭日初升"的外观

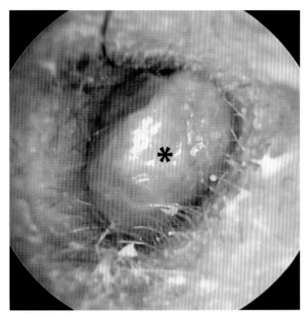

图 4.4　注意外耳道副神经节瘤类似炎性息肉（*）

　　尽管副神经节瘤是鼓膜后方最常见的血管性肿块，仍须考虑其他病变的可能。显然，任何通过耳镜观察到的血管性肿块，如果不能完全看到其边界，除非得到证实，否则均应考虑侵及颈静脉球的可能。

　　完整的脑神经检查必不可少，包括上呼吸道和消化道的内镜检查及仔细的颈部触诊。约 10% 的患者存在潜进性的后组脑神经麻痹。

■ 临床表现

鼓室及鼓室乳突副神经节瘤

　　起源并局限于中耳及乳突内的副神经节瘤为鼓室及鼓室乳突副神经节瘤。通常为鼓室颈静脉球副神经节瘤的亚型，且与 Fisch A 型与 B 型相对应。这两个亚型明显比鼓室颈静脉球副神经节瘤少见。这些肿瘤通常在相对早期阶段表现为传导性聋与搏动性耳鸣。它们表现出的侵袭性比来源于颈静脉球的肿瘤要小。有趣的是，我们的研究发现鼓室副神经节瘤与多发性肿瘤或遗传倾向性相关。

　　通常在耳镜下可见位于鼓膜后方的淡红色肿块，扩散程度的判断通常需要影像学来确定颈静脉球板是否完整，这一点最为重要（图 4.5，图 4.6）。偶尔窥及鼓膜后方肿块有困难，如存在鼓

室硬化时（图 4.7）。非常罕见的症状为外耳道息肉状新生物（图 4.8）。约 20% 的鼓室副神经节瘤扩展至乳突气房。扩展至咽鼓管并不常见，同样占 20% 左右。约 50% 肿瘤侵及听骨链。尽管少见，直接侵及颈动脉及向下扩展侵及颈静脉球仍有发生[2-4]。

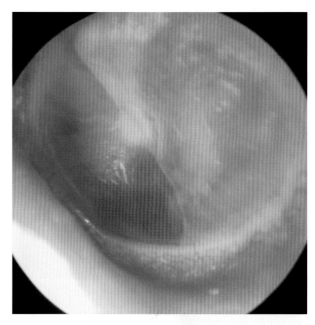

图 4.5　在下象限透过鼓膜可见小的红色肿块

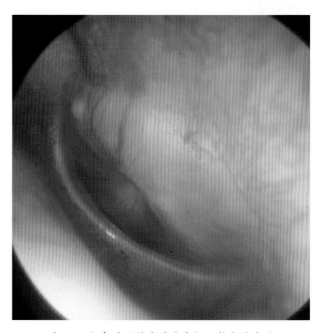

图 4.6　红色的后鼓室肿块占据了整个鼓室腔

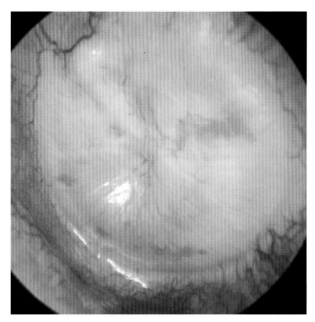

图 4.7　鼓膜硬化的存在使得辨认后鼓室红色肿块很困难

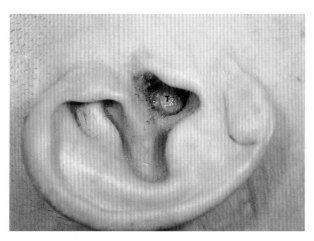

图 4.8　肿瘤（T）位于外耳道内

鼓室颈静脉球副神经节瘤

鼓室颈静脉球副神经节瘤（原称为颈静脉血管球体瘤）是指那些起源于颈静脉球外膜上或下鼓室、乳突小管内的副神经节肿瘤。尽管鼓室颈静脉球副神经节瘤的术语可以用来将颈静脉及鼓室的副神经节瘤描述为同一群体，但是正如上面讨论的，那些局限于中耳及乳突的肿瘤通常被排除在外。

鼓室颈静脉球副神经节瘤的治疗结果高度取决于肿瘤诊断时的分期 [5,6]。合理应用不断发展的放射学手段并仔细阅读结果的同时需保持高度怀疑。相应地，目标是早期识别肿瘤，以及在基因测试的时代有选择地进行筛选以确定症状前病变。

鼓室颈静脉球副神经节瘤最常见的症状是听力损失，占 60%~80%，搏动性耳鸣也见于大多数患者 [2,6–25]。由于听骨链受侵以及中耳积液，通常为传导性听力损失。因此，任何具有搏动性耳鸣，特别是伴随听力损失的患者均应考虑副神经节瘤的诊断。注意到由于症状的非特异性，其出现和诊断之间平均延迟 2~3 年非常重要。

感音神经性聋和（或）眩晕症状取决于肿瘤侵及内耳、内耳道及小脑脑桥角的程度，而后组脑神经的损伤通常是肿瘤渐进性侵及颈静脉窝内侧壁的结果。肿瘤生长导致的神经受损通常发展非常缓慢，从而允许逐渐代偿，因而有时患者无法感觉到神经受损。10% 的患者可见潜进性后组脑神经麻痹。35%~40% 的患者出现舌咽神经及迷走神经麻痹；21%~30% 的患者出现副神经及舌下神经麻痹。面神经是第二位最容易被侵犯的脑神经，约占鼓室颈静脉球副神经节瘤的 10%，尽管曾有报道高达 39% [6,8,25–28]。

当调查单纯或复合后组脑神经损伤时，考虑颈静脉窝病变很重要。声带麻痹引起的嗓音变化是临床症状中最常见的情况 [29]。显然，高位迷走神经损伤的证据，例如软腭不对称强烈提示颅底病变。

■ 建立诊断

鼓室、鼓室乳突副神经节瘤及鼓室颈静脉球副神经节瘤的成像方案

对每一位疑似鼓室颈静脉球副神经节瘤的病例，必须行轴位及冠位重建高分辨率 CT 扫描。如果怀疑有颈静脉窝侵犯，T1、T2 及钆增强 T1 序列轴、冠位及矢位重建 MRI，以及 MRA 和 MRV 是最少的额外需要的影像学检查 [30]。诊断性 4 条血管造影用于疑难病例。颅底病变的诊断基于放射学信息而不是活检组织的病理。不同病变的鉴别直接影响处理选项、手术路径及预后，即使对侵及同一解剖结构的良性病变来说也是如此。这种情况对颈静脉窝病变尤为突出 [30]。

应使用 T1、T2 及钆增强 T1 或平扫 MRI 与单独 3D 增强时间飞跃 MRA 来筛查及随访那些副神经节瘤阳性家族史的患者 [31]。

鼓室乳突副神经节瘤的放射学特征

鼓室副神经节瘤（A 型）在 CT 上显示为位于鼓岬表面的小肿块（图 4.9）。B 型肿瘤侵入下鼓室但未侵及颈静脉球板（图 4.10）。乳突浑浊通常与咽鼓管阻塞造成的液体聚集有关。

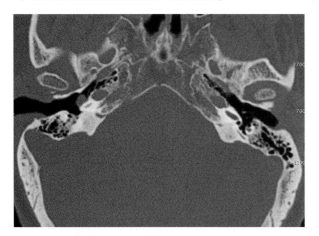

图 4.9　CT。位于右侧鼓岬表面的小肿块

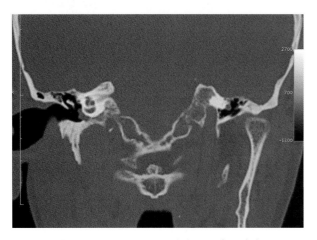

图 4.10　CT。侵犯右侧鼓室的副神经节瘤

鼓室颈静脉球副神经节瘤的放射学特征

CT

> **注　意**
>
> 骨质缺损及破坏的类型，以及与颈内动脉的关系，是初步评估颈静脉孔区病变的重要方面。

鼓室颈静脉球副神经节瘤在 CT 上表现出特征性的不规则的骨质缺损（虫蚀样骨；图 4.11）。早期的变化为颈静脉球窝外侧边界的骨质模糊，随后出现颈动静脉嵴或颈棘骨质破坏（图 4.12）。

然而，通常难以评估骨质受侵的程度。起初，最重要的一步是鉴别鼓室乳突副神经节瘤与小的鼓室颈静脉球体瘤，而冠位图像在这一步中最为有效（图 4.13）。

如果高分辨率 CT 确认颈静脉球窝仍未受到肿瘤侵犯，则无需进一步的影像学检查。如图 4.14 中所示，MRI 对鉴别肿瘤与中耳、乳突渗出非常有

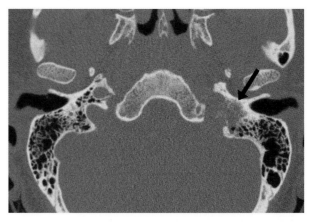

图 4.11　CT。颈静脉球窝外侧面虫蚀样骨质（箭头）

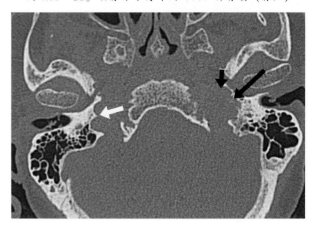

图 4.12　CT。颈动静脉嵴受侵蚀（2 个黑箭头），对侧正常（白色箭头）

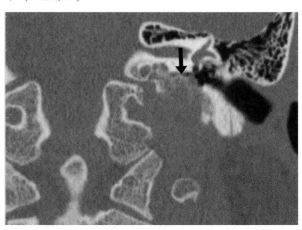

图 4.13　CT。颈静脉球孔穹隆部颈板破坏的冠位图像（箭头）

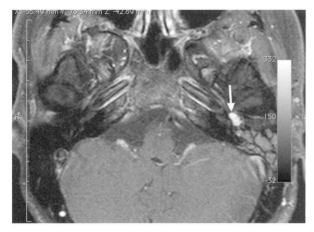

图 4.14 MRI。小型副神经节瘤（白色箭头）堵塞了咽鼓管，导致乳突渗出。这里显示使用 MRI 扫描来鉴别肿瘤与液体（黑色箭头）

用 [2]。放射图像上的任何疑点，都需要进一步评估。

骨质浸润的程度同样也难以确定，且通常被低估。特别是在颞骨气化差的病例，以及在岩尖（图 4.15）、斜坡（图 4.16）、枕骨髁（图 4.17）及舌下神经管（图 4.18）受侵及的病例，原因是这些区域通常存在骨髓。

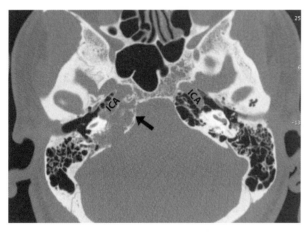

图 4.15 CT。肿瘤侵及岩尖（黑色箭头）

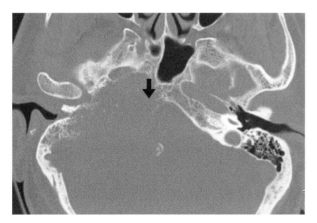

图 4.16 CT。大块的岩骨及斜坡（黑色箭头）受侵蚀

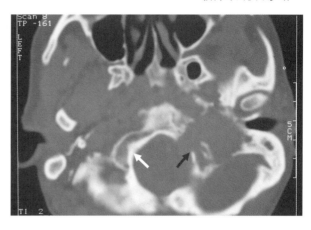

图 4.17 CT。枕骨髁受侵蚀（黑色箭头）。白色箭头：对侧正常的枕骨髁

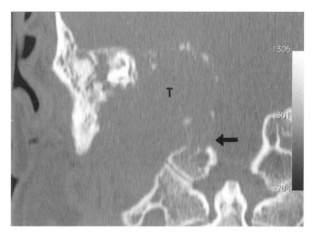

图 4.18 CT。舌下神经管受侵蚀（黑色箭头）。T：肿瘤

MRI（轴位、冠位及矢位）

MRI 能够为深层颈部间隙及颅内的软组织提供无与伦比的细节。60%~75% 的病例存在颅内病变，而肿瘤侵及硬膜内约为 30% [6,8,55,56]。可使用不同序列来显示肿瘤、动脉解剖及静脉引流。

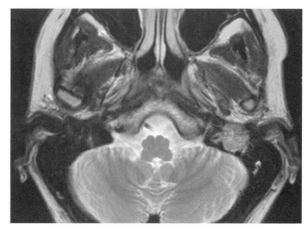

图 4.19 MRI。显示相对较高的 T2 信号

低到中等 T1 信号及相对较高的 T2 信号（图 4.19）是副神经节瘤的特征。小肿瘤均一强化（图 4.20），但随着体积增大，可出现坏死及出血区域（图 4.21）。

直径大于 2cm 的病变通常可见典型的"盐和胡椒"征象，尤其是在 T2 序列的图像上。这是由于肿瘤内缓慢的血流导致的 T2 加权高亮区，以及肿瘤内大血管出现的流空区造成的[30,34,35]。通常使用轴位和冠位图像来评估病变，而矢位图像可用来评估肿瘤整体的扩散情况（图 4.22）。

察觉硬脑膜的侵犯并不总是很容易，因为其通常受浸润并被向内推压（图 4.23）；在另一病例中，颅后窝脑膜真实受侵（图 4.24）。

MRI 提供关于颅底髓质受侵而正常脂肪信号消失的信息。不断发展的 MRI 序列持续提高了对病变的显示，并且改善了对亚临床病变筛查的敏感性和特异性。尽管每个部门通常使用不同的序

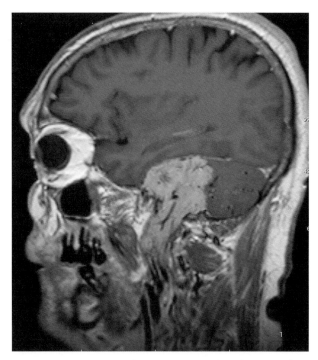

图 4.22　MRI。矢位图像示鼓室颈静脉球体瘤向颅内外扩散程度

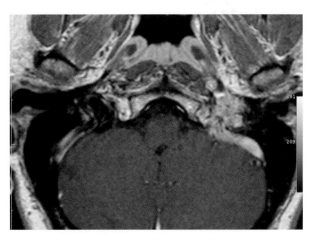

图 4.20　MRI。均一增强的小肿瘤

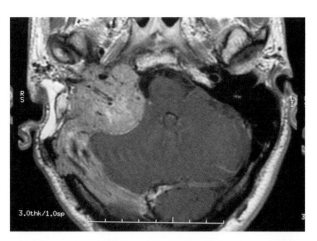

图 4.23　MRI。大型副神经节瘤的颅内硬膜外扩散（De2 型）

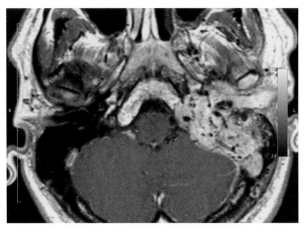

图 4.21　MRI。大型病变中可见坏死、出血区域及肿瘤内血管

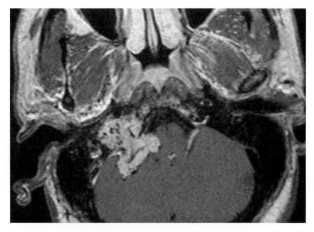

图 4.24　MRI。大型副神经节瘤伴有明显的硬膜内成分（Di2 型）

列组合，仅使用 T1、T2 及增强序列已不复存在。快速自旋回波重 T2 加权序列、非增强或增强时间飞跃序列及增强 MRA 和 MRV（通常伴 3D 重建）可提供更多信息 [31]。尽管有这些优点，但是除了那些起源于鼓室的病变外，发现小于 10mm 的病变仍然困难。

血管造影

血管造影在鼓室颈静脉球体瘤的治疗中扮演重要的角色，但它并非诊断所必须。副神经节瘤显示出典型的肿瘤充盈明显、静脉引流迅速的特征。血管造影可对 CT 及 MRI 显示不明的病例予以鉴别。血管造影能够对肿瘤的静脉血供提供详细的分析，对有手术计划的患者进行栓塞，以及对颈内动脉受侵、对侧脑血流及静脉引流情况做出评估。这些方面的内容将在第 6 章中详细讨论（也可参见第 3 章相关内容）。

鼓室颈静脉球体瘤的分级

普遍使用的鼓室颈静脉球体瘤分类系统有 2 个，即 Fisch 分类和 Glasscock-Jackson 分类。关于颈内动脉受侵的描述是制订手术径路最关键的一环，我们推荐使用 Fisch 分类系统。在 Fisch C 型与颅内扩展的可能性之间也存在密切的相互关系。我们对 Fisch 分类进行了改良以便于制订精确的手术计划。出于以上原因以及报道的一致性，我们建议使用如下改良的 Fisch 分类系统。

鼓室颈静脉球副神经节瘤改良 Fisch 分类系统 [6,33]

A 型：肿瘤局限于中耳腔，未侵及下鼓室。

- A1：耳镜下肿瘤完全可见（图 4.25）。
- A2：耳镜下无法窥及肿瘤边缘（图 4.26）。

B 型：肿瘤局限于下鼓室、中鼓室及乳突内，未侵及颈静脉球。

- B1：肿瘤局限于中耳腔伴侵及下鼓室（图 4.27）。
- B2：肿瘤累及中耳腔并侵及下鼓室及乳突（图 4.28）。
- B3：肿瘤局限于鼓室乳突部伴侵及颈内动脉管（图 4.29）。

C 型：鼓室颈静脉球副神经节瘤根据颈内动脉管受累的程度再分级。

- C1：肿瘤破坏颈静脉球窝、颈静脉球伴有限侵及颈内动脉管垂直部（图 4.30）。
- C2：肿瘤侵及颈内动脉管垂直部（图 4.31）。
- C3：肿瘤侵及颈内动脉管水平部（图 4.32）。
- C4：肿瘤达到前破裂孔（图 4.33）。

D 型：特指侵及颅内的肿瘤，并且作为 C 型的补充；De，硬膜外（图 4.34）；Di，硬膜内（图 4.35）。

- De1：脑膜移位少于 2cm 的肿瘤。
- De2：脑膜移位超过 2cm 的肿瘤。

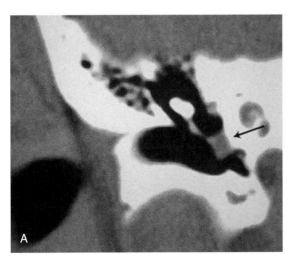
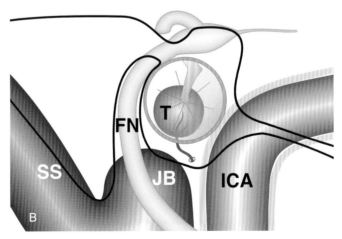

图 4.25　A1 型。位于鼓岬上的小肿瘤清晰可见（箭头）。肿瘤边缘未侵及鼓环。A. CT。B.示意图。FN：面神经；ICA：颈内动脉；JB：颈静脉球；SS：乙状窦；T：肿瘤

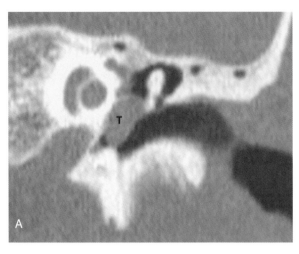
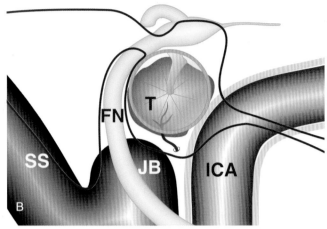

图 4.26　A2 型。耳镜下无法窥及肿瘤（T）边缘。A.CT。B.示意图。FN：面神经；ICA：颈内动脉；JB：颈静脉球；SS：乙状窦；T：肿瘤

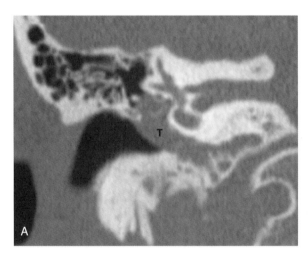
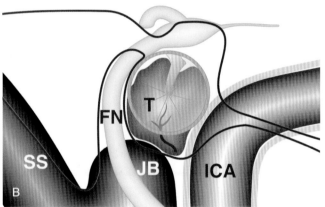

图 4.27　B1 型。肿瘤（T）局限于中耳腔伴扩展至下鼓室，但未侵及颈静脉球。A.CT。B.示意图。FN：面神经；ICA：颈内动脉；JB：颈静脉球；SS：乙状窦；T：肿瘤

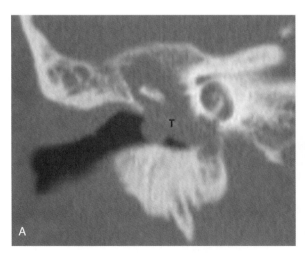
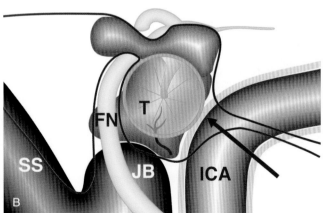

图 4.28　B2 型。肿瘤（T）占据整个中耳腔并扩展至下鼓室及乳突。可见鼓岬、面神经骨管及听小骨的骨性破坏。箭头：颈内动脉管未受侵及；FN：面神经；ICA：颈内动脉；JB：颈静脉球；SS：乙状窦；T：肿瘤

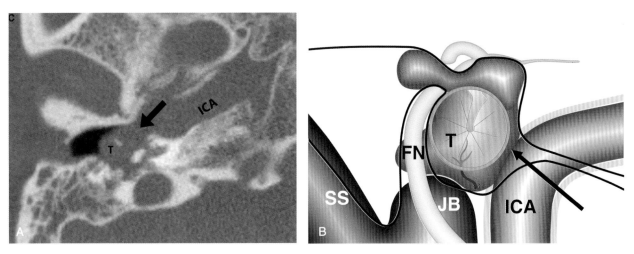

图 4.29 B3 型。该层面可见颈内动脉管受侵（箭头）。A.CT。B.示意图。FN：面神经；ICA：颈内动脉；JB：颈静脉球；SS：乙状窦；T：肿瘤

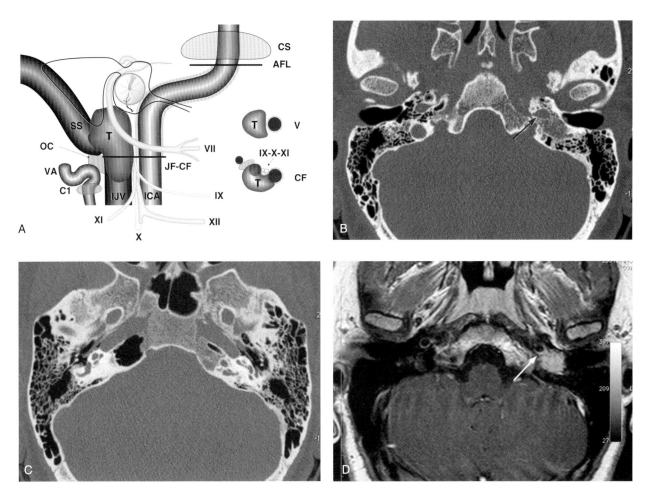

图 4.30 C1 型。A.C1 型示意图。AFL：前破裂孔；C1：寰椎；CF：颈动脉孔；CS：海绵窦；ICA：颈内动脉；IJV：颈内静脉；JF-CF：颈静脉孔-颈动脉孔；OC：枕骨髁；SS：乙状窦；T：肿瘤；V：颈内动脉垂直部；VA：椎动脉；Ⅶ：面神经；Ⅸ：舌咽神经；Ⅹ：迷走神经；Ⅺ：副神经；Ⅻ：舌下神经。B.C1（CT）。可见肿瘤侵犯颈静脉窝并侵及颈动脉孔。C.C1（CT）。未侵及颈内动脉水平段。D.C1（MRI）。肿瘤扩散至但未侵犯颈内动脉垂直段（箭头）

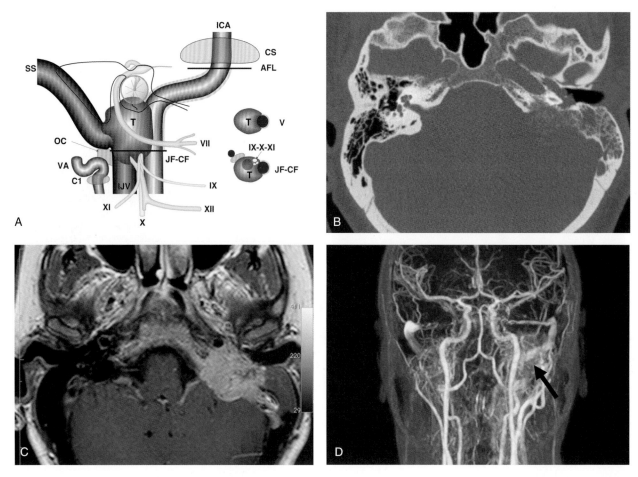

图 4.31 C2 型。A.C2 型示意图。AFL：前破裂孔；C1：寰椎；CF：颈动脉孔；CS：海绵窦；ICA：颈内动脉；IJV：颈内静脉；JF-CF：颈静脉孔–颈动脉孔；OC：枕骨髁；SS：乙状窦；T：肿瘤；V：颈内动脉垂直部；VA: 椎动脉；Ⅶ：面神经；Ⅸ：舌咽神经；Ⅹ：迷走神经；Ⅺ：副神经；Ⅻ：舌下神经；B.C2 型。CT 示颈内动脉的水平段完整无损。C.C2De1型（MRI）。肿瘤包裹颈内动脉垂直段。D.C2 型（MRA）。颈内动脉垂直段外侧可见血管丰富区域（箭头）

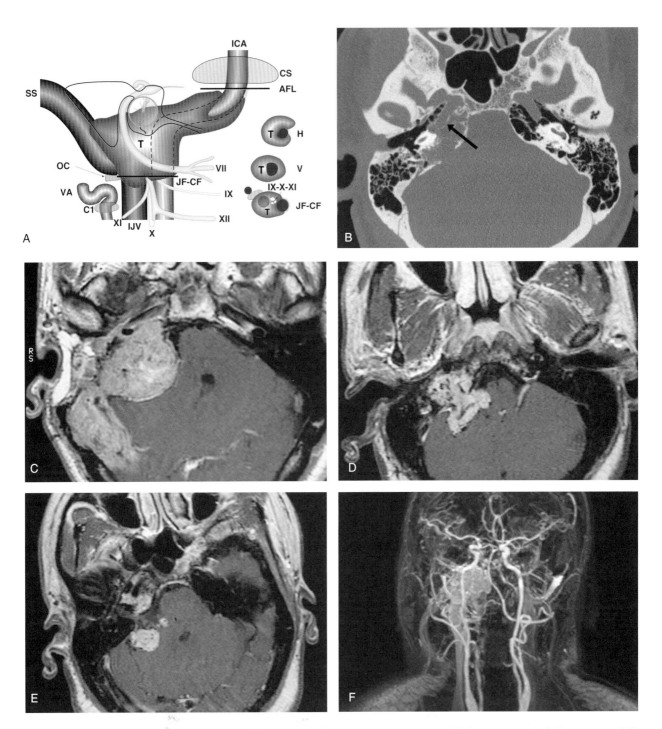

图 4.32　C3 型。A.C3 型示意图。AFL：前破裂孔；C1：寰椎；CF：颈动脉孔；CS：海绵窦；ICA：颈内动脉；IJV：颈内静脉；JF-CF：颈静脉孔–颈动脉孔；OC：枕骨髁；SS：乙状窦；T：肿瘤；V：颈内动脉垂直部；VA：椎动脉；Ⅶ：面神经；Ⅸ：舌咽神经；Ⅹ：迷走神经；Ⅺ：副神经；Ⅻ：舌下神经。B.C3De1 型（CT）。可见颈内动脉管水平段受侵犯（箭头）。C.C3De2 型（MRI）。MRI 清晰地显示颈内动脉管水平段及乙状窦受侵犯。D.C3Di2 型（MRI）。明显扩展至硬膜内的大型副神经节瘤。E.C3Di2 型（MRI）。肿瘤侵及颈内动脉水平段。F.C3Di2 型（MRA）。MRA 显示颈内动脉的垂直段及水平段受侵犯

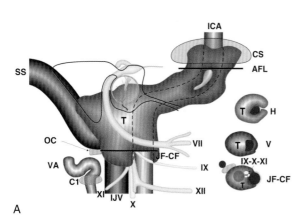
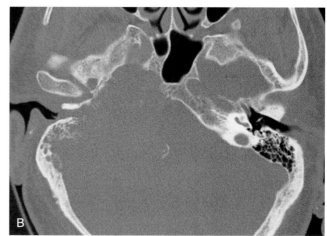

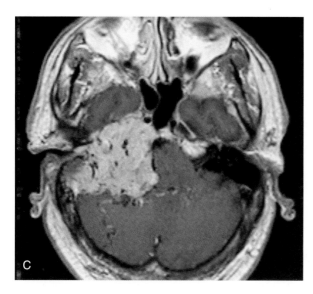

图 4.33　C4 型。A.C4 型示意图。AFL：前破裂孔；C1：寰椎；CF：颈动脉孔；CS：海绵窦；ICA：颈内动脉；IJV：颈内静脉；JF-CF：颈静脉孔–颈动脉孔；OC：枕骨髁；SS：乙状窦；T：肿瘤；V：颈内动脉垂直部；VA：椎动脉；Ⅶ：面神经；Ⅸ：舌咽神经；Ⅹ：迷走神经；Ⅺ：副神经；Ⅻ：舌下神经。B.C4 型（CT）。肿瘤侵犯整个颞骨向上达到岩尖及斜坡，完全包裹颈内动脉及海绵窦。C.C4Di2（MRI）。同一病例的 MRI 清晰显示肿瘤侵及整个颈内动脉水平段并延伸至海绵窦

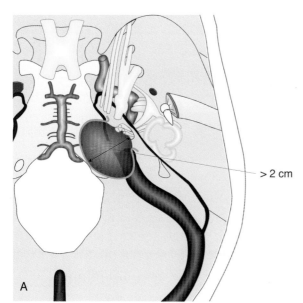
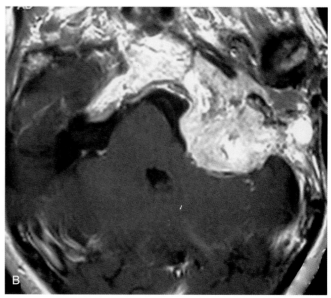

图 4.34　De2 型。A.De2 型示意图。B.De2（MRI）。颅内硬膜外扩展（大于 2cm）

- Di1：硬膜内扩展少于 2cm 的肿瘤。
- Di2：硬膜内扩展超过 2cm 的肿瘤。
- Di3：侵及颅内、硬膜内且无法手术的肿瘤

我们还引入一个新的亚型来描述侵及椎动脉的肿瘤。

V 型：根据椎动脉受侵程度的亚型。

- Ve：肿瘤包裹硬膜外的椎动脉（图 4.36）。
- Vi：肿瘤侵及硬膜内的椎动脉（图 4.37）。

即使对于 C 型肿瘤来说，其大小及对邻近结构的侵犯都存在明显的差异。最明显的例子是面神经受侵以及颅内扩展的程度，但也包括侵及耳囊、向下扩展至颈部、向后下侵及枕骨髁进而侵及椎动脉及向前侵及岩尖的情况。

另外，尚需考虑的信息为血管受压或包裹的程度、脑干受压的程度、多发性肿瘤的存在这些未包括在目前分级系统中的特征。

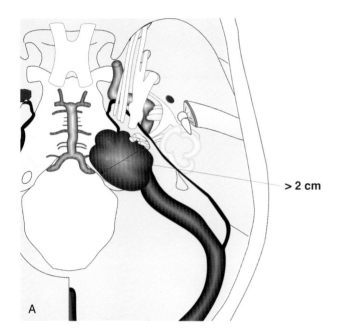
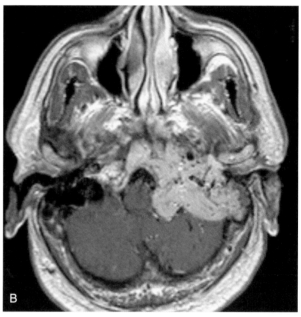

图 4.35 Di2 型。颅内肿瘤的亚型，C 型的补充。A.Di2 型示意图。B.Di2 型（MRI）。颅内硬膜内扩展（大于 2cm）

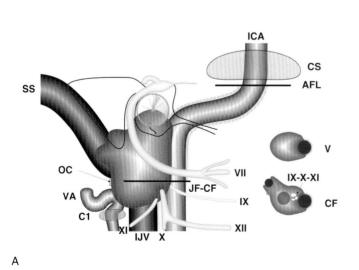
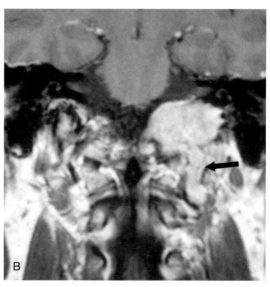

图 4.36 Ve 型。椎动脉受侵程度的亚型。A.Ve 型示意图。AFL：前破裂孔；C1：寰椎；CF：颈动脉孔；CS：海绵窦；ICA：颈内动脉；IJV：颈内静脉；JF-CF：颈静脉孔-颈动脉孔；OC：枕骨髁；SS：乙状窦；T：肿瘤；V：颈内动脉垂直部；VA：椎动脉；Ⅶ：面神经；Ⅸ：舌咽神经；Ⅹ：迷走神经；Ⅺ：副神经；Ⅻ：舌下神经。B.Ve 型（MRI）。肿瘤侵及硬膜外椎动脉（黑色箭头）

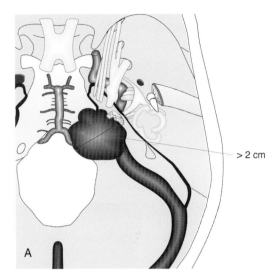
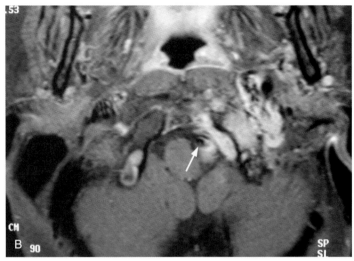

图 4.37　Vi 型。A.Vi 型。B.Vi 型（MRI）。肿瘤包围硬膜内椎动脉（白色箭头）

儿茶酚胺分泌的评估

突发面色苍白、头痛及出汗均强烈提示儿茶酚胺增多，但是这在头颈部副神经节瘤中很少见。

在处理已知头颈部副神经节瘤时，应评估 24h 尿液中肾上腺素、多巴胺及香草扁桃酸的含量，特别是怀疑家族疾病时。这是由于副神经节瘤综合征伴嗜铬细胞瘤的高发病率 [36]。如果升高，可先使用 ^{123}I-MIBG 显像，然后用腹部及胸部 MRI 来定位病变。必须考虑儿茶酚胺分泌过量来源于同一病变，除非证实并非如此。

遗传性及家族性评估

对任何一个副神经节瘤患者行详细的家族史分析都很重要。如第 1 章所讨论的那样，与遗传基因缺陷相关的肿瘤占 30% 左右。传代及非完全显性表达的模式意味着追踪家族史很困难。所有患者均需考虑进行基因学测试，特别是那些年龄小于 50 岁的患者。测试的结果将影响患者再次患病及未来家族成员患病的可能性。

多发性病变

筛查伴发病变同样也很重要，包括并发和继发性病变。需行整个颈部的 MRI 扫描，如果存在任何儿茶酚胺分泌过量的迹象及家族性病史，需行腹部检查。也可使用奥曲肽及 PET 扫描来筛查多发性病变。

尽管不适于筛查，血管造影仍是评估原发病

变时确证多发性病变最敏感的方法。有时，大型迷走神经副神经节瘤、鼓室颈静脉球副神经节瘤与脑膜瘤难以鉴别。

鼓室体瘤的鉴别诊断

颈动脉畸形

颈内动脉经异常途径进入中耳腔是少见的发育性畸形。耳镜检查示鼓膜后搏动的红色肿块，与鼓室副神经节瘤相似。CT 可显示出两种病变明显的差别（图 4.38）。通常颈内动脉管的垂直段消失，异常的动脉来自走行于下鼓室小管的下鼓室动脉。只有极个别病例需行数字血管造影或 MRA [37]。

岩部颈动脉瘤

岩部颈动脉瘤很少表现为鼓膜后方搏动性红色肿块。需要行放射学评估来与鼓室副神经节瘤

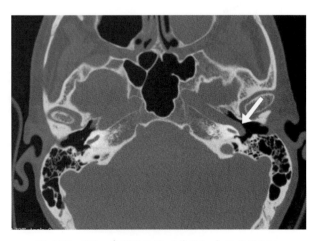

图 4.38　CT。畸形颈动脉（箭头）走行于鼓岬上

进行鉴别（图 4.39），MRI（图 4.40）可清楚地显示肿块与颈动脉间的关系。病变区域的颈动脉管明显缺如。数字血管造影可确诊，并提供用于决定治疗方案的更多信息（图 4.41）[38]。

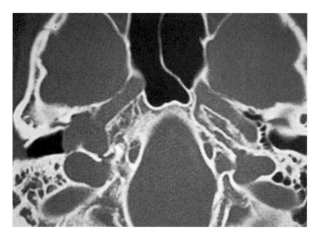

图 4.39　CT。岩部颈内动脉瘤：颈动脉管受侵，病变侵及中耳腔及外耳道内侧

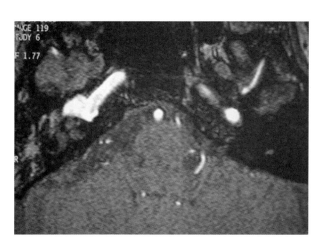

图 4.40　MRI。岩部颈内动脉瘤（与图 4.39 为同一个病例）

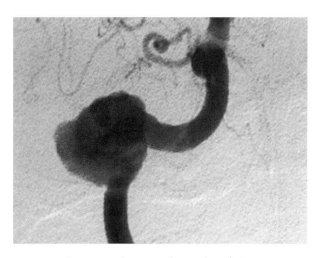

图 4.41　岩部颈动脉瘤的数字血管造影

颈静脉窝病变的鉴别诊断

对于大多数病例，可用 CT 及 MRI 与侵及颈静脉窝的其他病变清晰鉴别：通常为颈静脉窝神经鞘瘤及脑膜瘤。很少需要血管数字造影来提高显示。

后组脑神经鞘膜瘤

后组脑神经鞘膜瘤可占据颅内、颅底及咽旁间隙。侵及颈静脉球窝的神经鞘膜瘤通常表现为颈静脉球孔光滑扩大伴贝壳形边缘硬化（图 4.42）。T1 为低信号，T2 为高信号，显示出中到重度增强，分叶状边缘界限清晰（图 4.43）。后组脑神经鞘膜瘤瘤内囊性病变很常见，而扩展至颞骨及斜坡非常少见 [30,39]。

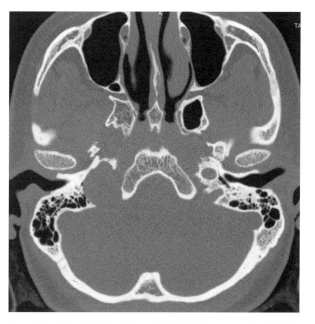

图 4.42　CT。肿块的扩展以颈静脉窝为中心。注意贝壳形硬化的边缘

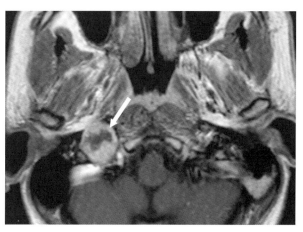

图 4.43　注意后组脑神经鞘膜瘤囊性病变的程度（箭头）

颈静脉球窝的脑膜瘤

颈静脉球窝脑膜瘤在 MRI 上表现为 T1 单一强度低信号、T2 中等信号，注射造影剂后均一增强且无流空。颅后窝部分肿瘤通常成斑块状（图 4.44），但也可呈球形，这在脑膜瘤继发侵及颈静脉窝时更常见 [30]。通常存在脑膜尾征（75%～100% 的病例），而骨质增生及肿瘤内钙化等典型的表现，尽管强烈提示，却很少在该区域见到。

颈静脉球孔骨性边缘显示出不规则的形态，以及"离心"性浸润–硬化改变（图 4.45）。与鼓室颈静脉球副神经节瘤相比，骨性结构相对完整。颈静脉孔脑膜瘤更易于向内侧扩展而侵蚀颈静脉结节，并进一步向前侵蚀斜坡的同时向下影响舌下神经管 [30]。通常 MRI 评估骨性浸润程度很有价值，颅底骨髓间隙正常的脂肪信号消失。

颈静脉球畸形

颈静脉球畸形与肿瘤相似。有时明显不对称

的颈静脉球可能被认为是颈静脉窝病变（图 4.46）。CT 及血流敏感 MRI 上正常的骨性解剖可与真正病变鉴别 [39]。

颈静脉窝软骨肉瘤

颅底软骨肉瘤最常起源于岩枕缝，通常向后下外侧扩展而很少侵及颈静脉窝 [34,40-47]。起源于颈静脉窝的软骨肉瘤更少见。实际上，该病变在我们的病例中为第 4 位常见的颈静脉球病变。常见典型的骨性边缘破坏伴瘤内钙化（图 4.47）。MRI 上经典的放射学特点为 T1 中等信号、T2 高信号。强化后通常显示中等异质信号（图 4.48）。但是软骨肉瘤仍然表现出一定的多变性放射学特性。

内淋巴囊肿瘤

内淋巴囊肿瘤是少见的血管性病变，耳镜及放射学上与副神经节瘤相似。肿瘤向下方扩展可侵犯颈静脉球的上表面，同时也可进入中耳腔。钆增强 MRI 肿瘤明显强化，这与副神经节瘤相

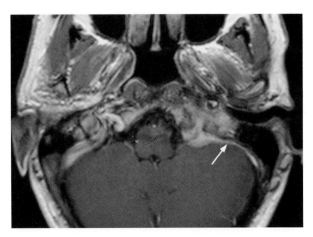

图 4.44 颈静脉球窝脑膜瘤伴典型的斑块及脑膜尾征（箭头）

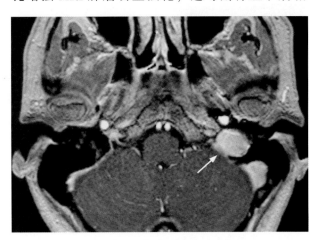

图 4.46 不对称的颈静脉球（箭头）

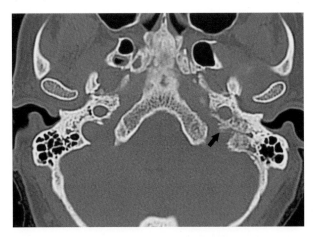

图 4.45 颈静脉球窝脑膜瘤造成骨质增生（箭头）

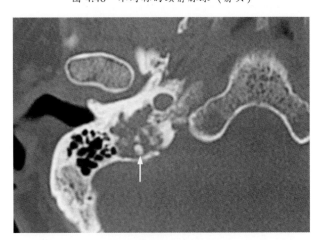

图 4.47 CT 上瘤内钙化是颈静脉窝软骨肉瘤的特征

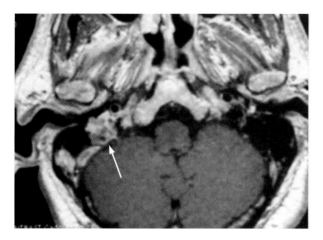

图 4.48 颈静脉窝软骨肉瘤（箭头）

似，但没有大血管流空（图 4.49）。该肿瘤起源的位置更高，位于内淋巴囊水平及颞骨岩部后表面的中央，而且在副神经节瘤中常见的颈静脉球受侵在内淋巴囊肿瘤中非常少见。在疑似病例中，血管造影可能有所帮助，因为肿瘤充盈不如副神经节瘤那样明显（图 4.50）。

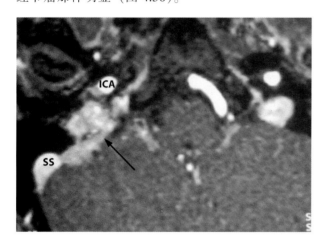

图 4.49 内淋巴囊肿瘤的 MRI（箭头）。ICA：颈内动脉；SS：乙状窦

提示和陷阱

● 影像学上经常低估骨质破坏的程度。

● 难以评估硬脑膜受侵和脑膜内侵犯的程度。然而，明确的脑膜内侵犯明显降低了后组脑神经功能保护的可能性。

● 细致地检查颈静脉球内侧壁及面神经乳突段周围的骨质有利于评估神经保留的可能性，即使神经术前功能正常。

● 需排除多发疾病。

● 动静脉系统的评估非常重要。

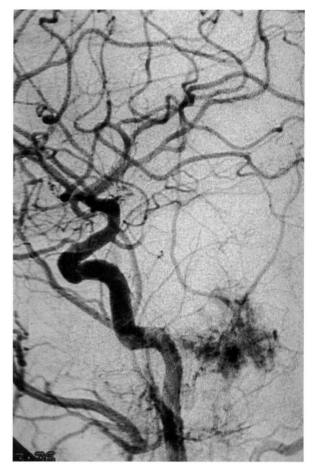

图 4.50 内淋巴囊肿瘤（血管造影）

颈部颈动脉副神经节瘤

■ 临床表现

迷走神经副神经节瘤

迷走神经副神经节瘤（vagal paragangliomas，VPs，也称为迷走神经血管球瘤）最常来源于迷走神经下或节状神经节，该神经节位于茎突后咽旁间隙内颅底下方 2cm。肿瘤通常边界清晰为卵圆形，将颈内动脉向前内侧移位、颈内静脉向后外侧移位。肿瘤向颅底扩展，边缘呈浸润性，进一步向颅内扩展可形成沙漏或哑铃形状，狭窄部位于颈静脉孔区。这种情况并不常见，并且很难与鼓室颈静脉球副神经节瘤相鉴别。重要的是后组脑神经与肿瘤的关系。在切除大型迷走神经副神经节瘤时，特别容易损伤第Ⅻ脑神经。

迷走神经副神经节瘤可导致颈动脉扩大，从

而与颈动脉球体肿瘤混淆，然而它们很少向下延伸到颈动脉分叉处，经典表现为推压颈内动脉向前内侧移位。由于肿瘤位于茎突后咽旁间隙内，该间隙内的脂肪组织也同样被向前内侧推移。由于该病变少见，所有的文献报道，甚至来自高级医疗中心的报道，病例数都很少 [48-59]。

上颈部肿块是最常见的表现，咽侧壁向内侧移位是相对晚期的特征。在最大的外科手术病例研究中，Netterville 报道 36% 的未治疗患者至少有 1 根脑神经损伤。第 X 脑神经最容易受到侵犯，36 例患者中部分麻痹或完全麻痹的为 10 例（28%）。其他脑神经功能不全包括舌下神经（17%）、副神经（15%）、舌咽神经（11%）及面神经（6%）。2 例患者存在 Horner 综合征 [57]。这与 Arts 等报道肿瘤明显侵犯颅底时才出现神经功能缺损一致 [55]。Bradshaw 等报道了 48 例荷兰的患者，18% 出现第 X 脑神经麻痹；44% 的患者存在颈部肿块，但 52% 的患者无临床症状，通过筛查而确诊；92% 的患者为多发性头颈部副神经节瘤，其中 10 例患者为双侧迷走神经副神经节瘤 [48]。这组病例来自遗传性副神经节瘤占很高比例的荷兰，而且通过筛查研究在症状出现之前确诊，因而具有独特性。总体来讲，18%~47% 的患者在诊断时即表现出脑神经麻痹 [48,58,60,61]。搏动性耳鸣和听力损失同样常见，特别是晚期病变。这实际上与病变向上扩展的程度相关——毗邻颅底、进入颈静脉球窝或侵入到颞骨内，大约 20% 的病例被证实颅内受侵。

颈动脉球体瘤

颈动脉球体瘤（carotid body tumors, CBTs）通常表现为侧颈部肿块，在头尾平面上活动受限。绝大多数表现出可觉察到的搏动，同样也可因内在血管丰富而表现出膨胀的感觉 [62]。所有副神经节瘤通常都生长缓慢，但局部呈侵袭性。Farr 报道副神经节瘤平均生长速度为每年 5mm [63]。这些肿瘤通常无痛，但体积增大时可出现压迫症状包括吞咽困难。然而，少于 10% 的副神经节瘤体积较大以至于延伸至咽旁间隙 [34]。大约 10% 的患者表现出脑神经麻痹，其中绝大多数是第 X 脑神经。第 XI、XII 脑神经及交感干的损伤较少见。但是，颈动脉体肿瘤可能向头部扩展而侵及颅底，随后

出现多发的脑神经功能不全。

认识到颈动脉体副神经节瘤中存在颈动脉窦综合征性晕厥非常重要。它被定义为意识丧失伴随反射性心动过缓及高血压。这可能在对肿瘤操作的时候发生，更多见于欠考虑的细针抽吸活检 [62]。

头颈部副神经节瘤的恶性率通常为 4%，van der Mey 报道 353 例颈动脉体副神经节瘤中仅 5 例为恶性，恶性率为 1.4%~12% [18,62,64-69]。

■ 建立诊断

颈部颈动脉副神经节瘤的放射学方案

MRI 对于上颈部肿块是必须进行的。T1、T2 及钆增强序列为完整评估肿块最基本的项目。当肿块达到颅底时，MRI 必须包括脑与颅底，且必须行颅底骨窗 CT，以更好地评估骨质破坏程度。

最后 4 对脑神经（IX~XII）之一功能缺损时，必须行头部、颈部及胸腔上部 MRI 检查。评估单一后组脑神经麻痹患者并不少见的错误是行从颈部到膈的 CT 或 MRI，而未将颈静脉窝及颅后窝完全包括在内。

迷走神经副神经节瘤的影像学特征

迷走神经副神经节瘤起源于颅底下方的节状神经节。肿瘤通常呈椭圆形且具有光滑的边缘（图 4.51），同时将颈内动脉向前内侧移位、颈内静脉向后外侧移位。肿瘤向颅底扩展，边缘呈浸润性，进一步向颅内扩展可形成沙漏或哑铃的形状，狭窄部位于颈静脉孔区。这种情况并不常见，并且很难与鼓室颈静脉球副神经节瘤鉴别。

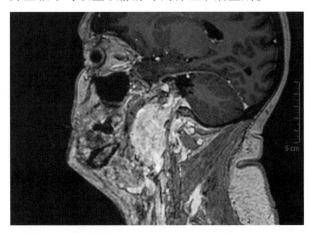

图 4.51　钆增强 T1 加权矢位 MRI。注意卵圆形肿瘤侵及颈静脉球窝

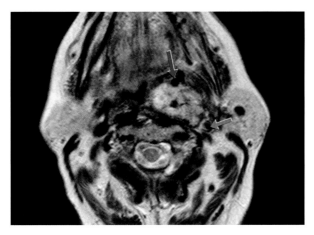

图 4.52　轴位 T2 加权 MRI。红色箭头：颈内动脉；蓝色箭头：颈内静脉

迷走神经肿瘤可导致颈动脉扩大，从而与颈动脉球体肿瘤混淆，但它们很少向下延伸到颈动脉分叉处 [70]。然而，经典表现为推压颈内动脉向前内侧移位（图 4.52）。由于肿瘤位于茎突后咽旁间隙内，该间隙内的脂肪组织也同样被向前内侧推移。

迷走神经副神经节瘤分级

Jackson 等与 Browne 等对迷走神经副神经节瘤的分级相似（图 4.53）[57,59]。

- A.肿瘤局限于颈部。
- B.肿瘤扩散至颈静脉球孔及颅底伴颈内动脉向前移位和（或）被肿瘤包裹。
- C.肿瘤扩展至颈静脉球孔伴颅内侵犯。

Browne 等采用了 Fisch C 型的分类方法对 C 级迷走神经副神经节瘤进一步分级（参见第 9 章"迷走神经副神经节瘤"部分内容）。

颈动脉体瘤的影像学特征

颈动脉体瘤将颈外及颈内动脉分开（图 4.54，图 4.55），造成颈动脉分叉在 MRI、CT 及常规血管造影上形如竖琴。CT 及 MRI 上显示的血管性肿瘤并不是副神经节瘤的特异性诊断，需要考虑肾细胞及甲状腺癌血性转移的可能，尤其是当肿瘤具有浸润性边缘时 [34]。

评估肿瘤浸润颈内动脉的程度既要考虑肿瘤包裹颈内动脉的程度，还要考虑 HRCT 或 MRI 上显示模糊的肿瘤–动脉界限。MRI 上肿瘤与动脉之间的颈动脉周围静脉丛的正常强化消失是进一步的提示。大部分的颈动脉体肿瘤需行血管造影，

因为该检查可以显示肿瘤水平动脉不规则的轮廓，且与 MRA 相比，该检查还增加了肿瘤滋养血管的可视性 [71-73]。然而，常规栓塞颈动脉体肿瘤并没有什么好处，只用于选择性的病例（参见第 6 章"神经放射介入学"相关内容）。

颈动脉体肿瘤的分级

1971 年 Shamblin 根据颈动脉体肿瘤切除的难度描述了一个分级系统。肿瘤局限且易于切除为Ⅰ型。肿瘤粘连或部分围绕血管为Ⅱ型。肿瘤完全包裹颈动脉为Ⅲ型。各型的分布约为：Ⅰ型 25%、Ⅱ型 50% 及Ⅲ型 25% [62,74]。尽管该系统与术中所见有关，Shamblin 分级与肿瘤大小有很好的相关性，直径大于 4cm 的肿瘤多部分包裹（ShanblinⅡ型）或完全包裹（ShanblinⅢ型）颈动脉（图 4.56）[75,76]（参见第 12 章）。

茎突前、后咽旁间隙肿块的鉴别诊断

临床上侧颈部最常见的鉴别诊断与黏膜鳞状细胞癌或甲状腺癌的淋巴结转移有关 [62]。血管异常、淋巴管瘤、鳃裂囊肿及间叶组织肿瘤少见但必须予以考虑。

须行颈部及上消化道广泛的检查，并评估脑神经功能。

通常 CT 是评估侧颈部肿块首选的影像学检查 [34]。然而，有些中心推荐使用多普勒超声对这些疾病进行筛查。颈动脉体肿瘤的影像学特征为颈内动脉与颈外动脉分开。CT、MRI 及标准血管造影可显示这一典型的竖琴征。大部分病例需行 MRI 及血管造影以进一步评估原发病变，同时筛查头颈部伴发的副神经节瘤。

咽旁间隙分为茎突前、后两部分对咽旁间隙肿瘤的鉴别诊断很有帮助 [34]。如 Harnsberge 所描述的那样，茎突后咽旁间隙与颈动脉间隙类似。与血管性病变、副神经节瘤及神经鞘瘤相比，来源于茎突前间隙的病变更多为涎腺（图 4.57，图 4.58）或淋巴结相关性肿瘤。

咽旁间隙的淋巴结为Ⅱ区淋巴结，而与咽后间隙的淋巴结区分开。单独淋巴结肿大少见，需寻找源自感染或上消化道的病因。

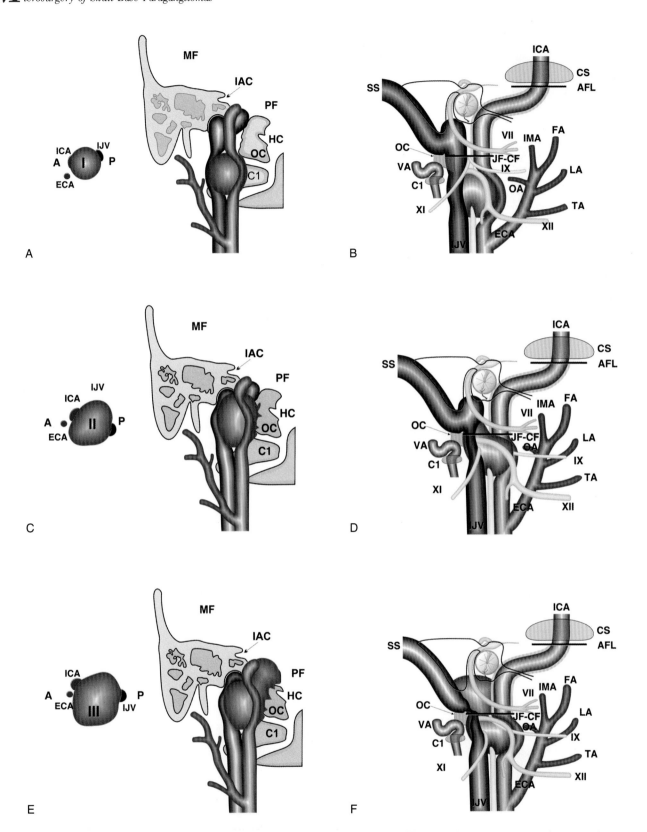

图 4.53　迷走神经副神经节瘤的分级。A，B.Ⅰ型：肿瘤局限于颈部。C，D.Ⅱ型：肿瘤扩展至颈静脉球窝及颅底并向前推移和（或）包裹颈内动脉。E，F.Ⅲ型：肿瘤扩展至颈静脉球窝并侵及颅内。A：前方；P：后方；AFL：前破裂孔；C1：寰椎；CS：海绵窦；ECA：颈外动脉；FA：面动脉；HC：舌下神经管；IAC：内耳道；ICA：颈内动脉；IJV：颈内静脉；IMA：颌内动脉；LA：舌动脉；MF：颅中窝；OA：枕动脉；OC：枕骨髁；P：后方；PF：颅后窝；SS：乙状窦；TA：甲状腺上动脉；VA：椎动脉；Ⅶ：面神经；Ⅸ：舌咽神经；Ⅹ：迷走神经；Ⅺ：副神经；Ⅻ：舌下神经

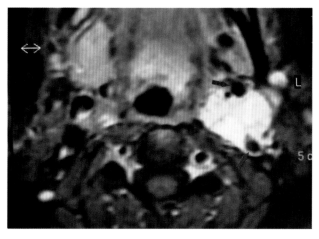

图 4.54 钆增强 T1 加权 MRI,轴位图像。位于颈动脉分叉处明显增强的肿块将左侧颈内动脉(红色箭头)与颈外动脉(紫色箭头)分开

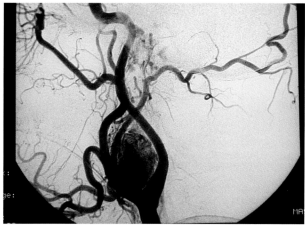

图 4.55 血管造影显示颈动脉体肿瘤将颈内动脉与颈外动脉分开

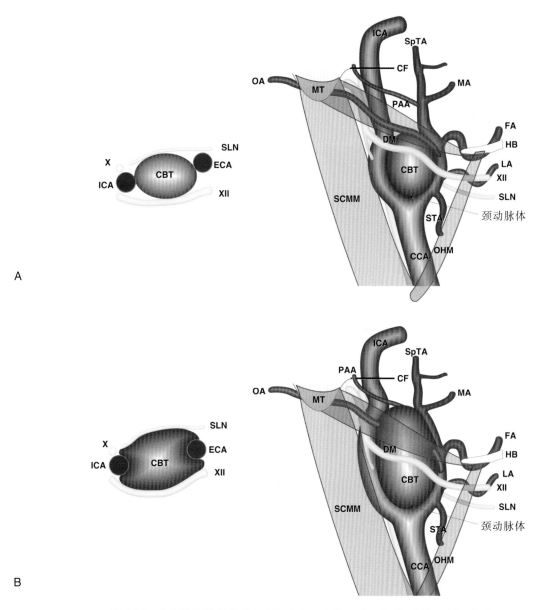

图 4.56 颈动脉体肿瘤的 Shamblin 分级。A.Shamblin Ⅰ型。B.Shamblin Ⅱ型

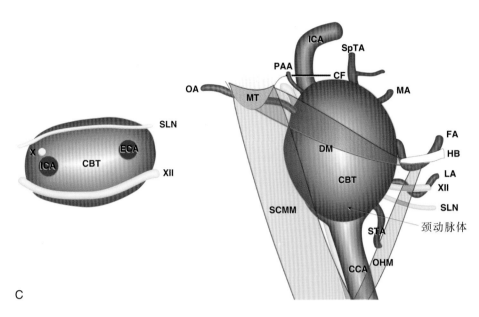

C

续图 4.56　C.Shamblin Ⅲ 型。CBT：颈动脉体肿瘤；CCA：颈总动脉；CF：颈动脉孔；DM：二腹肌后腹；ECA：颈外动脉；FA：面动脉；HB：舌骨；ICA：颈内动脉；LA：舌动脉；MA：颌动脉；MT：乳突尖；OA：枕动脉；OHM：肩胛舌骨肌；PAA：耳后动脉；SCMM：胸锁乳突肌；SLN：喉上神经；SpTA：颞浅动脉；STA：甲状腺上动脉；X：迷走神经；Ⅻ：舌下神经

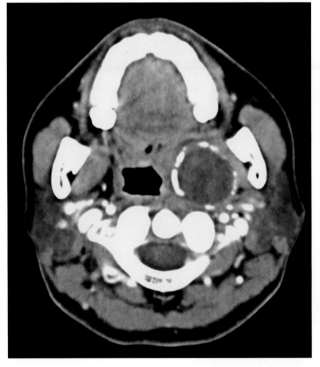

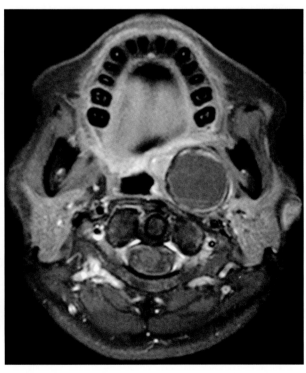

图 4.57　增强 CT 轴位图像显示位于茎突前咽旁间隙边缘增强的均质肿块

图 4.58　同一病变的钆增强 T1 抑脂 MRI 轴位图像显示低信号

参考文献

[1] Arriaga MA, Day JD. Neurosurgical Issues in Otolaryngology. Philadelphia: Lippincott Williams & Wilkins,1999.

[2] Jackson CG. Glomus tympanieum and glomus jugulare tumors. Otoaaryngol Clin North Am, 2001,34 (5) :941–970, vii.

[3] O'Leary MJ, Shelton C, Giddings NA, et al. Glomus typanicum tumors: a clinical perspective. Laryngoscope, 1991, 101 (10) :1038–1043.

[4] Sanna M, Fois P, Pasanisi E, et al. Middle ear and mastoid glornus tumors （glomus tympanicnm）: an algothm for the surgical management. Amis Nasus Larynx,2010,37 (6) :661–668.

[5] Jackson CG, Cueva RA, Thedinger BA,et al. Conservation surgery for glomus jugulare tumors:the value of early diagnosis. Laryngoscope, 1990,100 (10 Pt 1) :1031–1036.

[6] Moe KS, Li D, Linder TE, et al. An update on the surgical treatment of temporal bone paragangboma. Skull Base Surg,1999,9 (3) : 185–194.

[7] Jackler RK, Brackmann DE, eds. Neurotology. St Louis: Mosby,1994.

[8] Sanna M, Jain Y, De Donate G, et al. Management of jugular paragangliomas: the Gruppo Otologico experience. Otol Neurotol, 2004,15 (5) :797–804.

[9] Miman MC, Aktas D, Oncel S, et al. Glomus jugulare. Otolaryngol Head Neck Surg, 2002,127 (6) :585–586.

[10] Foote RL, Pollock BE, Gorman DA, et al. Glomus jugulare tumor: tumor control and complications after stereotactic radiosurgery. Head Neck, 2002,24 (4) :332–338, discussion:338–339.

[11] Robertson JH, Gardner G, Cocke EW Jr. Glomus jugulare tumors. Clin Neurosurg, 1994,41:39–61.

[12] Brown JS. Glomus jugulare tumors revisited: a ten-year statistical follow-up of 231 cases. Laryngoscope ,1985,95 (3) :284–288.

[13] Jackson CG, gaylie DM, Coppit G, Gardner EK. Clomus jugtu late tumors with intracranial extension. Neurosurg Focus 2004;17 (2) :E7

[14] Michael LM Ⅱ, Robertson JH. Glomus jugulare tumors: historical overview of the management of this disease. Neurosurg Focus, 2004, 17 (2) :EI.

[15] Rosenwasser H. Glomus jugulare tumours, proc R Soc Med,1974,67 (4) :259–284.

[16] Watkins LD, Mendoza N. Cheesman AD,et al. Glomus jugulare tumours: a review of 61 cases. Acta Neurochir (Wien) ,1994,130 (1–4) :66–79.

[17] Somasundar P, Krouse R, Hostetter R ,et al. Paraganglioma-a decade of clinical experience. J Surg oncol , 2000,74 (4) :286–290.

[18] Pellitteri PK, Rinaldo A, Myssiorek D, et al. Paragangliomas of the head and neck. Oral Onco J, 2004,40 (6) :563–575.

[19] Young WF Jr. Paragangliomas: clinical overview. Ann N Y Acad Sci 2006,1073:21–29.

[20] KayIie OM, O'Malley M, Aulino JM,et al.Neorotologic surgery for glomus tumors. Otolaryngol Clin North Am, 2007,40 (3) :625 649, x.

[21] Jackler RK, Brackmann DE, et al. Neurotology. Philadelphia: Elselvier Mosby,2005.

[22] Fisch U, Mattox DE. Microsurgery of the Skull Base. Stuttgart: Thieme,1988.

[23] Ramina R, Maniglia JJ, Fernandes YB, et al. Jugular foramen tumors: diagnosis and treatment. Neurosurg Focus, 2004, 17 (2) :E5.

[24] Al-Mefty O, Teixeira A. Complex tumors of the glomus jugulare: criteria, treatment, and outcome. J Neurosurg, 2002,97 (6) :1356–1366.

[25] Pareschi R, Righini S, Destito D, et al. Surgery of glomus jugulare tumors. Skull Base,2003, 13 (3) : 149–157.

[26] Leonetti JP, Anderson DE, Marzo SJ, et al. Facial paralysis associated with glomus jugulare tumors. Otol Neurotol, 2007,28 (1) : 104–106.

[27] Lustig LR, Jackler RK. The variable relationship between the lower cranial nerves and jugular foramen tumors: implications for neural preservation, Am J Otol,1906,17 (4) :658–668.

[28] Jackson CG, McGrew BM, Forest JA, et al. Lateral skull base surgery for glomus tumors: long-term control. Otol Neurotol,2001,22 (3) :377–382.

[29] Rosenthal LH, Benninger MS, Deeb RH. Vocal fold immobility: a longitudinal analysis of etiology over 20 years, Laryngoscope, 2007,117 (10) :1864–1870.

[30] Macdonald AJ, Salzman KL, Harnsberger HR, et al. Primary jugular foramen meningioma: imaging appearance and differentiating features, AJR Am J Roentgenol , 2004,182 (2) :373–377.

[31] van den Berg R, verbist BM, Mertens BJ, et al. Head and neck paragangliomas: improved tumor detection using contras-enhanced 3D time-of-flight MR angiography as compared with fat-suppressed MR imaging techniques.

AJNR Am J Neuroradiol, 2004,25 (5) :863-870.

[32] Suarez C, Sevilla MA, Llorente JL.Temporal paragangliomas. Eur Arch Otorhinolaryngol,2007,264 (7) :719-731.

[33] Sanna MK, Mancini T, Russo F, et al. The Facial Nerve in Temporal Bone and Lateral Skull Base Microsurgery. Stutt-Bart: Thieme,2006.

[34] Som P, Curtin H. Head and Neck Imaging. St Louis: Mosby, 2008.

[35] Mafee ME, Raofi B, Kumar A, et al. Glomus faciale, glomus jugulare, glomus tympanicum, glomus vagale, carotid body tumors, and simulating lesions. Role of MR imaging. Radiol Clin North Am, 2000,38 (5) :1059-1076.

[36] van Houtum WH, Corssmit EP, Douwes Dekker PB, et al. Increased prevalence of catecholamine excess and phaeoehro mocytomas in a well-defined Dutch population with SDHD-linked head and neck paragangliomas. Eur J Endocrinol,2005,152:87-94.

[37] Sauvaget E, Paris J, Kici S, et al. Aberrant internal carotid artery in the temporal bone: imaging findings and management. Arch Otolaryngol Head Neck Surg, 2006, 182 (1) :86-91.

[38] Palcioni M, Piccirillo E, Taibah A, et al. Intrapetrous carotid artery aneurysm. [Article in Italian] . Acta Otorhinolaryngol lta1,1999,19 (1) :36-41.

[39] Eldevik OP, Gabrielsen TO, Jacobsen EA. Imaging findings in schwannomas of the jugular foramen. AJNR Am J Neuroradiol, 2000,21 (6) :1139-1144.

[40] Harsh G, ed. Chordomas and Chondrosarcomas of the Skull Base and Spine. Stuttgart: Thieme, 2003.

[41] Gay E, Sekhar LN, Rubinstein E, et al. Chordomas and chondrosarcomas of the cranial base: results and follow-up of 60 patients. Neurosurgery, 1995,36:887-896, discussion :896-887.

[42] Frank G, Sciarretta V, Calbucci F, et al. The endoscopic transnasal transsphenoidal approach for the treatment of cranial base chordomas and chondrosarcomas. Neurosurgery, 2006,59:ONS50-ON557.

[43] Harvey SA, Wiet RJ, Kazan R. Chondrosarcoma of the jugular foramen. Am J Otol ,1994,15 (2) :257-263.

[44] Lee SY, Lim YC, Song MH, et al. Chondrosarcoma of the head and neck. Yonsei Med J ,2005,46 (2) :228-232.

[45] Baehring JM, Piepmeier J, Duncan C, et al. Chondrosarcoma of the skull base. J Neurooncol, 2006,76 (1) :49.

[46] Wanebo JE, Bristol RE, Porter RR, et al. Management of cranial base chondrosarcomas. Neurosurgery, 2006,58 (2) :249-255, discussion :249-255.

[47] Brackmann DE, Teufert KB. Chondrosarcoma of the skull base: long-term follow-up. Otol Neurotol, 2006,27 (7) : 981-991.

[48] Bradshaw JW, jansen JC. Management of ragal paraganglioma: is operative resection really the best option? Surgery,2005,137 (2) :225-228.

[49] Endicott JN, Maniglia AJ. Glomus vagale. Laryngoscope , 1980,90 (10 Pt 1) :1604-1611.

[50] Leonetti JP, Brackmann DE. Glomus vagale tumor: the significance of early vocal cord paralysis. Otolaryngol Head Neck Surg, 1989,100 (6) :538-537.

[51] Biller HF, Lawson W, Som P, et al. Glomus vagale tumors. Ann Otol Rhinol Largngol,1989,98 (1 Pt 1) :21-26.

[52] Davidson J, Gullane P. Glomus vagale tumors. Otolaryngol Head Neck Surg ,1988,99 (1) :66-70.

[53] Warwick-Brown NP, Richards AE, Cheesman AD. Glomus vagale: an unusual presentation. J Laryngol Otol, 1986, 100 (10) :1205-1208.

[54] Forbes TL.Glomus vagale: paraganglioma of the vagus nerve. J Am Coll Surg, 2002,194 (4) :540.

[55] Arts HA, Fagan PA. Vagal body tumors. Otolaryngol Head Neck Surg,1991,105 (1) :78-85.

[56] Conforti M, Rispoli P, Barile G, et al. Vagal paraganglioma. Report of a case surgically treated and review of the literature. J Cardiovasc Surg (Tofino) ,2000,41 (1) : 99-103.

[57] Netterville JL, Jackson CG, Miller FR. Wanamaker JR, Glasscock ME. Vagal paraganglioma: a review of 46 patients treated during a 20-year period. Arch Otolaryngol Head Neck Surg, 1998,124 (10) :1133-1140.

[58] Urquhart AC, Johnson JT, Myers EN, et al. Glomus vagale: paraganglioma of the vagus nerve. Laryngoscope, 1994,104 (4) :440-445.

[59] Browne JD, Fisch U, Valavanis A. Surgical therapy of glomus vagale tumors. Skull Base Surg ,1993,3 (4) :182-192.

[60] Netterville JL, Jackson CG, Miller PR, et al. Vagal paraganglioma: a review of 46 patients treated during a 20-year period. Arch Otolaryngol Head Neck Surg ,1998,124 (10) :1133-1140.

[61] Zanoletti E, Mazzoni A. Vagal paraganglioma. Skull Base, 2005,16 (3) :161-167.

[62] van der Mey AG,Jansen JC, Van Baalen JM. Management of carotid body tumors. Otolaryngol Clin North Am ,

2001,34 (9) :907–924, vi.

[63] Farr HW. Carotid body tumors. A thirty year experience at Memorial Hospital. Am J Surg, 1967,114 (4) :614–619.

[64] Borsanyi SJ. Glomus jugulare tumors, Laryngoscope,1962, 72:1336–1345.

[65] Manolidis S, Shohet JA, Jackson CG, et al. Malignant glomus tumors. Laryngoscope, 1999,109 (1) :30–34.

[66] Lee JH, Barich F, Karnell LH, et al. American College of Surgeons Commission on Cancer; American Cancer Society. Notional Cancer Data Base report on malignant paragangliomas of the head and neck. Cancer,2002,94 (3) : 730–737.

[67] Rinaldo A, Myssiorek D, Devaney KO, et al. Which paragangliomas of the head and neck have a higher rate of malignancy? Oral Oncol, 2004,40 (5) :458–460.

[68] Heinrich MC, Harris AE,Bell WR. Metastatic intravagal paraganglioma. Case report and review of the literature. Am J Med,1985,178 (6 Pt 1) :1017–1024.

[69] Zbaren P, Lehmann W. Carotid body paraganglioma with metastases. Laryngoscope, 1985,95 (4) :450–454.

[70] Kerr JT, Eusterman VD, Yoest SM, et al. Pitfalls in imaging: differentiating intravagal and carotid body paragangliomas. Ear NoseThroal J,2005,84 (6) :348–350.

[71] van den Berg R. Imaging and management of head and neck paragangliomas. Eur Radiol, 2005,75 (7) : 1310–1318.

[72] van den Berg R, Wasser MN, van Gils AP, et al. Vascularization of head and neck paragangliomas:comparison of three MR angiographic techniques with digital subtraction angiography. AJNR Am J Neuroradiol, 2000, 21 (1) : 162–170.

[73] Palaskas CW, Fisch U, Valavanis A, et al. Permanent preoperative carotid artery occlusion and carotid body tumor surgery. Skull Base Surg ,1993,3 (1) :22–31.

[74] Halpern VJ, Cohen JR. Management of the carotid artery in paraganglioma surgery. Otolaryngol Clin North Am , 2001,34 (5) :983–991, vii.

[75] Davidge-Pitts KJ. Pantanowitz D. Carotid body tumors. Surg Annu, 1984,16:203–227.

[76] Westerband A, Hunter GC, Cintora I, et al. Current trends in the detection and management of carotid body tumors. J Vasc Surg, 1998,28:84–92, discussion:92–83.

[77] Harnsberger RO, Roff A J. Diagnostic and Surgical Anatomy. Brain, Head and Neck, Spine. Salt Lake City: Amirsys, 2006.

第 **5** 章　治疗方案及决策

尽管副神经节瘤通常是一种生长缓慢的良性肿瘤，但其在局部呈浸润性生长，导致明显的并发症。然而，手术治疗也可导致不同程度的手术并发症，晚期病例尤为如此。因此，必须权衡患者的预期寿命、生活质量与预测的肿瘤生物学特性。在此比较的基础上制订合适的治疗方案。由于个人经验、判断及人生观对治疗决策的影响，颅底手术仍然存在争议[1-4]。对于患有复杂病变的患者，因病变可能累及双侧后组脑神经、颈内动脉及椎动脉，治疗方案的制订尤为困难。

总体上讲，副神经节瘤的治疗方法包括：手术、放射治疗及随访观察。对于大多数病变，手术仍是主要的治疗方法。通过手术完全切除病变，大多数患者获得治愈。复杂的解剖及重要的毗邻结构需要充分的手术显露，从而便于切除肿瘤的同时避免损伤这些相关的结构。颅底手术的原则是充分去除骨质，提供切除肿瘤的必要入路。

理想的手术径路需满足以下条件：

- 充分显露整个肿瘤，允许全部切除。
- 并发症最少、死亡率最低。
- 无径路相关的额外功能丧失。
- 靠近肿瘤，术者工作角度舒适。
- 简单且能够迅速完成手术。

肿瘤的分类及大小是制订治疗方案最重要的参数。根据最困难、最具挑战性的位置将肿瘤归为不同的类型，并依此讨论治疗的决策（表 5.1，表 5.2；图 5.1）。

孤立病变

治疗的目标可以是治愈、控制或者缓解[5]，这反映在总体治疗方案中：

- 手术全切除。
- 基于保护神经血管为目的的计划性次全切

除，伴或不伴术后放疗。

- 控制症状的部分切除。
- 放射治疗为主。
- 保守治疗或等待扫描的策略。

制订治疗方案时，患者的因素与病变的范围同样重要。在制订治疗方案时应当认真考虑以下因素：

- 患者的年龄、一般健康状况及预期寿命。
- 后组脑神经，主要是迷走神经的功能。

表 5.1　鼓室及鼓室乳突副神经节瘤的改良 Fisch 分型

A 型	肿瘤局限于中耳，未侵及下鼓室
A1	耳镜检查肿瘤完全可见
A2	耳镜检查无法窥及肿瘤边界。肿瘤可能向前侵犯咽鼓管，和（或）侵犯后鼓室
B 型	肿瘤局限于颞骨鼓乳部，不伴有颈静脉球侵犯
B1	肿瘤仍局限于中耳，但已侵及下鼓室
B2	肿瘤侵及中耳，并向下鼓室及乳突扩散
B3	肿瘤局限于鼓乳部，伴颈内动脉管受侵

表 5.2　鼓室颈静脉球副神经节瘤改良 Fisch 分型

C 型	肿瘤累及颈内动脉管
C1	肿瘤破坏颈静脉孔及颈静脉球，并有限侵及颈内动脉垂直段骨管
C2	肿瘤侵及颈内动脉垂直段骨管
C3	肿瘤侵及颈内动脉水平段骨管
C4	肿瘤扩展至前破裂孔
D 型	颅内扩展
De（1-2）	肿瘤扩展至颅内、硬膜外
Di（1-2）	肿瘤扩展至颅内、硬膜内
Di3	肿瘤扩展至颅内、硬膜内，无法手术切除
V 型	肿瘤累及椎动脉
Ve	肿瘤侵及硬膜外椎动脉
Vi	肿瘤累及硬膜内椎动脉

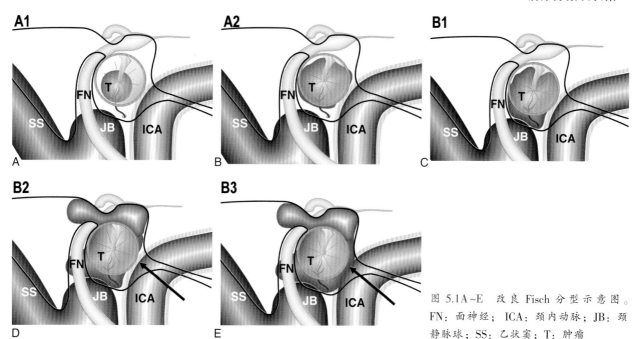

图 5.1A~E 改良 Fisch 分型示意图。
FN：面神经；ICA：颈内动脉；JB：颈静脉球；SS：乙状窦；T：肿瘤

• 肿瘤大小，特别是侵犯颅内或累及颈内动脉的情况。

• 侧支静脉引流：尤其是对侧乙状窦、颈静脉球系统的通畅性。

• 面神经功能。

• 听觉状态。

我们坚定地认为显微外科手术仍是大部分病例的首选治疗方法，尤其是对于预期寿命超过 30 年的患者。

■ 鼓室及鼓室乳突副神经节瘤

推迟确定的手术没有任何益处。复发率及治疗相关的并发症很少。对于此类病变，放射治疗无用武之地。患有 B2、B3 型肿瘤的老年患者，可采用等待与扫描的策略。因为手术无法恢复听力，而听力损害常常是病变导致的唯一缺陷。因为肿瘤通常生长缓慢，短期内肿瘤长大到引发危险的大小非常少见。同样的原因，部分切除是这一类患者的另一选择。基于经验[6]，我们提出了基于以下肿瘤分型标准（图 5.1~图 5.3）的手术策略[7]。

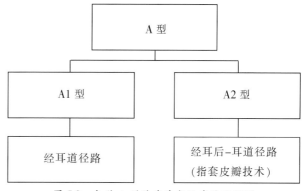

图 5.2 各种 A 型肿瘤手术治疗的流程图

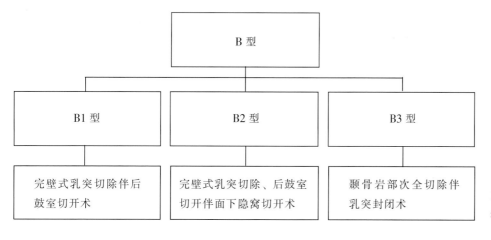

图 5.3 各种 B 型肿瘤手术治疗流程图

■ 鼓室颈静脉球副神经节瘤

由于该类肿瘤病变部位的特殊性，常导致以下问题：①损伤后组脑神经；②病变以面神经为中心，且毗邻颈静脉球。肿瘤向5个不同的部位扩展：向内侧扩展累及硬膜内；沿颈内动脉向前方扩展累及岩尖；沿后组脑神经向下方扩展累及颈部；沿乙状窦向后方扩展；向后下方扩展累及枕骨髁及椎动脉（图5.4）。

伴有迷走神经损伤的年轻患者应手术治疗，但需告知患者进一步损伤后组脑神经的可能性。

大部分后组脑神经功能正常的年轻患者应手术治疗。术前影像学评估显示乙状窦-颈静脉系统通畅和（或）肿瘤未侵及颅内均提示肿瘤未侵犯颈静脉球内侧面，因此术后后组脑神经功能预后良好。尽管并非直截了当，侵及颅内的肿瘤本质上提示肿瘤已突破该界限，如要全部切除肿瘤，需牺牲后组脑神经。

另一种方案是等待病变慢慢导致后组脑神经麻痹，对于那些神经保留可能性较低的患者尤为如此。术前神经功能趋于代偿，术中可行根治性切除，而无需顾及后组脑神经的保留。然而，即使术前神经损害已经建立良好功能代偿的患者，术中牺牲后组脑神经仍可导致情况恶化，这可能是由于切断了维持一定张力的残余功能性纤维所致。

老年患者很难对急性混合性后组脑神经麻痹建立良好的代偿，因此，后组脑神经功能正常的60岁以上患者应视为相对手术禁忌。合并呼吸功能障碍的患者同样如此。

尽管我们通常采用手术治愈副神经节瘤，然而，对于年龄较大或一般健康状况较差的患者，通常不考虑根治性切除。对于这部分患者影像学随访通常是最合适的治疗方案。随访过程中肿瘤明显生长的患者，可以建议放射治疗[8]。

对于深受耳漏困扰的老年患者，手术切除鼓室、乳突的肿瘤并且盲囊状封闭外耳道可有效控制该症状[6]。

手术切除鼓室颈静脉球副神经节瘤意味着牺牲颈静脉球。此时，静脉系统通常已被肿瘤所阻塞，切除后没有不良后果。然而，对于某些静脉系统仍未闭塞或已通过髁后静脉等建立了侧支循环的特殊病例，术中不得不同样予以牺牲。如果患者对侧颈静脉系统发育不良，牺牲患侧颈静脉球意味着阻断其主要的脑静脉回流通道，术后可导致良性颅内高压或颞叶静脉性梗死的风险[9,10]。对于这种情况，建议待肿瘤生长阻塞颈静脉球之后再计划手术。

大多数鼓室颈静脉球副神经节瘤患者的颈内动脉受到肿瘤侵及，术前需要行血管造影检查以了解动脉受累的程度（图5.5），并且需要考虑术前对受累血管进行神经放射学处理以确保安全手术切除。需要仔细权衡术前处理的风险与术中损伤的风险，患者的年龄、是否合并有其他疾病也是需要考虑的因素（参见第14章）。一些复杂的病例，椎动脉也会受到累及。完整的肿瘤切除需要考虑阻断该动脉所带来的后果（参见第11章）。

颅内扩展的肿瘤（Di型肿瘤，图5.6）的处理存在问题。一期切除会使蛛网膜下腔与颈部术腔贯通，术后发生脑脊液漏的风险很高。我们因此采用以下方案：

• Di1肿瘤：仅小肿瘤（< 2 cm）一期手术切除，并使用肌瓣或腹部脂肪封闭脑膜。

• Di2肿瘤：分期手术。先切除硬脑膜外肿瘤，4~6个月后行二期手术，切除硬脑膜内肿瘤（参见第17章）。

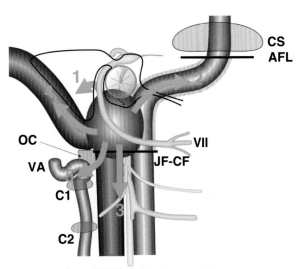

图5.4 颈静脉孔肿瘤可向内扩展侵及脑膜内，向前扩展侵及岩尖及颈内动脉，向下扩展侵及颈部。AFL：前破裂孔；C1：寰椎；C2：枢椎；CS：海绵窦；JF-CF：颈静脉孔-颈内动脉孔；OC：枕骨髁；T：肿瘤；VA：椎动脉；Ⅶ：面神经；1. 向内侧脑膜内扩展；2. 沿颈内动脉向前方扩展累及岩尖；3. 沿后组脑神经向下方扩展累及颈部；4. 沿乙状窦向后方扩展；5. 向后下方扩展累及枕骨髁及椎动脉

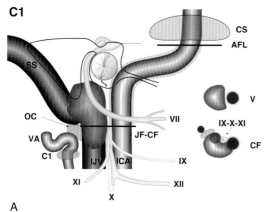

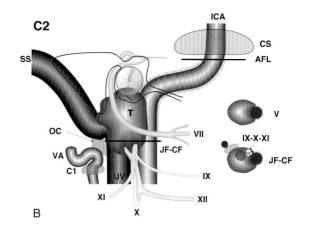

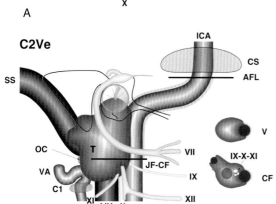

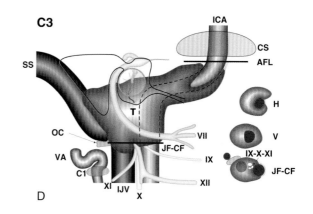

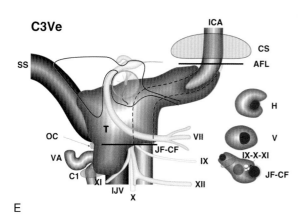

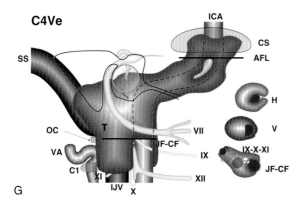

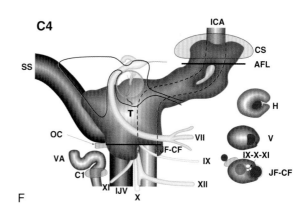

图 5.5A~G 伴或不伴椎动脉受侵的改良 Fisch 分型 C1~C4 型肿瘤示意图。AFL：前破裂孔；C1：寰椎；CS：海绵窦；H：颈内动脉水平段；ICA：颈内动脉；IJV：颈内静脉；JF-CF：颈静脉孔-颈内动脉孔；OC：枕骨髁；SS：乙状窦；T：肿瘤；V：颈内动脉垂直段；VA：椎动脉；Ⅶ：面神经；Ⅸ：舌咽神经；Ⅹ：迷走神经；Ⅺ：副神经；Ⅻ：舌下神经

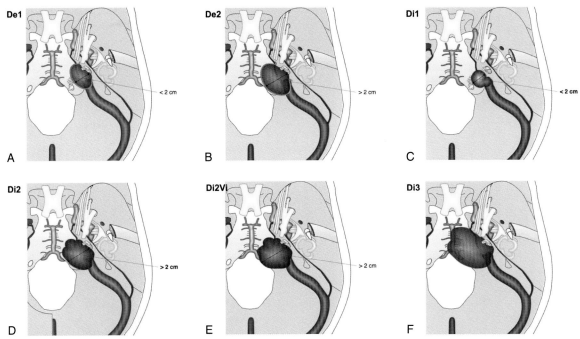

图5.6A～F　D及V型鼓室颈静脉球副神经节瘤示意图。A.De1。B.De2。C.Di1。D.Di2。E.Di2Vi。F.Di3

我们中心已制订了基于改良 Fisch 分型（图5.7～图5.13）的鼓室颈静脉球副神经节瘤治疗流程。

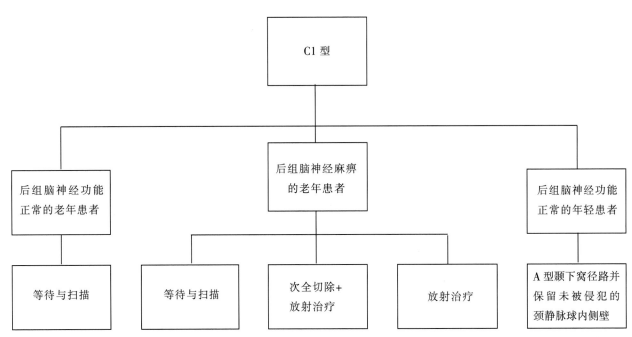

图5.7　C1型肿瘤患者治疗策略。后组脑神经功能正常的老年患者，"等待与扫描"是最合适的方案。对于后组脑神经麻痹的老年患者，有3个可选的治疗方案："等待与扫描"、次全切除伴术后放疗及单独放射治疗。对于后组脑神经功能正常的年轻患者，建议通过 A 型颞下窝径路切除肿瘤，并保留未被侵犯的颈静脉球内侧壁

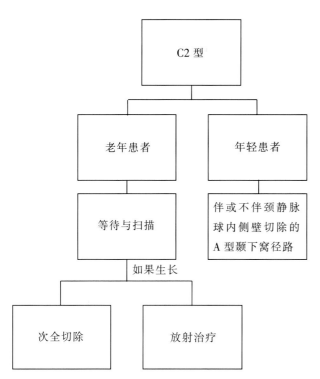

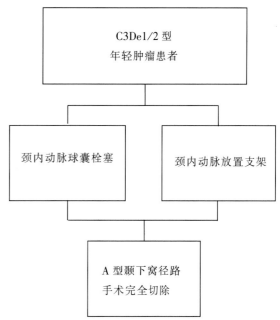

图 5.10 C3De1/2 型年轻肿瘤患者治疗策略。应考虑诸如 A 型颞下窝径路的外科手术。为了全部切除肿瘤，诸如颈内动脉球囊栓塞或颈内动脉腔内放置支架的术前血管内处理通常是必需的

图 5.8 **C2 型肿瘤患者治疗策略**。对于老年患者，推荐"等待与扫描"方案。但如果肿瘤生长，次全切除或放射治疗可作为可选的方案。对于年轻患者，采用伴或不伴颈静脉球内侧壁切除的 A 型颞下窝径路切除肿瘤更为合适

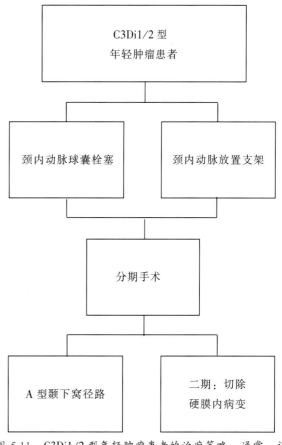

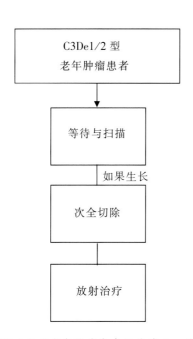

图 5.9 **C3De1/2 型老年肿瘤患者治疗策略**。首先采用影像学随访。如果影像学随访提示肿瘤生长，推荐行肿瘤次全切除，术后行或不行放射治疗

图 5.11 **C3Di1/2 型年轻肿瘤患者的治疗策略**。通常，诸如颈内动脉球囊栓塞或颈内动脉腔内放置支架的术前血管内处理是必需的。为了预防术后脑脊液漏的发生，分期手术切除肿瘤非常重要。一期手术使用 A 型颞下窝径路技术，二期手术切除硬脑膜内肿瘤

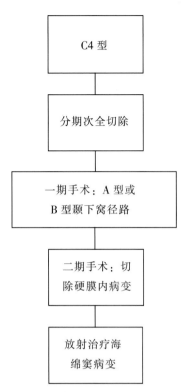

图 5.12　C4 型肿瘤患者的治疗策略。为了降低术后脑脊液漏的风险，分期手术切除肿瘤非常重要。一期行 A 型或 B 型颞下窝径路。二期手术切除硬脑膜内的肿瘤，除非病变无法手术切除。残余肿瘤行放射治疗

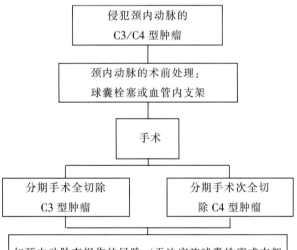

图 5.13　侵犯颈内动脉的 C3/C4 型肿瘤患者的治疗策略。行颈内动脉球囊栓塞或血管腔内支架放置。一期手术切除硬脑膜外肿瘤，二期手术切除硬脑膜内肿瘤。如颈内动脉存在损伤的风险（无法实施球囊栓塞或支架放置），则行次全切除术，保留颈内动脉上的肿瘤。术后随访如肿瘤明显生长，则行放射治疗

由于盲囊状封闭是 A 型颞下窝径路技术的一部分，因此，手术治疗鼓室颈静脉球副神经节瘤可导致严重的传导性聋。绝大多数肿瘤患者术前均存在一定程度的听力损失，术后通过使用骨锚式助听器可很好地恢复听力。因为术中需要行面神经移位，A 型颞下窝径路的另一并发症是轻度面部不对称（大部分患者为 House–Brackmann II 级）。对于某些采用随访方案的鼓室颈静脉球副神经节瘤患者，面神经麻痹的出现成为实施基于面神经减压或移植为目的的部分切除手术的指征。

■ 迷走神经副神经节瘤

切除迷走神经副神经节瘤不可避免地导致迷走神经功能丧失，即便是非常小的肿瘤也是如此（图 5.14A）。因此，有学者提出延迟切除迷走神经副神经节瘤直至出现神经麻痹才考虑手术切除，此点值得争议，尤其是因为某些患者需要多年的时间才出现神经麻痹[11]。早期手术干预的优点是降低后组脑神经功能进一步损伤的风险。年轻患者，无论是否行声带填充术均能较好地耐受单一脑神经的麻痹。另外，一旦肿瘤侵犯侧颅底（图 5.14B，C），单纯颈部径路就不足以切除肿瘤，通常需要使用 A 型颞下窝径路，从而带来相应的并发症。

正如前面所述，鼓室颈静脉球副神经节瘤的老年患者不能耐受迷走神经的突然丧失，这些患者的手术应推迟到神经麻痹已形成，随后的代偿已发生或已行喉成形术（参见第 20 章）。

■ 颈动脉体瘤

大部分颈动脉体瘤一经确诊应尽快手术（图 5.15）。术中神经损伤的发生率与肿瘤的分级及大小直接相关，因此不推荐首先采用保守治疗（参见第 12 章）。

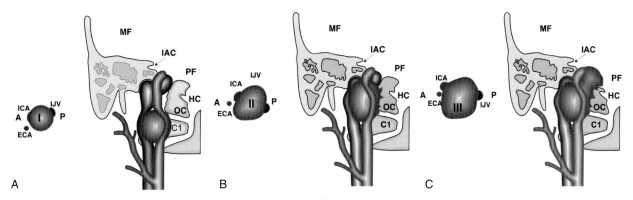

图 5.14A~C 迷走神经副神经节瘤分期。A. Ⅰ期。B. Ⅱ期。C. Ⅲ期。A：前方；C1：寰椎；ECA：颈外动脉；HC：舌下神经管；IAC：内耳道；IJV：颈内静脉；MF：颅中窝；OC：枕骨髁；P：后方；PF：颅后窝

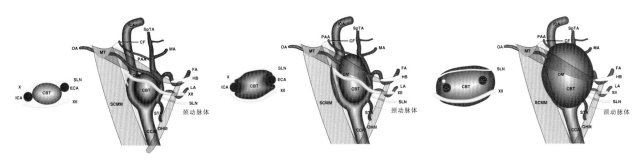

图 5.15 颈动脉体瘤的分期。CBT：颈动脉体瘤；CCA：颈总动脉；CF：颈动脉孔；DM：二腹肌后腹；ECA：颈外动脉；FA：面动脉；HB：舌骨；ICA：颈内动脉；LA：舌动脉；MA：上颌动脉；MT：乳突尖；OA：枕动脉；OHM：肩胛舌骨肌；PAA：耳后动脉；SCMM：胸锁乳突肌；SLN：喉上神经；SpTA：颞浅动脉；STA：甲状腺上动脉；X：迷走神经；Ⅻ：舌下神经

多发肿瘤、副神经节瘤综合征以及明确的基因缺陷

多发及双侧发病的可能也不能忽略，尤其对于年轻、存在家族病史以及基因检测阳性的患者。针对这部分患者，需要根据其自身状况，仔细选择合适的个性化治疗方案。显然，对于存在双侧后组脑神经损伤可能的患者，应当采用更为保守的治疗方案[5,11]。

鼓室颈静脉球副神经瘤最常伴发颈动脉体瘤。如果同侧发病，强烈考虑术中同时处理这两个病变。然而，双侧颈动脉体瘤才是头颈部多中心副神经节瘤最常见的表现。其次是颈动脉体瘤伴迷走神经副神经瘤，以及其他部位的副神经节瘤[12]。根据我们的经验，鼓室颈静脉球副神经节瘤伴颈动脉体瘤最常见，这体现了不同颅底中心转

诊的偏差。

一般来说，对于双侧病变而迷走神经功能正常的患者，首先切除术后迷走神经麻痹可能性较小一侧的肿瘤。对侧病变的手术只有在前次手术没有导致任何迷走神经功能损伤的情况下再进行。否则，应采用放射治疗或部分切除等保守的方案以控制肿瘤的生长。

对于术前已经出现迷走神经麻痹的患者，首先考虑切除该侧肿瘤。至于对侧肿瘤，只有迷走神经损伤风险较小时（如小的颈动脉体瘤），才考虑手术治疗。

当治疗侵犯乙状窦-颈静脉系统的双侧副神经节瘤时，脑静脉回流的状况也非常重要。虽然椎静脉系统能代偿双侧乙状窦-颈静脉系统的丧失，但需要较长一段时间建立侧支循环。MRV及常规血管造影对明确这些替代静脉通路是否能够充分代偿非常重要。失去双侧颈内静脉比失去双侧颈静脉球容易耐受，这是因为颈静脉球与椎旁静脉

系统存在交通。

当球囊栓塞是术前颈内动脉处理的唯一方法时，肿瘤侵及双侧颈内动脉便是一个十分棘手的问题。在过去，手术治疗唯一颈内动脉受累的病例被认为不安全，而选择各种不同的治疗方法。术前支架植入的引入使得颈内动脉受累导致的手术禁忌变得非常罕见[13]（参见第14章）。

转移肿瘤的处理

Brewis 等通过大量文献综述报道鼓室颈静脉球副神经节瘤最常见的转移部位依此为骨骼、肺、淋巴结、肝脏等[14]。这与最近的一篇综述相反，在这篇综述中，Lee 等报道大约70%的转移局限于局部淋巴结，而颈动脉体瘤则高达94%[15]。Heinrich 等也报道约70%的迷走神经副神经节瘤的转移局限于淋巴结[16]。出现转移的肿瘤，其原发部位也表现出更强的侵袭特征[17]。

头颈部副神经节瘤很少具有生物活性，使用间碘苄胍（MIBG）扫描检测转移病灶无效。须通过阅读术前颈部影像学资料、胸部X线片、留意骨痛或肝功异常来判断是否存在转移病灶。琥珀酸脱氢酶B（SDHB）异常的患者发生转移的风险非常高。

在手术切除鼓室颈静脉球副神经节瘤、迷走神经副神经节瘤及颈动脉体瘤时，术中需对Ⅱ、Ⅲ区淋巴结采样送检。如果临床证据提示转移，行Ⅰ~Ⅲ区淋巴结清扫术。如术中证实清扫区边缘的淋巴结受累需进一步扩大颈淋巴结清扫范围。如有疑问，使用冰冻切片协助判断。如果术后采样淋巴结阳性，患者需重新分级并进行更广泛的颈淋巴结清扫术。

胸、腹部CT，骨扫描，PET以及核素扫描是检测远处转移的合理选项。基因检测用于寻找琥珀酸脱氢酶B的异常[18,19]。

然后，必须对是否需要对颈部和（或）原发部位实施辅助放射治疗进行决策。Lee 等的综述支持辅助放射治疗，手术联合放射治疗可延长患者的中位生存时间。尽管携带转移病变患者的长期存活屡见报道，但其生存率明显低于无肿瘤转移的患者。Lee 等报道头颈部恶性副神经节瘤患者5年生存率为59.5%，存在远处转移的患者5

年生存率仅为11.8%，相比之下，仅有局部病变的患者可达76.8%[15]。Manolidis 等报道鼓室球体瘤恶变率为5.1%，5年生存率为72%[17]。

系统化疗的作用尚未确定，没有关于疗效方面令人信服的证据[20]。

术后随访

鼓室球体瘤是浸润性生长病变，且复发可能性高，即便是接受侵袭性手术的患者亦是如此。据报道即便是具有丰富处理该病经验的机构其长期复发率也达5%~15%，强调这一点非常重要。

考虑到大部分病例平均术后7年检测出复发，因此，必须长期随访。

通常复发起始阶段没有症状，由于术后扫描评估困难，发现时病变多已属于晚期。应于术后1、3、5、7及10年行增强、抑脂MRI检查，对于可疑复发病例行造影检查。

通常病变复发或肿瘤残留位于颈内动脉附近，其次是没有发现的受侵及的脑膜。

必须考虑再次罹患副神经节瘤的可能，尤其是那些有家族史或基因缺陷的患者。评估随访检查时，还需考虑种植性胆脂瘤的风险。

对大部分患者而言，发音及吞咽困难不是问题，通常能够很好地耐受。

肿瘤复发的处理

> **注 意**
> 由于失去正常组织平面及解剖标志，任何再次手术都会更加困难。

当处理颅底浸润性病变时，肿瘤残留或者复发总是可能的。需要重新进行全面的影像学评估来选择最佳方案，是随访观察、放射治疗，还是再次手术。前面我们已经提到，颈内动脉是鼓室颈静脉球副神经节瘤最常见的复发部位，且经过前次手术的解剖，再次手术损伤颈内动脉的风险很高。对于这类患者，术前对颈内动脉的处理非常重要。

首次手术未能充分控制迷走神经副神经节瘤的上极导致肿瘤复发的风险。除扩展至颈静脉窝外，颈内动脉受累不可避免。

再次手术中，无法保守处理面神经及外耳道。所有患者均需行 A 型颞下窝径路伴面神经改道。如果尝试肿瘤全切除，不可避免地需要放置血管内支架或球囊栓塞颈内动脉。

正如我们所介绍的（参见第 11 章），随着诸如血管腔内放置支架等新技术的使用，可以对原先只能行次全切除的部分患者重新评估。然而，某些扩展的肿瘤，如侵犯海绵窦、包裹后循环系统以及侵及脑实质的肿瘤，由于存在不可接受的并发症，仍然无法手术切除。

无法切除的肿瘤

经常需次全切除
- 侵犯海绵窦的肿瘤：手术切除相关并发症导致通常不提倡在该区域实施任何手术，而且，基于骨外区的放射治疗能较好地控制肿瘤生长。
- 包裹基底动脉或其主要分支的肿瘤：大多数患者不能耐受牺牲基底动脉或小脑前、后动脉（图 5.16）。

次全切除对全切除

大部分患者以全切除为目的，以下病例采用次全切除：
- 大范围侵及颈内动脉，且颈内动脉不能牺牲或放置支架的患者。
- 老年患者，肿瘤粘连于术前功能正常的后组脑神经，遗留一小块肿瘤组织可避免术后神经功能不良。

放射治疗的适应证

放疗的适应证包括：
- 拒绝手术治疗的患者。
- 存在严重合并症的患者。
- 后组脑神经功能正常的老年患者。
- 计划性次全切除术后的 C4 期肿瘤患者。
- 肿瘤广泛侵犯颈内动脉，且侧支循环不足。而放置支架不可行的计划性次全切除的患者。

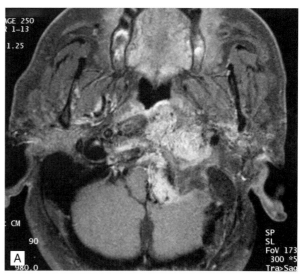

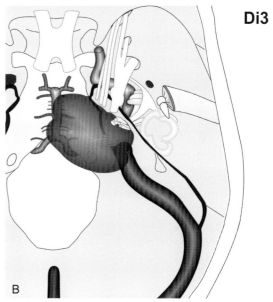

图 5.16　由于肿瘤巨大，侵及小脑后下动脉或椎动脉等主要血管。A.T1 增强 MRI 轴位图像显示肿瘤侵及斜坡、压迫脑干。B.Di3 型肿瘤示意图

常见的放疗技术包括传统的体外射束放射治疗、单次大剂量立体定向放射技术、分次立体定向放射技术、带电粒子及放射性标记配体。三维影像及治疗计划的产生、治疗剂量的减低明显减少了并发症的发生并提高了病变的控制率。放射治疗副神经节瘤的主要效果是血管纤维化而不是直接作用于肿瘤细胞[21,22]。

一些中心建议放射治疗为老年头颈部副神经节瘤患者、体弱患者及双侧肿瘤患者的主要手段[23]。也有少数报道呼吁放射治疗是所有头颈部副神经节瘤，包括鼓室副神经节瘤和颈动脉体瘤的首选治疗[24-26]。

大部分头颈部副神经节瘤放射治疗研究的报道使用分次体外射束放射治疗，目前的照射剂量小于45Gy[27]。最近，关于使用立体定向放射技术（尤其是伽马刀）的报道有所增加，尽管这些报道均为小样本量病例且随访时间有限[21,28-32]。上述研究报道肿瘤边缘剂量的中位数介于12~26.5Gy。

需要再次强调放射治疗的目的是控制肿瘤生长而非治愈。在评估放射治疗反应时，必须考虑到这些肿瘤通常生长缓慢的特性。然而，放射治疗局部控制率通常达90%左右，对此结果我们不能忽视。同时，后组脑神经并发症的发病率低，而且低剂量以及立体定向放射技术的应用使得放射性骨坏死的发生率明显下降[33]。需要注意的是，尽管颅内及颅底肿瘤可使用立体定向放射技术治疗，然而远离颅底的病灶则不适合使用该技术。如果选择放疗，建议使用双重放射模式。

我们提倡在头颈部副神经节瘤的治疗中有限使用放射治疗。主要用于那些肿瘤残留或复发位于无法切除的区域，如：海绵窦或包裹颅内的血管结构。立体定向放射手术治疗特别适合这类病变。放射治疗可有限应用于有家族史的肿瘤患者，尤其是外科切除可能导致双侧后组脑神经麻痹的患者。我们还认为放射治疗前纪录肿瘤的生长情况非常重要。最后，放射治疗可作为头颈部恶性副神经节瘤的辅助治疗手段，可用于控制远处转移[15]。

等待与扫描

等待与扫描适用于：
- 肿瘤较小，且后组脑神经功能正常的老年患者。
- 一般健康状况较差的老年患者。
- 肿瘤较小，且静脉循环不足的患者（罕见）。
- 对侧后组脑神经麻痹的患者。

采用等待与扫描策略的老年患者出现面神经功能障碍时，可能需要部分切除肿瘤组织，以及切除侵及面神经乳突段的肿瘤并移植面神经。

手术治疗鼓室颈静脉球副神经节瘤的注意事项

听 力

严重的传导性聋是手术的后果之一，侵及耳囊的复杂病例有出现感音神经性聋的可能。

面神经

面神经功能是术前评估需要考虑的另一要点。术前存在面神经功能障碍提示术中应切除面神经并移植，术后面神经功能恢复程度与术前面瘫持续的时间直接相关[34]。然而，反过来并非总是如此。在我们中心，大约有10%的患者术前面神经功能正常，术中却发现肿瘤广泛侵及面神经[35]。

颈内动脉

绝大多数鼓室颈静脉球副神经节瘤存在颈内动脉岩骨段受侵。尽管大部分病例通过充分显露病变得以切除动脉周围的病变，而根治性切除需要更为积极的治疗方案。以前，球囊栓塞伴或不伴搭桥后的颈内动脉切除是唯一的手术选择。现在，颈内动脉支架的使用降低了必须牺牲颈内动脉的概率。

椎动脉

椎动脉本身受侵很少见（图5.17）。术前应行椎–基底动脉系统血管造影以评估椎动脉直接受侵的情况及脑部侧支循环情况。椎动脉受累需采用极外侧经枕髁径路或改良经耳蜗D型颞下窝径路。肿瘤包裹椎动脉及小脑后下动脉通常提示需行肿瘤近全切除术。罕见的病例依据充足侧支血供的存在，可于术前行球囊栓塞或放置弹簧圈（参见第18章）。

静脉引流

手术治疗鼓室颈静脉球副神经节瘤不可避免地会牺牲患侧颈静脉球。通常情况下，颈静脉球已被肿瘤阻塞，并已通过对侧颈静脉球建立了部分代偿。注意到大部分颅脑引流通过椎静脉系统实现这一点非常重要（参见第2章）。然而，很少情况下，同侧颈静脉球仍然通畅。如对侧静脉系统发育不良，牺牲患侧颈静脉球非常危险，很可能会导致颅内压增高及罕见的颞叶静脉性梗死等并发症。这种情况偶尔会限制治疗选项。特殊的病例中肿瘤向后上方生长，侵及乙状窦并到达横窦（图 5.18）。

海绵窦

如果肿瘤侵及海绵窦（图 5.19），为了避免损伤第Ⅲ、Ⅳ及Ⅵ脑神经，术中应刻意保留该区域的肿瘤组织。

枕骨髁

少数情况下肿瘤可侵及枕骨髁（图 5.20）。可以使用 A 型颞下窝径路（IFTA）伴极外侧扩展显露该区域，而且这种扩展还有利于处理颈静脉球区域的病变。

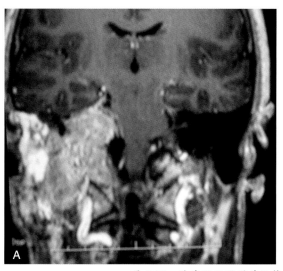
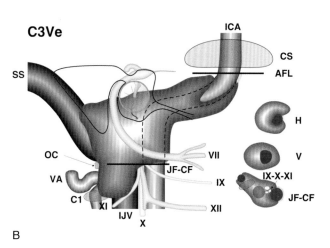

图 5.17　肿瘤侵及硬膜外段椎动脉。A.钆增强冠位 MRI。B.C3Ve 型肿瘤

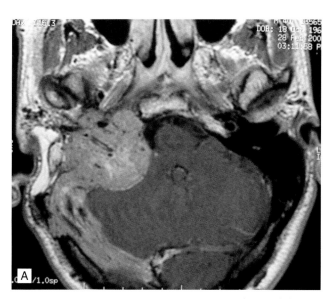
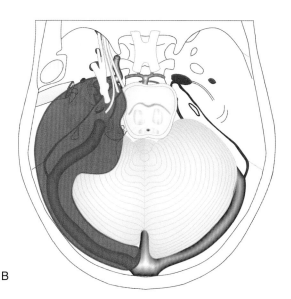

图 5.18　肿瘤侵犯横窦。A. 钆增强轴位 MRI。B.示意图

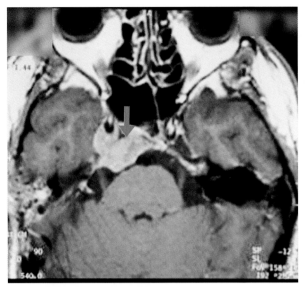

图 5.19　可见海绵窦残余的肿瘤（箭头）

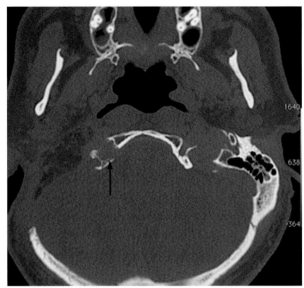

图 5.20　可见枕骨残留的肿瘤（箭头）

注意事项

导致肿瘤复发的常见因素：

- 术者缺乏侧颅底手术经验。
- 术前评估、手术计划制订不正确。
- 肿瘤广泛累及骨质。
- 颈内动脉处理不彻底。
- 未行面神经改道。
- 试图保留受肿瘤侵及的后组脑神经。
- 未发现肿瘤累及硬脑膜。
- 术中大量出血。

参考文献

[1] Pareschi R, Righini S, Destito D,et al. Surgery of glomus jugulare tumors. Skull Base ,2003,13 (3) :149-157.

[2] van der Mey AG, Frijns JH, Cornelisse CJ,et al. Does intervention improve the natural course of glomus tumors? A series of 108 patients seen in a 32-year period. Ann Otol Rhinol Laryngol ,1992,101 (8) :635-642.

[3] van der Mey AG, Jansen JC, van Baalen JM. Management of carotid body tumors. Otolaryngol Clin North Am, 2001,34 (5) :907-924,vi.

[4] Jansen JC, van den Berg R, Kuiper A, et al. Estimation of growth rate in patients with head and neck paragangliomas influences the treatment proposal. Cancer ,2000, 88 (12) :2811-2816.

[5] Jackson CG. Glomus tympanicum and glomus jugulare tu-

mors. Otolaryngol Clin North Am,2001,34 (5) :941-970, vii.

[6] Sanna M. Middle ear and mastoid microsurgery. Stuttgart. New York: Thieme, 2003.

[7] Sanna M, Fois P, Pasanisi E,et al. Middle ear and mastoid glomus tumors （glomus tympanicum）: an algorithm for the surgical management. Auris Nasus Larynx 2010, 37 (6) :661-668.

[8] Willen SN, Einstein DB, Maciunas RJ, et al. Treatment of glomus jugulare tumors in patients with advanced age: planned limited surgical resection followed by staged gamma knife radiosurgery: a preliminary report. Otol Neurotol,2005,26 (6) :1229-1234.

[9] Patel SJ, Sekhar LN, Cass SP, et al. Combined approaches for resection of extensive glomus jugulare tumors. A review of 12 cases. J Neurosurg,1994, 80 (6) :1026-1038.

[10] Sanna M, Caruso A. Atlas of acoustic neurinoma microsurgery. Stuttgart: Thieme, 2010.

[11] Bradshaw JW, Jansen JC. Management of vagal paraganglioma: is operative resection really the best option. Surgery,2005,137 (2) :225-228.

[12] van den Berg R, Verbist BM, Mertens BJ, et al. Head and neck paragangliomas: improved tumor detection using contrast-enhanced 3D time-of-flight MR angiography as compared with fat-suppressed MR imaging techniques. AJNR ,2004,25 (5) :863-870.

[13] Piazza P, Di Lella F, Menozzi R,et al. Absence of the contralateral internal carotid artery: a challenge for management of ipsilateral glomus jugulare and glomus vagale tumors. Laryngoscope,2007,117 (8) :1333-1337.

[14] Brewis C, Bottrill ID, Wharton SB, et al. Metastases from

glomus jugulare tumours. J Laryngol Otol,2000,114 (1) : 17–23.

[15] Lee JH, Barich F, Karnell LH,et al. National Cancer Data Base report on malignant paragangliomas of the head and neck. Cancer,2002,94 (3) :730–737.

[16] Heinrich MC, Harris AE, Bell WR. Metastatic intravagal paraganglioma. Case report and review of the literature. Am J Med,1985,78 (6 Pt 1) :1017–1024.

[17] Manolidis S, Shohet JA, Jackson CG,et al. Malignant glomus tumors. Laryngoscope, 1999,109 (1) :30–34.

[18] Cascon A, Ruiz-Llorente S, Rodriguez-Perales S,et al. A novel candidate region linked to development of both pheochromocytoma and head/neck paraganglioma. Genes, chromosomes & cancer,2005,42 (3) :260–268.

[19] Havekes B, Corssmit EP, Jansen JC, et al. Malignant Paragangliomas Associated with Mutations in the Succinate Dehydrogenase D Gene. J Clin Endocrinol Metab, 2007,92 (4) :1245–1248.

[20] Massey V, Wallner K. Treatment of metastatic chemodectoma. Cancer,1992,69 (3) :790–792.

[21] Varma A, Nathoo N, Neyman G,et al. Gamma knife radiosurgery for glomus jugulare tumors: volumetric analysis in 17 patients. Neurosurgery,2006,59 (5) :1030–1036, discussion:1036.

[22] Brackmann DE, House WF, Terry R, et al. Glomus jugulare tumors: effect of irradiation. Transactions-American Academy of Ophthalmology & Otolaryngology,1972, 76 (6) :1423–1431.

[23] Evenson LJ, Mendenhall WM, Parsons JT, et al. Radiotherapy in the management of chemodectomas of the carotid body and glomus vagale. Head Neck,1998,20: 609–613.

[24] Hinerman RW, Mendenhall WM, Amdur RJ,et al. Definitive radiotherapy in the management of chemodectomas arising in the temporal bone, carotid body, and glomus vagale. Head Neck,2001, 23 (5) :363–371.

[25] Cole JM, Beiler D. Long-term results of treatment for glo-mus jugulare and glomus vagale tumors with radiotherapy. Laryngoscope,1994, 104 (12) :1461–1465.

[26] Pemberton LS, Swindell R, Sykes AJ. Radical radiotherapy alone for glomus jugulare and tympanicum tumours. Oncology reports ,2005, 14 (6) :1631–1633.

[27] Springate SC, Weichselbaum RR. Radiation or surgery for chemodectoma of the temporal bone: a review of local control and complications. Head Neck,1990; 12 (4) : 303–307.

[28] Eustacchio S, Trummer M, Unger F, et al. The role of Gamma Knife radiosurgery in the management of glomus jugular tumours. Acta Neurochir Suppl ,2002, 84:91–97.

[29] Foote RL, Pollock BE, Gorman DA,et al. Glomus jugulare tumor: tumor control and complications after stereotactic radiosurgery. Head Neck,2002,24 (4) :332–338, discussion:338–339.

[30] Jordan JA, Roland PS, McManus C, et al. Stereotastic radiosurgery for glomus jugulare tumors. Laryngoscope, 2000,110 (1) :35–38.

[31] Liscak R, Vladyka V, Wowra B,et al. Gamma Knife radiosurgery of the glomus jugulare tumour-early multicentre experience. Acta Neurochir (Wien) ,1999, 141 (11) :1141–1146.

[32] Saringer W, Khayal H, Ertl A,et al. Efficiency of gamma knife radiosurgery in the treatment of glomus jugulare tumors. Minim Invasive Neurosurg ,2001, 44 (3) :141– 146.

[33] Linskey ME, Johnstone PA, O'Leary M, et al. Radiation exposure of normal temporal bone structures during stereotactically guided gamma knife surgery for vestibular schwannomas. Journal of neurosurgery,2003,98 (4) :800–806.

[34] Falcioni M, Taibah A, Russo A,et al. Facial nerve grafting. Otol Neurotol,2003, 24 (3) :486–489.

[35] Leonetti JP, Anderson DE, Marzo SJ, et al. Facial paralysis associated with glomus jugulare tumors. Otol Neurotol, 2007, 28 (1) :104–106.

第 **6** 章 神经介入放射学

副神经节瘤的栓塞

■ 副神经节瘤栓塞的总原则

副神经节瘤的栓塞是血管内的神经放射学技术，该技术通过超选择性微导管栓塞肿瘤供血动脉以闭塞肿瘤内部供血系统[1-7]。通过采用经股动脉的方法、非离子造影剂、数字减影血管造影及选择性和超选择性微导管栓塞共轴系统来探查肿瘤内部的血供情况[8-17]。

由于超选择性颈外动脉分支的栓塞非常繁琐，因而通常于手术前全麻下进行[18]。除此之外，大多数患者很难耐受长时间的操作，任何小的移动都会影响我们获得图像的质量，从而降低了在颈外动脉分支与椎动脉分支、颈内动脉分支吻合处这些困难的区域进行栓塞所需要的精确性。

目标和效果

术前栓塞的目的是改善肿瘤切除的条件。

肿瘤去血管化的效果是减小肿瘤的体积、硬度及术中出血[21]。这些效果在肿瘤的暴露、操作及移位方面改善了手术的条件，同时便于识别及保留重要的解剖结构，例如动脉和脑神经。这些均有助于缩短手术时间、增加完全切除肿瘤的机会并减少术后并发症。

很少的情况下，栓塞的目的是姑息性减小肿瘤的体积[19]。在患者的手术风险很高或者患者拒绝手术切除的情况下，姑息减小肿瘤体积的目的是降低巨大肿瘤对患者造成的影响。

技 术

栓塞使用的主要器械包括导管、导丝、微导管、微导丝及栓塞物。

直径为 5~6F 的导管置于主要动脉的近端。主要动脉可以是颈外动脉、颈内动脉或是椎动脉。在这些区域，导管的主要作用为引导及支撑微导管。微导管的直径为 2~3F，其韧性非常好。因为微导管的直径被压缩为 0.010 与 0.014 英寸（0.254 与 0.356mm），所以其可插入到比主要血管更细的分支血管内。

在 X 线透视的监控下，通过固定在所需位置的微导管注射栓塞物。栓塞颅底肿瘤通常使用的物质是聚乙烯醇（polyvinyl alcohol, PVA）。直径为 150~400μm 的小颗粒悬浮在碘造影剂中，在 X 线透视监控下进行注射。特殊情况下，可以使用其他物质栓塞，例如丙烯酸及金属线圈。

从解剖和技术的角度，颅底肿瘤的栓塞可以分为以下几类：

- 栓塞的肿瘤在颈外动脉范围内。
- 栓塞的肿瘤在颈内动脉范围内。
- 栓塞的肿瘤在椎动脉范围内。

对于颈外动脉分支的栓塞无需阻断血流。当供血动脉出现暂短的栓塞时，我们要留意注射的压力以避免回流，当肿瘤的血供明显减少或消失时，停止注射。

栓塞颈内动脉和椎动脉分支可以通过两种方法进行操作。一种方法是像栓塞颈外动脉那样，在不阻断血流的情况下行微导管栓塞所需的动脉分支。然而，当此技术行不通时，可采用暂时性球囊栓塞技术来栓塞颈内动脉或椎动脉[22]。该技术将一个不可拆卸的小球囊安放在微导管上，通过7F的导管插入以暂时栓塞主要动脉。另外一根微导管用来注射栓塞物，球囊膨胀后，用 X 线透视来确认主要供血动脉的栓塞以及剩余的血流仅来自肿瘤的小分支。此时，在 X 线透视监控下注射栓塞粒子。这些粒子通过主要动脉的分支直接进入肿瘤。一旦出现肿瘤的血流减少，就停止栓塞，通过导管回抽 20~30mL 血液，然后放开球囊，开放主要动脉。

我们从未采用暂时性的球囊栓塞技术栓塞颈内动脉及椎动脉副神经节瘤，因其伴有较高概率的栓塞并发症。因而，对于小到中等大小的供血血管，我们不采用栓塞的方法。当遇到大的供血血管时，如技术上可行，我们目前倾向于牺牲颈内动脉和（或）椎动脉。

评 估

可以通过不同的神经放射学技术评估栓塞结果。

经验提示立即对栓塞结果进行评估，会得到肿瘤完全去血管化的假象。造成这种假象的因素包括导管插入时动脉痉挛或存在的侧支循环尚未完全建立，近端动脉栓塞尤为如此 [23]。

栓塞 24~48h 后，使用钆造影剂 MRI 可更好地评估获得的去血管化程度 [24-32]。该检查可以评估栓塞导致肿瘤坏死的程度及钆造影剂在肿瘤内消减的程度。无血管区在 T1W 增强图像上显示为低密度区。栓塞 24h 后，使用碘造影剂行 CT 扫描可以获得类似结果。

根据我们的经验，成功栓塞与手术治疗最理想的间隔时间为 48~72h。尚有学者报道直到第 7 天仍可获得良好的去血管化效果。

并发症

肿瘤栓塞可能的并发症主要取决于栓塞动脉的区域。至少在理论上，栓塞颈内动脉和椎动脉比栓塞颈外动脉出现主要并发症的风险更高。

严重的并发症与缺血有关 [33]，可以表现为中枢神经系统的缺血或脑神经功能障碍。总体而言，并发症为一过性。不同并发症的发生率为 0~2%。并发症发生的风险与使用的血管造影技术及颈动脉粥样硬化的相关性高于栓塞本身。

在大多数病例中，栓塞的并发症源自采用不恰当的技术或缺乏关于颈外动脉分支与颅内循环存在侧支吻合的知识，这些吻合就是所谓的危险吻合。栓塞时发现的重要吻合循环为：

- 咽升动脉的神经脑膜支及肌肉脊髓支与椎动脉之间的吻合。
- 咽升动脉的神经脑膜支及咽支与颈内动脉之间的吻合。
- 颌内动脉与颈内动脉之间的吻合。
- 脑膜中动脉与眼动脉之间的吻合。
- 枕动脉与椎动脉之间的吻合。

在栓塞的早期阶段，流向肿瘤的血流仍然很多，这些吻合回路倾向于隐藏。当栓塞减少肿瘤的血流时，这些吻合回路便显示出来。另外，这些吻合回路的血管开放有时候取决于注射造影剂的压力。

> **注 意**
> 危险侧支循环的出现不是栓塞的绝对禁忌证。然而，应额外警觉并用金属线圈小心进行栓塞。

与脑神经功能丧失相关的并发症主要是因为供应肿瘤的血管分支同时也供应受损的脑神经。这种并发症的发生率为 1%~3%，且看上去面神经受累较多 [34]。为了将脑神经受损的风险降到最低，建议使用大于 150μm 的栓塞颗粒。还有文献报道皮肤的缺血使手术伤口的愈合延迟，且有些病例需采用带血管的皮瓣进行修复。

■ 鼓室、鼓室乳突及鼓室颈静脉球副神经节瘤的栓塞

颞骨副神经节瘤血管造影的典型表现为轻度扩张的供血血管、肿瘤明显的均匀充盈及存在动静脉分流及膨大的引流静脉。血供的强度直接与肿瘤的大小及范围相关，因而可以将其纳入肿瘤的分类系统中。

解剖分类

参照 Fisch 分类，可以区分为不同的几种血供方式 [35]。

- A 型肿瘤：肿瘤的血供主要来源于鼓室支，最重要的一支是咽升动脉的鼓室下外侧支。
- B 型肿瘤：除了鼓室下外侧支外，肿瘤的血供主要源于乳突分支。最重要的分支为来自枕后动脉或是耳后动脉的茎乳外侧动脉。
- C 型肿瘤：除了上述的供血动脉之外，肿瘤的主要血供源于咽升动脉。根据侵及颈内动脉

管的程度，也可能存在来自颈内动脉的额外血供。

• D 型肿瘤：颅内硬膜外肿瘤的血供主要源于咽升动脉的脑膜支、枕动脉、脑膜中动脉、颈内动脉的斜坡脑膜支及椎动脉的脑膜支。硬膜内肿瘤的血供源于小脑后下、前下动脉。

从血管造影的角度而言，C 和 D 型肿瘤的血供可表现出多个部分。Morer 首先提出这一概念，后来又被其他学者确认 [36,37]。共划分为 4 个部分：下内侧部、后外侧部、前部及上部。

• 下内侧部：包括下鼓室及含有颈静脉球及岩下窦的颈静脉孔。也可以向颅内扩展到达硬膜外或硬膜内。C 型肿瘤该部分的血供源于咽升动脉 [38]，而 D 型硬膜内肿瘤的血供还包括颈内动脉的脑膜支，硬膜外肿瘤的血供还包括枕动脉脑膜支。

• 后外侧部：包括后鼓室、乳突及乙状窦。也可以扩展至颅内硬膜外。C 型肿瘤血供源于枕动脉茎乳支及耳后动脉。颅内硬膜外肿瘤的血供则源自枕动脉的脑膜支。

• 前部：包括前鼓室、颈动脉管及海绵窦 [39]。C 型肿瘤血供源于颌内动脉的鼓室前支及颈内动脉的颈鼓支 [40]。如果肿瘤扩展到破裂孔及海绵窦，咽升动脉和颈内动脉的海绵支提供额外血供。没有发现 D 型肿瘤血供源自前部。

• 上部：包括上鼓室及颞骨迷路上区域。C 型肿瘤血供源于脑膜中动脉的上鼓室支及脑膜副动脉。颅内硬膜外的扩展部分血供由脑膜中动脉及颈内动脉的下内侧支供应。

从临床实践的角度而言，小到中等大小肿瘤的滋养动脉主要来自颈外动脉。PVA 颗粒（图 6.1）或金属线圈是栓塞主要滋养血管的选择。另一方面，当肿瘤较大时，我们通过永久性栓塞主要血管来减少来自颈内动脉及椎动脉分支的额外血供。因为超选择性微导管栓塞及选择性小动脉栓塞的操作耗时且风险较高，仅对选择性的病例技术上可行。

■ 颈动脉体瘤的栓塞

颈动脉体瘤的血管造影临床表现同前面描述的颞骨副神经节瘤相似 [41]，颈动脉体瘤起源于颈动脉分叉处的颈动脉体。小肿瘤时颈内动脉和颈外动脉无移位，但随着肿瘤的生长，颈内动脉会向后外侧移位，同时颈外动脉主干会向前内侧移位。颈动脉体瘤的主要血供来源于咽升动脉的肌肉脊髓支，主要供应较大的肿瘤上部；而较小的下部主要由直接来自颈动脉分叉处的颈动脉体动脉供应。大的颈动脉体瘤的血供也来源于舌动脉分支、甲状腺上动脉分支、颈深动脉分支、颈升动脉分支及枕动脉与椎动脉的肌肉支 [42]。静脉回流主要通过颈内静脉。

根据大多数学者的观点，对于大、中型的颈动脉体瘤，使用 PVA 颗粒栓塞咽升动脉及枕动脉有助于手术切除肿瘤（图 6.2）；直径小于 3cm 的小肿瘤，手术治疗安全，而无需任何介入处理 [43-47]。

对于一些选择性病例，可栓塞颈支。注意直接供应脊髓分支的存在。通常不对细小的椎动脉分支进行栓塞 [48-50]。

■ 迷走神经副神经节瘤的栓塞

迷走神经副神经节瘤位于上咽间隙，起自节状神经节或迷走神经外副神经节，并导致颈内动脉向前内侧移位及颈外动脉主干向前外侧移位 [51]。迷走神经副神经节瘤的血管造影临床表现与其他部位的副神经节瘤表现相似。巨大的迷走神经副神经节瘤可以到达颈静脉孔并进入颅后窝 [52, 53]。

小肿瘤的血供源于咽升动脉的肌肉脊髓支及枕动脉的肌肉分支；大肿瘤的血供还包括咽升动脉的神经脑膜干、颈升动脉及椎动脉 [54]。

肿瘤的静脉回流主要通过颈内静脉。对于肿瘤向上扩展至颈静脉孔的病例，其静脉回流与鼓室颈静脉球副神经节瘤的典型回流相同。

像颈动脉体瘤一样，采用 PVA 颗粒和（或）金属线圈栓塞大、中型肿瘤的主要供应血管，如咽升动脉、颈动脉及枕动脉（图 6.3）[55]。当栓塞椎动脉分支时，因椎动脉分支过于迂曲，微导管栓塞非常困难，仅少数病例可行。对于通过颈静脉孔侵犯颅内的巨大迷走神经副神经节瘤的颈内动脉分支同样如此，须行颈内动脉的永久性栓塞。

■ 直接穿刺在副神经节瘤栓塞中的作用

尽管副神经节瘤的栓塞通常通过微导管栓塞主要滋养动脉来进行，然而，对于某些病例，该

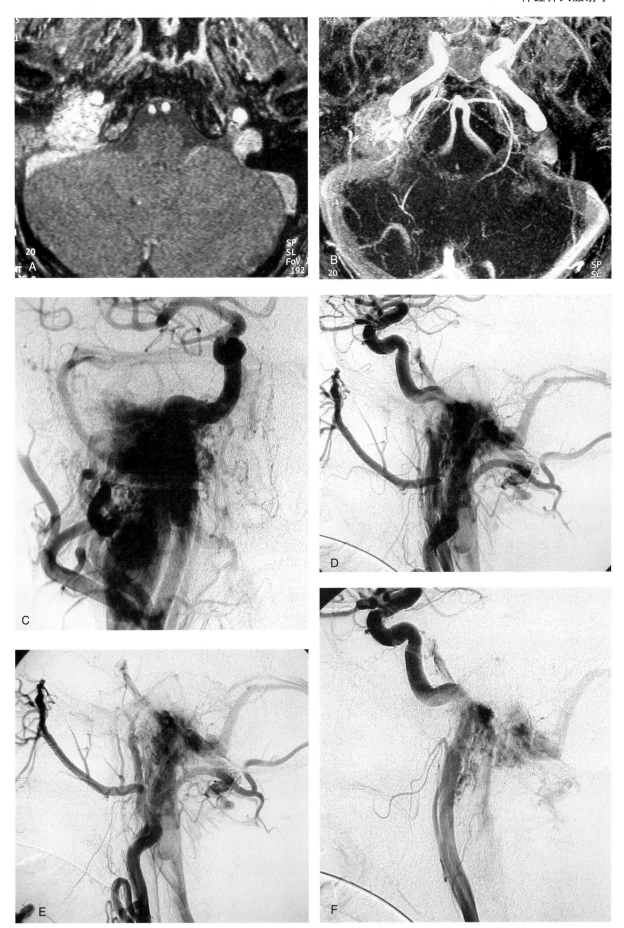

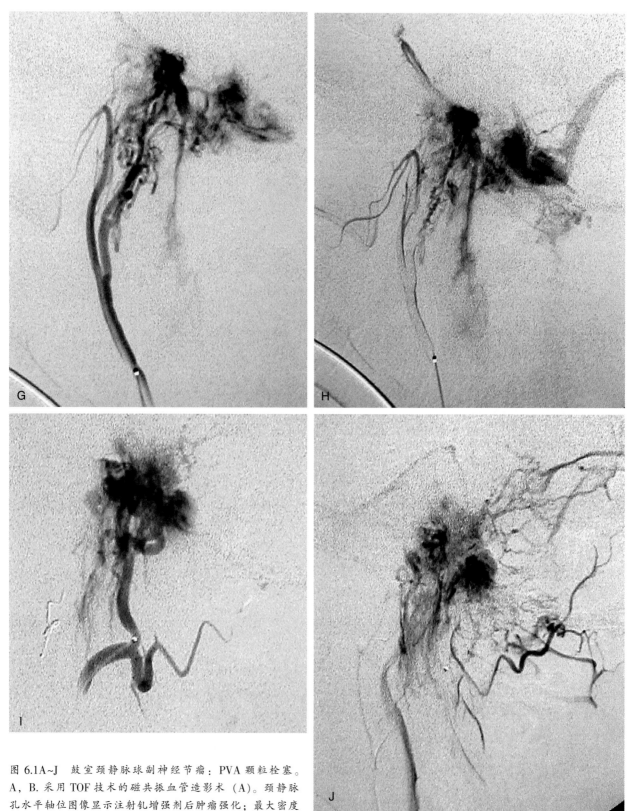

图 6.1A~J 鼓室颈静脉球副神经节瘤：PVA 颗粒栓塞。A，B. 采用 TOF 技术的磁共振血管造影术（A）。颈静脉孔水平轴位图像显示注射钆增强剂后肿瘤强化；最大密度投影重建（B）显示肿瘤强化及其与颈内动脉颞骨岩段及海绵窦的关系。C，D.颈总动脉注射后正向投影（C）及侧向投影（D）。显示明显的肿瘤充盈与动静脉分流。静脉回流通过颈内静脉、海绵窦及枕骨下的静脉丛。E，F.颈外动脉注射（E）显示后外侧部由枕后动脉及耳后动脉供血。颈内动脉（F）注射显示下内侧部由咽升动脉（起始部异常）供应。G，H.咽升动脉：微导管栓塞的动脉相（G）及静脉相（H）显示下内侧部由神经脑膜干供应，静脉回流通过颈内静脉、海绵窦及岩下窦。I，J.耳后动脉：微导管栓塞的动脉相（I）和静脉相（J）显示后外侧部血供来自茎乳支，静脉回流通过颈内动脉

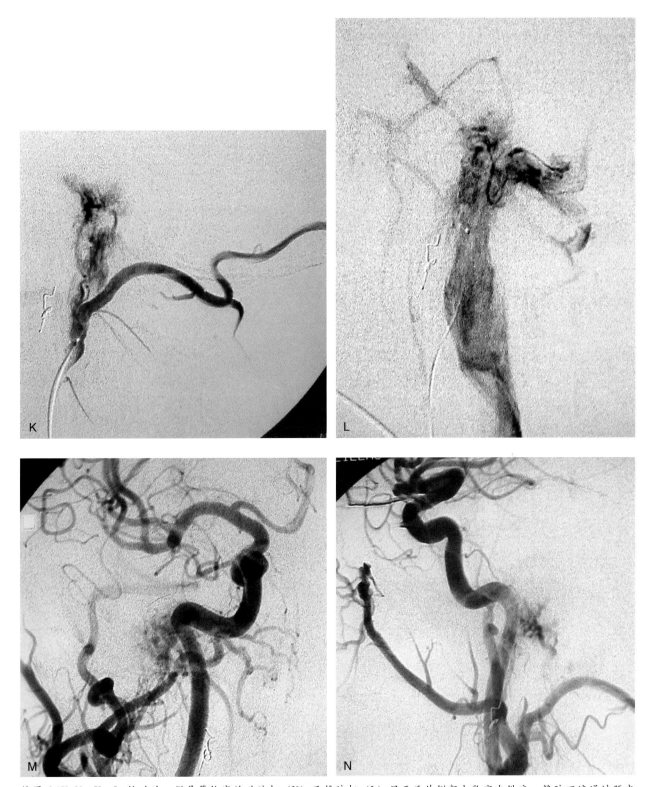

续图 6.1K~N　K，L. 枕动脉：微导管栓塞的动脉相（K）及静脉相（L）显示后外侧部由乳突支供应，静脉回流通过颈内静脉、乙状窦和髁后导静脉。M，N.栓塞后颈总动脉注射正向投影（M）及侧向投影（N）显示肿瘤充盈明显减轻

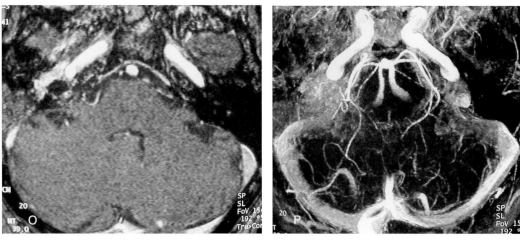

续图 6.10~P　O, P.采用 TOF 技术的磁共振血管造影 (O)，颈静脉孔水平的轴位图像及最大密度投影重建图像 (P) 均显示栓塞 1d 后强化明显减轻

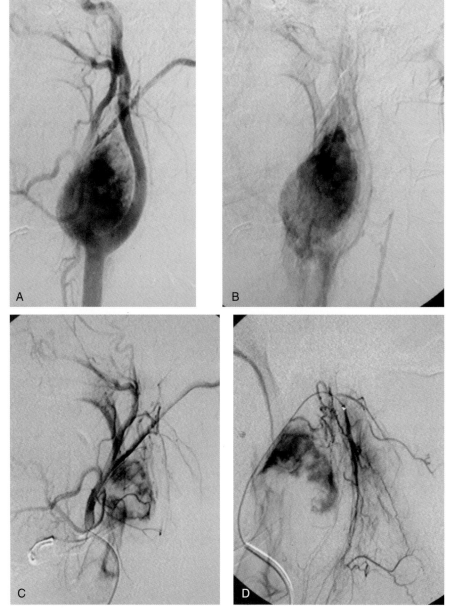

图 6.2A~D　使用 PVA 颗粒行颈动脉体瘤栓塞。A，B.颈总动脉侧向投影动脉相 (A) 及静脉相 (B) 显示多血管性肿块使得颈总动脉动脉分叉扩大。C，D.颈外动脉注射 (C) 显示供应血管为枕后动脉，微导管栓塞枕后动脉 (D)

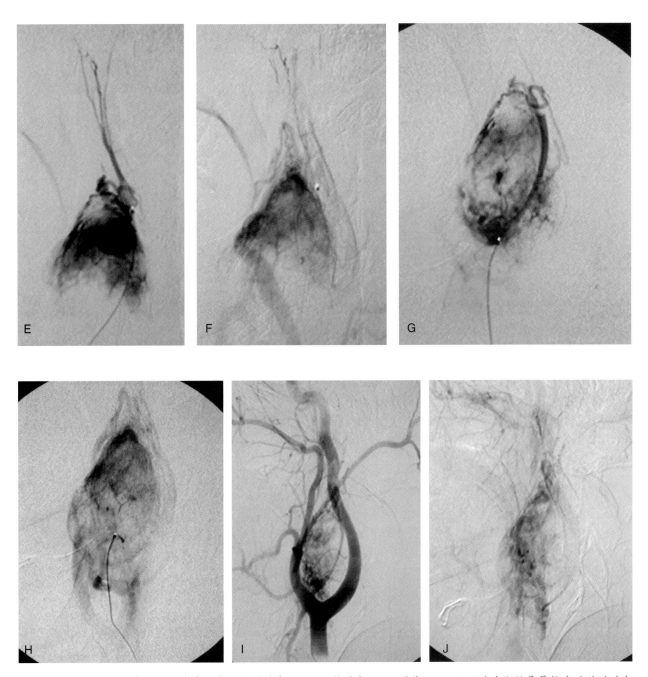

续图 6.2E~J　E，F.咽升动脉微导管栓塞后的动脉相（E）及静脉相（F）图像。G，H.颈动脉体微导管栓塞后的动脉相
（G）及静脉相（H）图像。I，J.颈总动脉栓塞后动脉相（I）及静脉相（J）图像显示肿瘤充盈明显减轻

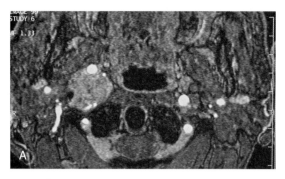

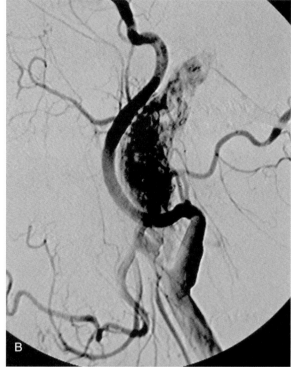

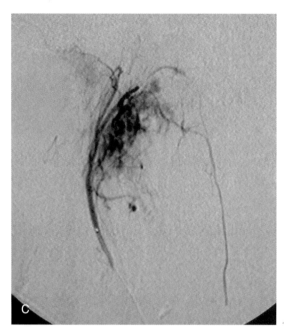

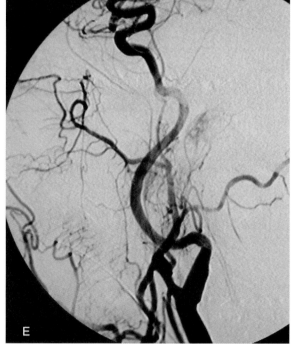

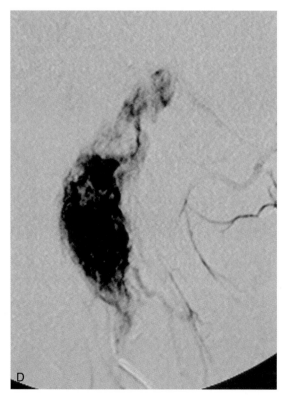

图 6.3A~E　迷走神经副神经节瘤：PVA 颗粒栓塞。A.
磁共振血管造影图像显示右侧颈内动脉被迷走神经副神
经节瘤向前推移。白色表示高流量的血管。B.颈总动脉
注射侧向投影。迷走神经副神经节瘤表现为多血管性肿
块，向前推移颈内动脉颈段。C. 通过微导管注射的咽升
动脉侧向投影。动脉相早期迷走神经副神经节瘤的血管
充盈。D. 通过微导管注射的咽升动脉侧向投影。静脉相
迷走神经副神经节瘤的血管充盈。静脉回流主要通过颈
内静脉。E.使用 PVA 颗粒栓塞后，颈总动脉注射侧向投
影。PVA 颗粒大小为 150~210μm，已注入咽升动脉

操作可能无法实现。这种情况主要是由于导管不能插入血管，例如椎动脉及颈内动脉的分支过小，或者之前的手术结扎了颈外动脉的分支。此类病例的栓塞可通过直接穿刺肿瘤的方式进行。进入肿瘤可以通过几条路径达到，如果病变位于皮下，例如颈动脉体瘤，可以通过直接穿刺皮肤而进入肿瘤[56, 57]。

技　术

对于迷走神经副神经节瘤采用颈旁路径进入，而对于鼓室静脉副神经节瘤则采用岩骨后径路（图 6.4）。穿刺针位于乳突尖与下颌骨升支之间，向上、内、后侧到达颈静脉孔。通常使用 18 或 20 号腰穿针。

一旦穿刺针进入肿瘤，退回探针时可见血液反流。肿瘤内造影剂注射显示了肿瘤实质详细的影像及静脉回流系统，另外，某些病例中还可获得模糊的逆流动脉蒂。此时使用延长管与穿刺针相连，并用 5% 的葡萄糖溶液冲洗。栓塞物为 0.5mL 氰丙烯酸丁酯与 0.5mL 碘油的混合物，在双平面透视控制下缓慢注射。看到造影剂进入回流的静脉或动脉蒂出现逆流时停止注射。当动脉滋养血管起源于颈内动脉和椎动脉二者之一或同时，须暂时性栓塞颈内动脉或椎动脉以阻止逆行的栓塞物进入颅内循环。

完全完成肿瘤的栓塞可能需要 4~6 针穿刺。肿瘤的去血管化程度可通过动脉造影而证明。

栓塞后给予患者地塞米松并持续 48h，并行 CT 扫描来确定栓塞介质的位置[58-60]。

颈内动脉的神经介入放射学处理

近年来，侧颅底手术技术的明显提高使得几年前没有手术机会的侧颅底肿瘤的手术切除成为可能。1978 年 Fisch 提出标准的 A 型颞下窝径路，代表了鼓室静脉球副神经节瘤治疗的里程碑，主要是因为面神经向前改道的引入。面神经的改道实际上使直接到达颈静脉孔及岩部颈动脉管区域成为可能，因而增加了完全切除这些侵袭性病变的机会。然而，一旦解决了面神经这一手术障碍，手术的焦点便转移到颈内动脉上。

颈内动脉出现在手术区域内以及肿瘤侵及动脉管或动脉壁，是目前影响手术切除及肿瘤全切率的主要因素。鼓室颈静脉球副神经节瘤累及颈动脉通常始于垂直段的后外侧表面。该区域靠近肿瘤原发部位——颈静脉球[61]。幸运的是在该区域进行颈动脉操作较为容易且安全，因为在面神经移位后，术者可完全、直接地掌控手术区域。

在该水平肿瘤有限侵及颈内动脉时，无需术前血管内处理该动脉，术中可由有经验的外科医生进行处理而不增加风险。可从位于颈部的近端至位于膝部水平的远端控制颈内动脉，且可无阻挡地直视该段动脉，使得修复该区域动脉壁意外的小破损成为可能。

对于广泛侵及颈内动脉为特点的复杂鼓室颈静脉球副神经节瘤，我们的观点是对该动脉的操作会将患者置于极度危险之中，如果没有充分的术前处理，合理的选择是肿瘤部分切除。然而，部分这样的肿瘤，尤其对于年轻患者来说，会表现出强烈的侵蚀特性，部分切除达不到预期效果。

这导致渐进性的引入了多种形式的术前颈内动脉血管内处理，其目的是帮助外科医生完整切除肿瘤的同时将并发症发生率与死亡率维持在最低水平[62-65]。

这些血管内处理方式包括术前颈内动脉永久性球囊栓塞（Andrews, Zane, Sanna），永久性球囊栓塞后颈内、外动脉搭桥，以及最近报道的支架加固颈内动脉壁（Sanna, Cohen, Nussabaum）。每种颈内动脉的处理方法都有缺点。对于每位患者，颈内动脉处理方法的选择需与其可能导致的并发症进行权衡[66]。

术前需仔细评估，不但需考虑颈内动脉受累程度，而且还要考虑到 Willis 环的解剖发育情况、之前的手术或放射治疗及患者的年龄与全身情况。

■ 术前神经放射学评估

术前神经放射学评估颈内动脉的目的如下：

● 确定肿瘤侵及颈内动脉的部位及程度。

● 确定因动脉操作或牺牲而受影响区域的侧支循环的效果。

用来确定颈内动脉受累部位及程度的方法包括：高分辨率 CT、MRI、MRA、增强 CT 及血管内数字减影血管造影[67]。

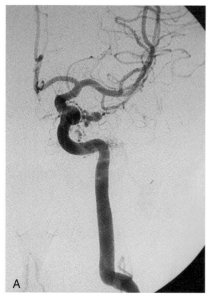
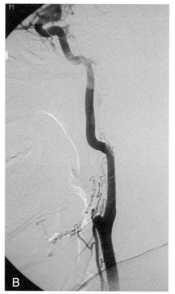
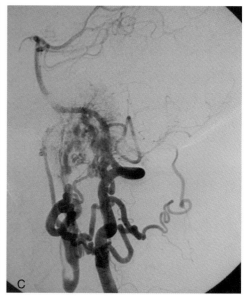
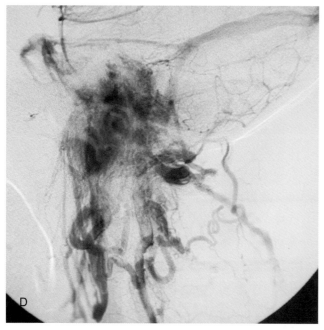
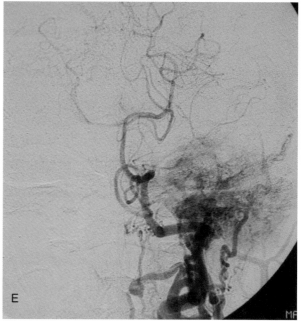
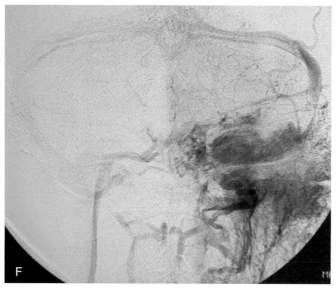

图 6.4A~T　鼓室颈静脉球副神经节瘤：直接穿刺栓塞及颈内动脉栓塞。A, B.左侧颈总动脉注射 (A) 显示海绵窦支供应颈内动脉周围的肿瘤；之前的手术在甲状腺上动脉起始部上方结扎颈外动脉伴肿瘤部分切除 (B)。C, D.左侧椎动脉注射侧向投影：显示造影剂通过椎动脉 (C) 与颈外动脉分支间的吻合支注入肿瘤。静脉回流通过乙状窦、枕骨下静脉丛、颈内静脉及岩静脉窦 (D)。E, F.左侧椎动脉注射正向投影 (E) 显示肿瘤充盈伴动静脉分流。滋养动脉来自颈外动脉的分支，其通过椎动脉/枕动脉及咽升动脉的吻合支再次供血。静脉回流主要通过乙状窦及颈内静脉

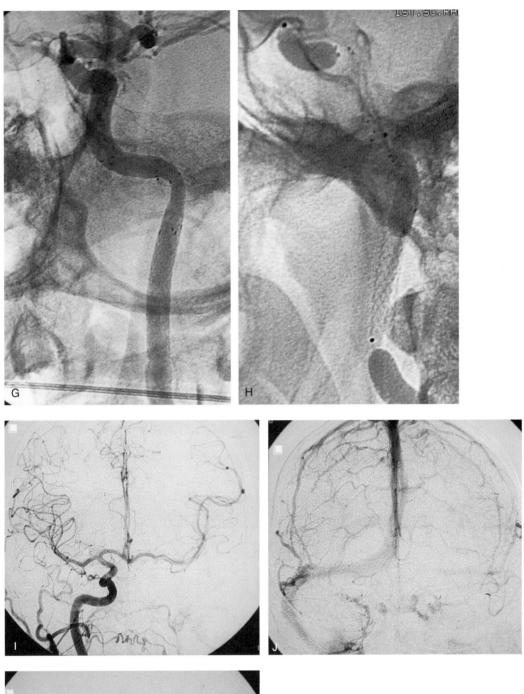

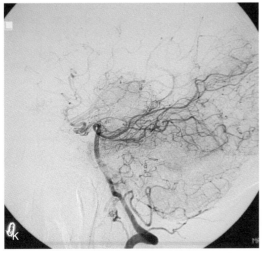

续图 6.4 G，H.患者起初拒绝行颈动脉栓塞，根据患者的选择，按计划在颈内动脉内放置了Xpert 支架，Xpert 支架放置于颈段远端，但在颞骨岩段无法引导。因此我们选择使用了两个Neuroform 支架。然而在与手术医生对该病例进行重新评估后，他认为 Neuroform 支架太薄弱无法支撑外膜下分离。与患者进行交流后，我们对患者进行了永久性颈内动脉球囊栓塞。G.支架插入颈内动脉后。H.球囊栓塞颈内动脉后。I~K.右侧颈动脉注射（J）显示经由前交通支的良好交叉充盈。动脉相与静脉相对称。右侧椎动脉注射（K）显示经由后交通支的侧支循环

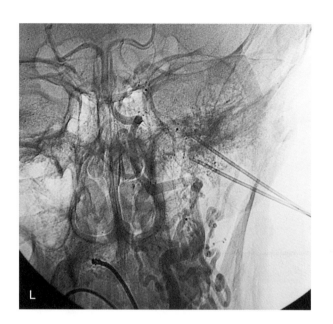

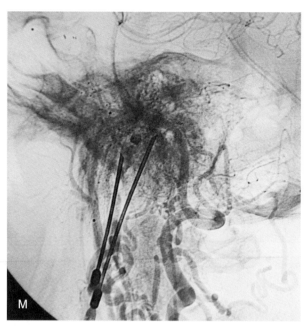

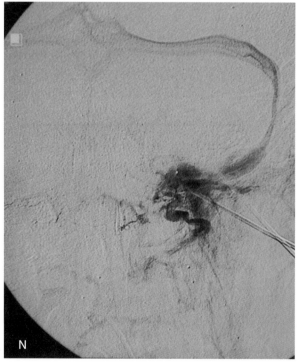

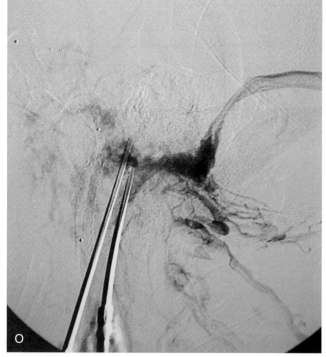

续图 6.4　L, M.左侧椎动脉注射未减影图像显示直接穿刺栓塞过程中两根穿刺针的位置。N, O.通过插入肿瘤的穿刺针注射造影剂显示部分肿瘤和经由乙状窦及枕骨下静脉丛的静脉回流

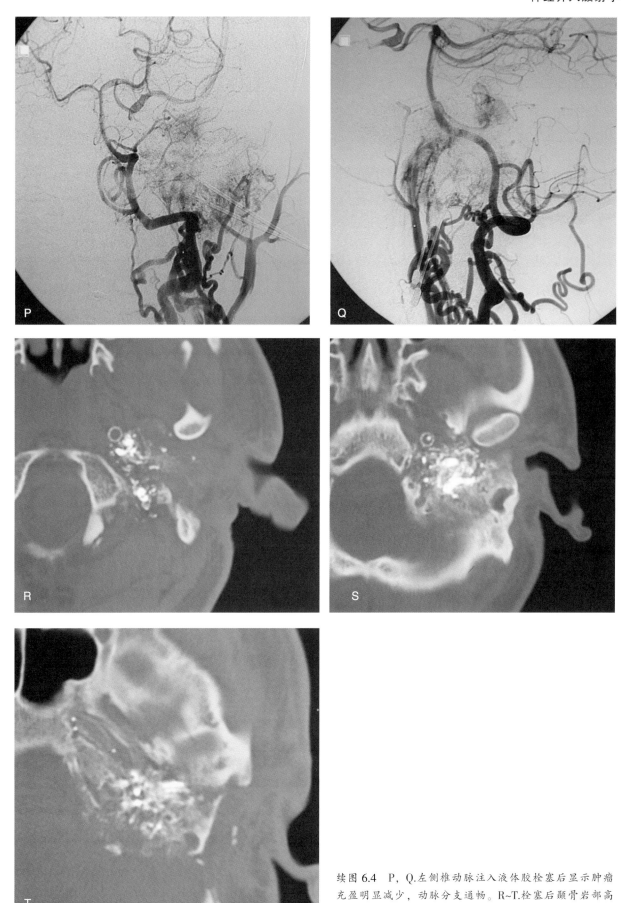

续图 6.4　P，Q.左侧椎动脉注入液体胶栓塞后显示肿瘤
充盈明显减少，动脉分支通畅。R~T.栓塞后颞骨岩部高
分辨率 CT 显示整个肿瘤都存在碘油和液体胶的混合物

• 高分辨率CT图像用来评估骨质改变，尤其是颞骨岩部颈动脉管水平段及垂直段的受侵情况。

• 阅读MRI、CT造影及MRA图像以确定肿瘤是否侵及颈动脉分叉、颈段、颞骨岩段及破裂孔段颈内动脉，同时确定每一段动脉被包绕的程度[68]。

• 血管造影图像用来评估动脉壁受侵的信号，例如血流不规则及动脉腔变窄。评估肿瘤血供是否由颈内动脉的岩部、斜坡及海绵窦分支供应。

确定因颈内动脉操作或牺牲而受影响区域的侧支循环的效果，采用对侧颈内动脉造影（Matas实验）及手动按压检测颈总动脉时，在颈部水平对优势侧椎动脉造影（Allock实验）来初步评估通过Wills环的侧支循环[69-78]。

• Matas实验：手动压迫检测的颈动脉期间，在对侧颈内动脉注射以进行测试。如果栓塞侧的大脑前、中动脉快速、完全充盈，表示前交通动脉系统通畅。受颈外动脉贮存效果的刺激，向下充盈颈内动脉是侧支循环良好的另一个指征。

• Allock实验：手动压迫栓塞侧的颈总动脉期间，在优势侧椎动脉注射以进行测试。快速、完全充盈的栓塞侧大脑中动脉和（或）向下充盈的颈内动脉均表示后交通动脉系统通畅[79, 80]。

> **注 意**
>
> 尽管在球囊栓塞试验中，显示对称的动脉、毛细血管及静脉血管造影相，然而在Matas及Allock实验中出现明显的延迟，亦应引起医生的警觉。

人工压迫颈总动脉应牢固，在注射前2~3s开始加压，一直持续到血管造影静脉相结束[81-84]。

行血管造影球囊栓塞实验的患者，两套交通系统中至少有一套系统表现出良好的交叉充盈，才可行永久性颈内动脉栓塞。实际上，根据我们先前的经验，两套交通系统中大脑中动脉的交叉充盈不足或缺如，临床上患者不能耐受即使是短时间的暂时性球囊栓塞。

■ 永久性栓塞颈内动脉

颅底手术中颈内动脉的主要神经介入放射学处理方式为永久性球囊栓塞（图6.5）[85]。以线圈代替球囊在某些情况下非常有用，尤其是在颈内动脉狭窄或过于弯曲而阻碍了球囊的前进时。最近，临床上引入支架插入技术以加固颈内动脉血管壁。在一些选择性颞骨副神经节瘤病例中仍然使用动脉栓塞，而在迷走神经副神经节瘤和颈动脉体瘤病例中放置支架已成为一种方案，并有可能完全取代血管永久栓塞[86]。

颈内动脉永久性栓塞的理论根据是使动脉及肿瘤段颈内动脉的移动更加容易，而无撕裂血管壁导致不可控的出血的风险。而且永久性栓塞使颈内动脉周围的肿瘤去血管化，有助于根治性切除肿瘤[87]。

指 征

颈内动脉永久性栓塞主要指征通常为：

• 颈内动脉壁受侵。血管造影显示血管腔中到重度狭窄。

• 丰富的血供来源于颈内动脉的岩部、斜坡及海绵窦分支。

• 于颈动脉分叉处、颈段的近端及远端、岩部垂直段肿瘤包绕颈内动脉外周的3/4或更多。

• 肿瘤沿颈内动脉岩部水平段扩展。

• 之前手术或放疗过的晚期肿瘤。

禁忌证与并发症

因该操作潜在的并发症，对于颈内动脉永久性栓塞与切除应全面评估。切除颈内动脉壁的操作本身可导致暂时性或永久性神经功能障碍，发生率为1%~5%。围术期的并发症包括血栓或血流动力学改变引起的梗死，甚至长期并发症如囊状动脉瘤形成亦有报道[88]。

末端循环不足是颈内动脉永久性栓塞后大脑迟发性缺血的两个主要原因之一。末端循环不足导致的缺血提示离栓塞点距离最远部位的灌注减少[89]。这些区域的局部循环不畅导致停滞性血栓形成，进而引起梗死。这些危险区域包括大脑中动脉皮质支的最远端，尤其是上额部区域、上顶部区域及后颞枕区域。这些区域为主要供血血管之间的交界区，被称为末端区域。这与农业灌溉系统的远处区域类似。然而，我们不能忘记单纯总体灌注不足也可以导致真正的区域性梗死而非分水岭梗死，这与栓子无关。

当颈内动脉狭窄或栓塞进展缓慢时，Willis 环以外的次要侧支通路可能出现，逐渐扩大并对维持大脑的灌注发挥作用。这些重要的通路包括同侧颈外动脉的眼动脉回流及脑膜的侧支血管。然而，在颈内动脉急性栓塞的情况下如永久性栓塞时，这些连接对大脑侧支血流的作用没有意义。因此 Willis 环是永久性栓塞时唯一维持大脑灌注的侧支通路。

> ### 注 意
> 未行球囊栓塞试验而突然栓塞颈内动脉导致 25% 的患者脑卒中及 10% 的患者死亡 [90-92]。基于临床上球囊试验中的耐受情况慎重地选择患者可以将脑卒中的概率降低到 5% [93-97]。

预防并发症

在临床实践中引入了一系列辅助测试来进一步减少围术期的缺血并发症。这些功能测试包括氙 CT 灌注、氙 [133] 闪烁、单光子发射计算机断层摄影（SPECT）、经颅多普勒检查、正电子发射计算机断层扫描、颈动脉残端压监测、脑电图监测、灌注 MRI、非侵袭性脑血氧饱和度监测、降压药物激发实验及血管造影术 [98-103]。

对于临床上耐受短期的暂时性球囊栓塞，但在 24~48h 后出现延迟性神经功能丧失，有时伴严重发作性低血压的患者，所有这些方法都可用来更好地选择 [104]。这些功能性测试的引入进一步降低但不能完全消除延迟性梗死并发症的发生。这些测试不能预测栓塞性脑卒中的发生。

技 术

在我们中心，对患者颈内动脉永久性栓塞耐受性的功能性测试随着时间的推移而不断发展 [105]。在早期，对颈内动脉栓塞的评估主要基于临床；因该操作在局麻镇静下进行，血管造影评估主要依靠动脉相，而没有考虑毛细血管及静脉相。现在，与我们先前对不配合的患者全麻下行颈内动脉栓塞的经验一致，同时也与其他中心获得的经验相符，球囊栓塞于全麻下进行，并依据从血管造影获得的评估资料来确认颈内动脉是否栓塞。已经证明血管造影评估比临床评估更为敏感。

球囊栓塞试验

该技术需要双侧股动脉进路。一侧股动脉，通常是右侧，插入 8F 的引导管，随后将其置于拟栓塞的颈内动脉。对侧股动脉用来进行血管造影功能评估。整个操作须在应用肝素的情况下进行 [116]。

进行颈内动脉球囊栓塞试验时，使用安装于传送导管上的 GOLD BAL2 球囊（Balt, Montmorency, France）。该球囊可被分离以永久性栓塞颈内动脉。这样的球囊通常被置于颈内动脉海绵窦段，恰好位于眼动脉近端或起始处，然后使用碘油造影剂将其膨胀。此时，可以通过将造影剂注入 8F 引导管来确认颈内动脉的栓塞。

重新评估通过人工压迫试验获得的 Willis 环侧支循环资料以便再次确认，同时增加一组关于血管造影时相对称性的新资料。这些资料在人工压迫试验中很难获得，因为人工压迫试验中栓塞的部位是颈总动脉而不是颈内动脉。这一点非常重要，因为球囊栓塞试验的部位必须与永久性球囊栓塞的位置一致，这样才能得到一致的血流动力学环境。

更近端颈段颈内动脉的栓塞，可以导致假阳性或假阴性结果，这是因为从肿瘤本身或即将牺牲的侧支循环窃取血流。

将第一个球定位在颈内动脉海绵窦段而非颈部水平的另外一个原因是为降低栓塞部位末梢形成的血栓长度。该血栓可能是栓塞性脑卒中的来源。

患者的栓塞完成后，我们马上开始用约 10min 的时间来评估血管造影情况。

血管造影评估

在对侧颈动脉注射期间，血管造影评估包括检查双侧大脑半球动脉相、毛细血管相及静脉相在正面投影的对称性。在优势椎动脉注射期间，前、侧向投影血管造影评估幕上部分及幕下部分的对称性。

将血管造影时相对称性作为颈内动脉永久性栓塞耐受性指标，其理论依据建立在 Greitz 等[12] 在血管造影的论著中提出的脑血流动力学评估的原则上。

● 幕上循环平均时间为 3~4s，通常这被定义为颈内动脉海绵窦段最大充盈与颅顶静脉最大充盈的间隔时间。

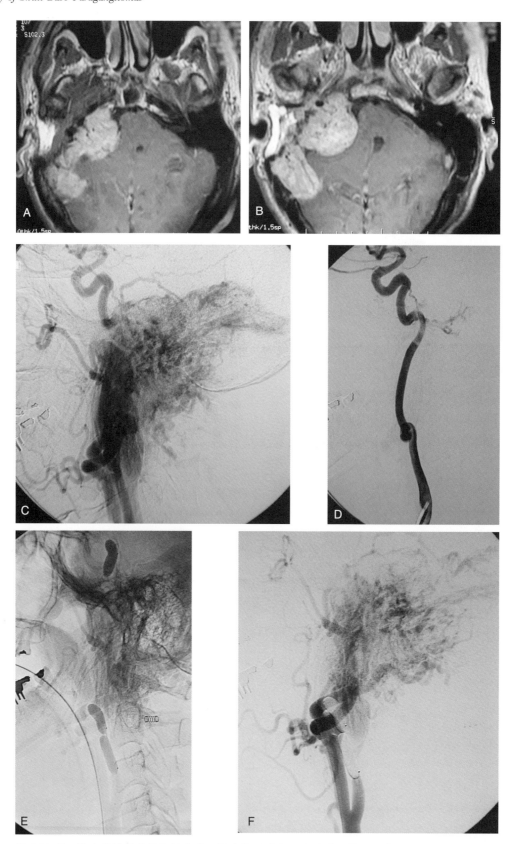

图 6.5A~Z 鼓室颈静脉球副神经节瘤：栓塞椎动脉与颈内动脉后栓子形成。A，B.钆增强轴位 MRI 显示肿瘤包绕颈内动脉。颈段远端及岩段均被包绕，还可见肿瘤侵入横窦内生长。C，D. 颈总动脉（C）及颈内动脉注射（D）侧向投影显示肿瘤明显充盈主要来源于颈外动脉分支。E， F.因颈内动脉被包绕，行球囊栓塞。未减影侧向投影显示术后颈内动脉（E）及颈总动脉（F） 内 3 个膨胀球囊，确定颈内动脉已栓塞住，以及瘤充盈源于颈外动脉分支

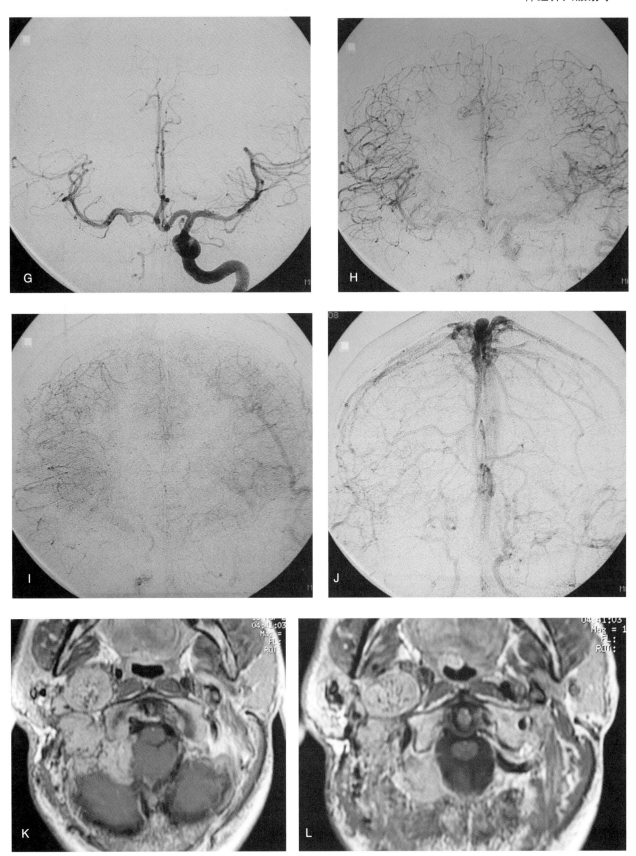

续图 6.5　G，J.右侧颈内动脉注射正向投影显示因前交通动脉的代偿左右两侧大脑血管造影时相对称，而后交通动脉未见代偿。K，L.钆增强 MRI 轴位显示肿瘤包裹右侧椎动脉 V3 段

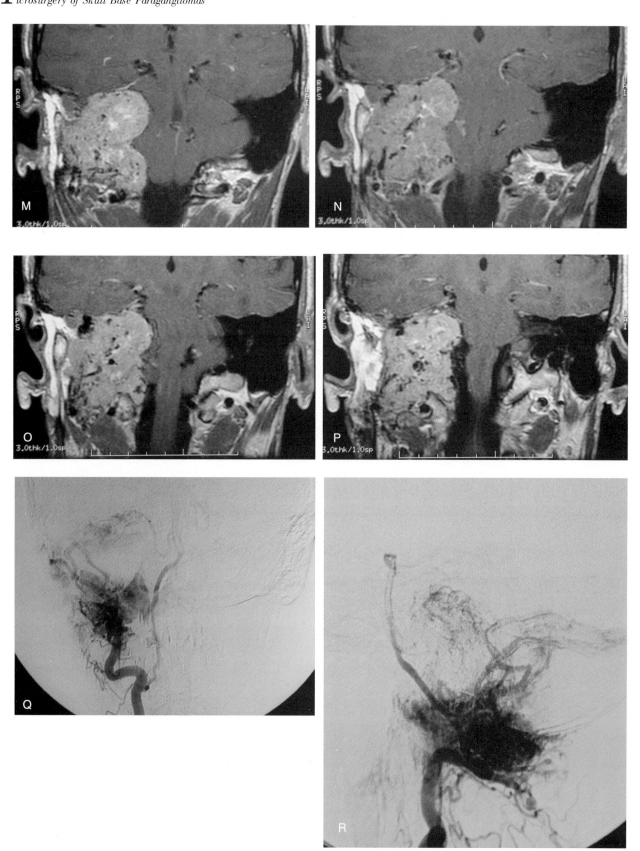

续图 6.5 M~P.钆增强冠状位 MRI 显示肿瘤包裹右侧椎动脉。V3 段的水平及垂直部分均被肿瘤包裹，椎动脉周围的脂肪组织消失。Q，R.右侧椎动脉造影显示椎动脉 V3 段周围肿瘤明显充盈

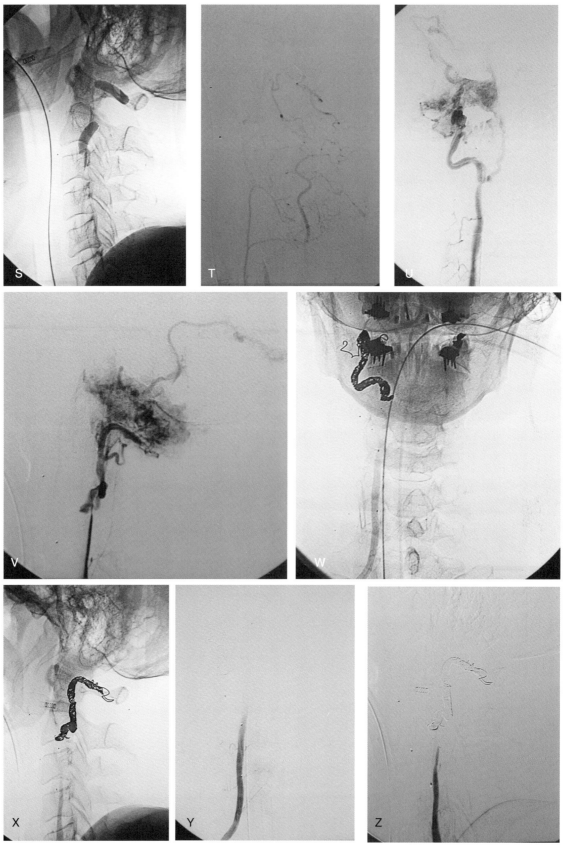

续图 6.5 S，T.右侧椎动脉球囊栓塞未减影图像显示两个球囊位于 V3 及 V2 段。球囊分离后，锁骨下动脉注射确定栓塞成功。U~Z.行颈外动脉分支栓塞的当天，血管造影显示右侧椎动脉部分再通：V3 段近端仍然栓塞，因近端球囊漏气，血管再次开通（U，V）。我们决定行金属线圈栓塞：未减影图像显示金属线圈位于 V3 段（W，X）。右侧椎动脉注射确认栓塞成功（Y，Z）

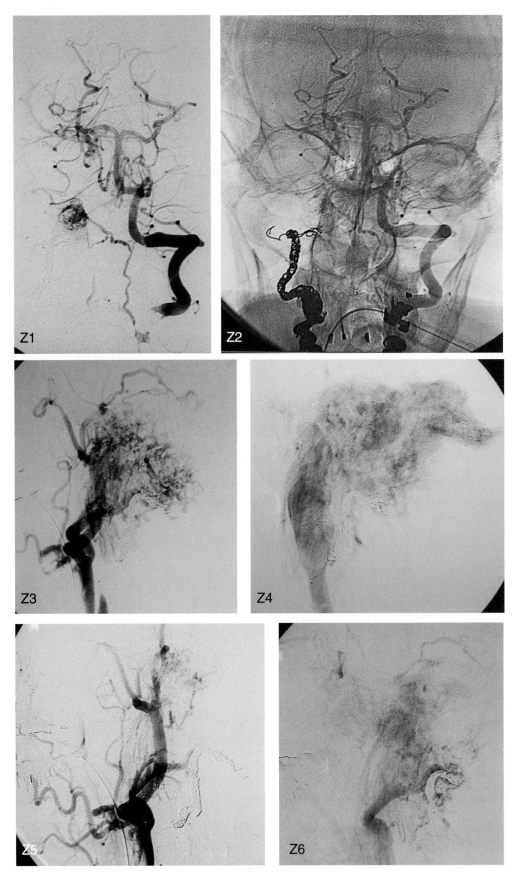

续图 6.5Z1~Z6 Z1，Z2.右侧椎动脉栓塞后左侧椎动脉注射显示基底循环及大脑后动脉浊化良好。Z3~Z6.栓塞颈外动脉分支之前和之后，颈外动脉侧向投影动脉及静脉相（Z3，Z4 为栓塞前；Z5，Z6 为栓塞后）

- 动脉相持续 1.0~2.5s，毛细血管相持续 0.25~1.0s，静脉相持续 1.5~4.5s。
- 幕下循环时间是指从基底动脉最大浊化到浅表小脑静脉及岩静脉最大浊化的时间。
- 后幕上循环时间是指从基底动脉最大浊化到枕静脉最大浊化的时间。

> **注 意**
> 椎动脉血管造影的循环时间与颈动脉系统相当，同时枕循环的时间与幕上区域基本相同。

熟悉大脑动脉及静脉在血管造影中充盈的顺序对正确解释血管造影的功能性测试也很重要。

- 额部动脉循环时间稍快于颅顶部和枕部，各区的不同时间与供应该区的来自颈内动脉虹吸段的动脉长度有关。
- 浅表及深部的静脉系统充盈顺序相对不变。
- 浅表静脉系统的充盈按照从前到后的次序进行，额部静脉充盈始终位于颅顶部静脉充盈之前。
- 深静脉系统通常在浅表静脉系统之后开始浑浊，持续时间较长，因为脑白质中血流较慢，而深静脉系统是其主要的回流系统。丘脑纹状体静脉、大脑内静脉及基底静脉充盈时间同颅顶部静脉充盈时间相同。

采用 Xenon 冲洗技术已经证实在循环时间与区域血流测量之间有良好的相关性。

维持大脑足够血流的压力为大脑灌注压，是指动脉进入颅内蛛网膜下腔的压力与静脉离开时压力的差值。

我们发现在交通动脉的通畅性、临床上球囊栓塞试验的耐受性与血管造影相的对侧性之间存在精确相关性。

- 在血管造影相对称或不足 1s 的轻微不对称的情况下，球囊在颈内动脉海绵窦段分离，通过在颈内动脉的颈-岩段及颈段近端插入并分离另外 2 个球囊以获得永久性栓塞。
- 如果血管造影相不对称性明显超过 1s，球囊放气并计划放置支架。如果放置支架不可行，则于颈动脉到大脑中动脉之间搭桥后行永久性球囊栓塞。

颈内动脉永久性栓塞:时机、术后护理及进一步手术前的准备

颈内动脉永久性球囊栓塞后，患者在重症监护室监护 24h，避免出现血压突然下降。如果出现血压下降的征兆，要迅速提高血压并给予扩容。在合适的处理下，颅内循环及侧支循环得以适应，患者全身状况也会改善。

颈内动脉永久性栓塞的时机与手术相关，并且对于决定最终的治疗结果扮演着重要角色。通常栓塞与手术的时间间隔为 3~4 周，因为手术在全身麻醉下进行，这会导致低血压，进而引起血流不足。应给予足够的时间，让大脑的血供系统在颈内动脉栓塞后适应新的血流动力学状态，这样可以降低梗死并发症的发生率。

术前行 MRI 检查，可确认颈内动脉岩段是否存在血栓。

最后，在手术前几天行颈外动脉分支栓塞，在栓塞时尤其要注意颅内动脉及其分支与眼动脉之间的吻合。

■ 术前植入颈动脉支架

最近引入的术前颈动脉支架为术中可能需要处理颈内动脉的患者提供了一个新的选择 [117-122]。

颈内动脉支架理论依据同永久性球囊栓塞一样，是为了更容易地移动血管及其周围的肿瘤而避免动脉壁破裂导致不可控性出血的风险。与永久性球囊栓塞相比，支架没有减少颈内动脉周围肿瘤的血供，对于根治性肿瘤切除有一些担心。

指 征

对于颅底肿瘤，颈动脉支架的主要指征与永久性球囊栓塞相似。二者主要区别为患者不能耐受永久性球囊栓塞。这是治疗这类患者的主要改善之处，在出现支架之前，这类患者通常采用部分切除。

禁忌证

我们认为在以下几种情况下禁忌使用支架，主要包括:

- 血管造影显示颈内动脉腔明显狭窄。

- 不适合行栓塞的广泛血供来源于颈内动脉海绵窦段分支。
- 之前行放射治疗，或之前手术中处理颈内动脉范围广泛。
- 颈内动脉 C1 段弯曲明显，妨碍支架插入。
- 抗血小板治疗。

出现上述情况时，永久性球囊栓塞前行高流量搭桥是不耐受患者的一种选择。

技术（图 6.6~图 6.8）

为了降低支架血栓形成的可能性，术前及术后行双倍剂量抗血小板治疗。在支架放入前 1 周必须应用噻氯匹定或氯吡格雷及水杨酸，并持续至少 30d，然后单独长期应用水杨酸，除术前准备期外，此时使用低分子肝素替代。

用来治疗股浅动脉狭窄的自扩张镍钛合金支架最适合用来加固颈内动脉颈段及颞骨内部分。而旧款 Carotid Wallstent® 仍旧是颈动脉体瘤颈动脉分叉处放置支架的第一选择。为了便于支架嵌入到动脉血管壁内，支架的直径须比颈内动脉直径大 10%~20%。通常颈内动脉 C1 颈段使用 5~6mm 支架，C2 颞骨段使用 4~5mm 支架，颈动脉分叉处必须使用 8~9mm 线圈。

为了降低在颈内动脉与肿瘤交界处损伤颈内动脉的可能性，我们认为无论是近端还是远端，均需采用支架加固动脉至远离肿瘤至少 10mm 的地方。为了取得这样的结果，有时须使用不止一个支架。通常先插入颞骨内支架，然后是颈段支架，支架之间至少重叠 5mm。

放置支架过程中遇到的困难通常与颈内动脉 C1 段一过性血管痉挛或无法引导支架通过颈内动脉 C2 段的膝部相关。在这样的情况下，需要选择更柔软更有弹性的支架，而不是强行使用坚硬的支架，这样可导致内膜剥脱。

操作结束后，行血管造影确定结果是否满意。

对于手术来说，支架加固的时机也非常重要。我们建议的间隔时间至少为 4~6 周，以允许在放置的支架表面上形成稳定的新生内膜[123]。非常特殊的情况是肿瘤的重要血供来源于颈内动脉的分支，这种情况下，裸露的自扩张镍钛合金支架无法减少血供，插入覆膜支架是一个不错的选择。已有关于肿瘤和假性动脉瘤内使用球囊扩张及自扩张覆膜支架的病例报道。然而，目前覆膜支架与裸露自扩张的镍钛合金支架相比至少在理论上有几点劣势：例如增加了血栓形成、硬度高以及在动脉角处放置困难等。

通过超声、增强 CT 及 MRA 评估颈内动脉支架的长期通畅性非常容易。在我们先前的病例中，没有因支架内血栓导致的颈内动脉栓塞或内膜增生导致的支架内狭窄。需长期随访准确评估。

支架加固后，根治性切除肿瘤仍然存在担心。尽管大多数病例的肿瘤得以完整切除，然而，只有经过长期的评估才能得出最后的定论。

术前几天行 CT 及 X 线平片检查确定结果的稳定性及支架与骨性结构的关系。

神经介入放射学处理椎动脉

尽管手术切除鼓室颈静脉球副神经节瘤时，遇到肿瘤侵及颈内动脉是众所周知的问题，然而，文献中对于肿瘤侵及椎动脉的关注很少。大型鼓室颈静脉球副神经节瘤可侵及椎动脉的 V3 及 V4 段。侵及椎动脉 V4 段的肿瘤，不适宜采用血管内处理，因为该段存在到达延髓的穿通支，只能通过手术方式处理。侵及椎动脉 V3 段的肿瘤，可考虑行永久性血管内栓塞。

■ 术前神经放射学评估

对大型鼓室颈内静脉球副神经节瘤须仔细评估椎动脉 V3 段。结合 MRI、MRA、CT 造影及数字减影血管造影的结果，仔细评估椎动脉。

通过 CT 及 MRI 我们可以获得肿瘤与椎动脉 V3 段血管壁关系的信息。在该水平，动脉通常被脂肪及静脉丛包绕，MRI 及 CT 上这些结构消失暗示肿瘤与动脉关系密切，尤其是动脉几乎被肿瘤完全包绕，把肿瘤从动脉壁上切除复杂费时。

如果血管造影显示肿瘤明显充盈来源于 V2 和 V3 段的肌肉支与脑膜支，手术将会更困难。椎动脉管腔狭窄远较颈内动脉少见，所以真正的肿瘤包裹椎动脉很少见。无论怎样，血管充盈及动静脉分流可能会很严重，并给手术造成巨大难度。这种情况要考虑行永久性椎动脉内栓塞。

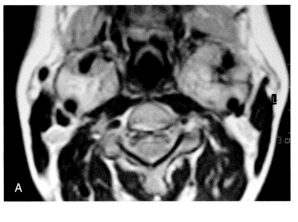
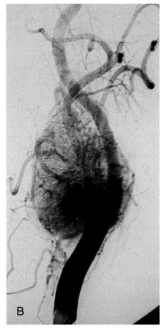
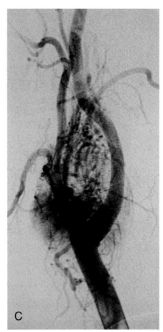

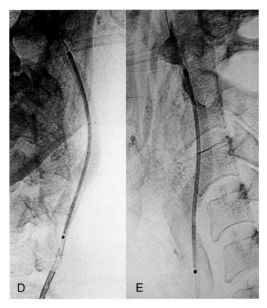
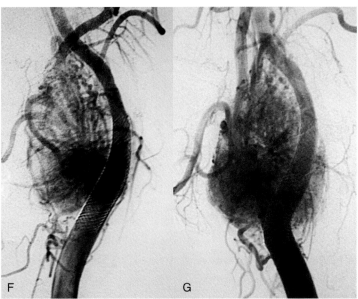

图 6.6 A~R 双侧颈动脉体瘤:双侧颈内动脉放置支架。A.MRI 在颈动脉分叉处轴位图像显示双侧颈动脉体瘤。可见颈内动脉及颈外动脉及其被肿瘤包裹。B,C.左侧颈总动脉注射正向投影显示肿瘤明显充盈及颈内动脉与颈外动脉。D,E.与 B 和 C 图相同的投影，颈动脉插入 7mm×40mm 支架。F,G.与上面的投影相同，支架放置后

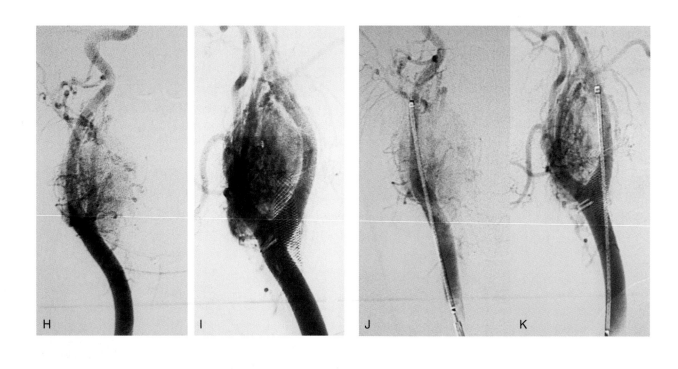

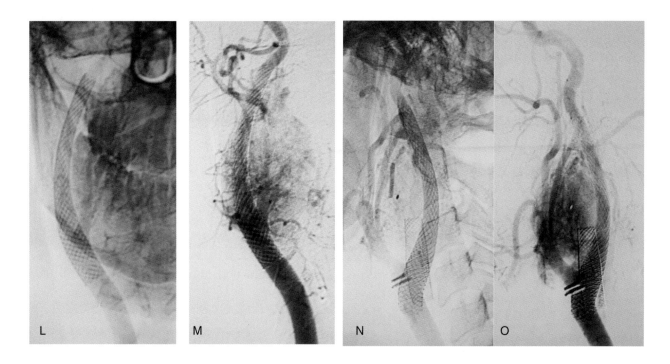

续图 6.6 H，I.右侧颈总动脉注射正、侧向投影显示肿瘤明显充盈及颈内动脉和颈外动脉。J，K.插入 9mm×50mm Wall-stent 动脉支架时，与上面相同的投影。L，M.放置支架后右侧颈总动脉注射正向投影。N，O.放置支架后右侧颈总动脉注射侧向投影

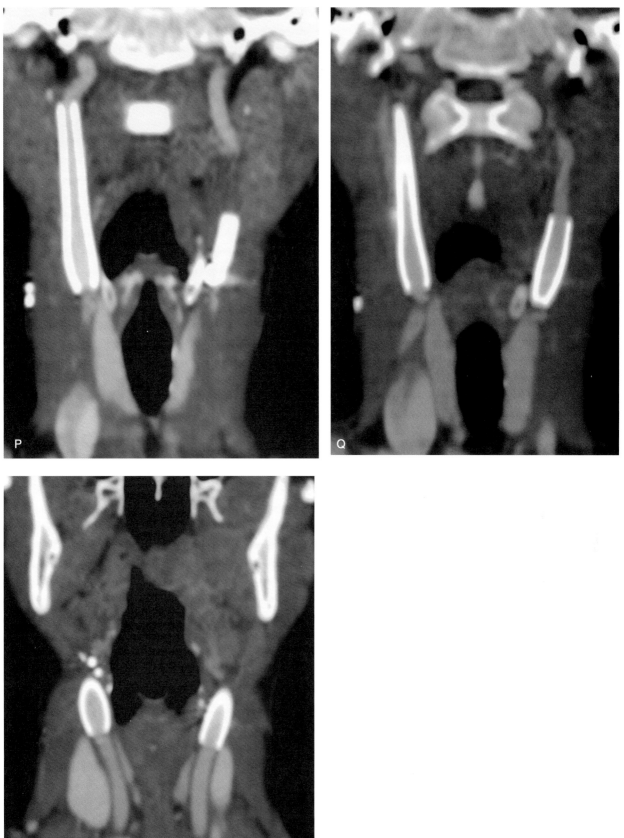

续图 6.6 P~R.术后血管造影 CT：冠位重建显示双侧颈动脉支架及双侧颈动脉通畅

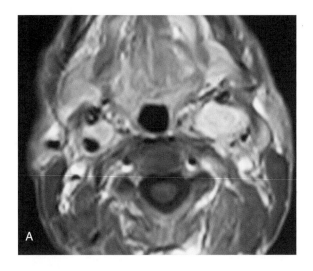

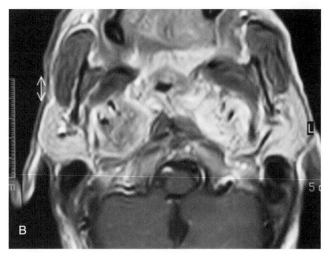

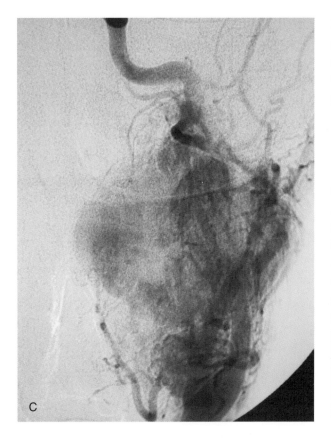

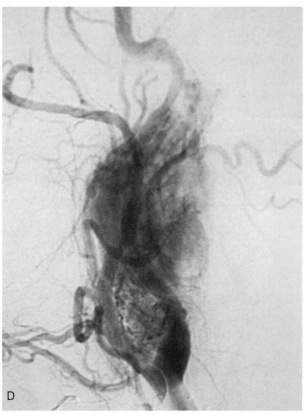

图 6.7A~K 迷走神经副神经节瘤：支架植入与栓塞。A.颈动脉分叉处 MRI 轴位图像显示双侧颈动脉体瘤。B.咽旁间隙 MRI 轴位图像显示双侧迷走神经副神经节瘤。C，D.左侧颈总动脉注射正、侧向投影显示肿瘤明显充盈及颈内静脉的动静脉分流。

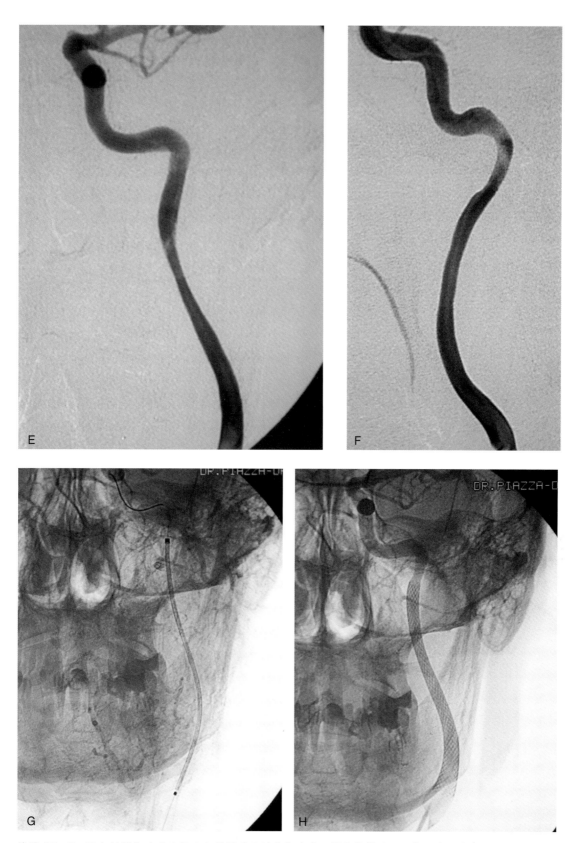

续图 6.7　E，F.左侧颈内动脉注射正向投影显示颈中部狭窄；侧向投影显示颈部远端段狭窄。G，H.正向投影未减影图像显示递送 Carotid Wallstent 支架前后的情景

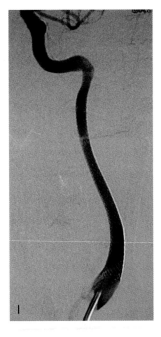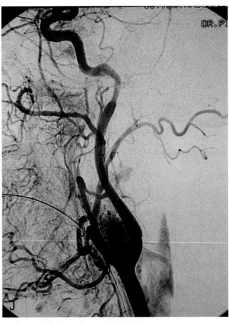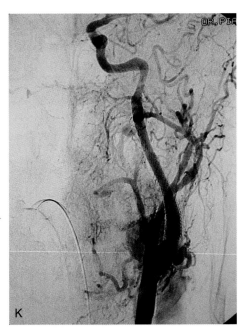

续图 6.7　I. 放入支架后左侧颈内动脉注射显示狭窄消失。J，K. 放入 Carotid Wallstent 支架后颈内动脉注射正向投影显示颈段中部狭窄解除

■ 术前永久性血管内椎动脉栓塞

指　征

　　肿瘤与椎动脉 V3 段水平部血管壁关系密切伴存在许多来自肌支的滋养动脉是术前行永久性血管内椎动脉栓塞的主要指征。

技　术

　　全麻下行血管内栓塞。采用双侧股动脉径路。一侧通路使用导管栓塞被肿瘤侵及的椎动脉，另一侧通路用来在对侧椎动脉内插入导管以评估通过椎基底动脉的侧支循环。

　　存在发育完全的椎基底动脉连接时，不必行临床栓塞耐受评估。然而，由于一侧 V4 段远端未发育，而导致左右椎动脉缺乏交通时，我们的经验是不进行栓塞。

　　永久性血管内栓塞可以通过可拆卸球囊、线圈或者两者结合来执行。

　　● 可拆卸球囊：在刺入寰枕膜处的硬脑膜之前，远端球囊膨胀，然后在椎动脉 V3 段水平部分离；近端球囊放置于 V2 段的末端，同时要小心注意可能出现的根髓动脉的起始部。

　　● 可分离线圈：椎动脉 V3 段整个管腔填满大小合适的线圈，直到血流停止。

　　术后患者护理与颈动脉栓塞相似。

　　两个必须栓塞颈内动脉及同侧椎动脉的病例。这两个操作分成不同的时期进行。首先栓塞颈动脉，1 个月后栓塞椎动脉。迄今为止，短期及随访 1 年以上，两个病例对动脉栓塞都耐受良好。

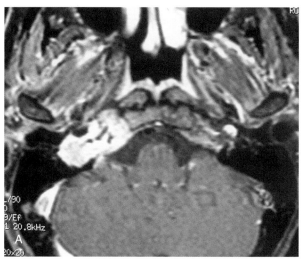

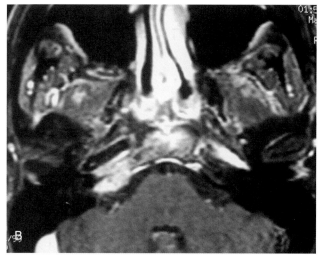

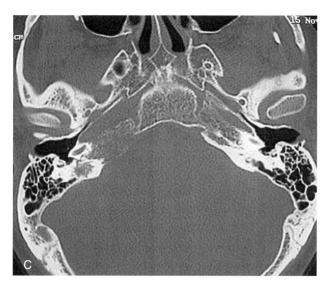

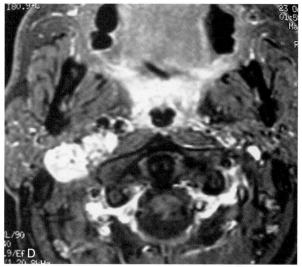

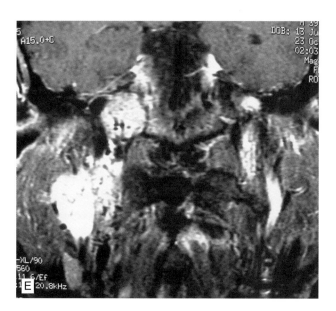

图 6.8A~N　鼓室颈静脉球及迷走神经副神经节瘤：右侧颈内动脉放置支架（唯一颈内动脉）。A~C.MRI 显示肿瘤包裹右侧颈内动脉岩骨垂直段（A），且沿颈内动脉岩骨水平段生长（B），高分辨 CT（C）显示岩骨动脉管内侧疏松的骨质。D.MRI 轴位图像显示咽旁间隙肿物推移颈内动脉。E.MRI 冠位图像显示咽旁间隙和颞骨肿块

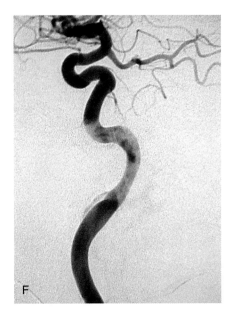

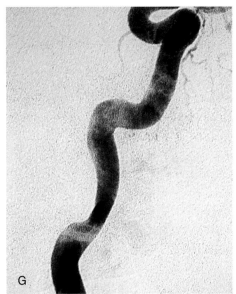

续图 6.8　F，G.右侧颈内动脉血管造影侧向及斜向投影显示由于肿瘤包绕导致的颈段末端狭窄。H.右侧颈内动脉注射显示左侧大脑前动脉通过前交通动脉代偿；I.左侧椎动脉注射显示左侧大脑中动脉通过后循环动脉代偿；J.左侧颈总动脉注射显示由于颈动脉体瘤结扎导致的主动脉弓处栓塞；K，L.右侧颈内动脉岩部及颈部末端放入支架，两个自行扩张的镍钛合金支架已经被插入且重叠 10mm

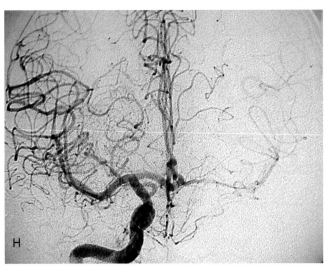

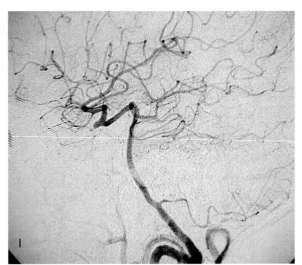

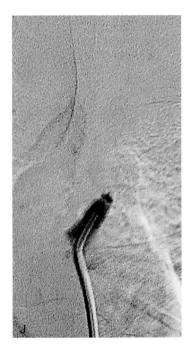

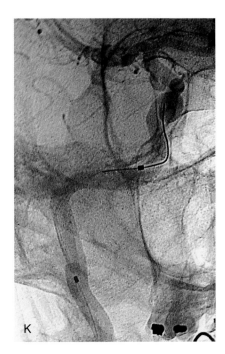

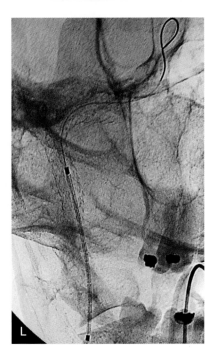

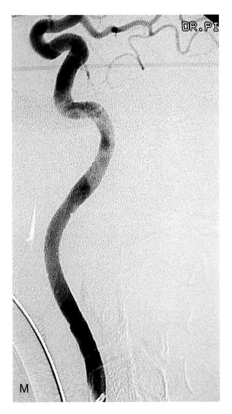
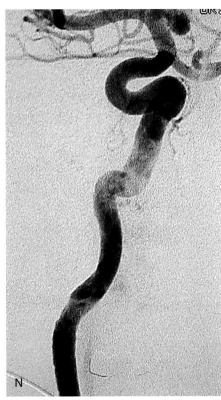

续图 6.8　M，N.放置支架后右侧颈内动脉注射同样的投影显示狭窄消失；放置支架后 2 个月，患者在栓塞颈外动脉分支后接受手术

参考文献

[1] Persky MS, Setton A, Niimi Y, et al. Combined endovascular and surgical treatment of head and neck paragangliomas-a team approach. Head Neck, 2002, 24(5):423–431.

[2] Pauw BK, Makek MS, Fisch U, et al. Preoperative embolization of paragangliomas (glomus tumors) of the head and neck: histopathologic and clinical features. Skull Base Surg, 1993, 3(1):37–44.

[3] Schroth G. Haldemann AR, Mariani L, et al. Preoperative embolization of paragangliomas and angiofibromas. Measurement of intratumoral arteriovenous shunts. Arch Otolaryngol Head Neck Surg, 1996, 122(12):1320–1325.

[4] ValaVanis A, Christoforidis G. Applications of interventional neuroradiology in the head and neck. Semin Roentgenol, 2000, 35(1):72–83.

[5] Gruber A, Bavinzski G, Killer M, et al. Preoperative embolization of hypervascular skull base tumors. Minim Invasive Neurosurg, 2000, 43(2):62–71.

[6] Laurent A, Wassef M, Chapot R, et al. Partition of calibrated tris-acryl gelatin microspheres in the arterial vasculature of embolized nasopharyngeal angiofibromas and paragangliomas. J Vasc Interv Radiol, 2005, 16(4):507–513.

[7] Latchaw RE, Ansaar TR, Branstetter BF, et al. Extra-axial tumors of the head: diagnostic imaging, physiologic testing and embolization// Latchaw RE, Kucharczyk J, Moseley MB, eds. Imaging of the Nervous System: Diagnostic and Therapeutic Applications. Philadelphia: Elsevier Mosby, 2005:771.

[8] Tasar M, Yetiser S. Glomus tumors: therapeutic role of selective embolization. J Craniofac Surg, 2004, 15 (3):497–505.

[9] Halbach VV, Hieshima GB, Higashida RT, et al.Endovascular therapy of head and neck tumors//Vinuela F, Halbach VV, Dion JE, eds.Interventional Neuroradiology: Endovascular Therapy of the Central Nervous System, New York:Raven Press, 1992:17.

[10] Zanella FE, Valavanis A. Interventional neuroradiology of lesions of the skun base. Neuroimaging Clin N Am, 1994, 4(3):619–637.

[11] Hodes PJ, Campoy R, Riggs HE, et al. Cerebral angiography; fundamentals in anatomy and physiology.Am J Roentgenol Radium Ther Nucl Med, 1953, 70(1):61–82.

[12] Greitz T. A radiologic study of the brain circulation by rapid serial angiography of the carotid artery. Acta Radiol Suppl, 1956, 140:1–123.

[13] Van den Berg R, Rodesch G, Lasjaunias P.Management of paragangliomas. Clinical and angiographic aspects. Interv Neuroradiol, 2002, 8(2):227-134.

[14] Hekster RE, luyendijk W, Matricali B. Transfemoral catbeter embolization: a metbod of treatment of glomus jugulare tumors. Neuroradiology, 1973, 5(4):208-214.

[15] Jacobs JM, Shelton C. Thompson BG. Combined transarterial and transvenous embolisation of jugulotympanic paragangliomas. lnterv Neuroradiol, 1998, 4(3):223-230.

[16] Hesselink JR, Davis KR, Taveras JM. Selective arteriography of glomus tympanicum and jugulare tumors: techniques, normal and pathologic arterial anatomy.AJNR Am J Neuroradiol, 1981, 2(4):289-297.

[17] Origitano TC, Al-Mefty O, Leonetti JP, et al. Vascular considerations and complications in cranial base surgery. Neurosurgery, 1994, 35 (3):351-362, discussion:362-363.

[18] Young NM, Wiet RJ, Russell EJ, et al. Superselective embolization of glomus jugulare tumors.Ann Otol Rhinol Laryngol, 1989, 97(6 Pt I):613-620.

[19] Valavanis A. Preoperative embolization of the head and neck: indications, patient selection, goals, and precautions.AJNRAm J Neuroradiol, 1986, 7(5):943-952.

[20] Chaloupka JC, Mangla S, Huddle DC, et al. Evolving experience with direct puncture therapeutic emholization for adjunctive and palliative management of head and neck hypervascular neoplasms. Laryngoscope, 1999, 109 (11): 1864-1872.

[21] Murphy TP, Blackmann DE. Effects of preoperative embolization on glomus jugulare tumors. Laryngoscope, 1989, 99(12):1244-1247.

[22] Eckard DA, Purdy PD, Bonte FJ. Temporary balloon occlusion of the carotid artery combined with brain blood flow imaging as a test to predict tolerance prior to permanent carotid sacrifice. AJNR Am J Neuroradiol, 1992, 13 (6):1565-1569.

[23] Monsein LH. Jeffery PJ, van Heerden BB, et al. Assessing adequacy of collateral circulation during balloon test occlusion of the internal carotid artery with 99mTc-HMPAO SPECT.AJNR Am J Neuroradiol, 1991, 12 (6): 1045-1051.

[24] Vogl T, Bruning R, Schedel H, et al. Paragangliomas of the jugular bulb and carotid body: MR imaging with short sequences and Gd-DTPA enhancement. AJR Am J Roentgenol, 1989, 153(3):583-587.

[25] Olsen WL, Dillon WP, Kelly WM, et al. MR imaging of paragangliomas. AJR Am J Roentgenol, 1987, 148(1): 201-204.

[26] van den Berg R, Wasser MN, van Gils AP, et al. Vascularization of head and neck paragangliomas: comparison of three MR angiographic techniques with digital subtraction angiography. AJNR Am J Neuroradiol, 2000, 21(1): 162-170.

[27] van den Berg R, verbist BM, Mertens Bi, et al. Head and neck paragangliomas: improved tumor detection using contrast-enhanced 3D time-of-flight MR angiography as compared with fat-suppressed MR imaging techniques. AJNR Am J Neuroradiol, 2004, 25(5):863-870.

[28] Vogl TJ, Juergens M, Balzer JO, et al. Glomus tumors of the skull base: combined use of MR angiography and spin-echo imaging. Radiology, 1994, 192(1):103-110.

[29] Arnold SM, Strecker R, Scheffler K, et al. Dynamic contrast enhancement of paragangliomas of the head and neck: evaluation with time-resolved 2D MR projection angiography. Eur gadiol, 2003, 13(7):1608-1611.

[30] van den Berg R. Imaging and management of head and neck paragangliomas. Eur gadiol, 2005, 15(7):13 10-1318.

[31] Nonjaim SE, Pattekar MA, Cacciarelli A, et al. Paraganglioma of the temporal bone: role of magnetit resonance imaging versus computed tomograpgy. Top Magn Reson lmaging, 2000, 11 (2): 108-122.

[32] Rao AB, Koeller KK. Adair CF, et al.Armed Forces Institute of Pathology. From the alchives of the AFIP. Paragangliomas of the head and neck: radiologic-pathologic correlation. Radiographics, 1999, 19(6):1605-1632.

[33] Valavanis A. Embolization of intracranial and skull base tumors//Alvarez H, Valavanis A, eds. Interventional Neuroradiology. Berlin: Springer-Verlag, 1993:63-92.

[34] Marangos N, Schumacher M. Facial palsy after glomus jugulare tumour embolization. J Laryngol Otol, 1999, 113 (3):268-270.

[35] Valavanis A, Fisch U. Glomus tumors of the temporal bone: imaging and classification// Fisch U, Valavanis A, Yasargil MG, eds. Neurological Surgery of the Ear and the Skull Base. Berkeley: Kugler & Ghedini, 1989:63.

[36] Moret J, Lasjaunias P, Theron J. Vascular compartments and territories of tympano-jugular glomic tumors. J Belge Radiol, 1980, 63(2-3):321-337.

[37] Moret J, Lasjaunias P. Vascular architecture of tympanojugular glomus tumors//Vignaud J, Jardin C, Rosen L, eds. The Ear: Diagnostic Imaging: CT Scanner, Tomography and Magnetic Resonance. New York: Masson, 1989: 289-303.

[38] Hacein-Bey L, Daniels DL, Ulmer JL, et al. The ascend-

ing pharyngeal artery: branches, anastomoses, and clinical significance. AJNR Am J Neuroradiol, 2002, 23(7): 1246-1256.

[39] George B, Ferrario CA, Blanquet A, et al. Cavernous sinus exenteration for invasive cranial base tumors. Neurosurgery, 2003, 52(4):772-780, discussion:780-782.

[40] Allen JW, Alastra AJ, Nelson PK. Proximal intracranial internal carotid artery branches: prevalence and importance for balloon occlusion test. J Neurosurg, 2005, 102 (1):45-52.

[41] Li J, Wang S, Zee C, et al. Preoperative angiography and transarterial embolization in the management of carotid body tumor: a single-center, 10-year experience. Neurosurgery, 2010, 67(4):941-948, discussion: 948.

[42] Puggioni A, Delis KT, Fields CE, et al. Large symptomatic carotid body tumor resection aided by preoperative embolization and mandibular subluxation. Perspect Vasc Surg Endovasc Ther, 2005, 17(1):21-28.

[43] Zeitler DM, Glick J, Har-El G. Preoperative embollzation in carotid body tumor surgery: is it required? Ann Otol Rhinol Laryugo1, 2010, 119(5):279-283.

[44] Horowitz M, Whisnant RE, Jungreis C, et al. Temporary balloon occlusion and ethanol injection for preoperative embolization of carotid-body tumor. Ear Nose Throat J, 2002, 81(8):536-538, 540, 542 passim.

[45] Litle VR, Reilly LM, Ramos TK. Preoperative embolization of carotid body tumors: when is it appropriate? Ann Vasc Surg, 1996, 10(5):464-468.

[46] Kafie FE, Freischlag JA. Carotid body tumors: the role of preoperative embolization. Ann Vasc Surg, 2001, 15(2): 237-242.

[47] Tripp HF Jr, Fail PS, Beyer MG, et al. New approach to preoperative vascular exclusion for carotid body tmnor. J Vase Surg, 2003, 38(2):389-391.

[48] Ozyer U, Harman A, Yildirim E, et al. Devascularization of head and neck paragaugliomas by direct percutaneous embolization. Cardiovasc Intervent Radiol, 2010, 33(5): 967-975.

[49] Wanke I, Jackel MC, Goericke S, et al. Percutaneous embolization of carotid paragaugliomas using solely Onyx. AJNR Am J Neuroradio1, 2009, 30(8):1594-1597.

[50] Wiegand S, Kureck I, Chapot R, et al. Early side effects after embolization of a carotid body tumor using Onyx. J Vasc Surg, 2010, 52(3):742-745.

[51] Browne JD, Fisch U, Valavanis A. Surgical therapy of glomus vagale tumors. Skull Base Surg, 1993, 3(4):182-192.

[52] Shin SH, Piazza P, De Donato G, et al. Management of vagal paragangliomas including application of internal carotid artery stenting. Audiol Neurooto1, 2012, 17(1): 39-53.

[53] Lowenheim H, Koerbel A, Ebner FH, et al. Differentiating imaging findings in primary and secondary tumors of the jugular foramen. Neurosurg Rev, 2006, 29 (1):1-11, discussion:12-13.

[54] Lasjaunias P, Moret J. The ascending pharyngeal artery: normal and pathological radioanatomy Neumradiology, 1976, 11(2):77-82.

[55] Panja S, Kovoor JM, Shenoy AM, et al. Vocal cord paralysis after percutaneous embolization of a vagal paraganglioma-the role of intraoperative nerve monitoring. J Vasc Interv Radiol, 2010, 21 (11):1770-1772.

[56] Casasco A, Herbreteau D, Houdart E, et al. Devascularization of craniofacial tumors by percutaneous tumor puncture. AJNR Am J Neuroradio1, 1994, 15 (7):1233-1239.

[57] Abud DG, Mounayer C, Benndorf G, et al. Intratumoral injection of cyanoacrylate glue in head and neck paragangliomas. AJNR Am J Neuroradiol, 2004, 25 (9): 1457-1462.

[58] Casasco A, Houdart E. Biondi A, et al. Major complications of percutaneous embolization of skull-base tumors. AJNR Am J Neuroradiol, 1999, 20(1):179-181.

[59] Chakeres DW, LaMasters DL.Paragangliomas of the temporal bone: high-resolution CT studies, Radiology, 1984, 150(31): 749-753.

[60] LoWW, Solti-Bohman LG, Lambert PR. High-resolution CT in the evaluation of glomus tumors of the temporal bone. Radiology, 1984, 150(3):737-742.

[61] Bouthiller A, van Loveren HR, Keller JT .Segments of the internal carotid artery: a new classification. Neurosurgery, 1996, 38(3):425-432, discussion :432-433.

[62] Introcaso JH, Russell EJ. lnterventional neuroradiologic treatment of head and neck lesions. Otolaryngol Clin North Am, 1995, 25(3):563-504.

[63] Chaloupka JC, Putman CM. Endovascular therapy for surgical diseases of the cranial base. Clin Plast Surg, 1995, 22(3):417-450.

[64] Turowski B, Zanella FE. Interventional neuroradiology of the head and neck. Neuroimaging Clin N Am, 2003, 13 (3):619-645.

[65] Valavanis A. Interventional neuroradiology for head and neck surgery//Cummings CW, Fredrickson JME, Harker LAE, eds. Otolaryngology-Head and Neck Surgery. St Louis: Mosby Year Book, 1990.

[66] Hurst RW. lnterventional neuroradiology of the head and neck. Neuroimaging Clin N Am, 1996, 6(2):473–495.

[67] Carmody RF, Seeger JF, Horsley WW, et al. Digital subtraction angiography of glomus tympanicum and jugulare tumors. AJNR Am J Neuroradio1, 1983, 4(3):263–265.

[68] Vogl TJ. Mack MG, Juergens M, et al. Skull base tumors: gadodiamide injection-enhanced MR imaging-drop-out effect in the early enhancement pattertn of paragangliomas versus different tumors. Radiology, 1993, 188（2）:339– 346.

[69] Parkinson RJ, Bendok BR, O′Shaughnessy BA, et al. Temporary and permanent occlusion of cervical and cerebral arteries. Neurosurg Clin N Am, 2005, 16(2): 249–256, viii.

[70] Lee S, Awad IA. Therapeutic carotid occlusion: current management paradigms. Clin Neurosurg, 2000, 46:363– 391.

[71] van Roojj WJ, Sluzewski M, Metz NH, et al. Carotid balloon occlusion for large and giant aneurysms:evaluation of a new test occlusion protocol. Neurosurgery, 2000, 47 (1):116– 121, discussion: 122.

[72] van Roojj WJ, Sluzewski M, Slob MJ, et al. Predictive value of angiographic testing for tolerance to therapeutic occlusion of the carotid artery. AJNR Am J Neuroradiol, 2005, 26(1):175– 178.

[73] Vazquez Anon V, Aymard A, Gobin YP, et al. Balloon occlusion of the internal calotid artery in 40 cases of giant intlacavernous aneurysm: technical aspects, cerebral monitoring, and results. Neuroradiology, 1992, 34 (3): 245–251.

[74] Pelz DM, Vinuela F, Fox AJ, et al. Vertebrohasilar occlusion therapy of giant aneurysms. Significance of angiographic morphology of the posteriol communicating arteries. J Neurosurg, 1984, 60(3):560–565.

[75] Terada T, Nishiguchi T, Hyotani G, et al. Assessment of risk of carotid occlusion with balloon Matas testing and dynamic computed tomography .Acta Neurochir（Vienna), 1990, 103: 122–127.

[76] Niimi Y, Berenstein A, Setton A, et al. Occlusion of the internal carotid artery based on a simple tolerance test. Interv Neuroradio1, 1996, 2(4):289–296.

[77] Burr JD, Lemlley TJ, McCann RM. Carotid artery balloon test occlusion: combined clinical evaluation and xenon-enhanced computed tomographic cerebral blood flow evaluation without patient transfer or balloon reinflation: technical note. Neurosurgery, 1998, 43(3):684–637, discussion: 637–638.

[78] Lasjaunias P, Menu Y, Bonnel D, et al. Non chromaffin paragangliomas of the head and neck. Diagnostic and therapeutic angiography in 19 cases explored from 1977 to 1980. J Neuroradio1, 1981, 8(4):281–299.

[79] Kaspera W, Majchrzak H, Kopera M, et al. "True" aneurysm of the posterior communicating artery as a possible effect of collateral circulation in a patient with occlusion of the internal carotid artery. A case study and literature review. Minim Invasive Neutosurg, 2002, 45 (4):240–244.

[80] Hetzel A, von Reutern G, Wernz MG, et al. The carotid compression test for therapeutic occlusion of the internal carotid artery. Comparison of angiography with transcranial Doppler sonography. Cerebrovasc Dis, 2000, 10(3): 194–199.

[81] Abud DG, Spelle L, Piotin M, et al. Venous phase timing during balloon test occlusion as a criterion for permanent internal carotid artery sacrifice.AJNR Am J Neuroradio1, 2005, 26(10):2602–2609.

[82] Marshall RS, Lazar RM, Young WL, et al. Clinical utility of quantitative cerebral blood flow measurements during internal carotid artery test occlusions. Neurosurgery, 2002, 50(5):996–1004, discussion: 1004–1005.

[83] Timperman PE, Tomsick TA, Tew JM Jr, et al. An eurysm formation after carotid occlusion. AJNB Am J Neuroradio1, 1995, 16(2):329–331.

[84] Sekhar LN, Katavakonda C. Cerebral revascularization for aneurysms and tumors .Neurosurgery, 2002, 80 (2):321– 331.

[85] Valavanis A, Fisch U. Balloon-occlusion of tile internal carotid artery in extensive skull base tumors// Fisch U, Valavanis A, Yasargil MG, eds. Neurological Surgery of the Ear and the Skull Base. Berkeley: Kugler & Ghedini, 1989.

[86] Palaskas CW, Fisch U, Valavanis A, et al. Permanent preoperative carotid artely occlusion and carotid body tumor surgery. Skull Base Surg, 1993, 3(1):22–31.

[87] Zane RS, Aeschbacher P, Moll C, et al. Carotid occlusion without reconstruction: a safe surgical option in selected patients. Am J Oto1, 1995, 16(3):353–359.

[88] Dare AO, Chaloupka JC, Putman CM, et al. Failure of the hypotensive provocative test during temporary balloon test occlusion of the internal carotid artery to predict delayed hemodynamic ischemia after therapeutic carotid occlusion, Surg Neurol, 1998, 50(2):147–155.discussion:155–156.

[89] Witt JP, Yonas H, Jungreis C, et al. Cerebral blood flow response pattern during balloon test occlusion of the in-

ternal carotid artery. AJNR Am J Neuroradiol, 1994, 15 (5):847–856.

[90] Linskey ME, Jungreis CA, Yonas H, et al. Stroke risk after abrupt internal carotid artery sacrifice: accuracy of preoperative assessment with balloon test occlusion and stable xenon-enhanced CT. AJNR Am J Neuroradiol, 1994, 15(5):829–843.

[91] Tarr RW, Jungreis CA, Horton JA, et al. Complications of preoperative balloon test occlusion of the internal carotid arteries: experience in 300 cases. Skull Base Surg, 1991, 1 (4):240–244.

[92] Mathis JM. Barr JD, Jungreis CA, et al. Temporary balloon test occlusion of the internal carotid artery: experience in 500 cases. AJNR Am J Neuroradiol, 1995, 16 (4):749–754.

[93] de Vries EJ, Sekhar LN, Janecka IP, et al. Elective resection of the internal carotid artery without reconstruction. Laryngoscope, 1988, 98(9):960–966.

[94] Sekhar LN, Patel SJ. Permanent occlusion of the internal carotid artery during skull-base and vascular surgery: is it really safe? Am J Otol, 1993, 14(5):421–422.

[95] de Vries EJ, Sekhar LN, Horton JA, et al. A new method to predict safe resection of the internal carotid artery. Laryngoscope, 1990, 100(1):85 –88.

[96] Meyers PM, Thakur GA, Tomsick TA. Temporary endovascular balloon occlusion of the internal carotid artery with a nondetachable silicone balloon catheter: analysis of technique and cost. AJNR Am J Neuroradiol, 1999, 20(4):559–564.

[97] Segal DH, Sen C, Bederson JB, et al. Predictive value of balloon test occlusion of the internal carotid artery. Skull Base Surg, 1995, 5(2):97–107.

[98] Sorteberg A, Sorteberg W, Bakke SJ, et al. Varying impact of common carotid artery digital compression and internal carotid artery balloon test occlusion on cerebral hemodynamics.Head Neck 1998, 20(8):687–694.

[99] Maurer J, Ungersbock K, Amedee RG, et al. Tlanscranial Doppler ultrasound recording with compression test in patients with tumors involving the carotid arteries. Skull Base Surg, 1993, 13(1): 11–15.

[100] Giller CA, Mathews D, Walker B, et al. Prediction of tolerance to carotid artery occlusion using transcranial Doppler ultrasound. J Neurosurg, 1994, 81(1):15–19.

[101] Eckert B, Thie A. Carvajal M, et al. Predicting hemodynamic ischemia by transcranial Doppler monitoring during therapeutic balloon occlusion of the internal carotid artery. AJNR Am J Neuroradiol, 1998, 19(3):577–582.

[102] Standard SC, Ahuja A, Guterman LR, et al.Balloon test occlusion of the internal carotid artery with hypotensive challenge, AJNR Am J Neuroradiol, 1995, 16 (7): 1453–1458.

[103] Kofke WA, Brauer P, Policare R, et al. Middle cerebral artery blood flow velocity and stable xenon-enhanced computed tomographic blood flow during balloon test occlusion of the internal carotid artery. Stroke, 1995, 26 (9):1603–1606.

[104] Tomura N, Omachi K, Takahashi S, et al. Comparison of technetium Tc 99m hexamethylpropyleneamine oxime singlephoton emission tomograph with stump pressure during the balloon occlusion test of the internal carotid artery. AJNR Am J Neuroradiol, 2009, 26 (8):1937–1942.

[105] Barker DW, Jungreis CA, Norton JA, et al. Balloon test occlusion of the internal carotid artery: change in stump pressure over 15 minutes and its correlation with xenon CT cerebral blood flow. AJNR Am J Neumladiol, 1993, 14(3):587–590.

[106] Steed DL, Webster MW, DeVries EJ, et al. Clinical observations on the effect of carotid artery occlusion on cerebral blood flow mapped by xenon computed tomography and its correlation with carotid artery back pressure. J Vasc Surg, 1990, 11(1):38–43. discussion :43–44.

[107] Lesley WS, Bieneman BK, Dalsania HJ. Selective use of the paraophthalmic balloon test occlusion （BTO） to identify a false-negative subset of the cervical carotid BTO. Minim Invasive Neurosurg, 2006, 49(1):34–36.

[108] Erba SM, Horton JA, Latchaw RE, et al. Balloon test occlusion of the internal carotid artery with stable xenon/CT cerebral blood flow imaging. AJNR Am J Neuroradiol, 1988, 9(3):533–538.

[109] Dare AD, Gibbons KJ, Gillihan MD, et al. Hypotensive endovascular test occlusion of the carotid artery in head and neck cancer. Neurosurg Focus, 2003, 14(3):e5.

[110] Erunberg JA, Frey KA, Horton JA, et al. [150]H20 positron emission tomography determination of cerebral blood flow during balloon test occlusion of the internal carotid artery. AJNR Am J Neuroradiol, 1994, 15(4): 725–732.

[111] Peterman SB, Taylor A Jr, Hoffman JC Jr. Improved detection of cerebral hypoperfusion with internal carotid balloon test occlusion and 99mTc-HMPAO cerebral perfusion SPECT imaging. AJNR Am J Neuroradiol, 1991, 12(6):1035–1041.

[112] Kaminogo M, Ochi M, Onizuka M, et al. An additional

monitoring of regional cerebral oxygen saturation to HMPAO SPECT study during balloon test occlusion. Stroke, 1999, 30(2):407– 413.

[113] Sorteberg W, Sorteberg A, Lindegaard KF, et al. Transcranial Doppler ultrasonography- guided management of internal carotid artery closure. Neurosurgery, 1999, 45 (1):76– 87. discussion :87–88.

[114] Michel E, Liu H, Remley KB, et al. Perfusion MR neuroimaging in patients undergoing balloon test occlusion of the internal carotid artery. AJNR Am J Neuroradiol, 2001, 22(8): 1590–1596.

[115] Mathis JM, Barr JD, Horton JA. Therapeutic occlusion of major vessels, test occlusion and techniques. Neurosurg Clin N Am, 1994, 5(3):393–401.

[116] Eskridge JM. The challenge of carotid occlusion. AJNR Am J Neuroradio1, 1991, 12(6):1053–1054.

[117] Sanna M, Khrais T, Menozi R, et al. Surgical removal of jugular paragangliomas after stenting of the intratemporal internal carotid artery: a preliminary report. Laryngoscope, 2006, 116(5):742–746.

[118] Sanna M, Shin SH, De Donato G, et al. Management of complex tympanojugular paragangliomas including en-

dovascular intervention, Laryngoscope, 2011, 121 (7): 1372–1382.

[119] Sanna M, Piazza P, De Donato G, et al. Combined endovascular-surgieal management of the internal carotid artery in complex tympanojugular paragangliomas. Skull Base, 2009, 19(1):26–42.

[120] Cohen JE, Ferrario A, Ceratto R, et al. Covered stent as an innovative tool for tumor devascularization and endovascular arterial reconstruction. Neurol Res, 2003, 25(2):169–172.

[121] Cohen JE, Spektor S, Valarezo J, et al. Endolymphatic sac tumor: staged endovascular-neurosurgical approach. Neurol Res, 2003, 25(3):237–240.

[122] Nussbaum ES, Levine SC, Hamlar D, et al. Carotid stenting and "extarterectomy" in the management of head and neck cancer involving the internal carotid artery: technical case report. Neurosurgery, 2000, 47 (4):981–984.

[123] Toma N, Matsushima S, Murao K, et al. Histopathological findings in a human carotid artery after stent implantation. Case report. J Neurosurg, 2003, 98(1):199–204.

第*7*章 术前准备、患者护理及神经监护

治疗目标在于尽可能提高手术治愈率并降低手术并发症。通用的路径应该简单高效并具有可重复性,这有赖于合理的术前准备,同时应免除冗赘步骤。

耳神经外科手术中的麻醉技术

降血压麻醉非常有助于血供丰富肿瘤的安全切除。然而,密切监测血压对避免大脑低灌注至关重要[1]。这对术前行颈内动脉球囊栓塞的患者特别重要。

常规建立动脉通道,避免从颈内静脉建立中心静脉通道。

为了防止对肌电图(electromyography, EMG)反应的影响,气管插管前仅使用如阿曲库铵等短效肌松剂。

尽管术中常使用体感诱发电位(somatosensory evoked potentials, SEPs)[23]、脑干诱发电位[45]、术中脑电图监测(EEG),然而我们并不使用这些技术。

成分输血治疗

以往绝大多数头颈部副神经节瘤的切除常伴随大容量失血[6]。根据我们的经验,通过术前全面的栓塞,肿瘤切除前的广泛显露以及良好的止血技术,因失血过多需要输血的情况已经非常少见。然而,一旦需要时,实施成分输血的设施必须是可及的。

手术室设置、器械和患者护理

■ 手术室设置

理　念

手术室的设置是为了便于外科医生在手术过程中的操作。因此,必须考虑3个方面:

- 便于术者与洗手护士间传递器械最为重要。
- 术者所要求的患者体位改变的最大易操作性。
- 整个手术过程中,外科医生能够保持舒适、稳定的姿势。

安　排

图7.1显示了手术室的布局。手术医生坐在手术台旁,器械台位于对侧。患者固定于手术床。在手术过程中,手术台位置可以变动,因此患者整个身体可以朝上或者朝下,向前或者向后转动(图7.2)。麻醉机置于手术台尾部,所有的手术路径均应如此(图7.3)。

洗手护士坐在术者的对面。在此位置,护士

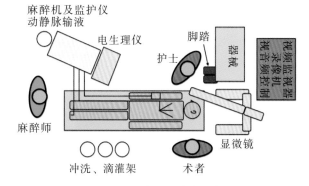

图 7.1　A 型颞下窝径路手术室布局图

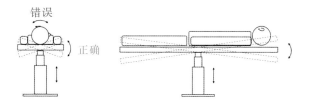

图 7.2　该图显示调整手术台以方便手术的方式。患者手腕及股部固定于手术床。手术过程中,手术台位置可以变动,因此患者整个身体可以朝上或者朝下,朝向或远离术者方向转动

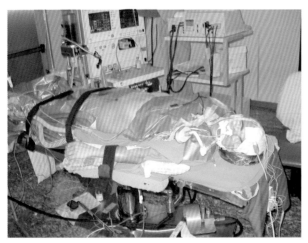

图 7.3 患者手腕及股部固定于手术床。麻醉机位于手术台尾部，所有的手术路径均应如此

可以将器械递给术者而又不影响手术区域。洗手护士控制电钻、单极和双极电凝的脚踏，以及冲洗设施。显微镜置于手术台头部，麻醉师位于手术台尾部。视频监视器位于手术台头部，便于洗手护士观看手术过程。这样便于洗手护士提供合适的帮助，尤其是涉及钻头大小、合适的手术器械以及冲洗速率等方面 (图 7.4)。

> **注意**
>
> 颅中窝径路时，术者坐在手术台头端，而显微镜则置于手术台的一侧。洗手护士的位置保持不变，位于术者右手侧。

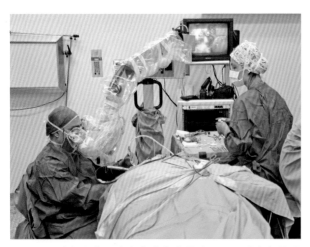

图 7.4 A 型颞下窝径路术中手术室所见。显示器支架位于洗手护士能清楚观察手术操作的位置。术者坐在手术台的头部。需要注意的是，护士应坐在比术者更高的位置

患者及手术部位的准备

所有手术径路中，患者均仰卧，头旋转至对侧 (图 7.5)。下肢穿袜，以防止深静脉血栓形成 (图 7.6)。患者体位摆好后，手术区域备皮，随后用 10×10^{-6} 乙醚和洁尔灭 (Glaxo, Italy) 处理。腹部获取脂肪的区域也以相同的方式准备。然后用无菌粘巾分层将患者覆盖，保留清晰的手术窗口并与液体收集系统相连 (图 7.7)。

面神经监护

使用面神经完整性监护仪 -2 (NIM -2) (Medtronic Xomed, Jacksonville, Fl, USA) 监测面神经。电极对放置在眼轮匝肌与口轮匝肌里，连续记录肌电图监测面神经功能 (见本章后面"面神经监护"部分内容)。

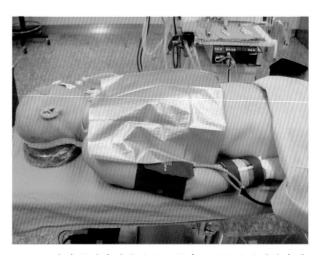

图 7.5 患者仰卧在手术台上，所有不同径路的手术都采用同一体位。注意腹部暴露以便获取脂肪

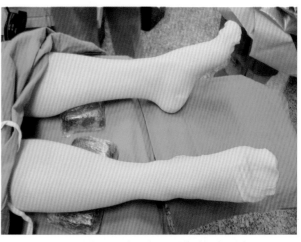

图 7.6 使用丝袜以防止深静脉血栓形成

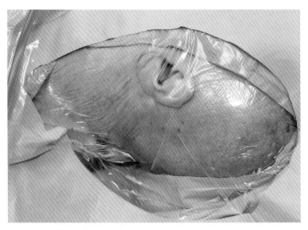

图 7.7　全面覆盖患者头部，无菌水收集袋置于乳突处

术者的位置

　　术者应舒适地坐在靠背铺有无菌巾的椅上 (图 7.8A)。椅子应有轮子以便自由移动。大多数器械如钢笔样握在手中。在精细操作时，术者的手应靠在手术床上以保持稳定，如此使得术者能够进行精确操作而不会震颤。这样也有助于缓解上臂的紧张，从而减轻术者的疲劳 (图 7.8B)。

洗手护士的位置

　　洗手护士坐在术者的对面 (图 7.9)，控制电钻和电凝的脚踏 (图 7.10，图 7.11)。护士在整个手术中保持舒适亦非常重要，同时一切都要触手可及。

显微镜

　　我们使用的是蔡司 S21 手术显微镜，带有落地式支架和 250 mm 焦距的物镜。显微镜配备直目镜。数字静像照相机及 CCD 视频摄像机安装在显微镜上 (图 7.12A)。显微镜使用时裹以无菌套膜 (图 7.12B)。CCD 摄像机连接至显示器、视频 (或 DVD) 记录器和数字视频打印机。我们使用传统的 DVD 刻录机与监视器相连获取视频捕捉 (图 7.13)。

■ 器　械

冲吸器

　　整个手术过程需要使用不同尺寸、可由手指控制的冲吸器。冲吸器与输液设施连接，并由洗手护士控制灌输速度。Brackmann 冲吸器头端有

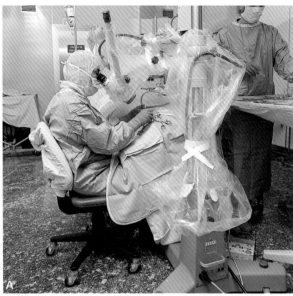

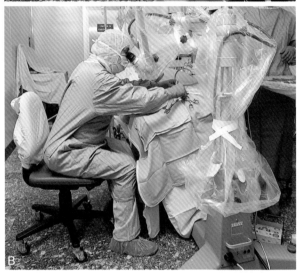

图 7.8　正确姿势 (A) 和错误姿势 (B)

侧孔 (图 7.14)，用于脑膜内或精细结构的处理。在精细的神经血管结构周围使用传统吸引器头非常危险。侧壁开孔的 Brackmann 冲吸器头分散了吸引力，从而提供了有效的、非直接的吸引，而不危及冲吸器头附近的精细结构。因此，当在脑神经及脑干区域操作时，Brackmann 冲吸器是安全的选择。

钻 (图 7.15，图 7.16)

　　我们使用 ORL-E-922 系统 (Bien Air, Bienne, Switzerland) 开始骨质磨除。此系统包含一个多功能的控制单元，亦即脚踏。正向或反向开关控制钻头的旋转方向。可自冷却及高温高压灭菌的 Bauch 电机。有直式和弯手柄可供选用。

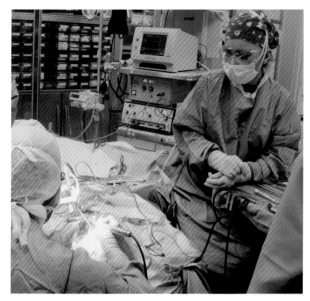

图 7.9 该图显示了护士相对于术者的位置。护士应坐在比外科医生更高的位置。这使得护士能更好地"全景"检视手术区域，也使得递送器械更加容易

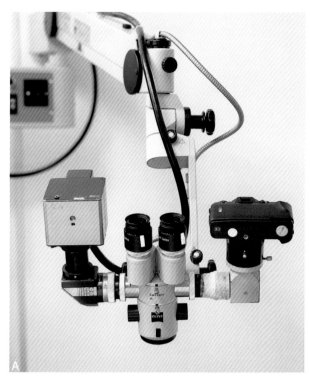

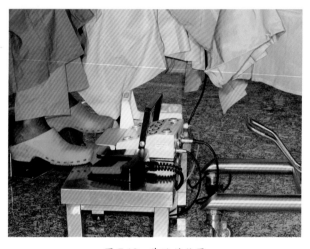

图 7.10 脚踏的位置

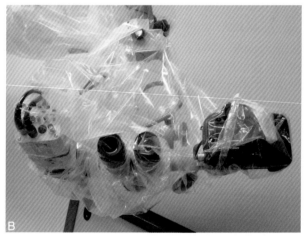

图 7.12 A.蔡司手术显微镜配备一个静像数码相机和 CCD 摄像机。B.手术时整个显微镜覆盖无菌套膜

使用 Midas REX 电钻 (Medtronic, Fort Worth, TX, USA) 进行细致的骨质磨除。

Anspach 电钻 (Anspach Company, Palm Beach Gardens, FL, USA) 也可用于该操作。在我们的实践中，当需要钻磨时便发给护士指示，踩下脚控踏板。

双极电凝

双极电凝是颅底手术中必不可少的工具。不同尖端尺寸的双极电凝都要配备 (图 7.17)。

● 细尖端 (0.3 mm) 用于凝固颅内小血管等最为

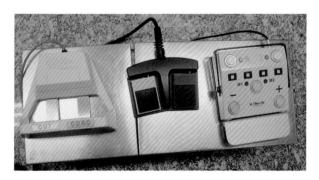

图 7.11 不同的脚踏板。从左至右依次为：常规电刀、Vesalius 和电钻系统。在我们中心，所有的控制踏板均由护士控制

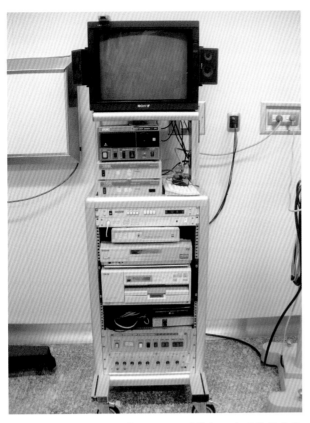

图 7.13 监视器、记录装置（DVD 录像机）和图像捕获装置。我们也使用 Medilive 系统（Zesis）抓拍静态图像。为了获取视频捕捉，我们使用传统的 DVD 刻录机与监视器相连

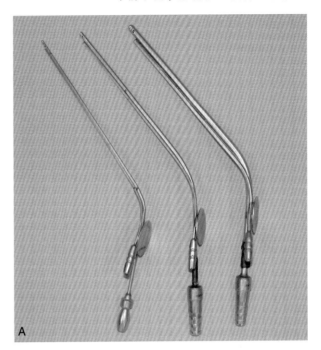

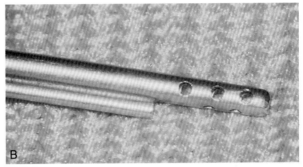

图 7.14 脑神经及脑干附近操作时，Brackmann 冲吸器是更安全的选择。图示为不同尺寸的冲吸器（A）及尖端（B）

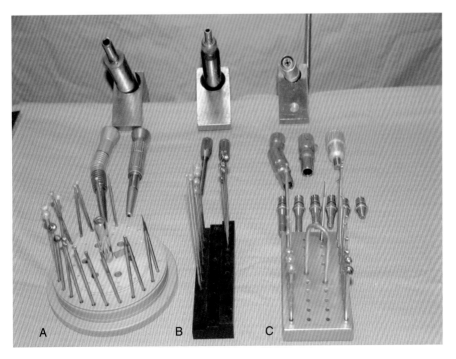

图 7.15A~C 手术过程中使用的不同的钻头及支架。注意微型马达的收纳支架，这是我们中心专门设计的。它们附着在器械台上使得外科电钻的放置和处理更安全和更容易。A.Bien Air 钻头。B.Anspach 钻头。C.Midas Rex 钻头。

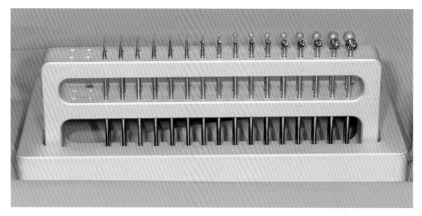

图 7.16 Bien Air 钻头与支架的特写

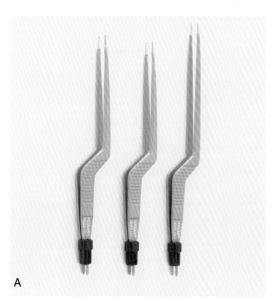

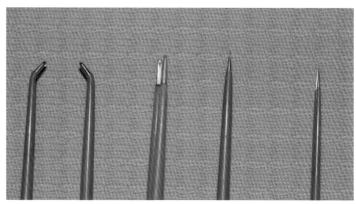

图 7.17A,B 不同类型的双极钳夹 (A)。包括直头和弯头的角钳及枪装双极钳，我们使用的电凝尖端的特写 (B)

精巧的操作。

● 粗尖端（1.0 mm 和 1.3 mm）用于减瘤、电凝肿瘤及其包囊使用。

技 术

在实践中，我们喜欢使用 Vesalius 设备（分子共振射频刀，图 7.18）。该仪器提供经人体组织校准的能量量子，使其等于目标粒子"人类细胞分子键"的能量。这样，所有的能量将被用于打破上述的分子键，避免增加动能，并因此避免温度的上升。

该手术刀产生交变电流，其特征在于高频波以特定的方式结合（CSS 法）；基波是 4 MHz，然后是 8 MHz，12 MHz，16 MHz，伴随频率的升高，波幅降低。

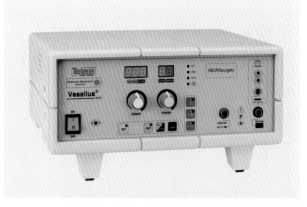

图 7.18 Vesalius 双极电凝/切割仪

模 式

Vesalius 设备可以使用以下几种模式：

● 切割模式。

● 切割和凝血联合模式。

● 凝血模式。

切 割

通过电子手术刀尖端提供的能量，将细胞结构断开从而产生切割作用。基于上述原因，切割是低温、精确及厚度可变的。从临床角度来看，这意味着最小的继发性坏死比例，以及水肿、术后疼痛均减轻的康复目的。

凝 固

该设备通过"纤维蛋白原"的变性产生凝血。换言之，凝血功能改变了蛋白质的四级结构，触发了生理性凝血级联反应。

该反应由一个特定的电波诱导，温度约为63℃，从而避免了坏死栓子的产生。坏死栓子的产生需要数千伏特电压，使患者暴露在危险电压及大面积继发性坏死的风险之下。

我们注意到使用这台机器的如下优点：

- 炎症反应及术后疼痛减轻。
- 手术区域周围的生物组织受到的热损伤较少，手术并发症减少，能够更好地保护神经组织的解剖结构和生理功能，恢复更迅速。
- 清晰、精确的切割避免损伤或改变送检组织。
- 对血管组织有效且可靠的凝固，大大有助于获得一个无血的手术野。

精细器械 (图 7.19~图 7.25)

尽量减少使用器械的数量。漫长的手术过程中，一个拥挤的器械台与大量无用的器械，对于洗手护士无异于一个令人不安的噩梦。应有序且恒定地组织器械台，以便洗手护士适当、迅速的管理及使用。

■ 术后管理

手术结束后，以弹性绷带常规包扎伤口 (图7.26)。通常包扎 5 d 而无需换药。脑膜内手术无需引流。

在手术台上拔管。我们不建议术后常规延长插管时间，因为它可能会干扰监测患者的手术并发症。

随后将患者转移到重症监护病房，监测脉率、血压、呼吸频率、动脉血氧饱和度及心电图。此外，检查患者的意识水平、瞳孔对光反射和运动反应。所有这些参数，术后的最初 6 h 内每 15 min 记录一次，之后 12~18 h 内 0.5 h 一次。

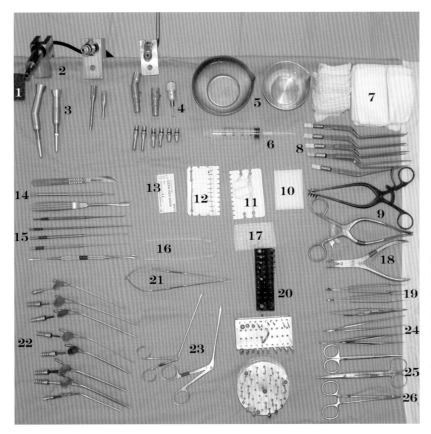

图 7.19 颅底手术的手术台布局。1,砂纸贴；2,微电机；3,手柄；4,开颅器头；5,盛生理盐水及腹部脂肪的金属杯；6,20 mL 注射器；7,纱布；8,双极电凝钳；9,自动撑开器；10,明胶海绵；11,Merocel 外科手术垫片；12,脑棉；13,骨蜡；14,手术刀；15,切割器及剥离子；16,皮瓣拉钩；17,止血纱布；18,咬骨钳；19,显微镊及持针器；20,钻头及支架；21,显微剪；22,Brackmann 及常规冲吸器头；23,Weill 钳；24 有齿镊及无齿镊；25,剪刀；26,持针器

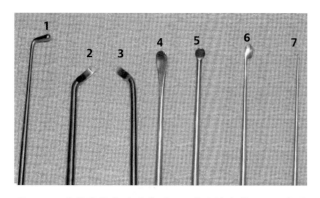

图 7.20 显微器械尖端的特写。1,右弯钝头钩；2,双曲面刮子（右弯）；3,双曲面刮子（左弯）;4,直显微剥离子；5, 45°圆剥离子；6,垂直剥离子；7, 90°尖钩

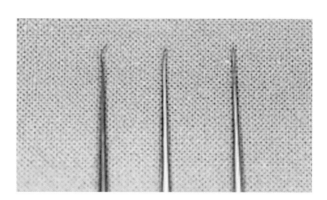

图 7.21 左起依次为弯针、90°钩及弯钩的特写

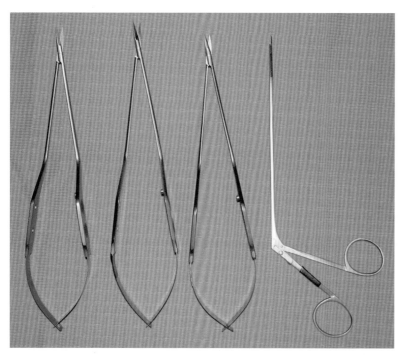

图 7.22 不同类型的显微剪

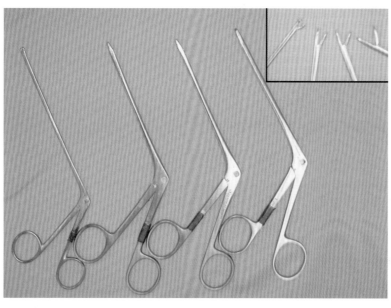

图 7.23 各种类型的 Weill 显微钳。放大图显示显微钳头的特写

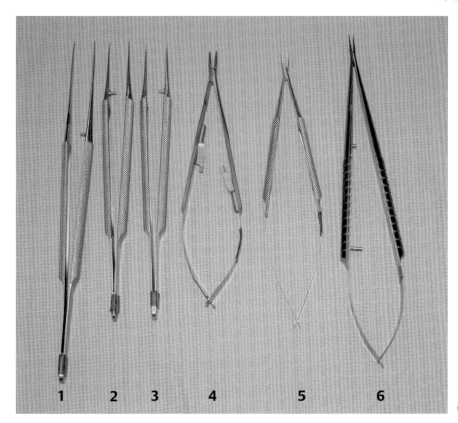

图 7.24　面神经及其他脑神经吻合所用的显微器械。1、2, 不同长度的直显微组织镊；3, 弯显微组织镊；4,显微持针器；5,显微剪刀；6,显微缝合钳

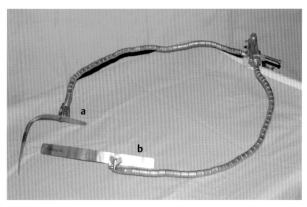

图 7.25　Leyla 牵拉器及软脑压板

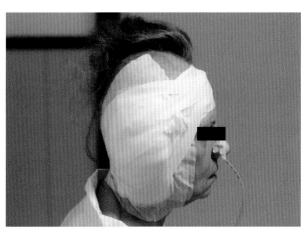

图 7.26　乳突包扎覆盖手术区域

24 h 后，将患者转移到病房。第 1 天，每 2 h 观察一次生命体征及意识水平，然后每 4 h 一次，直至出院。转移到病房后，将导尿管、鼻胃管拔除。通常经口进食在此时开始。鼓励患者 24 h 后早期下床活动，以减少肺栓塞的风险。

后组脑神经及面神经监测

■ 后组脑神经监测

后组脑神经监测的理论依据是为了提高神经功能的保全。对于鼓室颈静脉球副神经节瘤，将肿瘤从颈静脉球的内侧壁上分离是切除的关键步骤。

将专门的双极电极插入软腭来监测舌咽神经，插入斜方肌监测副神经，双极电极插入声带或使用带电极的喉气管插管以监测迷走神经。后组脑神经监测也伴随着以下一些问题[7]：

- 增加了准备时间。
- 如果使用喉部电极的话，存在喉水肿的风险。
- 电极移位。
- 直接刺激舌咽神经和迷走神经有可能会导致自

159

主神经功能紊乱（为了避免出现这种反应，最初刺激应选用时程为 0.05 ms、强度为 0.1 mA、频率为 4.7 Hz 的脉冲）。

- 直接刺激副神经会导致斜方肌显著收缩。

在后组脑神经监测中，单纯记录肌肉自发性放电活动（SMA）并不适用于神经功能转归的预测[8]。

由于这些问题，我们中心不常规使用后组脑神经监测。

■ 面神经监测

术中面神经监测（intraoperative facial never monitoring, IFNM）已经成为颅底外科手术一个不可分割的组成部分[9-11]。它可以帮助我们准确地识别面神经，从而提高它的保全性。这在肿瘤或解剖变异给面神经带来较高风险时尤为重要。面神经改道的操作中，持续的反馈可提供有价值的信息，而如果操作适宜，面神经仪没有反应[10,12]。另外，面神经监测使得从小脑脑桥角处切除肿瘤更加安全。

在我们的实践中，IFNM 应用于耳神经外科手术（切除听神经瘤、脑膜瘤及其他颅后窝肿瘤，以及前庭神经切断时），侧颅底手术（面神经向前方改道的副神经节瘤以及面神经向后方改道的脑膜瘤和脊索瘤），以及累及颞骨的肿瘤切除、腮腺手术、人工耳蜗植入手术。

中耳手术不常规使用 IFNM，除非先天性颞骨畸形，如小耳畸形或颅面畸形，在这些畸形中面神经走行异常的比例非常高。

术中面神经监测的目的

作为一项规则，IFNm 降低了听神经瘤手术及其他颅底手术中面神经损伤的风险。电刺激或手术操作引起的神经诱发肌电反应，通过扬声器及示波器给外科医生提供即时反馈。术中面神经监测的目标：

- 面神经的定位（标测）。
- 面神经的确认。
- 神经创伤的最小化。
- 确认面神经功能的完整性。
- 评估神经功能状态及预测术后面神经功能。

■ 设 备

常规使用 Medtronic Xomed（Jacksonville, Fl, USA）生产的"NIM-Pulse"神经完整性监护仪（图 7.27A），以及 Dr. langer Medical GmbH（Waldkirk, Germany）生产的"Avalanche XT EMG"（图 7.27B）监测患者的面神经功能。前者是一个两通道肌电系统，用于面神经功能的探测，同时显示两个通道以探测眼轮匝肌及口轮匝肌的肌电活动。

为了避免干扰和伪迹，该设备配置与产生干扰信号的双极电凝或其他外部设备的输出电缆相连接的静音探头。根据电凝设备的强度，静音操作可预设于 4 个静音探头插孔之上，以降低伪迹。

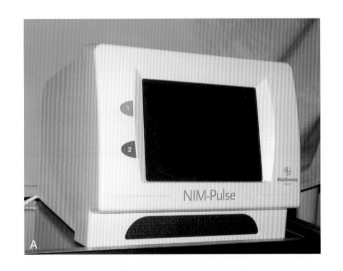

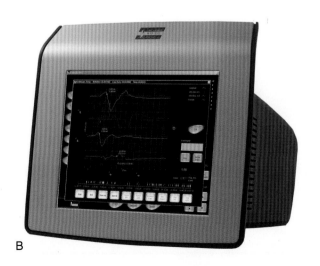

图 7.27A,B　面神经监测仪。A. NIM-Pulse（Medtronic Xomed）。B. Avalanche XT EMG（Dr. langer Medical GmbH）

后者是最近引进的四通道肌电图系统。可同时显示 4 条通道以探测额肌、眼轮匝肌、口轮匝肌及口角降肌，并自动保存所有的刺激序列。通过特别的算法识别导致肌肉高度活动的事件，只要活动强于使用者定义的水平，需要的数据就会持续地得以保存，这样，手术的整个过程都可以术后分析并根据需要保存。

刺激电极

NIM-Pulse 及 Avalanche XT EMG 系统支持使用两个刺激探头：单极和双极。对于单极刺激，我们使用 Prass Flush Tip 单极刺激探头（图 7.28）。这是一根与可弯曲钢性手柄相连的韧性电极丝，其尖端可以更好地刺激神经。刺激器必须与阴极相连，我们将阳极放在同侧肩部。

我们使用 Prass 同轴双极刺激器，它可减少非同轴双极探头可能出现的无效刺激的可能性。

这两种电极均为 Prass 恒流刺激器，很少出现液体分流的现象。

记录电极

为了探测肌电反应，我们使用脑电型单极氯化银针，直径为 1.2 mm，长度为 1 cm。也有表面电极可供使用，但在手术过程中，脑电针型电极更加稳定，记录面肌活动时也更加敏感。

患者介面盒

患者介面盒是一种连接电极与 NIM-Pulse 的装置。该装置配备连接记录电极和刺激电极的连接点。共有连接以下电极的 9 个连接点，其中：2

个点连接口轮匝肌电极；2 个点连接眼轮匝肌电极；2 个点连接单极刺激电极；2 个点连接双极刺激电极；1 个绿色输入插座连接脑电图接地电极。

技　术

麻　醉

肌电图（EMG）反应本质上不受常用麻醉剂的影响。但肌肉松弛剂例外，它抑制动作电位在神经肌接头的传导，从而干扰 IFNM。因此，气管插管后，如需 IFNM，则不再使用肌肉松弛剂。

人　员

在能够开展复杂外科手术的四级转诊中心，监测前准备及监测过程必须由专业的医务人员执行。我们建议由手术小组中一位具备神经解剖学、电生理学以及外科手术相关知识的成员进行操作，有助于将 EMG 反应与术中所见相联系，从而得到最可靠的结果。

患者准备

全身麻醉后，开始监测前的准备。记录电极必须由在手术室中参与手术过程的医务人员安放，如果可能的话由电生理技师来实行。在铺巾之前正确安放好电极非常重要，因为一旦手术开始，几乎不可能再改变电极的位置。

电极放置

EEG 针型电极安放位置如下：2 个电极插入眼轮匝肌；2 个电极插入口轮匝肌；1 个电极安放于前额（FPZ），作为两个记录通道的接地电极（图 7.29）；1 个电极安放于同侧肩部作为单极刺激电极的阳极。

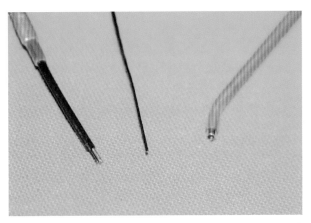

图 7.28　不同的面神经刺激器。从左至右：双极同轴、单极和双极同心刺激器

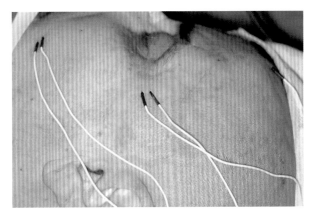

图 7.29　面神经监测时电极放置的位置

电极应插入皮下组织，而不是肌肉组织中，以免血肿形成，从而导致监测通道脱落以及患者术后的苦恼。为了正常发挥作用，电极针不可彼此接触，且应相距在 0.5 cm 范围内。眼轮匝肌电极应插入眼眶外侧角。应特别注意以免刺破常常位于眼角的小静脉。此外，应该考虑到电极插入的深度以及电极针本身的长度，以免伤及眼球。口轮匝肌的电极放置在口角或鼻唇沟。接地电极放置在前额发际线或曾是发际线的部位。

插入电极针后，用胶带将每个电极固定到皮肤上（图 7.30）。然后将双通道的 4 个电极及接地电极的导线一起用胶带固定并远离手术野。

通过电极阻抗检查、连续肌电活动的平整度，以及使用型号为 NS-3A 的外周神经刺激器（图 7.31）经皮面神经刺激以确认电极放置正确。为了减少电凝造成的伪迹，可将静音探头夹绕单极及双极电凝的连接线。

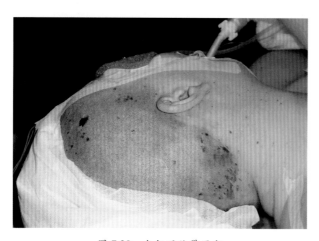

图 7.30　电极用胶带固定

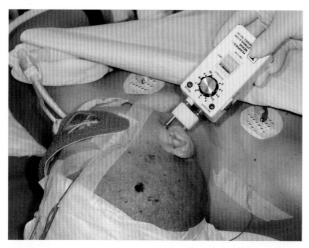

图 7.31　术中面神经的功能通过正确使用外周神经刺激器 NS-3A 来确认

面神经的定位（标测）

在前庭神经鞘瘤及其他小脑脑桥角肿瘤手术中，可使用单极或双极刺激早期定位和确认面神经。例如，在中到大型肿瘤的病例中，面神经常常移位、牵拉，神经识别会非常困难。因此，可利用电刺激来探测肿块或周围结构，以定位面神经走行。为此我们推荐使用单极刺激，因为较之双极刺激，它可刺激更大的区域。我们通常从 0.05 mA 的初始刺激强度开始，以 0.02 mA 的大小逐步增加，直至诱导出 EMG 反应。标测的刺激范围为 0.05~0.4 mA。刺激为脉冲方波，持续时程为 0.1 ms 或 0.2 ms，刺激速率为每秒 4~6 次。

我们通常不进行面神经乳突部及第二膝的定位，因为此时首选是通过解剖识别。0.5~1 mA 大小的刺激强度可用来明确面神经的精确走行，以及颞骨内覆盖面神经的骨质厚度。1 mA 电流约对应 1 mm 的骨质厚度。

面神经的确认

通常使用电刺激来区分面神经与前庭耳蜗神经、其他脑神经及软组织。在文献中有建议采用双极刺激，而不是单极刺激，以避免由于"电流跃变"引起假阳性反应的风险。这种现象的产生是由于电流经相邻神经传导而非直接刺激，从而造成假阳性反应。根据我们的经验，使用 Prass Flush-tip 单极刺激探头及 0.05 mA 最小阈刺激，此种现象很少发生。我们目前更倾向于使用 Prass Flush-tip 单极刺激探头，而不是 Prass 同轴双极刺激器来确认面神经。后者直径较大，尖端难以弯曲，很难在小脑脑桥角施以适当刺激。电生理识别面神经的另一个障碍为"电流分流"。脑脊液、血液及生理盐水冲洗液，少数情况下也包括软组织，可分流电流偏离神经，这可能导致假阴性反应。在电流分流方面，我们的经验是，尽可能减少颅内液体比选择刺激器类型更为重要。

我们常规用来确认小脑脑桥角面神经的刺激强度范围是 0.05~0.20 mA。刺激器通常设置为恒流刺激，刺激速率为每秒 4 个脉冲，刺激时程为 100 ms（图 7.32）。

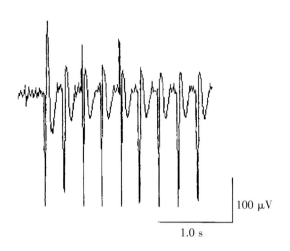

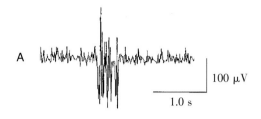

图 7.32　电刺激（每秒4个）后，肌肉复合动作电位呈现周期性的脉冲响应模式

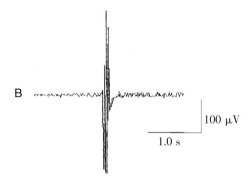

图 7.33A,B　前庭神经鞘瘤切除时的猝发性反应。A.在小脑脑桥角区域将肿瘤从面神经上分离时的猝发反应。B.减瘤时的猝发反应

神经创伤的最小化

　　IFNM 对防止手术损伤面神经非常有帮助。在手术操作中，机械性损伤常引起面神经的反应，为外科医生提供即时的听觉反馈。Prass 和 Luders 将机械诱发的肌电图反应分为猝发性反应和序列性反应。猝发性反应是单一的、非重复的同步放电。在手术操作接近面神经时立即出现，通常持续时间小于 1 s（图 7.33）。序列性反应是重复的非同步性放电，延迟若干时间发生，并可持续长达数分钟。序列性反应还可进一步划分为并不表示病变的低频放电（1~50Hz 的"爆米花"电位），以及危险的高频放电（51~100Hz 的"轰炸机"电位；图 7.34）。第一组的声音特性可比作玉米花爆裂声，第二组可比作飞机引擎。

　　猝发性反应非常有助于提醒外科医生已接近面神经。它们的出现并不表明面神经损伤。序列性反应可能意味着一定程度的面神经损伤。

　　根据我们的经验，术后面神经功能的主要预测因素为肿瘤大小、神经与肿块的位置关系以及神经拉伸的程度。在行面神经监护时，必须对这些手术因素进行评估，以便更好地分析肌电电位。

　　区分肌电反应和伪迹是必需的。伪迹通常伴随电凝和钻磨操作，其声音通常比肌电反应电位更加"破碎"。它们通常表现为高幅度、高频率以及非常规律的形态（图 7.35），并同时出现在两个通道上，而肌电反应则很少如此。将静音探针正确地连接到电缆上非常重要，以便减少这种现象。

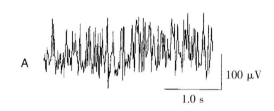

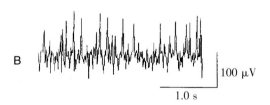

图 7.34A,B　前庭神经鞘瘤切除时的序列性反应。A.在小脑脑桥角肿瘤切除过程中从外侧向内侧牵拉神经时的轰炸机型序列性反应。B.在内耳门处切除肿瘤引发的爆米花型序列性反应

确认面神经功能的完整性

　　术中损伤面神经时，刺激所损伤神经的近端可确认神经功能的完整性。神经反应缺失表示显

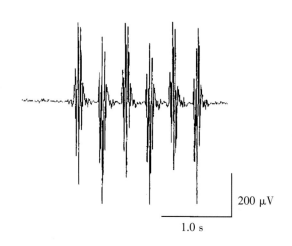

图 7.35　双极电凝所造成的伪迹

著的神经损伤。

评估神经状态及术后面神经功能预测

使用术中面神经刺激可评估手术过程中不同阶段的神经状态。为了记录到可靠的反应，刺激器放置时必须与神经纤维垂直。

肿瘤切除后，可在近端和远端分别施以电刺激以评估术后面神经功能，通常分别在面神经进入脑干的根部和内耳道底进行。术后面神经功能评价的主要参数是近端刺激的阈值和诱发反应的幅值。当近端刺激可在 0.05~0.1 mA 引发面神经反应时，预计功能良好。检查此反应的幅值，以及对比近端与远端刺激的反应非常重要。幅值高于 200 mV 通常预示术后面神经功能良好。肿瘤切除最后一步时出现猝发性及序列性肌电反应电位是另外一个提示预后良好的指标。

阈值提升到 0.3mA 或以上通常意味着术后面神经功能较差，伴随诱发反应幅值降低时尤为如此。高振幅的轰炸机型序列反应，尤其是突然出现时，代表预后不良。最后，肿瘤切除最后阶段出现"沉默的面神经"，并伴随刺激反应缺失，与术后面神经功能不良密切相关。

结论与思考

致力于术中面神经监测的专业技术人员需具备良好的神经生理学及颅底解剖学知识。将电生理数据与解剖结构相联系，以便将肌电电位与手术步骤相关联非常重要。只有这样，才能通过该技术获得重要信息及结果。

参考文献

[1] Kletzker GR, Backer RJ, Leonetti J, et al. Complications in neurotologic surgery// Jackler RK, Brackmann DE, eds. Neurotology. Philadelphia: Elsevier Mosby, 2005 (2) .

[2] Wiedemayer H, Sandalcioglu IE, Armbruster W, et al. False negative findings in intraoperative SEP monitoring: analysis of 658 consecutive neurosurgical cases and review of published reports. J Neurol Neurosurg Psychiatry,2004, 75 (2) : 280–286.

[3] Schlake HP, Goldbrunner RH, Milewski C, et al. Intra-operative electromyographic monitoring of the lower cranial motor nerves (LCN IX – XII) in skull base surgery. Clin Neurol Neurosurg, 2001, 103 (2) : 72–82.

[4] Manninen PH, Patterson S, Lam AM, et al. Evoked potential monitoring during posterior fossa aneurysm surgery: a comparison of two modalities. Can J Anaesth, 1994, 41 (2) : 92–97.

[5] Bejjani GK, Nora PC, Vera PL, et al. The predictive value of intraoperative somatosensory evoked potential monitoring: review of 244 procedures. Neurosurgery, 1998, 43 (3) : 491–498. discussion: 498–500.

[6] Moe KS, Li D, Linder TE,et al. An update on the surgical treatment of temporal bone paraganglioma. Skull Base Surg, 1999, 9 (3) : 185–194.

[7] Mishler ET, Smith PG. Technical aspects of intraoperative monitoring of lower cranial nerve function. Skull Base Surg, 1995, 5 (4) :245–250.

[8] Schroth G, Haldemann AR, Mariani L,et al. Preoperative embolization of palagangliomas and angiofibromas, Measurement of intratumoral arteriovenous shunts. Arch Otolaryngol Head Neck Surg, 1996, 122 (12) :1320–1325.

[9] Sanna M, Saleh E, Khrais T, et al. Atlas of Microsurgery of the Lateral Skull Base. Stuttgart: Thieme, 2008.

[10] Sanna MK, Mancini T, Russo F, et al. The Facial Nerve in Temporal Bone and Lateral Skull Base Microsurgery. Stuttgart: Thieme, 2006.

[11] Edwards BM, Kileny PR. Intraoperative neurophysiologic monitoring: indications and techniques for common procedures in otolaryngology-head and neck surgery. Otolaryngol Clin North Am, 2005, 38 (4) :631–642.

[12] Leonetti JP, Brackmann DE, Prass RL. Improved preser-

vation of facial nerve function in the infratemporal approach to the skull base. Otolaryngol Head Neck Surg, 1989, 101 (1) :74–78.

[13] Neff BA, Ting J, Dickinson SL, et al. Facial nerve monitoring parameters as a predictor of postoperative facial nerve outcomes after vestibular schwannoma resection. Otol Neurotol, 2005, 26 (4) :728–732.

[14] Sobottka SB, Schackert G, May SA, et al. Intraoperative facial nerve monitoring (IFNM) predicts facial nerve outcome after resection of vestibular schwannoma. Acta Neurochir (Vienna) , 1998, 140 (3) : 235–242. discussion: 242–243.

[15] Morikawa M. Tamaki N, Nagashima T, et al. Long-term results of facial nerve function after acoustic neuroma surgery—clinical benefit of intraoperative facial nerve monitoring. Kobe J Med Sci, 2000, 46 (3) : 113–124.

[16] Silverstein H, Rosenberg SI, Flanzer J, et al. Intraoperative facial nerve monitoring in acoustic neuroma surgery. Am J Oto1, 1993, 14 (6) : 524–582.

[17] Gantz BJ, Intraoperative facial nerve monitoring. Am J Otol, 1985, (Suppl) : 58–61.

[18] Nakao Y, Piccirillo E, Fialcioni M, et al. Prediction of facial nerve outcome using electromyographic responses in acoustic neuroma surgery. Otol Neuroto1, 2002, 23 (1) : 93–95.

第 8 章 A 型及 B 型肿瘤的外科治疗

术前考虑

　　副神经节瘤是源于颞骨血管球体的一种良性肿瘤。血管球体主要位于颈内静脉球穹隆，也可见于鼓室及颈动脉分叉处[1]。血管球体起源于神经嵴，被归为副神经节系统的一部分。虽是良性病变，但它可侵犯颞骨导致多种后组脑神经功能障碍，晚期病变可侵入脑组织。最初症状通常为听力下降（传导性、神经性或混合性）及与心搏同步的搏动性耳鸣。耳镜检查常可察及鼓膜后方淡红色搏动性肿块。

　　排除肿瘤侵及颈静脉球是术前评估最重要的一步，因为如果肿瘤侵及颈静脉球，必须行经乙状窦的颅底径路[2]（参见第 4 章）。另外，下鼓室、乳突气房、鼓室窦、面神经管以及罕见的颈动脉管[3]的侵犯程度决定需要显露的范围。

　　Ugo Fisch 基于高分辨率 CT 检查评估肿瘤的位置和范围，并据此把肿瘤分为 4 种类型[4,5]。

- A 型肿瘤，亦称鼓室副神经节瘤，起源于鼓岬鼓室丛，鼓室副神经节瘤局限于鼓室。
- B 型肿瘤源自鼓室小管，扩展至鼓室及乳突。
- C 型和 D 型肿瘤涉及颈静脉球、颈内动脉和（或）颅内结构。

　　A 型和 B 型肿瘤处于中耳手术医生的可处理范围之内。为了对这些富含血管的肿瘤制订应对策略，我们改良了 Fisch 的分型：根据临床表现把 A 型分为 2 个亚型，B 型分为 3 个亚型（表 8.1)[6]。

- A1 型肿瘤局限于中耳腔，肿瘤界限清晰，仅占据部分中鼓室（图 8.1）。耳镜下可见整个肿瘤的边界（图 8.2）。CT 上可见鼓膜正内侧小的软组织影（图 8.3）。

表 8.1　鼓室与鼓室乳突副神经节瘤的 Fish 改良分型

分型	描述
A	肿瘤局限于中耳腔，未侵犯下鼓室
A1	耳镜检查肿瘤完整可见
A2	耳镜检查无法窥及肿瘤边界。肿瘤可能向前侵犯咽鼓管和/或侵犯后鼓室
B	肿瘤局限于颞骨鼓乳部，不伴有颈静脉球侵犯
B1	肿瘤仍局限于中耳腔，但已侵及下鼓室
B2	肿瘤侵及中耳腔，并扩展至下鼓室及乳突
B3	肿瘤局限于鼓乳部，伴颈内动脉管受侵

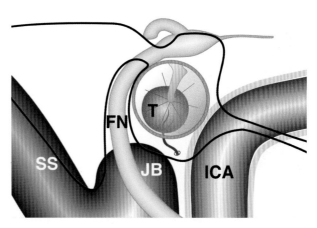

图 8.1　A1 型副神经节瘤。FN：面神经；ICA：颈内动脉；JB：颈静脉球；SS：乙状窦；T：肿瘤

- A2 型肿瘤局限于中耳腔，肿瘤完全占据中鼓室，并侵犯听骨链（图 8.4）。CT 显示肿瘤在一定程度上超越鼓膜边界（图 8.5）。耳镜检查无法估计 A2 型肿瘤的范围（图 8.6）。
- B1 型肿瘤充满中耳腔并侵及下鼓室（图 8.7，图 8.8）。鼓室窦可能受累及。
- B2 型肿瘤充满中耳腔，并侵及下鼓室和乳突。肿瘤常常侵入面神经乳突段内侧气房（图

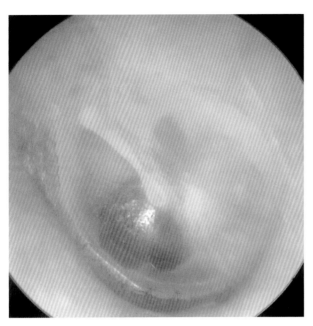

图 8.2 A1 型副神经节瘤的耳镜表现

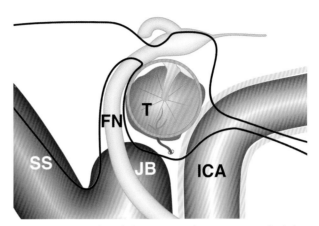

图 8.4 A2 型副神经节瘤。FN：面神经；ICA：颈内动脉；JB：颈静脉球；SS：乙状窦；T：肿瘤

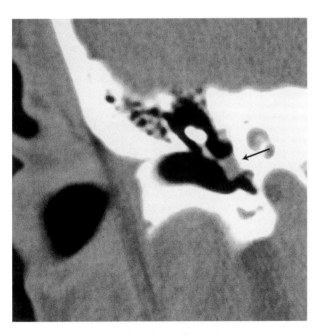

图 8.3 A1 型副神经节瘤（箭头）的 CT 表现

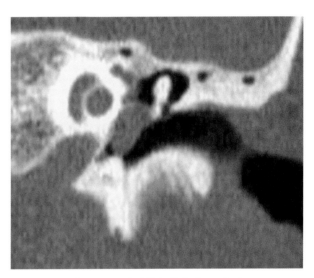

图 8.5 A2 型副神经节瘤的 CT 表现

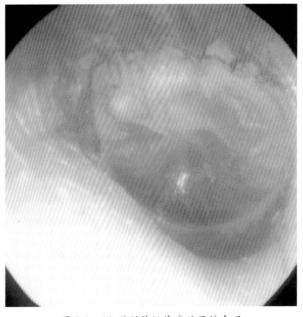

图 8.6 A2 型副神经节瘤的耳镜表现

8.9，图 8.10)。

● B3 型肿瘤局限于鼓室乳突部，并破坏颈内动脉管（图 8.11，图 8.12）。

根据经验，我们制订了与表 8.1 分型相对应的手术策略（图 8.13，图 8.14）[6-9]。

● 对于 A1 型肿瘤，可安全地采用像镫骨切除术那样的经外耳道径路 [9]，因为此术式可很好地显露整个鼓膜。当因解剖变异而至显露受限制时，可当做 A2 型肿瘤来处理。

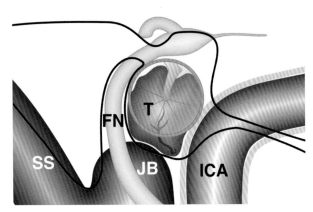

图 8.7　B1 型副神经节瘤。FN：面神经；ICA：颈内动脉；JB：颈静脉球；SS：乙状窦；T：肿瘤

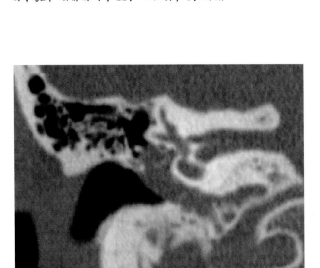

图 8.8　B1 型副神经节瘤的 CT 表现

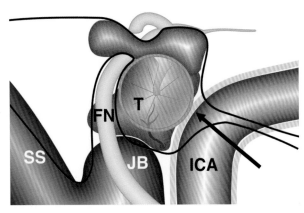

图 8.9　B2 型副神经节瘤。箭头提示颈内动脉管未被侵犯。FN：面神经；ICA：颈内动脉；JB：颈静脉球；SS：乙状窦；T：肿瘤

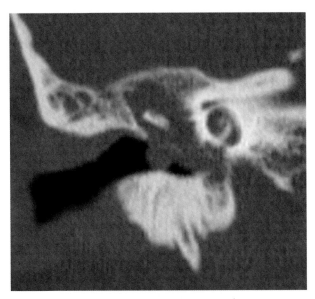

图 8.10　B2 型副神经节瘤的 CT 表现

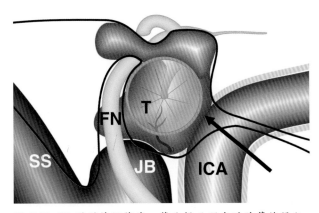

图 8.11　B3 型副神经节瘤。箭头提示颈内动脉管被侵犯。FN：面神经；ICA：颈内动脉；JB：颈静脉球；SS：乙状窦；T：肿瘤

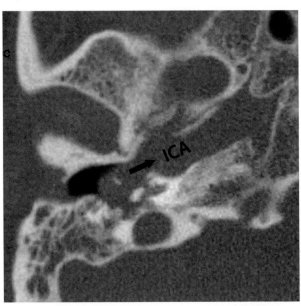

图 8.12　B3 型副神经节瘤的 CT 表现。箭头提示颈内动脉管被侵蚀。ICA：颈内动脉

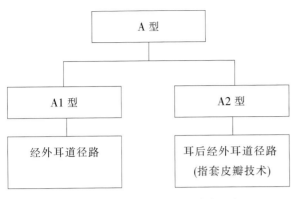

图 8.13　A 型副神经节瘤的手术方案

- 对于 A2 型肿瘤，适合耳后经外耳道径路。采用改良的传统径路[10]，即去除整个鼓膜耳道皮瓣。切除肿瘤后，采用筋膜行鼓膜成形术并将鼓膜耳道皮瓣复位（指套皮瓣技术）。该技术通过磨除骨性外耳道，得以更广阔地显露肿瘤。
- 对于 B1 型肿瘤，完壁式乳突切除术伴后鼓室切开术以显露向后扩展至鼓室窦及面隐窝的肿瘤。鼓室切开需通过牺牲鼓索神经向下扩展，以处理扩展至下鼓室的肿瘤。
- 对于 B2 型肿瘤，需扩大后鼓室切开的范围，以处理侵犯至面神经乳突段内侧的肿瘤。
- 对于 B3 型肿瘤，为了显露颈内动脉周围区域，需行岩锥次全切除并磨除外耳道前后壁。在这种情况下，需用腹部脂肪填塞术腔并盲端缝合外耳道[11-13]。
- C 型和 D 型肿瘤的手术需由经验丰富的颅底外科医生操作，因为此处结构复杂，恰当地处理颈内静脉球、颈内动脉及颅内结构需要相当的手术技巧。

由于这些肿瘤富含血管的特性，必须准确地评估肿瘤的位置、范围及与颈内动脉、颈静脉球的关系。只有经过术前详细的影像学检查，才可制订手术计划。

即使是 A 型肿瘤，术中外耳道皮肤及鼓膜等正常组织的出血量也明显多于其他中耳手术。对于 A 型和 B 型肿瘤，术前无须行栓塞。

借助于开始切除肿瘤之前充分暴露、使用合适的器械工具（精细的双极电凝钳可通过狭窄的切口，例如后鼓室切开的开口），这些病变可以彻底切除，并极少伴有并发症。然而，一旦肿瘤侵犯颈静脉球（C 型），术前不行栓塞会导致术中大量出血。因此，将处于交界的肿瘤作为 C 型来处理会更安全。

手术步骤

■ A1 型肿瘤

位于中耳，仅占据部分中鼓室、界限清楚的小型 A1 型副神经节瘤，可在局麻下行经外耳道径路切除[14]（图 8.15）。外耳道内塞入尽可能大的耳镜。如镫骨手术那样，外耳道做一 U 形皮肤切口（图 8.16A）。

掀起鼓膜外耳道皮瓣，必要时可行外耳道成形术（图 8.16B）。用精细的双极电凝凝固肿瘤表面使其收缩变小（图 8.16C）。此操作有助于创造切除肿瘤的空间。小心勿损伤听骨链。不能在面神经附近使用双极电凝，以防止热损伤。止血纱布压迫出血区可控制明显的出血。

一旦肿瘤暴露、止血完成，即可凝固肿瘤的滋养血管，并切除肿瘤（图 8.16D，E）。使用明胶海绵填塞外耳道及中耳腔（图 8.16F）。

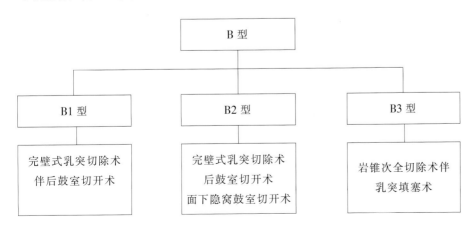

图 8.14　B 型副神经节瘤手术方案

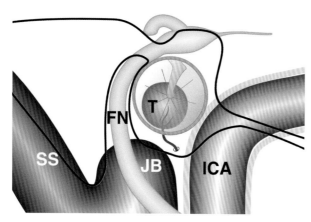

图 8.15 A1 型副神经节瘤。FN：面神经；ICA：颈内动脉；JB：颈静脉球；SS：乙状窦；T：肿瘤

■ A2 型肿瘤

耳后径路适用于侵及听骨链的 A2 型肿瘤 (图 8.17)。行外耳道皮肤环形切口 (图 8.18A)。

把包括鼓膜在内的鼓膜外耳道皮瓣从骨性外耳道、肿瘤及锤骨上分离下来，小心避免损伤听骨链 (图 8.18B)。将皮瓣从锤骨柄上分离时常常需要锐性分离 (图 8.18C)。游离下来的鼓膜外耳道皮瓣保存于生理盐水中 (图 8.18D)。行外耳道成形术以便获得足够的肿瘤显露。

切除肿瘤的技巧包括双极电凝凝固与钝性剥离。切除时应从肿瘤下方开始，因为此处没有脆弱的结构 (图 8.18E)。

双极电凝凝固后肿瘤明显缩小，同时得以止血。利用双极电凝创造出的空间，用棉片进行钝性剥离。对于电凝无法达到或危险部位的出血，可用止血纱布和棉片填塞压迫止血。已电凝的部分肿瘤可先予切除。按照此方法，手术逐渐向上鼓室及前庭窗方向进行 (图 8.18F)。

在许多 A2 型肿瘤中，听骨链仍然完整，因而不必行听骨链重建。在这种情况下，将肿瘤从听骨链上切除时需十分小心 (图 8.18G)。过度施力可能导致听骨链移位。

切除蜗窗 (圆窗) 和面神经处肿瘤通常放在最后进行，之前肿瘤已充分缩小，有足够空间来

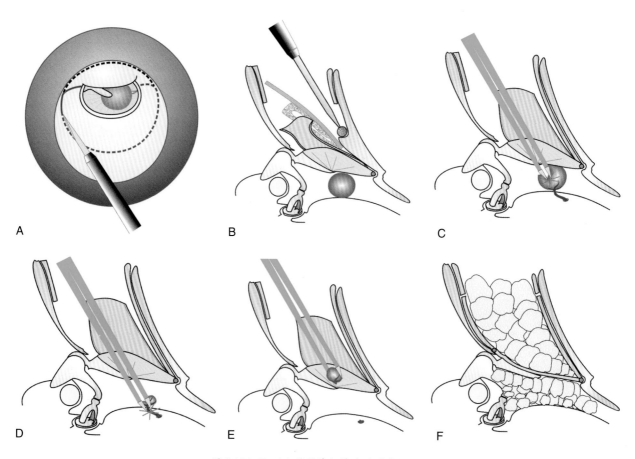

图 8.16A~F　A1 型副神经节瘤的手术处理

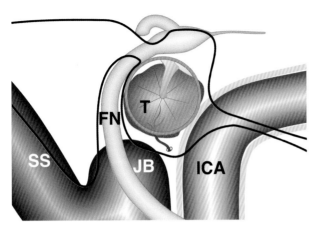

图 8.17 A2 型副神经节瘤。FN：面神经；ICA：颈内动脉；JB：颈静脉球；SS：乙状窦；T：肿瘤

仔细分离(图 8.18H)。

在肿瘤切除完成后，中耳腔予明胶海绵填塞，采用内置法移植颞肌筋膜。此时，再次确认听骨链的完整性十分重要。为了防止植入的筋膜侧移，应尽可能外置锤骨柄 (图 8.18I)。

将鼓室外耳道瓣复位 (图 8.18J)。外耳道填塞明胶海绵，以保证移植材料与周围结构密切接触 (图 8.18K)。

■ B1 和 B2 型肿瘤

B1 型和 B2 型副神经节瘤侵犯下鼓室及鼓室窦 (图 8.19，图 8.20) ，需采用经耳后乳突径路 (图 8.21A)。

如 A 型肿瘤手术那样掀起鼓膜外耳道皮瓣 (图 8.21B~D)。然后磨除乳突骨皮质。

B1 型肿瘤

对于 B1 型肿瘤，行后鼓室切开以暴露下鼓室及面隐窝。后鼓室切开向下扩展，以更好地暴露此区 (图 8.21E~G)。这种联合径路使得无论从外耳道 (图 8.21H,I)、还是后鼓室 (图 8.21I) 处理肿瘤都很方便。

在肿瘤向前扩展范围有限的情况下，可不切除鼓膜外耳道皮瓣，而是像完壁式鼓室成形术那样向前推移。

B2 型肿瘤

对于 B2 型肿瘤，向下扩展切开后鼓室之后，如果面神经下方区域有肿瘤浸润，磨除面神经和颈静脉球之间的骨质以暴露此区域 (图 8.21J,K)。通过这样处理，绝大多数病例可充分暴露下鼓室。

在磨除面神经内侧骨质时，需十分小心不要损伤神经 (图 8.21L)。在面神经周围保留薄层骨壳可保护之 (图 7.21M)。

为获得更好的视野及处理，可采用经外耳道或后鼓室切开的联合径路 (图 8.21N,O) 。

为避免损伤重要结构，肿瘤切除从下鼓室向上鼓室进行。

磨除术腔内侧壁残余气房，以彻底切除可能残余的肿瘤及达到止血目的，小心不要触碰听骨链。

内侧壁表面放置硅胶片。

如出现颈静脉球可能受累的任何顾虑，并且病例未行颞下窝径路的准备，需停止手术。在下一次手术前安排适当的术前评估，包括血管造影及栓塞。

在一些 B 型肿瘤病例，如老年人、耳蜗功能差或乳突狭窄，可磨除外耳道后壁，以增宽入路，降低并发症 (图 8.21P)。

■ B3 型肿瘤

B3 型肿瘤充满中耳腔，侵及颈内动脉，并扩展至乳突腔及面神经内侧 (图 8.11)。对这类晚期患者，必须对颈内动脉和颈静脉球区可能出现的大出血做好准备。所以需行岩锥次全切除伴切除外耳道后壁、磨除骨性外耳道，以便充分暴露颈内动脉区域。

去除整个外耳道皮肤后，盲囊状封闭外耳道，磨除外耳道后壁骨质直至面神经水平 (图 8.22A)。切除乳突腔及中耳腔内肿瘤的基本技巧与切除 A 型肿瘤一样 (图 8.22B)。在双极电凝、棉片及止血纱布的帮助下，仔细止血并钝性剥离。在良好的视野下分块切除肿瘤。

在部分病例中，为了充分暴露颈内动脉，需切除颞下颌窝后壁所对应的外耳道前壁骨质。处理颈内动脉周围的肿瘤需特别小心，应在手术最后环节处理 (图 8.22C)。

大号金刚石钻头接触颈内动脉可能是安全的，

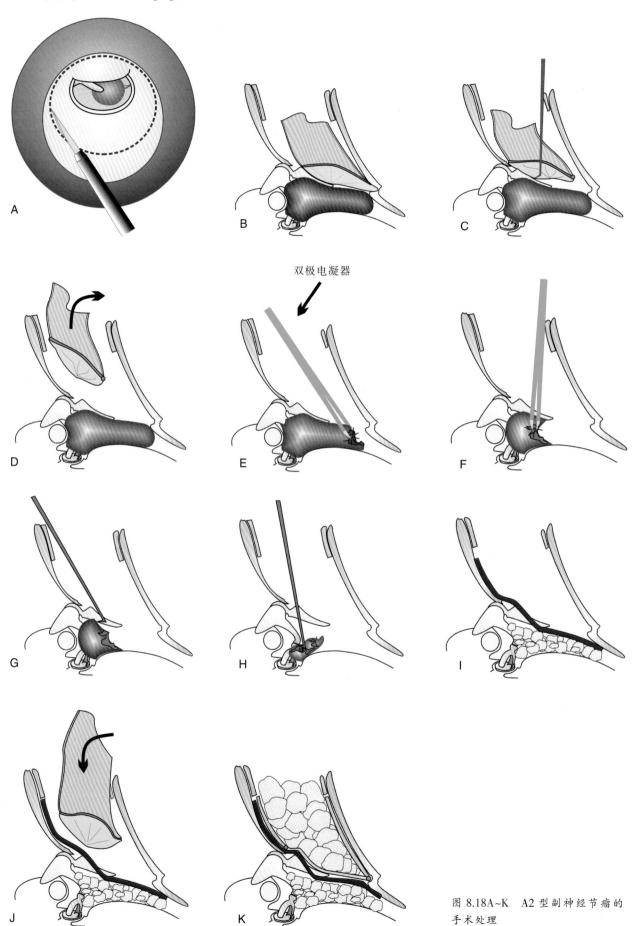

双极电凝器

图 8.18A~K　A2 型副神经节瘤的
手术处理

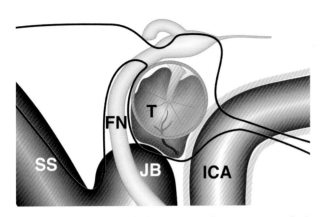

图 8.19 B1 型副神经节瘤。FN：面神经；ICA：颈内动脉；JB：颈静脉球；SS：乙状窦；T：肿瘤

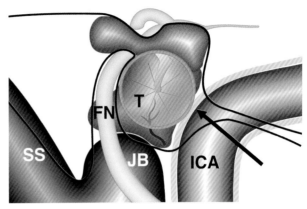

图 8.20 B2 型副神经节瘤。FN：面神经；ICA：颈内动脉；JB：颈静脉球；SS：乙状窦；T：肿瘤

但是切割钻可造成严重损伤，特别是小号钻头。

在肿瘤向后扩展有限的病例，可不必行面下鼓室切开（图 8.22D）。

在仔细切除颈内动脉周围的肿瘤后，用数块软骨膜封闭咽鼓管，腹部脂肪填塞术腔（图 8.22E)[15]。分 3 层缝合伤口。

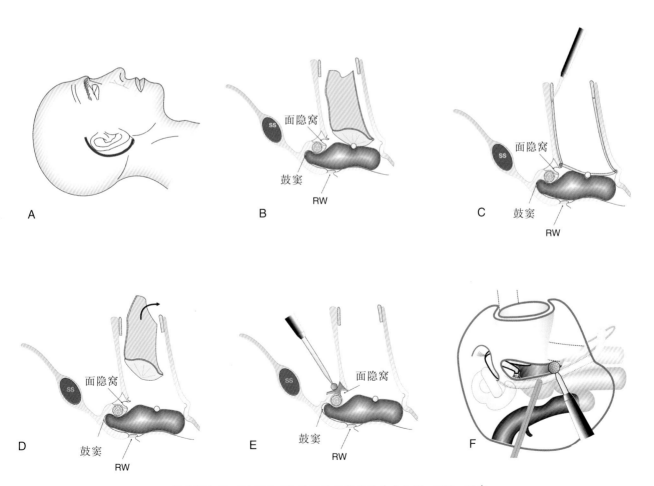

图 8.21A~P B1 型和 B2 型副神经节瘤的手术处理。RW：蜗窗

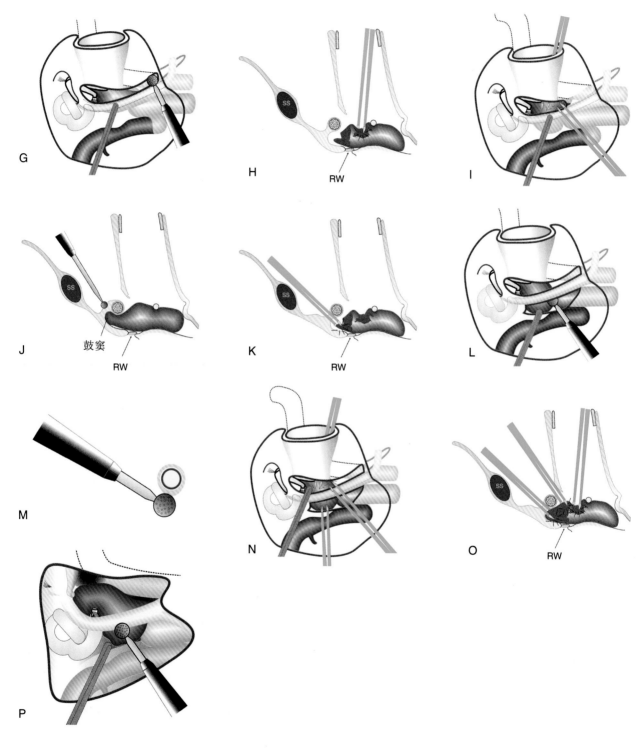

续图 8.21

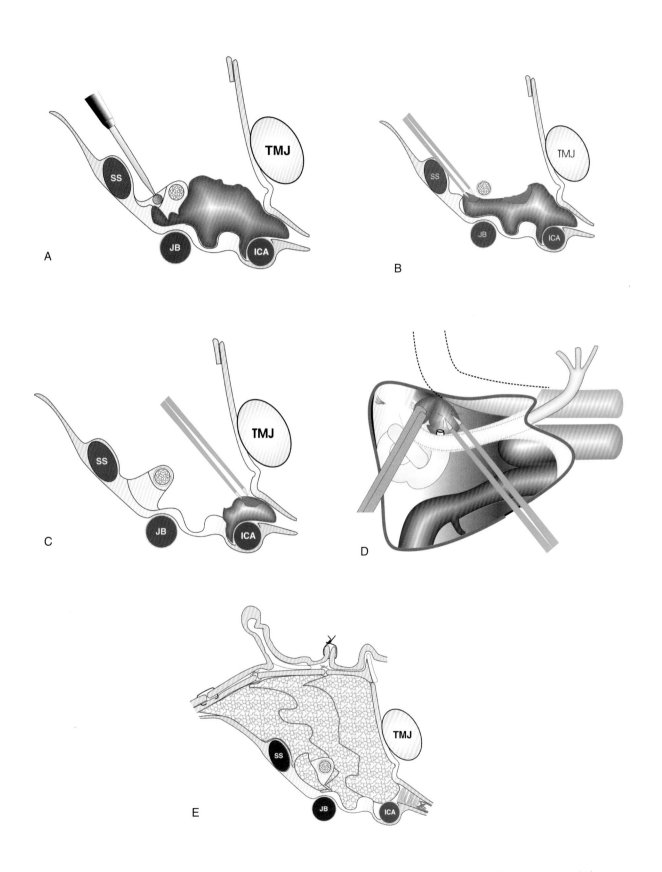

图 8.22A~E　B3 型副神经节瘤的手术治疗。ICA：颈内动脉；JB：颈静脉球；SS：乙状窦；TMJ：颞颌关节

临床病例

■ 病例 8.1：A1 型副神经节瘤 (右耳)

(图 8.23.1~图 8.23.10)

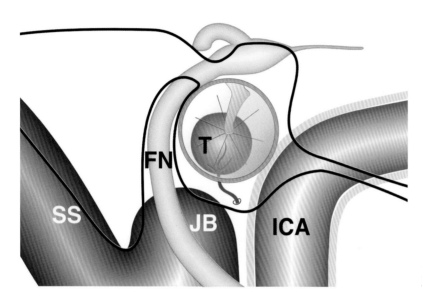

图 8.23.1　耳镜检查可见整个肿瘤，分级为 A1 型。FN：面神经；ICA：颈内动脉；JB：颈静脉球；SS：乙状窦；T：肿瘤

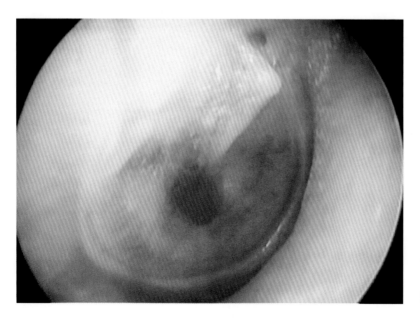

图 8.23.2　耳镜下可见小的红色肿物位于中耳腔下半部。肿物的外侧面触及脐部以下的鼓膜。透过鼓膜可见肿瘤整个边界。因外耳道足够宽敞，可通过外耳道径路切除肿瘤，保留听力

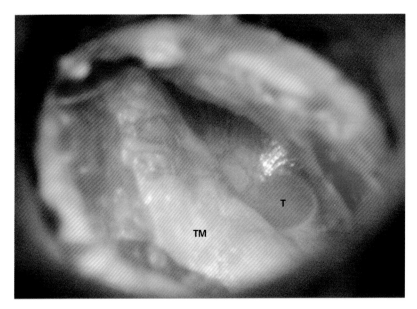

图 8.23.3　尽可能使用最大号耳镜窥视鼓膜。肿瘤位于鼓膜脐部下方与鼓膜接触。TM：鼓膜；T：肿瘤

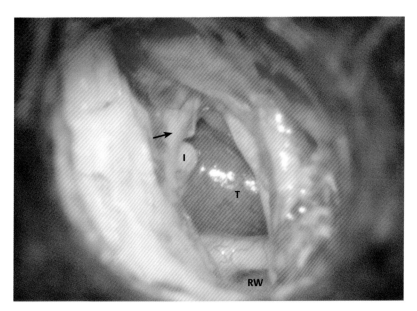

图 8.23.4　外耳道后壁行 U 形皮肤切口，掀起鼓膜外耳道皮瓣以显露中耳腔，可见肿瘤后缘覆盖在鼓岬上方。鼓索神经走行于锤骨后韧带后方（箭头）。I：砧骨；RW：蜗窗；T：肿瘤

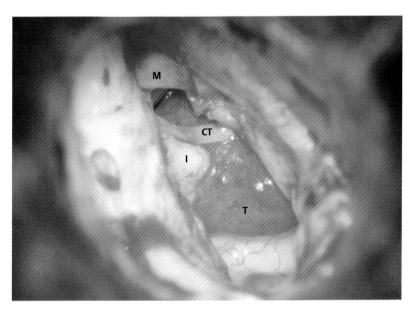

图 8.23.5　肿瘤特写。肿瘤似起源于鼓岬，向后上方扩展至前庭窗水平，向前走行于锤骨柄下方。为了暴露肿瘤的上极，分离鼓索神经，并用刮匙行部分上鼓室切开。I：砧骨；CT：鼓索神经；T：肿瘤；M：锤骨

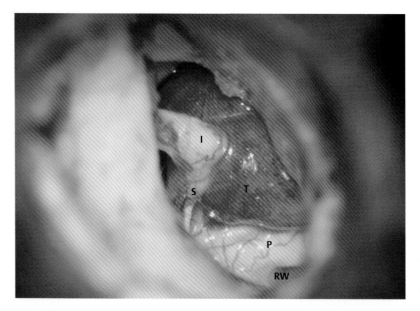

图 8.23.6 部分上鼓室切开显露肿瘤上极紧贴砧骨长突和镫骨的下侧面。I：砧骨；P：鼓岬；RW：蜗窗；S：镫骨；T：肿瘤

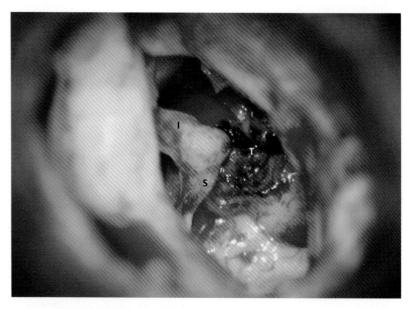

图 8.23.7 用精细双极电凝从远离重要结构的部位开始凝固肿瘤，以降低重要结构机械损伤及热损伤的风险。此操作可收缩肿瘤。块状切除肿瘤促进肿瘤的可视性。I：砧骨；S：镫骨；T：肿瘤

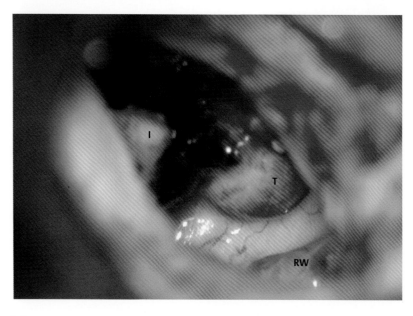

图 8.23.8 可见肿瘤的后下极。I：砧骨；T：肿瘤；RW：蜗窗

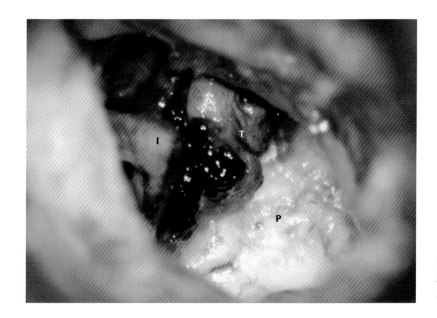

图 8.23.9　进一步用双极电凝凝固并分块切除肿瘤。最后一块肿瘤附着于听小骨上。I：砧骨；T：肿瘤；P：鼓岬

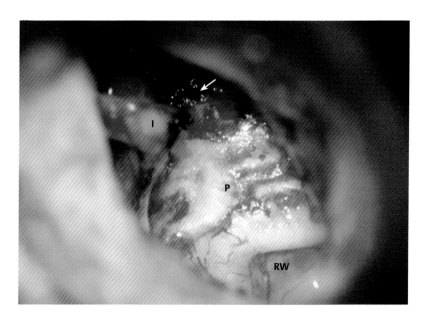

图 8.23.10　肿瘤已完全切除，肿瘤蒂部位于前庭窗的前下方（箭头）。I：砧骨；P：鼓岬；RW：蜗窗

■ 病例 8.2：A2 型副神经节瘤 (左耳)

(图 8.24.1~图 8.24.26)

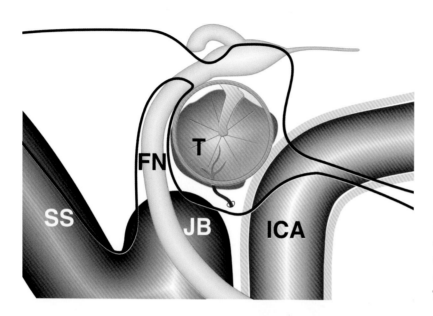

图 8.24.1　副神经节瘤局限于中耳腔、未侵犯下鼓室，耳镜下无法窥及其边缘，分级为 A2 型。ICA：颈内动脉；JB：颈内静脉球；FN：面神经；SS：乙状窦；T：肿瘤

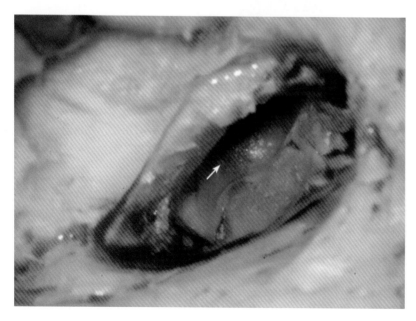

图 8.24.2　鼓膜前上象限可见一淡红色肿物（箭头）。因为耳镜下无法窥及肿瘤的前缘，故需行耳后-经外耳道径路。外耳道前壁可见耳道成形的外侧切口

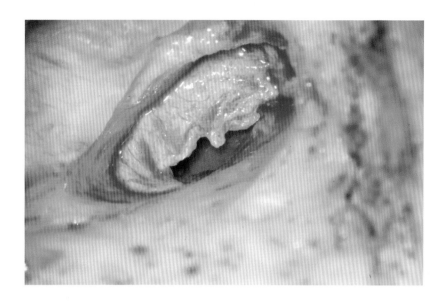

图 8.24.3 为了安全地处理肿瘤，充分外耳道成形以暴露整个鼓膜，朝鼓膜方向分离外耳道皮肤，磨除外耳道前壁的骨性突起

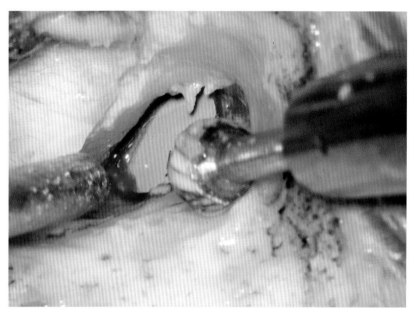

图 8.24.4 用上述方法增宽骨性外耳道，铝片保护鼓膜外耳道皮瓣

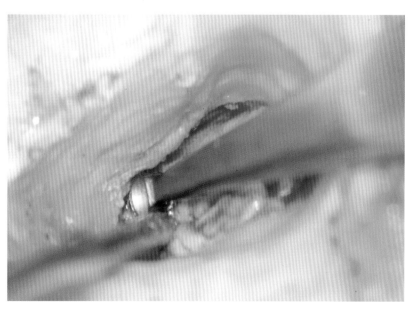

图 8.24.5 最后一点外耳道骨性突起可用刮匙刮除

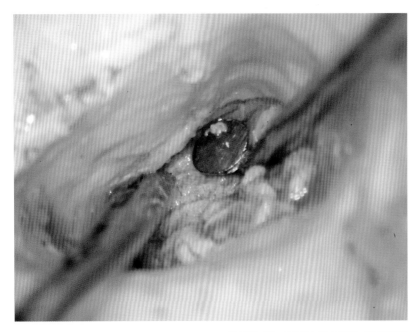

图 8.24.6 适当地行外耳道成形后，可见外耳道前壁鼓沟内的环状韧带

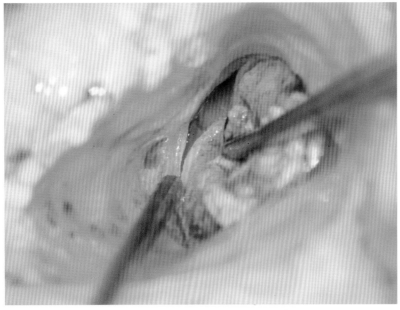

图 8.24.7 小心地移除鼓室外耳道皮瓣，可清楚地看到从鼓沟中游离出来的前部鼓环

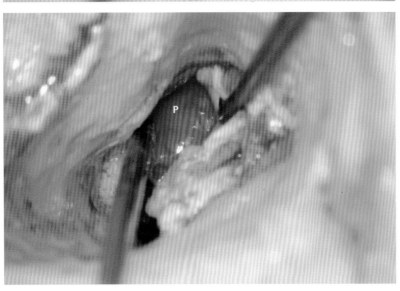

图 8.24.8 红色肿物占据了中耳腔前上区域，与副神经节瘤 (P) 相符合

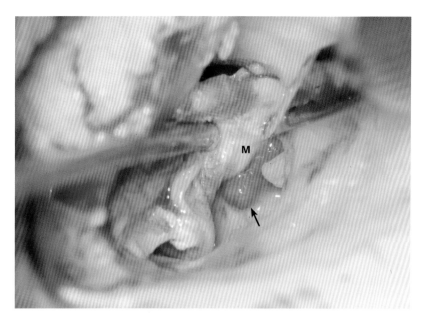

图 8.24.9　采用锐性分离将鼓膜从锤骨柄上游离下来。注意不要把上皮遗留于外耳道及中耳腔内。肿瘤的后端位于锤骨柄的下方，并可见后上方的砧镫关节未受肿瘤侵犯 (箭头)。M：锤骨

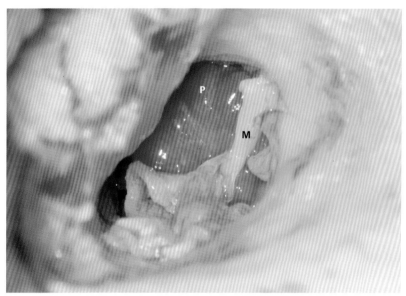

图 8.24.10　外耳道皮肤连同鼓膜即将从锤骨柄上游离下来。副神经节瘤占据了中耳腔前上部，并朝前向咽鼓管方向扩展。M：锤骨；P：副神经节瘤

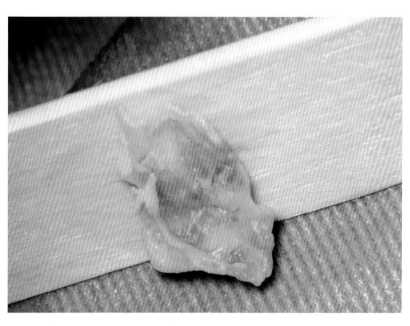

图 8.24.11　将外耳道皮肤及鼓膜从耳道内游离出来。鼓环的完整性得以保留。将皮瓣保存在生理盐水中，手术最后覆盖于移植的颞肌筋膜上 (指套瓣技术)

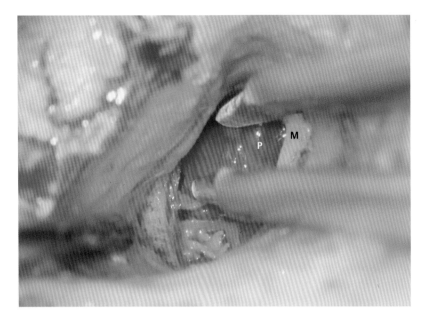

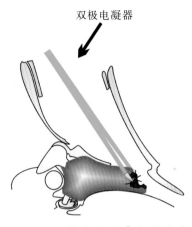

双极电凝器

图 8.24.12　双极电凝逐步凝固肿瘤。此时需轻柔处理肿瘤，以避免损伤尚未暴露的滋养血管。M：锤骨；P：副神经节瘤

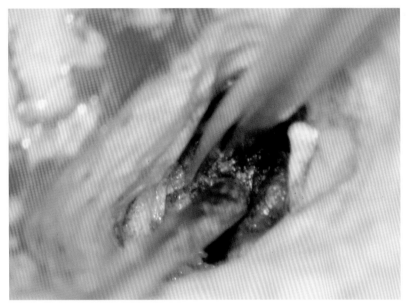

图 8.24.13　电凝的过程中，需小心不要灼伤周围结构。双极电凝使肿瘤缩小，创造出空间以利于进一步电凝和切除。经过充分电凝后，以分块方式切除肿瘤

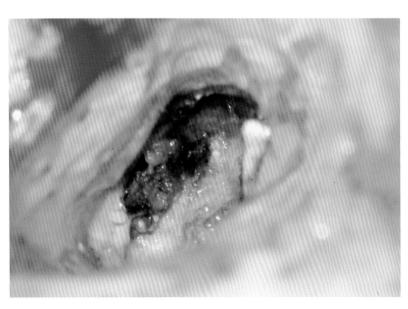

图 8.24.14　残留的肿瘤，可见肿瘤前缘

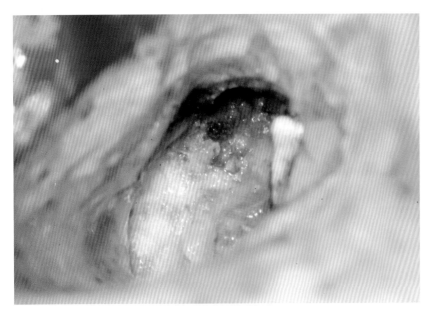

图 8.24.15　肿瘤前内侧部分侵及前鼓室内侧壁气房

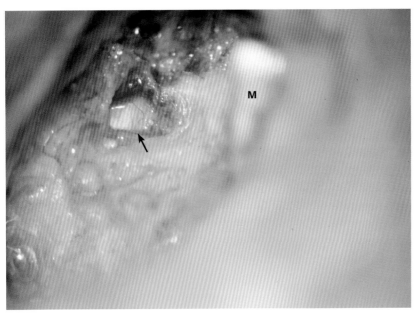

图 8.24.16　进一步切除肿瘤，并磨除前鼓室内侧壁气房，在气房底部暴露了小部分颈内动脉（箭头）。M：锤骨

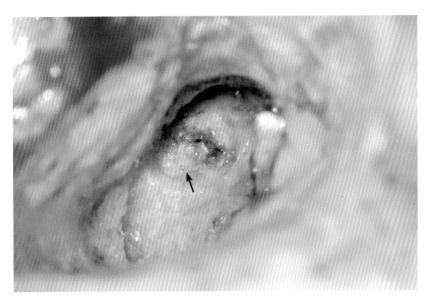

图 8.24.17　使用金刚石钻磨除颈内动脉表面的气房（箭头），完全切除肿瘤

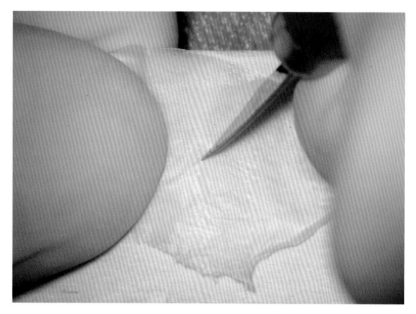

图 8.24.18　鉴于听骨链保持完好，故可一期重建鼓膜。在颞肌筋膜上做一小孔以穿过锤骨柄

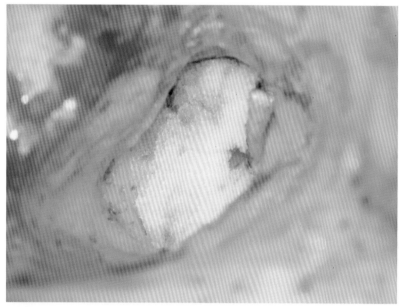

图 8.24.19　用明胶海绵颗粒填塞中耳腔

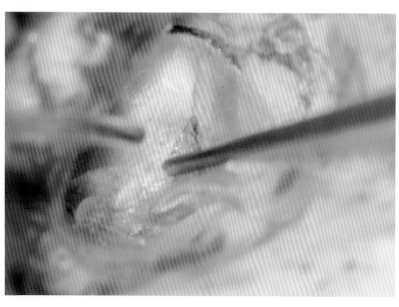

图 8.24.20　用吸引器及小钩针将锤骨柄套入筋膜上的扣孔

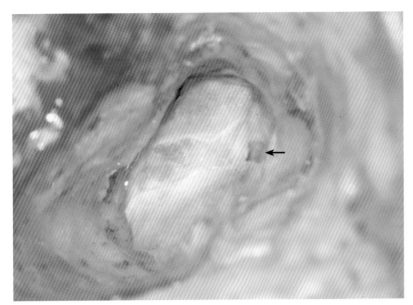

图 8.24.21　内置法移植颞肌筋膜，可见锤骨柄外置于筋膜中心以避免外侧愈合（箭头）

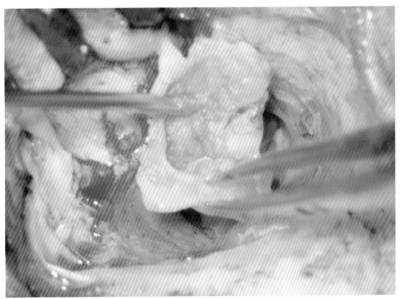

图 8.24.22　外耳道皮瓣复位，覆盖筋膜上面

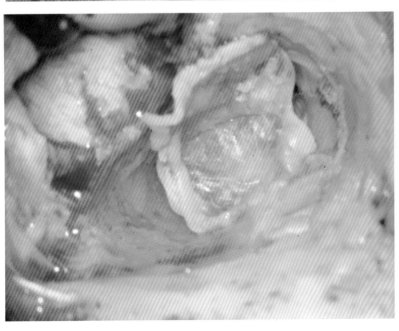

图 8.24.23　鼓膜外耳道皮瓣就位。由于安全切除肿瘤之需，骨性外耳道已被扩大，外耳道皮肤尺寸太小，不能完全对位

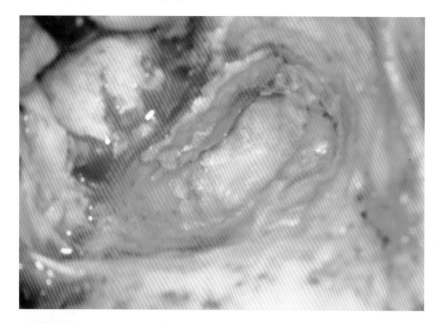

图 8.24.24 为使皮瓣紧贴外耳道骨壁，皮瓣上下各行一纵向切口。小心不要使皮肤褶皱，导致医源性胆脂瘤

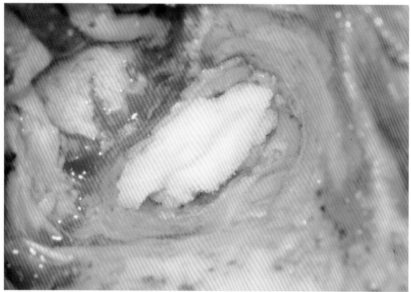

图 8.24.25 重建之后，使用明胶海绵固定复位的鼓膜外耳道皮瓣，外耳道后壁不填塞明胶海绵

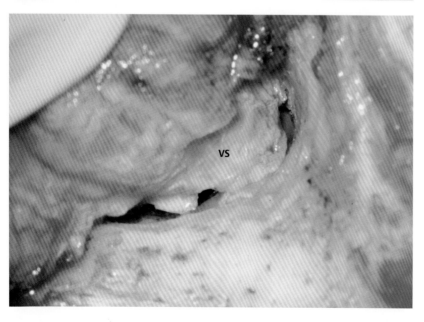

图 8.24.26 移除自动撑开器，复位外耳道后壁皮肤（VS：血管瓣），皮肤与外耳道骨壁在正确的位置上紧密贴合至关重要

■ 病例 8.3：B1 型副神经节瘤 (右耳)

(图 8.25.1~图 8.25.26)

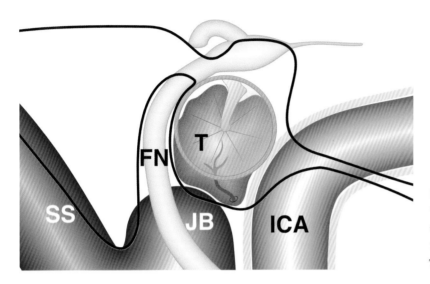

图 8.25.1 B1 型副神经节瘤侵犯下鼓室气房，未侵犯乳突腔。颈静脉球和颈内动脉保持完整。FN：面神经；ICA：颈内动脉；JB：颈静脉球；SS：乙状窦；T：肿瘤

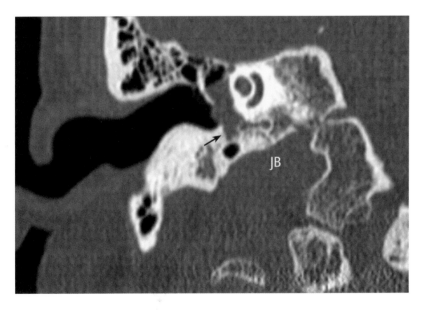

图 8.25.2 冠位 CT 图像显示肿瘤侵及下鼓室气房 (箭头)，未侵及颈静脉球 (JB)

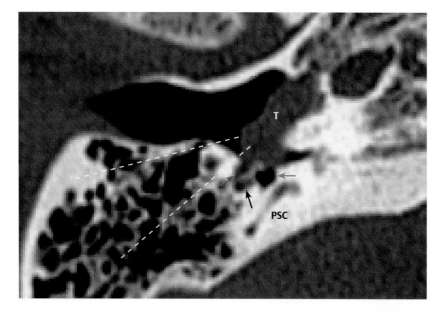

图 8.25.3　耳蜗底部水平的轴位 CT 图像显示肿瘤（T）未侵及乳突，鼓窦（蓝箭头）也未受到病变累及。为了暴露下鼓室，向下扩大切开后鼓室，至面神经（红箭头）的外侧和鼓膜的内侧，如虚线所示。镫骨肌（黑箭头）位于面神经的内侧

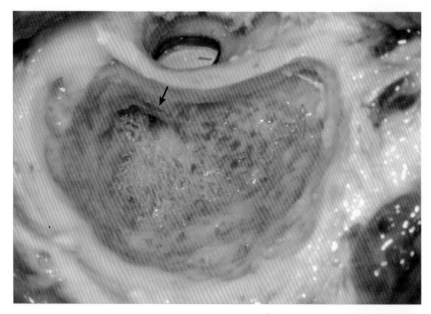

图 8.25.4　乳突切除已完成。正如术前 CT 所示（图 8.25.2，图 8.25.3），病变未累及乳突，面神经走行于砧骨短突（黑箭头）和二腹肌嵴（蓝箭头）之间

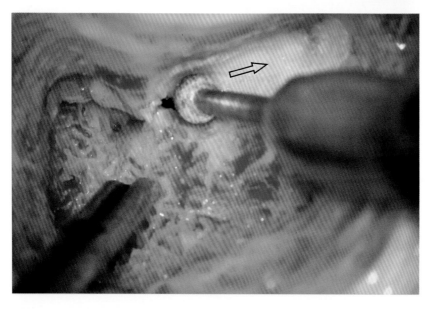

图 8.25.5　使用大号金刚石钻磨除紧贴砧骨短突下方的骨质。留意勿损伤走行于该区域内侧的面神经。保留一小块骨桥避免损伤砧骨。钻磨的方向始终自上而下（与面神经平行）

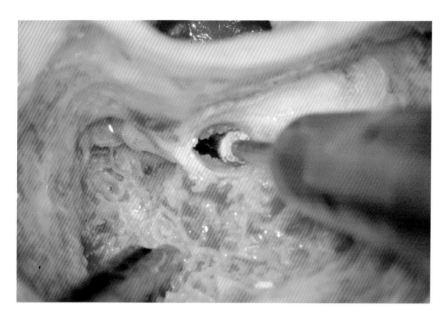

图 8.25.6　用小号金刚石钻扩大后鼓室切开的开口。靠近瘤体的骨质用金刚石钻磨除以避免出血

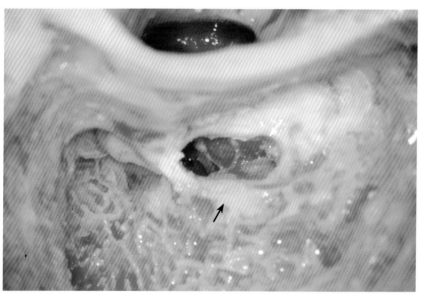

图 8.25.7　通过切开后鼓室可见肿瘤的后缘（白箭头）。面神经走行于开口的内侧缘（黑箭头），需保留一层薄薄的骨壳避免损伤神经

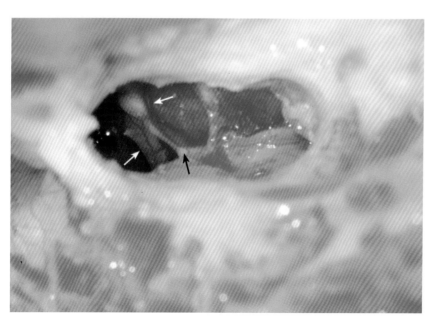

图 8.25.8　可见镫骨区域。肿瘤与镫骨下表面接触，但未达到上表面。可见砧镫关节（白箭头）、后足弓（黄箭头）和镫骨肌腱（黑箭头）

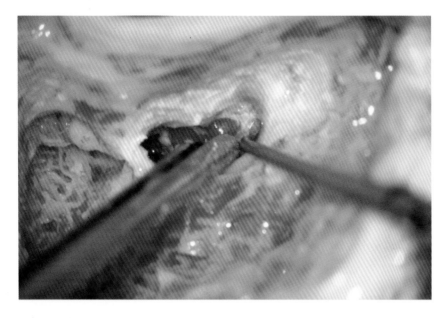

图 8.25.9 使用小号金刚石钻，向下扩大切开后鼓室至下鼓室区域。在此过程中需牺牲鼓索神经。为了防止损伤肿瘤，用小号剥离子将鼓室黏膜连同薄层骨壳一起向前推移

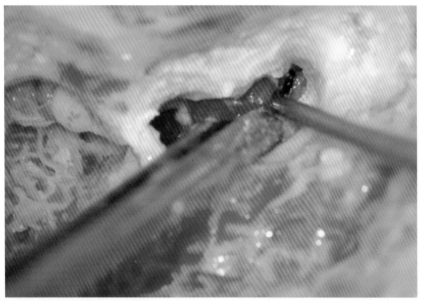

图 8.25.10 向前剥离覆盖后壁的黏膜，以获得额外的钻磨空间

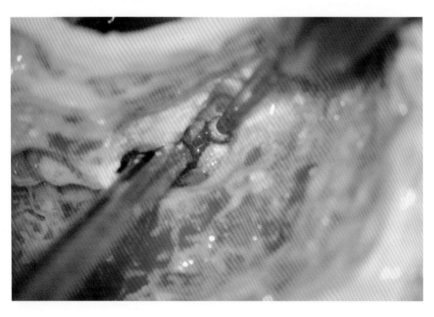

图 8.25.11 使用小号金刚石钻进一步向下扩大切开后鼓室

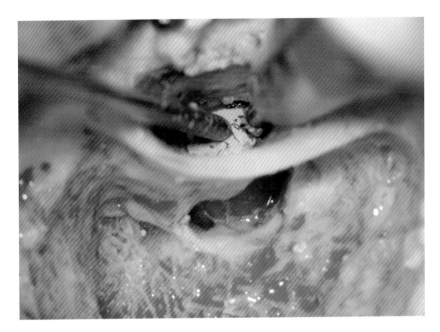

图 8.25.12 为暴露中耳腔的肿瘤，在移除鼓膜外耳道皮瓣之前，需充分扩大骨性外耳道。同时用小片铝片保护鼓膜外耳道皮瓣

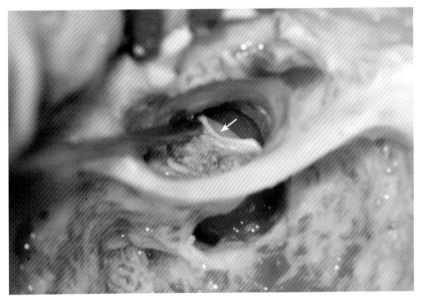

图 8.25.13 小心地从鼓沟中分离出纤维鼓环（箭头），以保护鼓膜，可看见中耳腔。通过外耳道及后下鼓室切开处均可见占据中耳腔的肿瘤

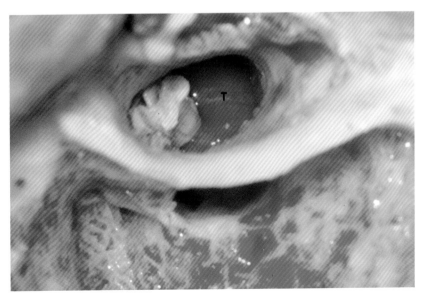

图 8.25.14 继续向上游离鼓膜外耳道皮瓣，但尚未从锤骨柄上分离下来。T：肿瘤

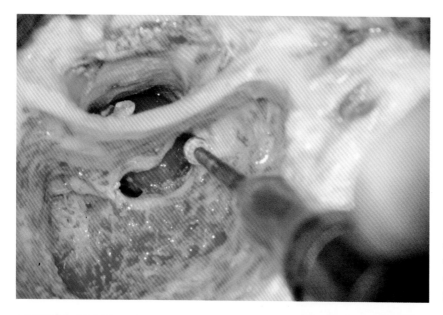

图 8.25.15　后下鼓室切开需要充分地向下扩展，以足够暴露下鼓室。行此步骤时需小心，因为面神经在骨性外耳道下壁区域可能走行于鼓膜的外侧

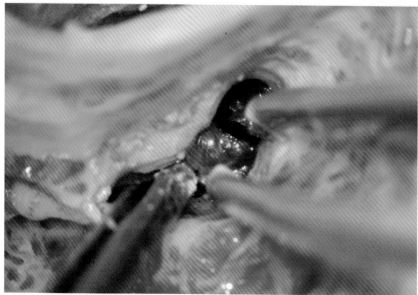

图 8.25.16　通过后鼓室的切口，用双极电凝凝固肿瘤

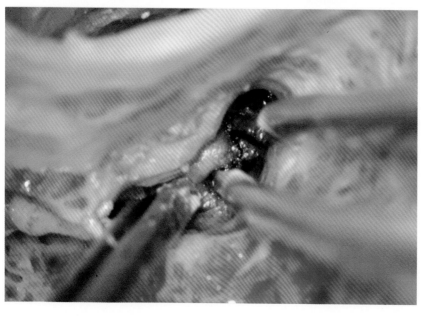

图 8.25.17　为了避免出血，用双极电凝凝固肿瘤表面。不要将电极尖端插入瘤体。经过充分电凝瘤体后，以分块方式切除肿瘤

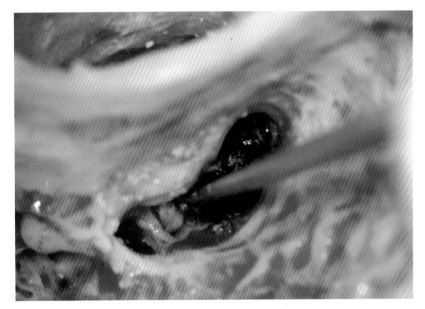

图 8.25.18 利用双极电凝凝固及分块切除肿瘤，创造空间将肿瘤向下推移。这有助于术者用剥离子把肿瘤从镫骨下方分离出来。由于术前 CT（图 8.25.2，图 8.25.3）显示颈静脉球及颈内动脉未受肿瘤侵犯，故此步骤不会损伤大血管

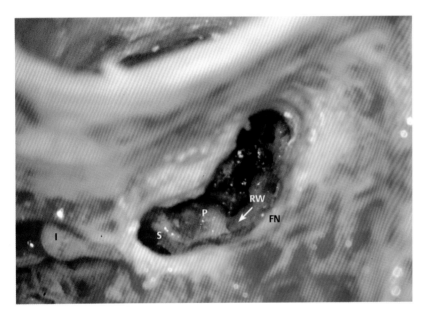

图 8.25.19 切除镫骨下方的肿瘤，显露位于后鼓室的解剖结构。FN：面神经；I：砧骨体；P：鼓岬；RW：蜗窗；S：镫骨

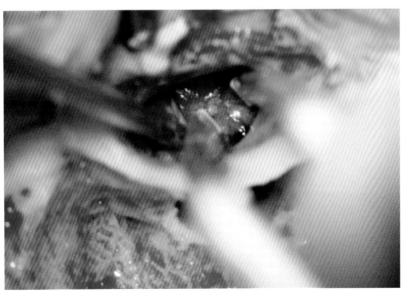

图 8.25.20 经外耳道使用双极电凝凝固鼓室内的肿瘤

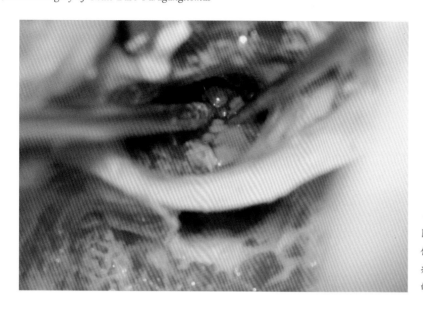

图 8.25.21　从咽鼓管口处拽出肿瘤前极。使用双极电凝采用同样的方法将鼓室内肿瘤分块切除。小心勿损伤仍附着于锤骨柄的鼓膜外耳道皮瓣

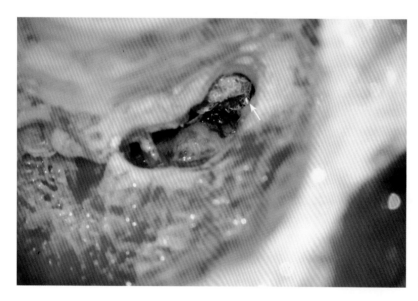

图 8.25.22　通过后鼓室切开处用小棉片（箭头）向前推移肿瘤，以方便切除

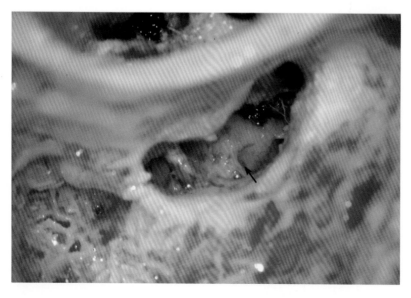

图 8.25.23　镫骨下区的肿瘤已完全切除。箭头所指为蜗窗龛

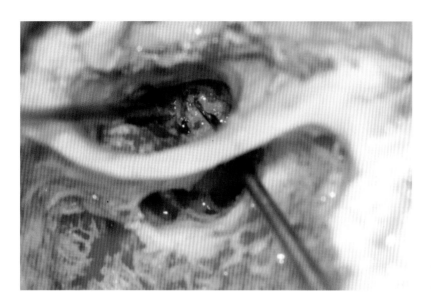

图 8.25.24　经后鼓室切开处插入剥离子、经外耳道插入吸引器的联合径路切除侵犯下鼓室气房的肿瘤

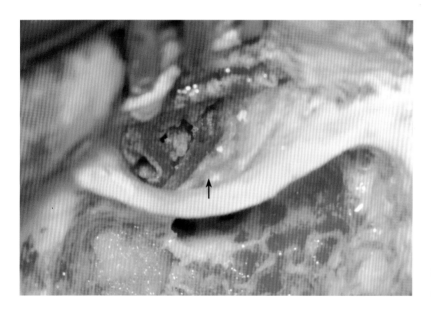

图 8.25.25　中耳腔填塞明胶海绵后，采用内置法植入颞肌筋膜（箭头）

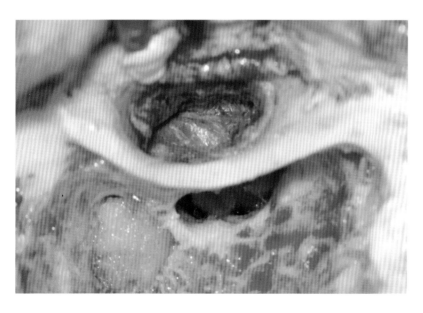

图 8.25.26　鼓膜外耳道皮瓣复位，覆盖于筋膜上

■ 病例 8.4：B2 型副神经节瘤 (左耳)

(图 8.26.1~图 8.26.10)

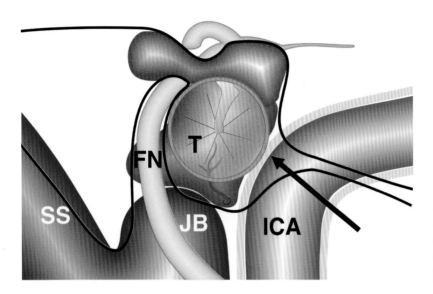

图 8.26.1　扩展至下鼓室并累及乳突的肿瘤分级为 B2 型。肿瘤可经鼓室后壁、或鼓窦入口侵及乳突。FN：面神经；ICA：颈内动脉；JB：颈静脉球；SS：乙状窦；T：肿瘤

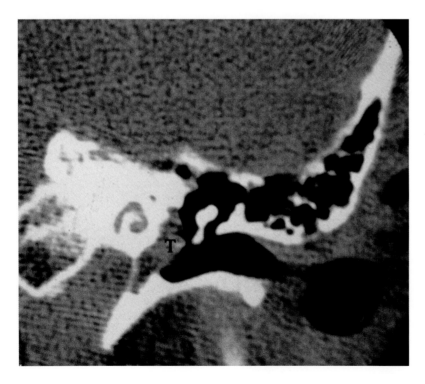

图 8.26.2　一例左耳 B2 型副神经节瘤，软组织密度影占据了下鼓室，并破坏鼓室后壁骨质进入乳突腔。CT 扫描显示未侵及颈静脉球，颞骨气化良好。T：肿瘤

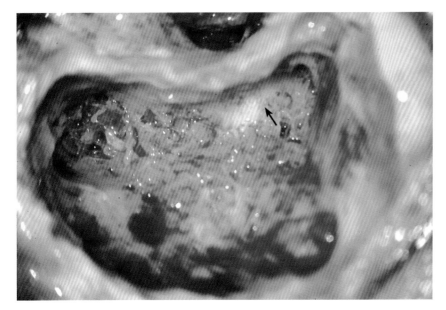

图 8.26.3 由于 B2 型肿瘤无需完全暴露颈内动脉管，故适用完壁式乳突切除联合后鼓室切开及面隐窝下鼓室切开。乳突切除，并辨识上方的颅中窝脑板及后方的乙状窦，外半规管凸（箭头）和气化较好的面后气房

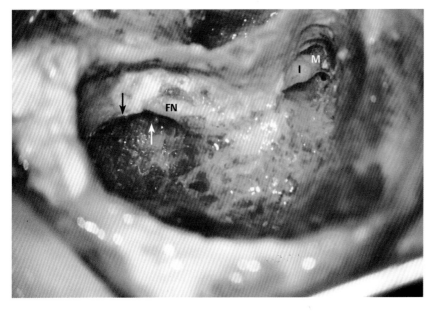

图 8.26.4 从后方显露上鼓室，确认听骨链。从内侧磨除面后气房（白箭头），确认下方的二腹肌嵴（黑箭头）。可见沿着砧骨短突和二腹肌嵴之间连线走行、位于薄层骨壳内的面神经。FN：面神经；I：砧骨；M：锤骨

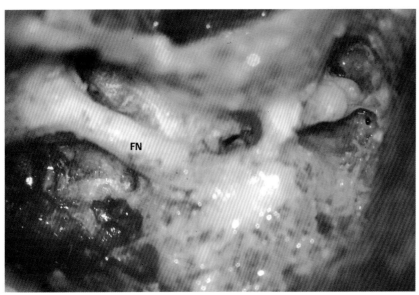

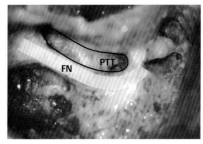

图 8.26.5 切开后鼓室，牺牲鼓索神经并向下扩展。向内侧颈静脉球区域磨除面后气房。FN：面神经；PTT：后鼓室切开术

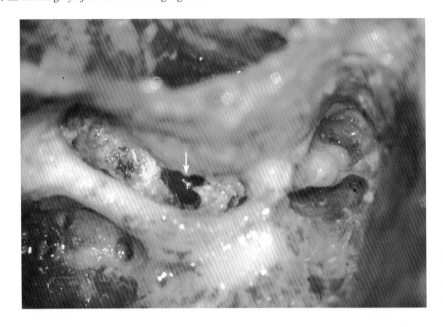

图 8.26.6 通过后鼓室切开处（箭头）可见鼓室内副神经节瘤。小心勿暴露乳突段面神经，否则将使随后的步骤异常危险

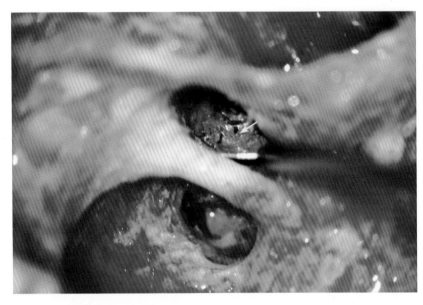

图 8.26.7 为暴露下鼓室，向下延展切开后鼓室。磨除面神经内侧骨质以显露肿瘤内侧部分。用止血纱布及铝片（箭头）保护肿瘤防止钻头损伤。

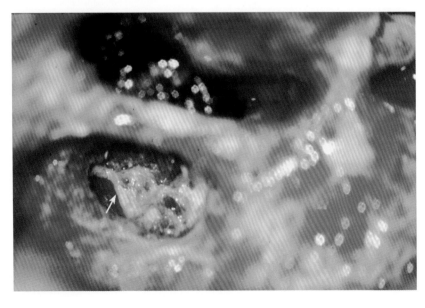

图 8.26.8 磨除面神经前方骨质，使得面神经乳突段像桥一样悬挂在肿瘤上方。可见肿瘤内侧部分（箭头）

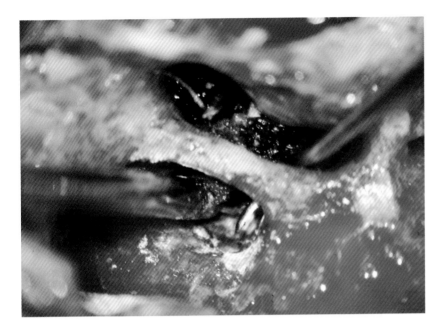

图 8.26.9　用双极电凝和止血纱布把肿瘤从颈静脉球和下鼓室区域切除。注意一器械是从后鼓室切开处进入，而另一器械从面神经下方进入，以提供更好的视野

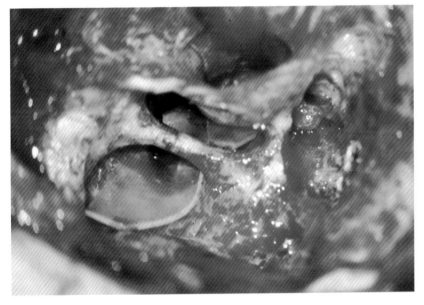

图 8.26.10　切除中耳内肿瘤。由于绝大部分中耳腔黏膜缺失，故从后方塞入一硅胶片，以防止重建的鼓膜与内侧壁粘连

■ 病例 8.5：B2 型副神经节瘤伴较差听力 (左耳)

(图 8.27.1~图 8.27.25)

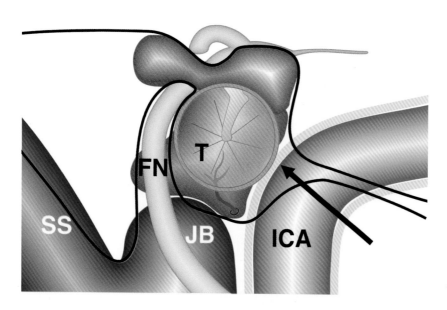

图 8.27.1 术前影像学检查显示肿瘤经上鼓室侵犯乳突，未侵及颈内动脉管，分级为 B2 型。由于存在重度听力损失，适合行岩锥次全切除术。EAC：外耳道；SS：乙状窦；T：肿瘤

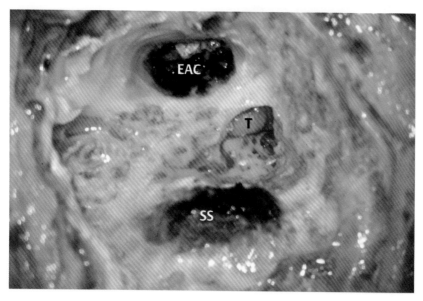

图 8.27.2 开放式乳突切除术显示肿瘤已侵及鼓窦。EAC：外耳道；SS：乙状窦；T：肿瘤

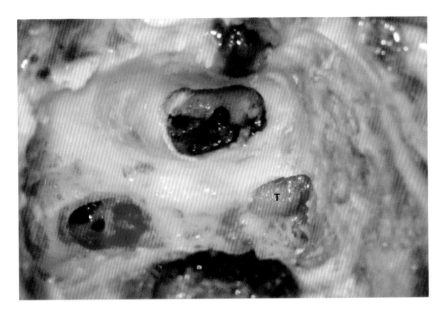

图 8.27.3　可见肿瘤侵及鼓窦入口及鼓窦。向前翻起鼓膜。电凝部分肿瘤外侧面

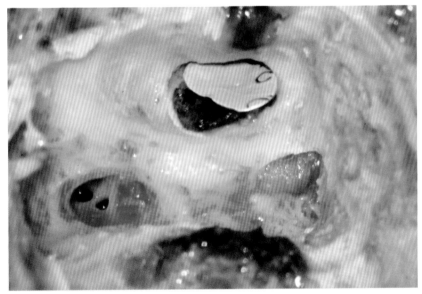

图 8.27.4　磨除外耳道前壁膨隆处，以便广泛暴露鼓室腔。用铝片保护鼓膜外耳道皮瓣

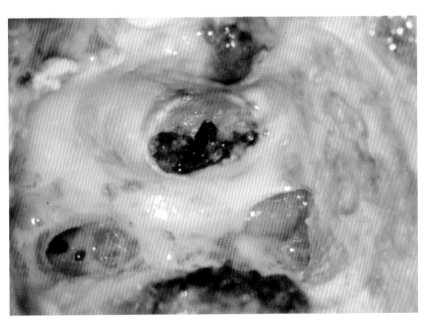

图 8.27.5　磨除外耳道前壁膨隆骨壁后，可清楚地看见鼓环

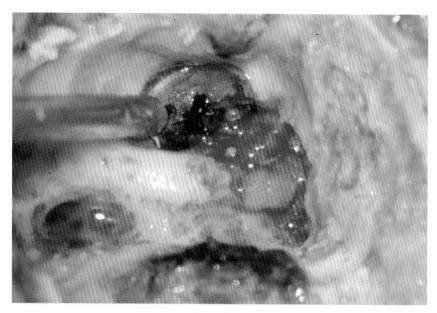

图 8.27.6　磨除骨桥开放上鼓室，
其内的听骨链被肿瘤包裹

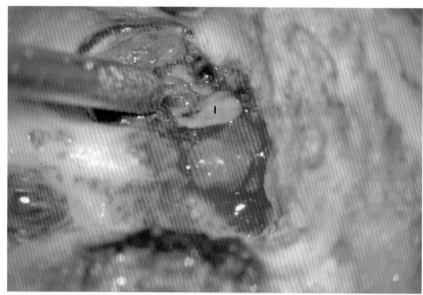

图 8.27.7　切除覆盖听骨链的肿瘤。
解离砧镫关节后，去除砧骨 (I)，以
便切除听小骨下方的肿瘤

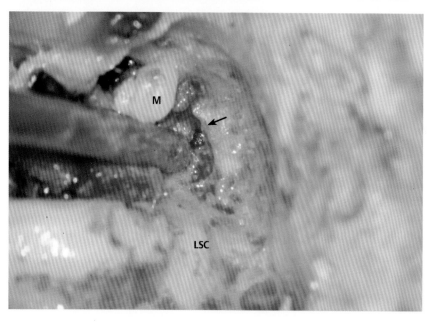

图 8.27.8　取出砧骨之后，切除上鼓
室内肿瘤。肿瘤向前扩展至锤骨头，
并进入咽鼓管上隐窝。箭头所示为
分割上鼓室后部和管上隐窝的齿突。
用吸引器管轻压棉片控制出血。
LSC：外半规管；M：锤骨头

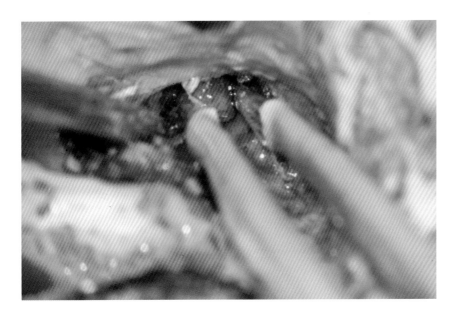

图 8.27.9　磨除齿突打开咽鼓管上隐窝，双极电凝凝固其内部的肿瘤

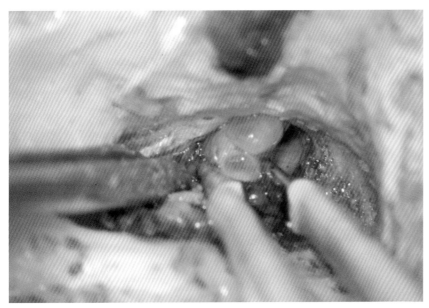

图 8.27.10　从咽鼓管内拽出肿瘤

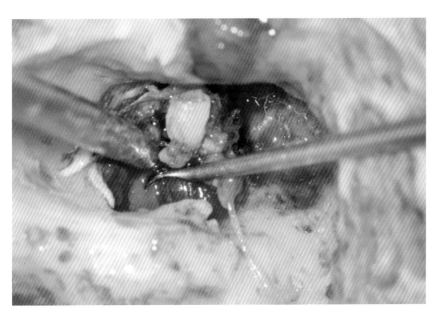

图 8.27.11　使用吸引器和显微剥离子把肿瘤的下部从下鼓室内剥离

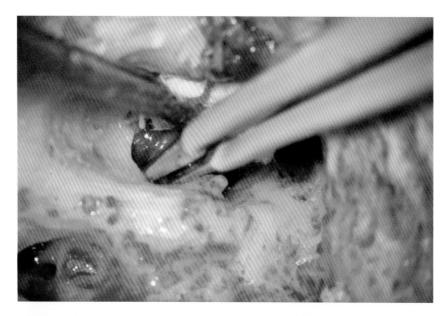

图 8.27.12 凝固肿瘤后下面，然后从鼓室后壁分离

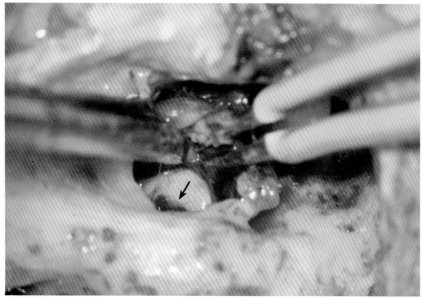

图 8.27.13 可见蜗窗龛（箭头）和鼓岬。采用凝固后分块切除的方式逐步向前切除肿瘤

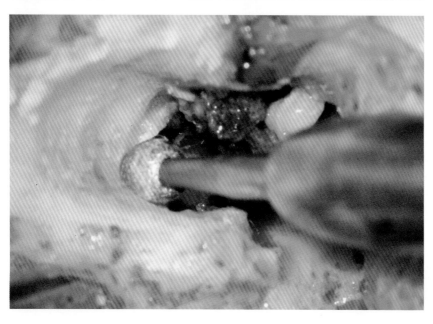

图 8.27.14 用大号金刚石钻磨除下部鼓沟，从外侧面开放下鼓室

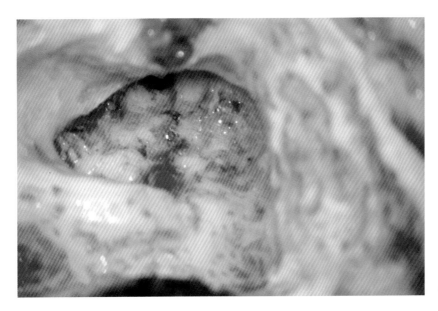

图 8.27.15　中耳腔内肿瘤的大部分已被切除

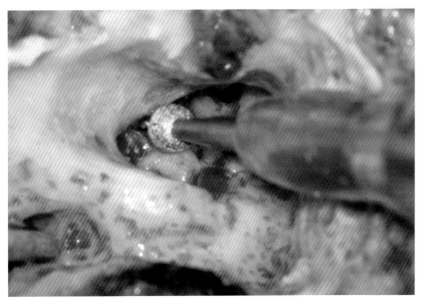

图 8.27.16　进一步向前、向下钻磨，以切除侵入下鼓室气房的肿瘤

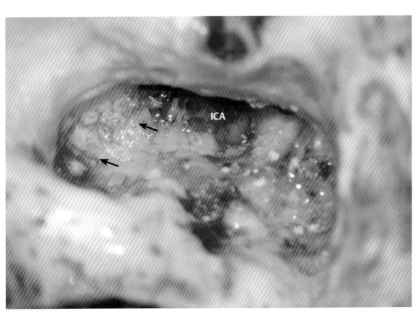

图 8.27.17　侵犯下鼓室气房的肿瘤（箭头）清晰可见。ICA：颈内动脉

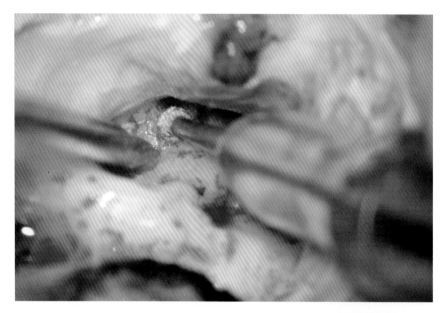

图 8.27.18　用金刚石钻磨除下鼓室气房

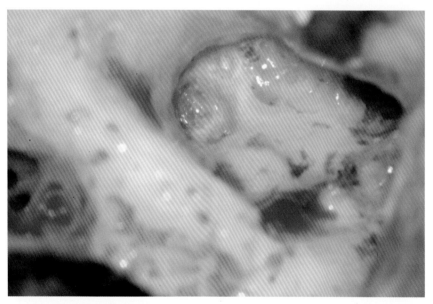

图 8.27.19　磨除肿瘤侵及的气房，并切除下鼓室肿瘤

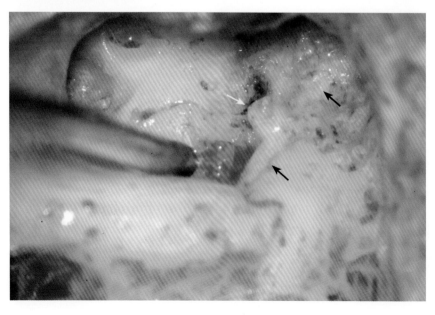

图 8.27.20　前庭窗区域的病变保留不动直至肿瘤切除的最后阶段。注意镫骨上结构表面仍有一层薄薄的肿瘤组织。面神经（黑箭头）正好从匙突（黄箭头）上方走行

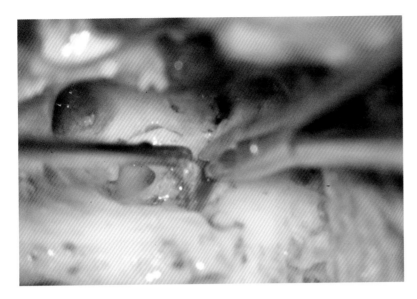

图 8.27.21 由于肿瘤和镫骨上结构紧密粘连，故切除镫骨上结构。用锋利有韧性的剪刀切断前足弓。需绝对小心以避免过度用力，因为这可能导致镫骨底板脱位或骨折。接着切断后足弓，完整切除镫骨上结构

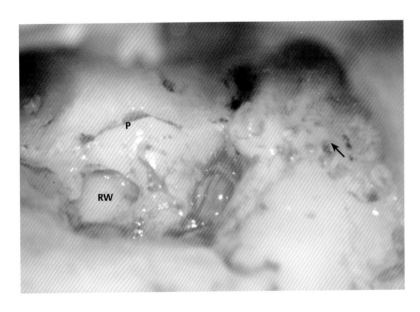

图 8.27.22 用小号钩针切除位于镫骨上结构之下的肿瘤

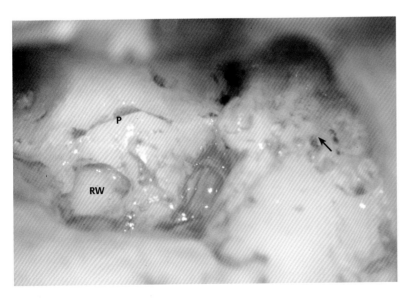

图 8.27.23 切除前庭窗区的肿瘤，覆盖面神经的气房（箭头）也应切除。P：鼓岬；RW：蜗窗龛

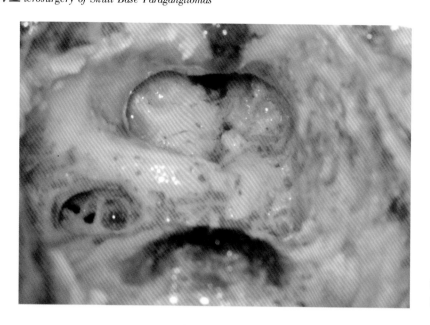

图 8.27.24 完全切除副神经节瘤，并保留了患者的内耳功能

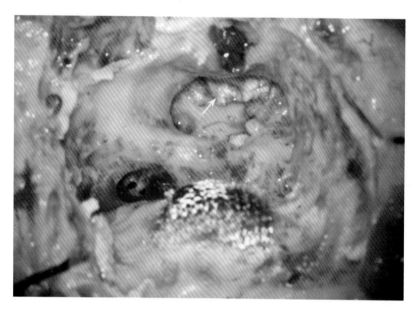

图 8.27.25 咽鼓管予数块骨膜填塞（箭头）。术腔予腹部脂肪填塞。盲囊状缝合外耳道。可见止血纱布覆盖乙状窦以止血

病例 8.6：B3 型副神经节瘤 （右耳）

(图 8.28.1~图 8.28.15)

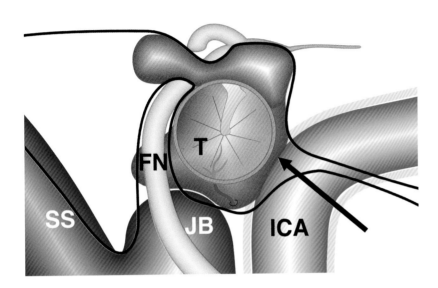

图 8.28.1　肿瘤局限于鼓室乳突部并侵及颈内动脉管，但未侵及颈静脉球，归类为 B3 型副神经节瘤。CA：颈内动脉；FN：面神经；JB：颈静脉球；SS：乙状窦；T：肿瘤

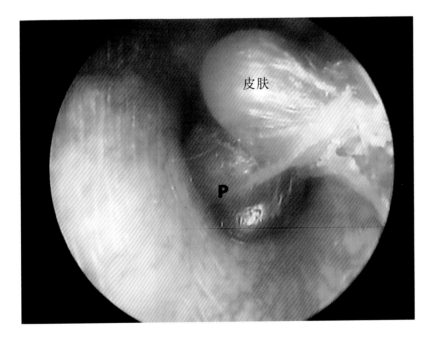

图 8.28.2　术前耳镜检查见淡红色息肉样肿物从中耳腔突出，表面覆盖皮肤。P：外耳道息肉

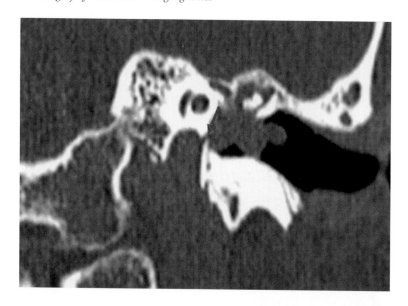

图 8.28.3　术前 CT 可见软组织影充满中耳腔，颈静脉区未见明显破坏。之所以把其归为 B3 型，是由于蓝色箭头所示处颈内动脉管壁有少许破坏

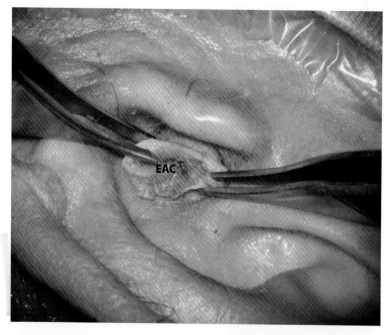

图 8.28.4　盲囊状封闭：去除外耳道软骨后，将外耳道皮肤拽至外表面，并单层缝合，然后将其推回内侧，并覆盖骨膜瓣。EAC：外耳道

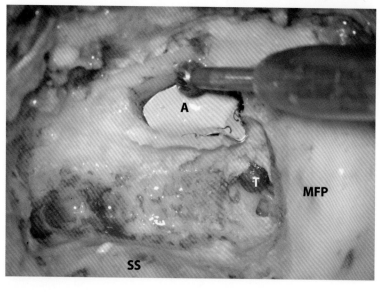

图 8.28.5　外耳道成形以获得宽大的入路。使用切割钻以节省时间。使用铝片保护肿瘤和听骨链。可见肿瘤已侵及鼓窦。乳突骨皮质切除，颅中窝脑板及乙状窦轮廓化。A：铝片；SS：乙状窦；MFP：颅中窝脑板

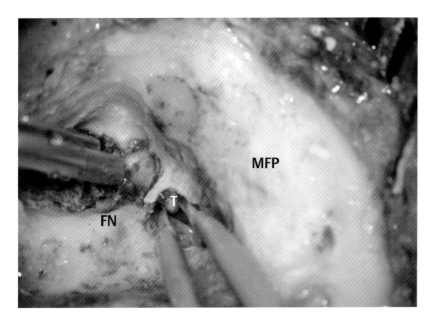

图 8.28.6　从乳突腔电凝上鼓室肿瘤，削低面神经嵴至面神经水平，使用 Vesalius 双极电凝凝固肿瘤（T）。FN：面神经；MFP：颅中窝脑板

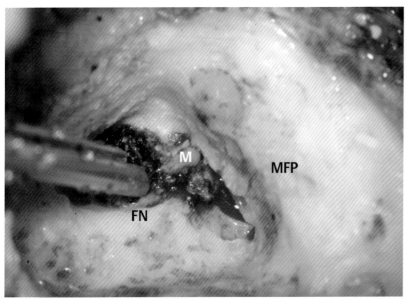

图 8.28.7　磨除上鼓室外侧壁，打开上鼓室。砧骨已去除，可见锤骨头。M：锤骨；MFP：颅中窝脑板；FN：面神经

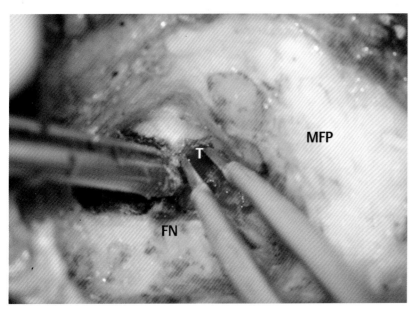

图 8.28.8　去除锤骨后，使用 Vesalius 双极电凝凝固上鼓室内肿瘤，这样可避免损伤下方的面神经。FN：面神经；MFP：颅中窝脑板；T：肿瘤

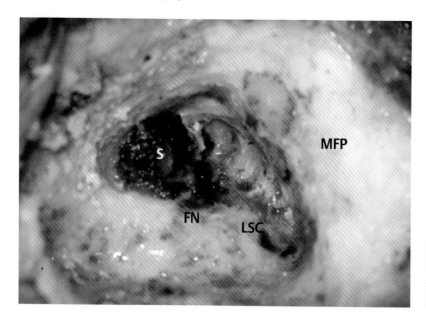

图 8.28.9　完成上鼓室肿瘤切除，止血纱布填压肿瘤控制出血。MFP：颅中窝脑板；FN：面神经；LSC：外半规管；S：止血纱布

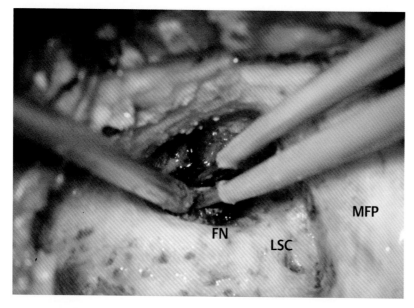

图 8.28.10　电凝之后减瘤，当心勿损伤下方脆弱结构。用止血纱布控制出血，以分块方式切除已电凝的肿瘤。MFP：颅中窝脑板 FN：面神经；LSC：外半规管

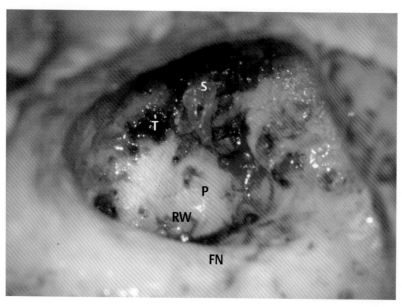

图 8.28.11　鼓室后部肿瘤已切除干净，但是颈内动脉周围的气房仍可见肿瘤组织残留。FN：面神经；P：鼓岬；RW：蜗窗；S：止血纱布；T：肿瘤

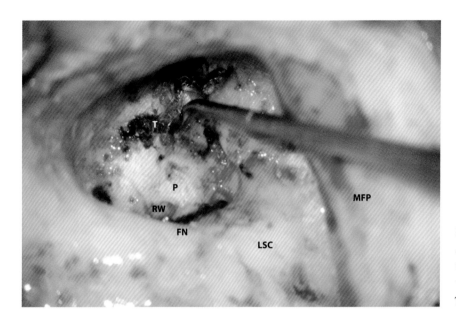

图 8.28.12 用剥离子切除颈内动脉周围气房内小块残余肿瘤组织。FN：面神经；LSC：外半规管；MFP：颅中窝脑板；P：鼓岬；RW：蜗窗；T：肿瘤

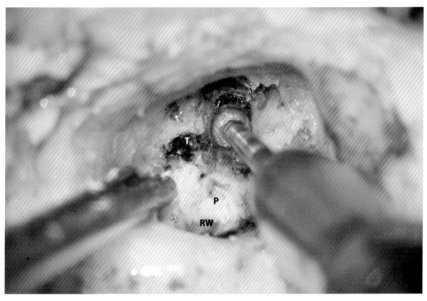

图 8.28.13 大号金刚石钻磨除覆盖颈内动脉的咽鼓管周围气房。P：鼓岬；RW：蜗窗；T：肿瘤

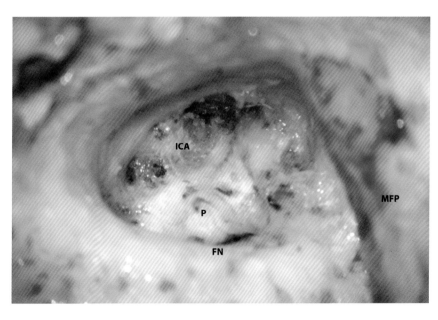

图 8.28.14 完全切除肿瘤。术腔填塞腹部脂肪之前，以软骨膜封闭咽鼓管。FN：面神经；ICA：颈内动脉；MFP：颅中窝脑板；P：鼓岬

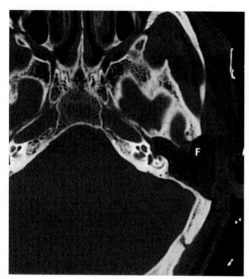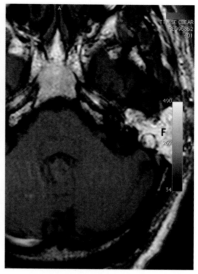

图 8.28.15 术后 CT 显示内耳外侧的骨性结构已被切除，MRI 显示术腔内脂肪信号。F：脂肪

▓ 病例 8.7：B3 型副神经节瘤(右耳)

(图 8.29.1~图 8.29.14)

既往两次手术后仍有肿瘤残余且全聋的患者。

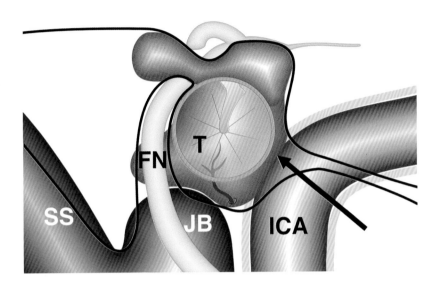

图 8.29.1　局限于鼓室乳突部并侵及颈内动脉管的 B3 型肿瘤。FN：面神经；ICA：颈内动脉；JB：颈静脉球；SS：乙状窦；T：肿瘤

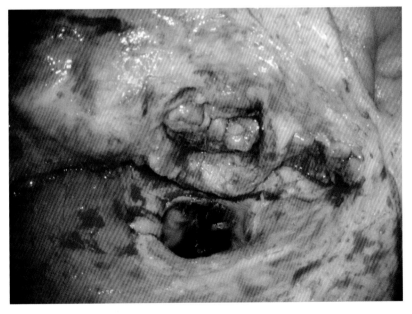

图 8.29.2　耳后切口，在肿瘤外侧横断外耳道。注意肿瘤突入外耳道。在磨除骨质前，将外耳道盲囊状封闭

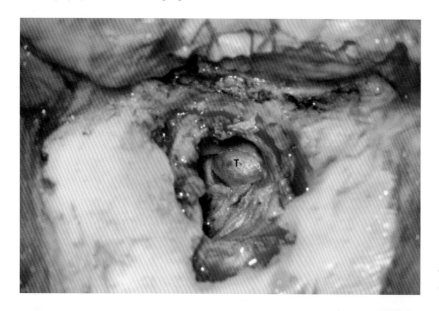

图 8.29.3　可见既往所行的开放式乳突切除。乳突腔形态不规则。注意残余的肿瘤 (T) 源自鼓室腔

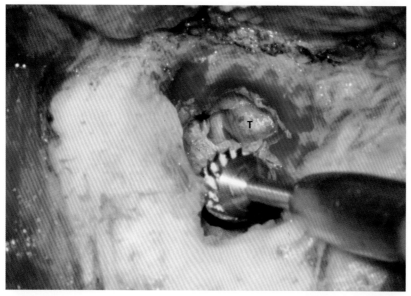

图 8.29.4　使用大号切割钻磨除乳突边缘，使乳突腔呈碟形。可见内侧面已封闭的外耳道（箭头）。T：肿瘤

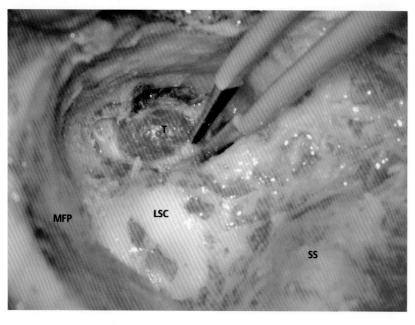

图 8.29.5　扩大骨性外耳道以更好地显露。切除位于外耳道的肿瘤。淡红色残余肿瘤仍占据鼓室腔。使用双极电凝凝固肿瘤，并分块切除。LSC：外半规管；MFP：颅中窝脑板；SS：乙状窦；T：肿瘤

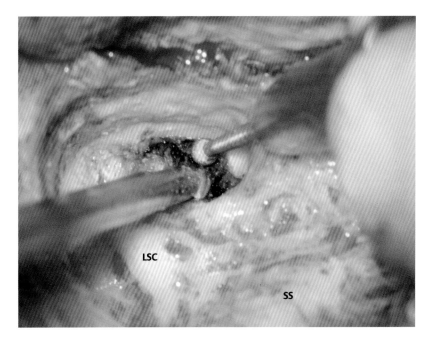

图 8.29.6　由于肿瘤位于颈内动脉管周围，故应比常规中耳手术更靠前地磨除外耳道骨壁。LSC：外半规管；SS：乙状窦

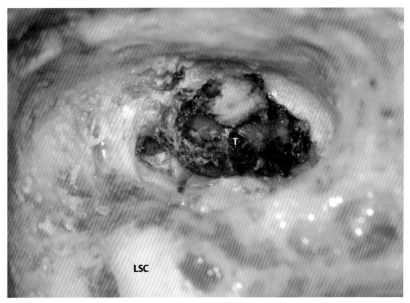

图 8.29.7　显露位于咽鼓管内及侵犯颈内动脉周围气房的肿瘤。仍需磨除部分骨质，并进行减瘤。LSC：外半规管；T：肿瘤

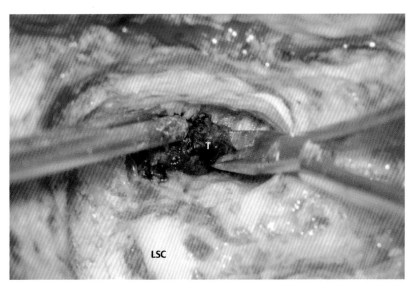

图 8.29.8　分块切除肿瘤。LSC：外半规管；T：肿瘤

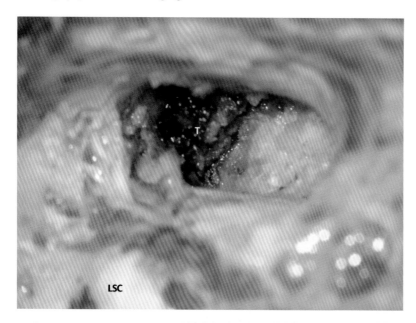

图 8.29.9 一些肿瘤残留于颈内动脉及咽鼓管水平。LSC：外半规管；T：肿瘤

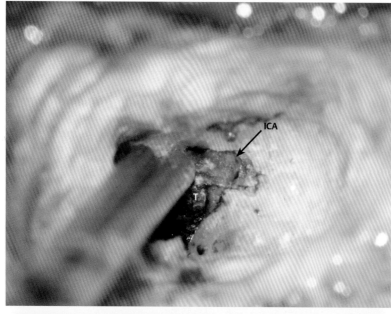

图 8.29.10 剥离覆盖颈内动脉（ICA）表面的残余肿瘤（T）

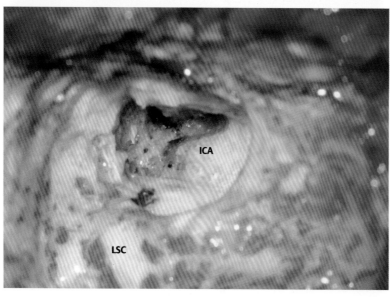

图 8.29.11 实现肿瘤完全切除。充分磨除了颈内动脉前方及后方的气房，因而颈内动脉得以轮廓化。ICA：颈内动脉；LSC：外半规管

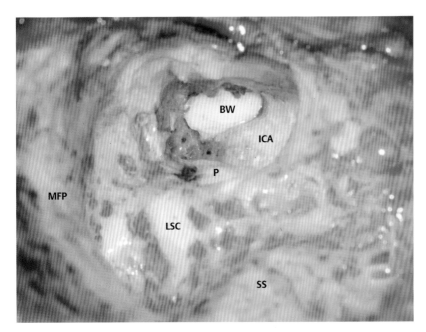

图 8.29.12 骨蜡封闭咽鼓管。BW：骨蜡；ICA：颈内动脉；LSC：外半规管；MFP：颅中窝脑板；P：鼓岬；SS：乙状窦

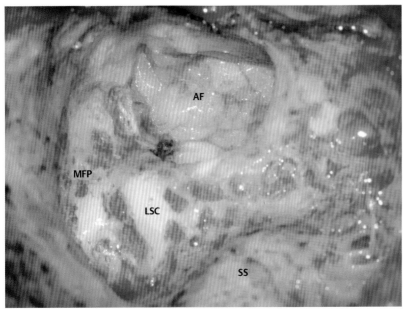

图 8.29.13 腹部脂肪填塞术腔。AF：腹部脂肪；LSC：外半规管；MFP：颅中窝脑板；SS：乙状窦

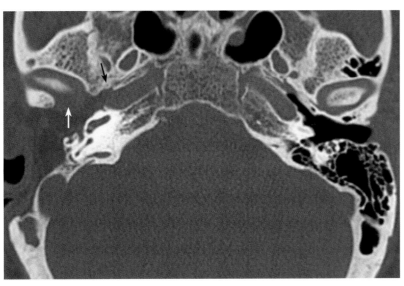

图 8.29.14 术后轴位 CT 扫描显示术腔完全被脂肪填塞。尽量削薄外耳道前壁骨质（白箭头），以充分显露颈内动脉（黑箭头）

■ 病例 8.8：B3 型血管球瘤 (右耳)

(图 8.30.1~图 8.30.25)

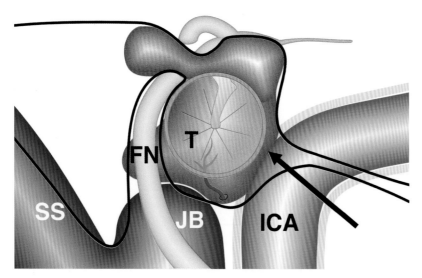

图 8.30.1　该图显示一例右耳 B3 型血管球瘤。FN：面神经；ICA：颈内动脉；JB：颈静脉球；SS：乙状窦；T：肿瘤

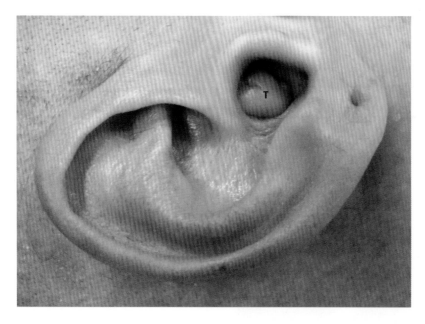

图 8.30.2　肿瘤 (T) 在外耳道内像息肉样膨出

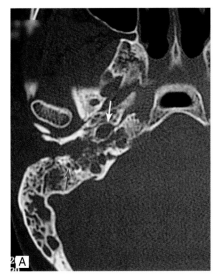
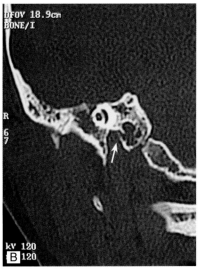

图 8.30.3　CT 示肿瘤侵及颈内动脉管壁（白箭头）及其周围气房。A.位于面神经（红箭头）内侧的气房也同样受累。B.冠位 CT 可见侵及颈内动脉垂直部内侧壁

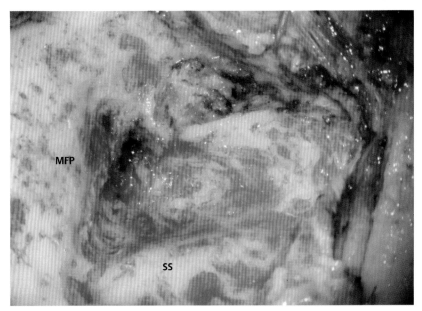

图 8.30.4　开放式乳突根治暴露颈内动脉区。乙状窦和颅中窝脑板充分轮廓化。MFP：颅中窝脑板；SS：乙状窦

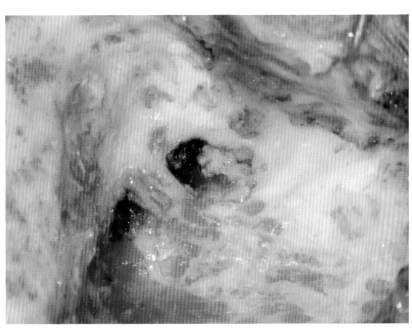

图 8.30.5　肿瘤完全充满上鼓室

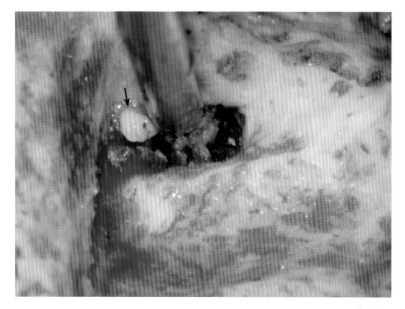

图 8.30.6 去除砧骨,以显露肿瘤及防止损伤内耳。这也有助于显露听骨链下的肿瘤。可见锤骨头(箭头)。为了防止损伤镫骨,从肿瘤下缘开始减瘤。充分双极电凝后,以分块方式切除充满鼓室腔的肿瘤

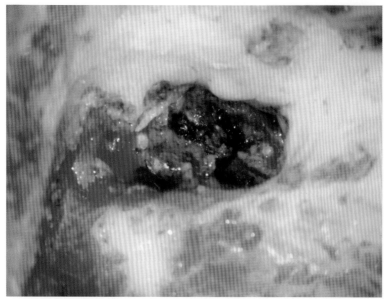

图 8.30.7 去除锤骨,以进一步切除上鼓室内的肿瘤。此时,鼓室腔内肿瘤的上半部分暂不予处理

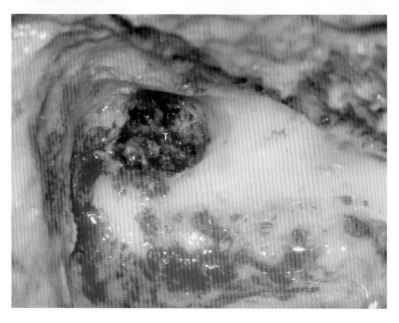

图 8.30.8 可见大块肿瘤组织自下鼓室内突出

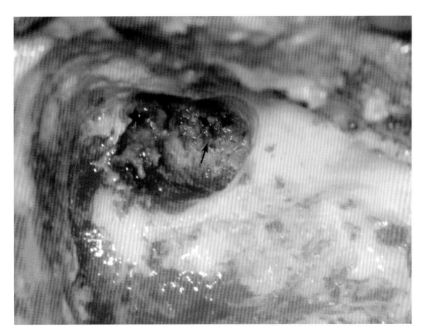

图 8.30.9　进一步减瘤，以达到内侧壁。下鼓室气房被肿瘤组织广泛浸润（箭头）

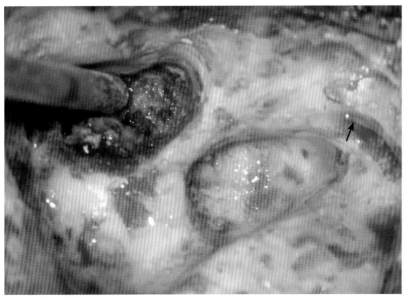

图 8.30.10　下鼓室气房被肿瘤组织浸润。磨除面后气房，以暴露向后扩展侵及面神经下方气房的肿瘤。注意二腹肌嵴（黑箭头）直接显示了面神经的走行

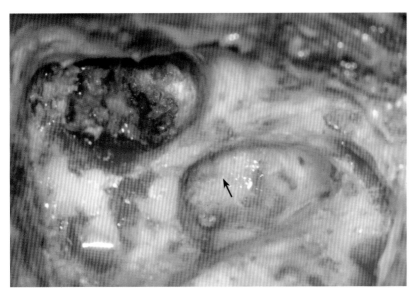

图 8.30.11　继续磨除被肿瘤侵犯的下鼓室气房。随时使用双极电凝和止血纱布进行止血。可见颈静脉球膨隆（箭头）

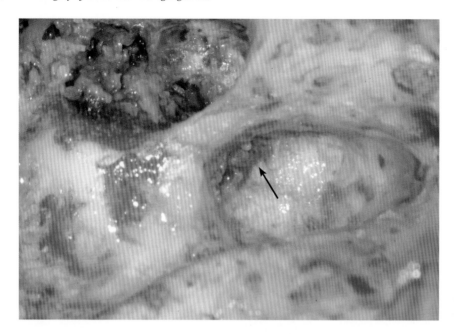

图 8.30.12 面下鼓室切开可显露位于面神经内侧的肿瘤后缘 (箭头)

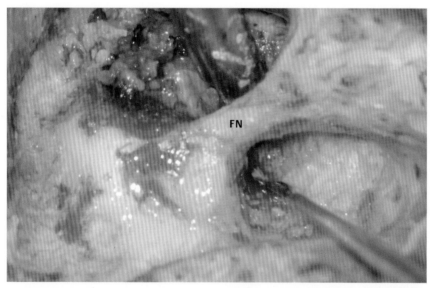

图 8.30.13 从鼓室腔插入吸引管以及从面下鼓室处插入鼓窦钩，切除位于面神经 (FN) 下方及颈静脉球上方的肿瘤

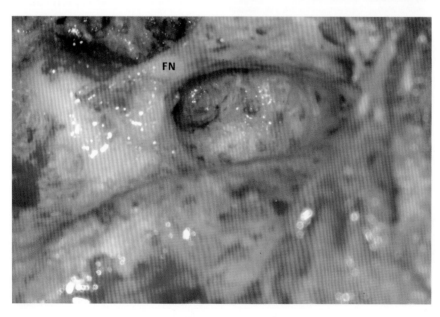

图 8.30.14 通过小心地分离和钻磨，切除位于面神经 (FN) 下方的肿瘤

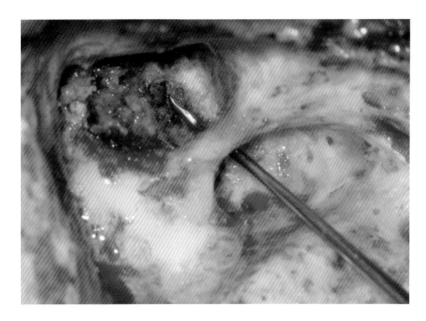

图 8.30.15　器械所指为侵犯颈动脉周围气房的肿瘤。肿瘤仍覆盖于鼓岬、蜗窗和前庭窗

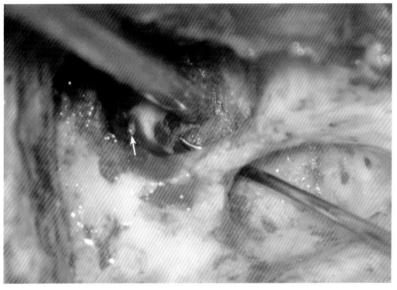

图 8.30.16　继续向前方切除肿瘤，可见镫骨头（箭头）。蜗窗龛完全被肿瘤占据，需十分小心避免损伤蜗窗膜

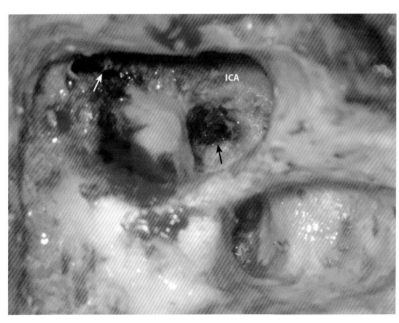

图 8.30.17　颈内动脉（ICA）轮廓化。可见侵犯颈内动脉后面（黑箭头）和上面（白箭头）气房的肿瘤组织

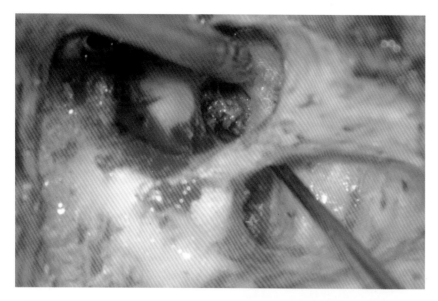

图 8.30.18 通过面下鼓室切开,打开颈内动脉下面的气房,利用吸引器和显微剥离子切除此处肿瘤组织

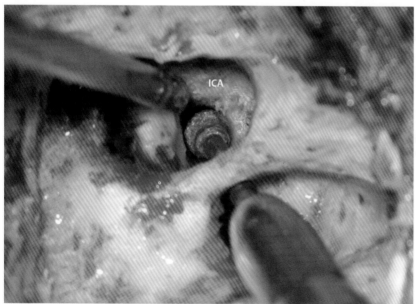

图 8.30.19 为了确保肿瘤切除干净,使用尽可能最大号的金刚石钻磨除颈内动脉下方的气房

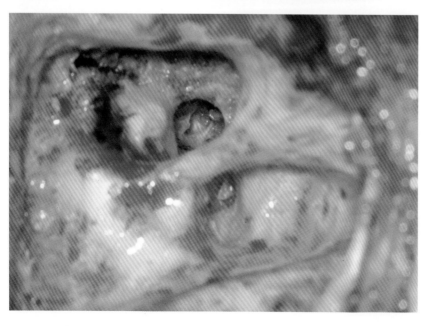

图 8.30.20 已完全切除颈内动脉下面的肿瘤组织

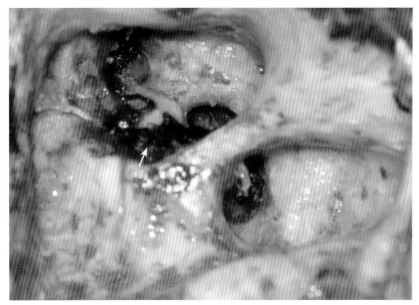

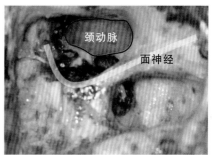

图 8.30.21　打开颈内动脉上方的气房以切除侵犯此处的肿瘤组织。注意颈内动脉几乎转角90°。用小块止血纱布处理令人烦恼的前庭窗区的出血 (箭头)

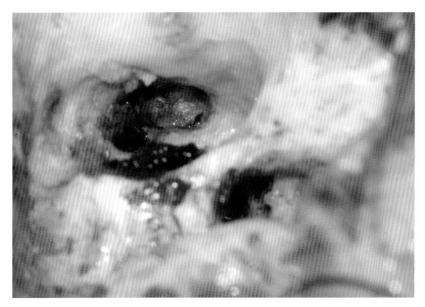

图 8.30.22　完全被切除侵及颈内动脉上方气房的肿瘤

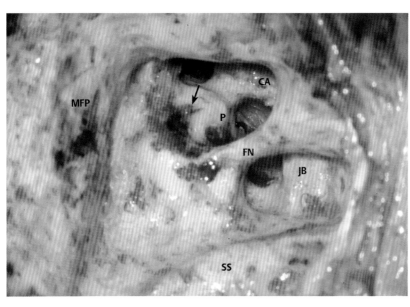

图 8.30.23　完全切除肿瘤，可见镫骨上结构 (箭头)。CA：颈内动脉；FN：面神经；JB：颈静脉球；MFD：颅中窝脑板；P：鼓岬；SS：乙状窦

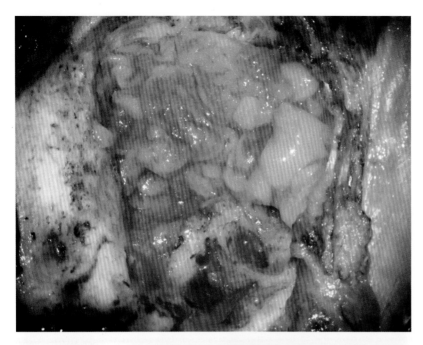

图 8.30.24　数块软骨膜封闭咽鼓管后，腹部脂肪填塞术腔。耳后切口分 3 层缝合

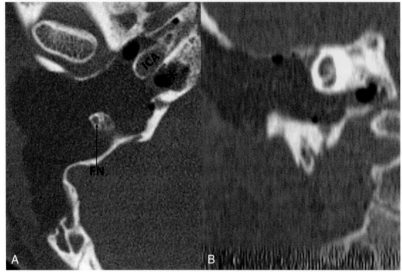

图 8.30.25　术后轴位（A）及冠位（B）CT 扫描显示面后及颈内动脉内侧气房被切除（星号）。术腔为腹部脂肪所填充。FN：面神经；ICA：颈内动脉

副神经节瘤手术的注意事项

- 对于 A1 型肿瘤，尽可能用最大号的耳镜。为了广泛暴露肿瘤，绝大部分较大肿瘤需行外耳道成形术。建立宽敞的操作空间和良好的视野非常重要。

- 使用双极电凝缩小肿瘤。这为进一步切除肿瘤创造了更多空间。双极电凝钳大小需合适，以保证在良好视野下进行精确操作。新一代 Vesalius 双极电凝器对控制出血有很大帮助。

- 电凝和切除肿瘤时，需十分小心防止对听骨链、前庭窗、蜗窗及面神经产生机械损伤和热灼伤。

- 对于 A 型肿瘤，很少需行砧镫关节脱位。但对于 B 型肿瘤，有时会需要这样做。必要时可二期行听骨链重建术。

- 少数病例，单纯行砧镫关节脱位而不去除砧骨，或许可以防止内耳机械损伤。

- 术中充分止血非常重要。在血泊中操作可能导致不必要的并发症，术者应该对止血做好充分准备。如果术腔出血明显，用止血纱布填塞压迫数分钟后即可止血，在这段时间内术者可在其他区域继续进行操作。

- 对于 A2 型肿瘤，使用"指套"技术切除外耳道皮肤。

- 对于 B1 和 B2 型肿瘤，采用经外耳道及扩大后鼓室切开联合径路。

- 向下扩大后鼓室切开时（即后下鼓室切开），需小心防止损伤骨性鼓沟。

- 对于 B1 和 B2 型肿瘤，偶尔必须行开放式乳突切除。

- 当鼓窦被肿瘤侵犯时，加行面后鼓室切开。术中需当心防止损伤面神经、颈静脉球、后半规管及颅后窝脑膜。

- 对于 B3 型肿瘤，需盲囊缝合外耳道，并腹部脂肪填塞术腔。

- 对于 B3 型肿瘤，为了充分暴露颈内动脉，需大量骨质磨除工作，例如暴露颞颌关节。咽鼓管周围及颈内动脉周围气房需充分显露以保证肿瘤完全切除。可使用金刚石钻控制出血并防止损伤颈内动脉。

参考文献

[1] O'Leary MJ, Shelton C, Giddings NA, et al. Glomus tympanicum tumors: a clinical perspective. Laryngoscope, 1991, 101 (10) : 1038–1043.

[2] Alaani A, Chavda SV, Irving RM. The crucial role of imaging in determining the approach to glomus tympanicum tumours. Eur Arch Otorhinolaryngol, 2009, 266 (6) : 827–831.

[3] Forest JA III, Jackson CG, McGrew BM. Long-term control of surgically treated glomus tympanicum tumors. Otol Neurotol, 2001, 22 (2) : 232–236.

[4] Fisch U. Infratemporal fossa approach for glomus tumors of the temporal bone. Ann Otol Rhinol Laryngol, 1982, 91 (5 Pt 1) : 474–479.

[5] Fisch U, Mattox D. Paragangliomas of the temporal bone// Microsurgery of the Skull Base. Stuttgart: Thieme, 1988: 148–281.

[6] Sanna M, Fois P, Pasanisi E, et al. Middle ear and mastoid glomus tumors (glomus tympanicum) : an algorithm for the surgical management. Auris, 2010, 37:661–668.

[7] Jackson CG, Welling DB, Chironis P,et al. Glomus tympanicum tumors: contemporary concepts in conservation surgery. Laryngoscope, 1989,99 (9) ,875–884.

[8] Sanna M. Middle Ear and Mastoid Microsurgery. Stuttgart. New York: Thieme, 2003.

[9] Sanna M, Russo A, Donato GD. Color Atlas of Otoscopy: From Diagnosis to Surgery. Stuttgart. Thieme,2002.

[10] Rohit JY, jain Y, Caruso A, et al. Glomus tympanicum tumour: an alternative surgical technique. J Laryngol Otol, 2003, 117 (6) : 462–466.

[11] Moe KS, Li D, Linder TE, et al. An update on the surgical treatment of temporal bone paraganglioma. Skull Base Surg, 1999, 9 (3) : 185–194.

[12] Sanna M, Be Donato G, Russo A,et al.Middle ear and skull base glomus tumors: tympanic and tympanojugular paragangliomas//Wiet RJ, ed. Ear and Temporal Bone Surgery: Minimizing Risks and Complications. New York: Thieme, 2006:19–22.

[13] Sanna M, Dispenza F, Flanagan S, et al. Management of chronic otitis by middle ear obliteration with blind sac closure of the external auditory canal. Otol Neurotol, 2008, 29 (1) : 19–22.

[14] Jackson CC. Glomus tympanicum and glomus jugulare tumors. Otolaryngol Clin North Am, 2001, 34 (5) : 941–970.

[15] Sanna M, Jain Y, De Donato G, et al. Management of jugular paragangliomas: the Gruppo Otologico experience. Otol Neurotol, 2004, 25 (5) :797–804.

第 9 章 C1~C4 型副神经节瘤的手术治疗

颈静脉球副神经节瘤是一种生长缓慢的颞骨良性肿瘤，因其可广泛侵及整个颅底，因而可导致广泛的并发症。通过缓慢、隐匿的生长，肿瘤经常侵及并破坏颅底的骨质、浸润局部脑神经、通过包裹或直接浸润压迫供应大脑的主要血管，并可突破硬脑膜的屏障。该肿瘤最理想的治疗方式是通过手术完全切除。Fisch 于 1977 年提出颞下窝径路技术实现了该区域手术的标准化。现代放射影像、麻醉及术后重症监护技术的进展对于该肿瘤安全有效地手术切除所发挥的作用无论如何强调也不会过分。然而，在如此精细的区域手术仍然充满危险，需要有能力精确评估各种相关的因素、对最终结果的影响及其处理。手术治愈的主要障碍是肿瘤位于重要结构丛中，相对不易显露且血管极度丰富；疾病相对少见而并发症多且严重，以及病变复发或显示常常需要经过极长时间。因此，验证该肿瘤外科治疗所需的数据仍在积累[1]。

本章重点介绍 C1~C4 型颈静脉孔区副神经节瘤的手术径路（参见图 4.30~图 4.33）。显露此复杂区域所需的独特程序和技术可与其他颅底手术径路联合使用。

颈静脉窝径路的原则

颈静脉窝是一个极其复杂的解剖区域，与重要的神经、血管相毗邻。颅底手术的目标是以最少的并发症获得最理想的病变显露。显露主要血管近端及远端是治疗所有血管性肿瘤的重要基本原则[2-4]。上述一切决定了治疗鼓室颈静脉球副神经节瘤需要显露的程度，因为肿瘤无一例外地侵及颈内动脉。

希望获得充分的手术暴露，需要考虑两个关键问题：一是面神经是否需要移位；二是中耳是否可以保存。这些问题形成了颈静脉窝区病变治疗的核心要义。在选择手术径路时，需要考虑的要点不是颅内扩展，而是颈内动脉受侵犯的程度及特点。大多数已经报道的避免面神经改道的手术径路，限制了岩骨内颈内动脉的暴露程度，并且肯定限制了安全切除该血管周围骨质的能力，而这对于 C2~C4 型鼓室颈静脉球副神经瘤的处理几乎总是需要的。对于颈静脉孔区其他病变，可使用与面神经及中耳结构相关的更"保守"的方法。

当 Fisch 系统化显露颈内静脉窝的颞下窝径路时，他创造了一个典范，从而允许在该区域进行安全的根治性手术。

尽管 A 型颞下窝径路（infratemporal fossa approach type A，ITFA）存在一定程度的并发症，但其可以广泛地、无阻挡地显露颈静脉球和岩骨段颈内动脉[5]。该术式的设计初衷是为了显露颈静脉球窝、迷路下区、岩尖、颈内动脉垂直段、颈动脉上间隙或茎突后咽旁间隙。该径路本身主要是为切除涉及该区域的广泛硬膜外病变而设计的。

经典 ITFA 手术的并发症包括：

- 传导性聋。

- 面神经功能障碍：至少 70% 的面神经永久性前移改道的患者术后 1 年内面神经功能可恢复至 HB Ⅰ、Ⅱ级。

- 短期咀嚼功能障碍。

■ 颈静脉孔区"保守"手术径路的争论

在过去的 20 年里，提倡在切除颈静脉孔区肿瘤时避免行面神经改道及保留外耳道的报道越来越多[6-14]。然而，不幸的是之前的研究常常没有明确区分病变的性质是血管性还是非血管性，也没有对他们所处理的副神经节瘤的分型进行讨论。事实上病变的性质以及是否侵犯颈内动脉决定了手术径路的选择。

一些学者采用下鼓室径路切除颈静脉窝几乎没有侵犯的 C1 型小肿瘤。但是，颈内动脉显露有限以及颈内静脉-乙状窦系统缺乏控制的风险还是相当大[15-18]。

然而，从本质上讲，无论哪一种径路最终都需要通过经颈静脉球径路来切除真正的颈静脉球窝病变。通过纯粹的后下径路显露颈静脉球窝可避免面神经改道及切除中耳[6,12,19,25]。实质上，该径路涉及岩骨部分切除、迷路下切除以及经乙状窦的显露。

尽管报道的结果各种各样，但是，单纯迷路下径路保留中耳且面神经无需改道对大多数鼓室颈静脉球副神经节瘤是安全有效的手术，这个断言是错误的。迷路下径路有限的病变前上部显露，增加了病变残留的风险及颈内动脉灾难性损伤的可能。毫无疑问，这些手术径路均有其适应证，且本质上都是枕后经乙状窦径路术式的变异，适用于处理病变范围局限且含血管较少的颈静脉孔病变。极少数情况下，对于病变主要位于后部的早期 C1 型及 B3 型肿瘤，可酌情使用上述径路[26]。与 Pensack 等的报道相反，绝大多数鼓室颈静脉球副神经节瘤患者都需要通过 A 型颞下窝径路来安全地切除肿瘤[26,27]。

去除面神经垂直段周围的骨质而保留一层薄骨覆盖为面神经骨桥技术（参见第 13 章）。这可与切除或保留外耳道及中耳结构联合应用[27]，该技术便于从面神经的任何一侧显露颈静脉球[28]。该技术限制了对肿瘤前部的控制，并且依旧存在因面神经骨管骨折而导致面神经损伤的风险。

面神经改道还便于安全地切除茎突，以及完全切除总是被肿瘤侵及的颞骨鼓部，这为咽旁间隙上部、颈内动脉及后组脑神经提供了理想的控制。对于面神经改道术后面神经功能真正结果的评估，应该与非面神经改道手术肿瘤复发率及相关并发症综合并进行全面分析。我们强烈地感受是，从膝状神经节起的面神经向前改道提供了最佳的血管控制并最终降低了复发率，而付出的代价仅为轻微的面神经功能障碍[29]。

单纯乙状窦后径路通常适用于切除后组脑神经施万细胞瘤及颅后窝脑膜瘤，但是不能安全切除扩展至颈静脉窝的肿瘤，这是病变复发的常见原因。我们常规使用乙状窦后径路及经迷路径路

切除听神经瘤。进一步向前去除骨质，完全显露迷路与颈静脉球之间的脑膜，获得额外的肿瘤显露，从而得以切除向颈静脉窝扩展但仍仅位于脑池内的罕见后组脑神经施万细胞瘤。

也有文献报道，当颈静脉孔区病变压迫但没有侵犯颈内静脉-乙状窦系统时保留该系统。颈静脉球上径路实际上是乙状窦前、迷路下径路，涉及切除迷路下气房并于迷路与颈静脉球之间切开颅后窝脑膜，以改善颈静脉孔的显露[24]。颞骨的气化类型对于该区域可能获得空间的大小起着重要作用。显然，尽管已有后组脑神经哑铃型肿瘤切除肿瘤而保留颈内静脉-乙状窦系统的报道，但可能无法完全切除肿瘤。

如前所述，处理颈静脉孔区病变时几乎总是离不开经颈静脉球径路，对于切除真正侵犯颈静脉孔并向咽旁间隙进一步扩展的病变是必由之路[31]。只有对于极个别的罕见病例，因术前评估提示不能牺牲颈内静脉-乙状窦系统，应考虑更保守的治疗方案。

已有学者提出将伴随各种扩展的远外侧或极外侧径路作为显露颈静脉孔、保留中耳、留置面神经于原位，甚至避免钻磨岩骨的常规入路[7,11,13,32-36]。远外侧径路最初用来显露颅颈交界区以及低位脑干腹侧面且颞骨无明显受累的病变，旨在减少对脑干的牵拉[24,33,37,38]。

其基本方法涉及伴或不伴椎动脉向内移位的寰椎侧块切除，并行枕下颅骨切开术伴寰椎后弓后半部的切除。该径路本身可获得茎突后咽旁间隙的有限显露。通过切除枕骨髁及其周围的骨质可获得进一步的显露。而这通常被称为经髁扩展、髁上扩展及髁旁扩展[7,33-35,39-41]。实施该路径时，为了安全去除枕骨髁后内侧 1/3 的骨质，并削低位于上方的颈静脉结节，需将椎动脉向内移位。这样可以显露颈静脉球的前下部。

现实中，这些手术径路本身限制了对颈内动脉岩骨段的控制以及受浸润骨质广泛切除的能力。入路仍位于面神经内侧，并为上方的外耳道所限。这些径路真正的优势在于对硬膜内扩展病变显露的改善。

Salas 等报道采用极外侧经颈静脉径路治疗鼓室颈静脉球副神经节瘤。通过与完全性乳突切除、第二膝平面以下的面神经改道以及枕骨髁部分切

除相联合，克服了部分不足[36]。

然而，除非肿瘤侵犯椎动脉，切除寰椎侧块及椎动脉移位是不必要的。此外，椎静脉系统是脑部引流的重要组成部分（参见第2章），而椎动脉移位时需闭塞其周围的静脉丛，从而危害脑部的静脉引流。

从上至下广泛切除骨质，可以获得经枕骨髁经颈静脉结节切除的优势。如果骨质切除仅限于舌下神经管以上部分的枕骨髁，椎动脉不会有危险。

总之，这些技术均是A型颞下窝径路的有益补充，尤其是对C2~C4型肿瘤。这就是我们研发并常规运用于C2~C4型肿瘤治疗的技术。

Sekhar最初报道颞骨下颞下窝径路用于切除斜坡中上部、侵犯颈内动脉岩骨段的硬膜外病变[42]。其为耳前径路，单独使用时实为颈静脉窝前径路。虽然避免了面神经改道的需要，但术中需要切除下颌骨髁突及移动颈内动脉岩骨段，可有限地显露颈静脉孔的骨性边缘。该径路不能单独应用于颈静脉窝病变的切除。与A型颞下窝径路联合后，基本与B型颞下窝径路（ITFB）相同，用于控制颈内动脉岩骨段水平部内侧区域[2,5]。

鼓室颈静脉球副神经节瘤的 Gruppo Otologico 径路

我们强调颈内动脉受侵程度是选择手术径路的关键[43]。鼓室颈静脉球副神经节瘤颈内动脉受累程度最准确的表述方式为Fisch分级系统。我们的观点是只有部分经过选择的C1型肿瘤无需面神经改道便可安全、彻底地切除。我们认为经典A型颞下窝径路为治疗C1型及某些C2型肿瘤的方法，而将该径路的联合扩展作为治疗C2~C4型肿瘤简单、统一的范例。

■ A型颞下窝径路（参见第2章）

设计该径路的初衷是显露颈静脉孔区、迷路下及岩尖、颈内动脉垂直段及颈静脉颈动脉上间隙（图9.1A）。该径路主要运用于侵及这些区域的广泛硬脑膜外病变。该径路的关键步骤为面神经向前改道，从而提供了对迷路下、颈静脉孔区

及颈内动脉垂直段的最佳控制（图9.1B）。其他阻碍从侧面显露这些区域的结构见图9.1C。除面神经外，还包括鼓骨、二腹肌及茎突。去除这些结构可获得外方无阻挡的显露。

手术解剖

● 面神经乳突段位于颈静脉球上方的中间。在60%的病例中，颈静脉球的一半或更多的部分位于面神经垂直平面的前方（图9.2）。

● 当后组脑神经出颅时，舌咽神经位于最外侧，而舌下神经则位于最内侧。舌下神经转弯向下，与迷走神经一起在上颈部走行一小段距离（图9.3）。

● 舌咽神经向前横跨颈内动脉（图9.3）。

● 在其下方，舌下神经穿过动脉走向舌体。迷走神经行于颈内静脉与颈内动脉之间（图9.4）。副神经横跨颈内静脉的外侧并向后走行。

● 在一半的病例中，副神经位于颈内静脉的内侧。所有的病例，副神经都走行于寰椎横突的前外侧（图9.5）。

● 注意椎动脉与颈内静脉的密切关系。向颈部扩展明显的鼓室颈静脉球副神经节瘤可能侵犯椎动脉（图9.5）。

● 茎突及其肌肉分隔外侧的颈外动脉与内侧的颈内动脉。

● 70%的病例，髁导静脉汇入颈静脉球。在颈静脉孔区出颅处，该静脉与后组脑神经（Ⅹ~Ⅺ）关系密切（图9.6）。

● 枕动脉起源于颈外动脉后，在颈部向后走行，位于颈内静脉及副神经的外侧。颈内动脉转向内侧进入颅底的颈内动脉骨管。颈静脉球在其进入颈部形成颈内静脉之前弯曲向外（图9.7）。

● 图9.1C显示走行于颅底大血管外侧的解剖结构：面神经、茎突及附丽肌肉与韧带、二腹肌后腹及胸锁乳突肌。对于向下扩展至颈部的大型颈静脉孔区肿瘤，如C型鼓室颈静脉球副神经节瘤，在从外侧向内侧充分控制该区域的时候，需要牺牲或者移位这些结构。

手术步骤

1. 行耳后皮肤切口（图9.8）。

2. 掀起蒂在前方的小型肌骨膜瓣用于后面的封闭。如前所述横断外耳道（图 9.9）。

3. 于其离开颞骨的出口处寻找确认面神经（图 9.10）。于外耳道底软骨尖与乳突尖连线的垂直平分线处找到面神经主干。在腮腺内追踪面神经主干，直至识别面神经颞支和颧支的近端。

4. 在二腹肌后腹及胸锁乳突肌起始处附近切断肌肉。于颈部识别颈内静脉、颈外及颈内动脉（图 9.9）。使用血管带标记这些血管。

5. 切除外耳道皮肤、鼓膜、锤骨及砧骨。

6. 行开放式乳突切除术，切除乙状窦前后的骨质。自膝状神经节至茎乳孔轮廓化面神经，使用双曲面骨膜剥离子去除面神经表面最后一层骨片。使用显微剪切断镫骨足弓后再切除镫骨上结构更好（图 9.11）。

7. 广泛切除下部鼓骨，并用咬骨钳切除乳突尖。于咽鼓管上方的颧弓根磨出一条新的面神经骨槽（图 9.12）。

8. 用强力剪刀整体游离茎乳孔处面神经及其周围的软组织，不要分离软组织与面神经（图 9.13）。

9. 用 Beaver 刀切断面神经与骨管之间的纤维组织以游离面神经乳突段。使用曲面骨膜剥离子小心游离面神经鼓室段，直至膝状神经节水平（图 9.14）。用无齿镊夹住茎乳孔处面神经周围的软组织，将面神经向前改道。

10. 在腮腺内制作一容纳改道后面神经的隧道，并在上下两处缝合固定（图 9.15）。

11. 位于咽鼓管上方新骨管中面神经的特写。使用纤维蛋白胶将面神经固定于新的骨管中（图 9.16）。

12. 完成迷路下气房的磨除，识别颈内动脉垂直段（图 9.17）。

13. 用大号中隔剥离子分离下颌骨髁突与外耳道前壁。用 Fisch 颞下窝撑开器将下颌骨髁突向前移位，注意操作时不要损伤面神经。进一步切除外耳道前壁骨质以完全显露颈内动脉垂直段。在紧贴乙状窦后方的硬脑膜上切开一个小口，便于置入动脉瘤针。紧贴乙状窦前方行另一切口以便动脉瘤针穿出（图 9.18）。

14. 使用 Vicryl 线双重结扎乙状窦（图 9.19）。然而，缝扎乙状窦会导致硬脑膜切口产生缝隙，导致术后脑脊液漏的风险增高。替代的方法为使用止血纱布腔外填塞封闭乙状窦。

15. 切断附丽于茎突的解剖结构。使用咬骨钳折断茎突，然后使用剪刀切除（图 9.21，图 9.22）。

16. 用剪刀仔细切除进入颅底处颈内动脉周围剩余的坚韧纤维组织（图 9.23）。

17. 双重结扎颈内静脉并切断，或使用血管夹夹闭血管（更简单、更快捷的方法；图 9.24）。

18. 将结扎的静脉向上翻起，注意不要损伤相邻的后组脑神经（图 9.25，图 9.26）。对于副神经行于颈内静脉外侧的病例，需要仔细将静脉从神经下方游离出来以避免损伤神经。

19. 如果需要，磨除乙状窦外侧壁（图 9.27），直至颈静脉球平面。

20. 切开颈静脉球外侧壁，此时通常会出现来自岩下窦及髁导静脉开口的出血，可用止血纱布填塞控制（图 9.28）。

21. 如果肿瘤侵及脑膜内的程度有限，可以切开颅后窝硬脑膜而不损伤内淋巴囊（图 9.29）。

22. 图 9.30~图 9.32 显示了颅后窝硬脑膜切开后的所见。

23. 最后，使用肌肉组织封闭咽鼓管（图 9.33）。用肌肉栓子或仅仅用腹部脂肪封闭硬脑膜的开口。我们从不使用翻转的颞肌瓣（Fisch 建议使用）以避免影响美观，将胸锁乳突肌与二腹肌一起缝合，颞肌留置原位。

A 型颞下窝径路的扩展

病变的范围决定了基于 A 型颞下窝径路的多种扩展。经枕骨髁经颈静脉结节扩展是我们用来治疗 C2~C4 型肿瘤的标准扩展。该扩展径路使我们能更好地到达颈静脉窝的后下部及内侧，显露范围的增加便于对血管、神经的控制。同时，该扩展的视角也便于更好地显露岩尖及颈内动脉内侧。极少数情况下也会应用远外侧扩展以完全显露椎动脉。经迷路扩展偶尔应用于耳囊受侵的病例。改良经耳蜗扩展偶尔运用于侵及岩尖、斜坡及颞下窝的病例：

经枕骨髁经颈静脉结节扩展改善了第一期术中后下外侧及内侧的显露（图 9.34）。

经迷路或经耳囊扩展便于第二期术中内侧及

上方的显露。

改良经耳蜗扩展改善了第二期术中前内侧的显露。

远外侧径路进一步扩展了第二期术中后下外侧的显露（图 9.35；参见第 18 章）。

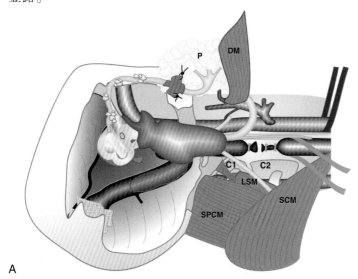

A

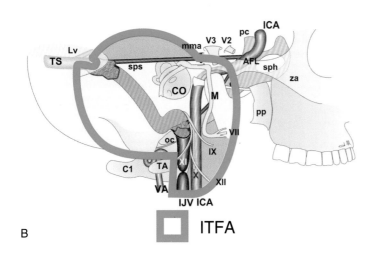

B

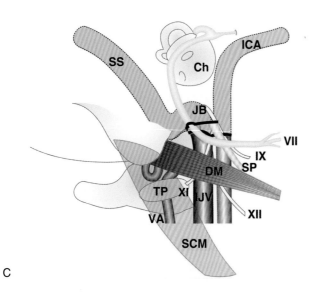

C

图 9.1A~C　A 型颞下窝径路（ITFA）示意图。A. A 型颞下窝径路（ITFA）术野示意图。B. A 型颞下窝径路（ITFA）手术界限示意图。C. 阻碍颈静脉球显露的结构的示意图。AFL：前破裂孔；C1：寰椎；C2：枢椎；Ch：耳蜗；DM：二腹肌后腹；ICA：颈内动脉；IJV：颈内静脉；JB：颈静脉球；LSM：肩胛提肌；Lv：Labbé 静脉；mma：脑膜中动脉；M：下颌骨；OC：枕骨髁；P：腮腺；pc：床突；pp：翼板；SCM：胸锁乳突肌；SP：茎突；SPCM：头夹肌；sph：蝶窦；sps：岩上窦；TP：寰椎横突；TS：横窦；V2：三叉神经上颌支；V3：三叉神经下颌支；za：颧弓；VA：椎动脉；Ⅶ：面神经；Ⅸ：舌咽神经；Ⅺ：副神经；Ⅻ：舌下神经

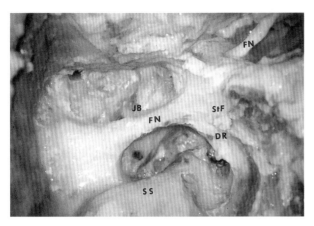

图 9.2　DR：二腹肌嵴；FN：面神经；JB：颈静脉球；SS：乙状窦；StF：茎乳孔

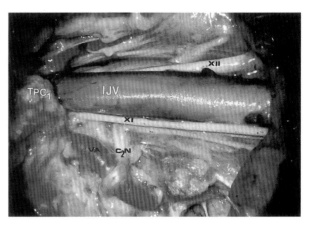

图 9.5　C2N：第 2 颈神经；IJV：颈内静脉；TPC1：寰椎横突；VA：椎动脉；XI：副神经；XII：舌下神经

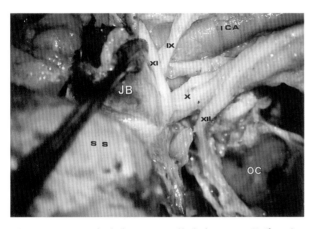

图 9.3　lCA：颈内动脉；JB：颈静脉球；OC：枕骨髁突；SS：乙状窦；IX：舌咽神经；X：迷走神经；XI：副神经；XII：舌下神经

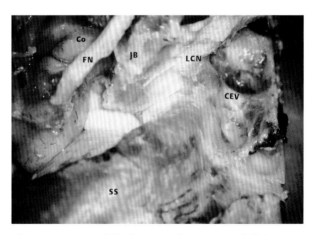

图 9.6　CEV：髁导静脉；Co：耳蜗；FN：面神经；JB：颈静脉球；LCN：后组脑神经；SS：乙状窦

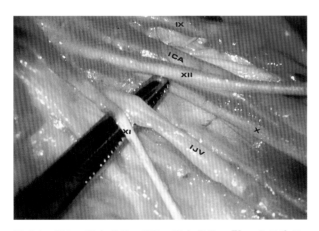

图 9.4　ICA：颈内动脉；IJV：颈内静脉；IX：舌咽神经；X：迷走神经；XI：副神经；XII：舌下神经

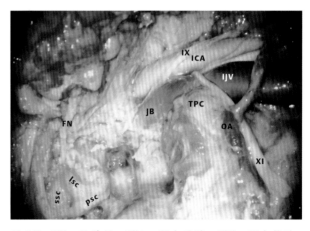

图 9.7　FN：面神经；ICA：颈内动脉；IJV：颈内静脉；JB：颈静脉球；Isc：外半规管；OA：枕动脉；Psc：后半规管；Sse：前半规管；TPC：寰椎横突；IX：舌咽神经；XI：副神经

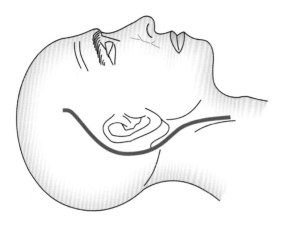

图9.8　A型颞下窝径路的切口

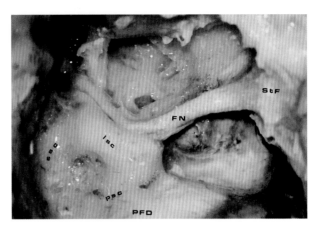

图9.11　FN：面神经；PFD：颅后窝硬脑膜；lsc：外半规管；psc：后半规管；ssc：前半规管；StF：茎乳孔

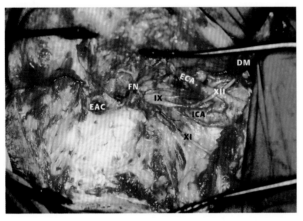

图9.9　DM：二腹肌；EAC：外耳道；ECA：颈外动脉；FN：面神经；ICA：颈内动脉；IX：舌咽神经；XI：副神经；XII：舌下神经

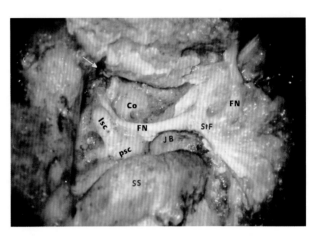

图9.12　Co：耳蜗；FN：面神经；JB：颈静脉球；PFD：颅后窝硬脑膜；lsc：外半规管；psc：后半规管；StF：茎乳孔

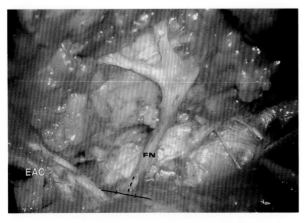

图9.10　EAC：外耳道；FN：面神经

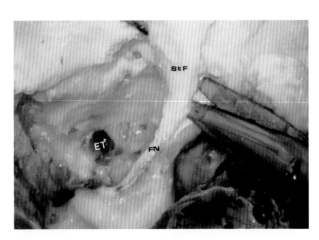

图9.13　ET：咽鼓管；FN：面神经；StF：茎乳孔

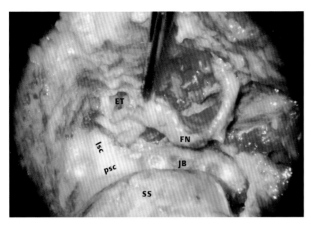

图 9.14　ET：咽鼓管；FN：面神经；JB：颈静脉球；lsc：外半规管；psc：后半规管；SS：乙状窦

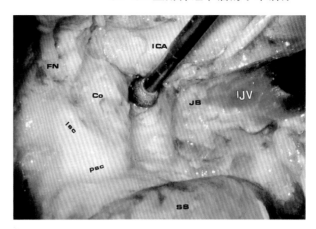

图 9.17　Co：耳蜗；FN：面神经；ICA：颈内动脉；IJV：颈内静脉；JB：颈静脉球；lsc：外半规管；psc：后半规管；SS：乙状窦

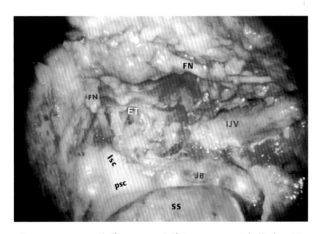

图 9.15　ET：咽鼓管；FN：面神经；IJV：颈内静脉；JB：颈静脉球；lsc：外半规管；psc：后半规管；SS：乙状窦

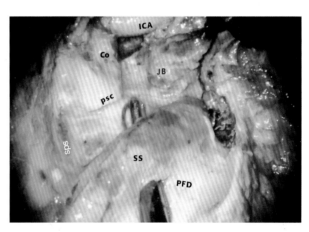

图 9.18　Co：耳蜗；FN：面神经；ICA：颈内动脉；JB：颈静脉球；PFD：颅后窝脑膜；psc：后半规管；Sps：岩上窦；SS：乙状窦

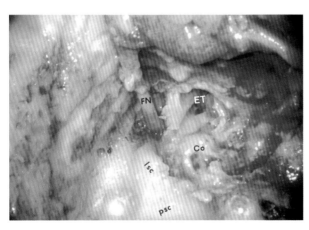

图 9.16　Co：耳蜗；ET：咽鼓管；FN：面神经；lsc：外半规管；psc：后半规管

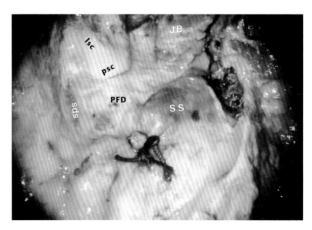

图 9.19　JB：颈静脉球；lsc：外半规管；PFD：颅后窝脑膜；psc：后半规管；sps：岩上窦；SS：乙状窦

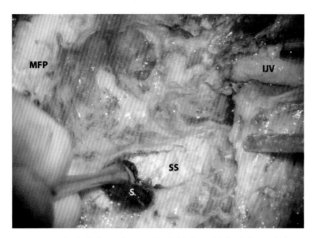

图 9.20　腔外填塞闭塞乙状窦的技术，旨在避免因缝合乙状窦而引发的脑脊液漏风险。IJV：颈内静脉；MFP：颅中窝脑板；S：止血纱布；SS：乙状窦

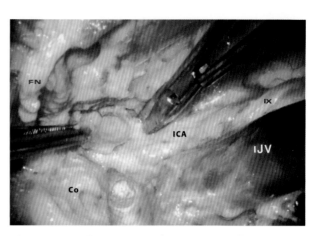

图 9.23　Co：耳蜗；FN：面神经；ICA：颈内动脉；IJV：颈内静脉；Ⅸ：舌咽神经

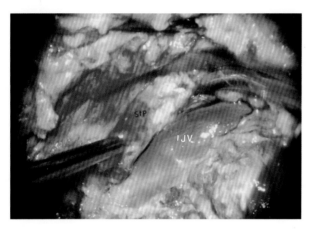

图 9.21　IJV：颈内静脉；StP：茎突

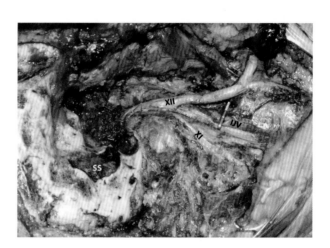

图 9.24　IJV：颈内静脉；SS：乙状窦；Ⅺ：副神经；Ⅻ：舌下神经

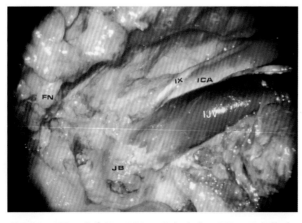

图 9.22　FN：面神经；ICA：颈内动脉；IJV：颈内静脉；JB：颈静脉球；Ⅸ：舌咽神经

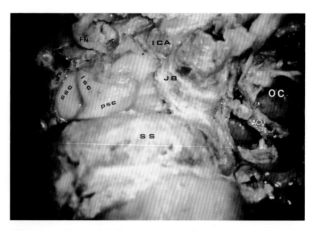

图 9.25　ACV：髁前静脉；FN：面神经；ICA：颈内动脉；JB：颈静脉球；lsc：外半规管；OC：枕骨髁；psc：后半规管；SS：乙状窦；ssc：前半规管

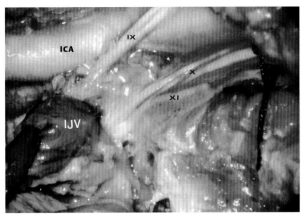

图 9.26 ICA：颈内动脉；IJV：颈内静脉；IX：舌咽神经；X：迷走神经；XI：副神经

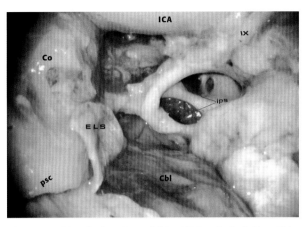

图 9.29 Cbl：小脑；Co：耳蜗；ELS：内淋巴囊；ICA：颈内动脉；ips：岩下窦；psc：后半规管；IX：舌咽神经

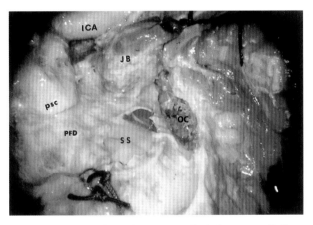

图 9.27 ICA：颈内动脉；JB：颈静脉球；OC：枕骨髁突；PFD：颅后窝硬脑膜；psc：后半规管；SS：乙状窦

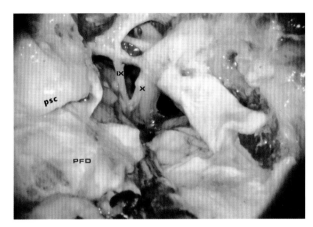

图 9.30 在进入颈静脉孔前已在小脑延髓池明确识别舌咽神经和迷走神经。PFD：颅后窝脑膜；psc：后半规管；IX：舌咽神经；X：迷走神经

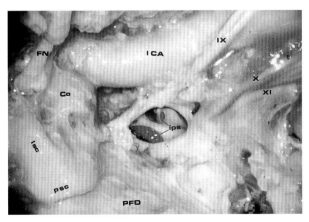

图 9.28 Co：耳蜗；FN：面神经；ICA：颈内动脉；ips：岩下窦；lsc：外半规管；PFD：颅后窝脑膜；psc：后半规管；IX：舌咽神经；X：迷走神经；XI：副神经

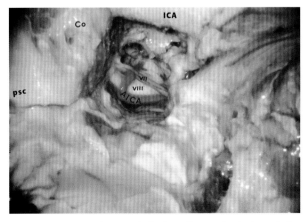

图 9.31 可见面神经、前庭耳蜗神经及小脑前下动脉。AICA：小脑前下动脉；Co：耳蜗；ICA：颈内动脉；psc：后半规管；VII：面神经；VIII：前庭耳蜗神经

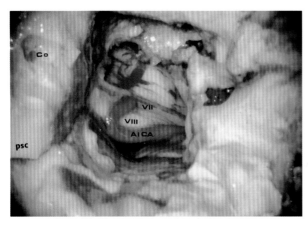

图9.32 特写显示小脑前下动脉行走于第Ⅶ、Ⅷ脑神经之间。AICA：小脑前下动脉；Co：耳蜗；psc：后半规管；Ⅶ：面神经；Ⅷ：前庭耳蜗神经

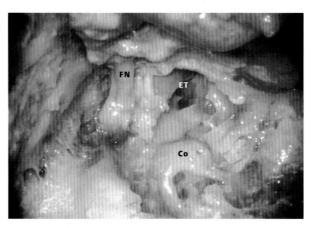

图9.33 可见咽鼓管和改道的面神经。Co：耳蜗；ET：咽鼓管；FN：面神经

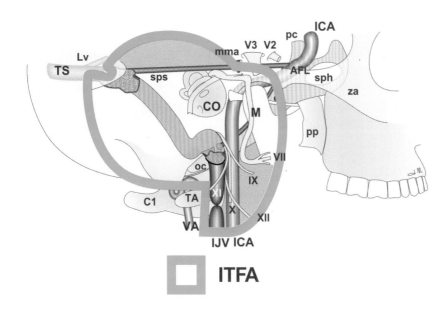

图9.34 经枕骨髁经颈静脉结节扩展改善了后下外侧及内侧的显露。AFL：前破裂孔；C1：寰椎；CO：耳蜗；ICA：颈内动脉；IJV：颈内静脉；Lv：Labbé静脉；M：下颌骨；mma：脑膜中动脉；OC：枕骨髁；pc：床突；pp：翼板；sph：蝶窦；sps：岩上窦；TA：寰椎横突；TS：横窦；V2：三叉神经上颌支；V3：三叉神经下颌支；za：颧弓；VA：椎动脉；Ⅶ：面神经；Ⅸ：舌咽神经；Ⅺ：副神经；Ⅻ：舌下神经

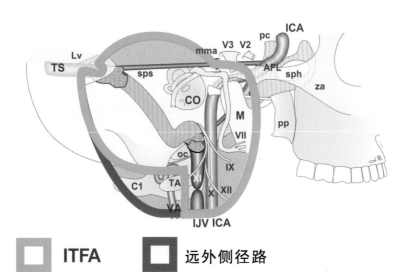

图9.35 远外侧径路进一步扩展了后下外侧的显露。AFL：前破裂孔；C1：寰椎；CO：耳蜗；ICA：颈内动脉；IJV：颈内静脉；Lv：Labbé静脉；M：下颌骨；mma：脑膜中动脉；OC：枕骨髁；pc：床突；pp：翼板；sph：蝶窦；sps：岩上窦；TA：寰椎横突；TS：横窦；V2：三叉神经上颌支；V3：三叉神经下颌支；za：颧弓；VA：椎动脉；Ⅶ：面神经；Ⅸ：舌咽神经；Ⅺ：副神经；Ⅻ：舌下神经

经枕骨髁经颈静脉结节扩展

经典的 Fisch A 型颞下窝径路仅仅允许显露颈静脉球的上部及前部，因而适用于 C1 型及部分 C2 型肿瘤。而对于侵及后组脑神经的 C2、C3 及 C4 型大肿瘤，除了需要经典的 A 型颞下窝径路外，还需要经枕骨髁经颈静脉结节扩展。该扩展有利于显露位于寰椎侧块及枕骨髁上方的颈静脉球的内下侧（图 9.36~图 9.38）。

手术步骤

第 1 步（图 9.39.1~图 9.39.6）

● 像颅颞颈径路切口那样将耳后切口向颈部延伸。

● 盲囊状封闭外耳道。

● 行 T 型肌筋膜切口并向后翻转。

● 识别并分离胸锁乳突肌并向后下翻转。

● 识别并分离二腹肌后腹并向前下翻转。

● 识别颞骨外段面神经。

第 2 步（图 9.39.6，图 9.39.7）

● 识别并分离颈内静脉，并使用血管带标记。

● 识别并分离颈总动脉、颈内动脉及颈外动脉。使用血管带标记颈总动脉。

● 识别后组脑神经。

第 3 步（图 9.39.8~图 9.39.12）

● 切除外耳道皮肤、鼓膜及听骨链。

● 行岩锥次全切除术，显露颅中窝和颅后窝脑膜。

● 显露乙状窦并腔外封闭。

● 切除乳突尖。

● 显露面神经并向前改道。

● 识别并切除茎突。

完成第 2 及第 3 步后，颈部与颞部贯通。此时，开始行经枕骨髁经颈静脉结节径路，也就是第 4 步。

第 4 步（图 9.39.13~图9.39.19）

● 识别头夹肌。

● 向枕部颅底暴露颅后窝脑膜，以便开始磨除颈静脉突及枕骨髁。

● 磨除颈静脉突，识别并磨除寰枕关节上方、颈静脉球后内侧的枕骨髁。

● 如果有指征，识别椎动脉上方、颈静脉结节与枕骨髁之间的舌下神经管。

● 此时，开始切除肿瘤。

第 5 步（图 9.39.20~图9.39.26）

● 用血管夹夹闭颈内静脉。

● 在副神经下面游离颈内静脉后，向上分离。

● 切除颅后窝硬脑膜上的肿瘤。

● 磨除受侵犯的鼓骨及面神经骨管。

● 切除颈静脉球区域的肿瘤。

● 切除肿瘤浸润的迷路下气房。

● 切开乙状窦以便切除肿瘤。

● 切开颈内静脉。

● 使用止血纱布封闭岩下窦。

● 分离肿瘤与后组脑神经。

● 广泛切除骨质并使用双极电凝凝固周围的肿瘤后识别颈内动脉。

● 根据需要切除颈内动脉的肿瘤组织。

● 进一步磨除可疑的迷路下及岩尖气房直至完全切除肿瘤。

● 如果需要，颈内动脉部分移位，以便切除受侵犯的斜坡。

● 暂不打开颅后窝脑膜，第二期手术切除侵犯颅内的肿瘤。

第 6 步（图 9.39.27，图9.39.28）

● 仔细、彻底止血。

● 封闭咽鼓管。

● 修复所有硬脑膜破损。

● 使用腹部脂肪填塞术腔。

● 将二腹肌后腹与胸锁乳突肌缝合。

● 并将上述两肌与颞肌及耳后软组织缝合。

● 皮下组织及皮肤水密性缝合。

● 加压包扎。

● 从不使用颞肌转位填塞术腔避免美观问题。

● 无需引流。

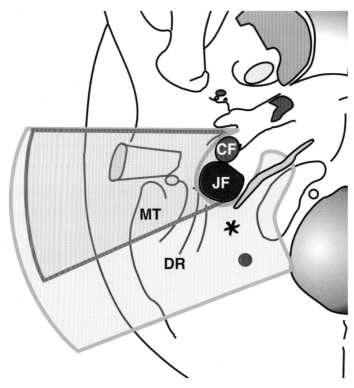

图 9.36 经典 A 型颞下窝径路（红线区域）与 A 型颞下窝径路联合经枕骨髁经颈静脉结节扩展（蓝线区域）的比较。*：枕骨髁颈静脉突；CF：颈内动脉孔；DR：二腹肌嵴；JF：颈静脉孔；MT：乳突尖

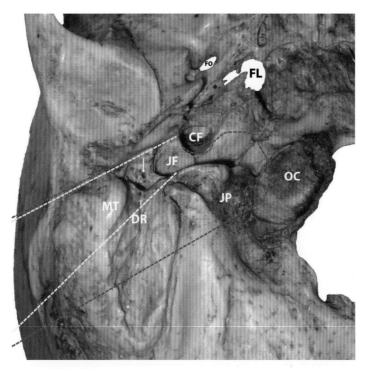

图 9.37 颅底下面观。经典的 FischA 型颞下窝径路与改良 A 型颞下窝径路伴经枕骨髁经颈静脉结节扩展的比较。除了切除经典的 FischA 型颞下窝径路中的骨质外，磨除枕骨髁颈静脉突甚至部分枕骨髁有利于控制颈静脉球区。黄色虚线：经典的 Fisch A 型颞下窝径路。蓝色虚线：改良 A 型颞下窝径路伴经枕骨髁经颈静脉结节扩展。CF：颈内动脉孔；DR：二腹肌嵴；FL：破裂孔；FO：卵圆孔；JF：颈静脉孔；JP：枕骨髁颈静脉突；MT：乳突尖；OC：枕骨髁；箭头：茎乳孔

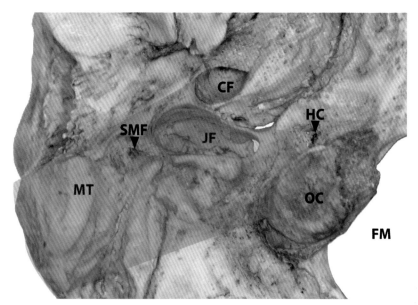

图 9.38 高倍放大视野，注意 A 型颞下窝径路伴经枕骨髁经颈静脉结节扩展骨质切除的范围。CF：颈内动脉孔；FM：枕骨大孔；HC：舌下神经管；JF：颈静脉孔；MT：乳突尖；OC：枕骨髁；SMF：茎乳孔

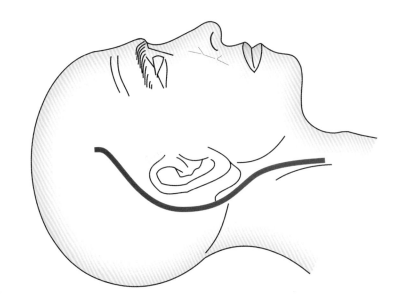

图 9.39.1 A 型颞下窝径路伴经枕骨髁经颈静脉结节扩展的切口

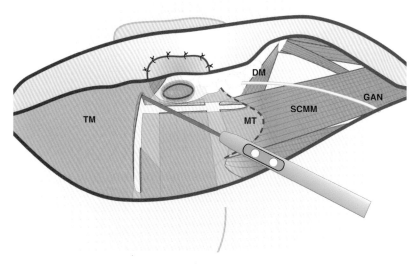

图 9.39.2 盲囊状缝合封闭外耳道。使用单极电刀做 "T" 型肌筋膜切口。DM：二腹肌后腹；GAN：耳大神经；MT：乳突尖；SCMM：胸锁乳突肌；TM：颞肌

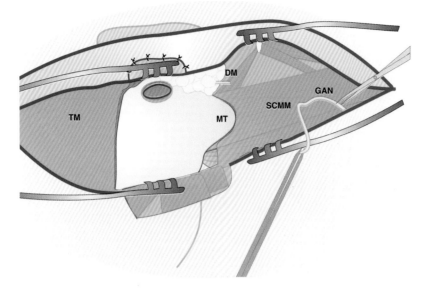

图 9.39.3 将上、后肌筋膜瓣分别向上、向后翻起。DM：二腹肌后腹；GAN：耳大神经；MT：乳突尖；SCMM：胸锁乳突肌；TM：颞肌

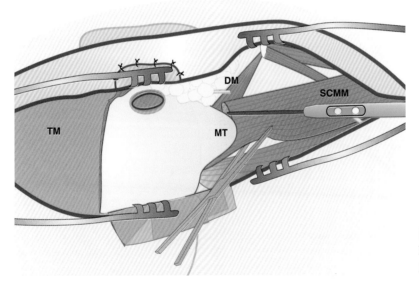

图 9.39.4 将胸锁乳突肌从乳突上分离。DM：二腹肌后腹；MT：乳突尖；SCMM：胸锁乳突肌；TM：颞肌

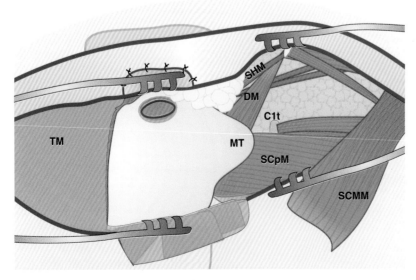

图 9.39.5 分离胸锁乳突肌后，可见二腹肌后腹，其可作为颞骨外段面神经的定位标志。C1t：寰椎横突；DM：二腹肌后腹；MT：乳突尖；SCMM：胸锁乳突肌；SCpM：头夹肌；SHM：茎突舌骨肌；TM：颞肌

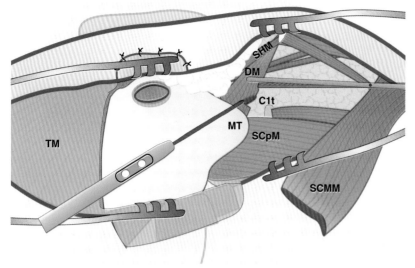

图 9.39.6 使用单极电刀将二腹肌后腹从二腹肌嵴上分离。C1t：寰椎横突；DM：二腹肌后腹；MT：乳突尖；SHM：茎突舌骨肌；SCMM：胸锁乳突肌；SCpM：头夹肌；TM：颞肌

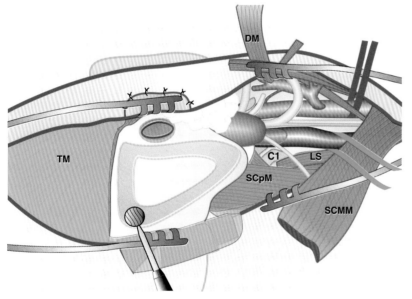

图 9.39.7 识别大血管并用血管带标记。识别后组脑神经。开始行岩锥次全切除。C1：寰椎；DM：二腹肌后腹；LS：肩胛提肌；SCMM：胸锁乳突肌；SCpM：头夹肌；TM：颞肌

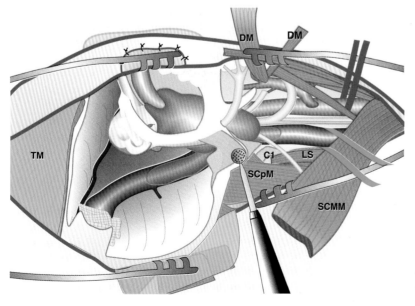

图 9.39.8 完成岩锥次全切除。腔外封闭乙状窦。切除乳突尖。C1：寰椎；DM：二腹肌后腹；LS：肩胛提肌；SCMM：胸锁乳突肌；SCpM：头夹肌；TM：颞肌

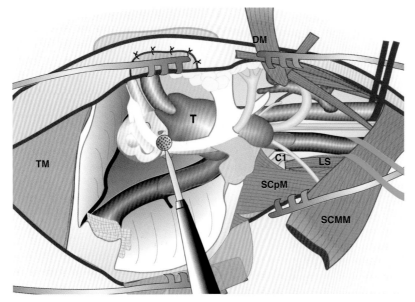

图 9.39.9　面神经减压。C1：寰椎；DM：二腹肌后腹；LS：肩胛提肌；SCMM：胸锁乳突肌；SCpM：头夹肌；TM：颞肌；T：肿瘤

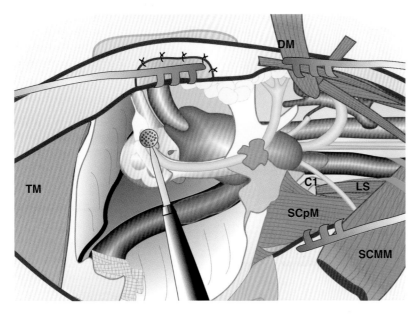

图 9.39.10　面神经减压从乳突段开始，然后鼓室段。减压时钻磨方向需始终与面神经的走行方向平行。术中注意不要开放迷路。C1：寰椎；DM：二腹肌后腹；LS：肩胛提肌；SCMM：胸锁乳突肌；SCpM：头夹肌；TM：颞肌

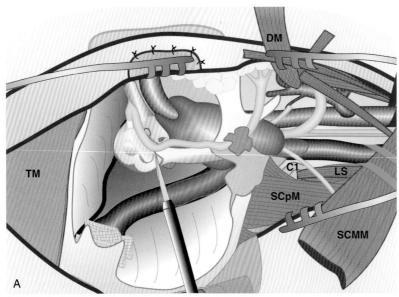

图 9.39.11　A. 使用 Beaver 刀将面神经从骨管中分离出来。C1：寰椎；DM：二腹肌后腹；LS：肩胛提肌；SCMM：胸锁乳突肌；SCpM：头夹肌；TM：颞肌

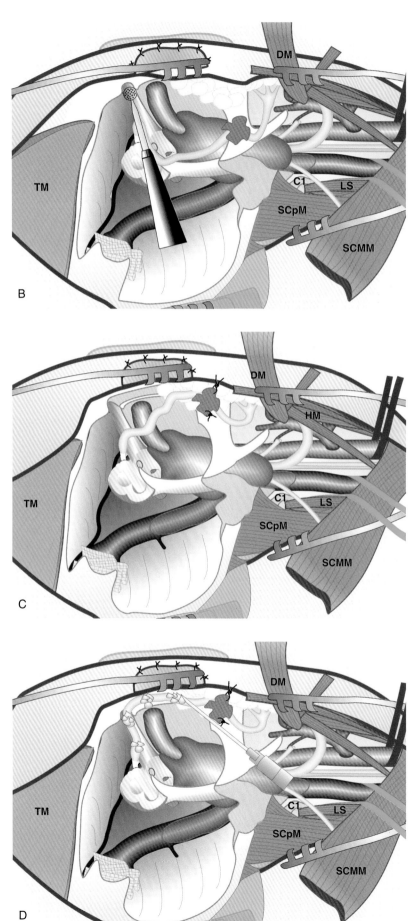

续图 9.39.11　B. 制造一个新的槽沟以容纳改道的面神经。C. 将面神经向前改道并缝合固定。D. 将面神经置入新制作的槽沟中，并用纤维蛋白胶固定。C1：寰椎；DM：二腹肌后腹；LS：肩胛提肌；SCMM：胸锁乳突肌；SCpM：头夹肌；TM：颞肌

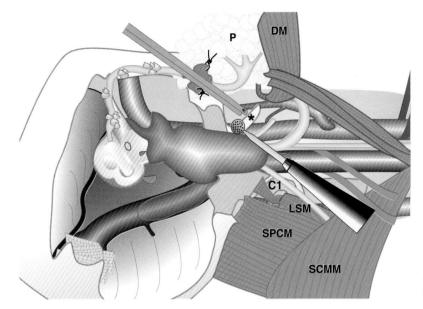

图 9.39.12　切除茎突（星号）以充分显露肿瘤和颈内动脉。C1：寰椎；DM：二腹肌后腹；LSM：肩胛提肌；P：腮腺；SCMM：胸锁乳突肌；SCPM：头夹肌

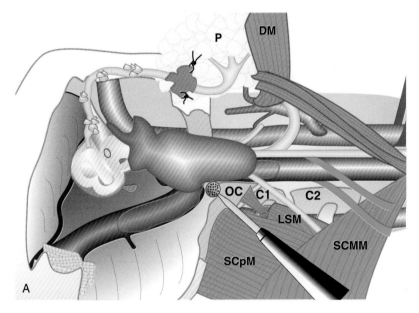

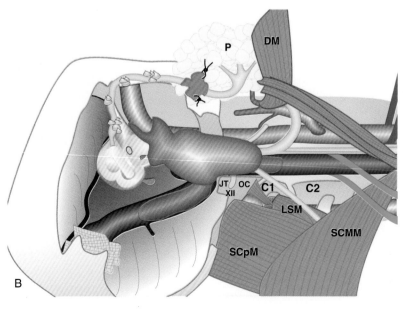

图 9.39.13　A. 茎突已完全切除。为了完全显露肿瘤的后内侧，行经枕骨髁经颈静脉结节扩展。这样，需切除颈静脉突及枕骨髁。B. 磨除枕骨颈静脉突后，便可识别颈静脉结节及舌下神经。C1：寰椎；C2：枢椎；DM：二腹肌后腹；JT：颈静脉结节；LSM：肩胛提肌；OC：枕骨髁；P：腮腺；SCMM：胸锁乳突肌；SCpM：头夹肌；XII：舌下神经

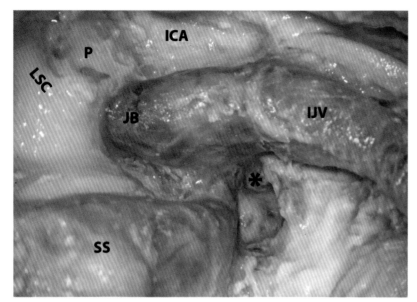

图 9.39.14 颈静脉突及部分枕骨髁已磨除。可见位于颈静脉球下方及颈内静脉后方残余的枕骨髁。*：枕骨髁；ICA：颈内动脉；IJV：颈内静脉；JB：颈静脉球；LSC：外半规管；P：鼓岬；SS：乙状窦

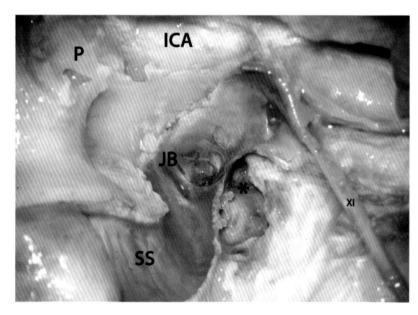

图 9.39.15 颈静脉球、乙状窦及颈内静脉外侧壁已切除。可见位于颈静脉球内侧壁的岩下窦以及后髁静脉的开口。*：枕骨髁；ICA：颈内动脉；JB：颈静脉球；P：鼓岬；SS：乙状窦

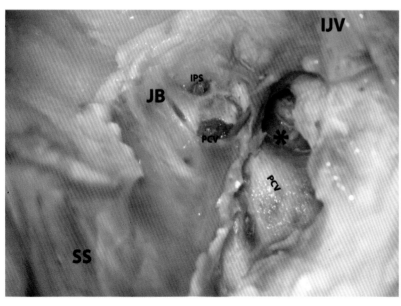

图 9.39.16 *：枕骨髁；IJV：颈内静脉；IPS：岩下窦；JB：颈静脉球；PCV：后髁静脉；SS：乙状窦

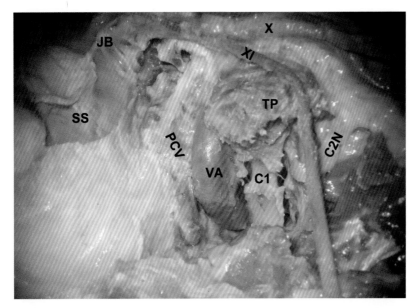

图 9.39.17 注意乙状窦、颈静脉球、后髁静脉、椎动脉及后组脑神经的解剖关系。C1：寰椎；C2N：第 2 颈神经；JB：颈静脉球；PCV：后髁静脉；SS：乙状窦；TP：寰椎横突；VA：椎动脉；X：迷走神经；XI：副神经

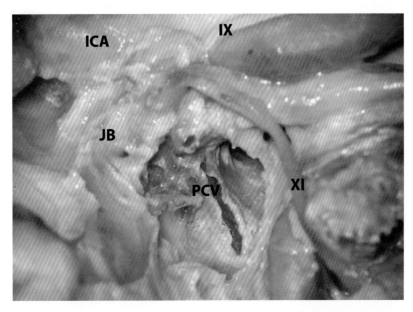

图 9.39.18 后髁静脉穿行于枕骨髁。ICA：颈内动脉；JB：颈静脉球；PCV：后髁静脉；IX：舌咽神经；XI：副神经

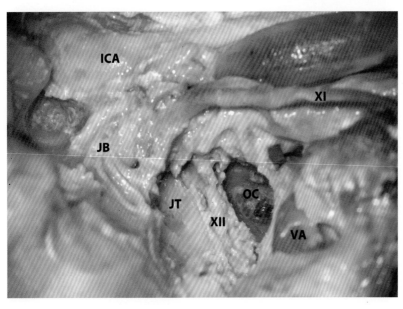

图 9.39.19 切除后髁静脉后进一步磨除枕骨髁，可见舌下神经。ICA：颈内动脉；JB：颈静脉球；JT：颈静脉结节；OC：枕骨髁；VA：椎动脉；XI：副神经；XII：舌下神经

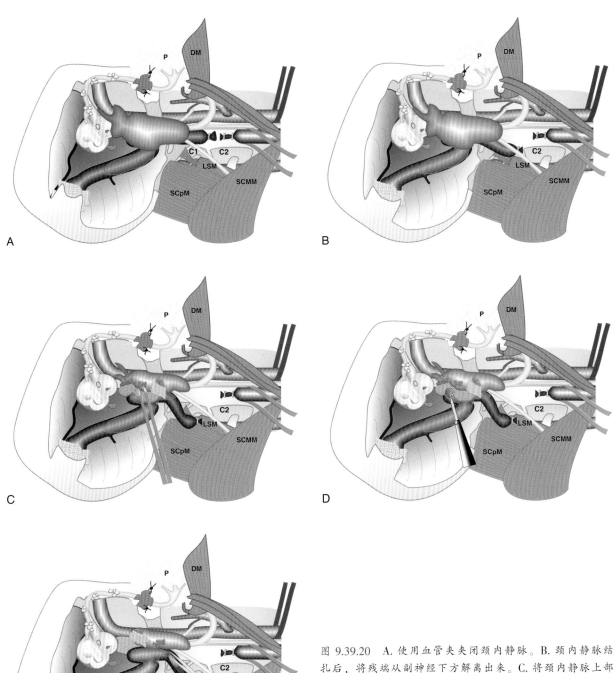

图 9.39.20　A. 使用血管夹夹闭颈内静脉。B. 颈内静脉结扎后，将残端从副神经下方解离出来。C. 将颈内静脉上部残端从副神经下方完全游离出来，使用双极电凝凝固肿瘤，以阻断肿瘤血供。D. 磨除下鼓室气房及颈动脉嵴（动静脉棘）。E. 横断颈内静脉。C1：寰椎；C2：枢椎；DM：二腹肌后腹；LSM：肩胛提肌；P：腮腺；SCMM：胸锁乳突肌；SCpM：头夹肌

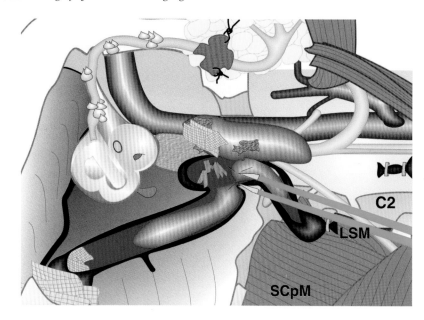

图 9.39.21　使用止血纱布填塞封闭岩下窦。C2：枢椎；LSM：肩胛提肌；SCpM：头夹肌

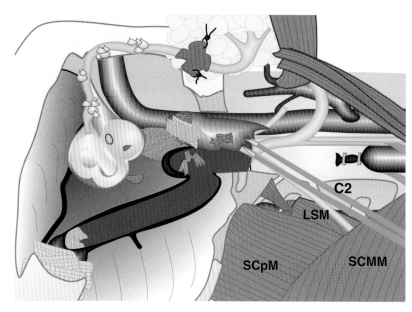

图 9.39.22　开始从后组脑神经上分离肿瘤。C2：枢椎；LSM：肩胛提肌；SCMM：胸锁乳突肌；SCpM：头夹肌

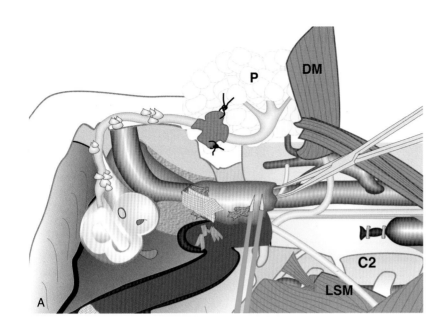

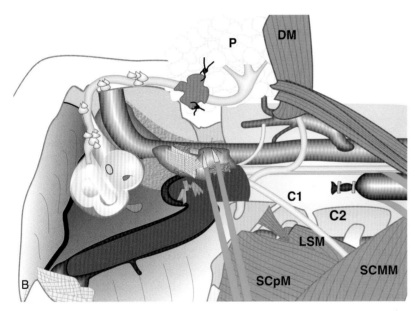

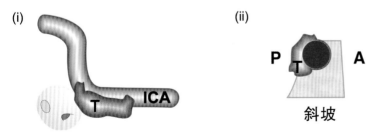

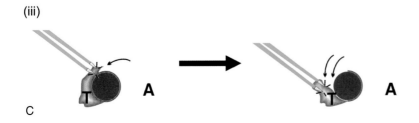

图 9.39.23 A. 从垂直段开始切除颈内动脉上的肿瘤组织。B. 使用双极电凝凝固"无血"切除动脉上的肿瘤组织。C. (i) 侧面图片显示肿瘤黏附于颈内动脉垂直段；(ii) 轴位图片显示肿瘤与动脉的关系；(iii) 分离肿瘤并翻向后方。A：前方；P：后方；T：肿瘤。

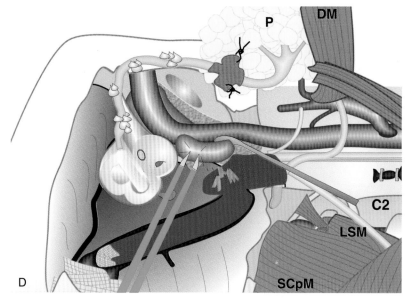

续图 9.39.23 D.使用剥离子将肿瘤从动脉垂直段上分离出来。C1：寰椎；C2：枢椎；DM：二腹肌后腹；ICA：颈内动脉；LSM：肩胛提肌；P：腮腺；SCMM：胸锁乳突肌；SCpM：头夹肌

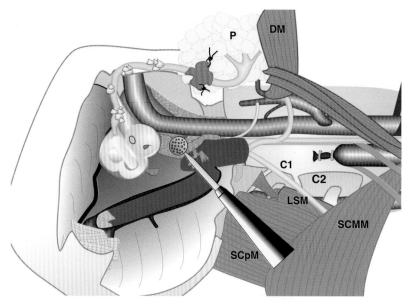

图 9.39.24　广泛磨除颈内动脉后方受侵犯的骨质。C1：寰椎；C2：枢椎；DM：二腹肌后腹；LSM：肩胛提肌；P：腮腺；SCMM：胸锁乳突肌；SCpM：头夹肌

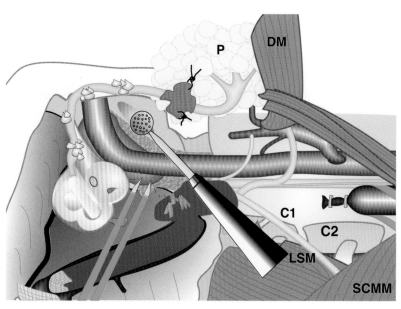

图 9.39.25　广泛磨除颈内动脉前方受侵犯的骨质。C1：寰椎；C2：枢椎；DM：二腹肌后腹；LSM：肩胛提肌；P：腮腺；SCMM：胸锁乳突肌

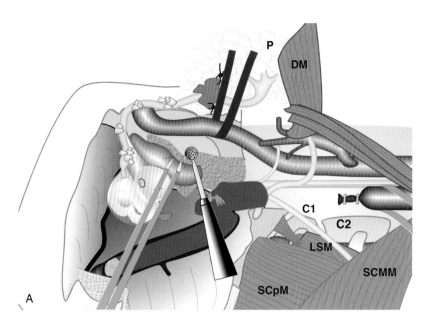

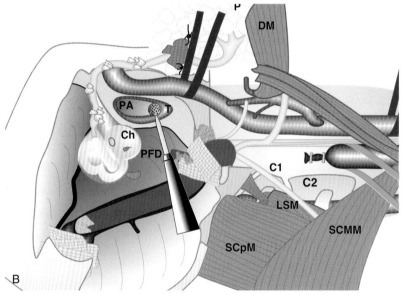

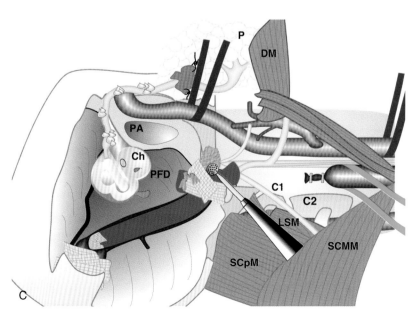

图 9.39.26 A.颈内动脉移位后，显露并磨除受侵犯的斜坡骨质。B. 仔细磨除肿瘤侵及的岩尖及斜坡的气房。C.磨除颈内动脉内侧受侵的骨质。C1：寰椎；C2：枢椎；Ch：耳蜗；DM：二腹肌后腹；LSM：肩胛提肌；P：腮腺；PA：岩尖；PFD：颅后窝脑膜；SCMM：胸锁乳突肌；SCpM：头夹肌

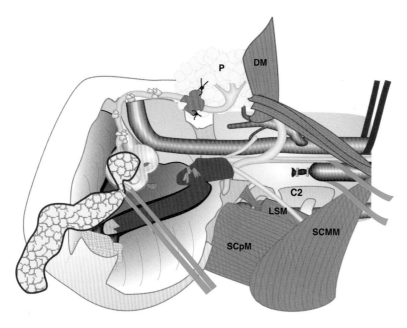

图 9.39.27 用腹部脂肪消灭无效腔。C2：枢椎；DM：二腹肌后腹；LSM：肩胛提肌；P：腮腺；SCMM：胸锁乳突肌；SCpM：头夹肌

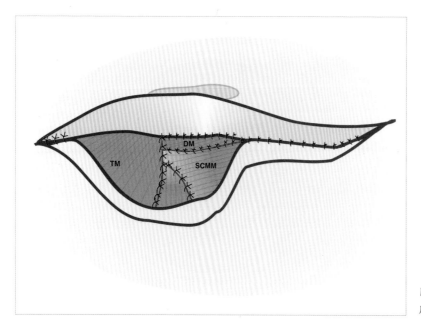

图 9.39.28 肌肉水密性缝合。DM：二腹肌后腹；SCMM：胸锁乳突肌；TM：颞肌

临床病例

■ 病例 9.1：C1 型肿瘤，面神经骨桥技术

（图 9.40.1~图 9.40.20）

26 岁女性患者因右侧耳鸣就诊。她曾在另一个医疗机构接受 2 次放疗，放疗后肿瘤没有得到控制且并发右耳全聋。

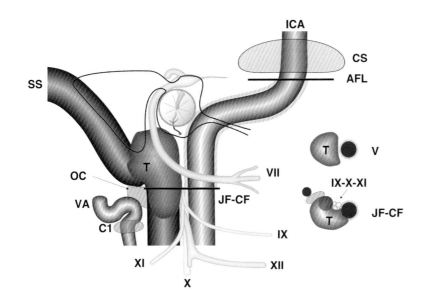

图 9.40.1 C1 型（右侧）。AFL：前破裂孔；C1：寰椎；CS：海绵窦；ICA：颈内动脉；JF-CF：颈静脉孔-颈内动脉孔；OC：枕骨髁；SS：乙状窦；T：肿瘤；V：颈内动脉垂直段；VA：椎动脉；Ⅶ：面神经；Ⅸ：舌咽神经；Ⅹ：迷走神经；Ⅺ：副神经；Ⅻ：舌下神经

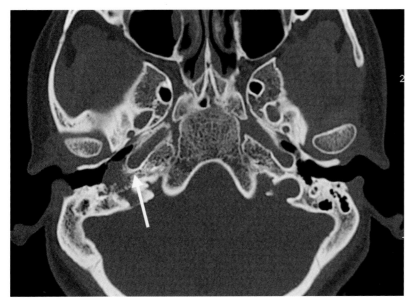

图 9.40.2 轴位 CT 扫描可见颈静脉孔骨质破坏，肿瘤侵及颈内动脉膝部，但没有破坏颈内动脉管（箭头）

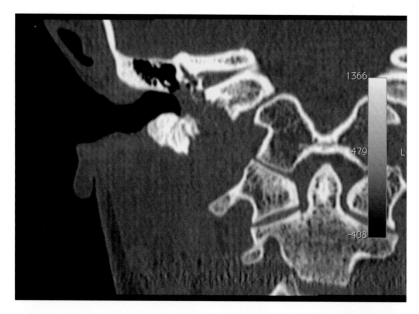

图 9.40.3　冠位 CT 扫描可见肿瘤破坏下鼓室–颈静脉隔板

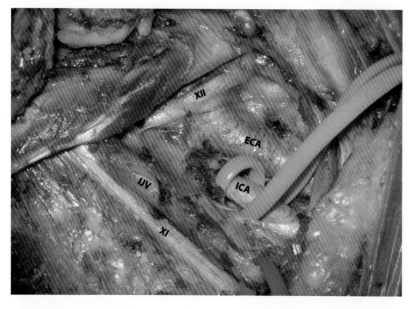

图 9.40.4　行颞颞颈径路不伴面神经向前改道。识别颈部血管及神经。用红色血管带缠绕标志颈内动脉。ECA：颈外动脉；ICA：颈内动脉；IJV：颈内静脉；XI：副神经；XII：舌下神经

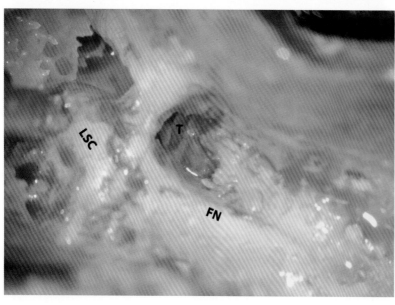

图 9.40.5　开放面隐窝。FN：面神经；LSC：外半规管；T：肿瘤

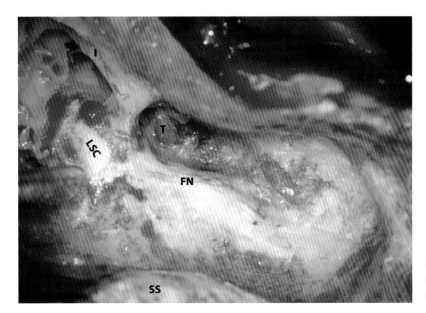

图 9.40.6　通过开放的后鼓室可见肿瘤组织。FN：面神经；I：砧骨；LSC：外半规管；SS：乙状窦

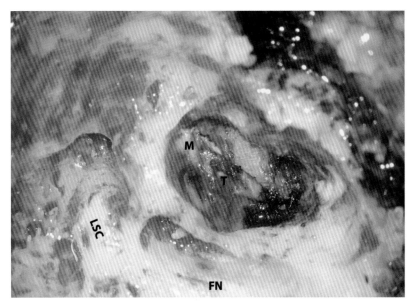

图 9.40.7　磨除除前壁以外的外耳道骨质。肿瘤占据了整个中耳。FN：面神经；LSC：外半规管；M：锤骨

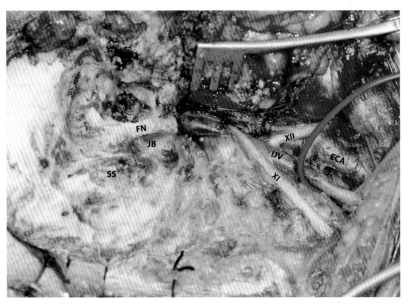

图 9.40.8　完成颅颞颈径路，识别并保留上颈部的血管及神经。行岩锥次全切除术。乳突内面神经轮廓化，并确认腮腺内面神经。轮廓化颈静脉球及乙状窦。ECA：颈外动脉；FN：面神经；IJV：颈内静脉；JB：颈静脉球；SS：乙状窦；XI：副神经；XII：舌下神经

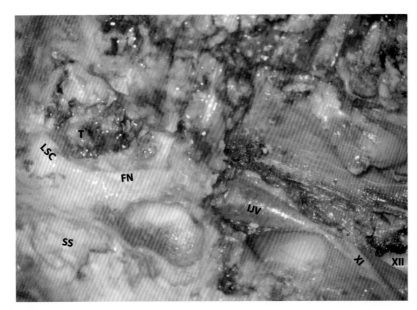

图 9.40.9 肿瘤从颈静脉孔向下鼓室及中耳方向扩展。FN：面神经；IJV：颈内静脉；LSC：外半规管；SS：乙状窦；T：肿瘤；XI：副神经；XII：舌下神经

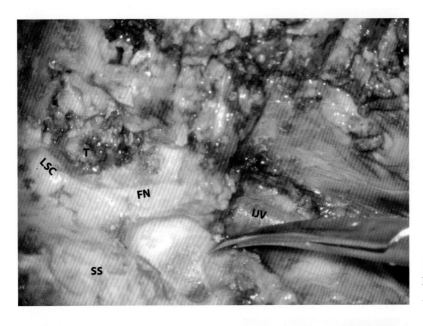

图 9.40.10 放大的图像。FN：面神经；IJV：颈内静脉；LSC：外半规管；SS：乙状窦；T：肿瘤

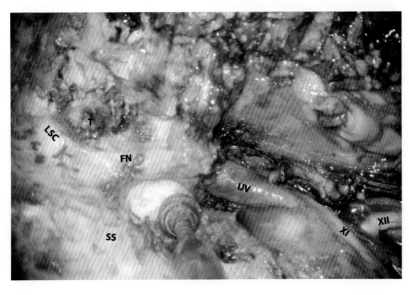

图 9.40.11 开始行面下鼓室切开术。FN：面神经；IJV：颈内静脉；LSC：外半规管；SS：乙状窦；T：肿瘤；XI：副神经；XII：舌下神经

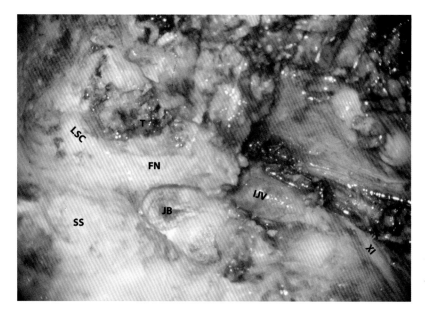

图 9.40.12　识别位于面神经第三段内侧的颈静脉球。FN：面神经；IJV：颈内静脉；JB：颈静脉球；LSC：外半规管；SS：乙状窦；T：肿瘤；XI：副神经

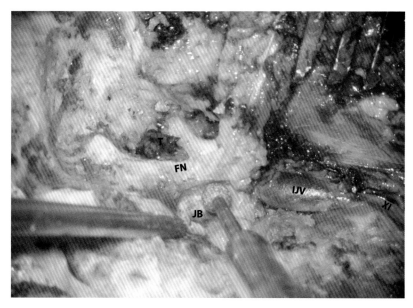

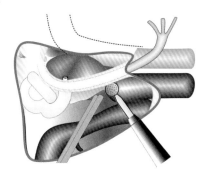

图 9.40.13　使用金刚石钻磨除面神经与颈静脉球之间的骨质。FN：面神经；IJV：颈内静脉；JB：颈静脉球；T：肿瘤；XI：副神经

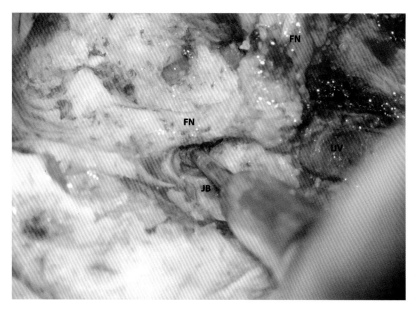

图 9.40.14　使用金刚石钻磨除面神经内侧的骨质。FN：面神经；IJV：颈内静脉；JB：颈静脉球

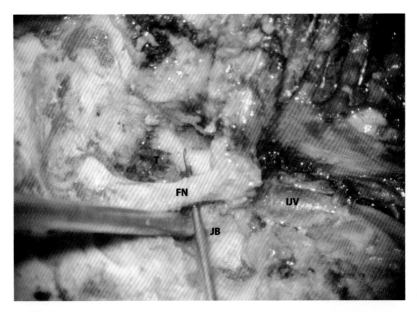

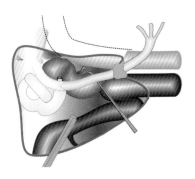

图 9.40.15　面神经内侧的骨质已完全磨除。FN：面神经；IJV：颈内静脉；JB：颈静脉球；T：肿瘤

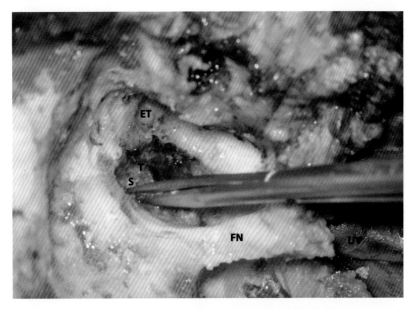

图 9.40.16　切除镫骨以避免损伤内耳。ET：咽鼓管；FN：面神经；IJV：颈内静脉；S：镫骨；T：肿瘤

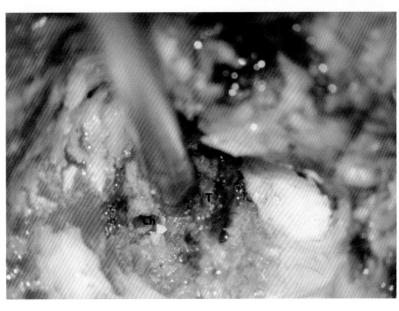

图 9.40.17　肿瘤（T）侵及耳蜗（Ch）

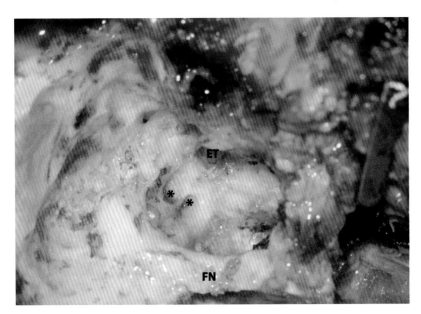

图 9.40.18　肿瘤切除后耳蜗已开放（*）。
ET：咽鼓管；FN：面神经

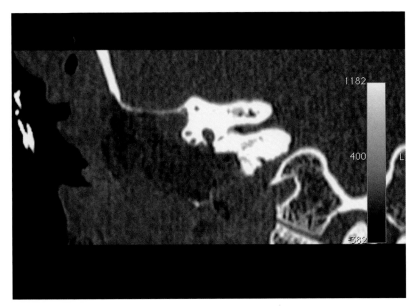

图 9.40.19　术后冠位 CT 扫描。为了彻底
切除肿瘤，耳蜗已被切除

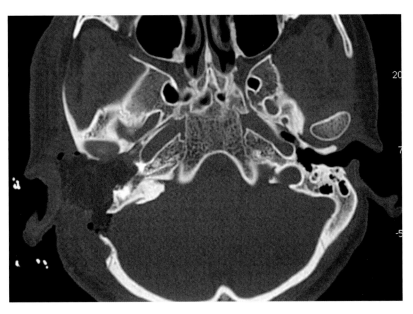

图 9.40.20　术后轴位 CT 扫描。术腔充满
腹部脂肪

■ 病例 9.2：A 型颞下窝径路伴经枕骨髁扩展

（图 9.41.1～图 9.41.69）

33 岁女性患者因发声困难、左肩上举无力就诊。一年前，患者于另外一个医疗机构准备接受手术治疗。术前栓塞时，因一支不知名的颈外动脉分支与椎动脉交通，发生脑血管意外。该患者无家族发病史。耳镜检查发现鼓膜内侧淡红色肿物。听力检查显示患者听力正常；脑神经检查提示面神经功能正常，舌咽神经（Ⅸ）及迷走神经（Ⅹ）完全麻痹，副神经（Ⅺ）及舌下神经（Ⅻ）功能减弱。

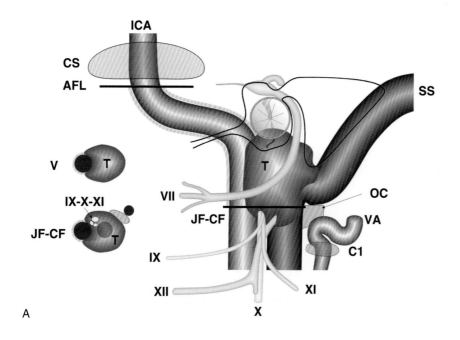

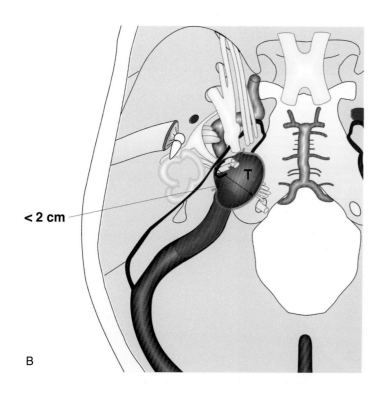

图 9.41.1　C2De1 型（左侧）。AFL：前破裂孔；C1：寰椎；CS：海绵窦；ICA：颈内动脉；JF-CF：颈静脉孔–颈内动脉孔；OC：枕骨髁；SS：乙状窦；T：肿瘤；V：颈内动脉垂直段；VA：椎动脉；Ⅶ：面神经；Ⅸ：舌咽神经；Ⅹ：迷走神经；Ⅺ：副神经；Ⅻ：舌下神经

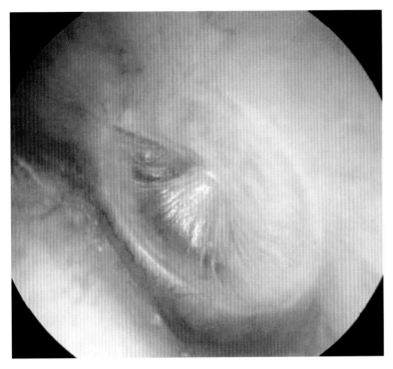

图 9.41.2　注意鼓膜前下方内侧淡红色的肿物

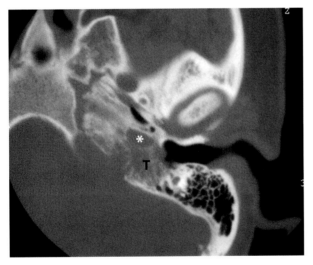

图 9.41.3　轴位 CT 扫描。可见颈内动脉周围骨质受侵，肿瘤向膝部扩展。T：肿瘤

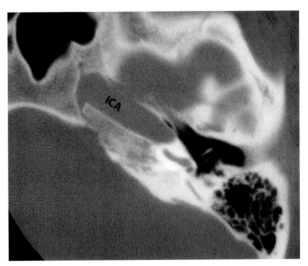

图 9.41.4　颈内动脉水平段无肿瘤累及。ICA：颈内动脉

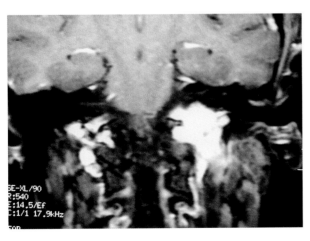

图 9.41.5　冠位 T1 增强 MRI 提示肿瘤部分侵犯舌下神经管

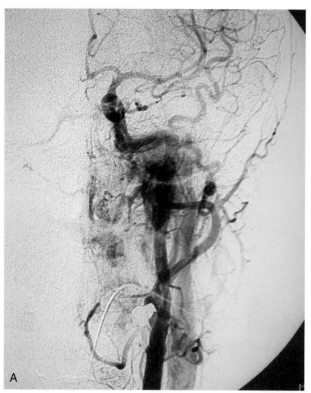

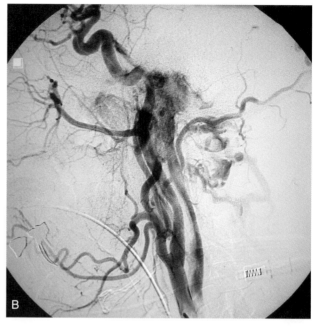

图 9.41.6　肿瘤栓塞前血管造影。可见典型的肿瘤充盈及迅速的静脉引流，证实颈静脉系统通畅

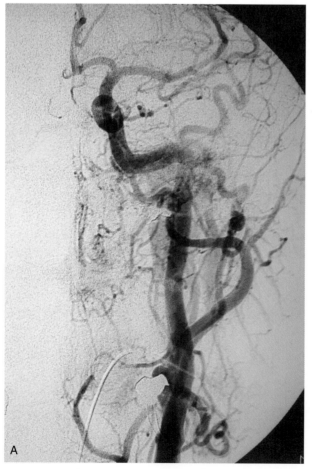

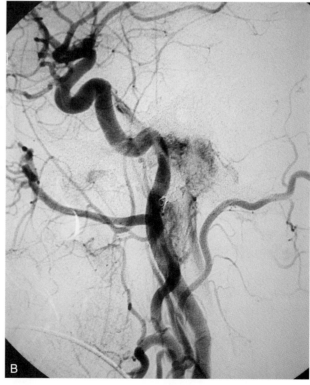

图 9.41.7　肿瘤栓塞后血管造影。尽管肿瘤血供明显减少，但颈内动脉垂直段远端附近仍然存在充盈。因为之前发生过脑血管意外，选择铂弹簧圈为首选材料进行栓塞。采用该技术行肿瘤去血管化通常不如使用微粒那么有效

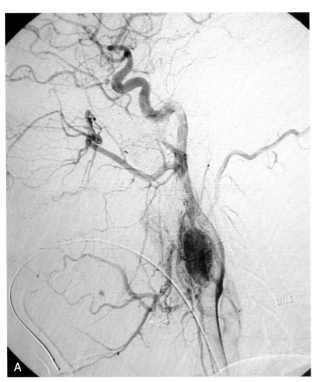

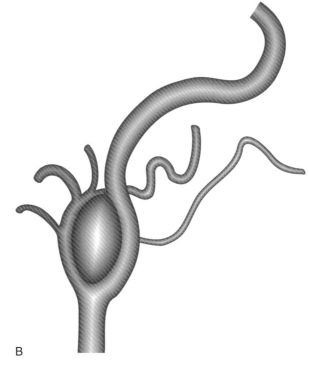

A

B

图 9.41.8 血管造影的高度敏感性在该病例得以充分展示，血管造影检查同时证实了无任何临床迹象的对侧颈动脉体瘤

术前影像学检查提示为 C2De1 型鼓室颈静脉球副神经节瘤。计划行术前栓塞并行一期 A 型颞下窝径路切除肿瘤。

标准 A 型颞下窝径路的手术要点
第 1 步
扩大的耳后切口一直延伸至颈部（图9.41.9）。
第 2 步
于颞浅筋膜的表面即表皮下平面掀起耳后皮

瓣（图 9.41.10）。朝向乳突尖操作时变得更加困难。保留皮下脂肪以确保皮瓣厚度。在该平面分离便于将颞顶筋膜（颞筋膜浅层）当做血管蒂皮瓣用于重建。标准切口应稍深一点，但须保护好颞肌筋膜及乳突表面的骨膜。该筋膜层延伸至颈部胸锁乳突肌表面的颈深筋膜浅层的外侧。这一步非常重要，保留了连续、结实的筋膜层以确保水密性封闭。

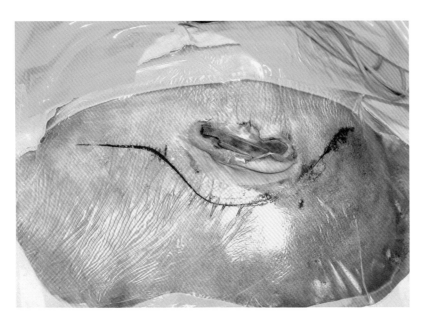

图 9.41.9 行大的 C 形耳后切口

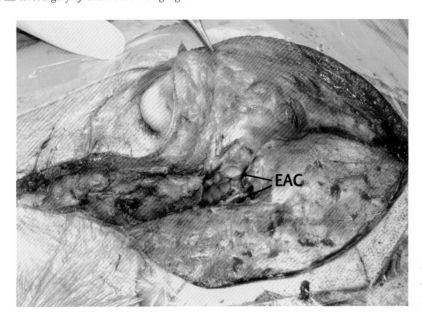

图 9.41.10 保持合适的厚度下掀起大型耳后皮瓣。掀起皮瓣时，于骨部与软骨部交界处的外侧横断外耳道。EAC：外耳道

第 3 步

于外耳道骨与软骨交界处外侧横断外耳道（图 9.41.10，图 9.41.11），便于快速辨认软骨，以及获得正确的分离平面，另外，还可提供足够结实的皮肤以行盲囊状封闭。通常会制作一个蒂在前方的骨膜瓣以加强外耳道的封闭。该技术的一个改良术式见图 9.41.12~图 9.41.15。

第 4 步

开始颈部手术（图 9.41.16）。

第 5 步

于肌筋膜层做"T"型切口，骨性外耳道上方做一辅助矩形瓣以协助水密性封闭。之所以这样做是因为盲囊状封闭时导致组织丢失。此时行盲囊状封闭也有助于前方的显露（图 9.41.17~图 9.41.22）。

第 6 步

辨认颈部神经血管束（图 9.41.23，图 9.41.24）。

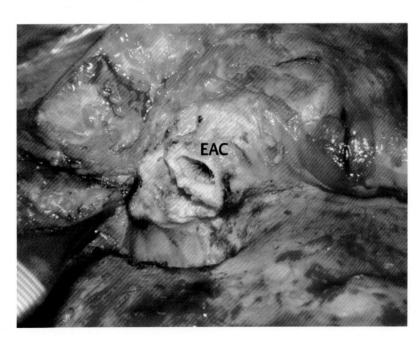

图 9.41.11 确认软骨平面后，从软骨上环状分离外耳道皮肤。EAC：外耳道

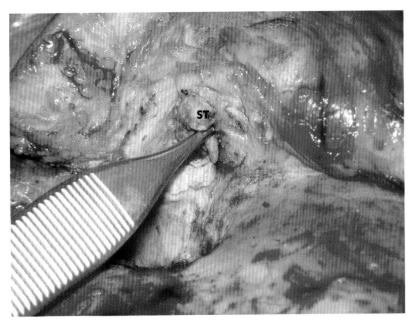

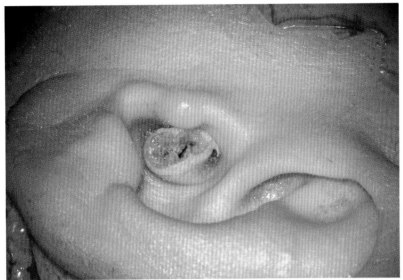

图 9.41.12　将从软骨上分离的皮肤通过外耳道向外翻出。ST：软组织

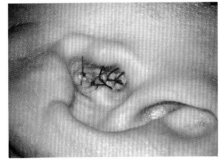

图 9.41.13　使用 4 号 Vicryl 线紧密缝合

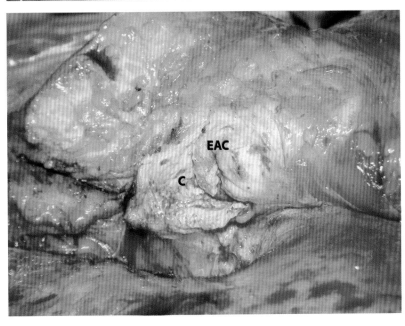

图 9.41.14　保留下来的软骨是加强盲囊状封闭的理想材料。注意软骨的下角为耳屏软骨尖。C：软骨；EAC：外翻的外耳道皮肤

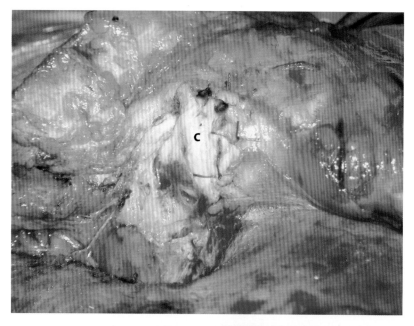

图 9.41.15 将软骨（C）对折后缝合。再次注意保留下来的乳突表面骨膜，它可用于手术结束时的完美水密性封闭。如该骨膜瓣已被使用或该区域组织丢失，通常不可能做水密性封闭

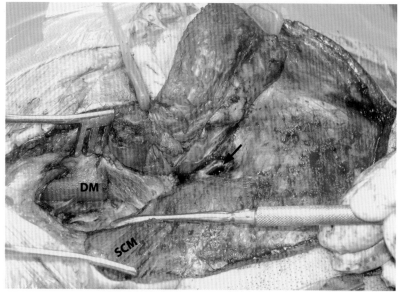

图 9.41.16 沿胸锁乳突肌前缘切开颈深筋膜浅层，辨认二腹肌及颈部血管神经束。注意仔细放置自动撑开器增加了术区显露并便于显微镜下操作。箭头：外耳道；DM：二腹肌；SCM：胸锁乳突肌

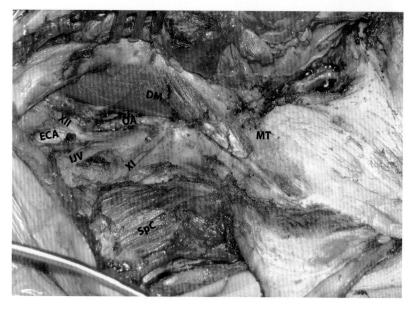

图 9.41.17 已完成肌筋膜切口：上切口沿颧弓根，下切口紧靠外耳道，然后与胸锁乳突肌相连续。将胸锁乳突肌自乳突尖处分离，并缝合固定于皮缘。此时可以看到行于乳突尖内侧二腹肌沟中的二腹肌。DM：二腹肌；ECA：颈外动脉；IJV：颈内静脉；MT：乳突尖；OA：枕动脉；SpC：头夹肌；XI：副神经；XII：舌下神经

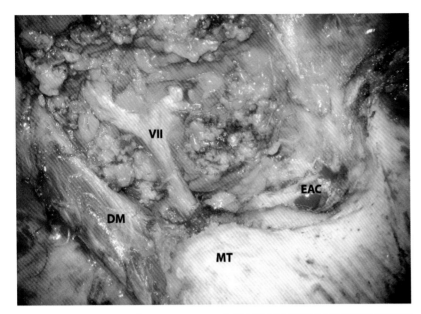

图 9.41.18 辨认颞骨外段面神经，显露至分叉处。注意茎乳孔的出口处与二腹肌关系密切。位于鼓乳缝下部前内侧 6~8mm。注意，横断外耳道并将耳郭翻向前方，面神经看上去比从耳前切口显露时要表浅一些。EAC：外耳道；DM：二腹肌；MT：乳突尖；Ⅶ：面神经

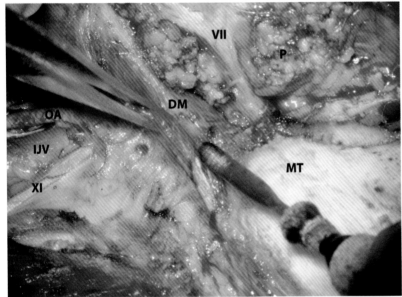

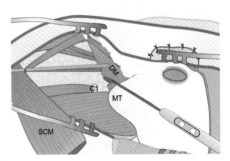

图 9.41.19 用单极电刀切断二腹肌。C1：寰椎；DM：二腹肌后腹；IJV：颈内静脉；MT：乳突尖；OA：枕动脉；P：腮腺；SCM：胸锁乳突肌；Ⅶ：面神经；Ⅺ：副神经

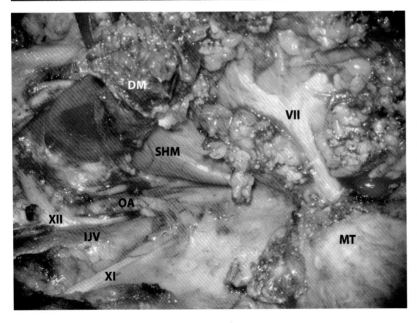

图 9.41.20 一旦确认面神经后，使用单极电刀切断二腹肌后腹。切断的肌肉翻向前方，进一步增加暴露。下方看到的肌肉是附着于茎突上外侧的茎突舌骨肌。结扎面静脉以充分显露颈动脉鞘。识别并结扎枕动脉。触摸寰椎侧突作为定位颈内静脉的解剖标志，且副神经行于其外侧（80%~85%的病例）。DM：二腹肌后腹；IJV：颈内静脉；MT：乳突尖；OA：枕动脉；SHM：茎突舌骨肌；Ⅶ：面神经；Ⅺ：副神经；Ⅻ：舌下神经

273

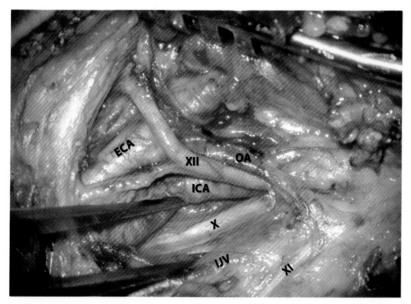

图 9.41.21　迷走神经、副神经、舌下神经、颈内动脉、颈外动脉及枕动脉清晰可见。ECA：颈外动脉；ICA：颈内动脉；IJV：颈内静脉；OA：枕动脉；X：迷走神经；XI：副神经；XII：舌下神经

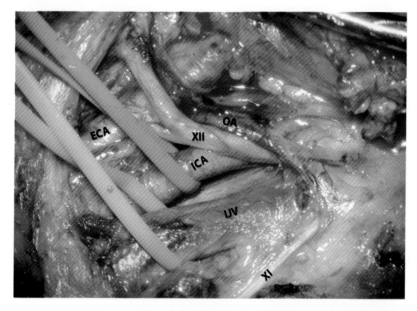

图 9.41.22　放置两条血管带分别标记颈内动脉及颈内静脉。ECA：颈外动脉；ICA：颈内动脉；IJV：颈内静脉；OA：枕动脉；XI：副神经；XII：舌下神经

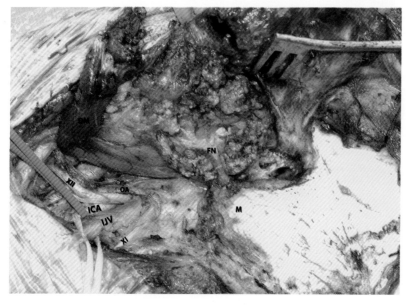

图 9.41.23　行颈部 II 区清扫术，收集淋巴结以防病变转移的可能。在确认迷走神经（X）及舌下神经（XII）后，游离颈内静脉并使用蓝色血管带标记。使用红色血管带环绕颈内动脉。此时可清晰辨认寰椎侧突，表面仍覆有筋膜。DM：二腹肌；FN：面神经；ICA：颈内动脉；IJV：颈内静脉；M：乳突；OA：枕动脉；XI：副神经；XII：舌下神经

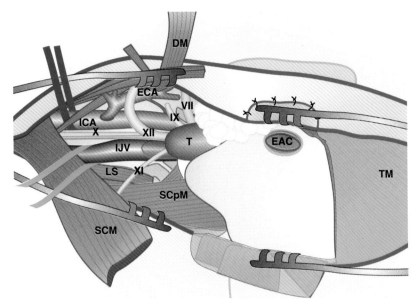

图 9.41.24 颈部手术的示意图。DM：二腹肌后腹；EAC：外耳道；ECA：颈外动脉；ICA：颈内动脉；IJV：颈内静脉；Ⅸ：舌咽神经；LS：肩胛提肌；SCM：胸锁乳突肌；SCpM：头夹肌；T：肿瘤；TM：颞肌；Ⅶ：面神经；Ⅹ：迷走神经；Ⅺ：副神经；Ⅻ：舌下神经

第 7 步

行岩锥次全切除术（图 9.41.25~图 9.41.32）。

第 8 步

面神经减压后向前移位，并将其放入外耳道前上壁新制作的骨槽中，并用纤维蛋白胶固定（图 9.41.33~图 9.41.37）。

第 9 步

切除茎突是上颈部手术不可分割的一个步骤。附着于茎突的肌肉需要分离，茎突要切断。注意茎突内侧的颈内动脉（图 9.41.38~图 9.41.41）。

第 10 步

C1、C2 型肿瘤很少需要完全切除外耳道前壁骨质，因而通常不需要使用撑开器。如果术中需要使用撑开器，则使用标准自动撑开器进行牵拉而不行颞颌关节（TMJ）脱位（图 9.41.42）。极少数病例可以通过打开颞颌关节并切除部分关节盘来协助移动下颌头，随后使用 Fisch 颞下窝撑开器。

第 11 步

进一步磨除后下方枕骨颈静脉突及枕骨髁后内 1/3 的骨质（图 9.41.43）。

磨除枕骨髁时，通常于其后方寻找髁后静脉，并使用双极电凝及止血纱布填塞控制。枕骨髁富含松质骨，而从后内向前外方向走行的舌下神管被覆一层皮质骨，此点便于舌下神经管的识别。

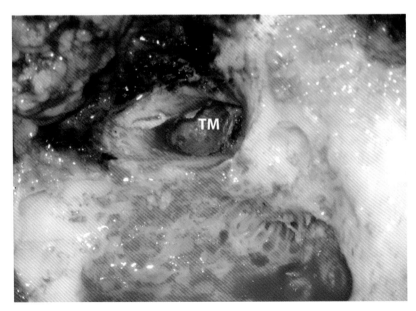

图 9.41.25 广泛切除乳突并小心切除全部外耳道皮肤，注意软组织切除后鼓骨的范围。TM：鼓膜

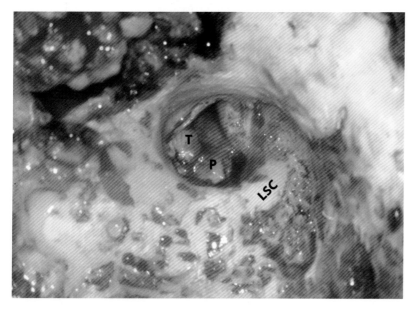

图 9.41.26 外耳道后壁、鼓膜、锤骨及砧骨已切除。注意所有上皮组织均已完全切除。LSC：外半规管；P：鼓岬；T：肿瘤

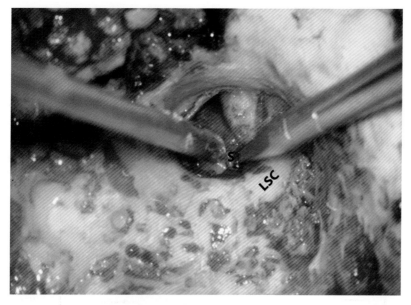

图 9.41.27 用神经外科剪切除镫骨上结构。切断镫骨足弓以避免面神经向前改道的操作过程中损伤内耳。这对避免面神经向前改道时由于足板脱位而造成的感音神经性聋非常重要。LSC：外半规管；S：镫骨

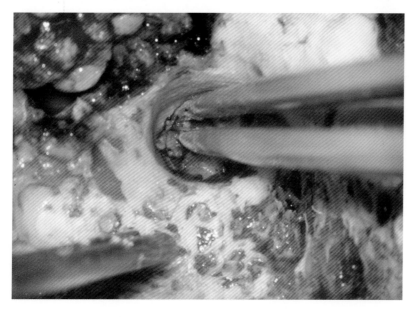

图 9.41.28 无论中耳肿瘤是大还是小，都使用双极电凝凝固进行减瘤。此时，经常使用止血纱布填塞，确保面神经解剖在无血的术区进行。这是唯一一部分在完全显露所有肿瘤边缘前进行切除的肿瘤

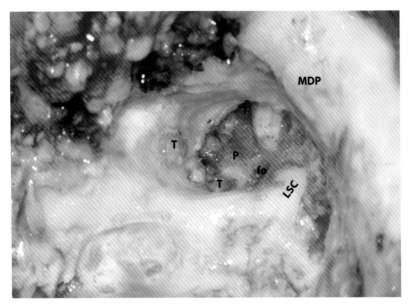

图 9.41.29　注意下鼓室区域的肿瘤破坏鼓骨。fo：前庭窗；LSC：外半规管；MDP：颅中窝脑板；P：鼓岬；T：肿瘤

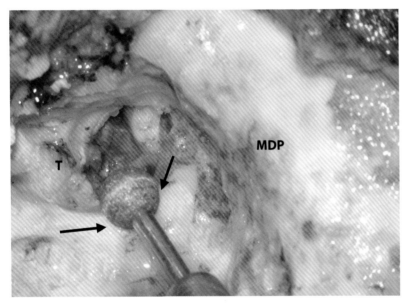

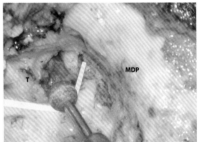

图 9.41.30　肿瘤进一步的切除需依照后面描述的那样广泛去除骨质，获得肿瘤边缘的最佳暴露后才开始进行。轮廓化面神经垂直段。磨除面后气房、面神经前方的鼓骨有利于面神经的轮廓化。注意肿瘤广泛侵犯鼓部骨质。钻磨须与面神经平行（主图中的箭头，缩图中的黄线）。MDP：颅中窝脑板；T：肿瘤

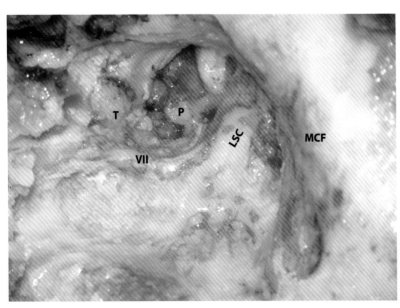

图 9.41.31　进一步切除面神经表层的骨质。LSC：外半规管；MCF：颅中窝；P：鼓岬；T：肿瘤；Ⅶ：面神经

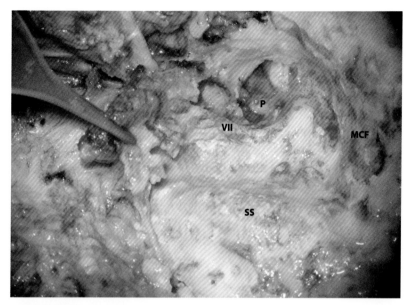

图 9.41.32　MCF：*颅中窝*；P：*鼓岬*；SS：*乙状窦*；Ⅶ：*面神经*

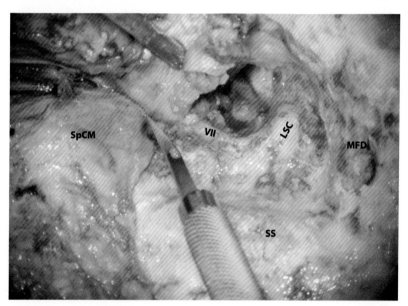

图 9.41.33　游离茎乳孔周围的致密结缔组织。LSC：*外半规管*；MFD：*颅中窝脑膜*；SpCM：*头夹肌*；SS：*乙状窦*；Ⅶ：*面神经*

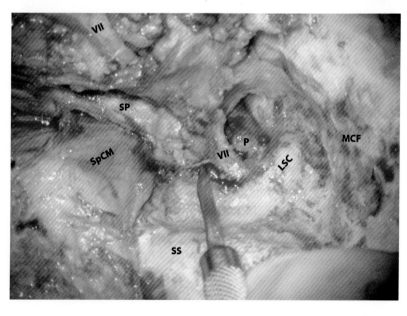

图 9.41.34　用 Beaver 刀将面神经从骨管中游离出来。LSC：*外半规管*；MCF：*颅中窝*；P：*鼓岬*；SP：*茎突*；SpCM：*头夹肌*；SS：*乙状窦*；Ⅶ：*面神经*

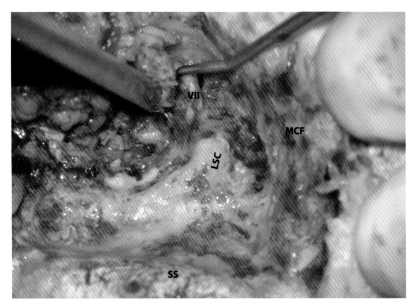

图 9.41.35 于腮腺内制作另外一个容纳面神经远端的槽沟。面神经改道是手术的关键步骤，因为这样可以无阻碍地控制颈静脉窝及颈内动脉垂直段。LSC：外半规管；MCF：颅中窝；SS：乙状窦；Ⅶ：面神经

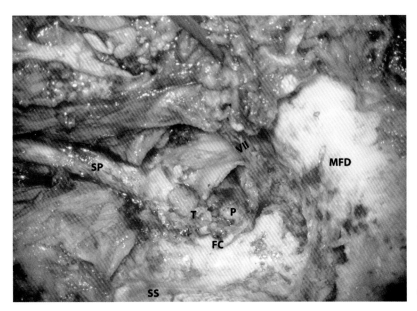

图 9.41.36 面神经向前改道需要遵循的操作要点包括面神经膝状神经节区域的充分骨质去除，以及面神经从骨管内的锐性分离。FC：面神经骨管；MFD：颅中窝脑膜；P：鼓岬；SP：茎突；SS：乙状窦；T：肿瘤；Ⅶ：面神经

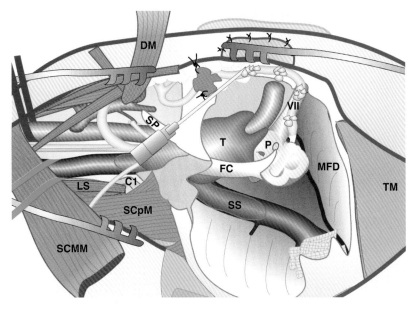

图 9.41.37 面神经向前改道的示意图。C1：寰椎；DM：二腹肌后腹；FC：面神经骨管；LS：肩胛提肌；MFD：颅中窝硬脑膜；P：鼓岬；SCMM：胸锁乳突肌；SCpM：头夹肌；SP：茎突；SS：乙状窦；T：肿瘤；TM：颞肌；Ⅶ：面神经

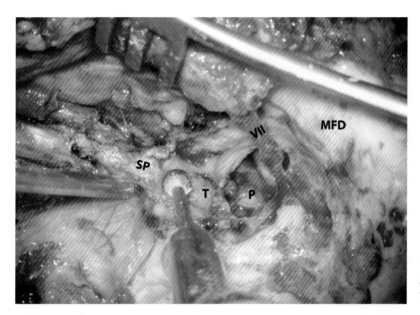

图 9.41.38　磨除茎突暴露颈内动脉。MCF：颅中窝；P：鼓岬；SP：茎突；T：肿瘤；Ⅶ：面神经

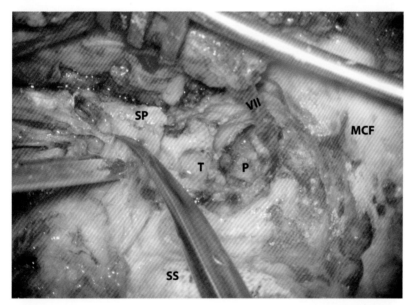

图 9.41.39　分离茎突周围软组织。MCF：颅中窝；P：鼓岬；SP：茎突；SS：乙状窦；T：肿瘤；Ⅶ：面神经

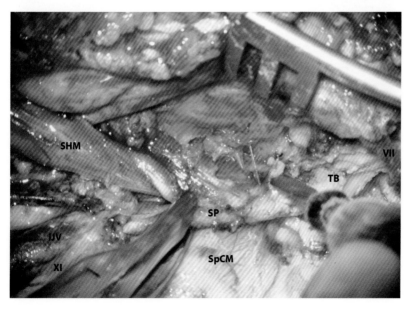

图 9.41.40　使用电刀进一步分离附丽于茎突的肌肉。IJV：颈内静脉；SHM：茎突舌骨肌；SP：茎突；SpCM：头夹肌；TB：颞骨；Ⅶ：面神经；Ⅺ：副神经

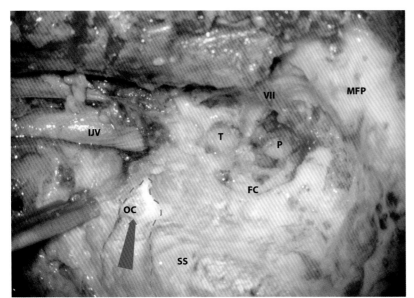

图 9.41.41　一旦面神经向前改道完成后，需进一步磨除颈内静脉后方的骨质。蓝色箭头提示骨质去除的方向。FC：面神经骨管；IJV：颈内静脉；MFP：颅中窝脑板；OC：枕骨髁；P：鼓岬；SS：乙状窦；T：肿瘤；Ⅶ：面神经

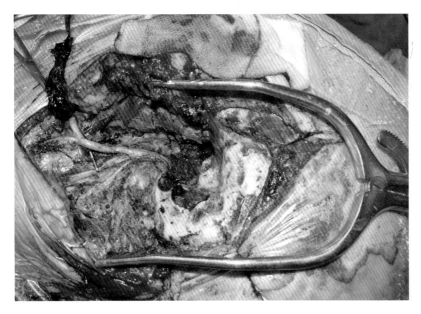

图 9.41.42　自动撑开器

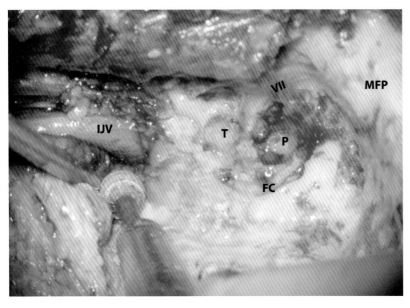

图 9.41.43　使用大号金刚石钻头磨除枕骨髁。FC：面神经管；IJV：颈内静脉；MFP：颅中窝脑板；P：鼓岬；T：肿瘤；Ⅶ：面神经

经枕骨髁扩展 （图.9.41.44，图9.41.45）

第12步

进一步向颈静脉球的前内侧、舌下神经管的上方即颈静脉结节磨除脑膜外骨质。颈静脉结节位于舌下神经管颅内开口上方大约5mm，在其上方Ⅸ、Ⅹ、Ⅺ脑神经与硬膜内穿行而过33。磨除这一区域的骨质便于从后侧、下方及内侧更好地显露肿瘤的边界。使用双极电凝凝固肿瘤，破坏其血供系统，最大程度的减少随后切除中的出血。

当存在广泛浸润时，因手术操作会导致持续性出血，使得骨质切除更加困难。使用双极电凝、金刚石钻、骨蜡及止血纱布填塞控制出血，使切除继续进行。

第13步

于横窦向乙状窦移行处的近端腔外填塞封闭乙状窦（图9.41.46）。

第14步

封闭乙状窦后再结扎颈内静脉以维持静脉回流。先前放置在颈内静脉上的缝线打结，结扎静脉（图9.41.47，图9.41.48）。

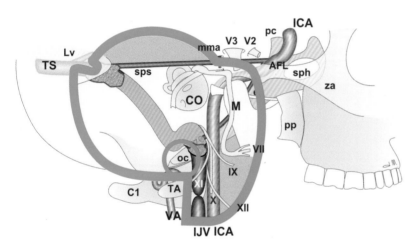

ITFA 经枕骨髁扩展

图9.41.44 A型颞下窝径路经枕骨髁扩展的范围。AFL：前破裂孔；C1：寰椎；CO：耳蜗；ICA：颈内动脉；IJV：颈内静脉；LV：Labbé静脉；M：下颌骨；mma：硬脑膜中动脉；OC：枕骨髁；pc：床突；pp：蝶骨翼板；sph：蝶窦；sps：岩上窦；TA：寰椎横突；TS：横窦；VA：椎动脉；Ⅶ：面神经；za：颧弓；V2：三叉神经上颌支；V3：三叉神经下颌支；Ⅸ：舌咽神经；Ⅹ：迷走神经；Ⅺ：副神经；Ⅻ：舌下神经

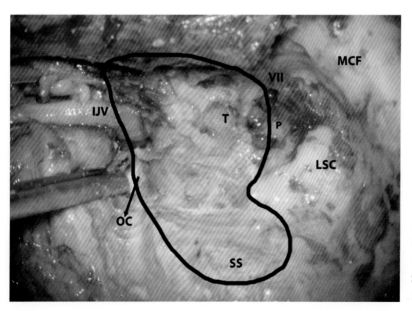

图9.41.45 枕骨髁的切除基本完成。IJV：颈内静脉；LSC：外半规管；MCF：颅中窝；OC：枕骨髁；P：鼓岬；T：肿瘤；SS：乙状窦；Ⅶ：面神经（箭头提示磨除枕骨髁的钻磨方向）

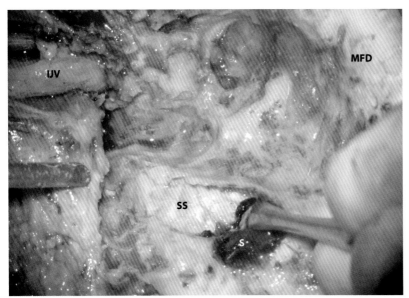

图 9.41.46　保留乙状窦近端的骨壳有助以腔外填塞乙状窦，并防止阻断横窦。IJV：颈内静脉；MCD：颅中窝脑膜；SS：乙状窦

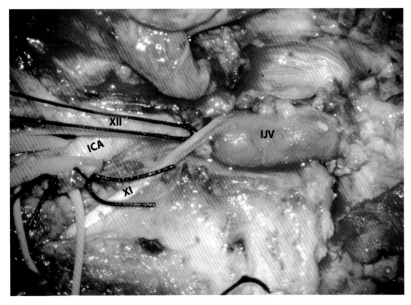

图 9.41.47　双重结扎并切断颈内动脉。此步操作在封闭乙状窦后进行以最大限度地减少肿瘤充血。切断的颈内动脉从副神经内侧穿过。现在可于无肿瘤区视及后组脑神经。ICA：颈内动脉；IJV：颈内静脉；XI：副神经；XII：舌下神经

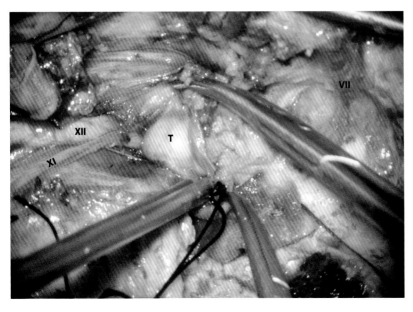

图 9.41.48　掀起颈内静脉后可见肿瘤。T：肿瘤；VII：面神经；XI：副神经；XII：舌下神经

第 15 步

切开颈静脉球并用双极电凝或剥离子分块切除肿瘤（图 9.41.49）。肿瘤侵犯颈静脉球内侧壁至关重要，一旦肿瘤侵犯颈静脉球内侧壁，根治性手术需要切除整个颈静脉球，因而不可避免地牺牲后组脑神经。相反，如果颈静脉球内侧壁可以保留，后组脑神经功能也可保存。该技术也被称为球内切除技术。手术时先在未受肿瘤侵及的颈部识别后组脑神经有助于保存这些神经的功能。在填塞岩下窦分支时须小心谨慎，因为可能存在多条分支，这些分支通常在舌咽神经与迷走神经及副神经之间进入颈静脉球。

第 16 步

手术的最后阶段涉及侵犯颈内动脉的肿瘤组织的最终处理（图 9.41.50~图 9.41.61）。

第 17 步

辨认并使用双极电凝凝固通常扩大的颈鼓动脉是至关重要的第一步。对于颈内动脉轻度受侵的病例，这样的操作可将肿瘤与颈内动脉分开。肿瘤通常仅侵及骨膜而没有侵及动脉管壁。采用钝性分离建立肿瘤与颈内动脉之间的分界面。然后小心将骨膜从动脉上分离切除（图 9.41.62~图 9.41.69）。

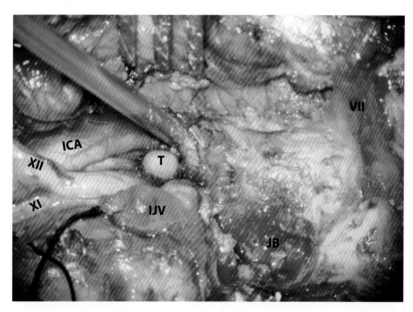

图 9.41.49 打开颈静脉球后，切除部分位于内部的肿瘤。可见肿瘤侵及颈内动脉。ICA：颈内动脉；IJV：颈内静脉；T：肿瘤；Ⅶ：面神经；Ⅺ：副神经；Ⅻ：舌下神经

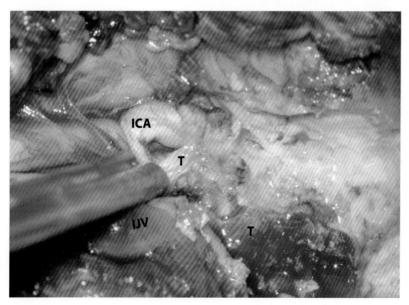

图 9.41.50 最好从下方准确定位颈内动脉周围的解剖平面，这里有坚韧的血管外膜及骨膜组织。ICA：颈内动脉（血管外膜）；IJV：颈内静脉；T：肿瘤

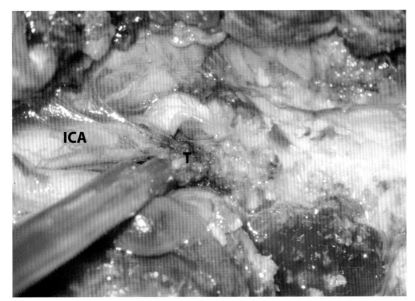

图 9.41.51　与该组织粘连的肿瘤已切除，肿瘤未侵犯颈内动脉。ICA：颈内动脉；T：肿瘤

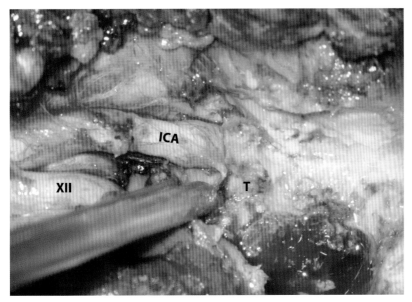

图 9.41.52　颈内动脉已向上分离至颈内动脉管。注意冲吸器牵拉的骨膜层。还需注意所有这些操作均在显微镜下进行。ICA：颈内动脉；T：肿瘤；XII：舌下神经

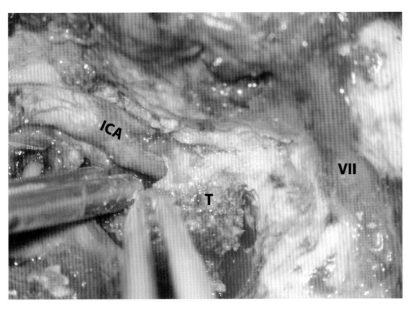

图 9.41.53　随着颈内动脉周围骨质的进一步去除，解剖分离继续在骨膜下平面进行。ICA：颈内动脉；T：肿瘤；VII：面神经

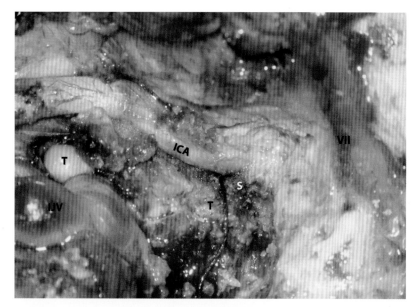

图 9.41.54　至此可见从颈静脉窝前内侧扩展而来的肿瘤。将一小片手术垫片放置于颈内动脉内侧。进一步磨除颈内动脉内、外侧的骨质直至膝部，以便颈内动脉轻轻移位。ICA：颈内动脉；IJV：颈内静脉；S：止血纱布；T：肿瘤；Ⅶ：面神经

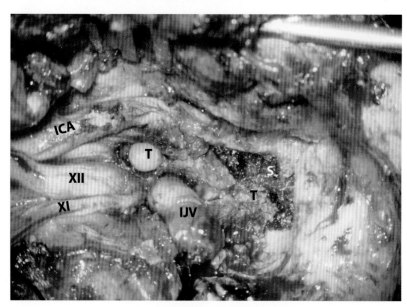

图 9.41.55　至此，肿瘤边界已得到充分显露及控制，便于切除肿瘤的主体。ICA：颈内动脉；IJV：颈内静脉；S：止血纱布；T：肿瘤；Ⅺ：副神经；Ⅻ：舌下神经

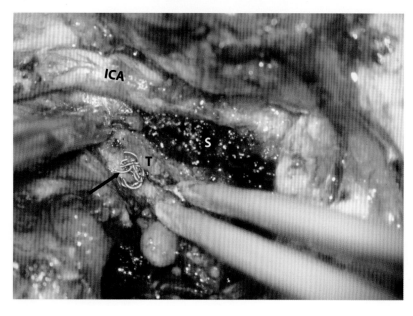

图 9.41.56　可见用于栓塞肿瘤的弹簧圈（箭头）。注意肿瘤的纤维化。ICA：颈内动脉；S：止血纱布；T：肿瘤

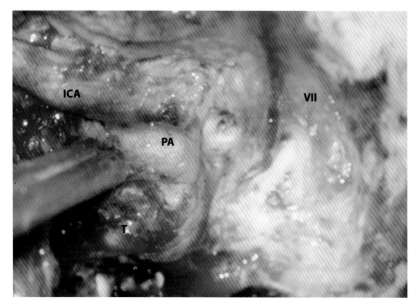

图 9.41.57 切除颈内动脉膝部内侧的骨质，以确保所有受侵犯的骨质均被切除，并且使得肿瘤的上界得到最佳控制。ICA：颈内动脉；PA：岩尖；T：肿瘤；Ⅶ：面神经

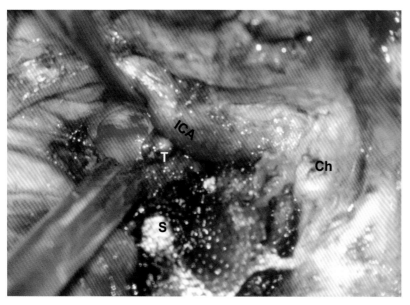

图 9.41.58 该径路的广泛暴露便于进一步切除骨质直到显露正常组织，以便最大限度地降低复发的可能。使用止血纱布填塞以暂时控制肿瘤出血，将颈内动脉垂直段轻轻向前移动以显露扩展至前内侧的肿瘤。Ch：耳蜗；ICA：颈内动脉；S：止血纱布；T：肿瘤

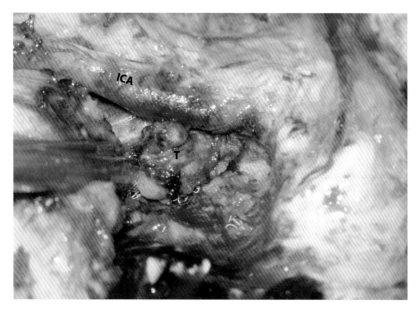

图 9.41.59 可见岩下窦区前方最后一块粘连的肿瘤。ICA：颈内动脉；T：肿瘤

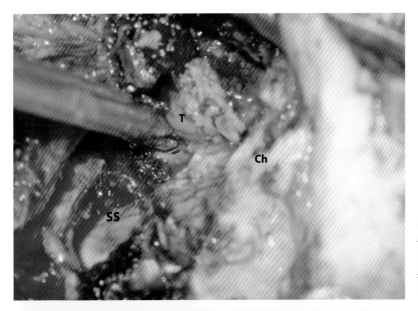

图 9.41.60 打开乙状窦，可见其内侧壁。确认岩下窦有两个开口。下面的一个开口已使用止血纱布填塞。肿瘤已从内侧壁上剥离下来，未见内壁受侵。Ch：耳蜗；SS：乙状窦（内侧壁）；T：肿瘤

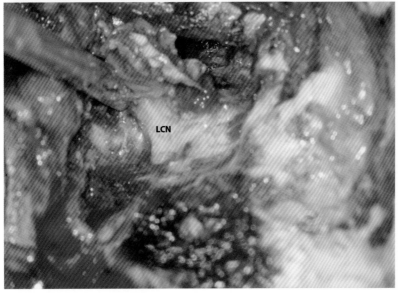

图 9.41.61 至此可见迷走神经及副神经进入颈静脉窝。肿瘤已侵及这些神经，可解释术前神经功能不全的现象。LCN：后组脑神经

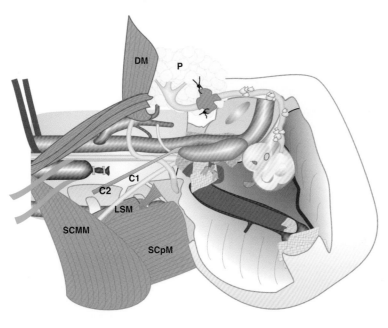

图 9.41.62 建立肿瘤与颈内动脉之间的分界面。C1：寰椎；C2：枢椎；DM：二腹肌后腹；LSM：肩胛提肌；P：鼓岬；SCMM：胸锁乳突肌；SCpM：头夹肌

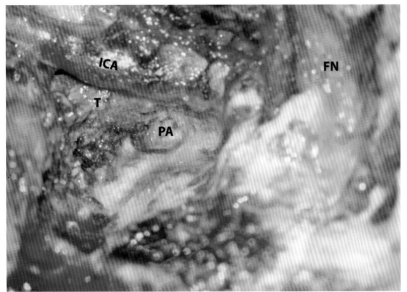

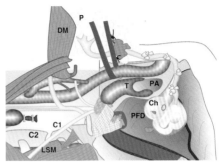

图 9.41.63 要再次重点强调即使术中也很难评估骨质受侵犯的程度。C1：寰椎；C2：枢椎；Ch：耳蜗；DM：二腹肌后腹；FN：面神经；ICA：颈内动脉；LSM：肩胛提肌；P：鼓岬；PA：岩尖；PFD：颅后窝脑膜；T：肿瘤

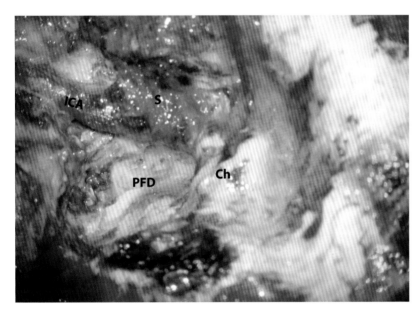

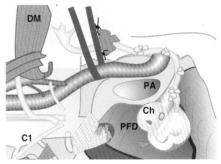

图 9.41.64 切除肿瘤并切断被肿瘤侵及的神经。进一步切除低位斜坡的骨质，以确保完全切除受肿瘤侵犯的骨质。C1：寰椎；Ch：耳蜗；DM：二腹肌后腹；ICA：颈内动脉；PA：岩尖；PFD：颅后窝脑膜；S：止血纱布

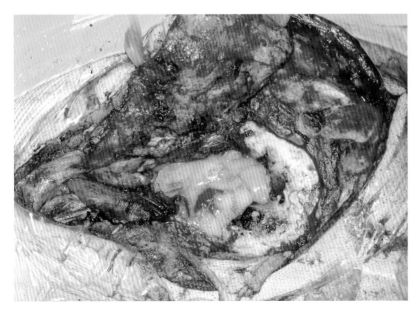

图 9.41.65 使用双极电凝及止血纱布填塞充分止血。使用骨膜封闭咽鼓管。术腔及无效腔以腹部游离脂肪填塞

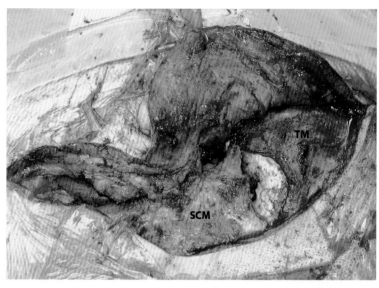

图 9.41.66 我们不使用 Fisch 所建议的颞肌瓣转位技术。二腹肌后腹复位并缝合。肌骨膜瓣复位并将其缝合固定于颞肌。SCM：胸锁乳突肌；TM：颞肌

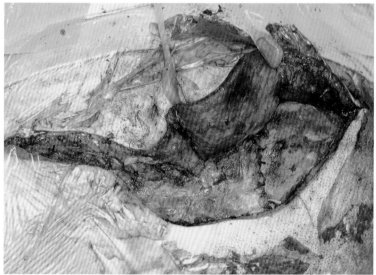

图 9.41.67 小心关闭肌筋膜瓣。水密性缝合切口

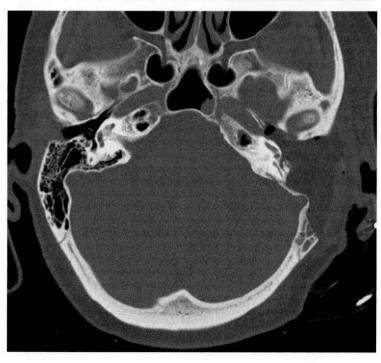

图 9.41.68 术后轴位 CT 平扫

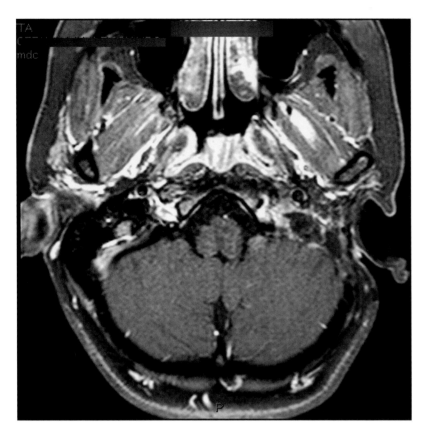

图 9.41.69　术后 T1 加权增强 MRI 轴位图像，没有肿瘤残留

术后，该患者面神经功能为 Ⅲ 级。尽管患者后组脑神经麻痹依然存在，但功能代偿良好。

虽然患者存在后组脑神经功能障碍，依然实施了对侧颈动脉体瘤手术切除。由于对侧颈动脉体副神经节瘤体积较小，我们预计术中可以切除肿瘤而不损伤迷走神经。通过经颈径路切除了肿瘤，所有后组脑神经得以解剖保留；患者术后未出现后组脑神经功能不全。

■ 病例 9.3：多发副神经节瘤

（图 9.42.1~图 9.42.27）

50 岁女性患者，曾行右侧颈动脉体瘤部分切除术，并于术中修复颈内动脉。因左侧波动性耳鸣，左侧迷走神经麻痹所致发音困难转入我们中心。患者有头颈部副神经节瘤的家族史，确认存在 SDHD 遗传缺陷 [EX3: c242 C>T（P81L）]。

耳镜检查发现外耳道内段有血管性肿物。CT、MRI 及血管造影等影像学证实右侧残留颈动脉体瘤及左侧 C2De1 型鼓室颈静脉球副神经节瘤及左侧 Shamblin Ⅱ 型颈动脉体瘤。

由于术前左侧迷走神经麻痹，故计划采用 A 型颞下窝径路伴术前栓塞同时切除颈动脉体瘤及鼓室颈静脉球副神经节瘤。由于对侧（左侧）迷走神经麻痹及先前手术中颈内动脉的损伤，故右侧残留的颈动脉体瘤采用保守策略治疗。

该患者术后出现舌咽神经及迷走神经面神经功能Ⅲ级以及传导性聋，耳蜗功能得以保存。

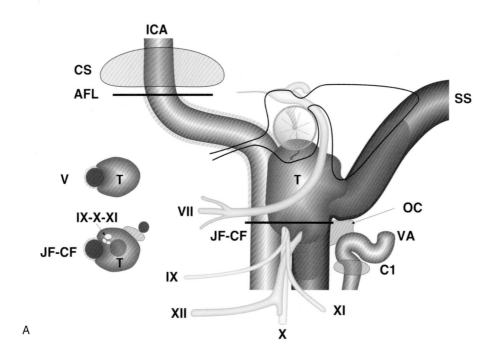

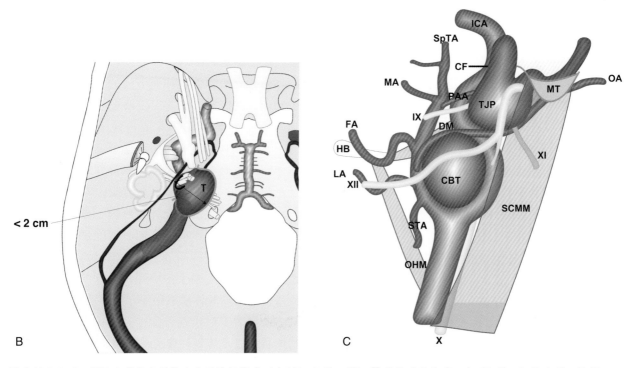

图 9.42.1 A~C　C2De1 型鼓室颈静脉球副神经节瘤（左侧）及 Shamblin Ⅱ 型颈动脉体瘤。A. C2 型。B. De1 型。C. Shamblin Ⅱ 型颈动脉体瘤。AFL：前破裂孔；C1：寰椎；CBT：颈动脉体瘤；CF：颈内动脉孔；CS：海绵窦；DM：二腹肌后腹；FA：面动脉；HB：舌骨；ICA：颈内动脉；IJV：颈内静脉；JF-CF：颈静脉孔-颈内动脉孔；LA：舌动脉；MA：上颌动脉；MT：乳突尖；OA：枕动脉；OC：枕骨髁；OHM：肩胛舌骨肌；SCMM：胸锁乳突肌；SpTA：颞浅动脉；SS：乙状窦；STA：甲状腺上动脉；T：肿瘤；TJP：鼓室颈静脉球副神经节瘤；V：颈内动脉垂直段；VA：椎动脉；Ⅶ：面神经；Ⅸ：舌咽神经；Ⅹ：迷走神经；Ⅺ：副神经；Ⅻ：舌下神经

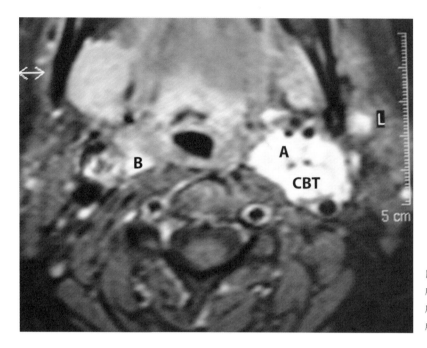

图 9.42.2　MRI 轴位图像。左侧大型颈动脉体瘤（A）及右侧小型颈动脉体瘤（B）。肿瘤位于后方的颈内动脉及前方的颈外动脉及其分支之间。CBT：颈动脉体瘤

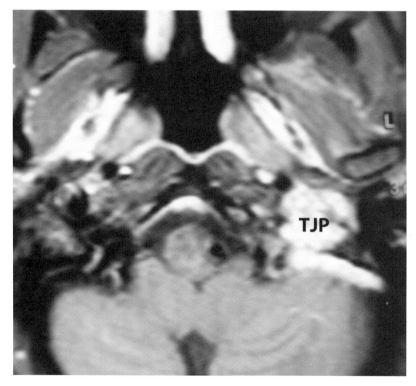

图 9.42.3　颈静脉孔平面 MRI 轴位图像。左侧大型鼓室颈静脉球副神经节瘤侵及颈内动脉管且向上扩展至膝部。肿瘤充满颈静脉球及乙状窦远端部分。TJP：鼓室颈静脉球副神经节瘤

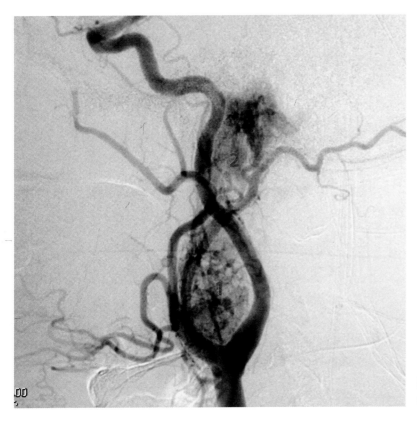

图 9.42.4　血管造影显示左侧颈动脉体瘤
（1）及鼓室颈静脉球副神经节瘤（2）

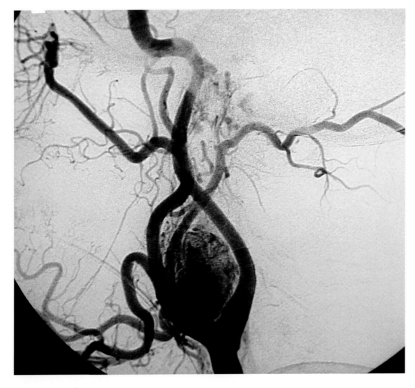

图 9.42.5　鼓室颈静脉球副神经节瘤栓塞
后的血管造影

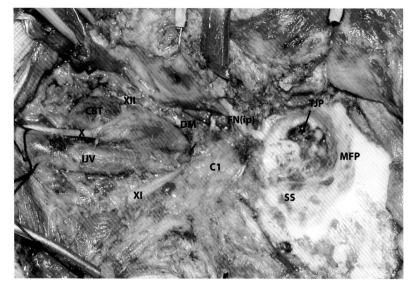

图 9.42.6 已完成颈部软组织进路、外耳道盲囊状封闭及乳突次全切除术。注意，由于颈动脉体瘤的存在，为了控制颈总动脉的近端而施行的广泛颈部暴露。面神经已显露至分叉处，颈内静脉缠绕结扎线。C1：寰椎横突；CBT：颈动脉体瘤；DM：二腹肌；FN（ip）：面神经腮腺内段；IJV：颈内静脉；MFP：颅中窝脑板；SS：乙状窦；TJP：鼓室颈静脉球副神经节瘤；X：迷走神经；XI：副神经；XII：舌下神经

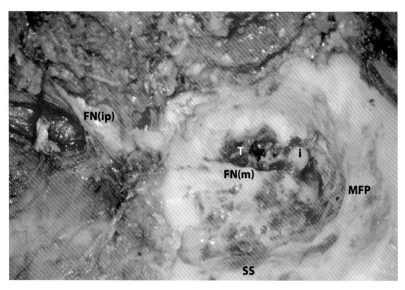

图 9.42.7 面神经颅外段的特写。注意位于中耳腔的肿瘤。只有这部分的肿瘤，需要在广泛切除肿瘤周围骨质显露肿瘤边缘之前行部分切除。FN（ip）：面神经腮腺内段；FN（m）：面神经乳突段；i：砧骨；MFP：颅中窝脑板；SS：乙状窦；T：肿瘤

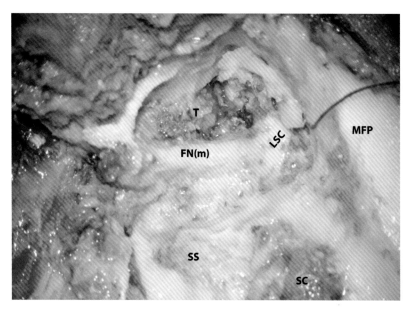

图 9.42.8 进一步钻磨。可见肿瘤广泛侵及鼓骨。乙状窦已经显露并使用止血纱布腔外填塞。FN（m）：面神经乳突段；LSC：外半规管；MFP：颅中窝脑板；SC：止血纱布；SS：乙状窦；T：肿瘤

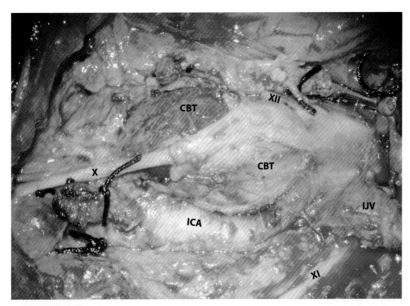

图 9.42.9　双重结扎并切断颈内静脉，然后向颅侧掀起。于颈总动脉分叉处可见颈动脉体瘤。ICA：颈内动脉；X：迷走神经；XI：副神经；XII：舌下神经

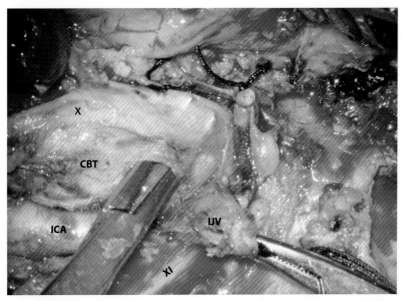

图 9.42.10　显微分离肿瘤及被肿瘤压扁的迷走神经。CBT：颈动脉体瘤；ICA：颈内动脉；IJV：颈内静脉；XI：副神经

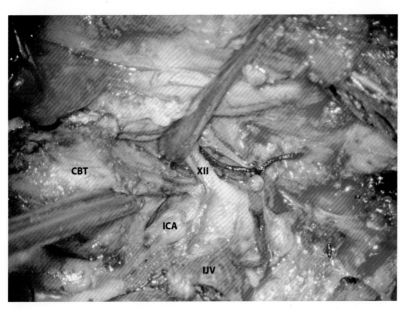

图 9.42.11　横断迷走神经，将舌下神经从肿瘤上极分离。CBT：颈动脉体瘤；ICA：颈内动脉；IJV：颈内静脉；XII：舌下神经

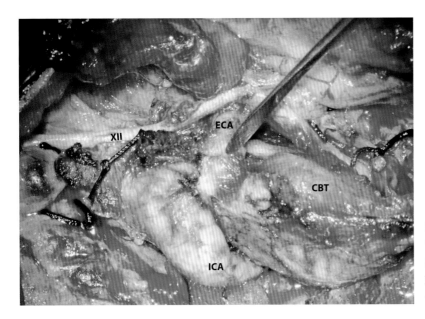

图 9.42.12 于颈总动脉分叉处切除肿瘤，可见肿瘤与动脉明显粘连。此处，颈内动脉被肿瘤推向外侧。CBT：颈动脉体瘤；ECA：颈外动脉；ICA：颈内动脉；XII：舌下神经

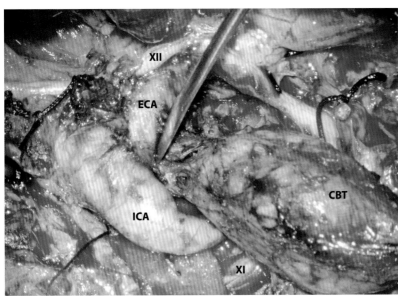

图 9.42.13 于颈总动脉分叉处切除肿瘤。CBT：颈动脉体瘤；ECA：颈外动脉；ICA：颈内动脉；XI：副神经；XII：舌下神经

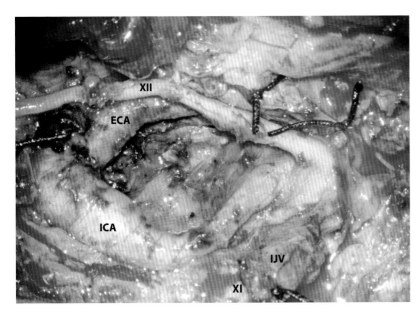

图 9.42.14 颈动脉体瘤已切除，可见迂曲的颈内及颈外动脉。ECA：颈外动脉；ICA：颈内动脉；IJV：颈内静脉；XI：副神经；XII：舌下神经

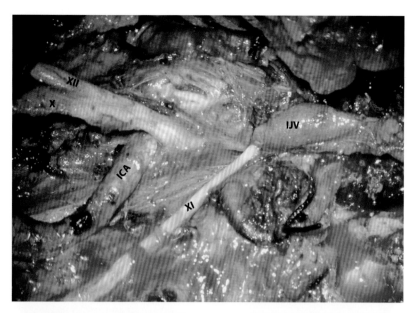

图 9.42.15　将横断的颈内静脉从副神经下方穿过并向上翻起。ICA：颈内动脉；IJV：颈内静脉；Ⅹ：迷走神经；Ⅺ：副神经；Ⅻ：舌下神经

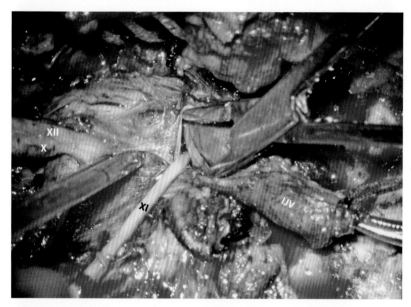

图 9.42.16　向颅侧追踪副神经。IJV：颈内静脉；Ⅹ：迷走神经；Ⅻ：舌下神经

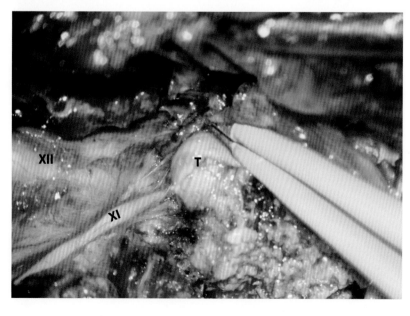

图 9.42.17　于颈部切除后组脑神经上的肿瘤。T：肿瘤；Ⅺ：副神经；Ⅻ：舌下神经

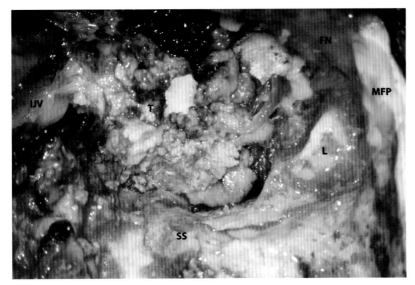

图 9.42.18 面神经已向前改道，并可见其被纤维蛋白胶固定于颧弓根处。这样便于完全切除鼓骨，且在肿瘤切除前从下至上完全显露肿瘤。该病例没有经枕骨髁扩展，而是使用经典的 A 型颞下窝径路。FN：面神经；IJV：颈内静脉；L：迷路；MFP：颅中窝脑板；SS：乙状窦；T：肿瘤

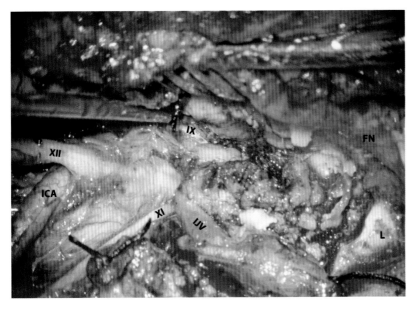

图 9.42.19 切除肿瘤的过程中辨认舌咽神经。FN：面神经（改道后）；ICA：颈内动脉；IJV：颈内静脉；L：迷路；XI：副神经；XII：舌下神经

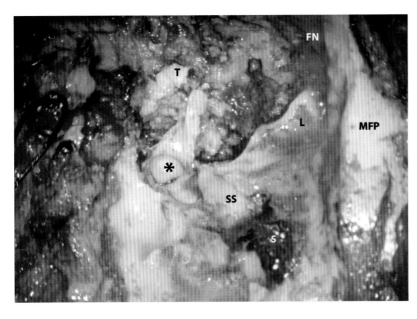

图 9.42.20 切开闭塞的乙状窦，显露乙状窦内的肿瘤（*）。FN：面神经；L：迷路；MFP：颅中窝脑板；S：止血纱布窦外封闭乙状窦；SS：乙状窦；T：肿瘤

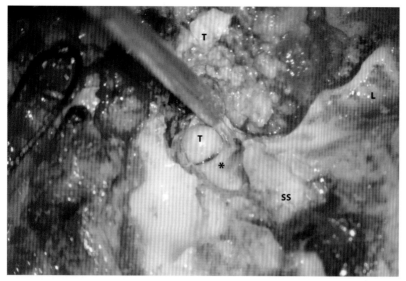

图 9.42.21 乙状窦内肿瘤的放大视图。注意看上去正常的乙状窦内侧壁 (*)。L：迷路；SS：乙状窦；T：肿瘤

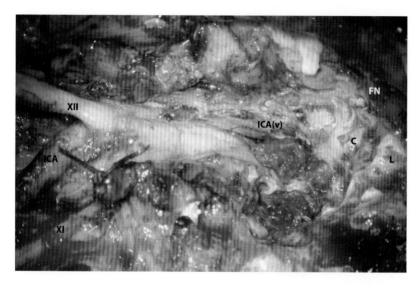

图 9.42.22 肿瘤大部已被切除。注意填塞至颈内动脉内侧的岩下窦的止血纱布。C：耳蜗；FN：面神经（改道后）；ICA：颈内动脉；ICA (v)：颈内动脉垂直段；L：迷路；XI：副神经；XII：舌下神经

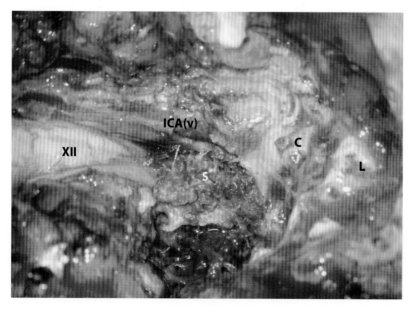

图 9.42.23 高倍镜下显示颈内动脉垂直段上残留的肿瘤。C：耳蜗；ICA (v)：颈内动脉垂直段；L：迷路；S：止血纱布；XII：舌下神经

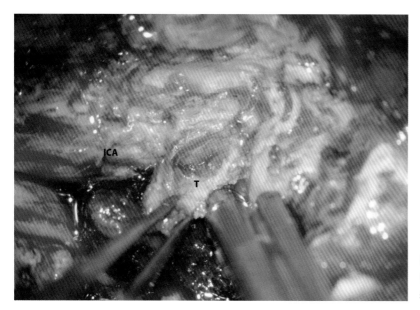

图 9.42.24　肿瘤侵及的颈内动脉外侧骨质已经磨除，骨膜下分离已经开始。ICA：颈内动脉；T：肿瘤

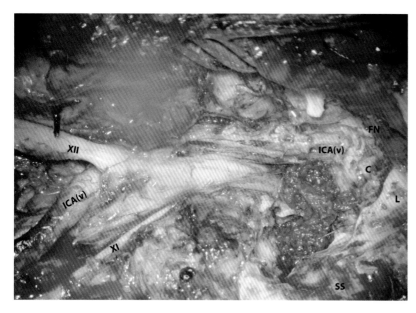

图 9.42.25　肿瘤已完全切除。C：耳蜗；FN：面神经（改道后）；ICA（v）：颈内动脉垂直段；L：迷路；SS：乙状窦（内侧壁）；XI：副神经；XII：舌下神经

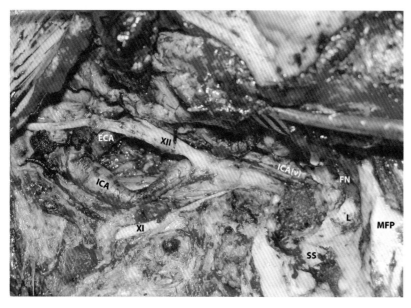

图 9.42.26　低倍术区视图。注意乙状窦及颈静脉孔后下方剩余的骨质。进一步切除此处骨质即为 A 型颞下窝径路伴经枕骨髁扩展。正如在其他病例中看到的那样，该扩展便于进一步暴露并控制肿瘤的后下方并最终达到内侧。ECA：颈外动脉；FN：面神经（改道后）；ICA：颈内动脉；ICA（v）：颈内动脉垂直段；L：迷路；MFP：颅中窝脑板；SS：乙状窦（内侧壁）；XI：副神经；XII：舌下神经

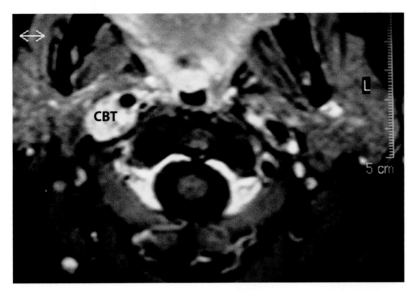

图 9.42.27 术后轴位 MRI 图像显示在另一中心手术残留的颈动脉体瘤生长

术后影像学证实左侧鼓室颈静脉球副神经节瘤及颈动脉体瘤完全切除（图 9.42.27），但是右侧残留的颈动脉体瘤轻度生长。因为存在左侧迷走神经麻痹，右侧残留的颈动脉体瘤只能考虑放射治疗。由于肿瘤尾侧的扩展，伽马刀不适合，常规分割外照射是可以考虑的选项。

■ 病例 9.4：一期切除伴硬膜内微小扩展的肿瘤（C2Di1）

（图 9.43.1~图 9.43.31）

硬脑膜打开且与广泛开放的颈部间隙沟通具有很高的脑脊液漏风险。由于颞骨鼓部及颅底部致密纤维组织被广泛切除，没有坚硬的结构容纳支撑封闭术腔所用的腹部脂肪。因而导致脂肪移位，并最终发生脑脊液漏。硬膜内微小的病变，只需在硬脑膜开放一个小口便可一期手术切除（图 9.43.1）。这可能不会有额外的脑脊液漏的风险，对于耳蜗及迷路保留的患者尤为如此。下面的病例展示了该技术。

63 岁女性，因发音困难、轻微吞咽困难 3 个月，右肩功能障碍 6 个月就诊。听功能正常，耳镜检查显示鼓膜正常。脑神经功能检查提示舌咽神经、迷路神经及副神经麻痹。

术前影像学（图 9.43.2~图 9.43.8）

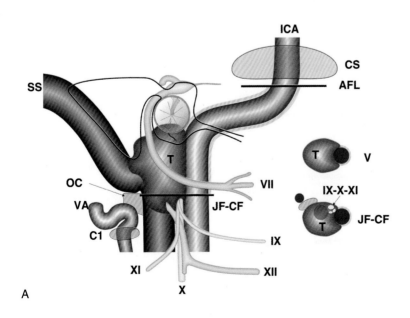

图 9.43.1　C2Di1 型（右侧）。A. C2 型

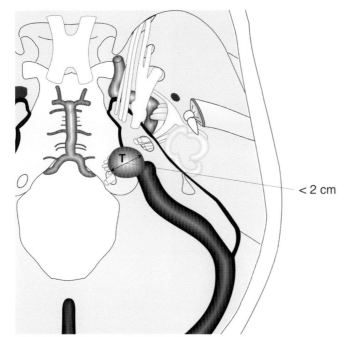

续图 9.43.1　B. Di1 型。AFL：前破裂孔；
C1：寰椎；CS：海绵窦；ICA：颈内动脉；
JF-CF：颈静脉孔–颈动脉孔；OC：枕骨
髁；SS：乙状窦；T：肿瘤；V：颈内动脉
垂直段；VA：椎动脉；Ⅶ：面神经；Ⅸ：
舌咽神经；Ⅹ：迷走神经；Ⅺ：副神经；
Ⅻ：舌下神经

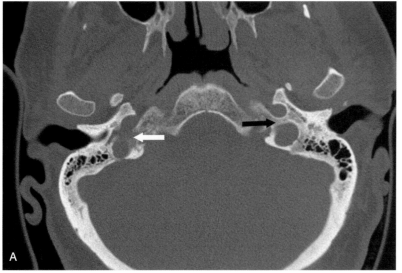

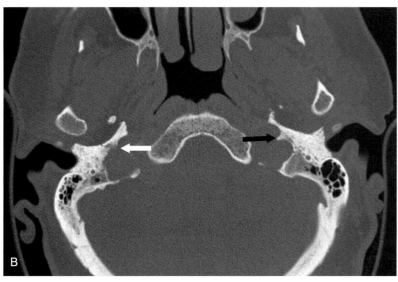

图 9.43.2　CT 轴位图像显示肿瘤破坏右侧
颈动脉隔（白箭头），而左侧（黑箭头）
正常

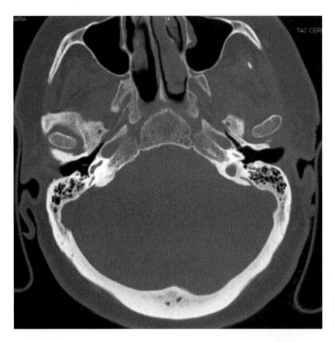

图 9.43.3　轴位 CT 图像显示肿瘤未累及颈内动脉水平段

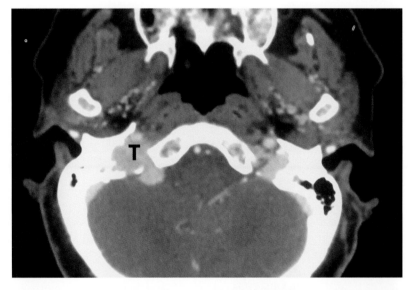

图 9.43.4　增强轴位 CT 图像。注意肿瘤侵占颈静脉孔并侵及硬膜内

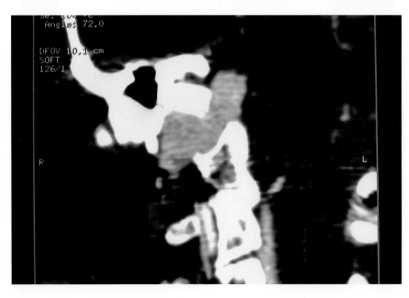

图 9.43.5　增强冠位 CT 图像清晰显示扩展至硬膜内的肿瘤

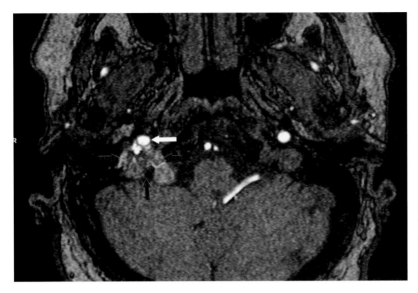

图 9.43.6 时间飞跃轴位 MRI 可以很好地显示副神经节瘤，并便于评估肿瘤与主要动、静脉的关系。该图可见肿瘤已通过颈静脉窝内侧的孔隙侵入硬膜内。肿瘤（3个蓝色箭头）累及颈内动脉垂直段（白色箭头），并伴有脑膜内侵犯（Di1）

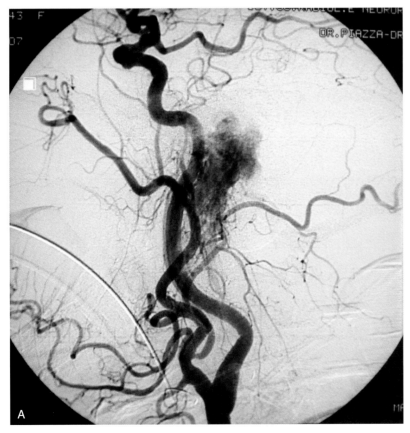

图 9.43.7 术前血管造影及栓塞。A. 颈总动脉造影显示以颈静脉窝为中心的血供丰富的肿块，主要血供来自咽升动脉

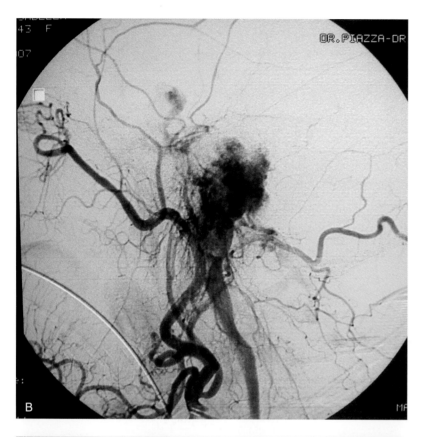

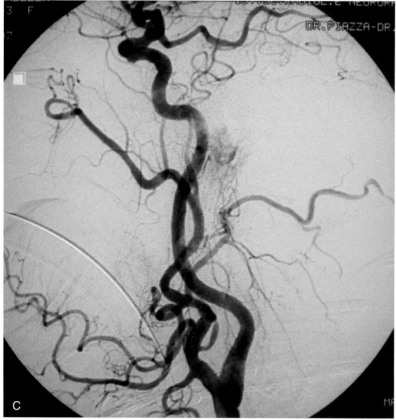

续图 9.43.7　B. 特征性的快速静脉引流至通畅的颈内静脉。C. 栓塞后血管造影可见极微的残余肿瘤充盈

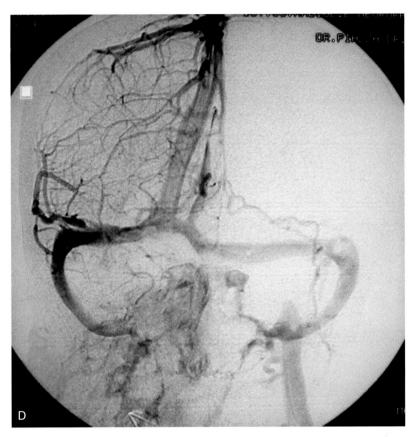

续图 9.43.7　D. 静脉相造影确认对侧引流，以及右侧侧支循环的形成

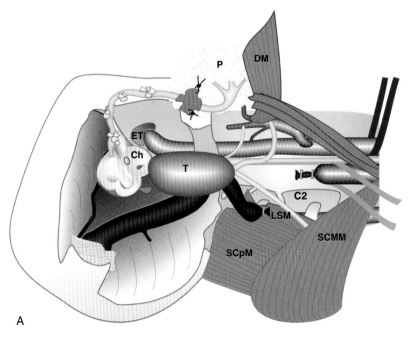

图 9.43.8　A. 术前影像学检查提示 C2Di1 型肿瘤伴仅通过颈静脉窝区的硬膜内扩展。因硬膜内扩展局限且孤立的特点，所以计划采用 A 型颞下窝径路一期手术切除

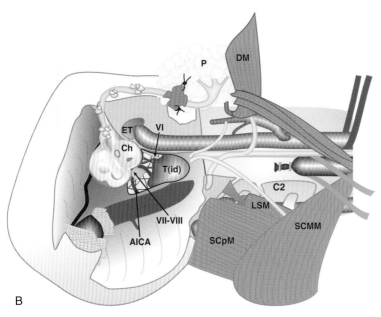

续图 9.43.8 B. 肿瘤部分切除后，可见硬膜内结构。AICA：小脑前下动脉；C2：枢椎；Ch：耳蜗；DM：二腹肌后腹；ET：咽鼓管；LSM：肩胛提肌；P：腮腺；SCMM：胸锁乳突肌；SCpM：头夹肌；T：肿瘤；T(id)：硬膜内肿瘤；Ⅵ：展神经；Ⅶ：面神经；Ⅷ：前庭耳蜗神经

手术切除（图 9.43.9~图 9.43.29）

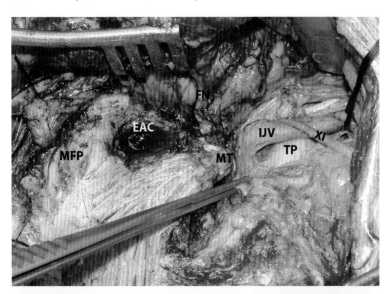

图 9.43.9 盲囊状封闭外耳道，解剖显露颞骨外段面神经至分叉处，显露颈部的神经血管束。注意分离胸锁乳突肌后乳突的广泛暴露。EAC：外耳道；FN：面神经；IJV：颈内静脉；MFP：颅中窝脑板；MT：乳突尖；TP：寰椎横突；Ⅺ：副神经

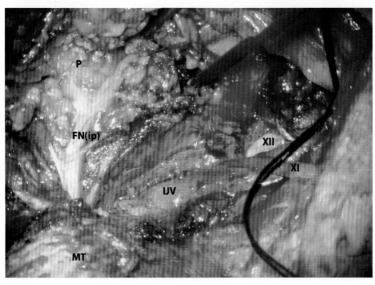

图 9.43.10 颞骨外段面神经的特写。注意乳突尖为茎突后咽旁间隙上部外侧的显著障碍。FN(ip)：面神经腮腺内段；IJV：颈内静脉；MT：乳突尖；P：腮腺；Ⅺ：副神经；Ⅻ：舌下神经

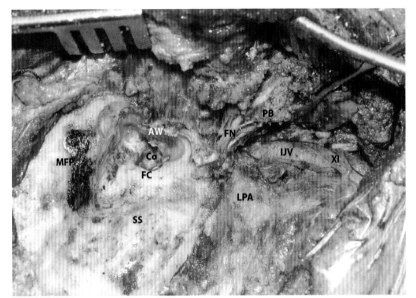

图 9.43.11　行乳突次全切除，注意颞弓根钻磨出的容纳改道后面神经（*）的沟槽。AW：外耳道前壁；Co：耳蜗；FC：面神经骨管；FN：面神经；IJV：颈内静脉；MFP：颅中窝脑板；LPA：寰椎外侧突；PB：二腹肌后腹；SS：乙状窦；XI：副神经

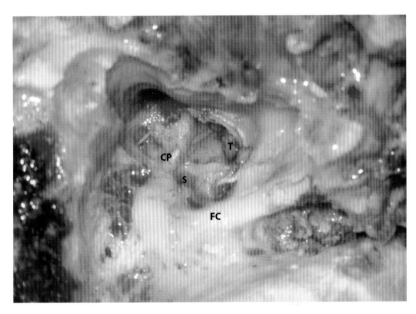

图 9.43.12　注意鼓环平面轻微的肿瘤侵犯。锤骨、砧骨已切除，鼓骨也已部分磨除。CP：匙突；FC：面神经骨管；S：镫骨；T：肿瘤

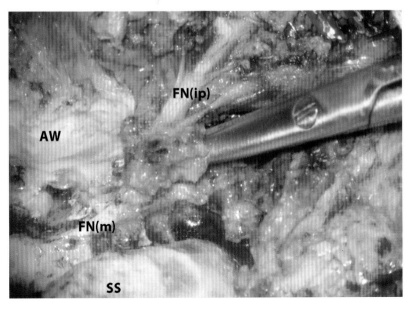

图 9.43.13　面神经垂直段已完全显露。保留袖套状结缔组织于茎乳孔周围。注意支配二腹肌后腹的面神经小分支。AW：外耳道前壁；FN（ip）：面神经腮腺内段；FN（m）：面神经乳突段；SS：乙状窦

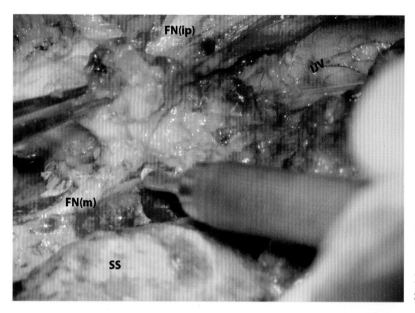

图 9.43.14　使用 Beaver 刀锐性分离为松解面神经垂直段纤维血管粘连、无创游离面神经所必需。FN（m）：面神经乳突段；FN（ip）：神经腮腺内段；IJV：颈内静脉；SS：乙状窦

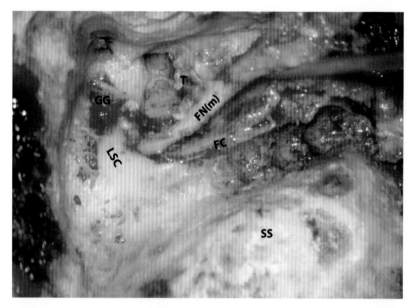

图 9.43.15　面神经已经游离至第二膝部。FC：面神经骨管；FN（m）：面神经乳突段；GG：面神经膝状神经节；LSC：外半规管；SS：乙状窦；T：肿瘤

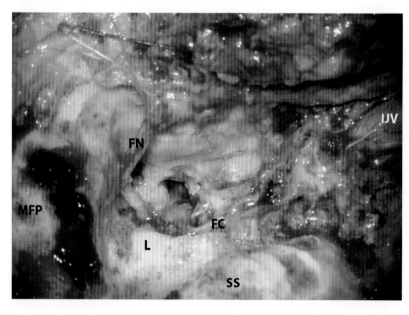

图 9.43.16　面神经鼓室段已游离，将保留在面神经上的袖套状软组织与腮腺组织缝合以固定面神经。FC：面神经骨管；FN：面神经；IJV：颈内静脉；L：迷路；MFP：颅中窝脑板；SS：乙状窦

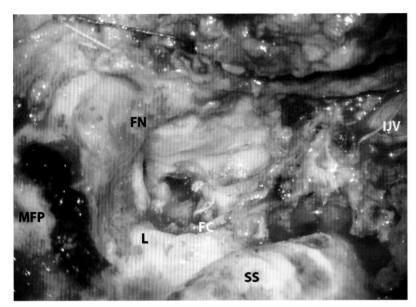

图 9.43.17 使用纤维蛋白胶确保面神经位于新建的骨管内。FC：面神经骨管；FN：面神经；IJV：颈内静脉；L：迷路；MFP：颅中窝脑板；SS：乙状窦

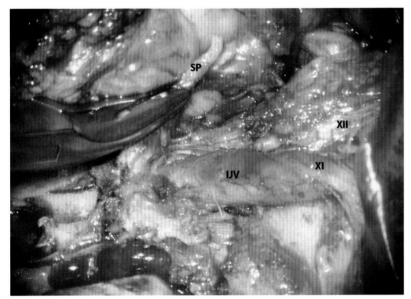

图 9.43.18 进一步切除鼓骨以显露茎突根部。IJV：颈内静脉；SP：茎突；XI：副神经；XII：舌下神经

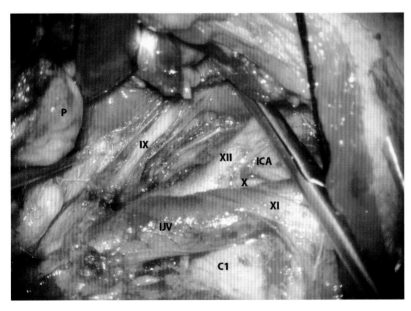

图 9.43.19 充分显露所有后组脑神经。注意后组脑神经与颈内动脉及颈内静脉的关系。C1：寰椎；ICA：颈内动脉；IJV：颈内静脉；P：腮腺；IX：舌咽神经；X：迷走神经；XI：副神经；XII：舌下神经

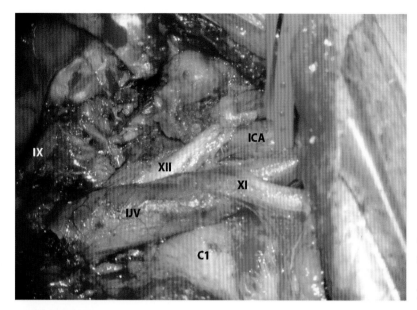

图 9.43.20　以血管带缠绕颈内动脉以控制该血管，同样用血管带缠绕颈内静脉。C1：寰椎横突；ICA：颈内动脉；IJV：颈内静脉；Ⅸ：舌咽神经；Ⅺ：副神经；Ⅻ：舌下神经

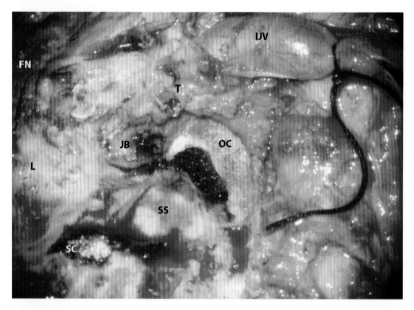

图 9.43.21　乙状窦已使用止血纱布腔外填塞封闭，随后结扎颈内静脉。进一步切除乙状窦及颈静脉球后下部的骨质，也就是枕骨髁后内侧部分切除。这样，在开始切除肿瘤之前，颈静脉窝已广泛暴露。可见放置于后髁管中的止血纱布。FN：面神经；IJV：颈内静脉（已结扎）；JB：颈静脉球；L：迷路；OC：枕骨髁；SC：乙状窦腔外填塞的止血纱布；SS：乙状窦；T：肿瘤

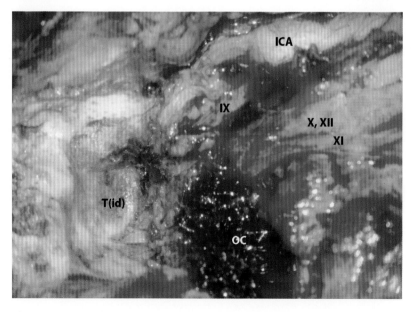

图 9.43.22　乙状窦已开放，显露肿瘤的硬膜外部分。后组脑神经从瘤体中或瘤体下方穿行。ICA：颈内动脉；OC：止血纱布覆盖的枕骨髁；T（id）：硬脑膜内肿瘤；Ⅸ：舌咽神经；Ⅹ：迷走神经；Ⅺ：副神经；Ⅻ：舌下神经

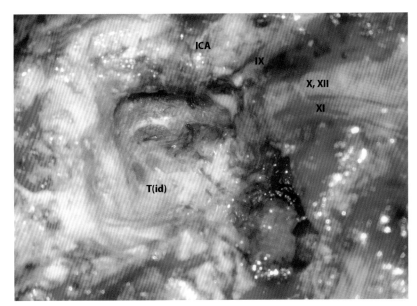

图 9.43.23 硬脑膜外肿瘤组织已切除，颈内动脉内侧的骨质已广泛去除以确保肿瘤完全切除。肿瘤前界已显露。ICA：颈内动脉；T（id）：透过脑膜可见硬膜内肿瘤；Ⅸ：舌咽神经；Ⅹ：迷走神经；Ⅺ：副神经；Ⅻ：舌下神经

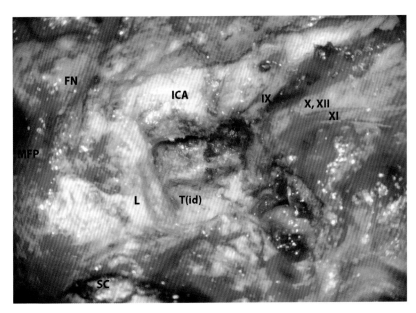

图 9.43.24 低倍视野显示后组脑神经与肿瘤的关系。注意透过已切除的乙状窦内侧的颅后窝脑膜可见硬膜内的肿瘤。FN：面神经；ICA：颈内动脉；L：迷路；MFP：颅中窝脑板；SC：止血纱布；T（id）：硬脑膜内肿瘤；Ⅸ：舌咽神经；Ⅹ：迷走神经；Ⅺ：副神经；Ⅻ：舌下神经

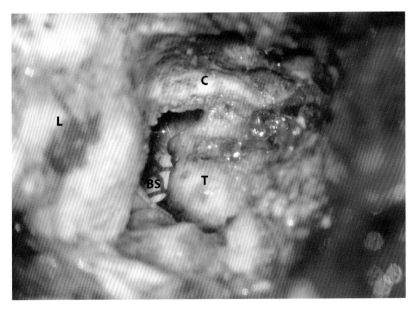

图 9.43.25 颈静脉窝内侧开口边缘的骨质已磨除，以确保完全切除病变。已完成一个局限的脑膜切口。注意，对于该病例，这样一个局限的脑膜切口已足以充分显露硬膜内的肿瘤组织。更大的硬膜内病变则需扩大硬膜切口，因而建议分期手术。可见位于肿瘤深面的脑干。BS：脑干；C：斜坡；L：迷路；T：肿瘤

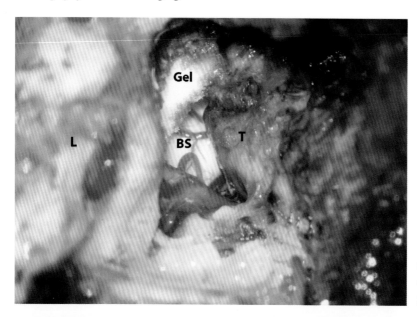

图 9.43.26　在分块切除前先使用双极电凝缩小瘤体。使用明胶海绵保护面听神经束远离肿瘤切除区域。BS：脑干；Gel：明胶海绵；L：迷路；T：肿瘤

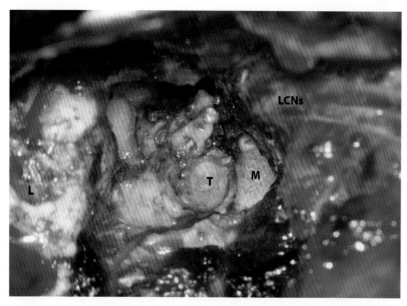

图 9.43.27　硬膜内肿瘤已部分切除，肿瘤下极已游离。注意用外科手术垫片保护脑干及小脑后下动脉。同样注意该肿瘤相对乏血管性。这是因为栓塞后去血管化、先期切除了硬脑膜外的肿瘤组织以及开始减瘤前广泛使用双极电凝凝固肿瘤囊壁。L：迷路；LCNs：后组脑神经；M：外科手术垫片；T：肿瘤

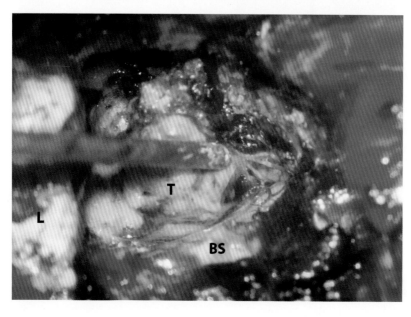

图 9.43.28　向上推压肿瘤，双极电凝凝固后，整块切除肿瘤。BS：脑干；L：迷路；T：肿瘤

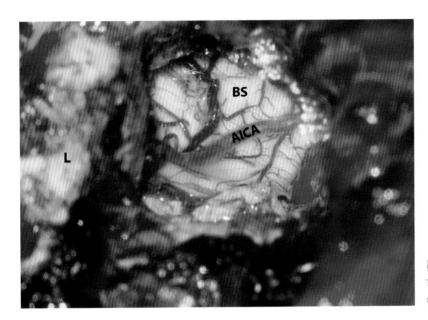

图 9.43.29　完全切除，可见面神经及小脑前下动脉位于脑干表面。AICA：小脑前下动脉；BS：脑干；L：迷路

术后影像学评估（图 9.43.30，9.43.31）

　　患者术后未出现新的后组脑神经功能障碍，术后 3 个月面神经功能 HB 分级为 V 级，术后 1 年改善至 I 级。患者出现严重的传导性聋，而耳蜗功能得以保留。

　　对于颈内动脉明显被肿瘤包裹并导致其狭窄或因之前手术或放疗引起颈内动脉壁脆弱的这些罕见病例，可牺牲颈内动脉。术前须行球囊栓塞试验（参见第 14 章）。如果该试验提示可安全牺牲颈内动脉，则放置永久球囊封闭该动脉。在我们早期的实践中，切除颈内动脉更为频繁。随着时间的推移，由于担心引发远期并发症，我们采用了更为保守的态度。现在我们使用腔内支架。这样避免了封闭颈内动脉，同时便于外膜下完全切除肿瘤。

　　对于 Di2 型鼓室颈静脉球副神经节瘤，可行分期手术切除肿瘤。第一期手术行 A 型颞下窝径路；第二期手术切除硬膜内的部分肿瘤。下面的病例（病例 9.5）展示了分期手术伴颈内动脉永久性球囊栓塞后切除。

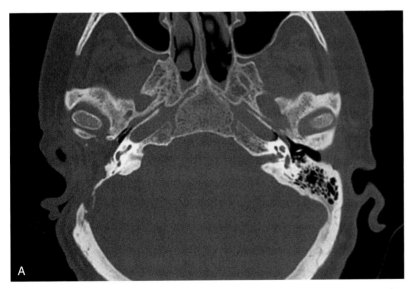

图 9.43.30　A. 轴位 CT 图像

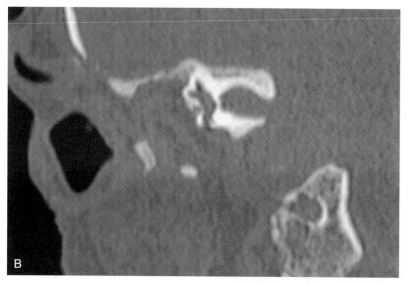

续图 9.43.30　B. 冠位 CT 图像

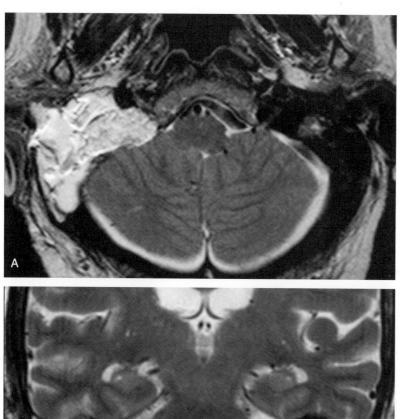

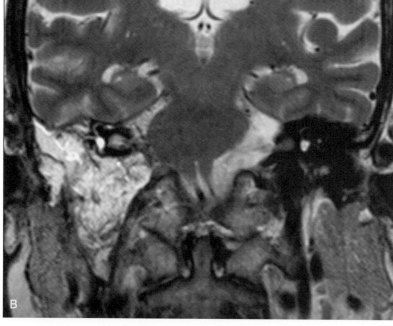

图 9.43.31　轴位（A）及冠位（B）双时相 MRI 确认彻底切除肿瘤，腹部脂肪充满术腔并进入到小脑脑桥角

■ 病例 9.5：C3Di2 型复杂肿瘤的分期手术切除。第一期手术切除肿瘤并牺牲颈内动脉

（图 9.44.1~图 9.44.43）

52 岁女性，发声困难、进行性听力下降及搏动性耳鸣病史 3~4 年。无家族发病史。耳镜检查发现占据外耳道内段表面覆盖角化组织的肿物。迷走神经、舌下神经麻痹及死耳。

术前影像学检查（图 9.44.1~图 9.44.7）

总之，影像学检查示 I 期大型迷走神经副神经节瘤伴 C3Di2 型鼓室颈静脉球副神经节瘤。由于肿瘤包裹颈内动脉的颈段及颞骨段，因而，在行二期手术之前，患者行永久性球囊阻塞。

手术切除（图 9.44.8~图 9.44.22）

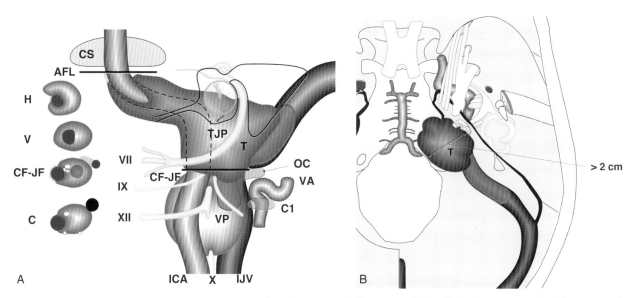

图 9.44.1　C3Di2（左侧）。A. C3。B. Di2。AFL：前破裂孔；C1：寰椎；C：颞骨外颈内动脉水平；CS：海绵窦；H：颈内动脉水平段；ICA：颈内动脉；IJV：颈内静脉；CF-JF：颈内动脉孔–颈内静脉孔；OC：枕骨髁；T：肿瘤；TJP：鼓室颈静脉球副神经节瘤；VA：椎动脉；VP：迷走神经副神经节瘤；Ⅶ：面神经；Ⅸ：舌咽神经；Ⅹ：迷走神经；Ⅻ：舌下神经

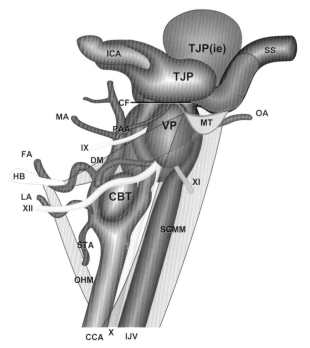

图 9.44.2　复杂鼓室颈静脉球副神经节瘤示意图。CBT：颈动脉体瘤；CCA：颈总动脉；CF：颈动脉孔；DM：二腹肌后腹；FA：面动脉；HB：舌骨；ICA：颈内动脉；IJV：颈内静脉；LA：舌动脉；MA：上颌动脉；MT：乳突尖；OA：枕动脉；OHM：肩胛舌骨肌；PAA：耳后动脉；SCMM：胸锁乳突肌；STA：甲状腺上动脉；TJP：鼓室颈静脉球副神经节瘤；TJP（ie）：硬膜内或硬膜外鼓室颈静脉球副神经节瘤；VP：迷走神经副神经节瘤；Ⅸ：舌咽神经；Ⅹ：迷走神经；Ⅺ：副神经；Ⅻ：舌下神经

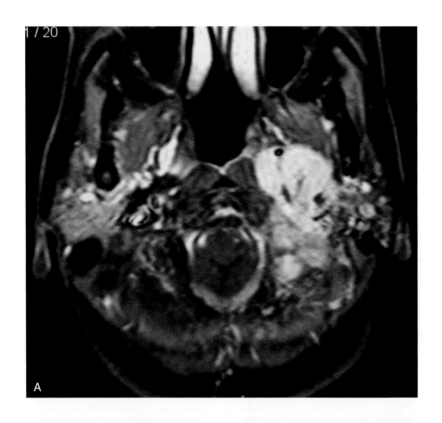

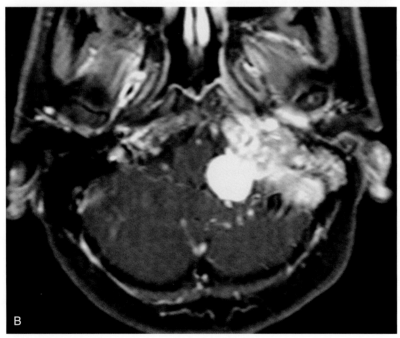

图 9.44.3　轴位 T1 增强 MRI 显示位于茎突后咽旁间隙富含血管的大型肿块，该肿块完全包裹颈内动脉。在更高的层面，可见通过颈静脉窝内侧壁扩展至脑膜内的体积较大的肿瘤。同时，肿瘤沿着整个岩骨后面浸润硬脑膜。这些影像学所见与该患者同时患有鼓室颈静脉球副神经节瘤及迷走神经副神经节瘤相吻合

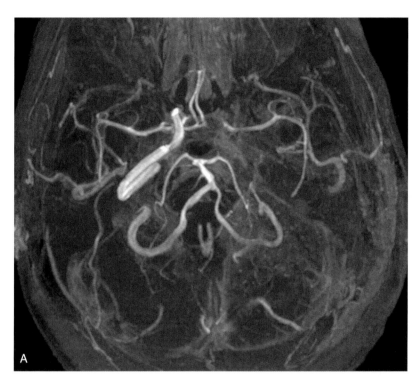

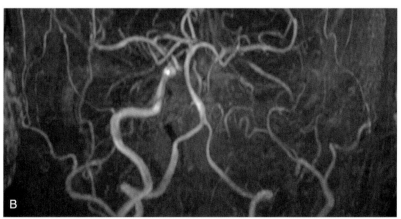

图 9.44.4 磁共振血管造影提示左侧颈内动脉缺如，但可通过 Willis 环提供充分的侧支循环

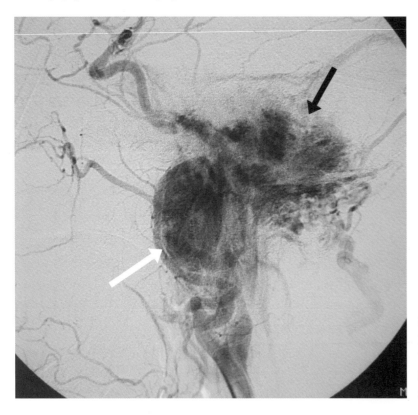

图 9.44.5　血管造影提示可能存在两处病变。卵圆形肿块为较大的迷走神经副神经节瘤（白箭头），后上部无明确界限的肿瘤充盈为鼓室颈静脉球副神经节瘤（黑箭头）。可见肿瘤累及颈内动脉水平段

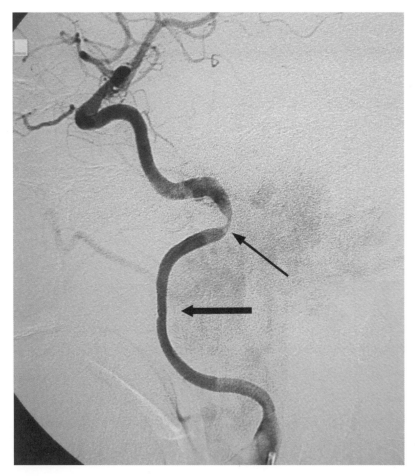

图 9.44.6　1 例迷走神经副神经节瘤伴鼓室颈静脉球副神经节瘤患者的血管造影（侧位像）。由于迷走神经副神经节瘤的存在，右侧颈内动脉存在明显狭窄（细箭头）及移位（粗箭头）

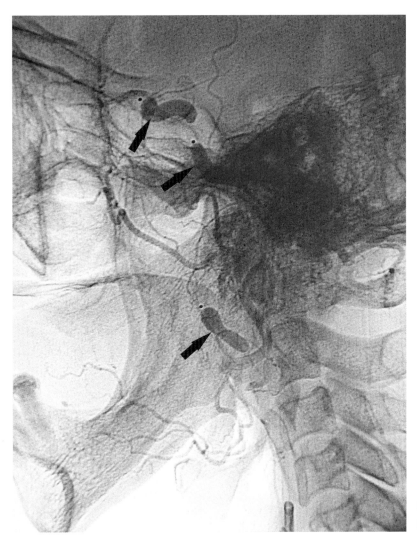

图 9.44.7 术前行永久性球囊栓塞。可见近端及远端放置的球囊（箭头）

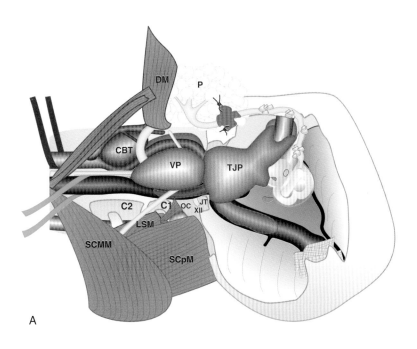

图 9.44.8. A. 术中所见示意图。C1：寰椎；C2：枢椎；CBT：颈动脉体瘤；DM：二腹肌后腹；JT：颈静脉结节；LSM：肩胛提肌；OC：枕骨髁；P：腮腺；SCMM：胸锁乳突肌；SCpM：头夹肌；TJP：鼓室颈静脉球副神经节瘤；VP：迷走神经副神经节瘤；Ⅻ：舌下神经

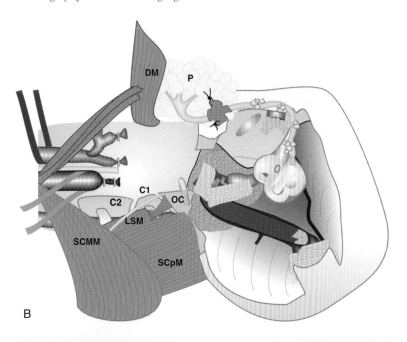

B

续图 9.44.8　B. 肿瘤切除后的示意图。
C1：寰椎；C2：枢椎；CBT：颈动脉体
瘤；DM：二腹肌后腹；JT：颈静脉结节；
LSM：肩胛提肌；OC：枕骨髁；P：腮腺；
SCMM：胸锁乳突肌；SCpM：头夹肌；
TJP：鼓室颈静脉球副神经节瘤；VP：迷
走神经副神经节瘤；Ⅻ：舌下神经

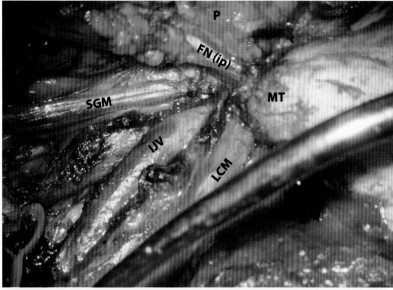

图 9.44.9　外耳道盲囊状封闭、颈清扫及
颞骨外段面神经的显露已经完成。注意颈
内静脉、茎突以及颈深部肌群的相互关
系。FN（ip）：面神经腮腺内段；LCM：头
最长肌；MT：乳突尖；P：腮腺；IJV：颈
内静脉；SGM：茎突舌骨肌；SP：茎突

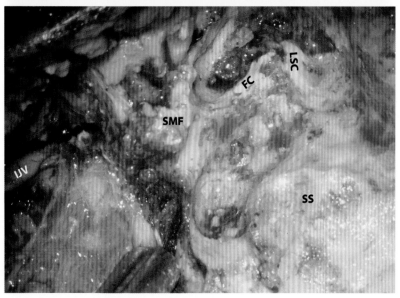

图 9.44.10　乳突次全切除已完成，乳突尖
已切除。FC：面神经骨管；IJV：颈内静
脉；LSC：外半规管；SMF：茎乳孔；SS：
乙状窦

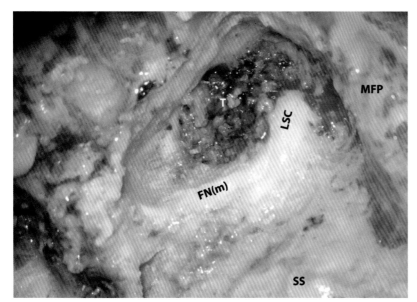

图 9.44.11　在行面神经改道前，中耳肿瘤已使用电凝广泛凝固以控制出血。这是唯一在广泛暴露肿瘤边缘前切除的部分肿瘤。切除鼓骨明显改善了面神经的显露。肿瘤累及鼓骨及面后气房。FN（m）：面神经乳突段；LSC：外半规管；MFP：颅中窝脑板；SS：乙状窦；T：肿瘤

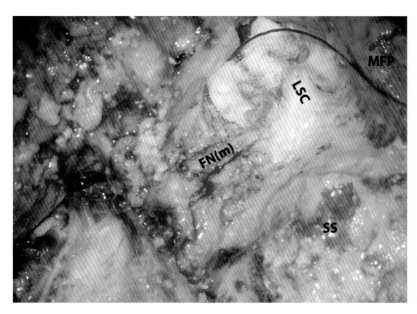

图 9.44.12　开始从下方游离面神经，注意，肿瘤出血使用棉片控制。FN（m）：面神经乳突段；LSC：外半规管；MFP：颅中窝脑板；SS：乙状窦

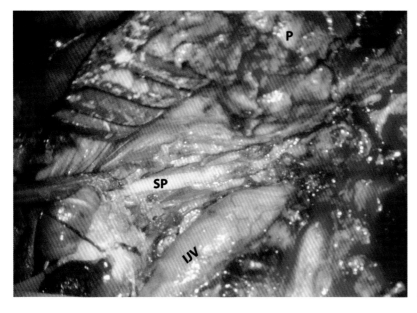

图 9.44.13　完成面神经向前改道后，从其附着的肌肉及韧带中游离茎突并切除，以获得颈内动脉的最佳显露。IJV：颈内静脉；SP：茎突；P：腮腺

323

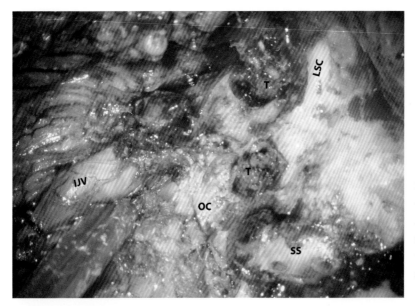

图 9.44.14 茎突已切除，乙状窦已腔外填塞封闭，颈内静脉已于颈部结扎。进一步切除乙状窦、颈静脉球后下方的骨质，可见肿瘤向枕骨髁方向扩展。注意，因面神经向前改道以及茎突切除所带来的颈静脉窝区的广泛暴露。IJV：颈内静脉（已结扎）；LSC：外半规管；OC：枕骨髁；SS：乙状窦；T：肿瘤

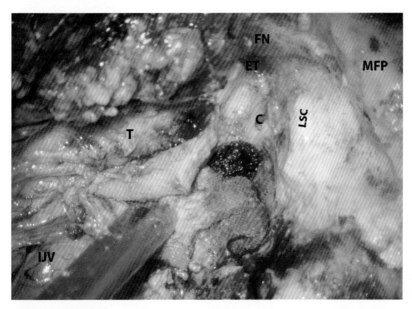

图 9.44.15 进一步切除残余的鼓骨。C：耳蜗；ET：咽鼓管；FN：面神经（已改道）；IJV：颈内静脉；LSC：外半规管；MFP：颅中窝脑板；T：肿瘤

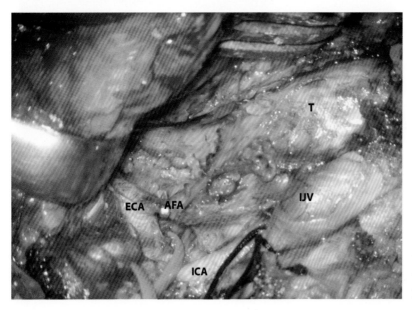

图 9.44.16 颈外动脉已使用血管带缠绕，咽升动脉已使用血管夹夹闭。AFA：咽升动脉；ECA：颈外动脉；ICA：颈内动脉；IJV：颈内静脉（已结扎）；T：肿瘤

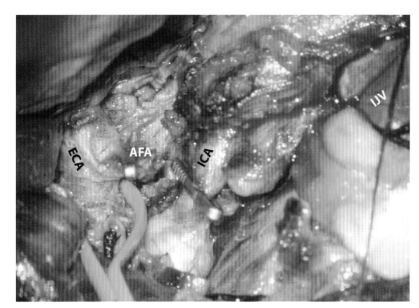

图 9.44.17 使用血管夹夹闭球囊栓塞的颈内动脉。AFA：咽升动脉；ECA：颈外动脉；ICA：颈内动脉；IJV：颈内静脉

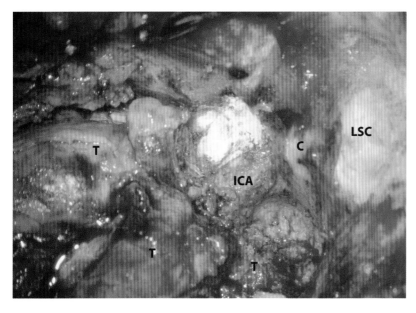

图 9.44.18 可见扩展至颈内动脉前内侧的迷走神经副神经节瘤。肿瘤已侵犯颈内动脉骨膜鞘。C：耳蜗；ICA：颈内动脉；LSC：外半规管；T：肿瘤

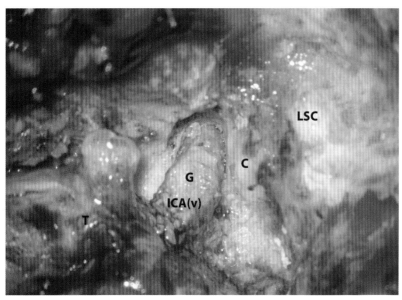

图 9.44.19 广泛去除颈内动脉水平段至破裂孔周围的骨质。注意耳蜗与颈内动脉的关系。C：耳蜗；G：颈内动脉膝；ICA（v）：颈内动脉垂直段；LSC：外半规管；T：肿瘤

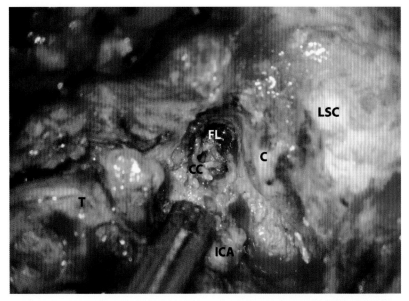

图 9.44.20　在破裂孔平面横断颈内动脉，可见岩尖气房及颈内动脉内侧骨质。得益于颈内动脉球囊永久性封闭，切除肿瘤时基本没有出血。此时，肿瘤上界得以很好地控制。C：耳蜗；CC：颈内动脉管；FL：破裂孔；ICA：颈内动脉；LSC：外半规管；T：肿瘤

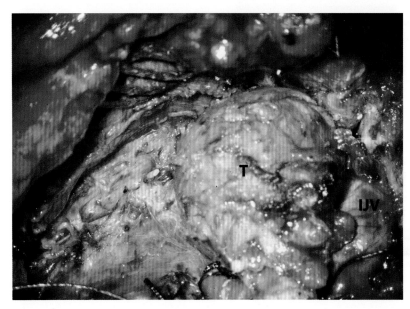

图 9.44.21　现在处理颈部肿瘤（迷走神经副神经节瘤）。颈内动脉被巨大肿瘤包裹。IJV：颈内静脉；T：肿瘤

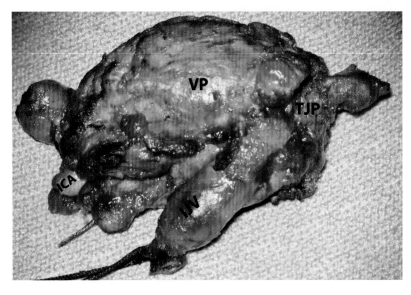

图 9.44.22　切除肿瘤及肿瘤包裹的颈内静脉及颈内动脉。ICA：颈内动脉；IJV：颈内静脉；VP：迷走神经副神经节瘤；TJP：鼓室颈静脉球副神经节瘤

术后影像学（图 9.44.23）

　　术后增加了副神经麻痹，术后 3 个月面神经功能评分为Ⅲ级。

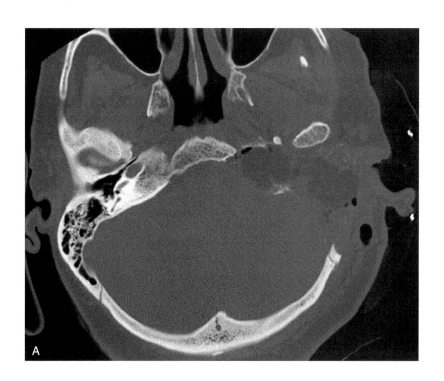

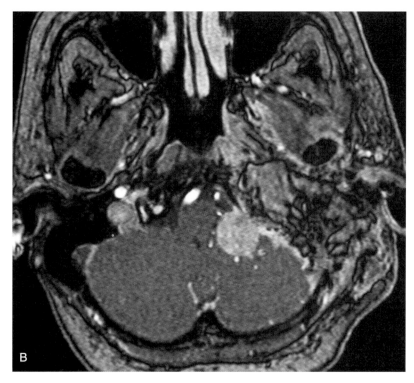

图 9.44.23　A. CT 显示包裹颈内动脉的整个岩尖已被切除。B. T1 增强 MRI 轴位图像显示硬膜外的肿瘤已完全切除，可见硬膜内残留肿瘤及广泛的硬脑膜强化

第二期手术：经迷路及经斜坡径路
（图 9.44.24~图 9.44.43）

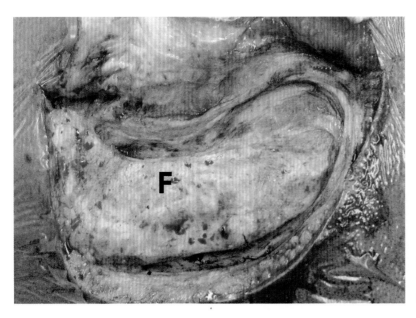

图 9.44.24　行大型"C"形耳后皮肤切口，制备一个蒂在下方的"U"形肌骨膜瓣（F）

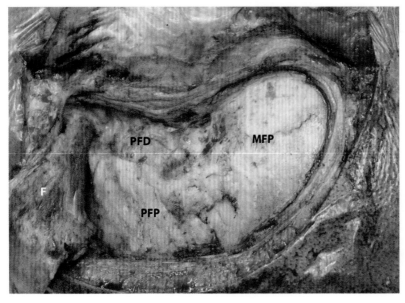

图 9.44.25　暴露颞骨，可见一期手术切除的乳突腔。MFP：颅中窝脑板；PFD：颅后窝硬膜；PFP：颅后窝脑板

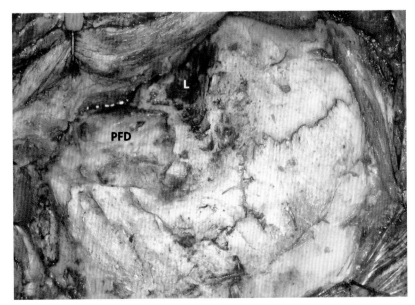

图 9.44.26 分离软组织时，注意不要损伤改道后的面神经。可见位于乳突腔中的迷路，它为进一步手术提供可靠的解剖标志。L：迷路；PFD：颅后窝硬脑膜

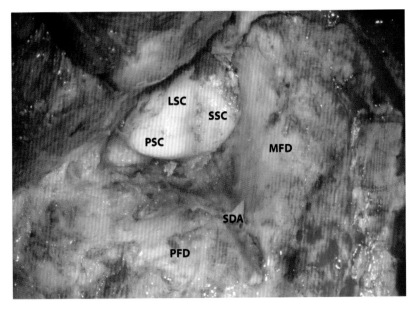

图 9.44.27 暴露颅中窝及颅后窝脑膜，可清晰视及迷路骨质。注意乙状窦已于第一期手术中切除。LSC：外半规管；MFD：颅中窝脑膜；PFD：颅后窝脑膜；PSC：后半规管；SDA：窦脑膜角；SSC：前半规管

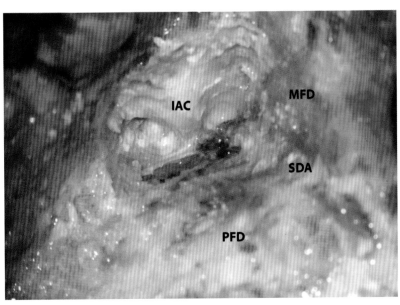

图 9.44.28 迷路已切除，内耳道已轮廓化。IAC：内耳道；MFD：颅中窝脑膜；PFD：颅后窝脑膜；SDA：窦脑膜角

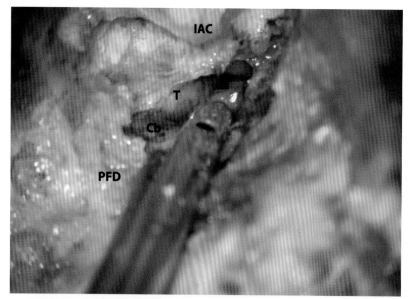

图 9.44.29　内耳门外侧的颅后窝脑膜已切开，可见肿瘤扩展至面听神经束。Cb：小脑；IAC：内耳道；PFD：颅后窝脑膜；T：肿瘤

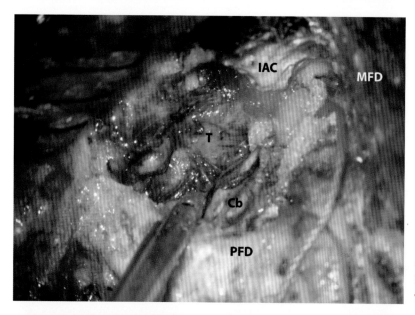

图 9.44.30　广泛切除硬脑膜以充分暴露硬膜内的肿瘤。Cb：小脑；IAC：内耳道；MFD：颅中窝脑膜；PFD：颅后窝脑膜；T：肿瘤

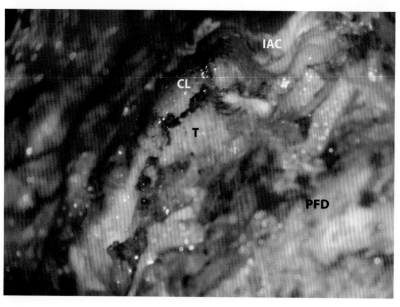

图 9.44.31　磨除肿瘤前方的斜坡骨质直至出现正常松质骨，将外科手术垫片置于肿瘤与小脑之间。CL：斜坡；IAC：内耳道；PFD：颅后窝脑膜；T：肿瘤

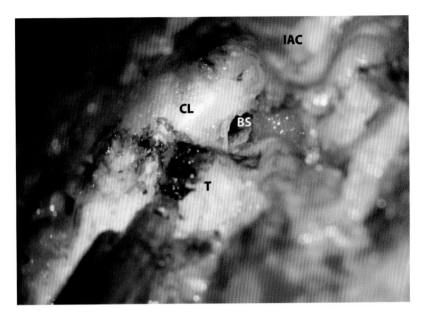

图 9.44.32　已暴露肿瘤的前界，通过蛛网膜可见脑干。BS：脑干；CL：斜坡；IAC：内耳道；T：肿瘤

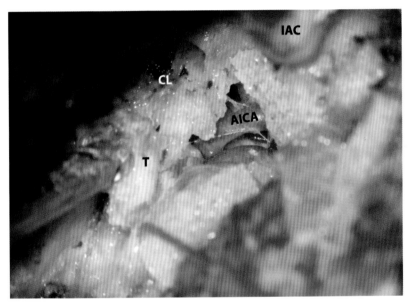

图 9.44.33　减瘤时，可见小脑前下动脉恰好位于肿瘤的下面。上方的外科手术垫片用于保护第Ⅶ~Ⅷ脑神经束。AICA：小脑前下动脉；CL：斜坡；IAC：内耳道；T：肿瘤

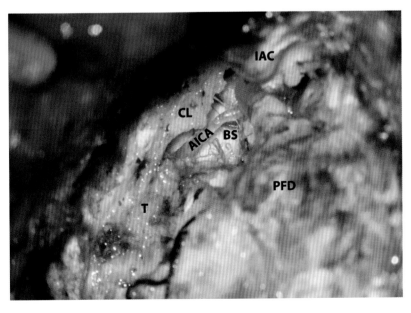

图 9.44.34　从肿瘤上极开始切除肿瘤，注意从小脑前下动脉上逐步切除肿瘤。AICA：小脑前下动脉；BS：脑干；CL：斜坡；IAC：内耳道；PFD：颅后窝脑膜；T：肿瘤

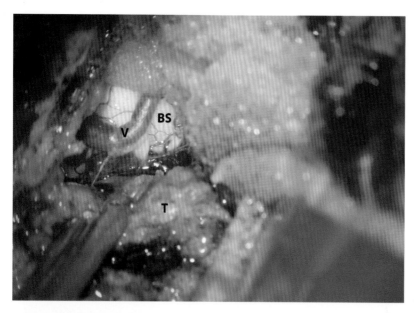

图 9.44.35 此时，可见位于脑干表面的静脉丛。BS：脑干；T：肿瘤；V：静脉

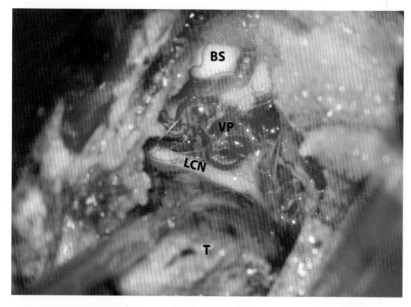

图 9.44.36 减瘤后的肿瘤逐步从脑干及血管丛上切除，可见复杂的血管丛。BS：脑干；LCN：Ⅸ脑神经；T：肿瘤；VP：脑干表面的静脉丛

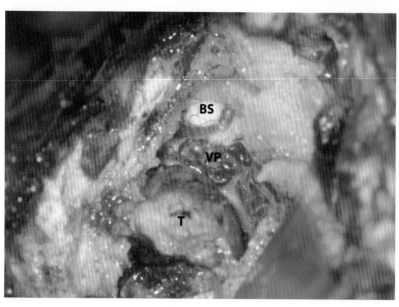

图 9.44.37 宽广的术腔视图。BS：脑干；T：肿瘤；VP：静脉丛

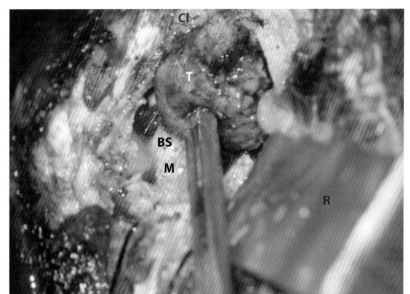

图 9.44.38　处理肿瘤下极。注意，用双极电凝广泛凝固肿瘤表面以去血管化。在肿瘤与脑干之间放置外科手术垫片。BS：脑干；Cl：斜坡；M：外科手术垫片；R：小脑撑开器；T：肿瘤

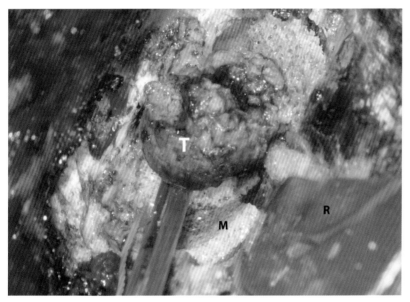

图 9.44.39　肿瘤（T）几乎完全游离，将外科手术垫片（M）覆盖于脑干表面。R：小脑撑开器

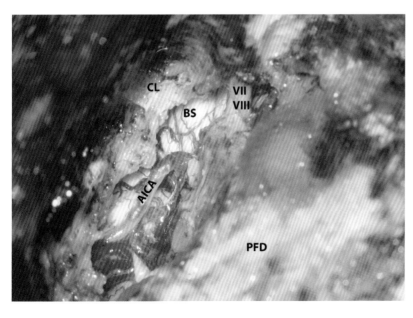

图 9.44.40　肿瘤已完全切除，可见位于上方的第Ⅶ~Ⅷ脑神经束。AICA：小脑前下动脉；BS：脑干；CL：斜坡；PFD：颅后窝脑膜；Ⅶ：面神经；Ⅷ：前庭耳蜗神经

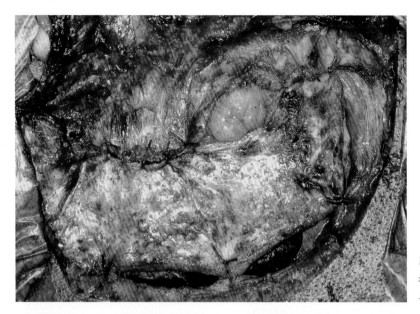

图 9.44.41 缝合肌骨膜瓣，腹部脂肪已通过缺损的脑膜放置于硬脑膜内间隙。该技术确保完全水密性缝合

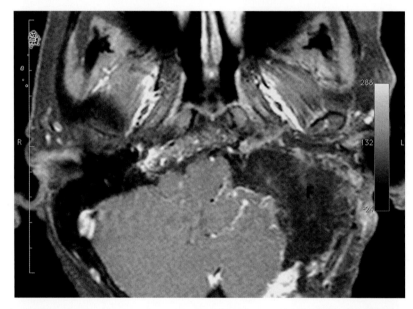

图 9.44.42 术后钆增强脂肪抑制轴位 MRI 图像显示没有肿瘤残留。F：腹部脂肪

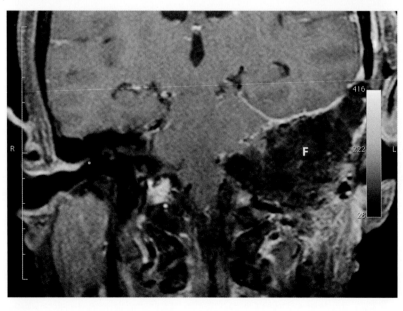

图 9.44.43 冠位 MRI，肿瘤已全部切除。F：腹部脂肪

■ 病例 9.6：A 型颞下窝径路联合经枕骨髁扩展

（图 9.45.1~图9.45.21）

50 岁男性患者，因右侧耳鸣、听力下降就诊。后组脑神经功能正常。

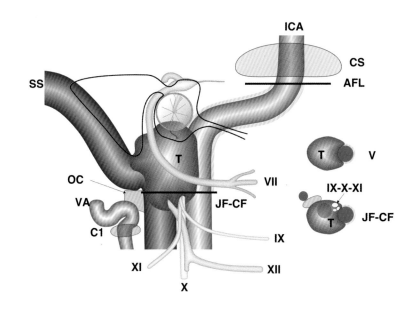

图 9.45.1　C2 型（右侧）。AFL：前破裂孔；C1：寰椎；CS：海绵窦；ICA：颈内动脉；JF-CF：颈内动脉孔－颈内静脉孔；OC：枕骨髁；SS：乙状窦；T：肿瘤；V：颈内动脉垂直段；VA：椎动脉；Ⅶ：面神经；Ⅸ：舌咽神经；Ⅹ：迷走神经；Ⅺ：副神经；Ⅻ：舌下神经

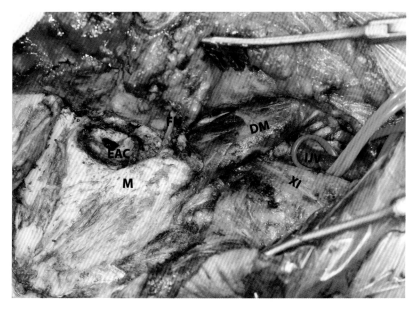

图 9.45.2　颅颞颈径路已完成，外耳道已离断，胸锁乳突肌已牵拉向后，二腹肌清晰可见，面神经颞骨外段已游离、确认。DM：二腹肌；EAC：外耳道；FN：面神经；IJV：颈内静脉；M：乳突；Ⅺ：副神经

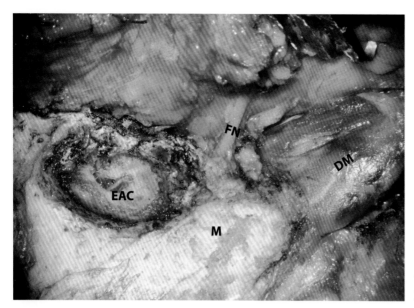

图 9.45.3　注意二腹肌后腹与面神经的密切关系。DM：二腹肌；EAC：外耳道；FN：面神经；M：乳突

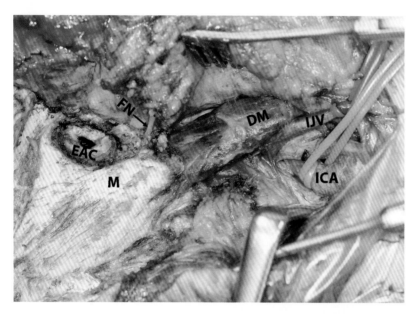

图 9.45.4　颈内静脉与颈内动脉已确认并用血管带标记。DM：二腹肌；EAC：外耳道；FN：面神经；ICA：颈内动脉；IJV：颈内静脉；M：乳突

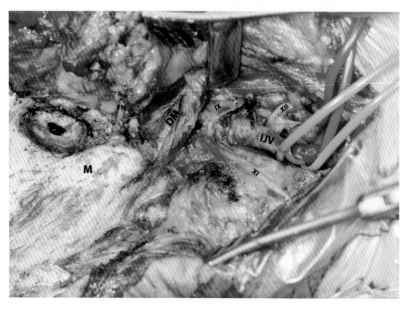

图 9.45.5　牵拉二腹肌后腹可见舌咽神经，此时，我们可以看清血管与神经的关系。DM：二腹肌；FN：面神经；IJV：颈内静脉；M：乳突；IX：舌咽神经；XI：副神经；XII：舌下神经

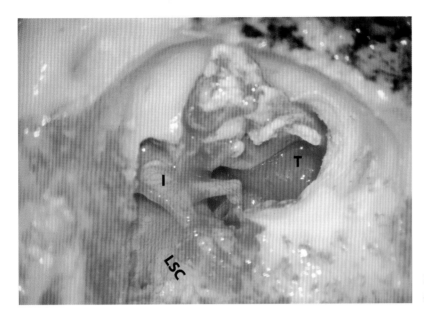

图 9.45.6 切除外耳道，可见侵犯鼓室的肿瘤。I：砧骨；LSC：外半规管；T：肿瘤

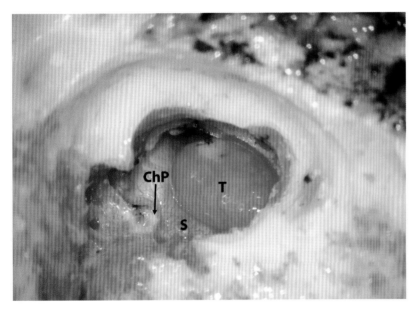

图 9.45.7 岩锥次全切除后该径路的概观。ChP：匙突；S：镫骨；T：肿瘤

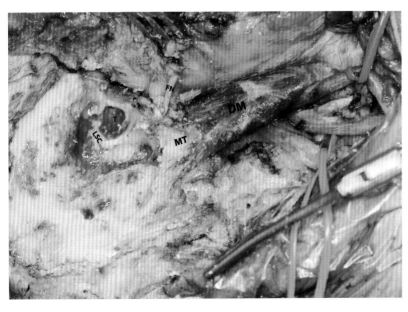

图 9.45.8 岩锥次全切除及颈部解剖后的概观。DM：二腹肌；FN：面神经；LSC：外半规管；MT：乳突尖；T：肿瘤

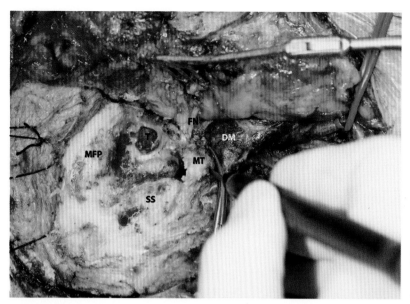

图 9.45.9　将二腹肌后腹从乳突尖上分离。DM：二腹肌；FN：面神经；MFP：颅中窝脑板；MT：乳突尖；SS：乙状窦；T：肿瘤

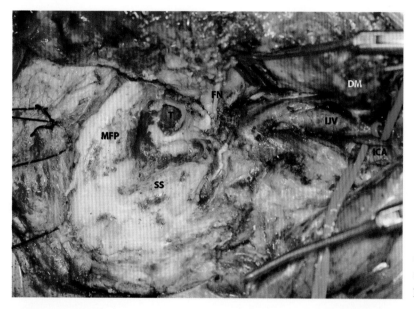

图 9.45.10　二腹肌后腹已牵拉向前，乳突尖已切除。DM：二腹肌后腹；FN：面神经；ICA：颈内动脉；IJV：颈内静脉；MFP：颅中窝脑板；SS：乙状窦；T：肿瘤

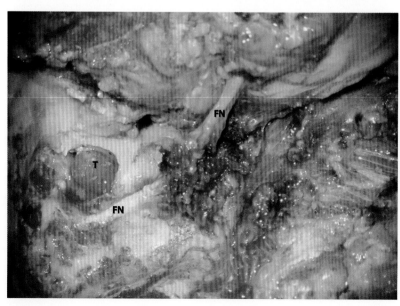

图 9.45.11　面神经乳突段已解剖。FN：面神经；T：肿瘤

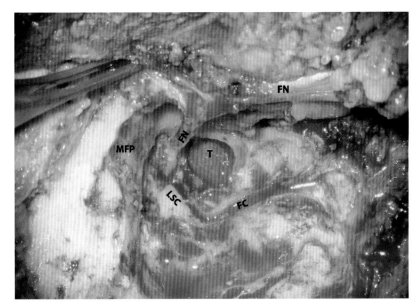

图 9.45.12 面神经向前改道并将茎乳孔周围软组织与周围组织缝合以固定面神经。FC：面神经骨管；FN：面神经；LSC：外半规管；MFD：颅中窝脑膜；T：肿瘤

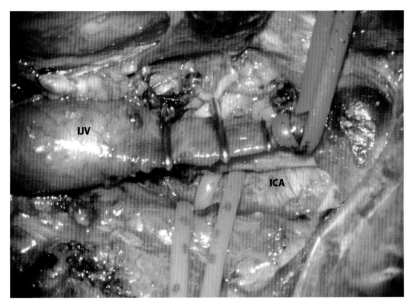

图 9.45.13 使用血管夹夹闭颈内静脉。ICA：颈内动脉；IJV：颈内静脉

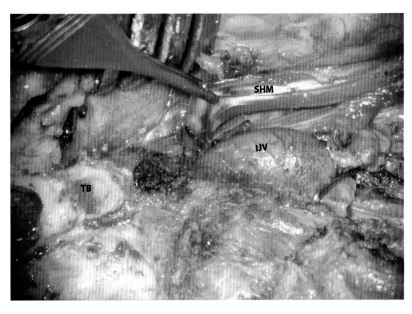

图 9.45.14 下一步是确认茎突及茎突舌骨肌。IJV：颈内静脉；SHM：茎突舌骨肌；T：肿瘤；TB：鼓骨

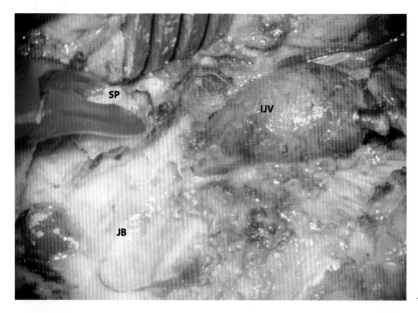

图 9.45.15　切除茎突。IJV：颈内静脉；
JB：颈静脉球；SP：茎突

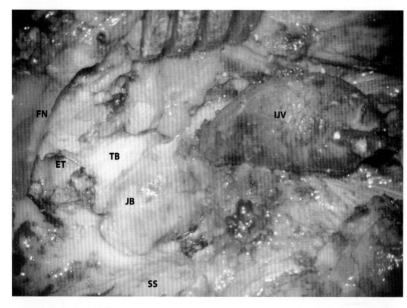

图 9.45.16　注意颈静脉球前壁与鼓骨的
关系。ET：咽鼓管；FN：面神经；IJV：
颈内静脉；JB：颈静脉球；SS：乙状窦；
TB：残留鼓骨

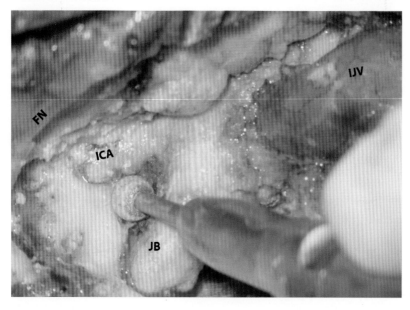

图 9.45.17　使用金刚石钻磨除颈静脉颈
动脉棘。FN：面神经；ICA：颈内动脉；
IJV：颈内静脉；JB：颈静脉球

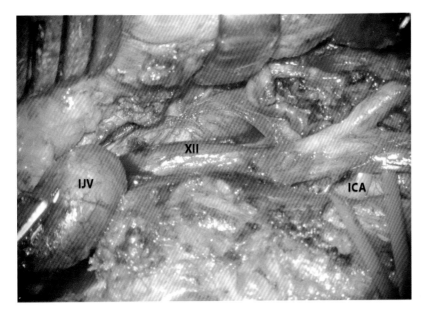

图 9.45.18　向上推压颈内静脉并从舌下神经上分离。ICA：颈内动脉；IJV：颈内静脉；Ⅻ：舌下神经

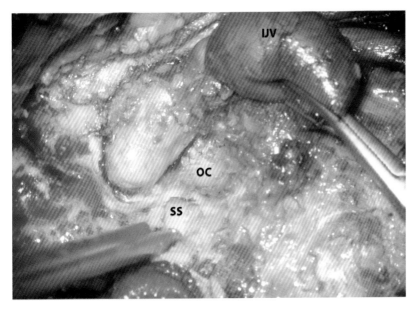

图 9.45.19　磨除部分枕骨髁。IJV：颈内静脉；OC：枕骨髁；SS：乙状窦

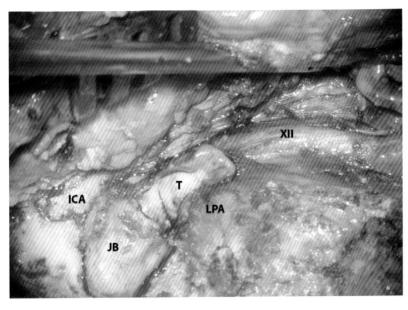

图 9.45.20　切开颈内静脉可见位于管腔内的肿瘤。ICA：颈内动脉；JB：颈静脉球；T：肿瘤；TPA：寰椎侧突；Ⅻ：舌下神经

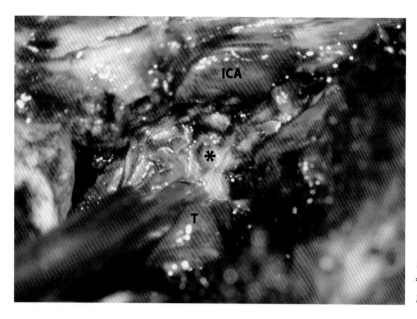

图 9.45.21　最后切除颈内动脉上的肿瘤。
*：颈静脉球内壁；ICA：颈内动脉；T：肿瘤

手术治疗鼓室颈静脉球副神经节瘤的总结

● 面神经永久性向前改道非常重要。

● 常规切除颈静脉突及颈静脉结节有助于改善显露。

● 磨除枕骨髁的外侧 1/3，以便完全显露颈静脉球的下部。

● 必须控制颈内动脉近端及远端。

● 动脉腔内支架技术的使用使得血管外膜下安全切除肿瘤成为可能。

● 肿瘤切除时不应将没有保护的颈内动脉置于损伤的风险之中。颈内动脉腔内放置支架可避免这种风险。

● 如果没有肿瘤侵犯，保留颈静脉球内侧壁是必要的，以便保留后组脑神经的功能。

● 如果术前动脉造影显示明确的颈内动脉壁受侵，推荐放置颈内动脉支架。而对于之前手术或放疗过且具有充足的侧支循环的患者，推荐球囊栓塞颈内动脉。

● 广泛的骨质切除非常重要。

● 当扩展至硬膜内的肿瘤超过 2cm 时，必须行分期手术。

● 对于 C2~C4 型肿瘤，需要采用 A 型颞下窝径路伴经枕骨髁经颈静脉结节扩展。在磨除枕骨髁时无需移动椎动脉，该术式可以更好地控制肿瘤的后下扩展。

● 无需前移下颌骨。

● 面神经向前改道后，70% 的患者面神经功能可恢复至 HB Ⅰ、Ⅱ级。

● 腓肠神经移植后，57% 的患者能恢复到 HB Ⅲ级。

● 副神经节瘤术后出现后组脑神经功能损伤非常常见。年轻患者代偿良好，而老年患者可能存在明显的并发症、后遗症。

● 即便是在经验丰富的颅底中心行根治性手术，仍存在 5%~10% 的复发率。

● 5%~10% 的患者行次全切除或近全切除。

● 手术控制率为 96% [47]。

提示和陷阱

- 小心地完全暴露膝状神经节（图 9.3），此处残留的尖锐骨质有可能损伤向前改道的面神经。
- 行面神经改道前，先将腮腺内面神经游离出来。这样可获得额外的游离神经长度，预防面神经改道时牵拉所致的损伤（图 9.10）。
- 在茎乳孔水平保留面神经周围的袖套状软组织。面神经改道时这些组织可以保护面神经，同时也有助于保留神经的血供（图 9.41.33）。
- 面神经向前改道时，使用 Beaver 刀锐性切断面神经与骨管之间的粘连组织（图 9.41.34）。
- 避免直接吸引面神经。使用 Brackmann 吸引器头，也可以使用脑棉避免吸引器头导致的直接损伤。
- 放置 Fisch 颞下窝撑开器时要小心，勿损伤改道后的面神经。我们现在已不再使用 Fisch 颞下窝撑开器，代之以自动撑开器（图 9.41.43）。
- 在切除茎突根部时，需格外注意不要损伤紧邻其深面的颈内动脉。
- 颅底颈内动脉入口处有致密结缔组织层包绕，舌咽神经位于其深面并与该致密结缔组织有轻微的粘连（图 9.28）。在切除该处肿瘤时，注意不要损伤舌咽神经。对于大型鼓室颈静脉球副神经节瘤，舌咽神经多已受侵，因而只有一并切除。
- 由于上颈部广泛的解剖操作以及颈部软组织与术腔的贯通，肿瘤硬膜内扩展较大的病例不应采用该径路一期手术切除。切除扩展至硬膜内较大的肿瘤需要较大硬脑膜切口，术后脑脊液漏的可能性也因此增大。对于这些患者，需行第二期手术切除硬膜内病变。肿瘤切除时如果无意中撕裂硬脑膜或者一期手术切除硬膜内非常小的肿瘤需要切开硬脑膜，可用肌肉栓子或如同经迷路径路切除听神经瘤那样使用长条腹部脂肪封闭硬脑膜。

- 对于副神经节瘤，应切除所有怀疑的松质骨。肿瘤通常侵及松质骨的哈佛氏管系统，这是肿瘤复发的常见原因。应持续钻磨直至到达正常的骨组织。耳蜗底转与颈内动脉之间的区域尤为重要。如果怀疑，颈内动脉内侧的岩尖骨质也应予以磨除。
- 对于肿瘤侵犯枕骨髁的病例，切除部分枕骨髁可改善对肿瘤后下部及内侧的显露，减少肿瘤复发的可能。为了完全切除肿瘤，需部分切除枕骨髁。髁导静脉的出血用止血纱布控制。注意不要损伤从枕骨髁前方穿行的舌下神经。大约50%的患者，颈部副神经走行于颈内静脉的前外侧。结扎颈内静脉后，向上分离静脉时注意不要损伤副神经。如果没有肿瘤侵及，我们通常会保留颈内静脉及颈静脉球的内侧壁，以保护紧密相邻的后组脑神经。
- 鼓室颈静脉球副神经节瘤通常侵犯颈静脉球并侵入岩下窦开口。这种"指样"投射扩展的肿瘤应予以切除，并使用止血纱布填塞控制出血。然而，应避免过度的填塞，因为这可能引起过度肿胀，导致紧密相邻的后组脑神经因挤压而出现麻痹。
- 术前听力正常的鼓室颈静脉球副神经节瘤也可能侵及耳蜗。对于这部分病例，全部切除肿瘤需要切除耳蜗。
- 对于 C2 型鼓室颈静脉球副神经节瘤，应将颈内动脉从与其粘连的肿瘤上分离下来。这通常是可行的，因为通常仅仅是动脉鞘（骨膜）而不是动脉壁本身受侵。于无肿瘤区切开动脉鞘，用一只手借助无齿镊夹持，然后使用显微外科剪刀从颈内动脉上切除受侵的动脉鞘及肿瘤。只有在颈内动脉明显狭窄或因之前手术或放疗导致颈内动脉管壁过于脆弱的罕见情况下，才考虑切除颈内动脉。手术切除颈内动脉之前，必须行术前球囊栓塞试验。在我们实践的早期，颈内动脉切除的频率较高。由于担心休克、偏瘫以及对侧颈动脉瘤等长期并发症，我们现在采用相对保守的策略。

- 对于大型副神经节瘤（侵犯颈内动脉水平段的 C3 型肿瘤；侵犯破裂孔前部及扩展至海绵窦的C4 型肿瘤），仍可使用 A 型颞下窝径路而不采用B 型颞下窝径路。通过切除外耳道前壁、鼓骨，前移下颌骨及游离颈内动脉便可以切除肿瘤。
- 对于存在颈动脉破裂可能性的 C3~C4 型肿瘤或者曾经接受过放射治疗的肿瘤，我们于术前行永久性球囊栓塞，而不是放置颈内动脉支架。

- 对于侵及海绵窦的肿瘤，为了避免神经损伤，应行肿瘤次全切除。对于这些病例，如果随访过程中肿瘤生长，可以考虑放射治疗。
- 无需使用转位的颞肌来填塞术腔。
- 无需下颌骨前移。
- 保留颈外动脉的分支以便于在任何计划性二期手术前栓塞肿瘤。
- 只有肿瘤包裹椎动脉时，才需要术中游离、移动椎动脉。

参考文献

[1] Sanna M, Jain Y, De Donato G, et al. Management of jugular paragangliomas: the Gruppo Otologico experience. Otol Neurotol,2004,25 (5) :797-804.

[2] Patel SJ, Sekhar LN, Cass SP,et al. Combined approaches for resection of extensive glomus jugulare tumors. A review of 12 cases. J Neurosurg, 1994,80 (6) :1026-1038.

[3] Witiak DG, Pensak ML. Limitations to mobilizing the intrapetrous carotid artery. Ann Otol Rhinol Laryngol, 2002, 111 (4) :343-348.

[4] Jackson CG, Kaylie DM, Coppit G, et al. Glomus jugulare tumors with intracranial extension. Neurosurg Focus, 2004, 17 (2) :E7.

[5] Fisch U, Mattox D. Microsurgery of the Skull Base. Stuttgart: Thieme, 1988.

[6] Oghalai JS, Leung MK, Jackler RK, et al. Transjugular craniotomy for the management of jugular foramen tumors with intracranial extension. Otol Neurotol,2004,25 (4) : 570-579.discussion: 579.

[7] Liu JK, Sameshima T, Gottfried ON, et al. The combined transmastoid retro- and infralabyrinthine transjugular transcondylar transtubercular high cervical approach for resection of glomus jugulare tumors. Neurosurgery, 2006,59 (1 Suppl 1) :ONS115-125.discussion: ONS115-125.

[8] Al-Mefty O, Teixeira A. Complex tumors of the glomus jugulare: criteria, treatment, and outcome. J neurosurg, 2002,97 (6) :1356-1366.

[9] Sanna M, Falcioni M. Conservative facial nerve management in jugular foramen schwannomas. Am J Otol,2000,21 (6) :892.

[10] Cokkeser Y, Brackmann DE, Fayad JN. Conservative facial nerve management in jugular foramen schwannomas. Am J Otol,2000,21 (2) :270-274.

[11] Ramina R, Maniglia JJ, Fernandes YB, et al. Tumors of the jugular foramen: diagnosis and management. Neurosurgery, 2005, 57 (1, Suppl) 59-68.discussion: 59-68.

[12] Borba LA, Ale-Bark S, London C. Surgical treatment of glomus jugulare tumors without rerouting of the facial nerve: an infralabyrinthine approach. Neurosurg Focus, 2004,17 (2) : E8.

[13] George B, Tran PB. Surgical resection of jugulare foramen tumors by juxtacondylar approach without facial nerve transposition. Acta Neurochir (Wien) , 2000,142 (6) : 613-620.

[14] Leonetti JP, Andersen DE, Matzo SJ, et al. lntracranial schwannomas of the lower cranial nerves. Otol Neurotol,2006,27 (8) :1142-1145.

[15] Farrior J. Anterior hypotympanic approach for glomus tumor of the infratemporal fossa. The laryngoscope ,1984,94 (8) : 1016-1021.

[16] Farrier JB. Glomus tumors. Postauricufar hypotympanotomy and hypotympanoplasty.Arch Otolaryngol, 1967, 86 (4) : 367-373.

[17] Jackler RB, Brackmann DE, et al. Neurotology. Philadelphia: Elsevier Mosby, 2005 (2) .

[18] Shambaugh GE Jr, surgical approach for so-called glomus jugulare tumors of the middle ear. Laryngoscope, 1955,65 (4) : 185-198.

[19] Mann WJ, Amedee RG, Gilsbach J, et al. Transsigmoid approach for tumors of the jugular foramen. Skull Base Surg, 1991,1 (3) :137-141.

[20] Maniglia AJ, Sprecher RC, Megerian CA, et al. Inferior mastoidectomy -hypotympanic approach for surgical removal of glomus jugulare tumors: an anatomical and radiologic study emphasizing distances between critical struc-

tures. Laryngoscope ,1992,102 (4) :407–414.

[21] Kim CJ, Yoo SJ, Nam SY, et al. A hearing preservation technique for the resection of extensive jugular foramen tumors. Laryngoscope, 2001,111 (11 Pt 1) :2071–2076.

[22] Jackson CG, Haynes DS, Walker PA, et al. Hearing conservation in surgery for glomus jugulare tumors. Am J Otol, 1996,17 (3) :425–437.

[23] Sanna M, Bacciu A, Falcioni M, et al. Surgical management of jugular foramen schwannomas with hearing and facial nerve function preservation: a series of 23 cases and review of the literature. Laryngoscope, 2006,116 (12) :2191–2204.

[24] Arnautovic KI, Al-Mefty O. Primary meningiomas of the jugular fossa. J Neurosurg, 2002,97 (1) : 12–20.

[25] Mazzoni A, Sanna M. A posterolateral approach to the skull base: the petro –occipital transsigmoid approach. Skull Base Surg, 1995,5 (3) :157–167.

[26] Gilbert ME, Shelton C, McDonald A, et al. Meningioma of the jugular foramen: glomus jugulare mimic and surgical challenge. Laryngoscope, 2004,114 (1) :25–32.

[27] Pensak ML Jackler RK. Removal of jugular foramen tumors: the fallopian bridge technique. Otolarynlgol Head Neck Surg, 1997,117 (6) :586–591.

[28] Aslan A, Falcioni M, Russo A, et al, Anatomical considerations of high jugular bulb in lateral skull base surgery. J Laryngol Otol,1997,111 (4) :333–336.

[29] Moe KS, Li D, Linder TE, et al. An update on the surgical treatment of temporal bone paraganglioma. Skull Base Surg, 1999,9 (3) :185–194.

[30] Kadri PA, Al-Mefty O. Surgical treatment of dumbbell-shaped jugular foramen schwannomas. Neurosurg Focus, 2004,17 (2) :E9.

[31] Lustig LR, Jackler RK. The variable relationsbip between the lower cranial nerves and jugular foramen tumors: implications for neural preservation. Am J Otol, 1996, 17 (4) :658–668.

[32] Wen HI, Rhoton AL Jr, Katsuta T, et al. Microsurgical anatomy of the transcondylar, supracondylar, and paracondylar extensions of the farlateral approach. J Neurosurg, 1997,87 (4) :555–585.

[33] Rhoton AL Jr. The far–fateral approach and its transcondylar, supracondylar, and paracondylar extensions. Neurosurgerg, 2000, 47 (3, Suppl) :5198–5209.

[34] Banerji D, Behari S, Jain VK,et al. Extreme lateral transcondylar approach to the skull base. Neurol India, 1999,47 (1) :22–30.

[35] Babu RP, Sekhar LN, Wright DC. Extreme lateral trans-

condylar approach: technical improvements and lessons learned. J Neurosurg ,1994,81 (1) :49–59.

[36] Salas E, Sekhar LN, Ziyal IM, et al. Variations of the extreme-lateral craniocervical approach: anatomical study and clinical analysis of 69 patients.J Neurosurg, 1999,90 (2. Suppl) :206–219.

[37] Spektor S, Anderson GJ, McMenomey SO, et al. Quantitative description of the farlateral transcondylar transtubercular approach to the foramen magnum and clivus. J Neurosurg, 2000,92 (5) :824–831.

[38] Cokkeser Y, Naguib MB, Kizilay A. Management of the vertebral artery at the craniocervical junction. Otolaryngol Head Neck Surg, 2005,133 (1) :84–88.

[39] Matsushima T, Natori Y, Katsuta T, et al. Microsurgical anatomy for lateral approaches to the foramen magnum with special reference to transcondylar fossa (supracondylar transjugular tubercle) approach. Skull Base Surg, 1998,8 (3) : 119–125.

[40] Muthukumar N, Swaminathan R, Venkatesh G, et al. A morphometric analysis of the foramen magnum region as it relates to the transcondylar approach. Acta Neurochir (Wien) ,2005,147 (8) :889–895.

[41] Seyfried DM, Rock JP. The transcondylar approach to the jugular foramen: a comparative anatomic study. Surg Neurol, 1994,42 (3) :265–271.

[42] Sekhar LN, Janecka IP, et al. Surgery of Cranial Base Tumors. New York: Raven Press,1993.

[43] Sanna M,Falcioni M, Flanagan S, et al. Tympano-jugular paragangliomas surgery// Kirtane MV, Brackmann DE, Borkar DM, eds. Comprehensive Textbook of Otology. Mumbai: Thomson Press (India) , 2010: 521–531.

[44] Sanna M, Shin SH. De Donato G, et al. Management of Complex tympanojugular paragangliomas induding endovascular intervention. The lanryngoscope, 2011, 121: 1372–1382.

[45] Sanna M, Khrais T, Menozi R, et al. Surgical removal of jugular paragangliomas after stenting of the infratemporal internal carotid artery: a preliminiary report. The laryngoscope ,2006,116:742–746.

[46] Sanna M, Piazza OP, De Donato G, et al. Combined endovascular-surgical management of the internal carotid artery ill complex tympanojugular paragangliomas. Skull base, 2009,19:26–42.

[47] Lope Ahmad RA, Sivalingan S, et al. Oncologic outcome in surgical management of jugular palaganglioma and factors influencing outcomes. Head Neck, 2012.

第10章 迷走神经副神经节瘤的外科治疗

迷走神经副神经节瘤是罕见的神经内分泌肿瘤，约占所有头颈部副神经节瘤的5%[1-5]。过去曾使用术语"化学感受器瘤"，意指化学感受器细胞的肿瘤。尽管主动脉和颈动脉球体具有化学感受器功能，但尚未发现肿瘤具有化学感受器的作用。通常使用术语"血管球瘤"来描述副神经节肿瘤。然而，血管球实为皮下积聚的变异平滑肌成分，与副神经节组织中的神经内分泌细胞无关。因此，Glenner 和 Grumley 依据肿瘤的功能及发生的解剖部位而提出"副神经节瘤"的术语更为合适。通常使用迷走神经球瘤或迷走神经内球瘤来形容这些病变。因而，使用迷走神经副神经节瘤的术语来形容这些肿瘤更正确[6]。1935年Stout报道了首例病例[7]，目前英语文献中已报道约200例[2]。据报道，女性易患此病，男女比例为1:2.7。迷走神经副神经节瘤可局部浸润颅底并向颅内扩展，也可以发生恶变和转移，持续生长会导致多种脑神经病变[4]。

大多数患者表现为颈部无症状的无痛性肿块。偶尔可见口咽部扁桃体向内侧移位。患者可能主诉不明确的咽喉疼痛、轻度吞咽困难、舌咽神经麻痹及搏动性耳鸣。霍纳综合征、颈静脉孔综合征、耳聋及晕厥均被述及。迷走神经副神经节瘤与迷走神经密切相关，与颈内动脉毗邻[6]。

解 剖

迷走神经起源于脑干，然后进入颈静脉孔。其上神经节位于颈静脉孔内，刚好在此下方有一个中神经节。更下方是一个更大的神经节，也被称为"结状神经节"，位于上颈部的颈内动脉之后，长约2.5 cm。迷走神经体产生于下神经节的迷走神经束膜内或神经节自身之内（图10.1）[6]。

病理生理学

迷走神经副神经节瘤来源于迷走神经结状神经节（下神经节）。该神经节来自于神经束膜内的副神经节组织的生发部分。沿迷走神经行程的任何地方均可发生副神经性瘤。已有文献报道副神经节瘤与喉返神经有关[8]。迷走神经旁副神经节瘤来自中神经节，往往侵蚀颈静脉孔、甚至寰椎。上神经节来源的副神经节瘤可能表现为哑铃状，兼具颅内扩展和颈部成分[4]。据报道副神经节瘤与

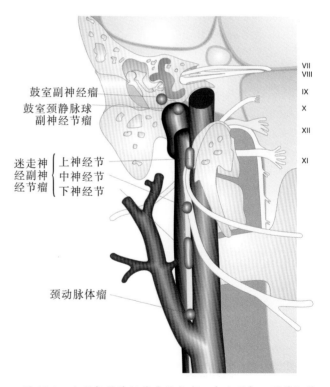

图10.1 头颈部副神经节瘤的分布。在头颈部，副神经节瘤被分为鼓室、鼓室颈静脉球和迷走神经副神经节瘤，以及颈动脉体瘤。在迷走神经的3个神经节中，迷走神经副神经节瘤主要来源于下神经节，即结状神经节。Ⅶ：面神经；Ⅷ：前庭耳蜗神经；Ⅸ：舌咽神经；Ⅹ：迷走神经；Ⅺ：副神经；Ⅻ：舌下神经

位置较高所致缺氧有关。迷走神经副神经节瘤含有去甲肾上腺素和肾上腺素的前体，但很少分泌它们[6]。在显症至诊断之间可能有一段较长时间的延迟。显症时超过 50% 的患者存在一个或多个脑神经病变。据报道，50% 的患者在显症 3 年前即已存在某些体征或症状。

诊断工具

增强 CT 和 MRI 是初步筛查的选项以确定肿瘤解剖部位和血管分布。然而，它不能提供血管结构的信息。冠位及矢位 CT 图像或矢位 MRI 图像对区分 Ⅱ、Ⅲ 期病变非常关键。血管造影在明确诊断，核实颈内动脉受侵情况、充足的动脉侧支循环和脑静脉引流，以及发现隐匿肿瘤方面非常重要。

迷走神经副神经节瘤与迷走神经伴行，位于颈静脉孔底壁下方 1~2 cm，并常将咽侧壁向内侧、颈内动脉向前内侧推移[10,11]。大型迷走神经副神经节瘤可向尾端扩展至颈动脉分叉处或向头侧至颈静脉孔[12]。以颈动脉分叉处为中心的颈动脉体瘤可压迫迷走神经及使得颈内、颈外动脉扁平[13,14]。鼓室颈静脉球副神经节瘤位于颈静脉孔，在 CT 上常显示通透、破坏的骨性边缘。然而，很难将 Fisch Ⅲ 期的迷走神经副神经节瘤与大型鼓室颈静脉球副神经节瘤区分开来[15]，术前可能误诊，尤其是多发性副神经节瘤。有 3 种可能：迷走神经副神经节瘤向上扩展至颈静脉孔；鼓室颈静脉球副神经节瘤经颈静脉孔向下扩展至咽旁；第三，迷走神经副神经节瘤和鼓室颈静脉球副神经节瘤共存。因迷走神经副神经节瘤的中心位于咽旁，而鼓室球体瘤的中心位于颈静脉孔，所以可以进行鉴别。迷走神经副神经节瘤中，声音嘶哑或颈部包块通常先于耳部症状，鼓室颈静脉球副神经节瘤则相反[16,17]。迷走神经副神经节瘤沿第 Ⅹ 脑神经蔓延，而鼓室颈静脉球副神经节瘤沿颈内静脉和第 Ⅸ 脑神经蔓延[15]。如果肿瘤是由两个分开的肿块组成，这可能提示迷走神经副神经节瘤与鼓室颈静脉球副神经节瘤共存。

声带麻痹可能是最早出现的症状之一。特别询问任何高血压、高血压发作、面部潮红或快速心律失常的病史非常重要。对怀疑功能性副神经节瘤的患者，应收集 24h 尿液肾上腺素和香草扁桃酸（vanillylmandelic acid，VMA）以测试血清儿茶酚胺。

决 策

制订决策时，应考虑诸多因素：如患者的年龄，术前身体状况，肿瘤大小，术前后组脑神经功能，双侧及多发性病变，患者的倾向，遗传结果，家族史，不可避免的迷走神经功能丧失以及颈动脉损伤的风险。

对于老年患者，我们有 4 个选择：观察、后组脑神经保留的近全切除、伴声带内移的全切除及放射治疗。如果患者的后组脑神经功能正常且肿瘤较小，观察是最好的选择，因为肿瘤生长缓慢且后组脑神经功能丧失后吞咽功能恢复缓慢。如果肿瘤相对较大且患者的健康状况允许手术，我们可以考虑后组脑神经保留的近全切除，或伴声带内移的全切除[2]。对于不适合手术的患者，可采用"等待和扫描"或放射治疗。

Bradshaw 等报道，术前"等待和扫描"的策略可能会延长言语和吞咽功能保存的时间[18]。如果采用这种策略，建议在肿瘤发展到侵及颅底前进行干预。我们认为在年轻患者中，肿瘤全切除是主要的治疗方法。迷走神经副神经节瘤在产生症状之前通常已经很大，因此很少在早期阶段得以治疗。如果我们遵循"等待和扫描"的策略，肿瘤可能已经增大，需要更广泛的手术并伴随更严重的手术并发症。大多数年轻患者通常能够耐受术后的后组脑神经功能丧失。除了迷走神经，迷走神经副神经节瘤手术避免了肿瘤对后组脑神经的进一步损害，并避免了恶变、转移及血管并发症的可能[18]。因有双侧后组脑神经麻痹的风险，存在对侧病变时需要修改方案。首先，患者的年龄应予以考虑。其次，后组脑神经的功能非常重要。如果后组脑神经功能障碍位于肿瘤较大的一侧，则手术适用于该侧，而较小的肿瘤可以随访或放射治疗。如果后组脑神经障碍位于肿瘤较小的一侧，则手术完全切除，MRI 随访较大的肿瘤。仅当其生长时，部分切除并保存后组脑神经功能，或放射治疗。如果患者没有后组脑神经功能障碍，观察肿瘤生长的趋势。如果肿瘤生长，我们有两个选择。第一个是放射治疗。如果肿瘤没有反应，我们考虑保全后组脑神经功能的手术。第二个是保全后组脑神经的功能性手术，如果肿瘤继续生长，可以进行放疗。

一些学者主张术前栓塞[4,15,19-22]，而其他学者则不赞同[7,8,23,24]。在我们的实践中，栓塞取决于肿瘤的大小和血管造影结果。如果肿瘤小、血供少，不进行栓塞；如果肿瘤较大，并有丰富的血液供应，则进行栓塞，以利于肿瘤全切除、减少术中出血、缩短手术时间及降低术后舌下神经麻痹的发生率[22]。

对于直径在3~5 cm的中等大小肿瘤，需栓塞颈外动脉的分支，即咽升动脉和枕动脉。

对于直径超过5 cm的较大肿瘤，需栓塞颈外动脉的分支。另外，可能存在来自同侧椎动脉肌支的广泛血供。对这些分支采用微导管栓塞非常困难，因为它们非常细小、婉曲。此外，一旦微导管到位，这些肌支内的血流变慢，即便在小心注入的情况下栓塞材料向椎动脉回流的风险亦非常高。

所以，椎动脉分支栓塞应施于恰当选择的病例：分支相当大，且不迂曲，以便在椎动脉起源的远端行超选择性微导管栓塞，且导管进入位置时，仍有足够的血流流向瘤体。

由于与迷走神经的解剖关系密切，颈内动脉往往受肿瘤影响而向前内侧移位。

对于直径通常超过5cm的大型肿瘤，采用MRI及动脉内血管造影仔细检查Willis环的功能完整性及颈内动脉壁[25,26]。

尽管MRI显示有移位、部分包裹而血管造影正常的颈内动脉，可用显微外科技术安全地控制。但在轴位MRI显示全面包裹的颈内动脉，则是需要沉闷的手术解剖颈内动脉壁的表现。此外，血管造影动脉管腔狭窄的迹象，提高了颈内动脉外膜受迷走神经副神经节瘤侵犯的嫌疑。

我们最近栓塞鼓室颈静脉球副神经节瘤颈内动脉的经验[26,27]引导在迷走神经副神经节瘤中尝试采用这种技术[28]。迷走神经副神经节瘤及鼓室颈静脉球副神经节瘤患者腔内支架植入的采用改变了颈内动脉的治疗理念[29,30]，我们对其的早期经验是基于颈内动脉的永久性球囊栓塞。对于鼓室颈静脉球副神经节瘤，球囊栓塞血供丰富的颈内动脉，仍然发挥着作用。迷走神经副神经节瘤则非如此，其血供通常不来自颈内动脉的岩支和（或）海绵窦支，除了巨大的Ⅲ期肿瘤以外。

随着手术操作中支架的采用，从颈内动脉上切除肿瘤变得比以往容易和安全，可以安全地实现肿瘤全切除而无颈内动脉破裂的风险。在我们的经验中，1例和5例迷走神经副神经节瘤患者分别安全地进行了球囊栓塞和支架植入（表10.1）。

手术切除迷走神经副神经节瘤无一例外地造成迷走神经完全麻痹，且与大小无关。切除相关

表 10.1　迷走神经副神经节瘤颈内动脉血管内处理的总结　(N=6)

期[a]	MRI	造影发现	颈内动脉的血管内处理	术中并发症
Ⅲ	完全包裹颈部颈内动脉	颈部颈内动脉狭窄 Willis环通畅	永久性球囊栓塞颈内动脉	无
Ⅰ	完全包裹颈部颈内动脉	颈部颈内动脉狭窄 Willis环不完整	搭桥失败 2004年颈部颈内动脉植入Xpert-stent支架 2007年岩部颈内动脉植入Xpert-stent支架	无
Ⅱ	完全包裹颈部颈内动脉	左颈部颈内动脉狭窄 Willis环通畅	颈部颈内动脉植入Carotid Wallstent支架	支架远端的颈内动脉破裂，阻塞后未出现症状
Ⅰ	部分包裹左颈部颈内动脉	左颈部颈内动脉狭窄 Willis环不完整	颈部颈内动脉植入Xpert-stent支架	无
Ⅰ	部分包裹有颈部颈内动脉	Willis环不完整	颈部颈内动脉植入Xpert-stent支架（2根支架）	无
Ⅰ	完全包裹颈部颈内动脉	颈部颈内动脉远端狭窄 Willis环不完整	颈部颈内动脉植入Xpert-stent支架 岩部颈内动脉植入Neuroform支架	无

[a] 根据Browne等的分期系统[15]

的并发症，尤其是对残留的脑神经而言，取决于肿瘤的大小及向上扩展的程度。后组脑神经和迷走神经副神经节瘤的关系与鼓室颈静脉球副神经节瘤的不同。最明显的是迷走神经副神经节瘤侵及舌下神经更常见，在切除中、大型肿瘤时面临巨大风险。迷走神经副神经节瘤中其他脑神经损伤概率为 30%~60% [23,24,31,32]。

■ 放射治疗适应证 [4]

1. 拒绝手术。
2. 切除不完全伴颅底或颅内扩展。
3. 组织学证实转移性疾病。
4. 衰弱或功能受损患者。
5. 手术无法切除的肿瘤。
6. 对侧肿瘤（避免双侧迷走神经或舌下神经麻痹）。

■ 扩展程度的诊断

正如前文所强调，Netterville 等[2] 及 Browne 等[15] 提出了 3 个阶段的分期系统（图 10.2）。

- Ⅰ期肿瘤局限于颈部。
- Ⅱ期肿瘤延伸至颈静脉孔及颅底，伴有颈内动脉的向前移位和（或）包裹。
- Ⅲ肿瘤延伸到颈静脉孔内，常伴有颅内扩展[35]。

Browne 等将鼓室颈静脉球副神经节瘤的 Fisch 分类加入到Ⅲ期迷走神经副神经节瘤中以部分提示颈动脉被侵及和颅内扩展的程度[15]。然而，迷走神经副神经节瘤即便未侵及颅底，也可明显侵犯颈动脉。一些作者描述 5 cm 大小是颈动脉显著侵犯的标志[36]。

然而由于报道缺乏统一性，为了解这些病例颈内动脉被侵及的程度，分析所用手术径路是有帮助的。

Netterville 等报道向颅内扩展率为 22% [3]。手术径路包括单纯经颈切除为 12/40 例，根据肿瘤扩展的程度联合经颞骨或侧颅底径路，实现耳道壁保存为 10/28 例。18 例行面神经移位，6 例横断并修复，1 例牺牲。5 例报道有颈动脉包裹：1例牺牲，1 例替换，2 例颈内动脉破裂[37]。Browne

等报道 15 例中 6 例患者为Ⅲ期，相应的骨质破坏扩展至中耳，深及颈静脉窝和（或）颅内。同时报道 15 例中 4 例Ⅰ期病例使用经颈径路，所有的Ⅱ、Ⅲ期肿瘤为 A 型颞下窝径路。他们还报道了较高的术前球囊栓塞率（7/15）及术中球囊栓塞率（2/15）。Zanoletti 等报道 16 例中 4 例扩展至中耳，但这是由于伴发鼓室颈静脉球副神经节瘤造成的，且需要行 A 型颞下窝径路。其他报道单纯描述了经颈径路，伴或不伴下颌骨切开，这意味着没有颅底侵犯[38,39]。

术前考虑

治疗副神经节瘤时，应始终考虑多发性病变的可能。迷走神经副神经节瘤多发性病变的较高发生率以及不可避免的至少损失迷走神经，意味着保守治疗往往是必要的。除了小肿瘤外，所有病变应术前进行血管造影和栓塞。如有必要，行颈内动脉支架植入。

手术路径

治疗上咽旁间隙病变的各种手术径路均可使用，迷走神经副神经节瘤起源于茎突后咽旁间隙的上段。

制订迷走神经副神经节瘤的手术计划通常易犯两个错误。首先是低估颈内动脉被侵犯的程度，其次是未获得充分的上极显露。颅底专科的系列报道中，相当高比例的病例具有既往手术史可鉴此点。

■ 上咽旁间隙的 Gruppo Otologico 径路

- 经颈径路：适用于咽旁间隙内的病变，但没有侵犯颅底，颈内动脉受累轻微（主要是Ⅰ期或某些Ⅱ期病例）[15]。保证上方暴露的要点是切除二腹肌后腹及识别面神经颞骨外段，得以安全地从上方横断茎突复合体。牵拉下颌角可稍改善入路，但我们从未这样做过（图 10.3）。
- 经颈经乳突径路并保留外耳道：当肿瘤轻

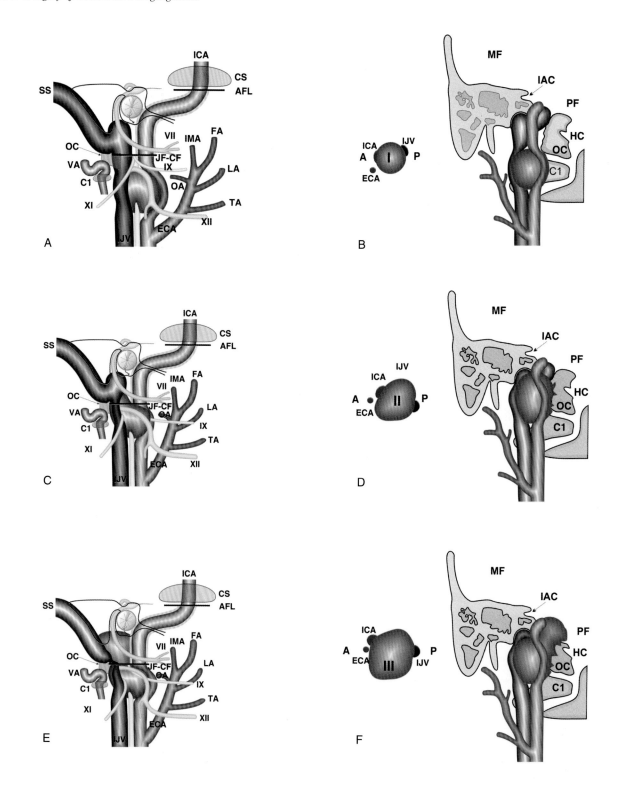

图 10.2A~F 迷走神经副神经节瘤的分期系统。A，B. Ⅰ期迷走神经副神经节瘤不侵犯颈静脉孔。C，D. Ⅱ期肿瘤侵犯颈静脉孔，但未导致广泛的骨质破坏。E，F. Ⅲ期肿瘤深入侵及颈静脉孔和中耳伴广泛骨质破坏，有不同程度的颈动脉管侵犯及可能的颅内扩展。A：前；AFL：前破裂孔；C1：寰椎；CS：海绵窦；ECA：颈外动脉；FA：面动脉；HC：舌下神经管；IAC：内耳道；ICA：颈内动脉；IJV：颈内静脉；IMA：颌内动脉；JF-CF：颈静脉孔-颈内动脉孔；LA：舌动脉；MF：颅中窝；OA：枕动脉；OC：枕骨髁；P：后；PF：颅后窝；SS：乙状窦；TA：甲状腺上动脉；VA：椎动脉；Ⅶ：面神经；Ⅸ：舌咽神经；Ⅺ：副神经；Ⅻ：舌下神经

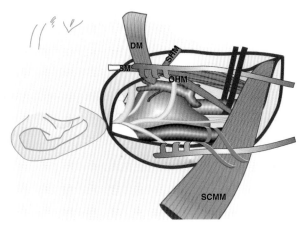

图 10.3 经颈径路。DM：二腹肌后腹；OHM：肩胛舌骨肌；SCMM：胸锁乳突肌；SHM：茎突舌骨肌；SM：茎突肌

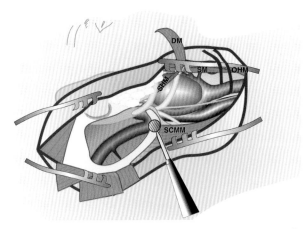

图 10.4 经颈经乳突径路。DM：二腹肌后腹；OHM：肩胛舌骨肌；SCMM：胸锁乳突肌；SHM：茎突舌骨肌；SM：茎突肌

微扩展至颅底时，该径路被补充到上述方法中（主要是 Ⅱ 期病例），它涉及乳突尖切除及迷路下解剖，从而允许向下暴露乙状窦至颈静脉球（图10.4）。

● A 型颞下窝径路：大多数 Ⅲ 期病例需 A 型颞下窝径路[15]。该径路允许从颈部至颈静脉窝连续暴露，并允许同时切除任何硬膜内扩展的小型肿瘤。最初的步骤是暴露颈部大血管，及第Ⅶ、Ⅹ、Ⅺ 和 Ⅻ 脑神经，必要时将它们从肿瘤上游离。切断二腹肌、茎突及相关肌性结构非常有助于上极的暴露。A 型颞下窝径路扩展，包括面神经改道、颈内静脉结扎及乙状窦腔外阻塞，为肿瘤及远端颈内动脉提供最佳暴露[40]。迷走神经副神经节瘤并发鼓室颈静脉球副神经节瘤时，采用

该径路（参见第9章）。

■ 其他径路

由于下颌骨明显阻碍了进入上咽旁间隙，经下颌径路被认为是替代经颈径路的一种方法。Biller 等人主张对大于 5 cm 的肿瘤使用下颌骨正中切开术，以优化对颈动脉的控制[41,42]。经枕髁旁径路也被用于治疗这些病变，体现了从后、下及外侧进入颈静脉窝[43,44]。通过切除寰椎横突及磨除部分枕骨髁而暴露椎动脉。然而，该径路不允许适当地控制乙状窦近端。同样，也不允许暴露颈内动脉的远端。

大多数的扩展至颅底的迷走神经副神经节瘤病例选择使用 A 型颞下窝径路。该径路允许从颈部至颈静脉窝的连续暴露，并允许同时切除硬膜内小的肿瘤。

术后处理

迷走神经副神经节瘤切除术后的重要问题是后组脑神经损伤的康复，将在第 20 章中详细讨论。迷走神经损伤伴舌下神经功能的损失比单纯迷走神经损伤给患者带来更大误吸及吞咽的问题[45]。虽然罕见，围术期死亡率仍有 3% 左右，与术后脑血管意外的发病率相同。适当的术前评估和管理颈内动脉可减少这些并发症。其他少见的问题包括压力感受器功能障碍，即发生在那些曾行对侧颈动脉体切除的患者。

临床病例

■ 病例 10.1：经颈径路切除双侧迷走神经副神经节瘤（Fisch Ⅰ 期）

（图 10.5.1～图 10.5.21）

34 岁的女性患者因颈部肿块转诊至我们中心。体检无脑神经受损。

术后一年半，放射治疗左侧迷走神经副神经节瘤。

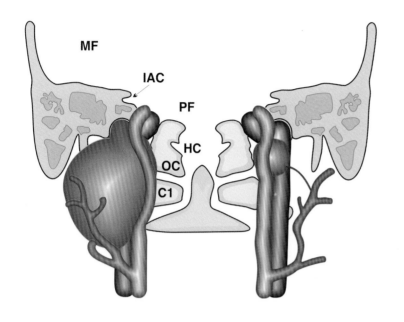

图 10.5.1　Fisch I 期。C1：寰椎；HC：舌下神经管；IAC：内耳道；MF：颅中窝；OC：枕骨髁；PF：颅后窝

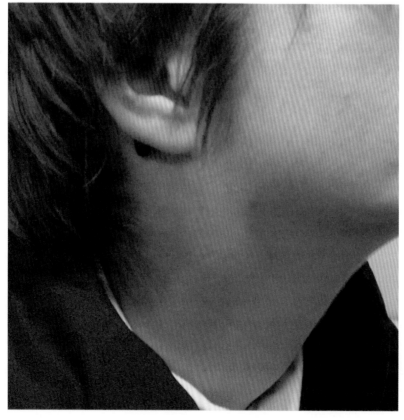

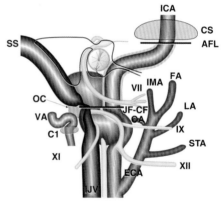

图 10.5.2　注意右侧颈部肿块。Fisch I 期（右侧）。AFL：前破裂孔；C1：寰椎；CS：海绵窦；ECA：颈外动脉；FA：面动脉；ICA：颈内动脉；IJV：颈内静脉；IMA：颌内动脉；JF-CF：颈静脉孔-颈内动脉孔；LA：舌动脉；OA：枕动脉；OC：枕骨髁；SS：乙状窦；STA：甲状腺上动脉；VA：椎动脉；Ⅶ：面神经；Ⅸ：舌咽神经；Ⅺ：副神经；Ⅻ：舌下神经

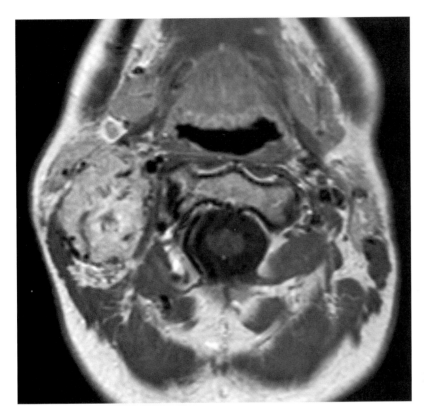

图 10.5.3　MRI 轴位图像。注意右侧一个巨大的异质性增强肿瘤

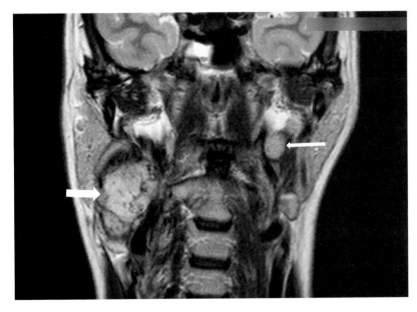

图 10.5.4　MRI 冠位图像。注意双侧的两个肿瘤，在咽水平右侧的巨大（粗箭头）和左侧的小型（细箭头）迷走神经副神经节瘤

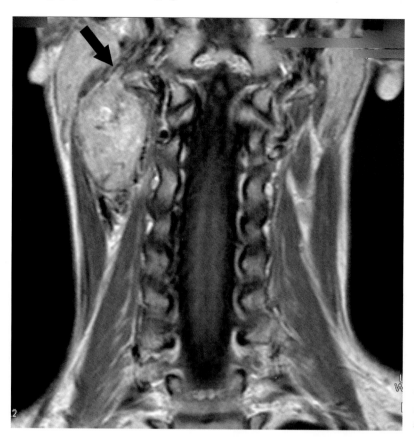

图 10.5.5　MRI 冠位图像。右侧肿瘤延伸至颈静脉孔（箭头），无骨质破坏征象，被归为 Fisch I 期

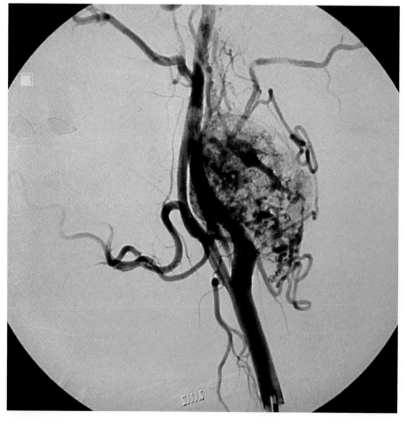

图 10.5.6　血管造影。血供丰富的病变位于右侧咽旁间隙水平，将颈内动脉向前内侧推移，血管造影无外膜浸润迹象。病变由枕动脉及咽升动脉供血

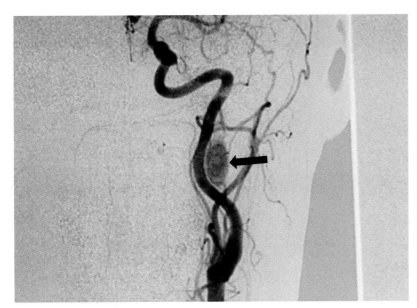

图 10.5.7 显示另一小型肿瘤（箭头）位于对侧咽旁间隙水平，由颈外动脉供血

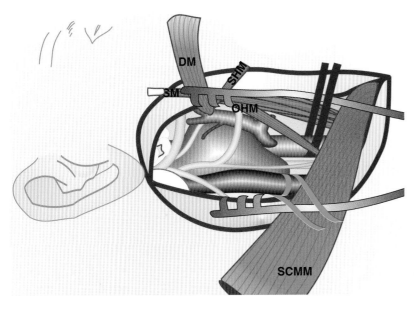

图 10.5.8 手术示意图。DM：二腹肌后腹；OHM：肩胛舌骨肌；SCMM：胸锁乳突肌；SHM：茎突舌骨肌；SM：茎突肌

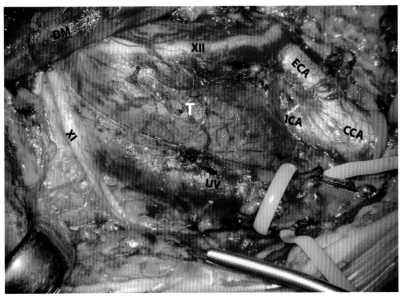

图 10.5.9 经颈径路。采用经颈径路切除右侧迷走神经副神经节瘤。术前 48h 栓塞肿瘤（T）。辨别重要结构。舌下神经走行于肿瘤上方。颈总动脉和颈内静脉用血管带标记。CCA：颈总动脉；DM：二腹肌；ECA：颈外动脉；ICA：颈内动脉；IJV：颈内静脉；XI：副神经；XII：舌下神经

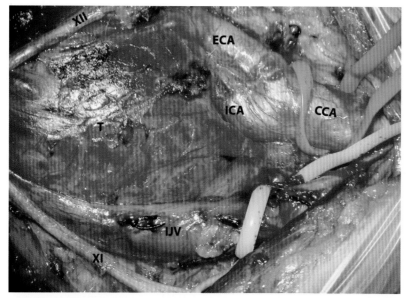

图 10.5.10　经颈径路。肿瘤（T）表面已用 Vesalius 双极电凝凝固。舌下神经（XII）已从肿瘤中游离出来，解剖上得以保留。颈总动脉（CCA）和颈内静脉（IJV）分别用红色和蓝色血管带标记，以资识别，并确保在血管损伤或破裂的情况下，迅速控制出血。CCA：颈总动脉；ECA：颈外动脉；ICA：颈内动脉；IJV：颈内静脉；T：肿瘤；XI：副神经；XII：舌下神经

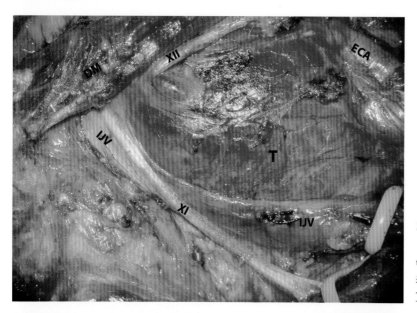

图 10.5.11　经颈径路。从下向上解剖颈内、外动脉上的肿瘤。副神经走行于肿瘤的后方，并被保留。DM：二腹肌；ECA：颈外动脉；IJV：颈内静脉；T：肿瘤；XI：副神经；XII：舌下神经

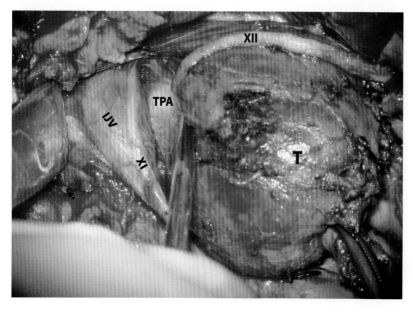

图 10.5.12　经颈径路。将肿瘤的上极从寰椎横突上解剖下来。IJV：颈内静脉；T：肿瘤；TPA：寰椎横突；XI：副神经；XII：舌下神经

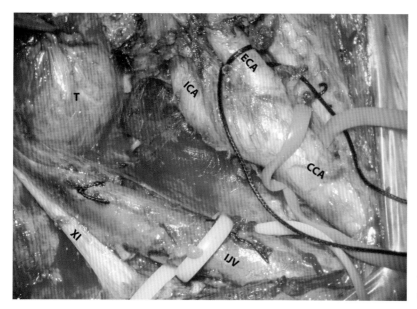

图 10.5.13　继续沿颈内动脉及茎突舌骨肌切除肿瘤（T）。CCA：颈总动脉；ECA：颈外动脉；IJV：颈内静脉；XI：副神经

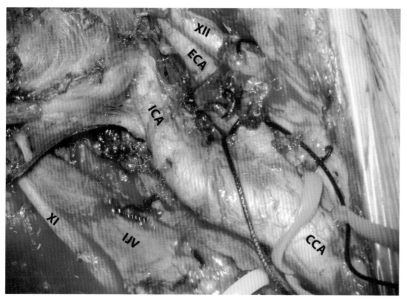

图 10.5.14　几近完全将肿瘤从颈内动脉上解剖下来。ECA：颈外动脉；ICA：颈内动脉；CCA：颈总动脉；IJV：颈内静脉；XI：副神经；XII：舌下神经

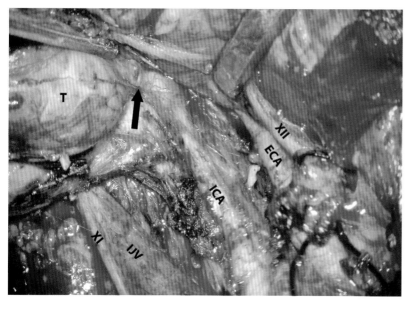

图 10.5.15　肿瘤上极仍与颈内动脉粘连（箭头）。ECA：颈外动脉；IJV：颈内静脉；T：肿瘤；XI：副神经；XII：舌下神经

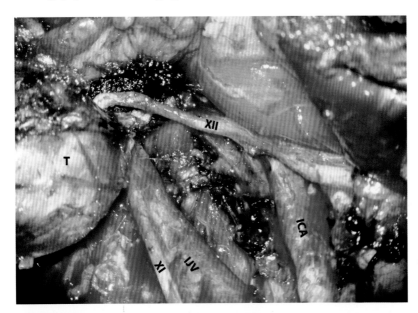

图 10.5.16　几近完全切除肿瘤而未损伤副神经及舌下神经。ICA：颈内动脉；IJV：颈内静脉；T：肿瘤；XI：副神经；XII：舌下神经

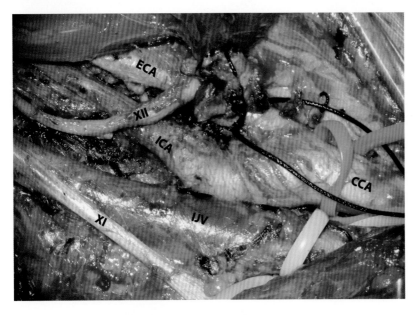

图 10.5.17　完整切除肿瘤之后。CCA：颈总动脉；ECA：颈外动脉；ICA：颈内动脉；IJV：颈内静脉；XI：副神经；XII：舌下神经

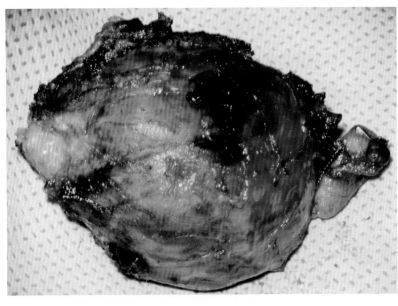

图 10.5.18　实现肿瘤的"整块"切除。患者术后表现迷走及舌下神经麻痹

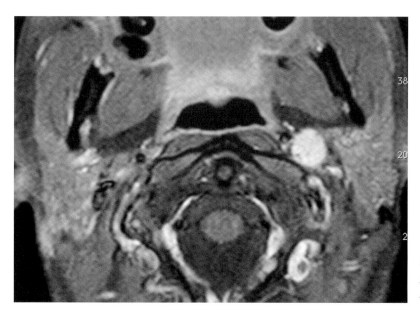

图 10.5.19 术后 MRI 轴位图像。右颈部无肿瘤残留。注意左侧未治疗的迷走神经副神经节瘤

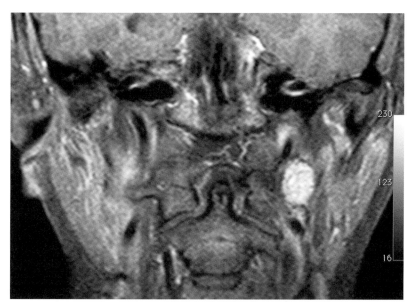

图 10.5.20 术后 MRI 冠位图像。可见对侧迷走神经副神经节瘤

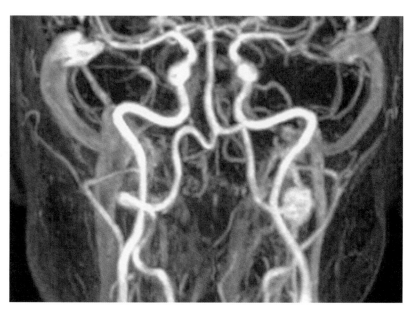

图 10.5.21 放疗 1 年后 MRI 轴位图像显示对侧肿瘤大小未变

■ 病例 10.2：A 型颞下窝径路切除左侧迷走神经副神经节瘤（Fisch Ⅱ 期）和左侧颈动脉球体瘤（Shamblin Ⅰ 期）

（图 10.6.1~图10.6.21）

62 岁的女性患者到我们中心就诊，表现为左耳鸣、听力下降、发音障碍及吞咽困难。

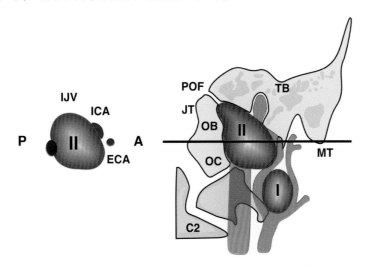

图 10.6.1 左侧 Fisch Ⅱ 期的迷走神经副神经节瘤和 Shamblin Ⅰ 期的颈动脉球体瘤。A：前方；C2：枢椎；ECA：颈外动脉；ICA：颈内动脉；IJV：颈内静脉；JT：颈静脉结节；MT：乳突尖；OC：枕骨髁；OB：枕骨；P：后方；POF：岩枕裂；TB：颞骨

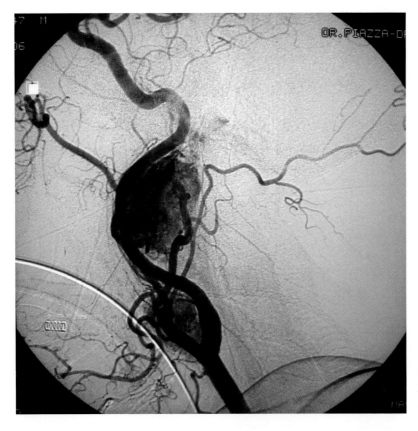

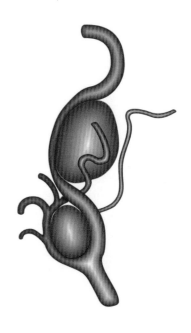

图 10.6.2 血管造影。颈总动脉注射横向投影显示颈动脉体瘤和迷走神经副神经节瘤的瘤体充盈

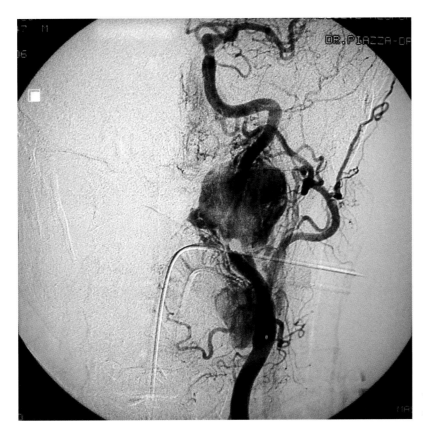

图 10.6.3　前后位血管造影图像。术前影像学检查示左侧颈动脉体瘤和侵蚀颅底的迷走神经副神经节瘤。被归为 Fisch Ⅱ 期

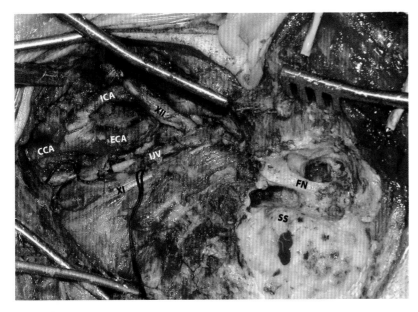

图 10.6.4　已完成盲囊状外耳道封闭、颈部解剖、开放式乳突根治。锤骨和砧骨已被移除。颈内静脉已结扎。颈动脉体瘤位于颈动脉分叉处，但尚未见到迷走神经副神经节瘤。CCA：颈总动脉；ECA：颈外动脉；FN：面神经；ICA：颈内动脉；I-JV：颈内静脉；SS：乙状窦；Ⅺ：副神经；Ⅻ：舌下神经

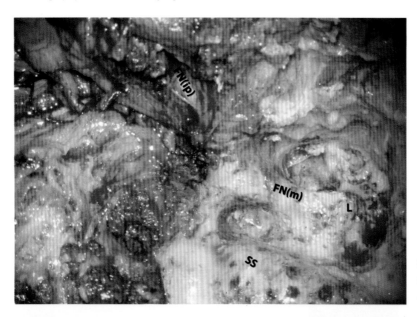

图 10.6.5 已切除乳突尖并暴露面神经的腮腺段。此时尚未暴露面神经乳突段。FN (ip)：面神经腮腺内段；FN (m)：乳突段面神经；L：迷路 SS：乙状窦

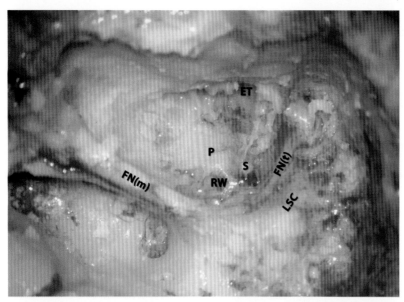

图 10.6.6 已暴露从茎乳孔到膝状神经节的面神经。ET：咽鼓管；FN (m)：面神经乳突段；FN (t)：面神经鼓室段；LSC：外半规管；P：鼓岬；RW：蜗窗；S：镫骨

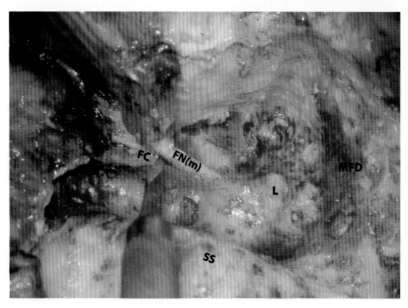

图 10.6.7 使用 Beaver 刀锐性分离，从骨管中游离面神经。FC：面神经骨管；FN (m)：面神经乳突段；L：迷路；MFD：颅中窝硬脑膜；SS：乙状窦

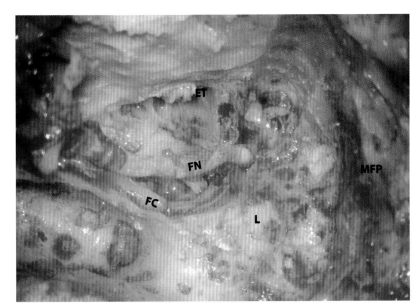

图 10.6.8 已从骨管中完全游离面神经。
ET：咽鼓管；FN：面神经；FC：骨管；
L：迷路；MFD：颅中窝硬脑膜

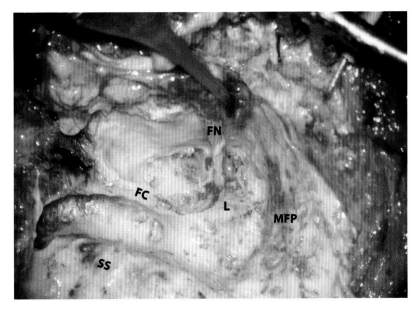

图 10.6.9 面神经向前改道。完整地保留
茎乳孔水平的软组织，为面神经提供足够
血供并固定向前改道的面神经。FC：面神
经骨管；FN：面神经；L：迷路；MFD：
颅中窝硬脑膜；SS：乙状窦

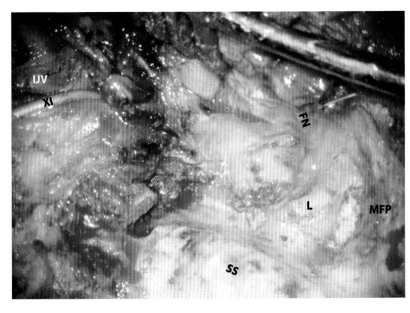

图 10.6.10 纤维蛋白胶固定向前改道的面
神经。FN：面神经；L：迷路；IJV：颈内
静脉；MFD：颅中窝硬脑膜；SS：乙状
窦；XI：副神经

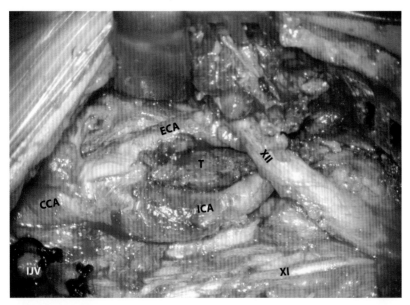

图 10.6.11 横断结扎的颈内静脉。可见颈动脉体瘤（T）位于颈动脉分叉处。CCA：颈总动脉；ECA：颈外动脉；ICA：颈内动脉；IJV：颈内静脉；XI：副神经；XII：舌下神经

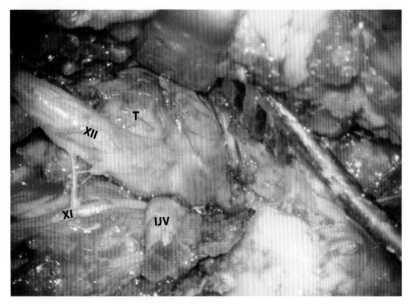

图 10.6.12 颅底所见迷走神经副神经节瘤（T）。IJV：颈内静脉；XI：副神经；XII：舌下神经

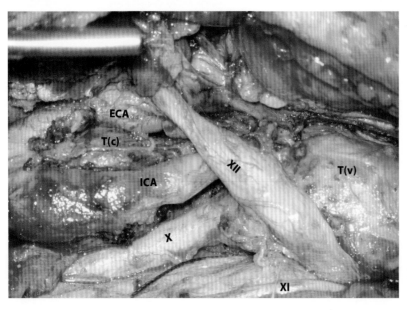

图 10.6.13 起源于迷走神经的迷走神经副神经节瘤［T（v）］及颈动脉体瘤［T（c）］。ECA：颈外动脉；ICA：颈内动脉；X：迷走神经；XI：副神经；XII：舌下神经

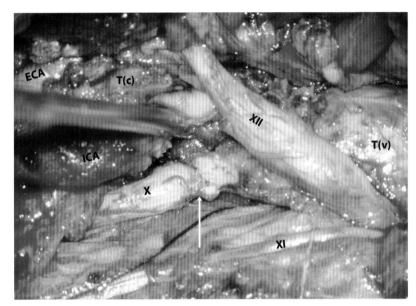

图 10.6.14　迷走神经副神经节瘤 [T (v)]
及颈动脉体瘤 [T (c)]。迷走神经已被横
断（箭头）。ECA：颈外动脉；ICA：颈内
动脉；Ⅹ：迷走神经；Ⅺ：副神经；Ⅻ：
舌下神经

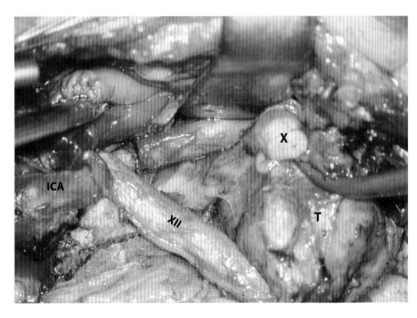

图 10.6.15　从咽旁间隙游离迷走神经副神
经节瘤。ICA：颈内动脉；T：肿瘤；Ⅹ：
迷走神经；Ⅻ：舌下神经

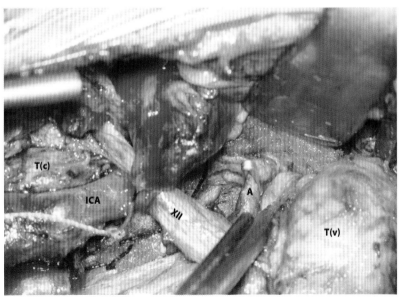

图 10.6.16　使用血管夹闭合来自颈外动脉
的滋养动脉（A）。ICA：颈内动脉；T
(c)：颈动脉体瘤；T (v)：迷走神经副神
经节瘤；Ⅻ：舌下神经

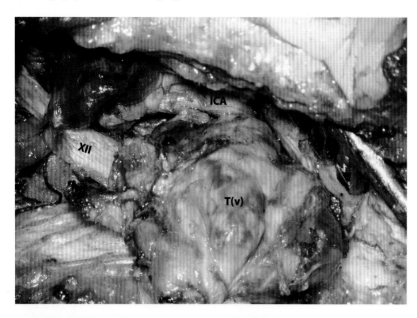

图 10.6.17　几近完全显露迷走神经副神经节瘤 [T (v)]。ICA：颈内动脉；XII：舌下神经

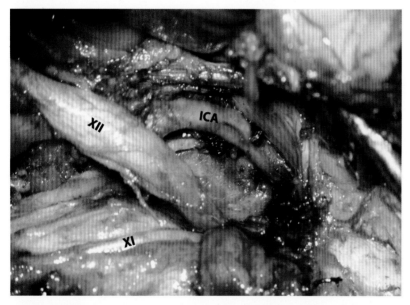

图 10.6.18　已切除迷走神经肿瘤。注意颈内动脉向前弯曲。ICA：颈内动脉；XI：副神经；XII：舌下神经

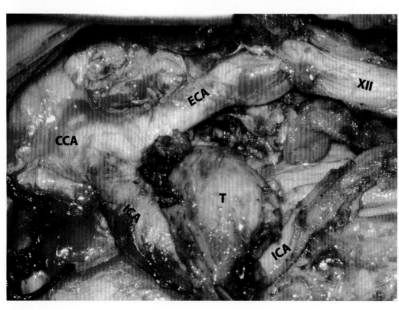

图 10.6.19　从颈动脉分叉处游离颈动脉体瘤（T）。CCA：颈总动脉；ECA：颈外动脉；ICA：颈内动脉；XII：舌下神经

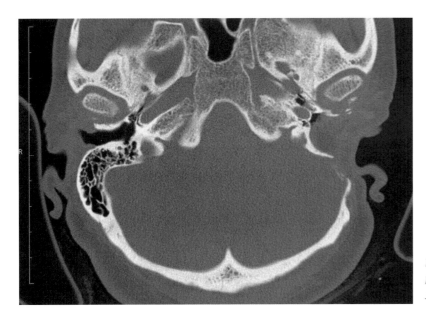

图 10.6.20　术后 CT 图像。术后患者有XI脑神经麻痹及 HB Ⅲ 级面瘫，后者随访 1 年恢复到 Ⅰ 级。到目前为止无复发迹象

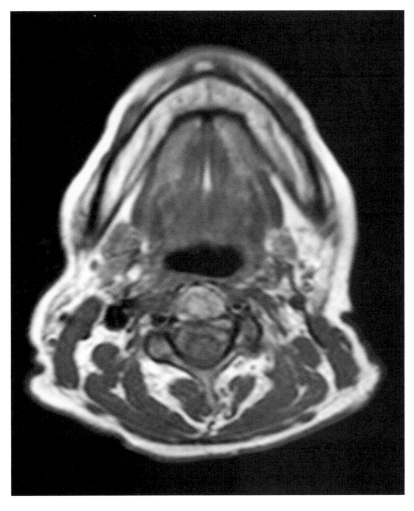

图 10.6.21　术后 MRI 显示无肿瘤残留

■ 病例 10.3：颈内动脉支架植入伴经颈径路切除迷走神经副神经节瘤 (Fisch Ⅰ期)

（图 10.7.1~图 10.7.17）

37 岁女性患者，出现右侧颈部 5 cm 大小肿块 5 年。脑神经检查示舌咽神经麻痹。肿块固定，与吞咽无关。

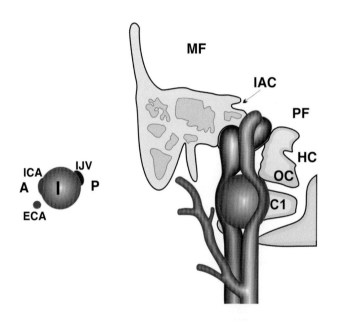

图 10.7.1 （右侧）Fisch Ⅰ期。A：前方；C1：寰椎；ECA：颈外动脉；HC：舌下神经管；IAC：内耳道；ICA：颈内动脉；IJV：颈内静脉；MF：颅中窝；OC：枕骨髁；P：后方；PF：颅后窝

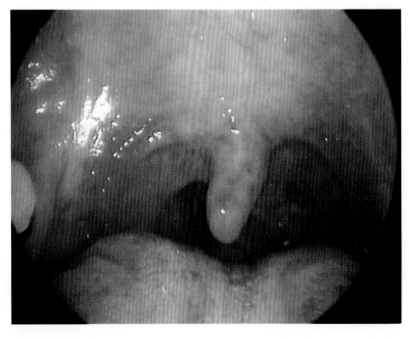

图 10.7.2 与对侧相比，右侧前、后柱肌肉活动减少

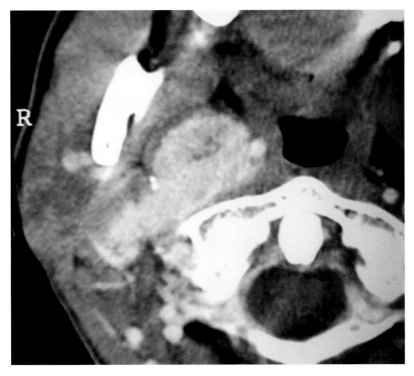

图 10.7.3　明显增强的咽旁肿块延伸到腮腺间隙

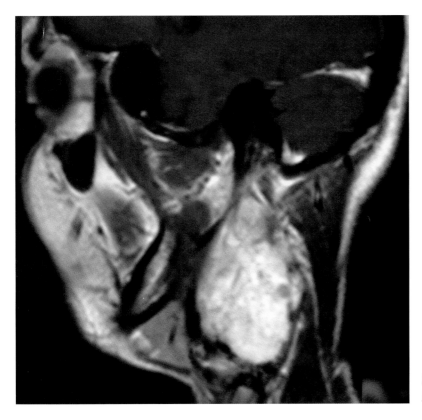

图 10.7.4　MRI 矢位图像。肿瘤并未延伸至颅底，因此被归为 Fisch Ⅰ 期

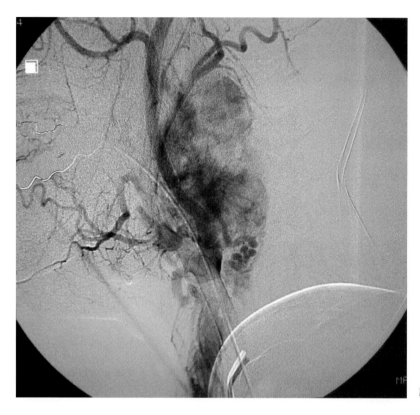

图 10.7.5 　血管造影显示肿瘤充盈

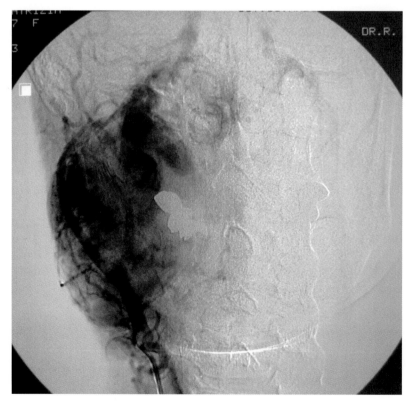

图 10.7.6 　造影显示肿瘤严重侵及颈内动脉

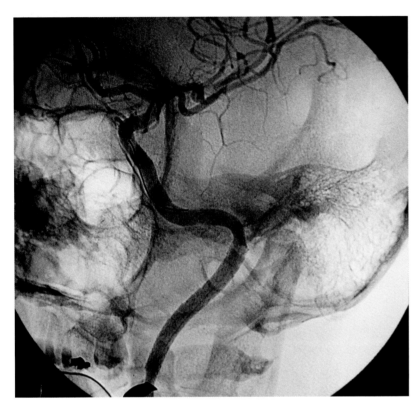

图 10.7.7　术前放入支架以避免血管意外及切除不完全

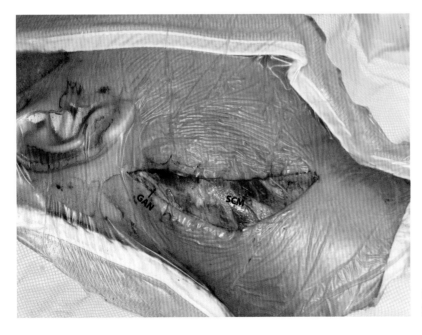

图 10.7.8　做经颈切口。GAN：耳大神经；SCM：胸锁乳突肌

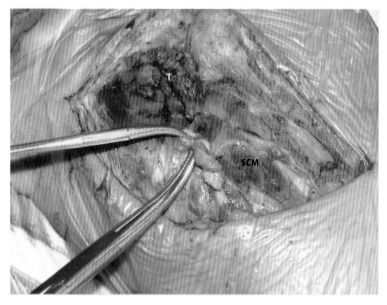

图 10.7.9 识别肩胛舌骨肌后，予以切断。
SCM：胸锁乳突肌；T：肿瘤

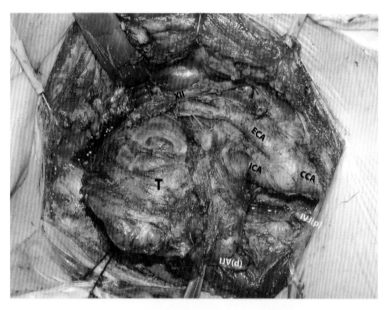

图 10.7.10 结扎颈内静脉以切除肿瘤。CCA：
颈总动脉；ECA：颈外动脉；ICA：颈内动脉；
IJV（d）：颈内静脉的远端部分；IJV（p）：颈
内静脉近端部分；T：肿瘤；Ⅻ：舌下神经

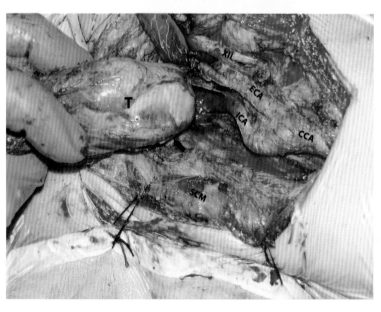

图 10.7.11 肿瘤向上翻起，与颈内动脉分开。
CCA：颈总动脉；ECA：颈外动脉；ICA：颈内
动脉；SCM：胸锁乳突肌；T：肿瘤；Ⅻ：舌
下神经

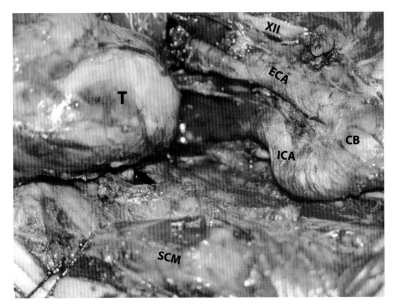

图 10.7.12　在高放大倍数下可见向前移位的颈内动脉。CB：颈动脉分叉；ECA：颈外动脉；ICA：颈内动脉；SCM：胸锁乳突肌；T：肿瘤；XII：舌下神经

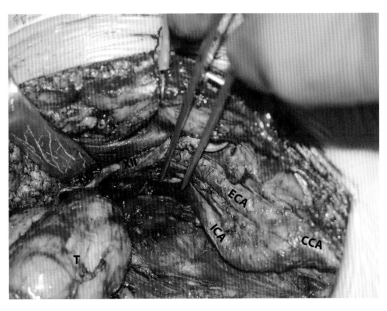

图 10.7.13　肿瘤仍与颈内动脉相连。CCA：颈总动脉；ECA：颈外动脉；ICA：颈内动脉；T：肿瘤；XII：舌下神经

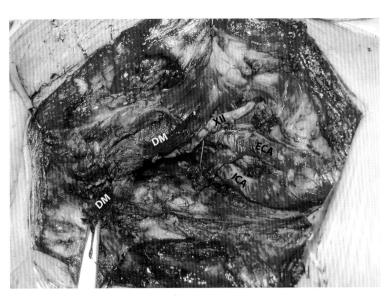

图 10.7.14　为了从更上方进入，切断二腹肌后腹，并折向前方。DM：二腹肌后腹；ECA：颈外动脉；ICA：颈内动脉；XII：舌下神经

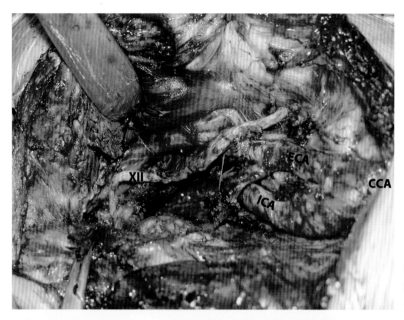

图 10.7.15 完成肿瘤切除。CCA：颈总动脉；ECA：颈外动脉；ICA：颈内动脉；XII：舌下神经

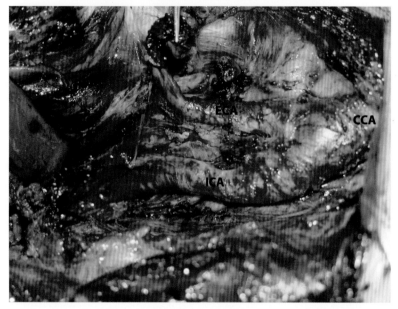

图 10.7.16 更高的放大倍数可见肿瘤已完整切除。CCA：颈总动脉；ECA：颈外动脉；ICA：颈内动脉

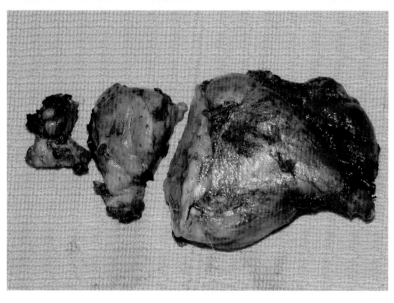

图 10.7.17 标本，肿瘤的大小为 6.5cm×4.5cm。术后患者表现为舌咽、迷走神经麻痹

■ 病例 10.4：随访病例（右侧 Fisch
Ⅰ 期迷走神经副神经节瘤和左侧 C2
型鼓室颈静脉球副神经节瘤）

（图 10.8.1~图 10.8.9）
41 岁的女性患者转诊至我们中心，患有左鼓

室颈静脉球副神经节瘤及右迷走神经副神经节瘤。她在另一机构切除了左侧颈动脉体瘤，术后出现左侧迷走神经麻痹。她的祖母及两个姐妹患有同样的疾病。遗传学研究示 SDHD 突变。脑神经检查发现左侧第Ⅸ、Ⅹ及Ⅻ脑神经麻痹。

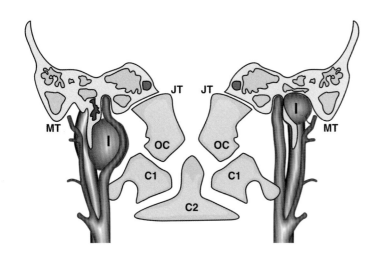

图 10.8.1　Fisch Ⅰ期。C1：寰椎；C2：枢椎；I：Fisch Ⅰ期；JT：颈静脉结节；MT：乳突尖；OC：枕骨髁

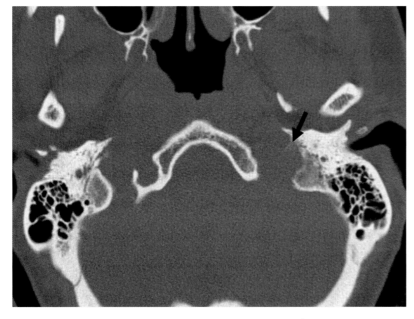

图 10.8.2　CT 轴位图像。左侧颈静脉球肿瘤浸润颈静脉孔（黑色箭头）。对侧迷走神经副神经节瘤未侵及颈静脉孔

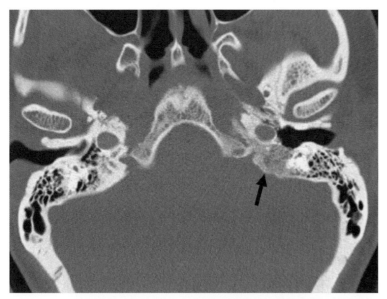

图 10.8.3　CT 轴位图像。肿瘤浸润面后及颈内动脉周围的气房（箭头）

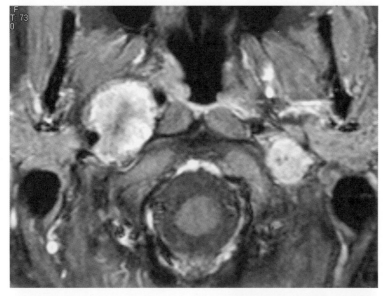

图 10.8.4　MRI 轴位图像显示双侧肿瘤

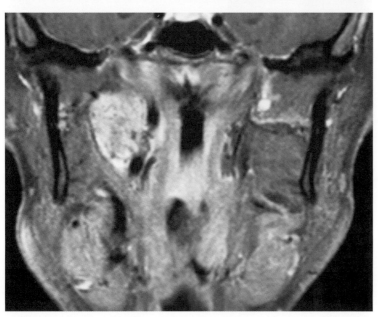

图 10.8.5　MRI 冠位图像显示肿瘤位于咽旁间隙内

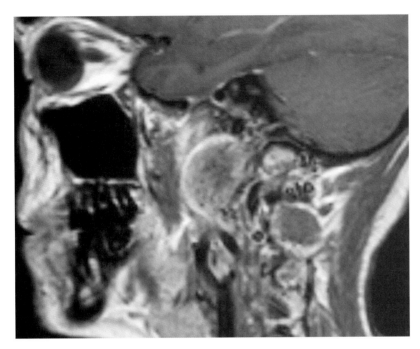

图 10.8.6　MRI 矢位图像。肿瘤未侵及颈静脉孔

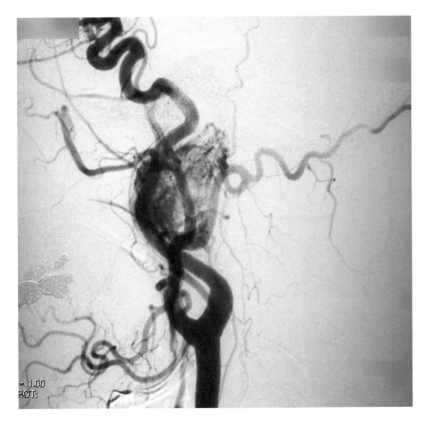

图 10.8.7　血管造影。颈总动脉注射右侧投影图像显示迷走神经副神经节瘤充盈，颈内动脉向前移位

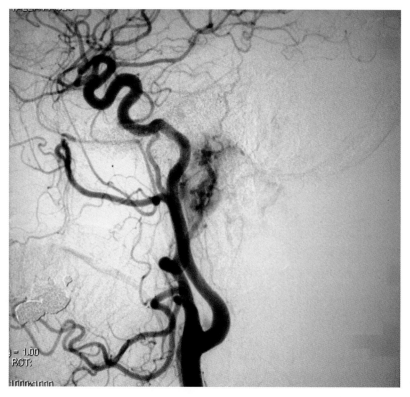

图 10.8.8　左侧肿瘤充盈始于颈静脉孔水平的咽升动脉

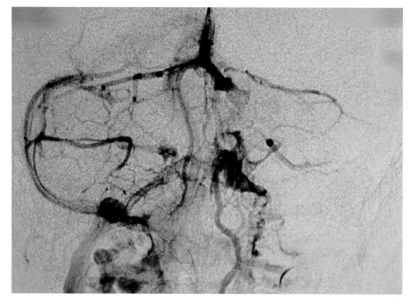

图 10.8.9　血管造影显示右枕窦引流至颈静脉球，右侧窦发育不全。部分横窦缺失，而左侧乙状窦发育不全。由于颈静脉球受肿瘤阻塞，静脉血流引流至代偿的枕下静脉丛。此外，后交通动脉明显发育不良。如果切除右侧迷走神经副神经节瘤，可能需要牺牲右侧迷走神经，并因此引起双侧声带麻痹。如果切除左鼓室颈静脉球副神经节瘤，可能会导致脑静脉瘀血、脑水肿、颅内压增高及脑脊液漏。因此，切除任何肿瘤均是绝对禁忌，迄今为止，患者已随访 3 年

■ 病例 10.5：非典型迷走神经副神经节瘤

（图 10.9.1~10.9.46）

46 岁的男性患者因声音嘶哑和右肩无力到本中心就诊。脑神经检查右侧第 Ⅹ 和 Ⅺ 脑神经麻痹。

血管造影（未示出）显示肿瘤由咽升动脉、枕动脉及甲状腺上动脉供血。

由于后交通动脉发育不全，因此球囊栓塞试验失败。在引进支架植入前，尝试建立大脑中动脉与左颈总动脉颈动脉之间的搭桥失败。在未行永久性球囊栓塞的情况下，为避免损伤颈内动脉，经颈径路行肿瘤全切除。5 年后，MRI 示 3 cm 大小肿瘤复发。

第一次术后的血管造影显示位于咽旁水平血供丰富的肿块。

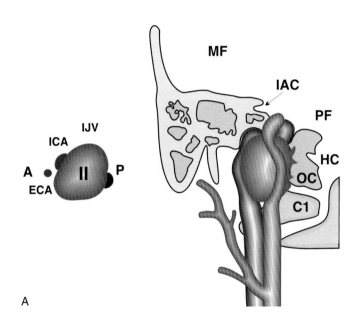

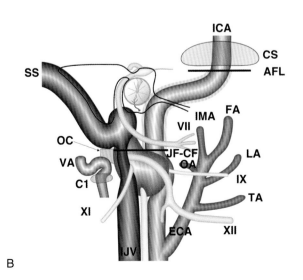

图 10.9.1　Fisch Ⅱ 期。A：前方；AFL：前破裂孔；C1：寰椎；CS：海绵窦；ECA：颈外动脉；FA：面动脉；HC：舌下神经管；ICA：颈内动脉；IJV：颈内静脉；IMA：颌内动脉；JF-CF：颈静脉孔–颈动脉孔；LA：舌动脉；MF：颅中窝；OA：枕动脉；OC：枕骨髁；P：后方；PF：颅后窝；SS：乙状窦；TA：甲状腺上动脉；VA：椎动脉；Ⅶ：面神经；Ⅸ：舌咽神经；Ⅺ：副神经；Ⅻ：舌下神经

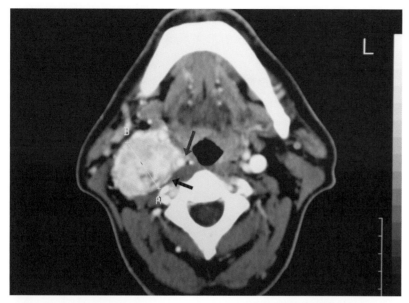

图 10.9.2 增强 CT 轴位图像。颈内动脉
向后内侧移位，并被肿瘤侵及。颈内静脉
同样也向后移位。蓝色箭头：颈内静脉
红色箭头：颈内动脉

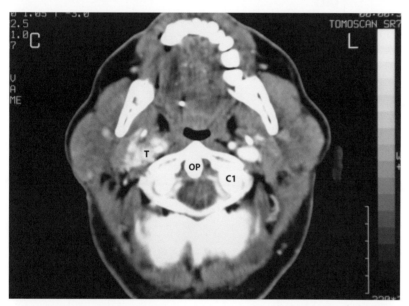

图 10.9.3 增强 CT 轴位图像。肿瘤在寰
椎水平侵及颈内动脉。C1：寰椎；OP：齿
状突；T：肿瘤

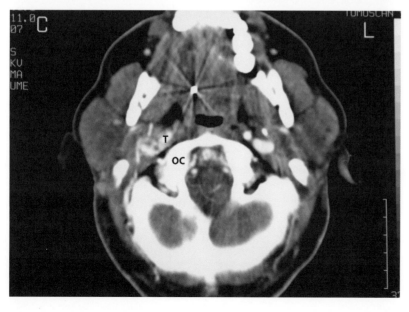

图 10.9.4 增强 CT 轴位图像。枕骨髁水
平可见肿瘤，因此归类为 Fisch Ⅱ 期。
OC：枕骨髁；T：肿瘤

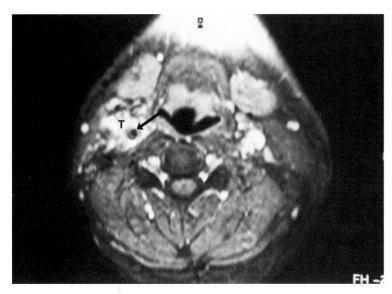

图 10.9.5　钆增强 T1 MRI 轴位图像。肿瘤（T）包绕颈内动脉（箭头）

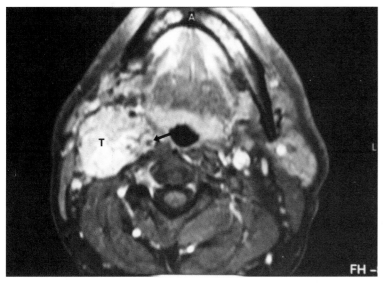

图 10.9.6　钆增强 T1 MRI 轴位图像。肿瘤（T）为椭圆形异质实性肿块，大小约 5 cm，位于右侧咽旁间隙。箭头：颈内动脉

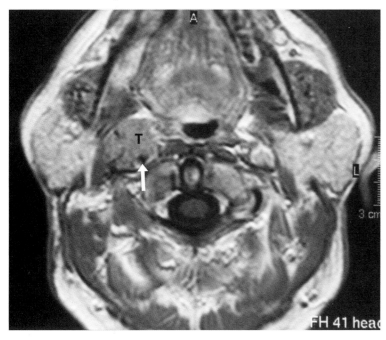

图 10.9.7　首次手术之后的钆增强 T1 MRI 轴位图像。3 cm 大小的肿瘤位于寰椎水平的咽旁间隙内。颈内动脉（箭头）被肿瘤（T）包裹

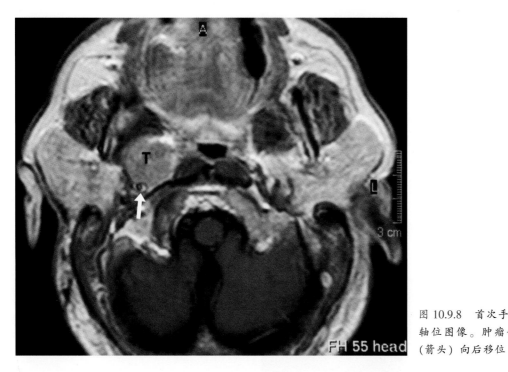

图 10.9.8　首次手术之后的钆增强 T1 MRI 轴位图像。肿瘤侵及椎前肌，颈内动脉（箭头）向后移位

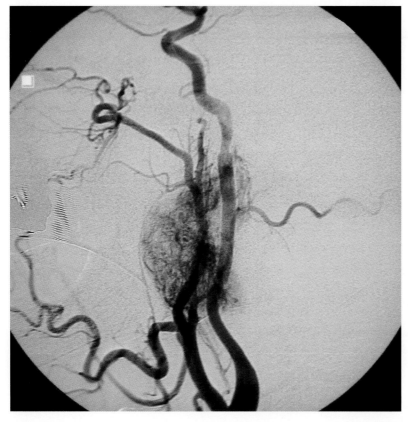

图 10.9.9　首次手术之后的血管造影显示咽旁水平血供丰富的肿块

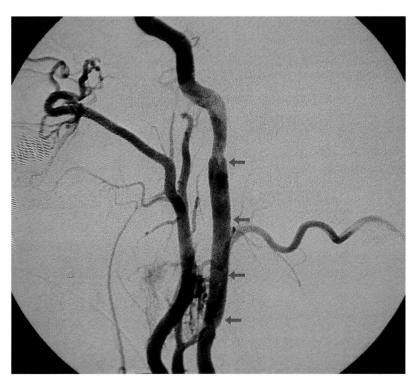

图 10.9.10　术前，已将支架（红箭头）放入颈内动脉以利于从颈内动脉分离肿瘤

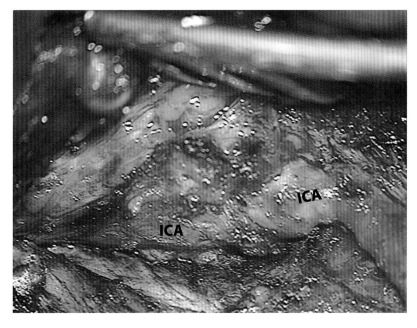

图 10.9.11　肿瘤包裹颈内动脉（ICA）

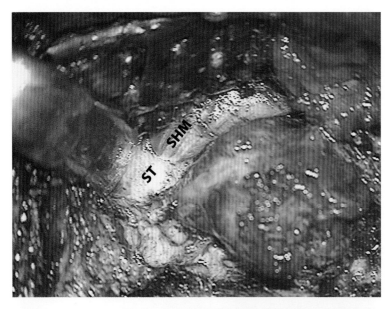

图 10.9.12　注意茎突（ST）及茎突舌骨肌（SHM）

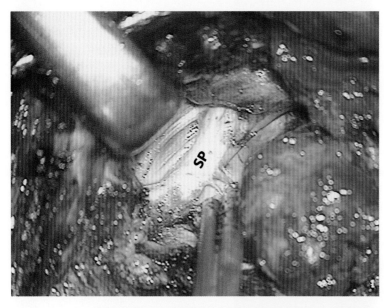

图 10.9.13　暴露茎突（SP）并切除

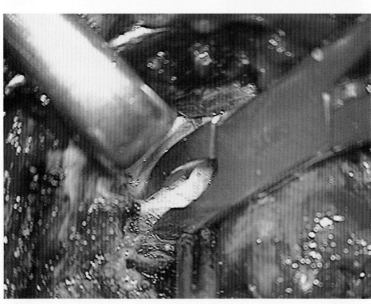

图 10.9.14　以咬骨钳去除茎突

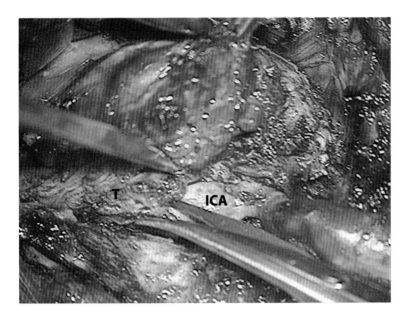

图 10.9.15　在支架保护颈内动脉（ICA）的情况下，继续进行肿瘤（T）切除的步骤

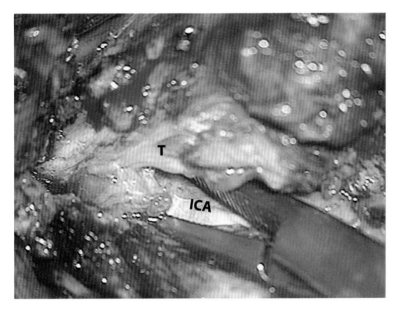

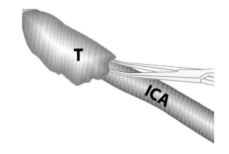

图 10.9.16　从颈内动脉（ICA）上分离肿瘤（T）

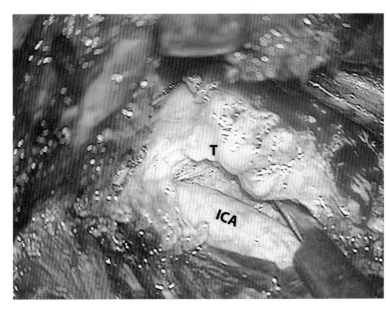

图 10.9.17　注意植入支架的颈内动脉（ICA）与肿瘤（T）之间的分界面

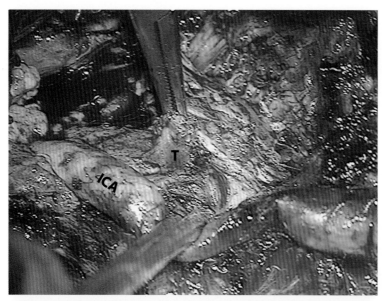

图 10.9.18　牵拉颈内动脉（ICA）后，切除肿瘤。T：肿瘤

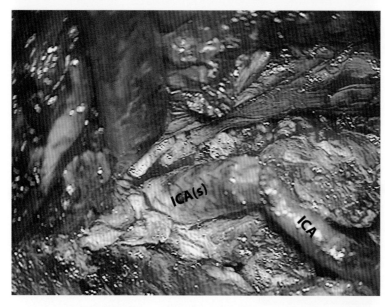

图 10.9.19　注意包绕颈内动脉（ICA）的肿瘤刚好位于颅底稍下方水平。ICA（s）：植入支架的颈内动脉

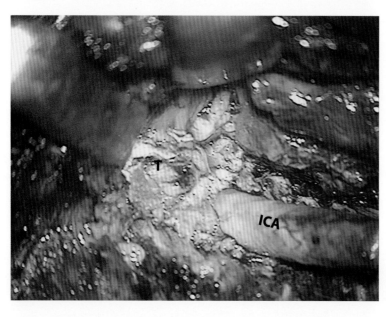

图 10.9.20　T：肿瘤；ICA：颈内动脉

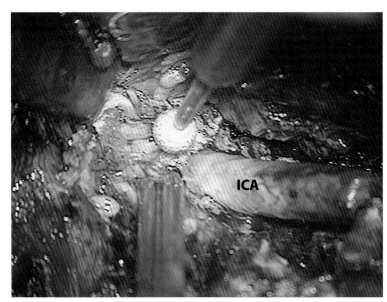

图 10.9.21 钻磨颅底以便充分暴露肿瘤。ICA：颈内动脉

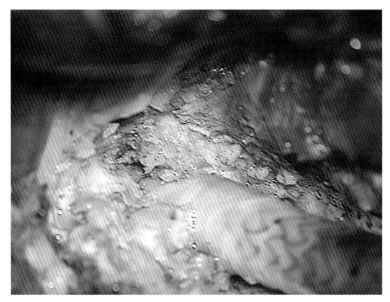

图 10.9.22 高放大倍数图像

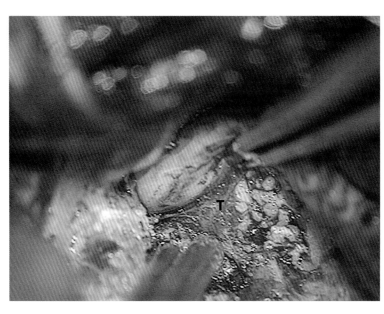

图 10.9.23 注意肿瘤 (T) 位于颈内动脉的内侧

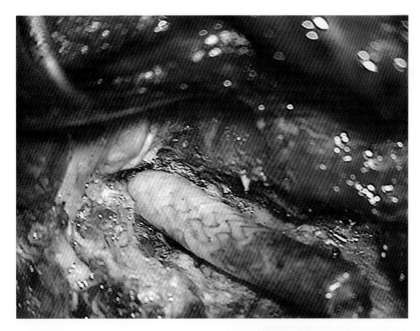

图 10.9.24 完全切除肿瘤

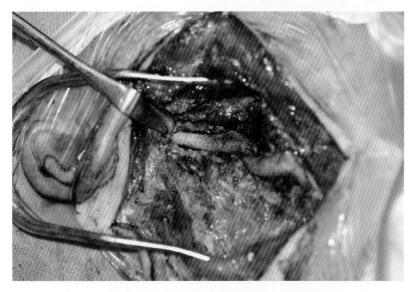

图 10.9.25 低放大倍数下，注意植入支架的颈内动脉

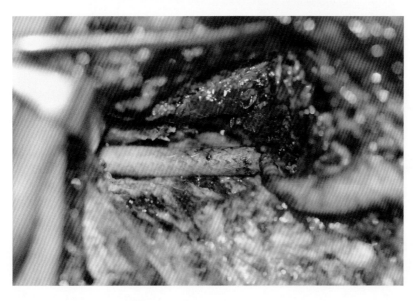

图 10.9.26 更高放大倍数图像

术后，病理组织学显示非典型副神经性瘤伴有形态学异常罕见的支持组织（血管球Ⅱ型细胞），具有生物学侵袭性行为。患者另有舌咽神经麻痹，术后面神经功能为 House-Brackmann Ⅰ级。

两年后，从咽旁到海绵窦查及复发，采用左侧 A 型颞下窝径路，未切除海绵窦病变以防止眼肌瘫痪。

患者出现舌下神经麻痹，术后面神经功能恢复到 House-Brackmann Ⅰ级。术后，MRI 显示翼腭窝及海绵窦肿瘤残留。

肿瘤进行 54 Gy 的照射。

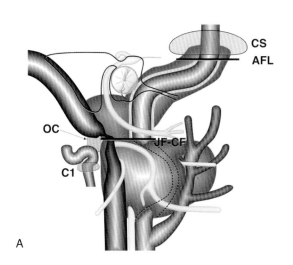 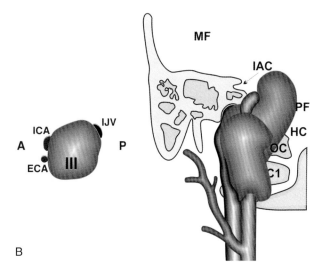

图 10.9.27　Fisch Ⅲ期。A：前方；AFL：前破裂孔；C1：寰椎；CS：海绵窦；ECA：颈外动脉；HC：舌下神经管；ICA：颈内动脉；IJV：颈内静脉；JF-CF：颈静脉孔-颈动脉孔；MF：颅中窝；OC：枕骨髁；P：后方；PF：颅后窝

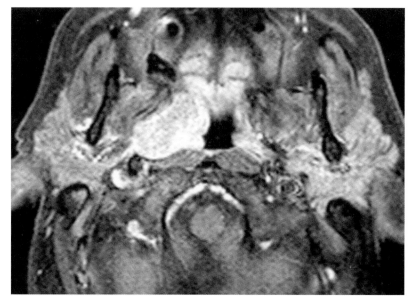

图 10.9.28　第 2 次术后 2 年的钆增强 T1 MRI 轴位图像。肿瘤位于咽旁间隙，咽侧壁向内侧移位。肿瘤开始侵及颈内动脉

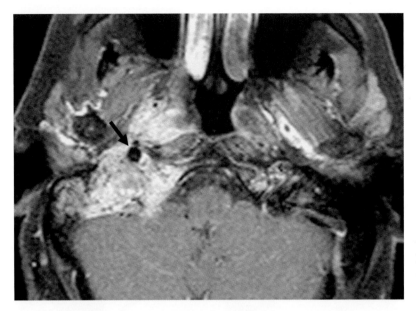

图 10.9.29　第 2 次术后 2 年的钆增强 T1 MRI 轴位图像。肿瘤延伸至颅内。因此，该肿瘤被归类为 Fisch Ⅲ 期。注意肿瘤完全包绕颈内动脉（箭头）

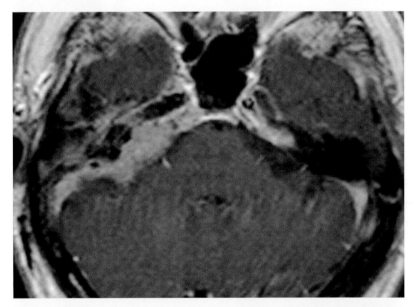

图 10.9.30　第 2 次术后 2 年的钆增强 T1 MRI 轴位图像。如同 Fisch C3 型的鼓室颈静脉球副神经节瘤那样延伸至岩尖，达到颈内动脉的水平段

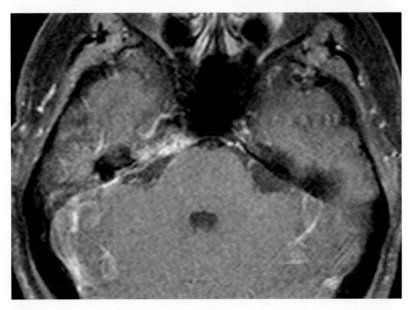

图 10.9.31　第 2 次术后 2 年的钆增强 T1 MRI 轴位图像。肿瘤达到海绵窦

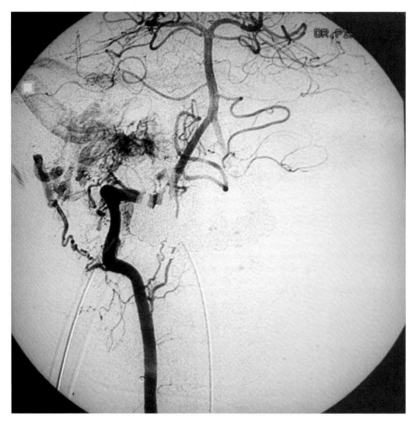

图 10.9.32　椎动脉血管造影。肿瘤由椎动脉分支供血

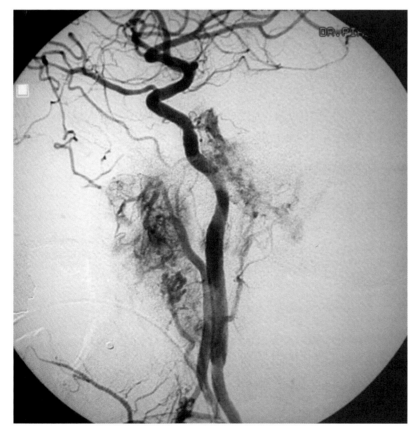

图 10.9.33　颈内动脉血管造影

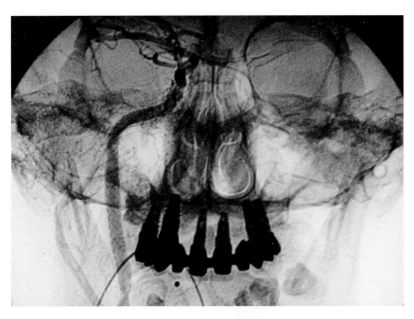

图 10.9.34　可见先前插入颈内动脉的支架

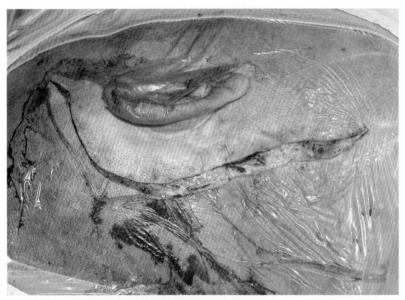

图 10.9.35　采用 A 型颞下窝径路切除肿瘤。行皮肤切口

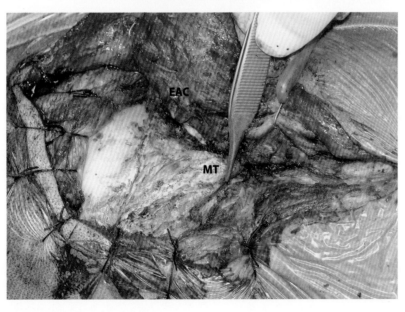

图 10.9.36　乳突骨质已经暴露。EAC：外耳道；MT：乳突尖

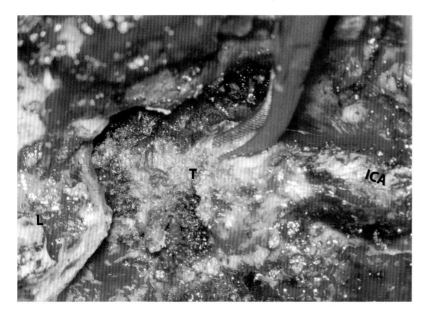

图 10.9.37 血管外膜下切除肿瘤。ICA：颈内动脉；L：迷路；T：肿瘤

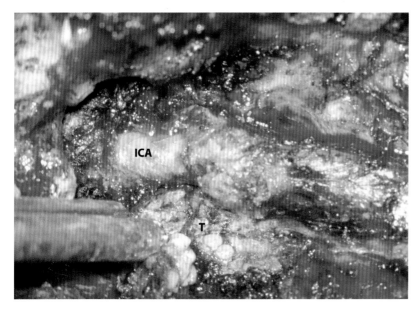

图 10.9.38 将肿瘤从颈内动脉上剥离。注意放入支架的颈内动脉。ICA：颈内动脉；T：肿瘤

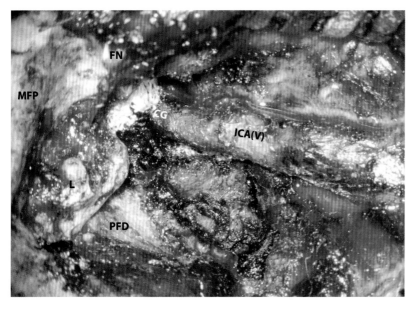

图 10.9.39 已完全切除包绕颈内动脉的肿瘤。注意从颈部至膝部暴露颈内动脉。CG：颈动脉膝部；FN：面神经（已改道）；ICA（V）：颈内动脉垂直段；L：迷路；MFP：颅中窝板；PFD：颅后窝硬脑膜

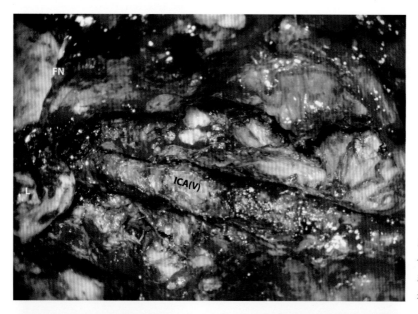

图 10.9.40　已切除咽旁间隙的肿瘤，没有任何咽部黏膜的撕裂。FN：面神经（已改道）；ICA（V）：颈内动脉垂直段；L：迷路

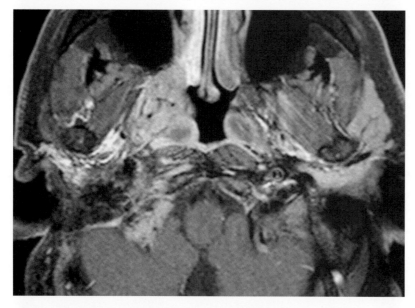

图 10.9.41　第 3 次术后的钆增强 T1 MRI 轴位图像。注意颅后窝肿瘤复发

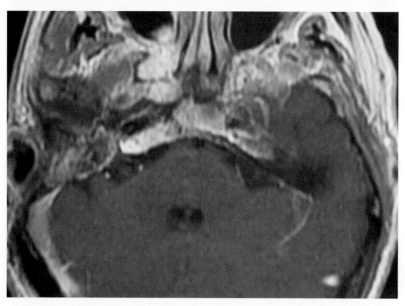

图 10.9.42　放疗后的钆增强 T1 MRI 轴位图像

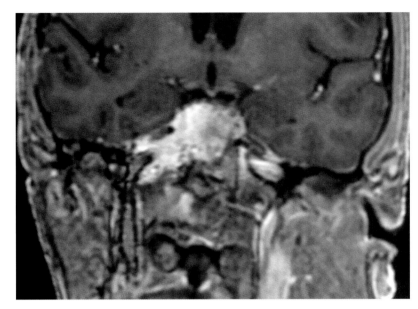

图 10.9.43　放疗后的钆增强 T1 MRI 冠位图像。目前患者无症状

提示和陷阱

- 对于年轻的迷走神经副神经节瘤患者，应鼓励手术，因为术后吞咽困难代偿良好。
- 适宜的术前血管介入治疗（球囊栓塞或支架植入）及径路选择有利于肿瘤全切除，

并避免所有与颈内动脉相关的可能并发症。
- 治疗双侧或家族性副神经节瘤时，精确及恰当的决策非常必要，需要对 SDHB 或 SDHD 基因突变的患者终身随访。

参考文献

[1] Lawson W. Glomus bodies and tumors. N Y State J Med, 1980,80 (10) : 1567-1575.

[2] Netterville JL, Jackson CG, Miller FR,et al. Vagal paraganglioma: a review of 46 patients treated during a 20-year period. Arch Otolaryngol Head Neck Surg, 1998,124(10): 1133-1140.

[3] Persky MS, Hu KS, Berenstein A. Paragangliomas of the head and neck//Harrison LB, Sessions RB, Hong WK, eds. Head and Neck Cancer: A Multidisciplinary Approach. Philadelphia: Lippincott Williams & Wilkins, 2004:678-713.

[4] Eriksen C, Girdhar Gopal H. Lowry LD. Vagal paragangliomas: a report of nine cases. Am J Otolaryngol,1991, 12 (5) :278-287.

[5] Zanoletti E, Mazzoni A. Vagal paraganglioma. Skull Base, 2006,16 (3) :161-167.

[6] Urquhart AC, Johnson JT, Myers EN,et al. Clomus vagale: paraganglioma of the vagus nerve. Laryngoscope, 1994,104 (4) :440-445.

[7] Stout AJ. The malignant tumors of the peripheral nerves.

Am J Cancer, 1935,25:1-36.

[8] Aribas OK, Kanat F, Avunduk MC. Inferior laryngeal paraganglioma presenting as plunging goiter. Eur J Cardiothorac Surg, 2004,25 (4) :655-657.

[9] Cerecer-Gil NY, Figuera LE, Llamas FJ, et al. Mutation of SDHB is a cause of hypoxia-related high-altitude paraganglioma. Clin Cancel Res, 2010,16 (16) :4148-4154.

[10] Arts HA, Fagan PA. Vagal body tumors. Otolaryngol Head Neck Surg, 1991,105 (1) :78-85.

[11] Endicott JN, Maniglia AJ. Glomus vagale. Laryngoscope, 1980,90 (10 Pt 1) :1604-1611.

[12] Harnsberger HR. Diagnostic Imaging. Head and Neck. Salt Lake City. UT: Amirsys,2004.

[13] Noujaim SE, Pattekar MA, Cacciarelli A, et al. Paraganglioma of the temporal bone: role of magnetic resonance imaging versus computed tomography. Top Magn Reson Imaging, 2000,11 (2) :108-122.

[14] Borba LA, Al-Mefty O. lntravagal paragangliomas: report of four cases. Neurosurgery, 1990,38 (3) :569-575.discussion :575.

[15] Browne JD, Fisch U, Valavanis A. Surgical therapy of glomus vagale tumors. Skull Base Surg, 1993,3 (4) :182-192.

[16] Biller HF, Lawson W, Som P,et al. Glomus vagale tumors.

Ann Otol Rhinol Laryngo1,1989,98 (1 Pt 1) :21–26.

[17] Leonetti JP, Brackmann DE. Glomus vagale tumor: the signifcance of early vocal cord paralysis. Otolaryngol Head Neck Surg, 1989,100 (6) :533–537.

[18] Bradshaw JW, Jansen JC. Management of vagal paraganglioma: is operative resection really the best option. Surgery, 2005,137 (2) :225–228.

[19] Davidson J, Gullane P. Glomus vagale tumors. Otolaryngol Head Neck Surg, 1988,99 (1) :66–70.

[20] Wong GT, Stokes BA, Khangure MS, et al.Glomus iutravagale tumour: aspects of management. Aust N ZJ Surg, 1987,57 (8) :199–204.

[21] Ogura JH, Spector GJ, Gado M. Glomus jugulare and vagale. Ann Otol Rhinol Laryngol, 1978,87 (5 Pt 1) :622–629.

[22] Miller RB, Boon MS, Atkins JP, et al. Vagal paraganglioma: the Jefferson experience. Otolaryngol Head Neck Surg, 2000,122 (4) :482–487.

[23] Shamblin WR, ReMine WH, Sheps SG, et al. Carotid body tumor (chemodectoma) . Clinicopathologic analysis of ninety cases. Am J Surg, 1971,122 (6) :732–739.

[24] Halpern VJ, Cohen JR. Management of the carotid artery in paraganglioma surgery. Otolaryngol Clin North Am, 2001,34 (5) :983–991.

[25] Sanna M, Piazza P, Ditrapani G, et al. Management of the internal carotid artery in tumors of the lateral skull base: preoperative permanent balloon occlusion without reconstruction. Otol Neurotol, 2004,25 (6) :998–1005.

[26] Sanna M, Piazza P, ne Donato G, et al. Combined endovascular-surgical management of tbe internal carotid artery in complex tympanojugular paragangliomas. Skull Base, 2009,19 (1) :26–42.

[27] Piazza P, Di Lella F, Menozzi R,et al. Absence of the contralateral internal carotid artery: a challenge for management of ipsilateral glomus jugulare and glomus vagale tumors. Laryngoscope, 2007,117 (8) :1333–1337.

[28] Shin SM, Piazza P, De Donato G, et al. Management of vagal paragangliomas including application of internal carotid artery stenting. Audiol Neuroto1,2012, 17:39–53.

[29] Sanna M, Khrais T, Menozi R, et al.Surgical removal of jugular paragangliomas after stenting of the intratemporal internal carotid artery: a preliminary report. Laryngoscope, 2006,116 (5) :742–746.

[30] Sanna M, Flanagan S. Surgical management of lesions of the internal carotid artery using a modified Fisch Type A infratemporal approach. Otol Neuroto1,2007,28 (7) :994.

[31] Taschner PE, Jansen JC, Baysal BE, et al. Neally all hereditary paragangliomas in the Netherlands are caused by two founder mutations in the SDHD gene. Genes Chromosomes Cancer, 2001, 31 (3) :274–281.

[32] Davidge-Pitts KJ, Pantanowitz D. Carotid body tumors. Surg Annu, 1984,16:203–227.

[33] Westerband A, Hunter GC, Cintora I, et al. Current trends in the detection and management of carotid body tumors. J Vasc Surg, 1998,28 (1) :84–92. discussion: 92–93.

[34] van den Berg R. imaging and management of head and neck paragangliomas. Eur Radio1,2005,15 (7) :1310–1318.

[35] Davidovic LB, Djukic VB, Vasic DM,et al. Diagnosis and treatment of carotid body paraganglioma: 21 years of experience at a clinical center of Serbia. World J Surg Onco1,2005,3 (1) :10.

[36] Por YC, Lim DT, Teoh MK,et al. Surgical management and outcome of carotid body tumours. Ann Acad Mod Singapore, 2002,31 (2) :141–144.

[37] Plukker JT, Brongers EP, Vermey A, et al. Outcome of surgical treatment for carotid body paraganglioma. Br J Surg, 2001,88 (10) :1382–1386.

[38] Wang SJ, Wang MB. Barauskas TM, et al. Surgical management of carotid body tumors. Otolaryngol Head Neck Surg, 2000,123 (3) :202–208.

[39] Marchesi M, Biffoni M, jaus MO, et al. Surgical treatment of paragangliomas of the carotid body and other rare localisations. J Cardiovasc Surg (Torino) , 1999,40 (5) : 691–694.

[40] Bhansali SA, BoJrab DI, Zarbo RJ. Malignant paragangliomas of the head and neck:clinical and immunohistochemical characterization. Otolaryngol Head Neck Surg, 1991,104 (1) : 132.

[41] Gardner P, Dalsing M, Weisberger E, et al. Carotid body tumors, inheritance, and a high incidence of associated cervical paragangliomas. Am J Surg, 1996,172 (2) : 196–199.

[42] Liapis C, Gougoulakis A, Karydakis V, et al. Changing trends in management of carotid body tumors.Am Surg, 1995,61 (11) :989–993.

[43] Wax MK, Briant TD. Carotid body tumors: a review. J Otolaryngol, 1992,21 (4) :277–285.

[44] Pantanowtiz D, Davidge–Pitts K, Demetriades D. The significance of the carotid bifurcation angle in carotid body tumours. S Afr Med J, 1991,80 (7) :318–321.

[45] Robison JG, Shagets FW, Beckett WC Jr, et al. A multidisciplinary approach to reducing morbidity and operative blood loss during resection of carotid body tumor. Surg Gynecol Obstet, 1989,168 (2) :166–170.

第 *11* 章　复杂鼓室颈静脉球副神经节瘤的治疗

完整手术切除是治疗鼓室颈静脉球副神经节瘤的主流方式 [1,2]。当代影像、介入、麻醉及重症监护技术的发展，已使得手术更为安全和有效 [3-6]。

然而，某些鼓室颈静脉球副神经节瘤病例治疗仍具挑战性 [3,7-12]，诸如大型肿瘤，硬膜内扩展较大的肿瘤，累及海绵窦、颈内动脉或椎动脉的肿瘤，以及前期手术或照射过的肿瘤。还包括唯一颈动脉侧的肿瘤，病变侧为优势或单侧乙状窦，以及双侧或多发肿瘤（图 11.1）。对这些肿瘤的治疗难以决定，术前必须制订精确的手术计划。对

某些病例，需放置支架或行永久性球囊栓塞 [13]。对于硬膜内扩展较大的肿瘤，施以分期切除。对于其他复杂病例，如肿瘤达到海绵窦或枕骨大孔等特定区域，可能需要部分切除后行放射治疗。

复杂鼓室颈静脉球副神经节瘤围术期的复杂因素

切除肿瘤的同时避免永久性损伤大血管、脑神经及脑干非常困难 [3,7-12]。这些肿瘤具有如下一个或多个复杂因素 [14]：

- 瘤体非常大。
- 大的硬膜内扩展。
- 扩展到海绵窦、枕骨大孔及斜坡。
- 严重侵及并浸润颈内动脉。
- 病变位于唯一颈动脉侧。
- 侵及椎动脉。
- 病变位于优势或唯一乙状窦侧。
- 双侧或多发副神经瘤。
- 手术、放疗或立体定向放射治疗后复发。

■ 巨大肿瘤

随着鼓室颈静脉球副神经节瘤的生长，它们可以通过颈静脉球内侧壁扩展至颈动脉管、岩尖或硬膜内，从而侵及后组脑神经(图 11.2)。Fisch C3 及 C4 型肿瘤通常被认为是大型肿瘤 [3,15]。常规来讲，A型颞下窝径路联合经枕骨髁-经颈静脉结节扩展可以用于 C2~C4 型肿瘤。如果肿瘤侵及斜坡或枕骨大孔，额外的手术步骤，如改良经耳蜗径路或远外侧经枕骨髁径路非常必要。肿瘤的大小影响后组脑神经功能的保存率 [16,17]。

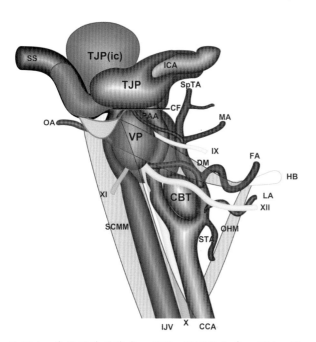

图 11.1　多发副神经节瘤。CBT：颈动脉体瘤；CCA：颈总动脉；CF：颈动脉孔；DM：二腹肌后腹；FA：面动脉；HB：舌骨；ICA：颈内动脉；IJV：颈内静脉；LA：舌动脉；MA：上颌动脉；OA：枕动脉；OHM：肩胛舌骨肌；PAA：耳后动脉；SCMM：胸锁乳突肌；SpTA：颞浅动脉；SS：乙状窦；STA：甲状腺上动脉；TJP（ic）：颅内鼓室颈静脉球副神经节瘤；TJP：鼓室颈静脉球副神经节瘤；VP：迷走神经副神经节瘤；IX：舌咽神经；X：迷走神经；XI：副神经；XII：舌下神经

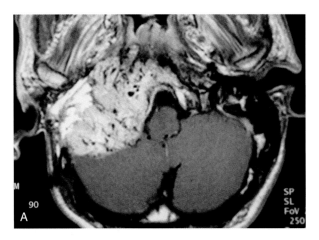

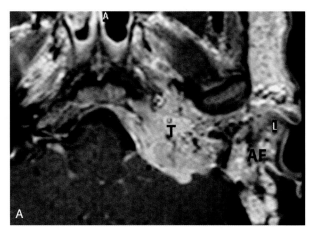

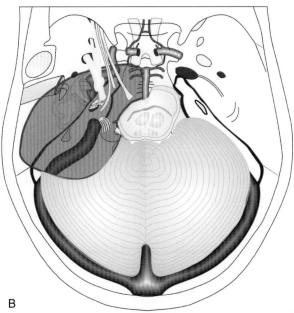

图 11.2A,B　巨大肿瘤压迫小脑并侵及斜坡

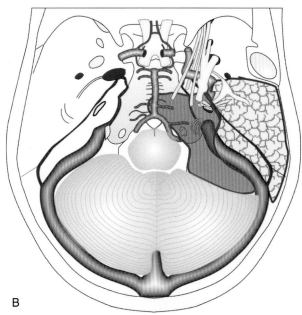

图 11.3A,B　MRI 轴位图像示在外院行 3 次不伴面神经改道的、所谓 "功能性手术" 术后，肿瘤复发伴大的硬膜内扩展。T：肿瘤；AF：腹部脂肪

■ 大的硬膜内扩展

　　副神经节瘤硬膜内扩展的发生率为 14%~72%[11,18,19]。硬膜内扩展越大，肿瘤侵及后组脑神经及压破脑干的可能性越大。术前及术中评估硬脑膜受侵的程度比较困难。小面积受侵的脑膜可以很容易地切除并修复。如果疑似有较大面积，可以考虑分期手术切除(图 11.3)。任何未被发现的病变均可能导致广泛的硬膜内复发。

　　一些研究者建议无论肿瘤扩展程度如何，同时切除硬膜外和硬膜内的病变是可行的[4,6,10,20]。牺牲后组脑神经可导致误吸，引起持续咳嗽，导致颅内压增高，引起脑脊液漏[15]。我们倾向于对硬膜内扩展超过 2 cm 的肿瘤行分期手术，以防止术后脑脊

液漏，此点与其他研究结果一致；对 2cm 或更小的硬膜内肿瘤行一期切除[3,21]。尽管一期手术后脑脊液漏发生率为 5.2%(3.8%~33.3%)[6,10,22,23]，我们的病例中仅有 1 例发生脑脊液漏[1]。

■ 扩展至海绵窦、斜坡或枕骨大孔

　　如果鼓室颈静脉球副神经节瘤侵及海绵窦(图11.4)，应特意遗留肿瘤，以避免损害Ⅲ、Ⅳ及Ⅵ脑神经。两例患者肿瘤侵及海绵窦，特意予以保留，以维持眼球运动。术后进行了立体定向放射治疗。这两例患者术后 6 年及 8 年的影像学检查示海绵窦残余病变没有生长。

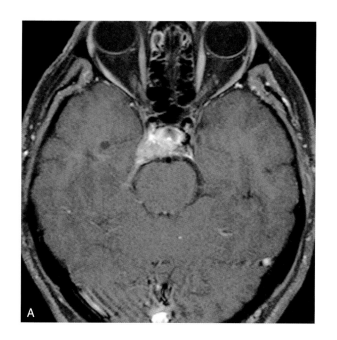

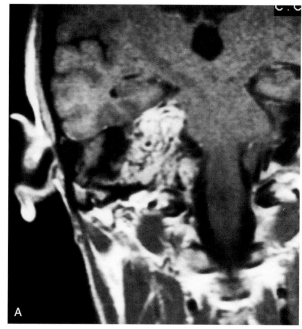

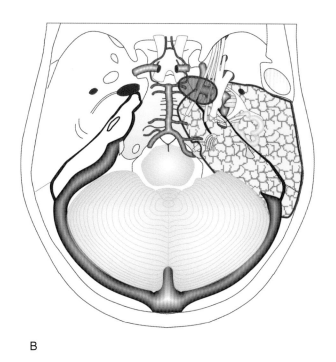

图 11.4A,B MRI 轴位图像显示肿瘤扩展至海绵窦

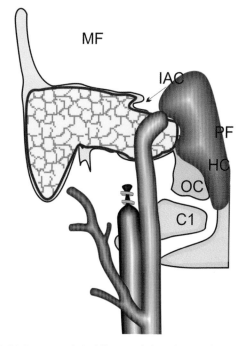

图 11.5A,B MRI 冠位图像显示肿瘤延伸至枕骨大孔。C1：
寰椎；HC：舌下神经管；IAC：内耳道；MF：颅中窝；
OC：枕骨髁；PF：岩枕缝

对于延伸至枕骨大孔（图 11.5）及低位斜坡的肿瘤，可采用 D 型改良经耳蜗径路或远外侧经枕骨髁径路[10,20]。需磨除任何疑似受累的斜坡骨质，直到健康的骨质显露出来，以防止肿瘤复发。

我们遇到 3 例侵及枕骨大孔的病例，其中 1 例因严重出血而难以完全切除肿瘤。

■ 侵及颈内动脉

由于解剖关系邻近，鼓室颈静脉球副神经节瘤常侵及颈内动脉（图 11.6）[1]。动脉壁受侵及的程度是决定肿瘤可切除性及影响手术策略的一个重要因素。当有指征时，肿瘤必须从动脉壁上切除。可以通过骨膜下（或外膜外层）和外膜下层切除肿瘤。骨膜下切除就是将颈内动脉的外膜层和骨膜层分离[3]。当肿瘤仅侵及骨膜时适用于此。该手术在水平段比垂直段相对更容易、更安全,因为前者更厚、更易于暴露。外膜下层切除是将外膜和肌肉层分离。它可导致颈内动脉壁撕裂,因此操作时应非常仔细。垂直段颈内动脉壁的厚度为 1.5~2.0 mm,外膜厚度大约为 1 mm,而颈内动脉水平段外膜缺失[14]。因此外膜下切除只能在垂直段使用。当颈内动脉完全被肿瘤包围时,可能需要切除颈内动脉。

造影显示颈内动脉被肿瘤完全包裹而严重狭窄时,在没有合适的血管内介入治疗的情况下,手术可能会引起严重出血、切除不完全或脑血管意外[13,24-27]。在肿瘤浸润颈内动脉且侧支血流充足的情况下,可行球囊栓塞颈内动脉。在侧支血流不足

的情况下,我们常规使用腔内支架置入[27]。它对动脉加以强化使得外科医生可以容易地在支架的外表面建立分界面,更广泛地切除肿瘤而无喷涌发生的风险。这种新技术可以用于之前只适合肿瘤部分切除的部分病例。

■ 病变位于唯一颈内动脉侧

如上文所述,颈内动脉的处理对肿瘤全切除非常重要。对于病变位于唯一颈内动脉侧的病例(图 11.7,图 11.8),可能的治疗选择为"等待与扫描"、部分切除加放射治疗或术前使用支架加固后完全切除。对于病变位于唯一颈内动脉侧的病例,搭桥手术可引起严重的脑缺血损伤。因此,支架置入可能是最好的选择。

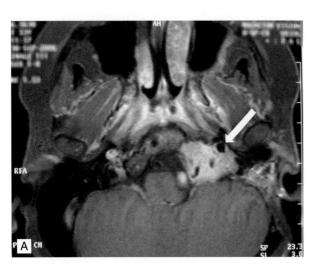

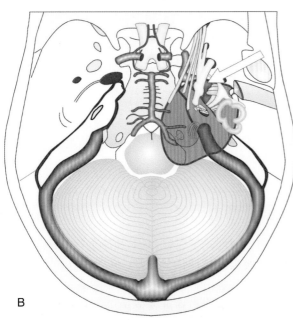

图 11.6A,B 肿瘤包裹颈内动脉(箭头)

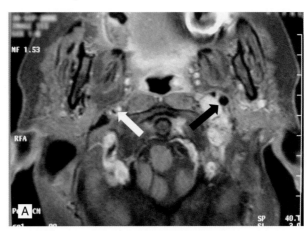

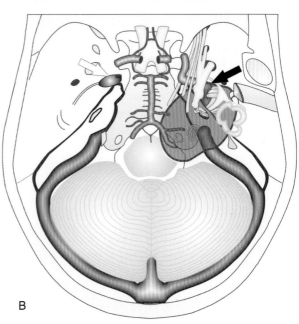

图 11.7A,B 唯一颈内动脉(黑色箭头)。由于先前的手术对侧颈内动脉(白色箭头)没有显示

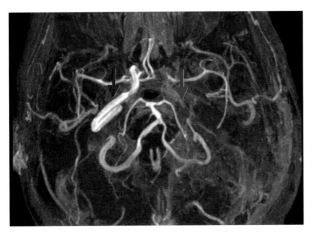

图 11.8 MRA 显示唯一颈内动脉（蓝色箭头）及对侧颈内动脉（红色箭头）缺如

到目前为止，我们已治疗两例唯一颈内动脉的患者，且没有发生任何问题。其中一例是 55 岁的女性，前期因治疗颅内动脉瘤时将对侧颈内动脉栓塞。血管造影怀疑肿瘤浸润颈内动脉垂直段。在等待与扫描期间，发现肿瘤生长。虽然我们讨论了术前高流量颈动脉搭桥的选择，支架置入的成功经验引导我们行支架植入。考虑到她的年龄、肿瘤扩展程度及脑干受压，放射治疗不合适。支架置入后，肿瘤得以全切除。患者术后未发生心脑血管意外[29]。

■ 椎动脉受侵及

据我们所知，除我们的病例外，在英文杂志上报道侵及椎动脉的肿瘤有 3 例[10,30,31]。在决定鼓室颈静脉球副神经节瘤的手术方法时，还必须了解椎动脉的情况，以防止严重的小脑血管意外。我们建议在 Fisch 鼓室颈静脉球副神经节瘤分类中增加硬膜外和（或）硬膜内椎动脉受累（Ve-i）的另外一个亚类[18]。

230 例鼓室颈静脉球副神经节瘤患者中，8 例患者被发现侵及椎动脉。侵及硬膜外椎动脉 1 例，硬膜内椎动脉 6 例（图 11.9）。硬膜内和硬膜外椎动脉同时受累 1 例。8 例患者中 7 例接受手术治疗。在这 7 例患者的 5 例，肿瘤被从椎动脉上成功显微分离。2 例患者术前进行了栓塞：1 例气球，1 例线圈。7 例手术的患者中，1 例患者完成了从椎动脉上次全切除肿瘤。切除椎动脉周围肿瘤时，没有严重的并发症发生。

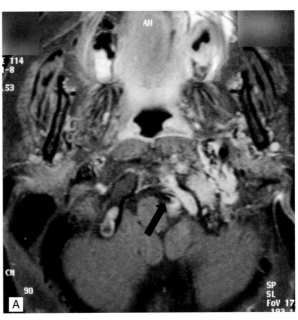

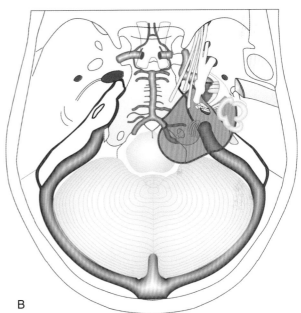

图 11.9A,B 肿瘤侵及硬膜内的椎动脉（箭头）

术前对椎动脉的评估和干预有利于全切除肿瘤而无严重的手术并发症。

■ 病变位于优势或唯一乙状窦侧

由于鼓室颈静脉球副神经节瘤通常涉及颈静脉球，所以需行乙状窦封闭及颈内静脉结扎。然而，封闭病变侧的优势或唯一乙状窦，可能会引起颅内压增高、静脉瘀血及脑水肿[10]。因此，术前评估大脑静脉引流非常必要，包括患侧乳突导静脉或髁静脉。如果其直径大于正常，手术过程中应当予以保存，封闭乳突导静脉出口远端的乙状窦。当侧支静脉引流不能保存或患者没有足够的侧支静脉引流时（图11.10），建议更保守的治疗，如乙状窦保留的部分切除、立体定向放射手术或"等待与扫描"。

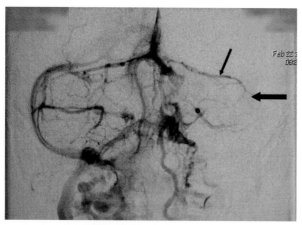

图11.10 静脉相血管造影显示左侧横窦发育不全（细箭头）及乙状窦缺如（粗箭头）

■ 双侧或多发的副神经节瘤

双侧副神经节瘤的处理直接影响患者的生命。

由于可能损伤双侧后组脑神经，因而怎样强调神经保存的重要性均不为过。在第一期手术时，手术医生即要注意肿瘤切除又要注意后组脑神经保护[6,31]。

我们对于双侧或多个副神经节瘤的决策流程见图11.11及图11.12。对于后组脑神经受损位于肿瘤较大侧的患者，首先切除较大的肿瘤，然后随访或放射治疗较小的肿瘤。与此相反，如果后组脑神经受损位于肿瘤较小侧，则首先切除较小的肿瘤，而对于较大的肿瘤则有两个选择。进行随访，如果肿瘤生长，部分切除肿瘤并保存后组脑神经，然后行放射治疗。或者即刻行部分切除并保存后组脑神经，然后行放射治疗。

对于后组脑神经功能正常的双侧副神经节瘤的患者，如果双侧肿瘤大小相当，可手术切除后采用MRI进行随访，对于表现出生长的肿瘤建议术后放疗。如果一侧肿瘤较大，手术切除该侧肿瘤并试图保留后组脑神经。如果后组脑神经得以保留，可以考虑手术切除对侧肿瘤。如果后组脑神经被牺牲，则采用MRI随访对侧肿瘤，如其生长，行放射治疗（图11.12）。

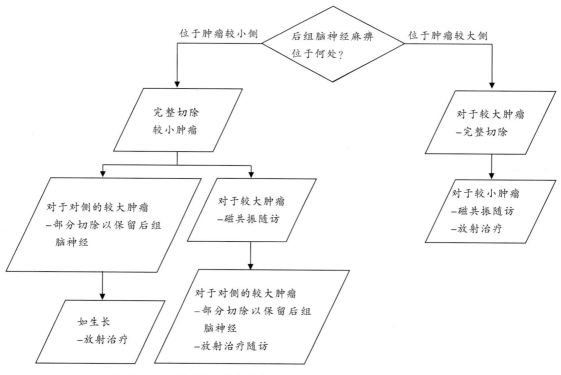

图11.11 双侧副神经节瘤伴单侧后组脑神经麻痹的治疗决策流程图

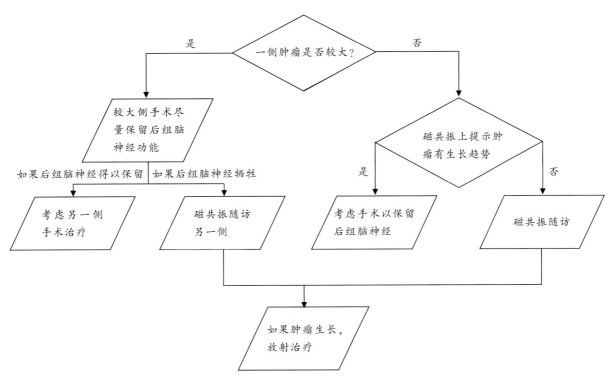

图 11.12 双侧副神经节瘤伴后组脑神经功能正常时治疗决策流程图

为了保存后组脑神经的功能，在切除肿瘤时应保留颈静脉球内侧壁[6,34]。

A 型颞下窝径路包括颈清扫术及辨认颈段迷走神经。因而，迷走神经副神经节瘤与鼓室颈静脉球副神经节瘤在同一侧的情况下，最好同时切除。

■ 手术、放疗及立体定向放射治疗后复发

当处理颅底浸润性病变时，肿瘤残留或复发始终会存在。需要完整的影像学重新评估，以确定等待和扫描、放疗或再次手术中哪一项为最佳选择。因没有正常的组织平面及手术标志，任何再次手术都变得更加难以实施。既往手术或放射治疗增加了脑脊液漏及后组脑神经、面神经损伤的风险[4,10,11,13]。射线往往使肿瘤组织坚硬，使得解剖和切除变得困难[13]。

颈动脉管是鼓室颈静脉球副神经节瘤复发最常见的区域，先前的切除导致损伤颈内动脉的风险增加。如前所述，颈内动脉的术前管理非常重要。所有患者均应行适当延伸的 A 型颞下窝径路伴面神经改道。再次手术中没有保留面神经和外

耳道保守方法的一席之地。

在本组病例中，13 例曾有既往治疗史，其中 8 例行各种乳突切除术而未行面神经改道。术中见残余肿瘤位于面神经下方及颈动脉周围。这可能是因为未行面神经改道或未完全切除颈内动脉周围的肿瘤。在某些病例中，为了完全切除肿瘤，球囊栓塞颈内动脉或腔内支架植入非常必要。

因肿瘤的浸润特性，为了防止肿瘤残留，广泛切除骨质非常重要。对于年轻的患者也不应试图保存肿瘤侵及的后组脑神经。

临床病例

■ 病例 11.1：永久性球囊栓塞后二期手术（A 型颞下窝径路，改良经耳蜗径路）切除 C3Di2Vi 型鼓室颈静脉球副神经节瘤

（图 11.13.1~图 11.13.23）

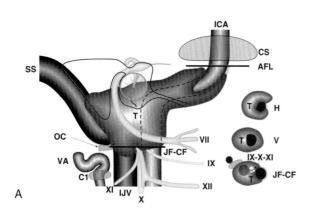

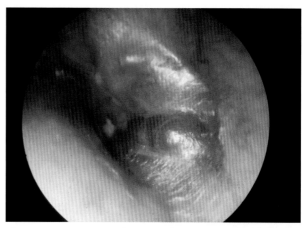

图 11.13.3 耳镜。51 岁的女性表现为右侧听力损失及搏动性耳鸣。术前后组脑神经麻痹，面神经功能正常

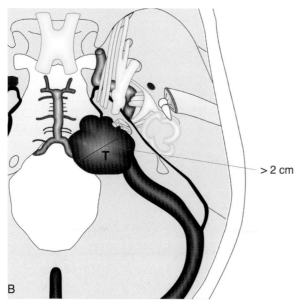

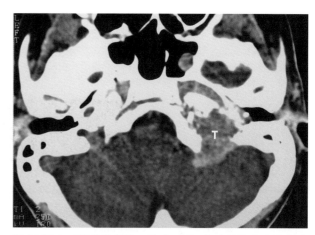

图 11.13.4 CT 轴位图像。肿瘤（T）占据颈静脉孔并向脑膜内扩展

图 11.13.1A,B C3Di2Vi 型（右侧）。AFL：前破裂孔。C1：寰椎；CS：海绵窦；H：颈内动脉水平段；ICA：颈内动脉；IJV：颈内静脉；JF-CF：颈内静脉孔–颈内动脉孔；OC：枕骨髁；SS：乙状窦；T：肿瘤；V：颈内动脉垂直段；VA：椎动脉；Ⅶ：面神经；Ⅸ：舌咽神经；Ⅹ：迷走神经；Ⅺ：副神经；Ⅻ：舌下神经

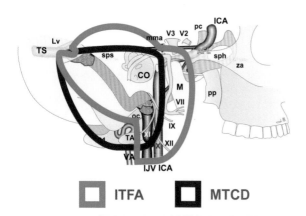

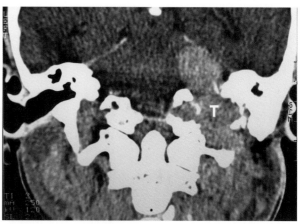

图 11.13.5 肿瘤（T）浸润颈静脉孔骨质，硬膜内部分到达小脑幕

图 11.13.2 第一次手术采用 A 型颞下窝径路；第二次手术采用改良 D 型经耳蜗径路。ITFA：A 型颞下窝径路；MTCD：改良 D 型经耳蜗径路

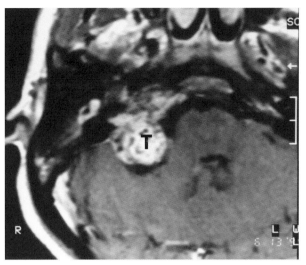

图 11.13.6 术前 MRI 轴位图像。硬膜内肿瘤 (T) 显示了典型的盐和胡椒征

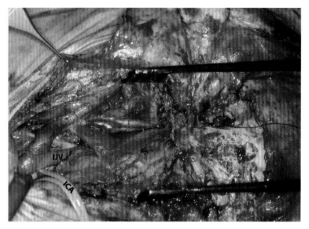

图 11.13.8 术前已用球囊栓塞颈内动脉。40d 后，采用 A 型颞下窝径路切除肿瘤的硬膜外部分。ICA：红色血管带标记的颈内动脉；IJV：蓝色血管带标记的颈内静脉

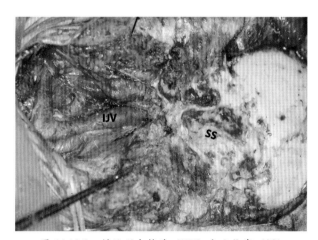

图 11.13.9 辨认颈内静脉 (IJV) 和乙状窦 (SS)

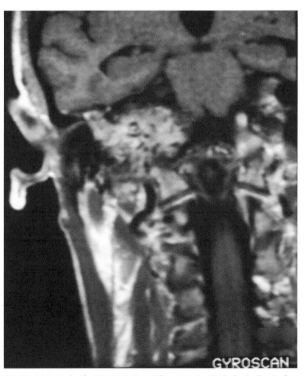

图 11.13.7 术前 MRI 冠位图像。可见硬膜内大块肿瘤，及 C2 椎体水平的硬膜外段椎动脉。这种情况被归为 Fisch C3Di2 型

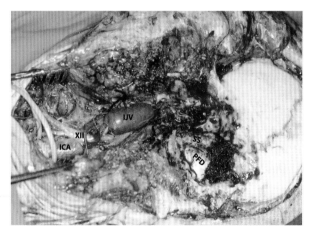

图 11.13.10 结扎颈内静脉，腔外封闭乙状窦。ICA：颈内动脉；IJV：颈内静脉；PFD：颅后窝脑膜 SS：乙状窦；Ⅻ：舌下神经

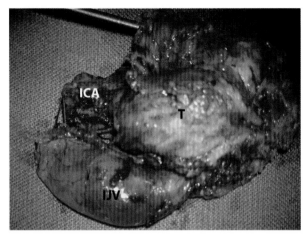

图 11.13.11　第一期手术后的标本。肿瘤与颈内动脉（ICA）及颈内静脉（IJV）一同被切除

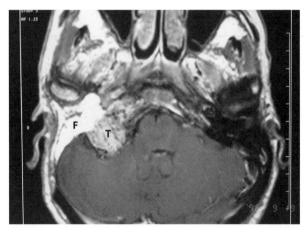

图 11.13.12　第一期手术后的 MRI 轴位图像。硬膜内肿瘤（T）位于脂肪（F）内侧

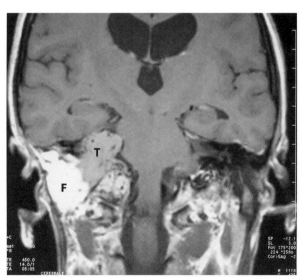

图 11.13.13　第一期手术后的 MRI 冠位图像。注意肿瘤到达椎动脉区域，并推压脑桥。F：脂肪；T：肿瘤（硬膜内）

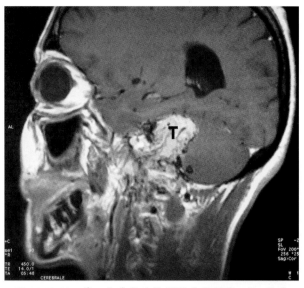

图 11.13.14　第一期手术后的 MRI 矢位图像。T：肿瘤

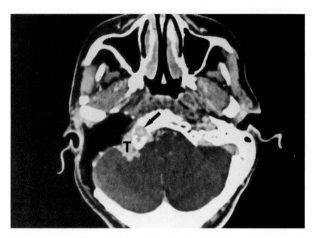

图 11.13.15　第一期手术后的 CT 轴位图像。注意硬膜内强化的肿瘤（T），可见手术导致的缺损。注意下斜坡被肿瘤侵蚀（箭头）

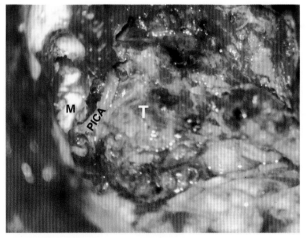

图 11.13.16　6 个月后通过改良 D 型经耳蜗径路行第二期手术，可见肿瘤与髓质直接接触。M：髓质；PICA：小脑后下动脉；T：肿瘤

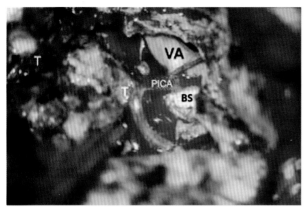

图 11.13.17 将肿瘤（T）从脑干（BS）上游离。注意小脑后下动脉（PICA）与肿瘤之间的密切关系。可以看到椎动脉（VA）

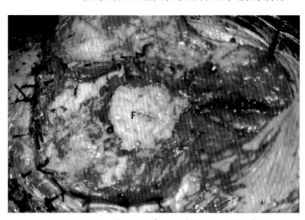

图 11.13.20 术腔用单块腹部脂肪（F）填充

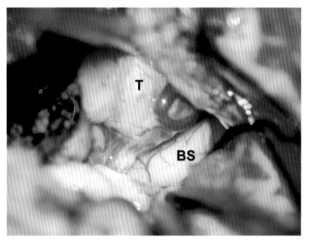

图 11.13.18 轻柔牵拉肿瘤（T），用双极电凝凝固，肿瘤缩小并从脑干（BS）上无损伤地分离下来

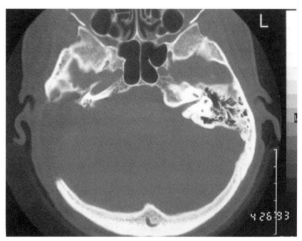

图 11.13.21 术后 CT 轴位图像显示肿瘤完全切除

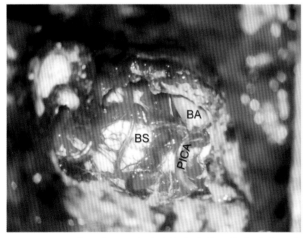

图 11.13.19 采用该方法成功全切除肿瘤。完整的脑干清晰可见，没有任何手术损伤的迹象。BA：基底动脉；BS：脑干；PICA：小脑后下动脉

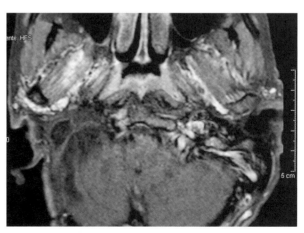

图 11.13.22 第二期手术后 14 年的 MRI 轴位图像。无复发肿瘤

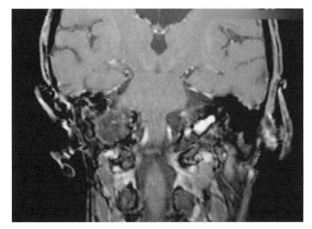

图 11.13.23　第二阶段手术后 14 年的 MRI 冠位图像

■ 病例 11.2：永久性球囊栓塞后二期手术（A 型颞下窝径路伴经枕骨髁经颈静脉结节扩展）切除 C3Di2 型鼓室颈静脉球副神经节瘤

（图 11.14.1～图 11.14.32）

46 岁的女性患者因右耳鸣、眩晕于我们中心就诊。

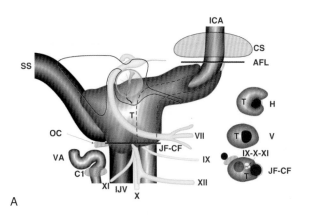

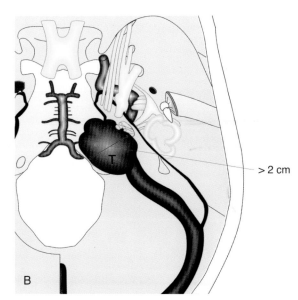

图 11.14.1A,B　C3Di2 型（右侧）。AFL：前破裂孔。C1：寰椎；CS：海绵窦；H：颈内动脉水平段；ICA：颈内动脉；IJV：颈内静脉；JF-CF：颈内静脉孔–颈内动脉孔；OC：枕骨髁；SS：乙状窦；T：肿瘤；V：颈内动脉垂直段；VA：椎动脉；Ⅶ：面神经；Ⅸ：舌咽神经；Ⅹ：迷走神经；Ⅺ：副神经；Ⅻ：舌下神经

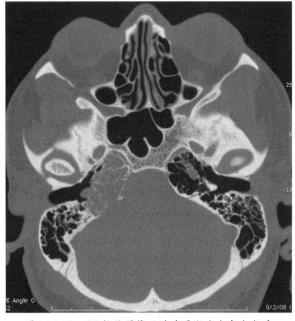

图 11.14.2　CT 轴位图像示肿瘤浸润岩尖部大气房

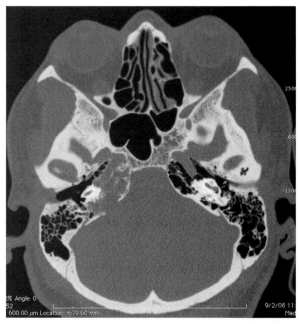

图 11.14.3　肿瘤侵及颈内动脉内侧岩尖部。因此，该肿瘤被归为 Fisch C3 型

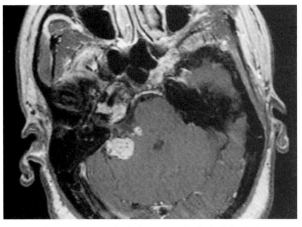

图 11.14.4　注意肿瘤侵及颈内动脉的水平段

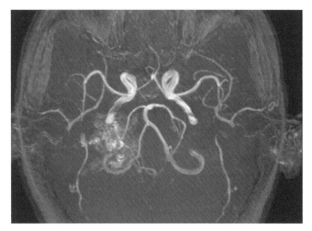

图 11.14.7　MRA 轴位图像显示肿瘤充盈

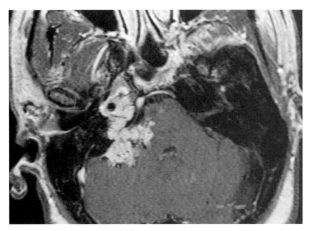

图 11.14.5　注意肿瘤完全包围颈内动脉垂直段

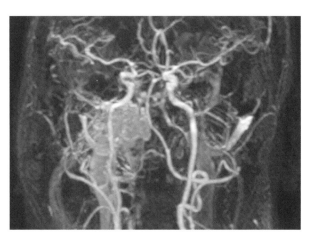

图 11.14.8　MRA 冠位图像显示巨大肿瘤

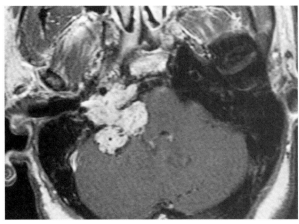

图 11.14.6　钆增强 T1 MRI 显示肿瘤累及颈内动脉的垂直
段并伴有大的硬膜内扩展

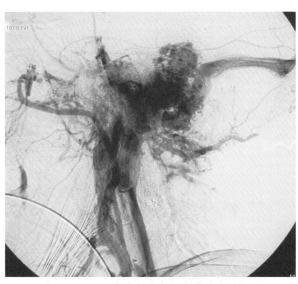

图 11.14.9　注意永久球囊栓塞前肿瘤的充盈

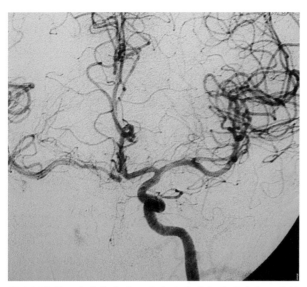

图 11.14.10　球囊栓塞后。注意通过前交通动脉充足的侧支血供

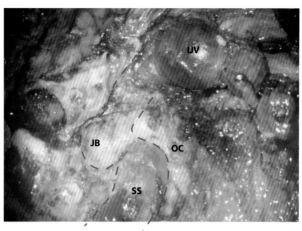

图 11.14.13　血管夹关闭颈内静脉。蓝色虚线显示乙状窦、颈静脉球和颈内静脉。IJV：颈内静脉；JB：颈静脉球；OC：枕骨；SS：乙状窦

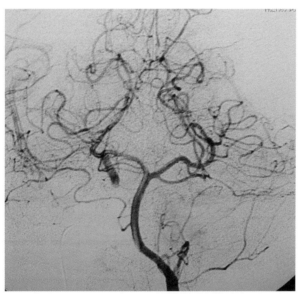

图 11.14.11　注意通过后交通动脉的充足的侧支血供

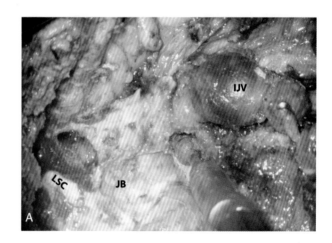

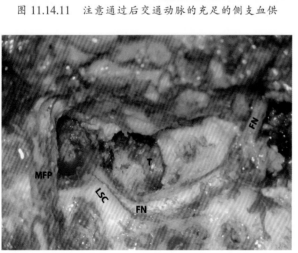

图 11.14.12　行 A 型颞下窝径路手术。识别面神经颞骨外段后，磨除面神经的骨壳。FN：面神经；LSC：外半规管；MFP：颅中窝脑膜板；T：肿瘤

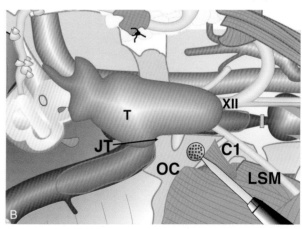

图 11.14.14A,B　经枕骨髁钻磨。为了获得足够的手术野，磨除部分枕骨髁。C1：寰椎；IJV：颈内静脉；JB：颈静脉球；JT：颈静脉结节；LSC：外半规管；LSM：肩胛提肌；OC：枕骨髁；T：肿瘤；XII：舌下神经

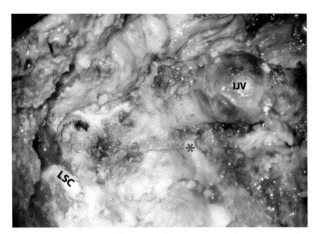

图 11.14.15 切除枕骨髁后，完全显露乙状窦、颈静脉球。如果需要，可进一步磨除颈静脉结节（*）。IJV：颈内静脉；LSC：外半规管

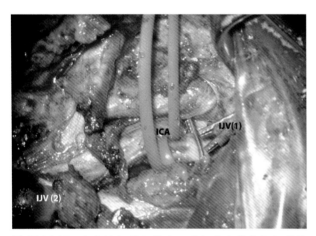

图 11.14.16 向上掀起颈内静脉。用红色血管带标记并保护颈内动脉，在其破裂的情况下使用。ICA：颈内动脉；IJV（1）：血管夹封闭的颈内静脉；IJV（2）：向上掀起的颈内静脉

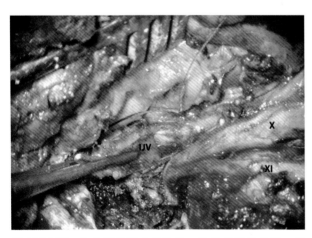

图 11.14.17 向上翻起颈内静脉后，暴露后组脑神经。然后，完全切除硬膜外的肿瘤。IJV：颈内静脉；X：迷走神经；XI：副神经

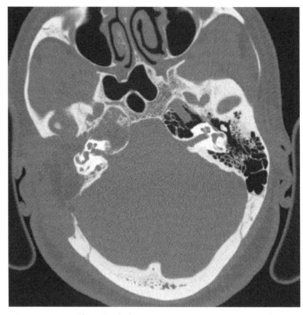

图 11.14.18 第一期手术后的 CT 轴位图像。保留骨迷路以期作为第二期术中标志

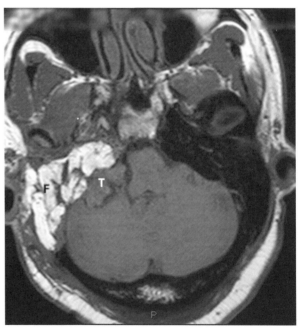

图 11.14.19 非增强 T1 MRI 轴位图像。注意信号为中等强度的位于残余肿瘤外侧的填充脂肪。F：脂肪；T：硬膜内肿瘤

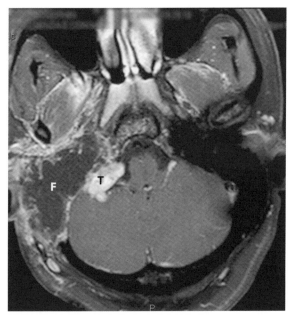

图 11.14.20　第一期手术后的 MRI 轴位图像。可见明显增强的硬膜内肿瘤（T）。F：脂肪

　　第一期手术后 5 个月，采用经耳蜗径路行第二期手术。

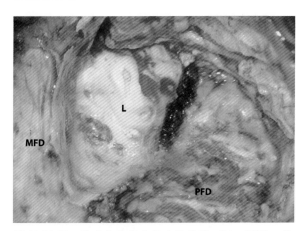

图 11.14.21　注意作为重要标志的迷路（L）。MFD：颅中窝脑膜；PFD：颅后窝脑膜

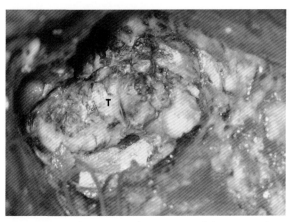

图 11.14.22　磨除迷路及部分斜坡，并打开硬脑膜之后，见硬膜内肿瘤（T）

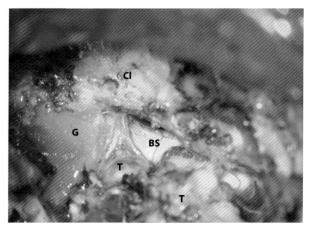

图 11.14.23　逐步切除肿瘤。开始显露脑干。BS：脑干；Cl：斜坡；G：明胶海绵；T：肿瘤

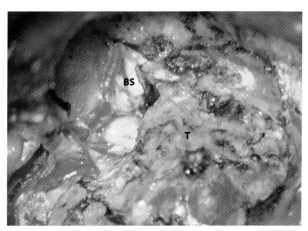

图 11.14.24　在更高的放大倍数下，可以清楚地看到脑干及肿瘤。BS：脑干；T：肿瘤

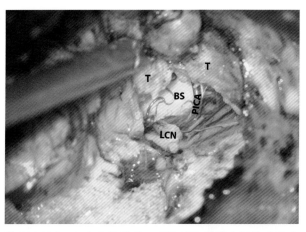

图 11.14.25　向上方推肿瘤，可很好地控制后组脑神经及小脑后下动脉。BS：脑干；LCN：后组脑神经；PICA：小脑后下动脉；T：肿瘤

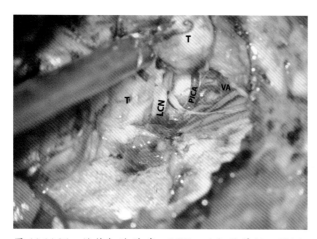

图 11.14.26　继续切除肿瘤。LCN：后组脑神经；PICA：小脑后下动脉；T：肿瘤；VA：椎动脉

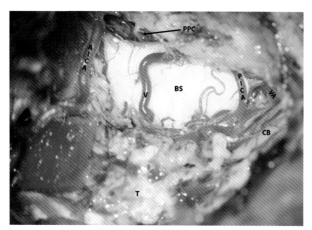

图 11.14.27　已从脑干上完全切除肿瘤。AICA：小脑前下动脉；BS：脑干；CB：小脑；PICA：小脑后下动脉；PPC：桥前池；T：肿瘤；V：静脉；VA：椎动脉

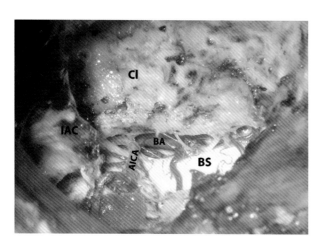

图 11.14.28　在更高的放大倍数下，注意肿瘤全切后保存完好的重要结构。AICA：小脑前下动脉；BA：基底动脉；BS：脑干；Cl：斜坡；IAC：内耳道

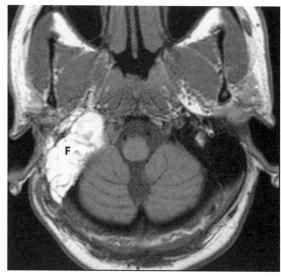

图 11.14.29　钆增强 T1 MRI 轴位图像示无残留肿瘤。F：脂肪

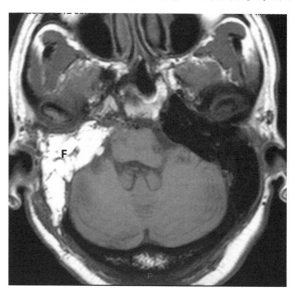

图 11.14.30　T1 增强 MRI。F：脂肪

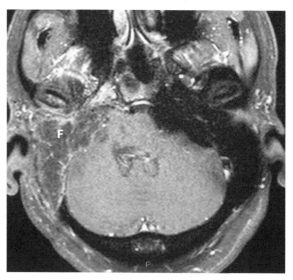

图 11.14.31　第二期手术后的 MRI 脂肪抑制轴位图像。没有残留肿瘤。F：脂肪

413

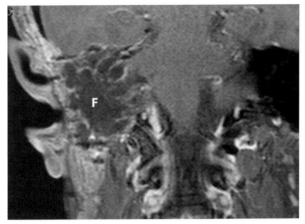

图 11.14.32 第二期手术后的 MRI 脂肪抑制冠位图像。
F：腹部脂肪

■ 病例 11.3：二期手术切除永久性球囊栓塞后的 C3De2Di1 型鼓室颈静脉球副神经节瘤

（图 11.15.1~图 11.15.17）

25 岁的男性，显示鼓室颈静脉球副神经节瘤残留的迹象，在另一中心有 3 次保守性颅底手术史，首次手术在 10 年前。无家族史。面神经 HB Ⅰ级、中至重度混合性聋、后组脑神经功能正常。

由于肿瘤明显侵及颈内动脉，故放置了颈内动脉内支架。然而，拟定手术前的血管造影显示

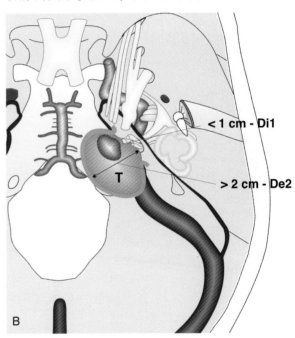

图 11.15.1A,B C3De2Di1 型。AFL：前破裂孔；C1：寰椎；CS：海绵窦；H：颈内动脉水平段；ICA：颈内动脉；IJV：颈内静脉；JF-CF：颈内静脉孔-颈内动脉孔；OC：枕骨髁；SS：乙状窦；T：肿瘤；V：颈内动脉垂直段；VA：椎动脉；Ⅶ：面神经；Ⅸ：舌咽神经；Ⅹ：迷走神经；Ⅺ：副神经；Ⅻ：舌下神经

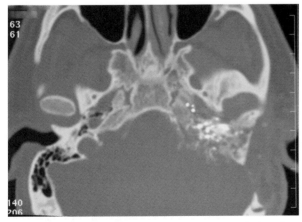

图 11.15.2 CT 轴位图像显示肿瘤广泛浸润岩骨并延伸至破裂孔。耳囊骨质也部分破坏

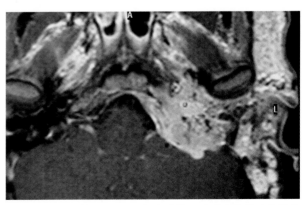

图 11.15.3 钆增强 T1 MRI 轴位图像示硬膜内扩展的大肿瘤

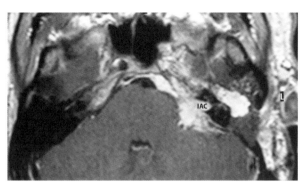

图 11.15.4　钆增强 T1 MRI 轴位图像。可见肿瘤广泛侵及颅后窝硬脑膜，并向硬膜内扩展。肿瘤还侵及内耳道（IAC）

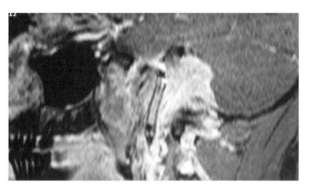

图 11.15.5　钆增强 T1 MRI 矢位图像

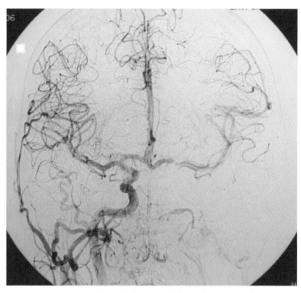

图 11.15.7　颈内动脉永久性球囊栓塞后的血管造影

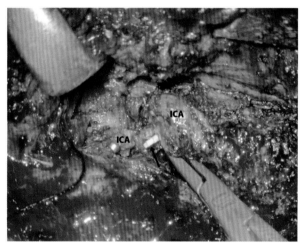

图 11.15.8　第一期手术行 A 型颞下窝径路。暴露颈部软组织，盲囊封闭外耳道。横断被肿瘤包裹的面神经。箭头：球囊；ICA：颈内动脉

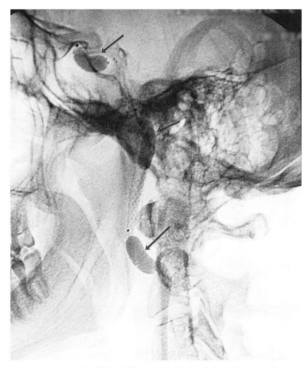

图 11.15.6　头骨横向图像。永久栓塞颈内动脉时球囊（红色箭头）放置的位置

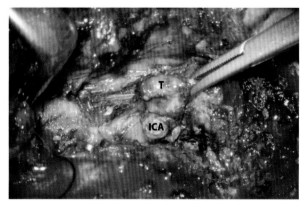

图 11.15.9　横断已被栓塞的颈内动脉（ICA）。血管夹放置在颈内动脉的近端。向上翻起肿瘤（T）包裹的颈内动脉

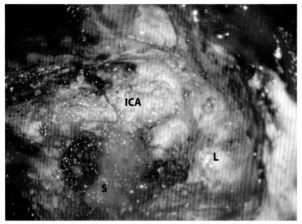

图 11.15.10 从颈内动脉（ICA）周围进行减瘤。使用止血纱布（S）控制岩下窦的出血。注意保留迷路（L）作为下次手术的标志

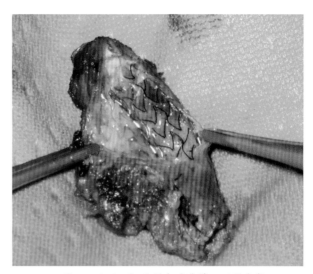

图 11.15.13 切开颈内动脉壁，可见支架

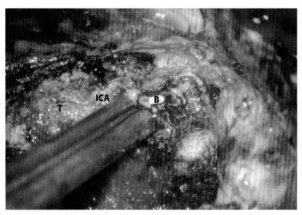

图 11.15.11 横断颈内动脉（ICA）水平段，并确定动脉内支架及栓塞动脉的气囊（B）。T：肿瘤

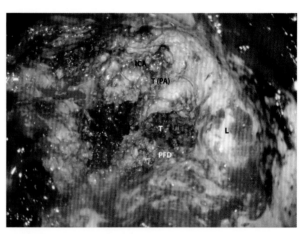

图 11.15.14 切除肿瘤包裹的颈内动脉后，注意肿瘤浸润颅后窝硬脑膜。ICA：颈内动脉；L：迷路；PFD：颅后窝脑膜；T（PA）：岩尖的肿瘤；T：肿瘤

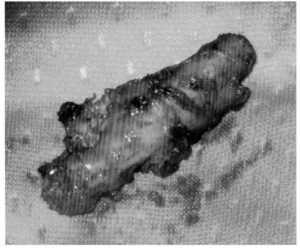

图 11.15.12 横断的颈内动脉与肿瘤

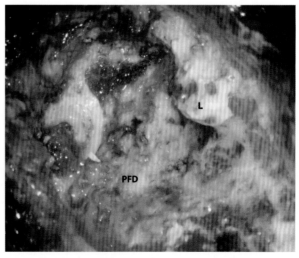

图 11.15.15 凝固肿瘤浸润的颅后窝硬脑膜并切除。L：迷路；PFD：颅后窝脑膜

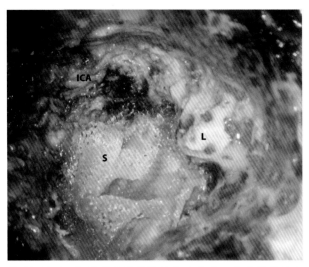

图 11.15.16 牺牲肿瘤浸润的颈内动脉后，实现肿瘤近全切除。止血纱布放置在颅后窝硬脑膜上。ICA：颈内动脉（前破裂孔）；L：迷路；S：止血纱布

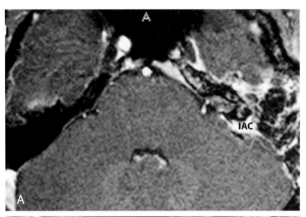

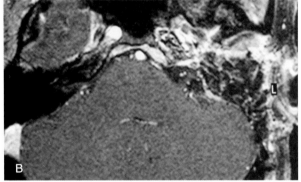

图 11.15.17A,B. 增强 T1MRI 轴位图像显示硬膜浸润并可能扩展至内耳道（IAC）

了来自颈内动脉的显著残留血供，并且不能被栓塞。原因可能为放入的支架直径较小不足以阻塞来自颈内动脉的血供。一旦可以证实大脑有足够的侧支循环，即可对该颈内动脉行球囊栓塞。

术 后

后组脑神经Ⅸ、Ⅹ、Ⅺ和Ⅻ麻痹。该病例

再次说明显著的并发症可能与起初导致广泛复发的保守性手术有关。需牺牲颈内动脉、面神经和后组脑神经，以确保完全切除肿瘤。面神经功能为Ⅵ级。

第二期手术时，行岩枕经颈静脉孔径路联合经迷路径路。因肿瘤扩展至内耳道侵及面神经，所以横断面神经，行腓肠神经移植。第二期手术后 3 年，患者面神经功能为 HB Ⅳ级。

■ 病例 11.4：放置支架后 4 期手术切除 C4Di2Vi 型肿瘤

（图 11.16.1~图 11.16.38）

因患有鼓室颈静脉球副神经节瘤，一位 32 岁

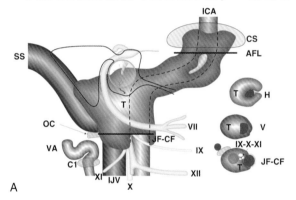

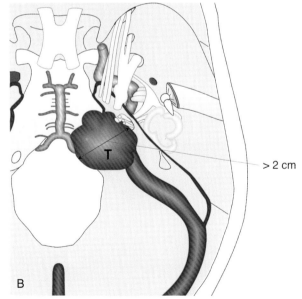

图 11.16.1A,B C4Di2Vi 型（右侧）。AFL：前破裂孔；C1：寰椎；CS：海绵窦；H：颈内动脉水平段；ICA：颈内动脉；IJV：颈内静脉；JF-CF：颈内静脉孔－颈内动脉孔；OC：枕骨髁；SS：乙状窦；T：肿瘤；V：颈内动脉垂直段；VA：椎动脉；Ⅶ：面神经；Ⅸ：舌咽神经；Ⅹ：迷走神经；Ⅺ：副神经；Ⅻ：舌下神经

的女性患者引起了作者的注意。除了一般的症状外，患者主诉第Ⅵ脑神经麻痹，此为肿瘤侵犯Dorello 管所致。

第一期手术：A 型颞下窝径路

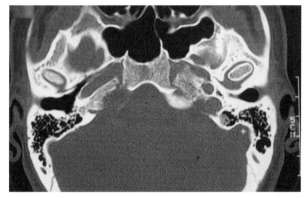

图 11.16.2　CT 轴位图像示肿瘤位于颈内动脉水平段内侧

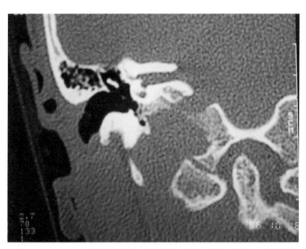

图 11.16.3　CT 冠位图像示肿瘤向内侧延伸至颅颈交界处

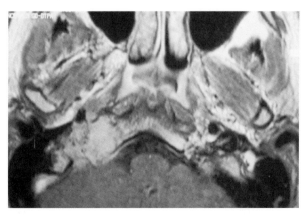

图 11.16.4　MRI 轴位图像。肿瘤包围颈内动脉垂直段

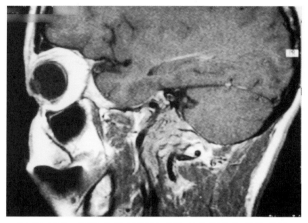

图 11.16.5　MRI 矢位图像显示肿瘤向颅内和颅外扩展

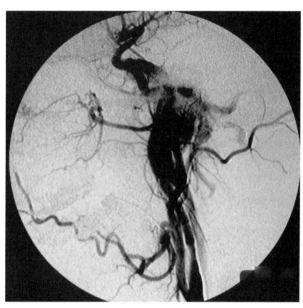

图 11.16.6　血管造影。副神经节瘤的典型"红晕"表现

由于缺乏对侧代偿，术前栓塞试验失败。

诊断结果提示病变为 C4Di2Vi 型。

计划行分期次全切除手术，遗留部分位于颈内动脉上的肿瘤，以避免术中动脉破裂；遗留部分位于海绵窦水平的肿瘤以维持眼球运动。术前栓塞后，第一期手术为 A 型颞下窝径路。

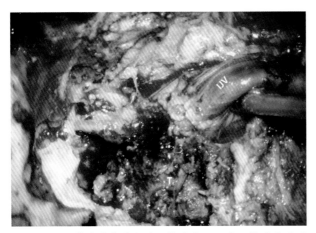

图 11.16.7 暴露肿瘤浸润的颈静脉球。可见颈静脉球区的巨大肿瘤 (T)。IJV：颈内静脉

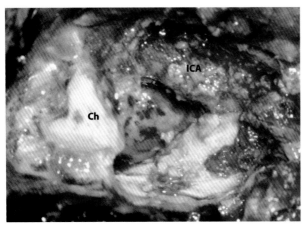

图 11.16.8 磨除迷路下岩骨，暴露颈内动脉垂直段。需注意保留迷路。Ch：耳蜗；ICA：颈内动脉

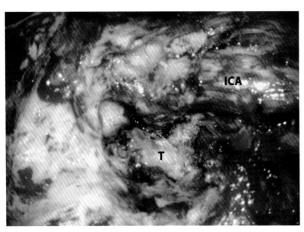

图 11.16.9 切除颈静脉孔区的肿瘤 (T)，可见肿瘤侵及乙状窦内侧的颅后窝脑膜。按计划遗留硬膜内肿瘤及部分颈内动脉 (ICA) 周围的肿瘤

第二期手术：经迷路径路联合岩尖扩展

术后面神经功能恶化为Ⅳ级。

尝试立体定向放射治疗的辅助治疗来治疗海绵窦病变。

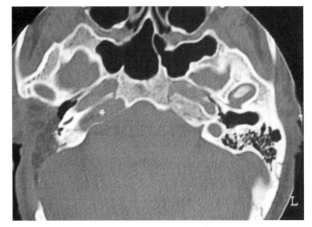

图 11.16.10 CT 轴位图像示残留的肿瘤位于颈内动脉水平段 (*) 内侧并进入岩尖

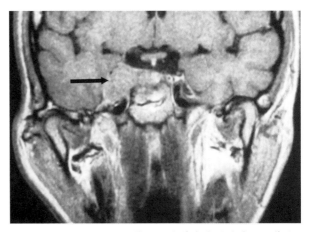

图 11.16.11 MRI 冠位图像。示海绵窦内的肿瘤（黑箭头）

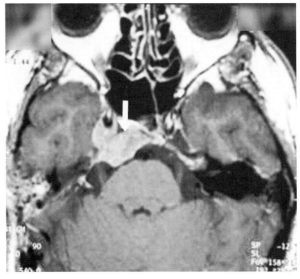

图 11.16.12 注意海绵窦内的残余肿瘤（箭头）

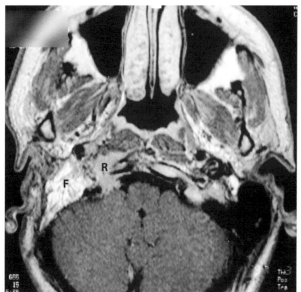

图 11.16.13 第一期手术后数月，患者接受了重新栓塞及联合岩尖扩展的经迷路径路。面神经功能恢复到Ⅱ级。F：用来填塞术腔的脂肪；R：残余肿瘤

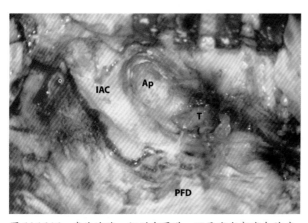

图 11.16.14 磨除迷路，识别内耳道。可见岩尖部残余肿瘤。Ap：岩尖；IAC：内耳道；PFD：颅后窝脑膜；T：肿瘤

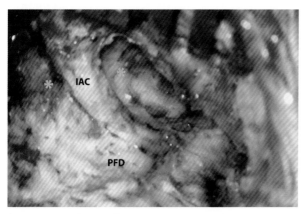

图 11.16.15 磨除岩骨后面内耳门内侧的骨质完成岩尖扩展（*）。IAC：内耳道；PFD：颅后窝脑膜

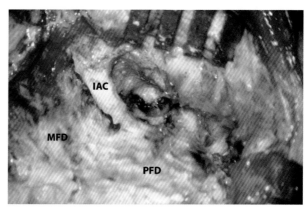

图 11.16.16 完成了岩尖及斜坡的进一步磨除。IAC：内耳道；PFD：颅后窝脑膜；MFD：颅中窝脑膜

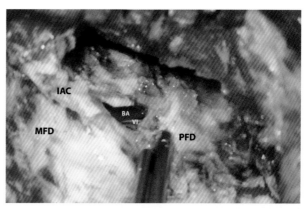

图 11.16.17 切开颅后窝硬脑膜。通过切口确认基底动脉与展神经。BA：基底动脉；IAC：内耳道；MFD：颅中窝脑膜；PFD：颅后窝脑膜；Ⅵ：展神经

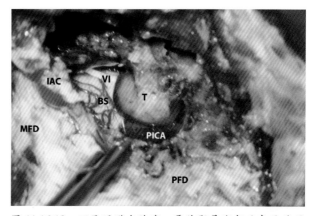

图 11.16.18 可见硬膜内肿瘤。覆盖颞骨岩部后表面的硬脑膜看上去均受肿瘤浸润。注意肿瘤与小脑后下动脉紧密相关。BS：脑干；IAC：内耳道；MFD：颅中窝脑膜；PFD：颅后窝脑膜；PICA：小脑后下动脉；T：肿瘤；Ⅵ：展神经

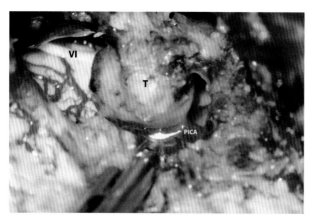

图 11.16.19　在更高的放大倍数下，可辨析小脑后下动脉。确认展神经。PICA：小脑后下动脉；T：肿瘤；Ⅵ：展神经

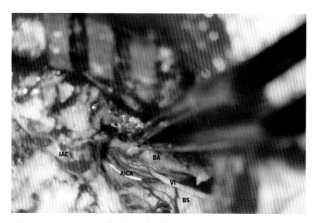

图 11.16.20　用双极电凝控制斜坡硬脑膜的出血。可见展神经穿越小脑前下动脉。AICA：小脑前下动脉；BA：基底动脉；BS：脑干；IAC：内耳道；T：肿瘤；Ⅵ：展神经

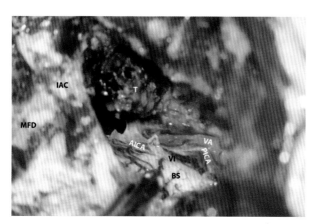

图 11.16.21　因肿瘤的侵犯致其麻痹，所以牺牲展神经。注意第Ⅵ脑神经及其他重要结构之间的关系。AICA：小脑前下动脉；BS：脑干；IAC：内耳道；MFD：颅中窝脑膜；PICA：小脑后下动脉；T：肿瘤；VA：椎动脉；Ⅵ：展神经

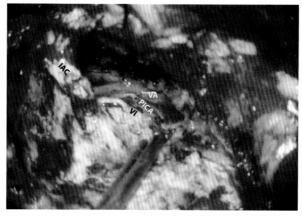

图 11.16.22　肿瘤次全切除后的颅后窝的图像。计划在第三期手术中切除颈内动脉周围剩余的肿瘤。IAC：内耳道；VA：椎动脉；VA：椎动脉；Ⅵ：展神经

随后的影像学检查示海绵窦残留病变没有生长，而颈内动脉水平检测到残留病变。然而，随后的检查示颈内动脉周围的复发病变变得越来越明显。因无法关闭颈内动脉而给予保守治疗。

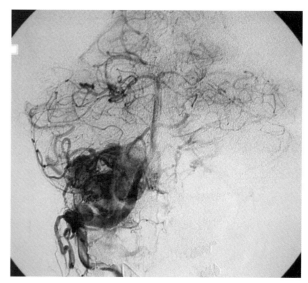

图 11.16.23　血管造影显示肿瘤"红晕"表现

第三期手术

2003 年出现了新的机遇。由于支架加强颈内动脉壁成为可能，置入颈内动脉支架并重新栓塞后进行了第三次手术。颈内动脉的治疗需要沿其垂直段、水平段广泛地外膜下切除肿瘤。

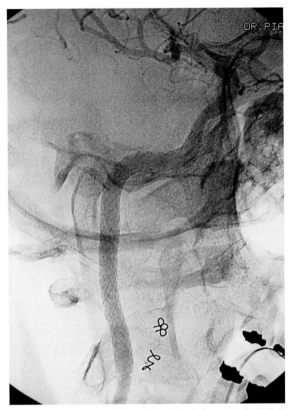

图 11.16.24　从颈动脉的垂直段到前破裂孔水平放置支架

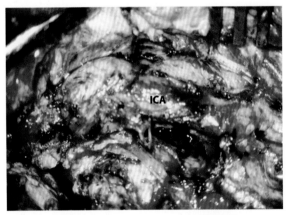

图 11.16.25　颈内动脉（ICA）完全被肿瘤包裹

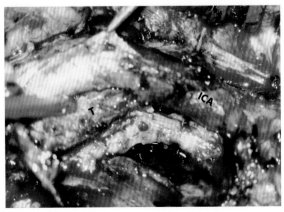

图 11.16.26　行外膜下切除肿瘤。注意肿瘤（T）已完全吞噬颈内动脉（ICA）

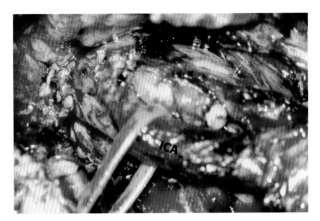

图 11.16.27　外科环置于颈内动脉垂直段（ICA）。注意肿瘤已扩展至颈内动脉水平段

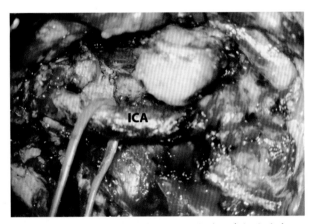

图 11.16.28　从颈内动脉（ICA）上进一步切除肿瘤

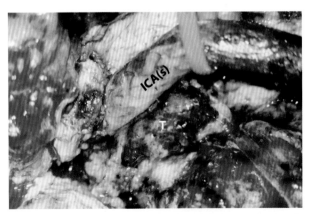

图 11.16.29　磨除颈内动脉管至前破裂孔水平。切除颈内动脉水平段周围的肿瘤（T）。注意透过变薄的动脉壁清晰可见支架。ICA（s）：植入支架的颈内动脉

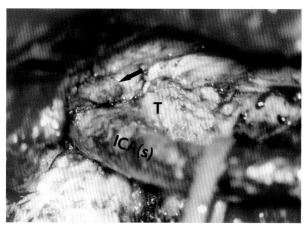

图 11.16.30　将颈内动脉水平段从肿瘤（T）中游离出来。注意肿瘤扩展至破裂孔（箭头）。ICA（s）：植入支架的颈内动脉

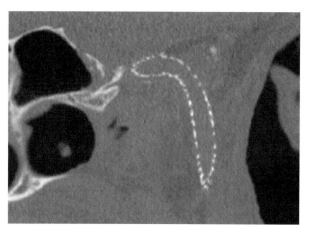

图 11.16.33　第四期手术后的 CT 矢位图像

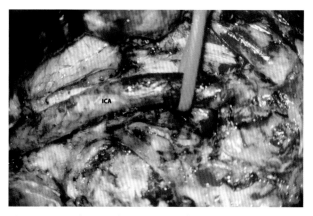

图 11.16.31　术后的最终视图。大部分岩骨内颈内动脉已经从肿瘤中分离出来。注意手术野无出血及支架加固的颈内动脉。为了避免术后脑脊液漏，保留了硬膜下残余病变

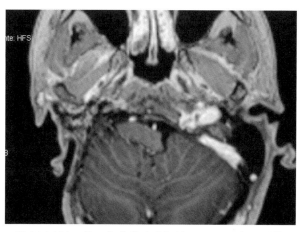

图 11.16.34　第四期手术后的钆增强 T1 MRI 轴位图像

第四期手术

　　MRI 和血管造影显示肿瘤侵犯硬膜内椎动脉。采用远外侧径路完整切除肿瘤。

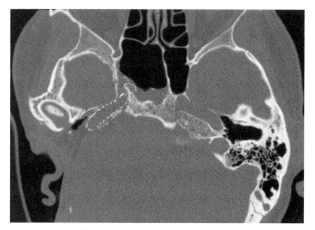

图 11.16.32　第四期手术后的 CT 轴位图像。支架插入颈内动脉的水平段，并达到海绵窦

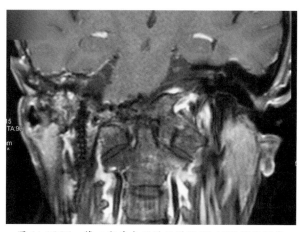

图 11.16.35　第四期手术后的钆增强 T1 MRI 冠位图像

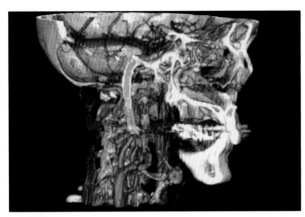

图 11.16.36 彩色三维造影 CT 显示支架及骨质切除

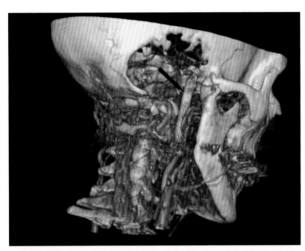

图 11.16.37 彩色三维造影 CT：从下面查看。注意植入支架的颈内动脉（箭头）

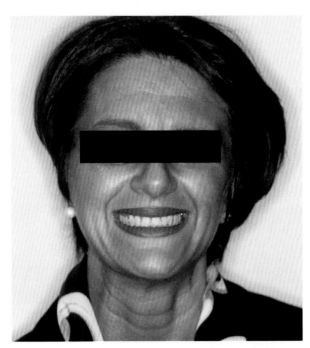

图 11.16.38 第四期手术后 6 个月，面神经功能为 House-Brackmann Ⅱ级。患者右侧小脑脑桥角仍有约 10 mm 大小的肿瘤残留。声音很好且没有吞咽困难

提示和陷阱

在处理复杂鼓室颈静脉球副神经节瘤病例时：

● A 型颞下窝径路为手术基石。

● 应行面神经向前改道，以提高对颈内动脉的控制和防止复发。

● 在手术计划阶段必须仔细检查大脑血流动力学。

● 对于双侧肿瘤，至少应该保留单侧后组脑神经的功能，以避免危及患者的生命。

● 合适的术前血管内介入治疗有利于肿瘤全切除。

● 如有大的脑膜内组分，建议分期手术，以减少脑脊液漏的风险。

● 仔细考虑复杂因素及全面的术前评估和干预，可以减少手术并发症，提高完全切除的概率。

● 某些肿瘤具有不可接受的并发症，仍然不能切除，如那些扩展至海绵窦、包围后循环血管或浸润脑实质的肿瘤。

● 对于任何复杂病例，多次分期手术是必须的。

参考文献

[1] Sanna M. Jain Y, De Donato G, et al. Management of jugular paragangliomas: the Gruppe Otologico experience. Otot Neurotol ,2004,25 (5) :797-804.

[2] Jackson CG, Haynes DS, Walker PA. et al. Hearing conservation in surgery for glomus jugulare tumors. Am J Otol, 1996,17 (3) :425-437.

[3] Fisch U, Fagan P, Valavanis A. The infratemporal fossa approach for the lateral skull base. Otolaryngol Clin North Am ,1984,17 (3) :513-552.

[4] Green JD Jr, Brackmann DE, Nguyen CD, et al. Surgical management of previously untreated glomus jugulare tumors. Laryngoscope,1994,104 (8 Pt l) :917-921.

[5] Woods CI, Strasnick B, Jackson CG. Surgery for glomus tumors: the Otology Group experience. Laryngoscope, 1993, 103 (11 Pt 2, Suppl 60) :65-70.

[6] Al-Mefty O, Teixeira A. Complex tumors of the glomus jugulate: criteria, treatment, and outcome. J Neurosurg, 2002,7 (6) :1356-1366.

[7] Brown JS. Glomus jugulare tumors revisited: a ten-pear statistical follow-up of 231 cases. Laryngoscope, 1985,95 (3) :284-288.

[8] Jackson CG, Glasscock ME Ⅲ, McKennan KX, et al. The surgical treatment of skull-base tumors with intracranial

extension. Otolaryngol Head Neck Surg, 1987,96（2）: 175–185.

[9] Spector GJ, Sobol S. Surgery for giomus tumors at the skull base. Otolaryngol Head Neck Surg,1980,88（5）:524–530.

[10] Patel SJ, Sekhar LN, Cass SP,et al. Combined approaches for resection of extensive glomus jngulare tumors. A review of 12 cases. J Neurosurg,1994,80（6）:1026–1038.

[11] Anand VK,Leonetti JP, al-Merry O. Neurovascular considerations in surgery of glomus tumors with intracranial extensions. Laryngoscope ,1993,103（7）:722–728.

[12] Bulsara KR, Al-Mefty O. Skull base surgery for benign skull base tumors. J Neurooncol,2004,69（1–3）:181–189.

[13] Sanna M, Piazza P, De Denato G, et al. Combined endovascular-surgical management of the internal carotid artery in complex tympanojngular paragangliomas. Skull Base , 2009,19（1）:26–42.

[14] Sanna M, Shin SH, De Donato G,et al. Management of complex typmanojngular paragangliomas including endovascular intervention. The Laryngoscope, 2011 ,121 : 1372–1382.

[15] Farrior JB. Inframteperal approach to skull base for glumes tumors: anatomic considerations. Ann Otol Rhinol Laryngol,1984,93（6 Pt 1）:616–622.

[16] Fisch U. Infratemporal fossa approach for giomus tumors of the temporal bone. Ann Otol Rhinol Laryngol ,1982,91（5 Pt 1）:474–479.

[17] Makeb M, Franklin DJ, Zhao JC, et al. Neural infiltration of glomus temporale tumors. Am J Otol, 1999,11（1）:1–5.

[18] Moe KS, Li D, Under TE, et al. An update on the surgical treatment of temporal bone paraganglioma. Skull Base Surg, 1999,9（3）:185–194.

[19] Rigby PL, Jackler PK. Clinicopatholngic presentation and djagnostic imaging of jugular foramen tumors. Oper Tech Otolargngol Head Neck Surg, 1996,7:99–105.

[20] Al-Mefty O, Fox JL,Rifai A, et al. A combined infratemporal and posterior fossa approach for the removal of giant glomus tumors and chondrosarcomas. Surg Neurol, 1987,28（6）:423–431.

[21] Sanna M, Saleh E, Khrais T, et al. Atlas of Microsurgery of the Lateral Skull Base. Stuttgart. New York: Thieme, 2008.

[22] Gottfried ON, Liu JK, Couldwell WT. Comparison of radiosurgery and conventional surgery for the treatment of giomus jngulare tumors. Neurosurg Focus,2004,17（2）: E4.

[23] Whitfield PC, Grey P, Hardy DG, et al. The surgical management of patients with glomus turnouts of the skull base. Br J Neurosurg,1996,10（4）:343–350.

[24] Liu JK, Sameshima T, Gottfried ON,et al.The combined transmastoid retro-and infralabyrinthine trans jugular transcondylar transtuhercular high cervical approach for resection of gfomus jugulare tumors.Neurosurgery,2006,59（1 Suppl 1）:ONS115–125.discussion: ONS115–125.

[25] Witiak DG, Pensah ML. Limitations to mobilizing the intrapetrous carotid arterB Ann Otol Rhinol Laryngol, 2002, 111（4）:343–348.

[26] Jackson CG, McGrew BM,Forest JR.,et al.Lateral skull base surgery for glomus tumors: long-term control. Otol Neurotol,2001,22（3）:377–382.

[27] Zanoletti E, Mazzoni A. Vagal paraganglioma. Skull Base, 2006,16（3）:161–167.

[28] Sanna M, Khrais T, Menozi R, et al. Surgical removal of jugular paragangliomas after stenting of the intratemporal internal carotid artery: a preliminary report. Laryngoscope, 2006,116（5）:742–746.

[29] Piazza P, Di Lella F, Menozzi R,et al. Absence of the contralateral internal carotid artery: a challenge for management of ipsilateral glomus jngulare and giomus ragale tumors. Laryngoscope, 2007,117（8）:1333–1337.

[30] Gardner PA, Miyamoto RG, Shah MV,et al. Malignant familial glomus jugulare and contralateral carotid body tumor. Am J Otolaryngol ,1997,18（4）:269–273.

[31] Pareschi R, glghini S, Destito D, et al. Surgery of giomus jugulare tumors. Skull Base, 2003,13（3）:149–157.

[32] Shin SH, Sivalingam S, De Donato G,et al. Vertebral artery involvement by tympanojugular paragangliomas: Management and outcomes with a proposed addition to the Fisch classification. Audiol Neurotol,2012,17:92–104.

[33] Billet HF, Lawson W, Sum P,et al. Glomus vagale tumors. Ann Otol Rhinol Laryngol, 1989,98（1 Pt 1）:21–26.

[34] Gejrot T. Surgical treatment of giomus jngulare tumours with special reference to the diagnostic value of retrograde jngularography. Acta Otolaryngol,1965,60:150–168.

第 *12* 章 颈动脉体瘤的外科治疗

颈动脉体瘤是颈总动脉分叉处富含血管的肿瘤。正如本书第一章简介里所提到的那样，该肿瘤是头颈部最常见的副神经节瘤。

尽管存在特征性的体征及放射学所见，很多颈动脉体瘤会被误诊，最近的报告仍然提示在颈部探查时意外发现颈动脉体瘤。虽然关于迷走神经副神经节瘤和鼓室颈静脉球副神经节瘤的最佳治疗方式存在一些争论，但对于颈动脉体瘤，一致认为只要手术风险可以接受，几乎所有诊断的病例均适用外科治疗[1-6]。然而在切除术中的大量出血使得手术分离这些高度血管化的肿瘤依然困难重重，可能导致严重的问题，如脑神经损伤和脑缺血。

颈动脉体的解剖和生理

颈动脉体来源于中胚层的第三鳃弓和外胚层的神经嵴[1,7]。正常的颈动脉体是卵圆形粉红色结构，大小约 6mm×6mm×2mm，位于外膜周围组织内[8]。腺体由舌咽神经支配，其丰富的血液供应来自椎动脉的滋养支，以及最为主要的颈外动脉的分支[3]。

颈动脉体在氧平衡方面有重要作用，在交感刺激心血管系统应对急性缺氧方面发挥着主要作用。它是对低氧分压和（或）吸入空气的低氧含量最先做出反应的副神经节。这些结构协同工作，发出信号至呼吸控制中枢，以增加需要的通气、心率和血压[9,10]。

血液中 PaO_2 而非氧含量的变化为颈动脉体分泌提供刺激[11]。腺体也对 $PaCO_2$ 和 pH 的变化做出轻微反应。

组织学上，该腺体由 3 种类型细胞形成的多个小叶组成，目前认为每类细胞都主要对缺氧刺激发生反应[12]。I 型细胞，曾被称为"球细胞"，可产生儿茶酚胺和各种免疫活性肽，并储存于"zellbalen"细胞巢中。在慢性缺氧的情况下，腺体逐渐形态学改变，变得肥厚并最终增生。

II 型细胞有施万细胞的特征，并环绕 I 型细胞，也被称为"支持细胞"。III 型细胞是起源于舌咽神经感觉神经节的感觉神经末梢，为经颈动脉窦神经至呼吸控制中枢的化学感受器反射的传入支。所有这 3 型细胞产生多种神经化学物质，作为第一和第二信使，通过激素机制作用于靶细胞[13-15]。

因此，副神经节瘤一般具有典型的组织学生长方式即"球形生长方式"。这特指介于中间的精致纤维血管组织构成的间质成分和位于发育良好"球形"巢周边的"支持"细胞。

颈动脉体瘤临床特点及病理

颈动脉体瘤常发生于 50~70 岁，表现为无痛性侧颈部肿块，以头尾方向活动受限（Fotaine 征）为特征[7,16]。肿瘤的实际大小可能相差很大。咽旁间隙大的肿瘤通过口咽部检查即可识别[16]，有报道肿瘤可大至 10 cm[17]。因为紧邻颈部血管，肿瘤可以传导颈动脉搏动或表现出颤动。

局部神经病理症状有时因受累神经而特异，特别是第 X 至第 XII 脑神经会受到影响。肿瘤增大会导致进行性神经症状，如吞咽困难、吞咽疼痛或声音嘶哑。也有偶见侵犯面神经下颌支的报道。肿瘤的内分泌产物很少引起继发症状，所以颈动脉体瘤患者可能有提示儿茶酚胺产物过多的波动性高血压、面色潮红及心悸等症状的病史。

尽管颈动脉体瘤的病因学尚未完全阐明，通常将其分为家族性和非家族性。大多数患者仅因慢性低氧血症而发病被称为非家族性[16]。持续或间歇性的慢性低氧血症，是颈动脉体肥大及增生的一种刺激[9,19]。因此，由于颈动脉体细胞特异性地检测 PaO_2、$PaCO_2$ 及 pH 变化，已有报道在睡眠呼吸暂停或频繁地进入缺氧环境及生活在高海拔地区等典型慢性间歇性低氧血症人群中副神经节瘤的发病率较高。家族性肿瘤约占总病例的35%，为常染色体显性遗传[20]。家族性副神经节瘤可能是 von Hippel-Lindau 综合征、Ⅰ型神经纤维瘤病（von Recklinghausen 病）、MEN 2A 及 MEN 2B 等的遗传症状的一部分[16]。此外，文献表明胚系突变是发生副神经节瘤的分子基础。已确认 6 个基因并认为它们与副神经节瘤的发展有关。这些基因包括 RET、VHL、NF1 及 SDH 亚基 SDHB、SDHC 和 SDHD。SDHD 和 SDHB 突变是大多数头颈部副神经节瘤的主要原因[16,21,22]。家族性副神经节瘤有更高的多形性，包括双侧肿瘤的发生率，在女性中更常见[19]。这些与缺氧没有必然的联系，而通常是激素沉默。

据报道颈动脉体瘤恶变率为 2%~50%[23]。重要的是要牢记所有颈动脉体瘤均有恶变潜质及仅仅根据组织学特征来预测恶性行为并非总是可行的。因此当肿瘤侵及淋巴结、血管、神经、呼吸道及颅底时做出恶性诊断，而非根据大小或病史特点[24]。肾脏、甲状腺、胰腺、脑及肺部转移很少见[2]。家族性肿瘤的年轻患者恶变风险最大[18]。

颈动脉体瘤的诊断及分型

尽管有典型的体征和放射学所见，最初诊断往往是错误的。虽然与其他颈外侧肿块相比少见，但必须保持高度怀疑。通常情况下早期诊断及干预将优化疗效。预测性基因检测和筛查使得那些家族性肿瘤患者在出现症状之前得以诊断。鉴别诊断包括颈部淋巴结肿大、颈内动脉瘤、鳃裂囊肿及恶性肿瘤转移。

颈动脉体瘤细针穿刺的结果难以解释且可能具有危险[25]，影像学研究则可揭示多发肿瘤及颅外、颅内循环的状态。彩色多普勒超声及颈部增强 CT 适用于初步检查[26,27]。增强 CT 是显示肿瘤与相邻结构关系的最佳检查，尤其是对怀疑颅底受侵的患者。头颈部 MRI 是合乎逻辑的下一个确诊步骤。由于具有更好的对比分辨率和多平面功能，MRI 对颈部解剖、肿瘤范围及血管包绕情况

提供了更详细的评估[28]。MRI 特征性地显示众多的血管流空，这个发现是典型的"盐和胡椒"的一部分。"胡椒"是指流空的低信号，"盐"指出血和（或）缓慢血流的高信号灶。此外，与MRA 相比血管造影可以在强烈的肿瘤充盈水平识别不规则的动脉轮廓，提高肿瘤滋养血管的可视性（图 12.1）[29-31]。

精确术前评估还旨在评估颈内动脉壁受侵犯的程度。尤其必须确认肿瘤的上极，因为这是造成控制颈内动脉远端最困难的原因。颈内动脉的包绕程度和 HRCT 或 MRI 上所见较差的肿瘤-动

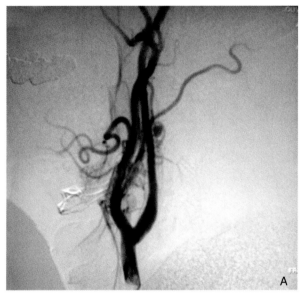

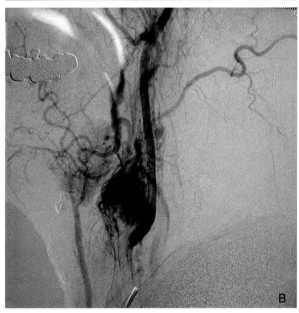

图 12.1A，B　注意颈内、外动脉特征性分开。这是一个相对较小的肿瘤，未见提示肿瘤侵及颈内动脉外膜的血管造影改变。A.显示颈动脉分叉。B.注射剂显示肿瘤充盈

脉分界面，均被用于评估颈内动脉浸润的程度。肿瘤与动脉之间的颈动脉周围静脉丛在 MRI 上失去正常的强化可提供进一步的线索。

目前，数字减影血管造影（DSA）可明确显示肿瘤周围血管结构的细节，还可提供通过 Willis 环、来自对侧前、中、后脑动的侧支循环的重要信息。因此，尽管存在造影剂过敏和栓塞风险等相关并发症，DSA 在评价复杂血管的解剖和显示颈动脉体瘤的滋养血管方面仍至关重要[32]。

Shamblin 分类法描述颈动脉体瘤的重要体征是由影像学结果所决定的（图 12.2)[2]。这是最为常用的颈动脉体瘤分级体系。这种分类并不特别参考肿瘤的大小，而是重视其与颈动脉血管壁的关系。因此，它就是从颈动脉血管壁上剥离肿瘤

Ⅰ 型

Ⅱ 型

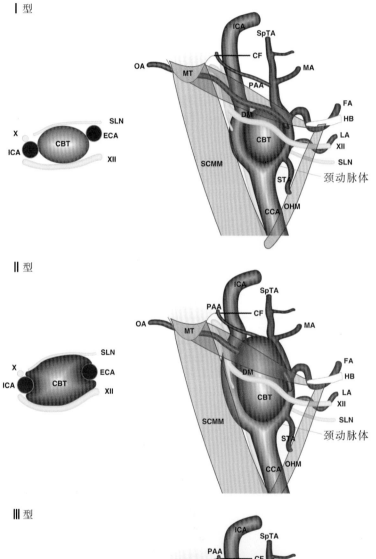

Ⅲ 型

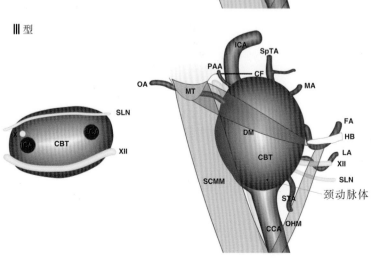

图 12.2 Shamblin 分类。Ⅰ型肿瘤局限且易切除。Ⅱ型包括肿瘤部分与周围血管粘连。Ⅲ型副神经节瘤密切围绕或包裹血管。CBT：颈动脉体瘤；CCA：颈总动脉；CF：颈动脉孔；DM：二腹肌后腹；ECA：颈外动脉；FA：面动脉；HB：舌骨；ICA：颈内动脉；LA：舌动脉；MA：上颌动脉；MT：乳突尖；OA：枕动脉；OHM：肩胛舌骨肌 PAA：耳后动脉；SCMM：胸锁乳突肌；SLN：喉上神经；SpTA：颞浅动脉；STA：甲状腺上动脉；X：迷走神经；XII：舌下神经

难度的一个术中写照。

I 型肿瘤容易切除。这些肿瘤通常小于 4 cm，因此颈动脉分叉处很少扩大、动脉未被包裹。 II 型肿瘤黏附或部分黏附于周围的血管。 III 型颈动脉体瘤完全包裹颈内、外动脉以及该区域的神经。后两型肿瘤通常大于 5 cm，颈动脉分叉处常常增宽。肿瘤从 Shamblin I 型发展到 II 型显著地增加了该区域脑神经受累以及神经血管并发症的可能性[3,7]。这可以根据术前轴位 MRI 图像中副神经节瘤外周与颈内动脉的接触程度来预测。

大致的分级分布为 I 型占 25%、 II 型占 50% 及 III 型占 25%[33,34]。该系统涉及术中所见，因此只能在术前推断，然而肿瘤的大小和 Shamblin 分级有良好的相关性，直径大于 4cm 肿瘤更常包绕颈内动脉，或者部分（ II 型）或者完全（ III 型）[35,36]。

■ 多发性病变

同侧共存迷走神经副神经节瘤或鼓室颈静脉球副神经节瘤时，可同时切除。当对侧亦有病变时，必须考虑双侧迷走神经麻痹的可能性以及双侧颈动脉体窦去神经支配的后果。然而，如果存在双侧颈动脉体瘤而不伴迷走神经副神经节瘤或鼓室颈静脉球副神经节瘤，通常行分期手术，时间间隔为 3~6 个月。据统计，双侧颈动脉体瘤在家族性病例中约占 31.8%，散发病例中占 4.4%[37]。在双侧病例，MRI 上可以观察到口咽部狭窄（图 12.3）。

■ 恶性肿瘤

没有可资鉴别恶性肿瘤的组织学特征，只有在邻近淋巴结内或远处找到肿瘤才能确诊。2%~9% 的患者会发生转移，典型地发生在 30~60 岁[38]。对于区域淋巴结转移而没有全身扩散证据的患者，行选择性颈淋巴清扫术及大隐静脉移植血管搭桥术。

术前管理

一些学者报道术前选择性栓塞可减少术中出血，尤其对直径大于 3 cm 的肿瘤[39-42]。它可为外

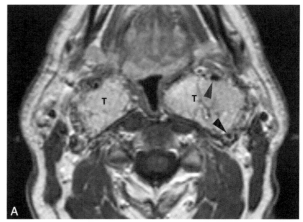
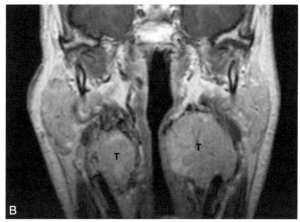

图 12.3A, B 男性患者的一系列 MRI 图像，具有双侧颈部肿块和颈部副神经节瘤的确切家族史。可见高度血管化的病变，颈动脉被显著分开。尚有中度口咽部狭窄。A.钆增强 MRI 轴位 T1 图像。注意双侧颈动脉体瘤。可见左侧颈外动脉（蓝色箭头）和颈内动脉被肿瘤（T）推开。B.钆增强 MRI 冠位 T1 图像。两侧肿瘤均未扩展至颅底

科医生提供一个更好的手术视野，并能减少神经或血管损伤的发生率。假如某些条件满足，这会对后续手术有利[43,44]。然而，为了获得最好的结果，一些学者建议应在术前栓塞后的最初 48h 内进行手术切除，因为会发生肿瘤侧支血供形成，从而导致水肿和明显的局部炎症反应[28,45]。

为了确定 Shamblin II 型和 III 型患者是否可以耐受牺牲或者夹闭颈内动脉，使用鼓室颈静脉球副神经节瘤中阐述的相同方案，术前行颈内动脉球囊闭塞试验或造影时行手动压迫试验评估脑侧支循环[5,46]。

根据发表文献论述的安全性，约 5% 的患者出现神经系统症状[47]。对于如此高风险的患者，暂时夹闭颈内动脉是不可行的。因此应考虑在血管重建术时临时分流或植入颈内动脉腔内支架。

就术前植入颈内动脉支架而言，其不仅可在切除肿瘤时防止损伤血管，还是超选择性栓塞造影的一个辅助治疗，可进一步减少术中出血（图12.4）[48]。

作为术前治疗的另一方面，术前应考虑对病史中提示肿瘤产生过量儿茶酚胺，如波动性高血压、潮红、心悸等症状的患者行肾上腺素能阻滞治疗。

外科治疗（切除颈动脉体瘤的手术步骤）

手术禁忌证

除了医学上的考虑外，不能接受手术的风险包括以下：

● 一侧持续脑神经或交感神经损伤的患者切除对侧颈动脉体瘤时可能存在不可接受的风险。

● Shamblin Ⅲ 型老年或者慢性病患者严重的神经损伤及脑卒中非常容易发生。

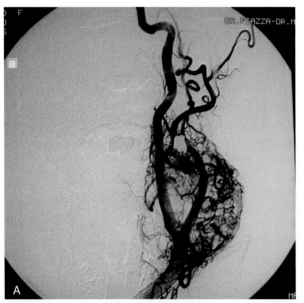

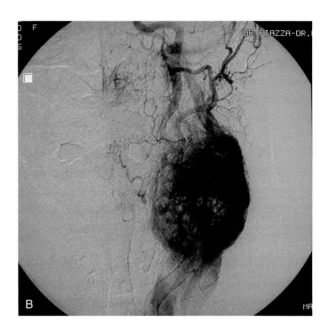

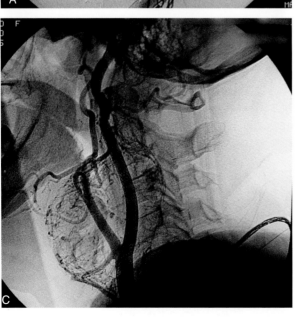

图 12.4A~C　可见具有典型特征的大型颈动脉体瘤。在颈总动脉的远端可见压痕且颈内动脉的边缘模糊（A）。输送导管已先行插入（B）。支架植入后手术切除（C）

■ 经颈径路

在全身麻醉下，行沿皮纹的曲线切口（图12.5），并掀起颈阔肌皮瓣。肿瘤侵及颞下窝和（或）颅底需行耳后径路。仔细确认及保护面神经的下颌缘支。

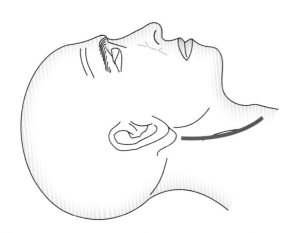

图 12.5　经颈径路的切口。最好沿胸锁乳突肌行手术切口

沿胸锁乳突肌前缘打开颈深筋膜浅层（图12.6A、B），并切断面总静脉。于肩胛舌骨肌穿过颈内动脉水平确定颈内动脉近端，或依据肿瘤大小在更低水平确认颈内动脉（分开肩胛舌骨肌有利于该操作）。务必在此时的正常解剖区确认迷走神经，并尽可能向头侧追踪。颈内动脉和颈内静脉上放置血管环。

小肿瘤时，向上充分牵拉二腹肌辨认颈内动脉和颈外动脉。常规确认颈外动脉的分支。从肿瘤表面识别和解剖第Ⅻ脑神经，切断舌下神经降支（图 12.7）。喉上神经走行于颈内动脉和肿瘤的内侧。

对于小肿瘤，第Ⅸ脑神经于颈内及颈外动脉之间走行于肿瘤的顶侧，它在下颌角的后面且常规不进行辨认。然而对于较大的肿瘤，远端神经血管的控制会问题重重，这种情况下，最初的步骤为切断二腹肌并牵拉下颌角。

通过切断茎突下颌韧带、识别面神经并切断茎突及其相关的肌肉、下颌骨部分脱位及二腹肌后腹向前方移位，获得进一步的显露。

■ 耳后-经乳突-经颈径路（改良 Fisch 颞下窝径路）

切除乳突尖，并将胸锁乳突肌向外下方翻起，可进一步获得侧向入路。之后，需行 A 型颞下窝径路来控制岩骨内颈内动脉。

■ 切除肿瘤

使用双极电凝于外膜下显微切除肿瘤，通常可显露分界面（图 12.8），允许在较低颈动脉损伤

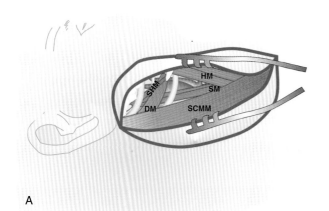

A

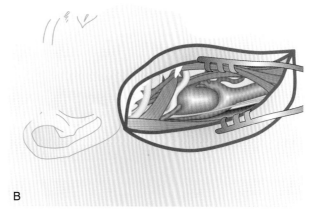

B

图 12.6A，B　第一步 A. 手术治疗颈动脉体瘤的基本步骤是获得近端（颈总动脉）及远端（颈内动脉）的控制。对于小颈动脉体瘤（Shamblin Ⅰ型），此为常规方式，但是对于向上扩展的大型肿瘤，需使用其他辅助技术。B. 采用皮肤皱纹美容切口，掀起颈阔肌下皮瓣得以广泛暴露颈动脉系统。掀起胸锁乳突肌后，可看见完整的肿瘤。只有肿瘤向颞下扩展或同时存在迷走神经副神经节瘤时，才需延伸耳后切口。DM：二腹肌后腹；HM：肩胛舌骨肌；SCMM：胸锁乳突肌；SHM：茎突舌骨肌；SM：茎突肌

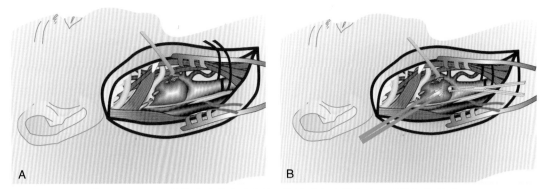

图 12.7A, B　A.结扎肿瘤累及的血管。B.肿瘤去血管化后，开始切除肿瘤

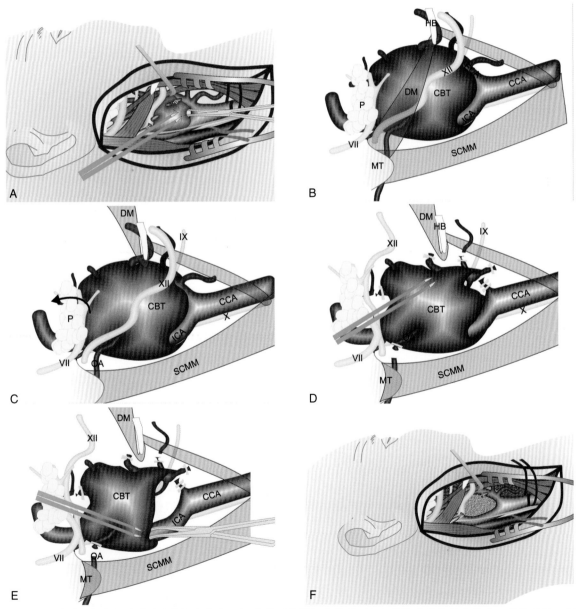

图 12.8A~F　使用双极电凝外膜下显微切除肿瘤。A. 外膜下显微切除肿瘤。B.大型肿瘤通常侵及颈内、颈外动脉，偶侵及后组脑神经。C.为接近肿瘤上极，需要识别面神经、推移腮腺及切断二腹肌后腹和茎突舌骨肌。D.分离舌下神经之后，结扎颈外动脉及其分支，减少肿瘤出血并使得从颈内动脉上切除肿瘤变得容易。E.于外膜下将肿瘤从颈内动脉上切除。F.肿瘤切除后。CBT：颈动脉体瘤；CCA：颈总动脉；DM：二腹肌后腹；ECA：颈外动脉；HB：舌骨；ICA：颈内动脉；MT：乳突尖；OA：枕动脉；P：腮腺；SCMM：胸锁乳突肌；Ⅶ：面神经；Ⅸ：舌咽神经；Ⅹ：迷走神经；Ⅻ：舌下神经

风险之下完全切除肿瘤。对于术前未行球囊阻塞或动脉内支架植入的晚期病变，则不可能如此切除。

肿瘤切除前，游离周围所有的粘连并将血管及神经环置于重要结构周围，以确保控制近端的颈总动脉与远端的颈内动脉及颈外动脉的分支(图12.9)。

对肿瘤本身的轻柔牵拉可减少肿瘤的动脉性及静脉性出血。

从颈外动脉及其分支的远侧开始切除肿瘤，以便识别及在必要时结扎肿瘤的供应血管。咽升动脉是颈动脉体瘤的主要血供来源，但其位置靠后，手术开始时难以暴露，特别是在大型肿瘤中。随着颈动脉体瘤的增大，其对神经血管结构的包绕也变得严重。往往需要结扎颈外动脉，以便安全地将肿瘤从颈内动脉上切除，并提高神经保存的可能性。

切除的最关键点在颈动脉分叉处，此处与颈动脉的粘连最明显。

■ 颈内动脉损伤的处理及移植技术

如果发生颈动脉损伤，患者局部应用肝素以及低并发症风险的暂时性钳夹颈动脉（钳夹颈总动脉之前，应全身给予肝素 5 000 U）是安全的。简单缝合修复对大多数病例来说已经足够。必须小心勿使内膜层反转，以避免狭窄。缺损大而不

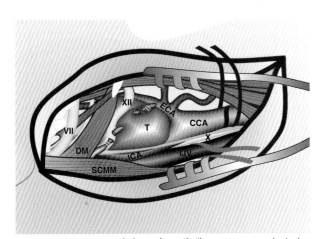

图 12.9 主要的血管都标有血管带。CCA：颈总动脉；DM：二腹肌后腹；ECA：颈外动脉；ICA：颈内动脉；IJV：颈内静脉；SCMM：胸锁乳突肌；T：肿瘤；Ⅶ：面神经；Ⅹ：迷走神经；Ⅻ：舌下神经

能进行修复时，应使用移植物修补。可以使用静脉或合成的材料。当缺损非常大时，或者肿瘤无法从颈内动脉切除时，采用大隐静脉转位移植行血管重建[34]。通常将大隐静脉颠倒过来使用，两侧吻合口呈斜角。采用 6-0 聚丙烯缝线点对点吻合。如果颈内动脉未再通，血管重建时需要常规应用临时动脉分流。在残端压力低于 40mmHg 之前，手术医生应酌情选择颈动脉分流。对于大型肿瘤，在肿瘤切除开始之前可以经颈总动脉放置分流器，以减少出血并防止血管损伤时的脑血流中断。

为了避免所有的并发症，最好行颈动脉支架植入（参见第 14 章）。

手术结果和评估

脑神经损伤、术中出血是切除颈动脉体瘤的主要并发症。然而，文献报告的发病率差异巨大。

据报道，长期神经损伤发生率的范围为 0~40%[5,6,9,10,12,13,15,16,18,20,22,25-27,33,34,36,40,45,49-63]。造成这种差异的一个重要因素是漏报喉上神经、下颌缘神经的损伤，以及无纤维喉镜检查评估的喉返神经再发损伤。因此，真正的永久脑神经损伤率很可能低于 20%。尽管这些差异在肿瘤大小及解剖位置与神经损伤的可能性之间有很强的联系，也有报道脑神经损伤只有在肿瘤大小至少为 4 cm 的病例中发生[36]。

血管损伤导致的脑卒中或死亡是最重要的手术并发症。文献报道的脑卒中率及死亡率同样存在很大的差异，虽然真正发生率可能分别低于 5% 和 1%。我们至今从未遇到过任何这些并发症。

在颈动脉体瘤的手术治疗中有 3 个主要领域需要讨论：

1. 手术技术需要显露肿瘤上极和颈内动脉远端。主要的差异在于颌骨切开进入上咽旁间隙的必要性[64]。如在术中暴露颈内动脉时所强调的，可以使用分阶段的方法，以避免颌骨切开。当肿瘤延伸至颅底时，基本上包括切断二腹肌、横断茎突、乳突次全切以及 A 型颞下窝径路。

2. 术前栓塞在治疗颈动脉体瘤中的效果[65-75]。大多数机构在治疗颈动脉体瘤时并不常规使用术

前栓塞。虽然通常报道出血减少，许多研究报道脑卒中的发病率超过 10%[76]。此外，最近的研究表明，术前选择性动脉栓塞不会带来术中出血显著减少[77]。然而，对于大型肿瘤，尤其是那些侵及颅底的肿瘤，我们业已发现术前栓塞减少肿瘤的血管化及术中出血，且无任何并发症发生。虽然文献中没有达成共识，但是超过 3~5cm 的肿瘤，栓塞的好处超过了对神经系统可能带来并发症的风险[36,78]。该辅助治疗的作用仍存在争议。

3.血管重建的作用。侧支循环的评价需行造影检查，其次是人工压迫试验。对于显著侵及颈内动脉的肿瘤，存在的选项包括永久性球囊闭塞不伴重建、术中切断、行或不行分流的术中重建及术前植入动脉内支架等[31,79]。

Ⅲ型肿瘤与颈内动脉粘连严重，造成血管损伤的高风险。因此，所有颈动脉体瘤都应准备好血管修复和重建的设施，也应能够在手术台上进行球囊栓塞，或方便快速地转移到神经放射科。

据报道，主要是 4%~25% 的Ⅲ型肿瘤病例需行某种形式的颈动脉重建[36,49,53,78,80]。颈内动脉切除和移植的指征是其被侵及和包裹而致阻碍切除。对于血管重建过程中是否行临时性分流有一定程度的争议。行或不行分流，脑卒中的发病率无显著差异（6.2% 与 8.8%）。不能耐受暂时性球囊栓塞试验的患者可考虑行临时分流。分流可引起的血管并发症包括出血和血栓形成，伴发中枢神经系统并发症的发生率为 6.4%，死亡率为 1.6%[34,80]。

术中脑电图及体感诱发电位技术，可在颈动脉体瘤手术过程中使用，尤其是在颈动脉重建时，可监测脑灌注的情况。

颈外动脉的相关问题较少。较大的肿瘤往往需要牺牲颈外动脉，便于适当的暴露和血管控制[33]。

已有报道在颈动脉体瘤的治疗中使用覆膜支架，旨在减少来自颈外动脉的多条滋养血管的供血，并提供清晰的切除平面以尽量减少颈内动脉的损伤[48]。我们在颈内动脉中放置开放式支架，发现放置支架可以避免术中损伤的风险或（和）减少需要切除颈内动脉及颈动脉分叉并进行移植的可能。

术后处理

尽管颈动脉体瘤的复发和转移率明显低于鼓室颈静脉球副神经节瘤和迷走神经副神经节瘤，放射学随访仍然重要。随访还必须包括对潜在的第二原发病灶的筛查。虽然多普勒超声是评估颈动脉体瘤的精确方法，但它不能准确地评估上方的病变。因此，我们通常使用 MRI 作为监控工具。如在第 1 章中所讨论的那样，对所有颈动脉体瘤患者，尤其是那些不到 50 岁的患者考虑行基因检测。这可以影响筛选工作的频率。

其他治疗

■ 保守治疗或等待与扫描

与鼓室颈静脉球副神经节瘤及迷走神经副神经节瘤相比，单纯保守治疗的作用十分有限。由于大部分的肿瘤可以被切除而并发症的发生率低，且肿瘤大小与脑神经损伤的可能性之间存在直接关联，因此大多数病变诊断时即应手术治疗。例外的情况是非常年老的患者或伴发明显并发症的患者。

■ 放　疗

尽管有一些文献报道，但放疗后肿瘤完全消失非常罕见[7,46,81-84]。放疗后的并发症包括外耳道炎及中耳炎、骨坏死、脑神经病变以及脑组织的直接损伤。我们认为放射治疗用于颈动脉体瘤的适应证非常有限。副神经节瘤的放射治疗似乎有助于那些由于年龄或伴发疾病而不适合外科切除或栓塞的患者，以及作为切除不完全或转移的一种辅助治疗[23,85]。

临床病例

■ 病例 12.1：Shamblin Ⅰ型颈动脉体瘤

（图 12.10.1~图 12.10.4）

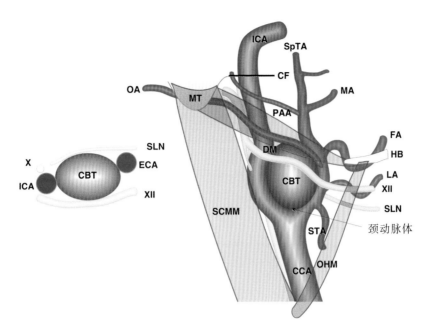

图 12.10.1　Shamblin I 型肿瘤。偶尔可发现鼓室颈静脉球副神经节瘤伴颈动脉体瘤。如果肿瘤位于同侧，在切除鼓室颈静脉球副神经节瘤时同期切除。CBT：颈动脉体瘤；CCA：颈总动脉；CF：颈动脉孔；DM：二腹肌后腹。ECA：颈外动脉；FA：面动脉；HB：舌骨；ICA：颈内动脉；LA：舌动脉；MA：颌动脉；MT：乳突尖；OA：枕动脉；OHM：肩胛舌骨肌；PAA：耳后动脉；SCMM：胸锁乳突肌；SLN：喉上神经；SpTA：颞浅动脉；STA：甲状腺上动脉；X：迷走神经；XII：舌下神经

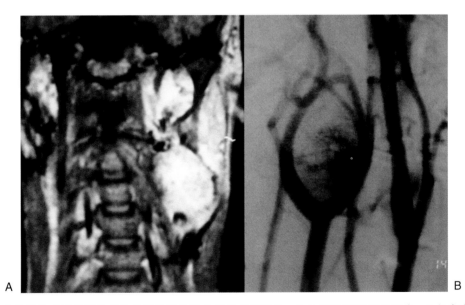

图 12.10.2　鼓室颈静脉球副神经节瘤患者伴发颈动脉体瘤的术前影像。A.钆增强 MRI 冠位图像。B.数字减影血管造影显示颈动脉体瘤将颈内及颈外动脉分开

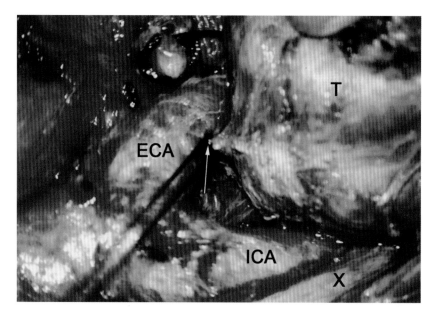

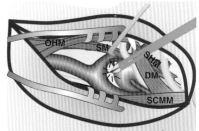

图 12.10.3　左颈部。术中颈部图像。颈动脉体瘤（T）将颈外动脉和颈内动脉分开。确认来自颈外动脉（箭头）的肿瘤滋养血管并结扎。ECA：颈外动脉；ICA：颈内动脉；OHM：肩胛舌骨肌；SCMM：胸锁乳突肌；SHM：茎突舌骨肌；SM：茎突肌；T：肿瘤；X：迷走神经

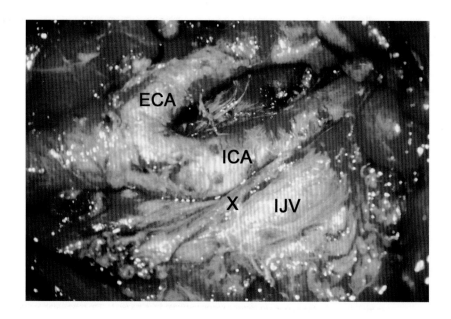

图 12.10.4　完全切除颈动脉体瘤后所见。ECA：颈外动脉；ICA：颈内动脉；IJV：颈内静脉；X：迷走神经

■病例 12.2：Shamblin Ⅱ型颈动脉体瘤

（图 12.11.1~图 12.11.9）

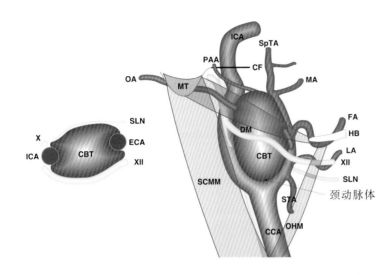

图 12.11.1　Shamblin Ⅱ型肿瘤。CBT：颈动脉体瘤；CCA：颈总动脉；CF：颈动脉孔；DM：二腹肌后腹；ECA：颈外动脉；FA：面动脉；HB：舌骨；ICA：颈内动脉；LA：舌动脉；MA：颌动脉；MT：乳突尖；OA：枕动脉；OHM：肩胛舌骨肌；PAA：耳后动脉；SCMM：胸锁乳突肌；SLN：喉上神经；SpTA：颞浅动脉；STA：甲状腺上动脉；X：迷走神经；Ⅻ：舌下神经

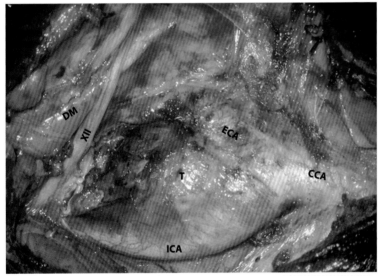

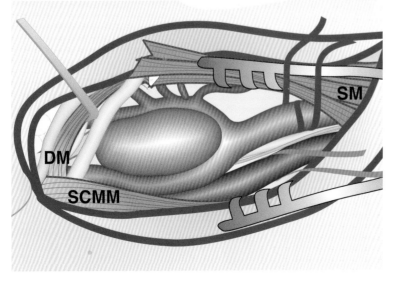

图 12.11.2　可见肿瘤（T）周围的粘连。CCA：颈总动脉；DM：二腹肌后腹；ECA：颈外动脉；ICA：颈内动脉；SCMM：胸锁乳突肌；SM：茎突肌；T：肿瘤；Ⅻ：舌下神经

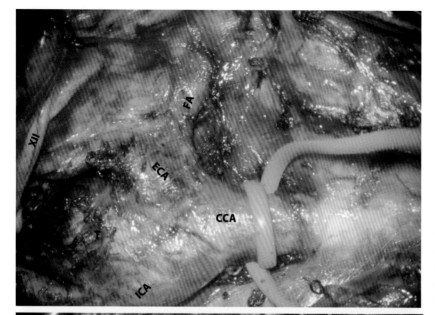

图 12.11.3　注意肿瘤（T）与颈内动脉及颈外动脉的密切关系。FA：面动脉；CCA：颈总动脉；ECA：颈外动脉；ICA：颈内动脉；T：肿瘤；Ⅻ：舌下神经

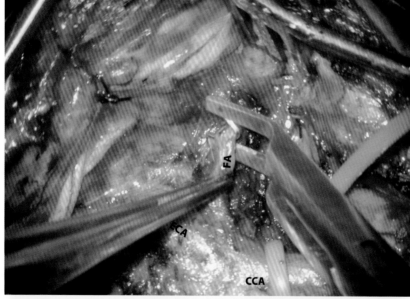

图 12.11.4　钳夹面动脉（FA）。CCA：颈总动脉；ECA：颈外动脉；Ⅻ：舌下神经

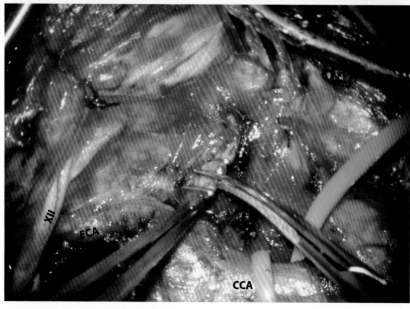

图 12.11.5　切断面动脉（FA）。CCA：颈总动脉；ECA：颈外动脉；Ⅻ：舌下神经

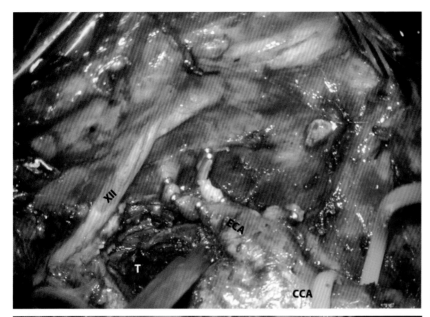

图 12.11.6　夹闭颈外动脉。CCA：颈总动脉；ECA：颈外动脉；T：肿瘤；XII：舌下神经

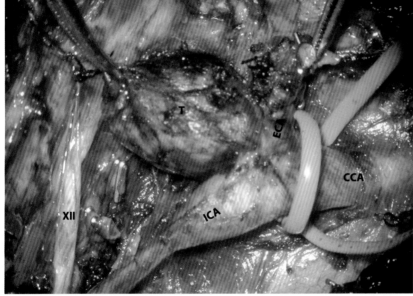

图 12.11.7　在颈动脉分叉处将颈外动脉完全解剖下来。CCA：颈总动脉；ECA：颈外动脉；ICA：颈内动脉；T：肿瘤；XII：舌下神经

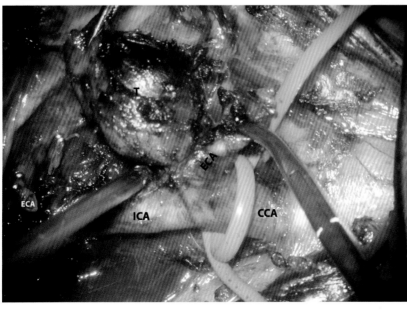

图 12.11.8　夹闭及切断颈外动脉。该操作减少了肿瘤出血，并有利于将肿瘤从颈内动脉上切除。CCA：颈总动脉；ECA：颈外动脉；ICA：颈内动脉；T：肿瘤

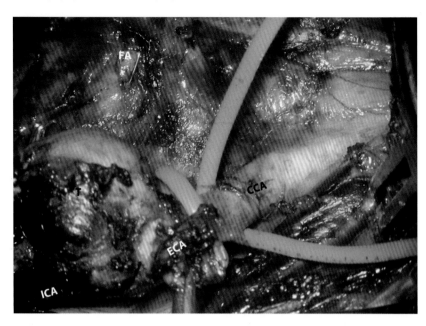

图 12.11.9 颈外动脉被反转至外侧，于外膜下平面从颈内动脉上切除肿瘤（T）。CCA：颈总动脉；ECA：颈外动脉；FA：面神经；ICA：颈内动脉；T：肿瘤

■ 病例 12.3：双侧 Shamblin Ⅲ 型颈动脉体瘤。分期切除双侧肿瘤

（图 12.12.1~图 12.12.38）

造影显示动脉不规则轮廓和位于颈动脉分叉水平显著的强化。影像学评估肿瘤为 Shamblin Ⅲ型。为了增强动脉壁并减少术中出血，患者行颈内动脉支架置入。

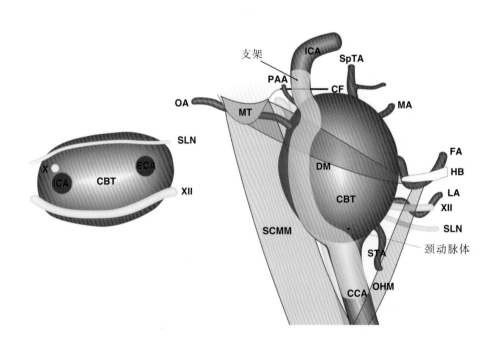

图 12.12.1 双侧 Shamblin Ⅲ 型颈动脉体瘤。CBT：颈动脉体瘤；CCA：颈总动脉；CF：颈动脉孔；DM：二腹肌后腹；ECA：颈外动脉；FA：面动脉；HB：舌骨；ICA：颈内动脉；LA：舌动脉；MA：颌动脉；MT：乳突尖；OA：枕动脉；OHM：肩胛舌骨肌；PAA：耳后动脉；SCMM：胸锁乳突肌；SLN：喉上神经；SpTA：颞浅动脉；STA：甲状腺上动脉；X：迷走神经；Ⅻ：舌下神经

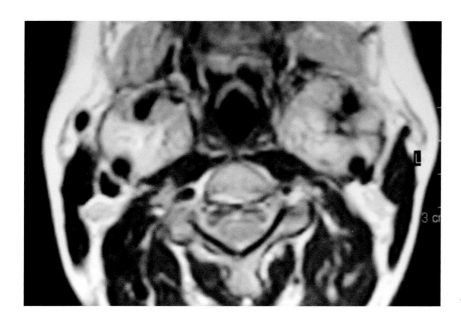

图 12.12.2 钆增强 T1 MRI 轴位图像。可见双侧颈动脉体瘤

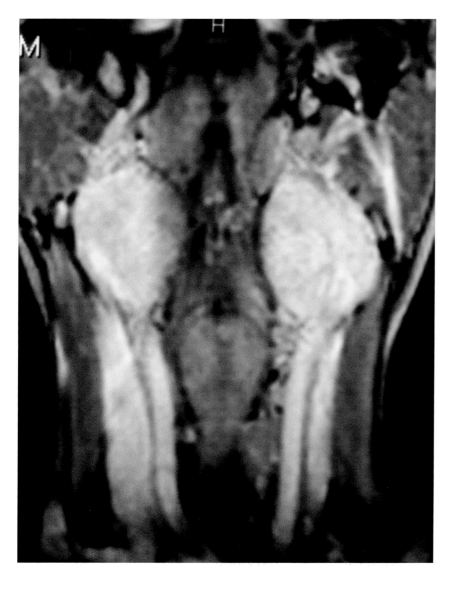

图 12.12.3 术前 MRI 冠位图像显示巨大的双侧颈动脉体瘤。疑有肿瘤挤压、包裹双侧颈内动脉和颈内静脉

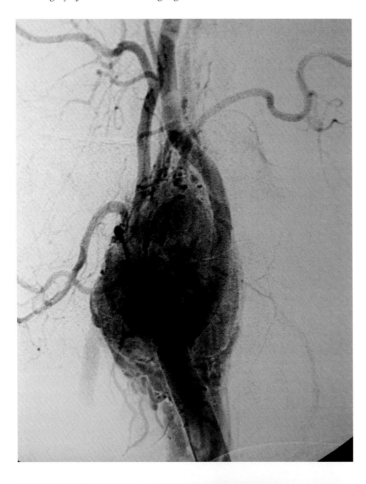

图 12.12.4　血管造影侧向投影图像（左侧）示颈动脉分叉处肿块充盈

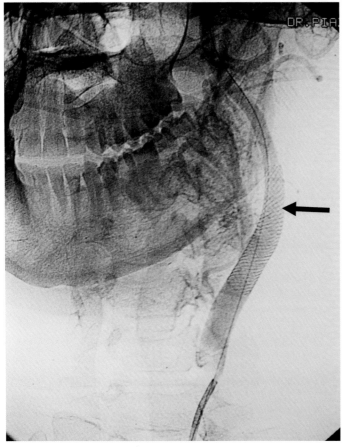

图 12.12.5　血管造影清晰地看到覆盖左侧颈内动脉的支架（箭头）

第一期手术，经颈径路（左）

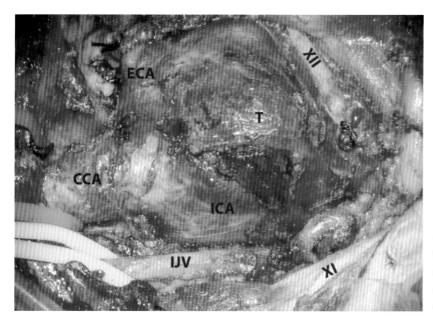

图 12.12.6　肿瘤位于颈内动脉和颈外动脉之间并到达颅底。注意舌下神经走行于肿瘤表面。CCA：颈总动脉；ECA：颈外动脉；ICA：颈内动脉；IJV：颈内静脉；T：肿瘤；XI：副神经；XII：舌下神经

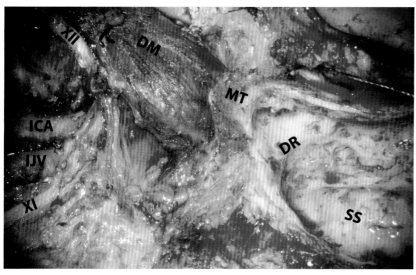

图 12.12.7　已经完成乳突切除术。二腹肌后腹进入二腹肌嵴内。DM：二腹肌后腹；DR：二腹肌嵴；ICA：颈内动脉；IJV：颈内静脉；MT：乳突尖；SS：乙状窦；XI：副神经；XII：舌下神经

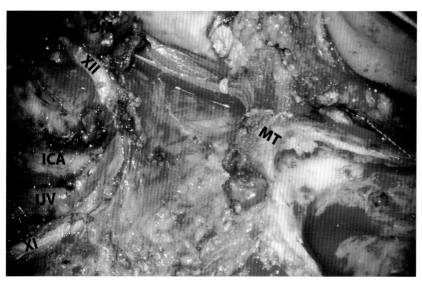

图 12.12.8　切断二腹肌后腹并向前、下方翻起。DM：二腹肌后腹；ICA：颈内动脉；IJV：颈内静脉；MT：乳突尖；XI：副神经；XII：舌下神经

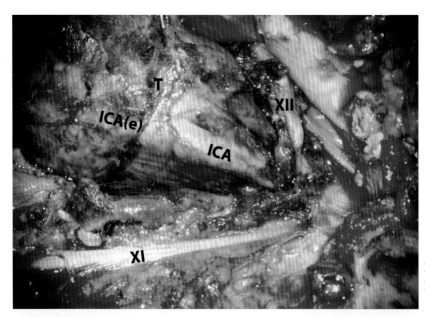

图 12.12.9　肿瘤包裹部分颈内动脉。ICA（e）：被包裹部分的颈内动脉；ICA：颈内动脉；T：肿瘤；XI：副神经；XII：舌下神经

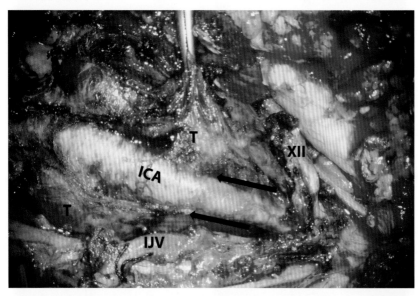

图 12.12.10　在外膜下平面分离颈内动脉（ICA）与肿瘤（T）。可见肿瘤和颈内动脉之间的确切平面（两个黑色箭头）。ICA：颈内动脉；IJV：颈内静脉；T：肿瘤；XII：舌下神经

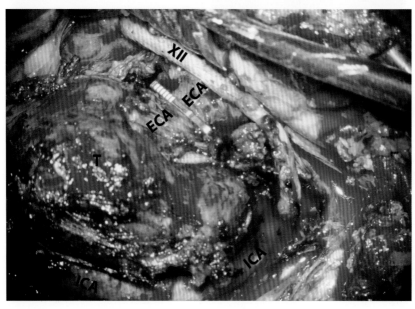

图 12.12.11　肿瘤包围颈外动脉。为了游离肿瘤的前上表面，用血管夹夹闭颈外动脉的分支。ECA：颈外动脉分支；ICA：颈内动脉；T：肿瘤；XII：舌下神经

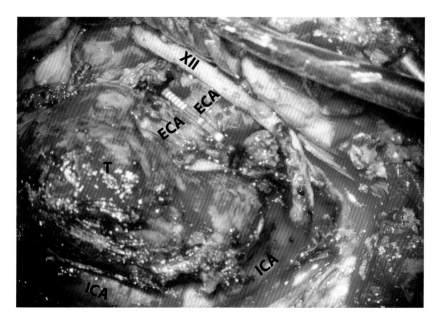

图 12.12.12 使用血管夹双重夹闭颈外动脉的分支以便切断。ECA：颈外动脉分支；ICA：颈内动脉；T：肿瘤；XII：舌下神经

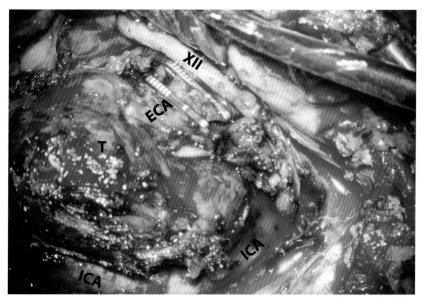

图 12.12.13 肿瘤上极已分离。ICA（s）：植入支架的部分颈内动脉；ICA：颈内动脉；T：肿瘤；XII：舌下神经

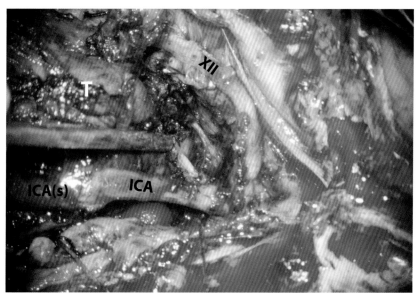

图 12.12.14 颈内动脉几乎全部从肿瘤中分离出来。CCA：颈总动脉；ECA：颈外动脉；ICA（s）：植入支架的颈内动脉；T：肿瘤；XII：舌下神经

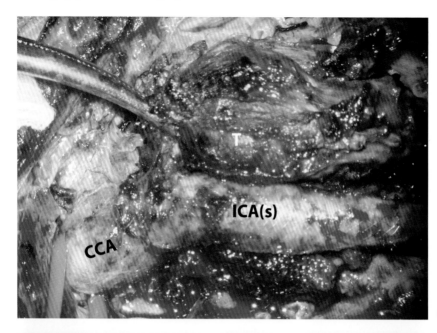

图 12.12.15　CCA：颈总动脉；ICA
(s)：植入支架的颈内动脉；T：肿瘤

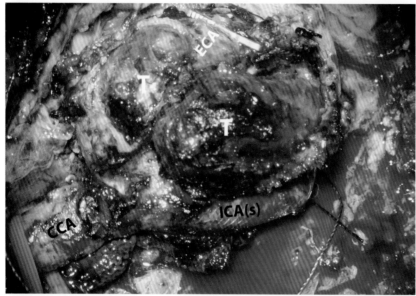

图 12.12.16　CCA：颈总动脉；ECA：
夹闭的颈外动脉；ICA (s)：植入支架
的颈内动脉；T：肿瘤

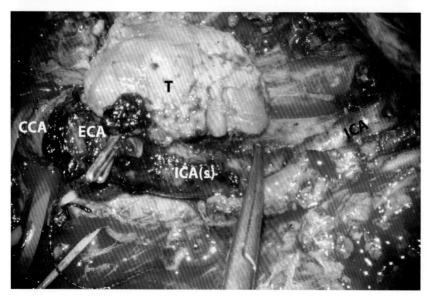

图 12.12.17　CCA：颈总动脉；ECA：
颈外动脉 ICA (s)：植入支架的颈内动
脉；ICA：颈内动脉；T：肿瘤

第二期手术，右耳后经乳突－经颈径路

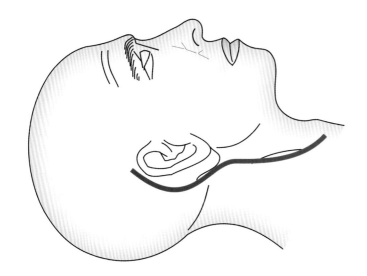

图 12.12.18　切口从耳郭上缘开始，经过耳后
向下、沿皮纹横过胸锁乳突肌

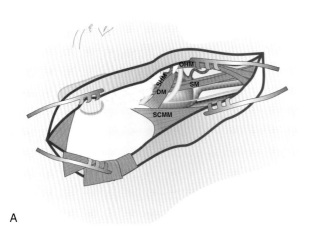

A

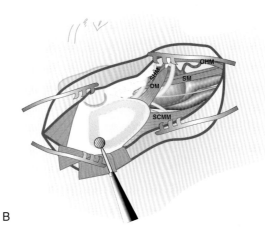

B

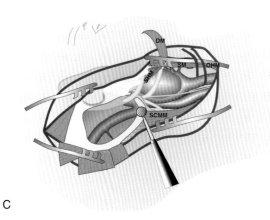

C

图 12.12.19A~C　A.向后翻起胸锁乳突肌，确认颈部主
要血管和后组脑神经。掀起耳后区肌骨膜瓣，完全暴露
乳突及颞骨鳞部。B.开始切除乳突。C.面神经骨管及乙
状窦轮廓化。切除乳突尖并部分显露枕骨颈静脉突。
DM：二腹肌后腹；OHM：肩胛舌骨肌；SCMM：胸锁
乳突肌；SHM：舌骨肌；SM：茎突肌

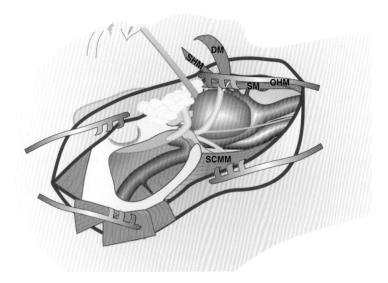

图 12.12.20 切断二腹肌后腹并向前方翻转及向上牵拉腮腺后，可充分暴露肿瘤。DM：二腹肌后腹；OHM：肩胛舌骨肌；SCMM：胸锁乳突肌；SHM：舌骨肌；SM：茎突肌

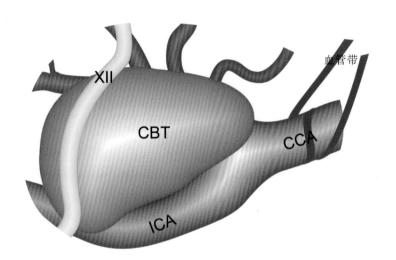

图 12.12.21 用血管带标记及固定大血管，以备血管破裂之需。CBT：颈动脉体瘤；CCA：颈总动脉；ICA：颈内动脉；Ⅻ：舌下神经

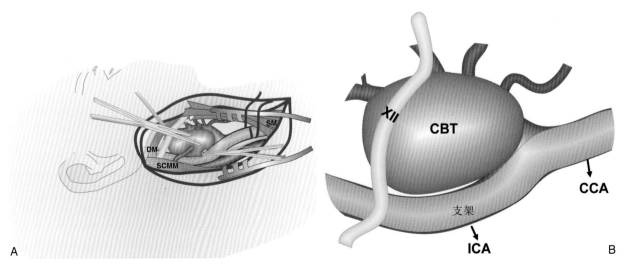

图 12.12.22 A.颈内动脉置入支架，使得肿瘤切除更容易、更安全。B.颈内动脉置入支架。DM：二腹肌后腹；SCMM：胸锁乳突肌；SM：茎突肌；CBT：颈动脉体瘤；CCA：颈总动脉；ICA：颈内动脉；Ⅻ：舌下神经

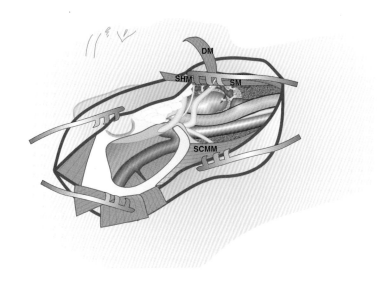

图 12.12.23　结扎、切断颈外动脉及其分支，以便向后翻转及控制肿瘤。DM：二腹肌后腹；SCMM：胸锁乳突肌；SHM：茎突舌骨肌；SM：茎突肌

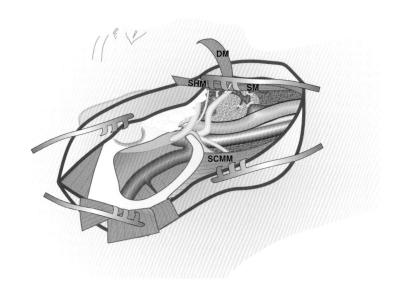

图 12.12.24　同时向上掀起肿瘤，继续在外膜外层切除肿瘤而不伤及舌下神经。DM：二腹肌后腹；SCMM：胸锁乳突肌；SHM：茎突舌骨肌；SM：茎突肌

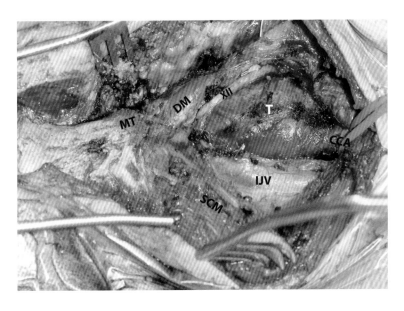

图 12.12.25　包括乳突尖在内的充分暴露，保障了从侧面进一步显露肿瘤 (T)。CCA：颈总动脉；DM：二腹肌后腹；IJV：颈内静脉；MT：乳突尖；SCM：胸锁乳突肌；XII：舌下神经

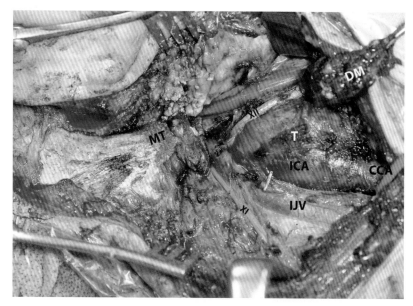

图 12.12.26 从乳突尖分离二腹肌。使用血管夹结扎颈内静脉的分支（面静脉）。CCA：颈总动脉；DM：二腹肌后腹；ICA：颈内动脉；IJV：颈内静脉；MT：乳突尖；T：肿瘤；XI：副神经；XII：舌下神经

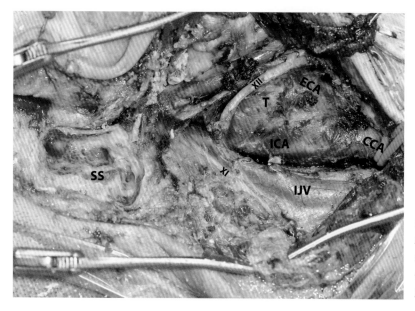

图 12.12.27 耳后经颞骨-经颈径路的概观。注意完全控制所有的重要结构。CCA：颈总动脉；ECA：颈外动脉；ICA：颈内动脉；IJV：颈内静脉；SS：乙状窦；T：肿瘤；XI：副神经；XII：舌下神经

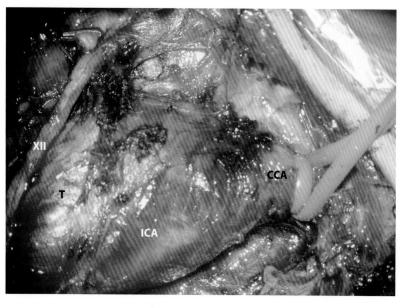

图 12.12.28 颈动脉分叉处的显微图像。增宽的颈动脉分叉处，很难将肿瘤（T）与颈外动脉区分开来。CCA：颈总动脉；ICA：颈内动脉；T：肿瘤；XII：舌下神经

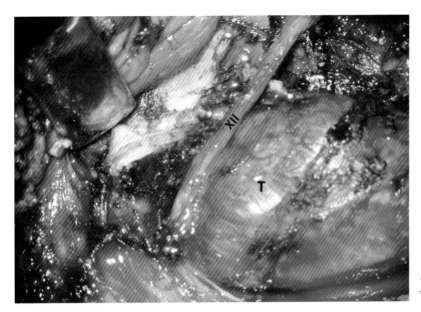

图 12.12.29　肿瘤（T）将舌下神经（Ⅻ）推向外侧。有时可见粘连或包绕的神经。T：肿瘤；Ⅻ：舌下神经

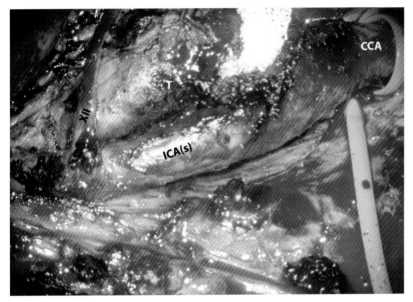

图 12.12.30　显微镜下切除肿瘤（T）。可见插入支架的颈内动脉。CCA：颈总动脉；ICA（s）：置入支架的颈内动脉；T：肿瘤

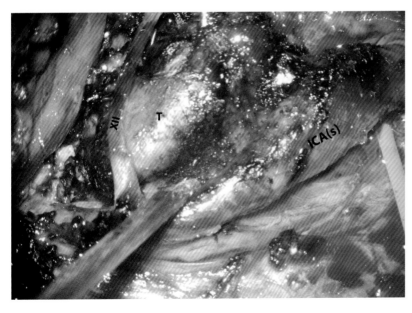

图 12.12.31　于颈深筋膜深层切除肿瘤。ICA（s）：置入支架的颈内动脉；T：肿瘤；Ⅻ：舌下神经

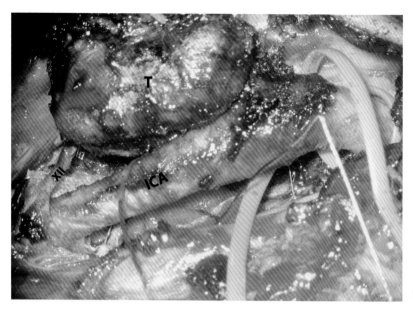

图 12.12.32 从颈内动脉上游离肿瘤 (T)。ICA：颈内动脉；T：肿瘤；XII：舌下神经

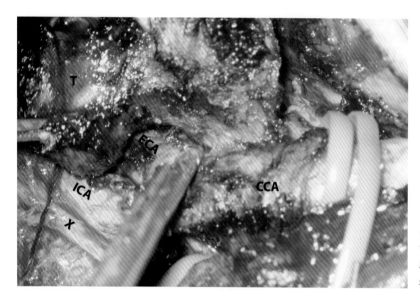

图 12.12.33 注意肿瘤 (T) 挤压颈外动脉的程度。CCA：颈总动脉；ECA：颈外动脉；ICA：颈内动脉；T：肿瘤；X：迷走神经

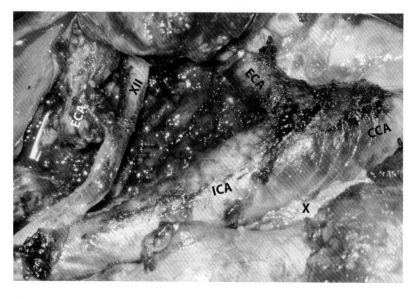

图 12.12.34 用血管夹结扎颈外动脉以便切除肿瘤。CCA：颈总动脉；ECA：颈外动脉；ICA：颈内动脉（支架植入）；XII：舌下神经；XII：舌下神经

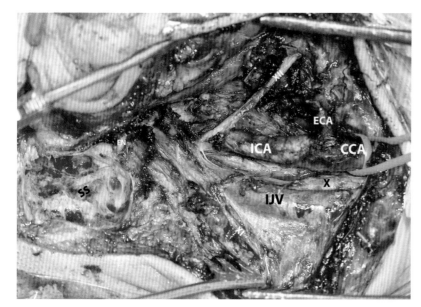

图 12.12.35　肿瘤全切后的视图。已切除肿瘤。因为颈内动脉未受侵及，所以没有进一步延伸径路以控制颞骨内颈内动脉。CCA：颈总动脉；ECA：颈外动脉；FN：面神经；ICA：颈内动脉；IJV：颈内静脉；X：迷走神经；XI：副神经；XII：舌下神经

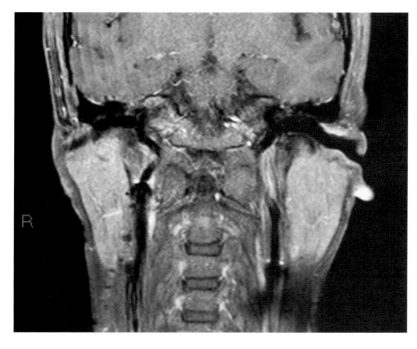

图 12.12.36　术后 MRI 结果。双侧颈内动脉支架稳定

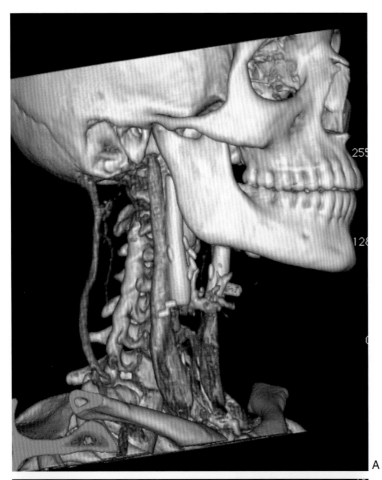

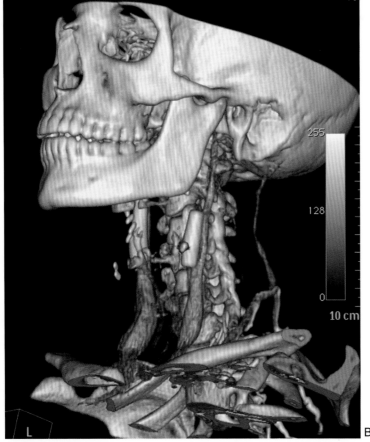

图 12.12.37　术后三维 CT 扫描，斜侧位图像显示位于双侧颈部的支架。A.右侧图像。B.左侧图像

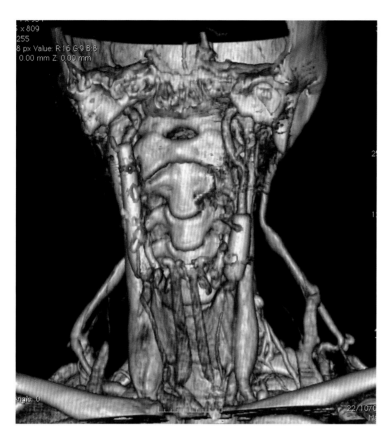

图 12.12.38　术后三维 CT 扫描，正面图像

提示和陷阱

- 大多数病例主要使用经颈径路。
- 如肿瘤达到颅底需联合耳后经乳突径路。
- 于肿瘤下方解剖结构正常区域识别迷走神经、颈总动脉和颈内静脉，并尽可能向颅侧追踪。
- 必要时，结扎颈外动脉及其分支以减少血供，有助于向外牵拉肿瘤识别其内侧。这些技术更有助于切除粘连最明显的颈动脉分叉处的肿瘤。
- 对于大型肿瘤，如果未切断二腹肌并牵拉下颌角，控制第Ⅸ和第Ⅻ脑神经的远端可能会很困难。

- 通过切除乳突尖并向下翻转胸锁乳突肌、向前翻转二腹肌后腹，以及切断茎突下颌韧带识别面神经，可以获得进一步的暴露。
- 可采用改良 A 型颞下窝径路控制岩部颈内动脉。
- 解剖颈内动脉时，沿着颈内动脉壁操作时应小心。
- 为了降低血栓栓塞并发症的风险，置入支架前 1 周使用氯吡格雷（75mg /d）和阿司匹林（100 mg/d）抗血小板治疗。该方案执行至支架置入后最少 30d，然后减至仅用阿司匹林单独治疗。

参考文献

[1] Mitchell RO, Richardson JD, Lambert GE, Chalacteristics, surgical management, and outcome in 17 carotid body tumors.Am Surg, 1996,62 (12) :1034-1037.

[2] Shamblin WR, ReMine WH, Sheps SC,et al. Carotid body tumor (chemod ectoma) . Clinicopathologic analysis of ninety cases. Am J Surg,1971 ,122 (6) :732-739.

[3] Najibi S, Terlamani TT, Brinkman W, et al. Carotid body tumors. J Am Coll Surg, 2002,194 (4) :538-539.

[4] Crapo RO, Jensen RL, Negewald M, et al. Alterial blood gas reference values for sea Ievel and altitude of 1,400 meters. Am J Respir Crit Care Med, 1999,166 (5 Pt 1) : 1525-1531.

[5] Plukker JT, Brongers EP, Vermey A ,et al. Outcome of surgical treatment for carotid body paraganglioma. Br J Surg,2001,88 (10) :1382–1366.

[6] Kumaki N, Kajiwara H, Kameyama K, et al. Prediction of malignant behavior of pbeochromocytomas and paragangliomas using immunohistochemical techniques. Endocr Pathol,2002,13 (2) :149–156.

[7] Williams MD. Phillips MJ, Nelson WR,et al.Carotid body tumor. Arch Surg, 1992,127 (8) :963 –967. discussion: 967–968.

[8] Maxwell JG, Jones SW, Wilson E, et al. Carotid body tumor excisions: adverse outcomes of adding carotid endarterectomy. J Am Coll Surg, 2004,198 (1) :36–41.

[9] Lahiri S, Di Giulio C, Roy A. Lessons from chronic intermittent and sustained hypoxia at high altitudes. Respir Physioil Neurobiol ,2OO2, 130 (3) :223–233.

[10] Kemp PJ, Lewis A, Hartness ME, et al. Airway chemotransduction: from oxygen sensor to cellular effector. Am J Respir Crit Care Med, 2002,166 (12 Pt 2) :S17–S24.

[11] Berne RM, Levy MN. Physiology. St Louis: Mosby,1988.

[12] Kummer W, Yamamoto Y. Cellular distribution of oxygen sensor candidates-oxidases, cytocblomes. K +-channels-in the carotid body. Microsc Res Tech, 2002,59 (3) :234–242.

[13] Wang X, Wang BR, Duan XL, et al. Strong expression of interleukin-1 receptor type I in the rat carotid body. J Histochem Cytochem, 2002,50 (12) :1677–1684.

[14] lchikawa H. Innervation of the carotid body: Immunohistochemical, denervation, and retrograde tracing studies. Microsc Res Tech, 2002,59 (3) :188–195.

[15] Kontogeorgos G,Scheithauer BW,Kovacs K,et al. Growth factors and cytokines in paragangliomas and pheochromocytomas, with special reference to sustentacular cells. Endocr Pathol,2002,13 (3) :197–2O6.

[16] Baysal BE, Myers EN. Etiopathogenesis and clinical presentation of carotid body tumors. Microsc Res Tech, 2002,59 (3) :256–26l.

[17] Koskas F, Vignes S, Khalil I, et al. Carotid chemodectomas: long-term results ofsubadventitial resection with deliberate external carotid resection. Ann Vasc Surg, 2009,23 (1) :67–75.

[18] Nora JD, Hallett JW Jr, O'Brien PC, et al. Surgical resection of carotid body tumors:long-term survival, recurrence, and metastasis. Mayo Clin Proc, 1988,63 (4) :348–352.

[19] Saldana MJ. Salem CE, Travezan R. High altitude hypoxia and chemodeetomas. Hum Pathol,1973,4 (2) :251–263.

[20] Drovdlic CM, Myers EN, Peters JA, et al.Proportion of heritable paraganglioma cases and associated clinical characteristics. Laryngoscope ,2001,111 (10) : 1822 – 1827.

[21] Astrom K, Cohen JE, Willett-Brozick JE, et al. Altitude is a phenotypic modifier in hereditary paraganglioma type 1: evidence for an oxygen-sensing defect. Hum Genet, 2003,113 (3) :228–237.

[22] Davidovic LB, Djukic VB, Vasic DM,et al. Diagnosis and treatment of carotid body paraganglioma: 21 years of experience at a clinical center of Serbia. World J Surg Oncol,2005,3 (1) :10.

[23] Patlola R, Ingraldi A, Walker C,et al. Carotid body tumor, Int J Cardio1,2010, 143 (1) :e7–el0.

[24] Farr HW. Carotid body tumors: a 4O-year study. CA Cancer J Gin ,1980,30 (5) :260–265.

[25] Monabati A, Hodjati H, Kumar PV. Cytologic findings in carotid body tumors. Acta Cyto1,2002,46 (6) :1101 – 1104.

[26] Stoeckli SJ, Schuknecht B, Alkadhi H, et al. Evaluation of paragangliomas presenting as a cervical mass on color-coded Doppler sonography. Laryngoscope, 2002,112 (1) : 143–146.

[27] Alkadhi H, Schuknecht B, Stoeckli SJ, et al. Evaluation of topograpby and vascularizaDon of cervical paragangliomas by magnetic resonance imaging and color duplex sonography. Neuroradiology, 2002,44 (1) :83–90.

[28] Antonitsis P, Saratzis N, Velissaris I, et al. Management of cervical paragangliomas: review of a 15-year expelience. Langenbecks Arch Surg, 2006,391 (4) :396 – 402.

[29] van den Berg R. Imaging and management of head and neck paragangliomas. Eur Radio1,2005,15 (7) :1310 – 1318.

[30] van den Berg R, Wasser MN, van Gils AP,et al.Vascularization of head and neck paragangliomas: comparison of three MR angiographic techniques with digital subtraction angiography. AJNR Am J Neuroradio1,2000,21 (1) : 162–170.

[31] Palaskas CW, Fisch U, Valavanis A,et al. Permanent preoperative carotid artery occlusion and carotid body tumor surgery. Skull Base Surg, 1993,3 (1) :22–31.

[32] Li J, Wang S, Zee C, et al. Preoperative angiography and transarterial embolization in the management of carotid body tumor: a single-center, 10-year experience. Neurosurgery, 2010,67 (4) :941–948. discussion:948.

[33] Halpern VJ, Cohen JR, Management of the carotid artery in paraganglioma surgery. Otolaryngol Clin North Am,

2001 ,34 (5) :983–991.

[34] van der Mey AG, Jansen JC, van Baalen JM. Management of carotid body tumors. Otolaryngol Clin North Am, 2001,34 (5) :907–924.

[35] Davidge-Pitts KJ, Pantanowitz D. Carotid body tumors. Surg Annu, 1984,16;203–227.

[36] Westerband A, Hunter GC, Cintora I, et al. Current trends in the detection and management of carotid body tunmors. J Vasc Surg, 1998,28 (1) :84–92. discussion: 92–93.

[37] Grufferman S, Gillman MW, Pasternak LR, et al. Familial calotid body tumors: case report and epidemiologic review. Cancer, 1980,46 (9) :2116–2122.

[38] Muhm M, Polterauer P, Gstottner W, et al. Diagnostic and therapeutic approaches to carotid body tumors. Review of 24 patients. Arch Surg, 1997,132 (3) :279–284.

[39] Netterville JL, Reilly KM, Robertson D, et al.Carotid body tumors: a review of 30 patients with 46 tumors. Laryngoscope,1905,105 (2) :115–126.

[40] Leonetti JP, Dnnzelli JJ, Littooy FN, et al.Perioperative strategies in the management of carotid body tunlors. Otolaryngol Head Neck Surg, 1997,117 (1) :111–115.

[41] Ogura JH, Spector GJ, Gado M. Glomus jugulare and vagale. Ann Otol Rhinol Laryngol ,1978,87 (5 Pt 1) :622–629.

[42] Matticari S, Credi G, Pratesi C, et al. Diagnosis and surgical treatment of the carotid body tumors. J Cardiovasc Surg (Torino) ,1995,36 (3) :233–239.

[43] LaMuraglia GM, Fabian RL, Brewster DC, et al. The current surgical management of carotid body paragangliomas, J Vasc Surg ,1992,15 (6) :1038–1044. discussion: 1044–1045

[44] Ward PH, Liu C, Vinuela F ,et al. Emholization: an adjunctive measure for removal of carotid body tumors. Laryngoscope, 1988,98 (12) :1287–1291.

[45] Persky MS, Setton A, Niimi Y, et al. Combined endovascular and surgical treatment of head and neck paragangliomas–a team approach. Head Neck, 2002,24 (5) :423–431.

[46] Bishop GB Jr, Drist MM, el Gammal T, et al. Paragangliomas of the neck. Arch Surg, 1992,127 (12) :1441–1445.

[47] Erba SM, Horton JA, Latchaw RE, et al. Balloon test occlusion of the internal carotid artery with stable xenon/CT cerebral blood flow imaging. AJNR Am J Neuroradiol,1988,9 (3) :533–538.

[48] Tripp HF Jr, Fail PS, Beyer MG ,et al. New approach to preoperative vascular exclusion for carotid body tumor. J Vasc Surg, 2003;38 (2) :389–391.

[49] Anand VK, Alemar GO, Sanders TS. Management of the internal carotid artery during carotid body tumor surgery. Laryngoscope, 1995,105 (3 Pt 1) :231–235.

[50] Sajid MS, Hamilton G, Baker DM,et al. A multicenter review of carotid body tumour management. Eur J Vasc Endovasc Surg, 2007,34 (2) :127–130.

[51] Paratas E, Sirikci A, Baglam T, et al, Synchronous bilateral carotid body tumor and vagal paraganglioma: a case report and review of literature, Auris Nasus Larynx, 2008,35 (1) :171–175.

[52] Dalainas I, Nano G, Casana R, et al. Carotid body tumours, A 20–year single-institution experience. Chir Ital , 2006,58 (5) :631–635.

[53] Atefi S, Nikeghbalian S, Yarmohammadi H,et al. Surgical management of carotid body tumours: a 24-year surgical experience. ANZJ Surg, 2006,76 (4) :214–217.

[54] Por YC, Lim DT, Teoh MK, et al. Surgical management and outcome of carotid body tumours. Ann Acad Med Singapore, 2002,31 (2) :141–144.

[55] Wang SJ, Wang MB, Barauskas TM, et al. Surgical management of carotid body tumors. Otolaryngol Head Neck Surg, 2000,123 (3) :202–206.

[56] Marehesi M, Biffoni M, Jaus MO, et al. Surgical treatment of paragangliomas of the carotid body and other rare localisations. J Cardiovasc Surg (Torino) ,1999,40 (5) : 691–694.

[57] Bastounis E, Maltezos C, Pikoulis E, Leppaniemi AK, et al. Surgical treatment of carotid body tumours. Eur J Surg , 1999, 165 (3) :198–202.

[58] Gardner P, Dalsing M, Weisberger E, et al.Carotid body tumors, inheritance, and a high incidence of associated cervical paragangliomas. Am J Surg, 1996, 172 (2) :196–199.

[59] Liapis C, Gougoulakis A, Karydakis V, et al .Changing trends in management of carotid body tumols. Am Surg, 1995,61 (11) :989–993.

[60] Wax MK, Briant TD. Carotid body tumors: a review. J Otolaryngol,1992,21 (4) :277–285.

[61] Pantanowitz D, Davidge–Pitts K, Demetriades D. The significance of the carotid bifurcation angle in carotid body tumours. S Afr Med J ,1991,86 (7) :318–321.

[62] Pobison JG, Shagets FW, Becgett WC Jr, et al. A multidisciplinary approach to reducing morbidity and operative blood loss during resection of carotid body tumor. Surg Gynecol Obstet ,1989,168 (2) :166–176.

[63] Gaylis H, Davidge-Pitts K, Pantanowitz D. Carotid body tumours. A review of 52 cases. S Afr Med J, 1987,72 (7) :493-496.

[64] lafrati MD, O'Donnell TF Jr. Adjuvant techniques for the management of large carotid body tumors. A case report and review. Cardiovasc Surg, 1999,7 (1) :139-145.

[65] Smith TP. Embolization in the external carotid artery. J Vasc Interv Radio1,2006,17 (12) :1897-1912.

[66] Liu DG, Ma XC, Li BM, et al. Clinical study of preoperative angiography and embolization of hypervascular neoplasms in the oral and maxillofacial region. Oral Surg Oral Med Oral Pathol Oral Radiol Endod ,2006,101 (1) : 162 -109.

[67] Puggioni A, Delis KT, Fields CE, et al. Large symptomatic carotid body tumor resection aided by preoperative embolization and mandibular subluxation. Perspect Vasc Surg Endovasc Ther, 2005, 17 (1) :21-28.

[68] Tasar M, Yetiser S. Glomus tumors: therapeutic role of selective embolization. J Craniofac Surg, 2004,15 (3) : 497-505.

[69] Yilmaz S, Sindel T, Luleci E, et al. Preoperative embolization of carotid body tumors with microsphere particles. Ann Vasc Surg, 2003,17 (6) :697-698.

[70] Kafie FE, Freischlag JA. Carotid body tumors: the role of preoperative embolization. Ann Vasc Surg, 2001 ,15 (2) : 237-242.

[71] Gruber A, Pavinzski G, Killer M, Richling B. Preoperative embolization of hypervascular skull base tumors. Minim Invasive Neurosurg, 2000,43 (2) :62-71.

[72] Marangos N, Schumacher M, Facial palsy after glomus jugulare tumour embolization. J Laryngol Otol ,1999,113 (3) :268-270.

[73] Tikkakoski T, Luotonen J, Leinonen S, et al. Preoperative embolization in the management of neck paragangliomas. Laryngoscope, 1997,107 (6) :821-826.

[74] Schroth G, Haldemann AR, Mariani L,et al. Preoperative embolization of paragangliomas and angiofibromas. Measurement of intratumoral arteriovenous shunts.Arch Oto-

laryngol Head Neck Surg, 1996,122 (12) :1320-1325.

[75] Litle VR, Reilly LM, Ramos TK. Preoperative embolization of carotid body tumors: when is it appropriate? Ann Vasc Surg, 1996,10 (5) :464-468.

[76] Piérot L, Boulin A, Castaings L,et al. Embolization by direct puncture of hypervascularized ORL tumors.Ann Otolaryngol Chir Cervicofac, 1994,111 (7) :403-409.

[77] Zeitler DM, Glick J, Har-El G. Preoperative embolization in carotid body tumor surgery: is it required? Ann Otol Rhino1 Laryngol, 2018,119 (5) :279-283.

[78] Kasper GC, Welling RE, Wladis AR, et al. A multidisciplinary approach to carotid paragangliomas. Vasc Endovascular Surg, 2006,40 (6) :467-474.

[79] Sanna M, Khrais T, Menozi R, et al. Surgical removal of jugular paragangliomas after stenting of the intratemporal internal carotid artery: a preliminary report. Laryngoscope, 2006,116 (5) :742-746.

[80] de Vries EJ, Sekhar LN, Horton JA, et al. A new method to predict safe resection of the internal carotid artery. Laryngoscope, 1990,100 (1) :85-88.

[81] Konishi M, Piazza P, Shin SH,et al. The use of internal carotid artery stenting in management of bilateral carotid body tumors. Eur Arch Otorhinolargngol, 2011,268:1535-1539.

[82] Liapis CD, Evangelidakis EL, Papavassiliou VG, et al. Role of malignancy and preoperative embolization in the management of carotid body tumors. World J Surg, 2000,24 (12) : 1526-1530.

[83] Hu K, Persky MS. Multidisciplinary management of paragangliomas of the head and neck, Part 2. OncoJogy (Williston Park) ,2003,17 (7) :983-993.

[84] Hu K, Persky MS. The multidisciplinary management of paragangliomas of the head and neck, Part 2.Oncology (Williston Park) ,2003,17 (8) :1143 -1153. discussion: 1154,1188,1161.

[85] Mendenhall WM, Hinerman RW, Amdur RJ, et al. Treatment of paragangliomas with radiation therapy. Otolaryngol Clin North Am ,2001, 34 (5) :1007-1020.

第 **13** 章　副神经节瘤手术中面神经的处理

面神经是手术显露颈静脉窝及岩部颈内动脉的主要阻碍。这一章节中，我们将重点阐述面神经这一特殊结构。图 13.1~图 13.4 中的 7 张图片显示了面神经是如何阻碍颅底颈静脉球及颈内动脉的显露。

在副神经节瘤手术中，面神经是一个重要的阻碍因素，在神经处理中我们有多种选项来克服这个问题。处理面神经的选项有：

- 识别。
- 做面神经骨桥。
- 乳突段远端的部分移位。
- 从外膝部开始的部分移位。
- 从膝状神经节开始的前外侧移位。
- 后方移位。
- 切断及移植。

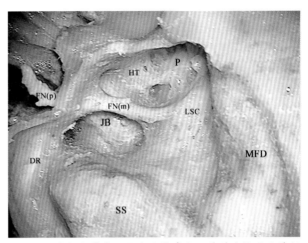

图 13.2　左侧颞骨中乙状窦已轮廓化，并到达位于面神经乳突段内侧的颈静脉球。DR：二腹肌嵴；FN (m)：面神经乳突段；FN (p)：面神经腮腺内段；HT：下鼓室；JB：颈静脉球；LSC：外半规管；MFD：颅中窝脑膜；P：鼓岬；SS：乙状窦

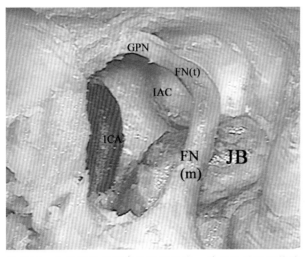

图 13.1　面神经的行程靠近颈静脉球，并且限制了颈静脉球的显露。FN (m)：面神经乳突段；FM (t)：面神经鼓室段；GPN：岩浅大神经；ICA：颈内动脉；JB：颈静脉球；IAC：内耳道

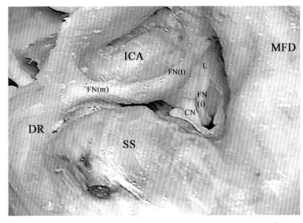

图 13.3　可见面神经颞骨段的全程；CN：耳蜗神经；DR：二腹肌嵴；FN (i)：面神经内耳道段；FN (m)：面神经乳突段；FN (t)：面神经鼓室段；ICA：颈内动脉；L：面神经迷路段；MFD：颅中窝；SS：乙状窦

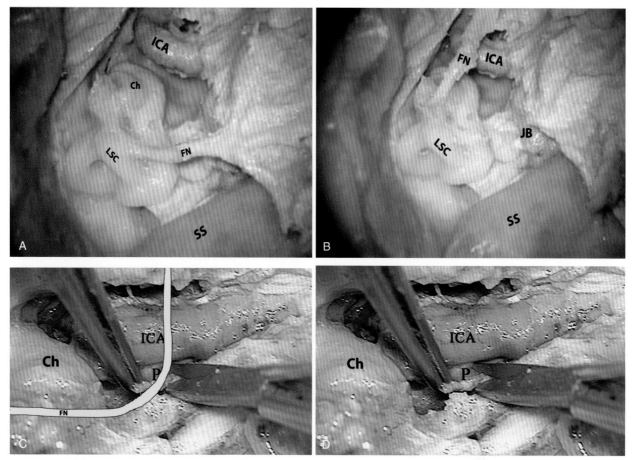

图 13.4　颞骨解剖。A.面神经位于原位，系达到颈静脉球的一个障碍。B.即便部分移位的面神经，仍是颈内动脉水平段显露的障碍。C.假想面神经位于原位。D.面神经向前改道，无阻碍的外膜下切除变得可能。Ch：耳蜗；FN：面神经；ICA：颈内动脉；JB：颈静脉球；LSC：外半规管；P：鼓岬；SS：乙状窦

面神经的识别：关键解剖点

■ 颞骨内

使用切割钻完成乳突切除后，识别位于外半规管外侧的砧骨短脚。这两个结构是首先需要识别的标志。下一个需要识别的标志为二腹肌嵴。当整个二腹肌嵴显露时，可见位于其前方的面神经。

开始识别面神经乳突段时使用大型切割钻。当透过骨质能看到面神经全程时，开放面神经隐窝。如果需要进一步显露下鼓室，则向下扩展后鼓室切开。

当切除外耳道后壁及进入中耳时，切除鼓膜及残存的听小骨。

在这一阶段，显露两个主要的标志：匙突及齿突。面神经的第二部分从这两个标志之间通过。

■ 颞骨外

面神经主干从二腹肌嵴前缘的茎乳孔穿出。茎突位于从茎乳孔发出的面神经的外侧，保护面神经免于可能受到的损伤。沿二腹肌后腹向后至乳突尖内侧其附着的二腹肌沟处，便可见出口处的面神经主干，从而构成了该区域手术中识别面神经的一个重要标志。另一个经常描述的标志是耳屏软骨尖，面神经主干位于乳突尖与耳屏软骨尖连线的垂直平分线上。恰好位于面神经外侧的耳后动脉分支的出血提示术者已经接近神经。

离开茎乳孔后，面神经发出两根分支。耳后神经向后走行于外耳道和乳突前表面之间。第二条分支向下走行。在发出这些分支后，面神经主干继续在下颌后窝内向前外侧走行，穿过茎突的外侧面进入腮腺的后面。

基于 Fisch 分型的面神经处理

■ A1 及 A2 型肿瘤的面神经处理

这些类型的肿瘤很少直接侵犯面神经。肿瘤偶尔扩展至面神经鼓室段，热损伤是将面神经置于危险之中最重要的因素。

当行耳道成形术显露肿瘤时，面神经垂直段的位置也很重要。高达 70% 的面神经走行于鼓环平面的外侧，当在外耳道的后下象限切除骨质时有损伤面神经的风险。

■ B1 型肿瘤的面神经处理

B1 型肿瘤侵及面神经通常局限于肿瘤向后扩展进入面隐窝及鼓窦区域，而没有真正地侵及面神经骨管。因此为了获得足够的空间以切除肿瘤并保存多为正常的听力，需行后鼓室切开的完壁式鼓室成形术（图 13.5）。后鼓室切开向下扩展的范围须足够大以便控制肿瘤的边缘。术野暴露完成后，联合使用双极电凝及锐性分离来切除肿瘤。后鼓室切除联合外耳道径路使得术者能够同时从两个不同的角度追踪肿瘤，有利于视野显露和手术操作。双极电凝对控制肿瘤操作引起的出血极有帮助，但须注意避免在面神经附近进行电凝，特别是骨管菲薄甚至缺失的面神经鼓室段，易于传导热量而损伤面神经。为了避免此并发症，必须在直视下进行电凝，并且足量冲吸。如果遇到面神经附近出血，用止血纱布及手术棉片压迫，在另一区域继续切除肿瘤以提供时间止血。多数病例出血会停止（参见第 8 章）。

■ B2 型肿瘤的面神经处理

B2 型肿瘤向下扩展至下鼓室，因而后鼓室切开不能控制肿瘤的边界。对于这些病例，需行后鼓室切开向下鼓室扩展联合面后鼓室切除（图13.6）。由于行面后鼓室切开的空间狭窄，须做一些预防措施以避免面神经损伤。首先，这一附加显露最好在面神经监护且持续冲吸下完成。术区清爽无血时，术者才能开始进行面后鼓室切开。为了达到此条件，使用金刚石钻控制周围骨质的

出血。有时可见乙状窦前置明显限制该区域的显露。对于这些病例的解决方法是从覆盖的骨质里显露乙状窦，使其能向后方牵拉，这样就能获得面神经周围钻磨所必需的空间。行面后鼓室切开时，术者须牢记该空间的界限：上方是后半规管，下方是颈静脉球，内侧是颅后窝脑膜，外侧是面神经。在这一区域钻磨时，须特别小心避免损伤这些重要的结构。对于某些罕见病例，需行乳突段减压形式的面神经额外显露。该操作使得该段面神经暂时及部分地向前改道以扩大手术视野。只有肿瘤已侵犯到该段面神经的极少数病例才需要该操作（参见第 8 章）。

■ B3 型肿瘤的面神经处理

B3 型肿瘤充满中耳腔，侵犯颈内动脉并扩散至乳突及面神经内侧区域。需行岩椎次全切除术

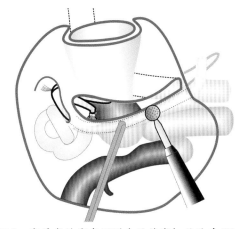

图 13.5　完壁式鼓室成形联合后鼓室切开治疗 B1 型肿瘤的示意图

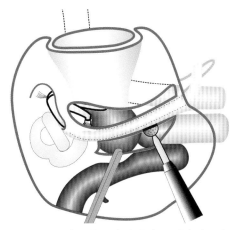

图 13.6　B2 型肿瘤的完壁式鼓室成形联合向下扩展至下鼓室的扩大鼓室切开及面后鼓室切开的示意图

以控制颈内动脉管的垂直段。可以将面神经从骨管中分离后向前改道，不过这一操作很少需要。有时，需要面神经下径路以完全切除骨管内侧以及面神经骨管覆盖的颈静脉球穹隆区域的肿瘤（图 13.7；参见第 8 章）。

■ C1~C4 型肿瘤的面神经处理

由于面神经乳突段位于颈静脉球的外侧而 C 型肿瘤以此处为中心，因而该型肿瘤表现出

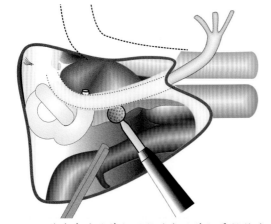

图 13.7 B3 型肿瘤的面神经下径路或面神经骨桥技术。切除面后气房有利于在下鼓室平面控制肿瘤

更明显的面神经侵犯（图 13.8.A~D）。最常见的情景是肿瘤侵蚀乳突段面神经骨管外周的内侧，与面神经的外膜接触但未侵犯它（图 13.8A，B）。对于这些病例，使用切除肿瘤的 A 型颞下窝径路组成部分的面神经向前改道足以处理受侵及的面神经。

大部分的病例中（图 13.9），肿瘤部分包裹而无侵及面神经整个外周的趋势；但是少数病例中，可见肿瘤包裹（图 13.10A，B）或浸润（图 13.8cC，D，图 13.10C）此处的面神经。当肿瘤包裹面神经时，必须在移位前将面神经从肿瘤中解离出来。当肿瘤未完全覆盖面神经的外侧面时，可以从未受肿瘤侵及的面神经表面开始寻找分离平面。然后向内侧追踪该平面以游离神经整个外周。当肿瘤包裹面神经乳突段，术者必须从远端及近端两个方向识别被包绕部分。追踪二腹肌嵴可以很容易地识别面神经的远端。一些病例中，肿瘤的扩展阻碍了对该部分面神经的识别，可以通过识别穿出茎乳孔或位于腮腺内的面神经主干予以解决。然后向近端追踪面神经并于神经和肿瘤之间建立分离平面。

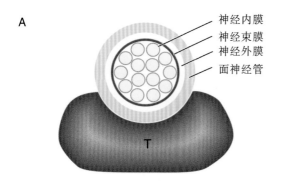

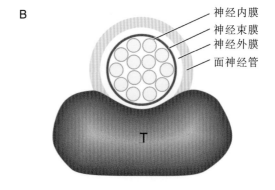

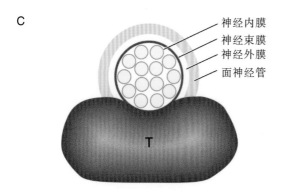

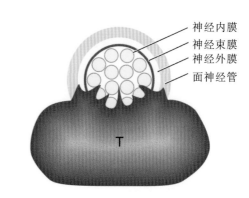

图 13.8 C1~C4 型鼓室颈静脉球副神经节瘤中肿瘤（T）侵及面神经程度的示意图。A. Ⅰ级：肿瘤与神经束膜之间存在 1mm 或更大的间隙。B. Ⅱ级：肿瘤侵及神经外膜。C. Ⅲ级：肿瘤侵及神经束膜。D. Ⅳ级：肿瘤侵及神经内膜

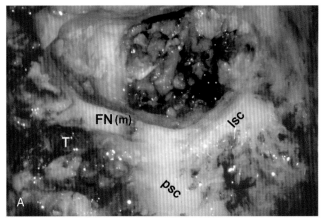

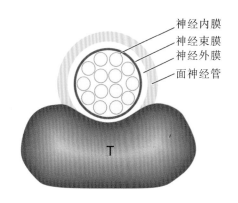

图 13.9A, B （左侧）面神经乳突段［FN（m）］轮廓化后，可见肿瘤（T）侵及面神经骨管的内侧面并扩展至中耳。lsc：外半规管；psc：后半规管

基于肿瘤侵犯程度的面神经处理

如果肿瘤包裹面神经的节段很长，术者可能需要另外的参照点。识别邻近肿瘤的面神经使得术者可以更安全地显露神经，这也是有两个参照点的结果。如果面神经鼓室段没有被中耳腔的肿瘤覆盖，便可识别并向远端追踪。如果存在疑问，根据其与不易破坏的匙突的关系，最好先识别更近端的面神经鼓室段。在这些病例中面神经变得纤细，因此必须尽力保存面神经的完整性。切除过程中，可能发现面神经已经被肿瘤侵犯（图13.10C）；对于这样的病例，继续分离面神经并常

规向前方移位。在手术的最后该区域肿瘤切除干净并止血后，再彻底处理面神经。

首先将面神经回复原位，然后在高放大倍数下分离面神经鞘膜。这是要求非常严格的一步，必须由非常有经验的手术医生完成，尤其对那些肿瘤造成面神经纤细、脆弱的病例。使用 Beaver 刀从无瘤区的近端或者远端开始切开鞘膜。然后在高放大倍数下通过锐性和钝性分离相结合的方法进一步分离鞘膜，直到从面神经上切掉所有浸润的神经束膜。同时，评估面神经纤维受侵的程度。如果神经束膜下的神经纤维没有被肿瘤侵犯，切除鞘膜的处理足矣，并回复面神经至新的隧道，采用缝合及纤维蛋白胶固定。

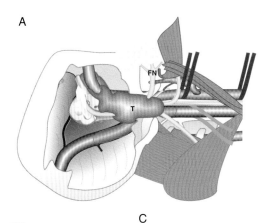

图 13.10A~C 肿瘤（T）侵及面神经（FN）程度的示意图。手术视野的示意图显示肿瘤位于面神经之下。I 级：肿瘤与神经束膜之间距离大于 1mm；IV级：肿瘤侵犯内膜

■ 骨桥技术

C1 型肿瘤主要位于后方，可选用面神经骨桥技术将面神经留置于原位。面神经垂直段环形轮廓化，保留一层很薄的骨片包围面神经（图 13.11，图 13.12）。该技术的原理在于获得面神经两侧迷路下气房的显露（图 13.13）。该技术可保留外耳道的完整性，或者在切除外耳道后壁之后执行。颞骨气化的程度和颈静脉球的高度决定了可获得的显露程度。通过切除大部分鼓骨来获得空间。这对范围广泛的 B3 型肿瘤是非常有用的技术，但因对颈内动脉的控制有限，不适用于处理 C 型肿瘤。另外，当切除面神经任何一侧的肿瘤时，也存在面神经骨管骨折的小风险。

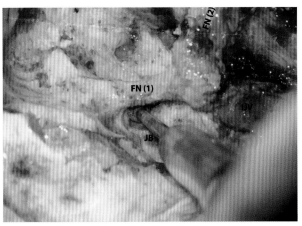

图 13.12　磨除面神经内侧骨质。FN（1）：面神经乳突段；FN（2）：面神经腮腺内段；IJV：颈内静脉；JB：颈静脉球

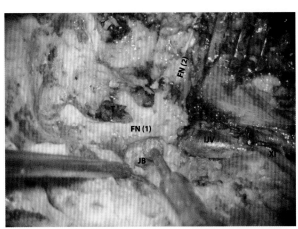

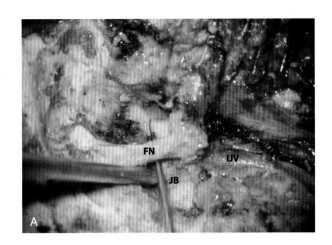

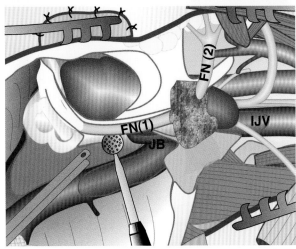

图 13.11　（左侧）金刚石钻在面神经和颈静脉球之间运转。FN（1）：面神经乳突段；FN（2）：面神经腮腺段；IJV：颈内静脉；JB：颈静脉球；T：肿瘤；XI：副神经

图 13.13A，B　完全磨除面神经内侧骨质。FN：面神经；ICA：颈内动脉；IJV：颈内静脉；JB：颈静脉球；T：肿瘤；TMJ：颞颌关节

■ 面神经移位

面神经远端部分移位可轻微改善颈内动脉垂直段及中耳腔肿瘤的显露，并且可安全切除茎乳。

该技术的第一步是行后鼓室切开同时面神经

乳突段减压（图 13.14）。然后磨除面神经乳突段下方的骨质和气房，完全减压面神经（图 12.15A，B）。最后便可行短距离移位（图 13.15C）。

可行围绕面神经第二膝的短程移位，伴或不伴外耳道后壁的切除，或者以膝状神经节为旋转点的、A 型颞下窝径路标准步骤之一的长程前方移位（图 13.16）。Doersten 与 Jackler 计算了这些操作带来的额外显露的程度。在颈静脉球穿隆水平，获得了 4.2mm、10mm 及 14mm 的前方移位。从面神经到颈静脉球前缘的平均距离为 3.5mm。这些测量纯粹基于侧面观察[1]。首先通过显微镜视角的变化，其次向枕骨髁周围扩展，可获得更多的空间。

由 Brackmann 和 Leonneti 率先描述的改良面神经前移，包含骨膜及茎乳孔周围组织的保留。保留血供可获得更好的效果 [2,3]。但我们没有使用这项技术。

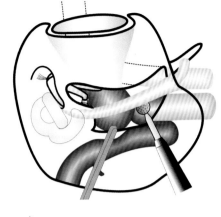

A

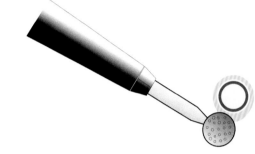

B

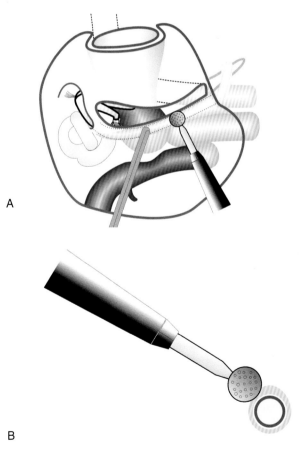

A

B

图 13.14　后鼓室切开。A. 后鼓室切开示意图。B. 电钻在面神经骨管上的位置

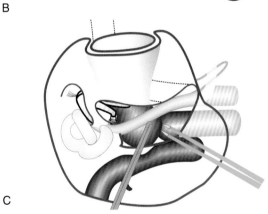

C

图 13.15　面神经乳突段的短程移位。A. 扩大后鼓室切开示意图。B. 电钻在面神经骨管下方的位置。C. 在扩大后鼓室切开术中，短程面神经移位示意图

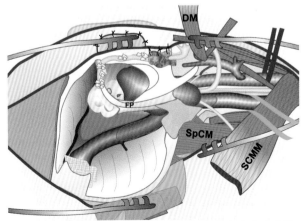

图 13.16　A 型颞下窝径路伴面神经向前方改道的示意图。DM：二腹肌后腹；FP：面神经骨管；SCMM：胸锁乳突肌；SpCM：头夹肌

临床病例

■ 病例 13.1：C1 型肿瘤的面神经骨桥技术

（图 13.17.1~图 13.17.14）

一位 44 岁女性因左耳搏动性耳鸣 3 个月就诊。检查见鼓膜后方红色肿块。术后患者面神经及后组脑神经功能正常。

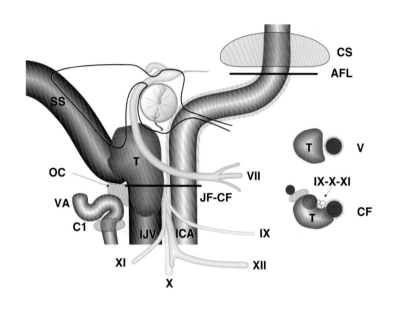

图 13.17.1　C1 型肿瘤。AFL：前破裂孔；C1：寰椎；CF：颈动脉孔；CS：海绵窦；ICA：颈内动脉；IJV：颈内静脉；JF-CF：颈静脉孔–颈动脉孔；OC：枕骨髁；SS：乙状窦；T：肿瘤；V：颈内动脉垂直段；VA：椎动脉；Ⅶ：面神经；Ⅸ：舌咽神经；Ⅺ：副神经；Ⅻ：舌下神经

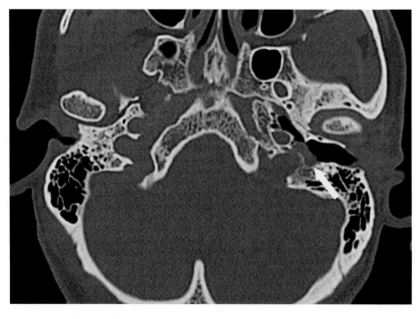

图 13.17.2　颞骨 CT，轴位。肿瘤占据中耳腔及颈静脉球，未侵及颈内动脉垂直段

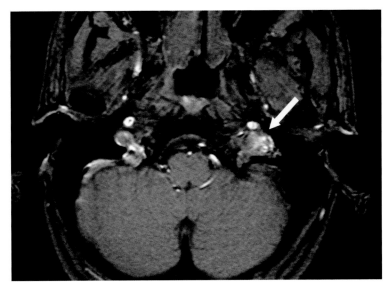

图 13.17.3　T1 增强 MRI，轴位。肿瘤在颈内动脉孔水平侵及颈内动脉（箭头）

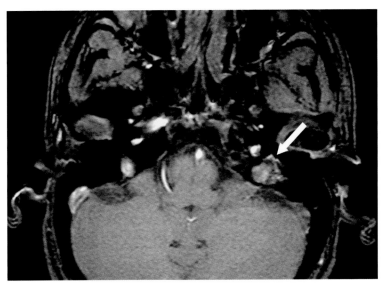

图 13.17.4　T1 增强 MRI，轴位。在外膝部水平肿瘤未侵及动脉垂直段（箭头）

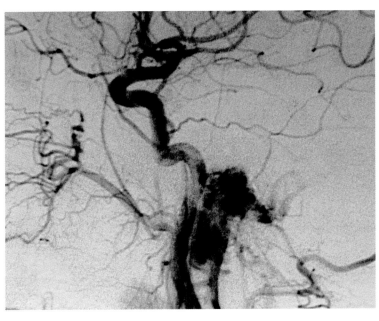

图 13.17.5　血管造影显示靠近动脉垂直段富含血管的肿块

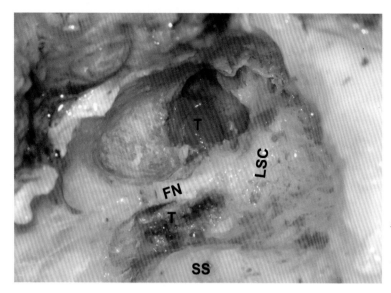

图 13.17.6 已行岩椎次全切除术。面神经骨管轮廓化。可见位于鼓岬上的红色肿块。肿瘤位于面神经内侧，侵及面后气房，但未侵及面神经。FN：面神经；LSC：外半规管；SS：乙状窦；T：肿瘤

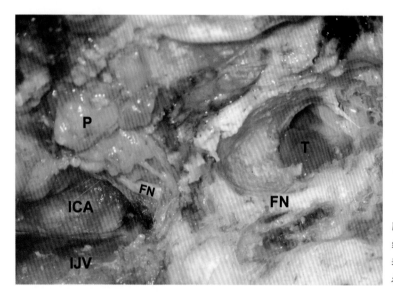

图 13.17.7 颈部解剖以寻找大血管和后组脑神经。确认面神经颞骨外段。FN：面神经；ICA：颈内动脉；IJV：颈内静脉；P：腮腺；SS：乙状窦；T：肿瘤

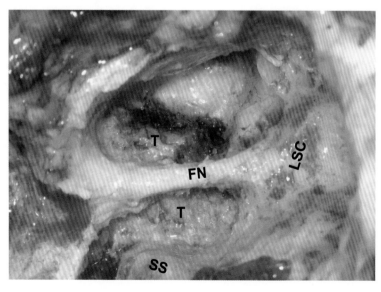

图 13.17.8 彻底切除面后气房以显露肿瘤；FN：面神经；LSC：外半规管；SS：乙状窦；T：肿瘤

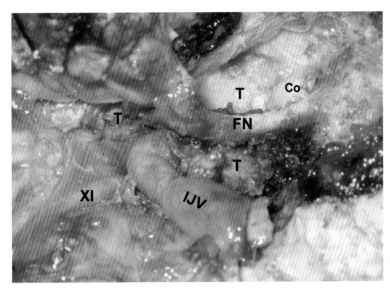

图 13.17.9 颈内静脉已结扎并向后上方翻起。使用止血纱布封闭乙状窦。Co：耳蜗；FN：面神经；IJV：颈内静脉；T：肿瘤；XI：副神经

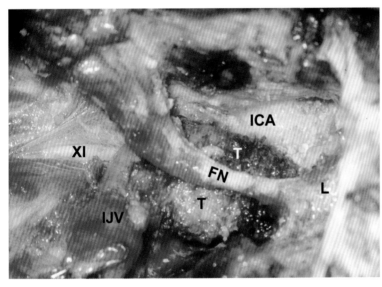

图 13.17.10 显露颈内动脉以切除受侵犯的气房。FN：面神经；ICA：颈内动脉；IJV：颈内静脉；L：迷路；T：肿瘤；XI：副神经

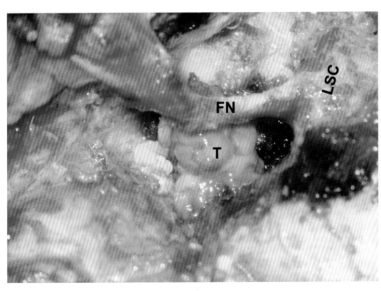

图 13.17.11 打开并切除颈内静脉和乙状窦，保留颈静脉球的内侧壁。FN：面神经；LSC：外半规管；T：肿瘤

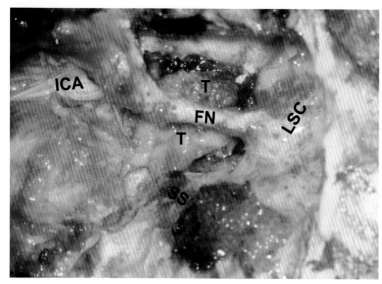

图 13.17.12 可见肿瘤位于面神经内侧。FN：面神经；ICA：颈内动脉；LSC：外半规管；SS：乙状窦；T：肿瘤

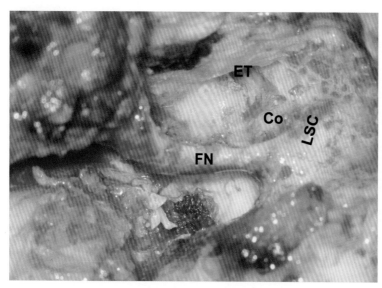

图 13.17.13 完全切除肿瘤，使用止血纱布封闭岩下窦。Co：耳蜗；ET：咽鼓管；FN：面神经；LSC：外半规管

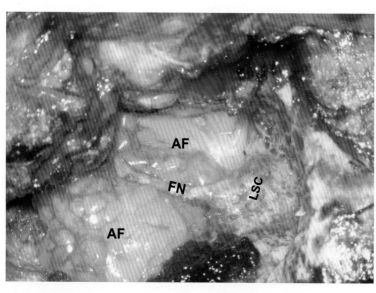

图 13.17.14 使用腹部脂肪填塞无效腔。AF：腹部脂肪；FN：面神经；LSC：外半规管

■ 病例 13.2：C2 型肿瘤的 A 型颞下窝径路中的面神经向前改道

（图 13.18.1~图 13.18.12）

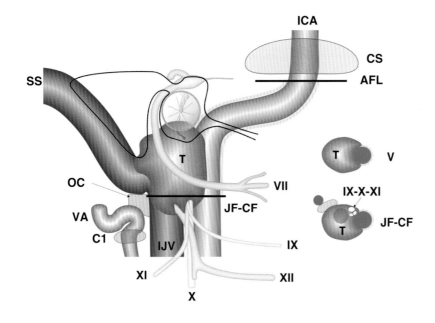

图 13.18.1　C2 型肿瘤（右侧）。AFL：前破裂孔；C1：寰椎；CF：颈动脉孔；CS：海绵窦；ICA：颈内动脉；IJV：颈内静脉；JF-CF：颈静脉孔-颈动脉孔；OC：枕骨髁；SS：乙状窦；T：肿瘤；V：颈内动脉垂直段；VA：椎动脉；Ⅶ：面神经；Ⅸ：舌咽神经；Ⅺ：副神经；Ⅻ：舌下神经

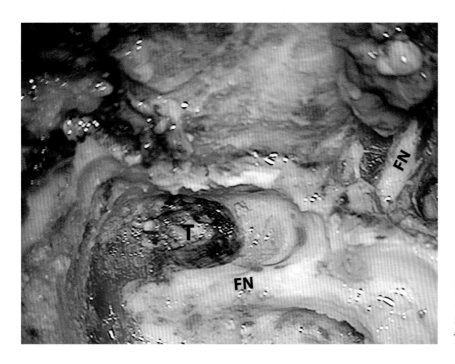

图 13.18.2　识别并游离颞骨外-腮腺内面神经直到"鹅足"以避免向前改道时不必要的张力。FN：面神经；T：肿瘤

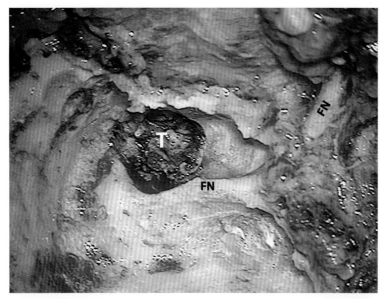

图 13.18.3　从茎乳孔至膝状神经节的面神经轮廓化应在高倍镜及面神经监护下进行。应使用大号金刚石钻及充足的冲吸。在乳突段及鼓室段，面神经显露的程度须分别达到 270°及 180°。FN：面神经；T：肿瘤

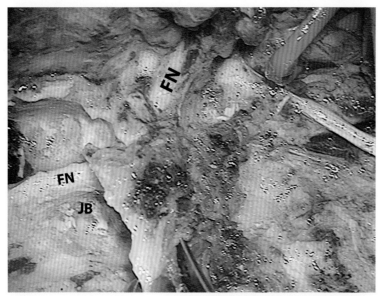

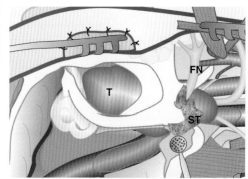

图 13.18.4　高倍镜下：茎乳孔的软组织被保留并从周围组织中分离。FN：面神经；JB：颈静脉球；ST：软组织；T：肿瘤

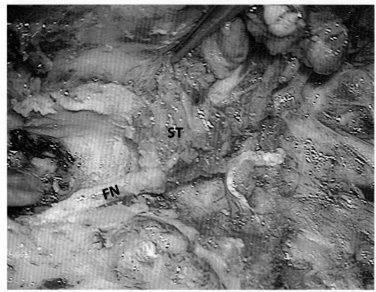

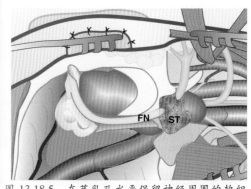

图 13.18.5　在茎乳孔水平保留神经周围的软组织块。FN：面神经；ST：茎乳孔的软组织

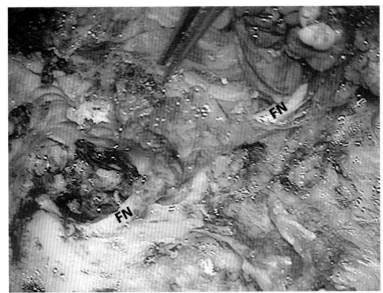

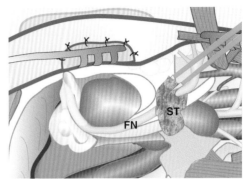

图 13.18.6 该组织在面神经移位时起到保护作用。FN：面神经；ST：软组织

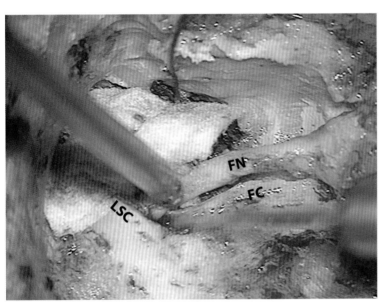

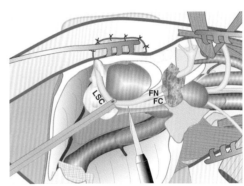

图 13.18.7 面神经乳突段从骨管中游离出来。须牢记除了钝性分离外，该段面神经内壁与骨管间的纤维血管组织需要锐性分离。FC：面神经骨管；FN：面神经；LSC：外半规管

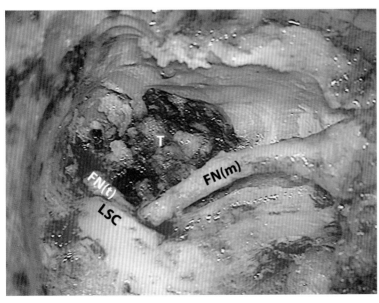

图 13.18.8 注意肿瘤（T）和面神经之间的关系。FN（m）：面神经乳突段；FN（t）：面神经鼓室段；LSC：外半规管

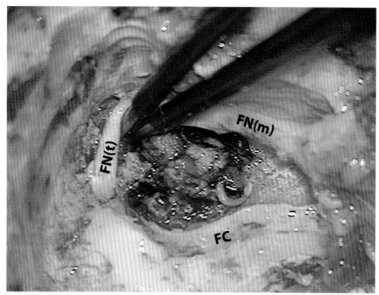

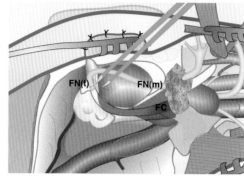

图 13.18.9　已从骨管中游离面神经鼓室段及乳突段。FC：面神经骨管；FN（m）：面神经乳突段；FN（t）：面神经鼓室段

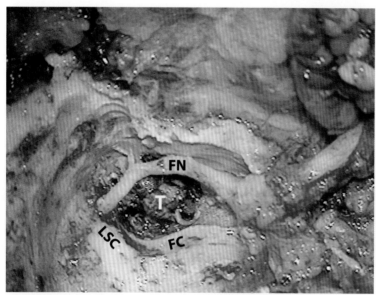

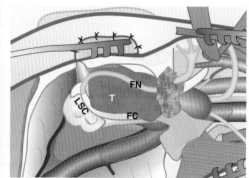

图 13.18.10　应完全切除膝状神经节的锐性边缘以避免损伤移位的神经。无论如何，将外膝部留置于原位而不向前方改道将有助于保留血供、产生更好的面神经结果。神经已完全从骨管中分离出来。LSC：外半规管；T：肿瘤

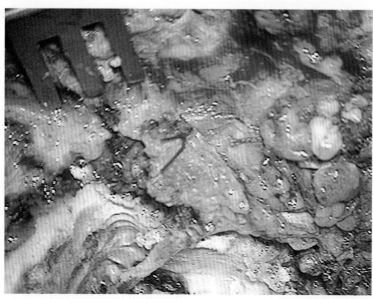

图 13.18.11　用缝线固定面神经上的软组织

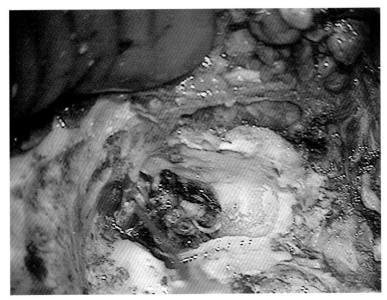

图 13.18.12　面神经向前改道已经完成

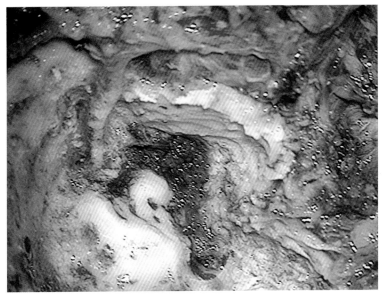

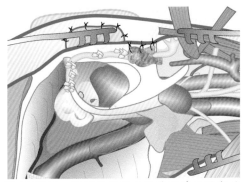

图 13.18.13　使用纤维蛋白胶将面神经固定于
新隧道内

■ 病例 13.3：C2 型肿瘤 A 型颞下窝
径路中的面神经向前改道

（图 13.19.1~图 13.19.10）

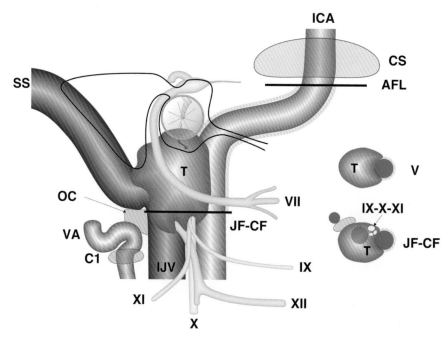

图 13.19.1　C2 型肿瘤（右侧）；AFL：前破裂孔；C1：寰椎；CS：海绵窦；ICA：颈内动脉；IJV：颈内静脉；JF-CF：颈静脉孔-颈动脉孔；OC：枕骨髁；SS：乙状窦；T：肿瘤；V：颈内动脉垂直段；VA：椎动脉；Ⅶ：面神经；Ⅸ：舌咽神经；Ⅹ：迷走神经；Ⅺ：副神经；Ⅻ：舌下神经

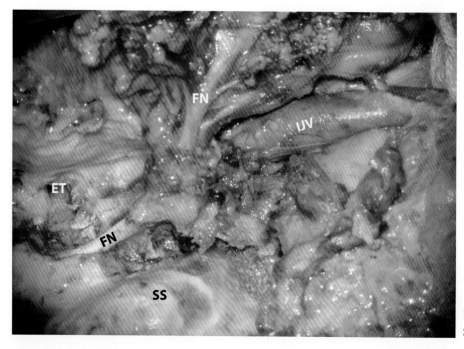

图 13.19.2　已确认腮腺内的面神经，并已显露从膝状神经节至茎乳孔的面神经。ET：咽鼓管；FN：面神经；IJV：颈内静脉；SS：乙状窦

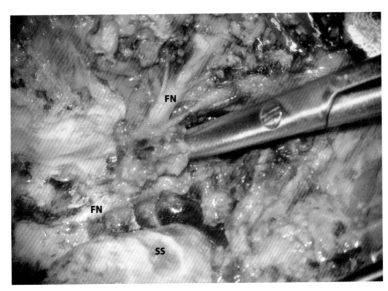

图 13.19.3 切除茎乳孔处面神经内侧的软组织。FN：面神经；SS：乙状窦

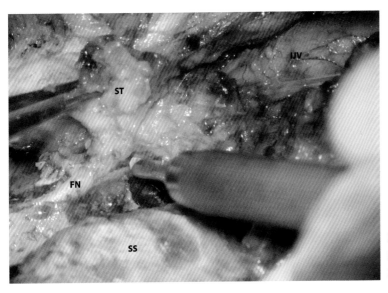

图 13.19.4 用 Beaver 刀切开面神经与骨管骨壁间的纤维。FN：面神经；IJV：颈内静脉；SS：乙状窦；ST：软组织

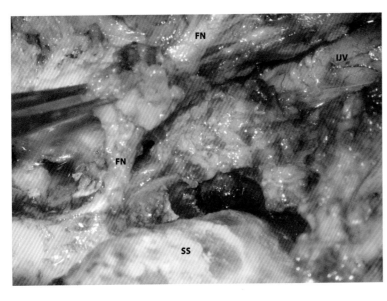

图 13.19.5 将一小块软组织留置于面神经周围以便使用镊子夹住向前方改道。FN：面神经；IJV：颈内静脉；SS：乙状窦

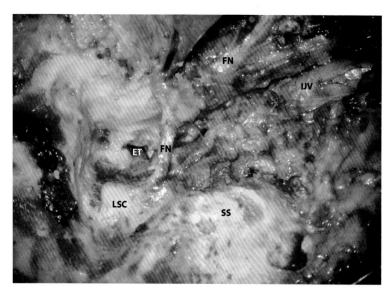

图 13.19.6　逐渐地从骨管中分离出面神经。
ET：咽鼓管；FN：面神经；IJV：颈内静脉；
LSC：外半规管；SS：乙状窦

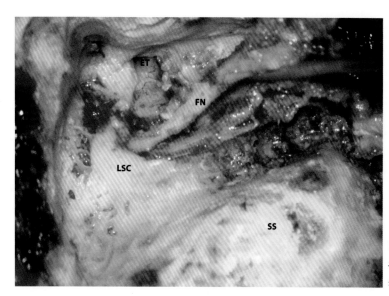

图 13.19.7　在高倍显微镜下将面神经从骨管中
提起。ET：咽鼓管；FN：面神经；LSC：外半
规管；SS：乙状窦

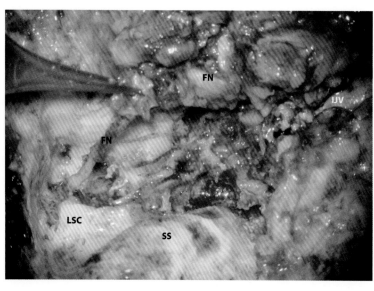

图 13.19.8　几近完成面神经向前方改道，必须
切除覆盖在膝状神经节表面的骨质。FN：面神
经；IJV：颈内动脉；LSC：外半规管；SS：乙
状窦

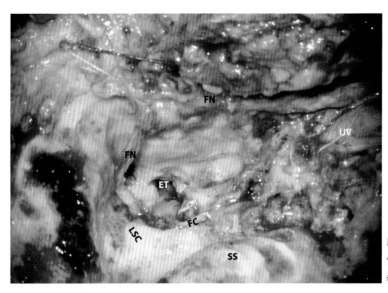

图 13.19.9　茎乳孔的软组织缝合完成。ET:咽鼓管；FC:面神经骨管；FN：面神经；LSC：外半规管；IJV:颈内动脉；SS：乙状窦

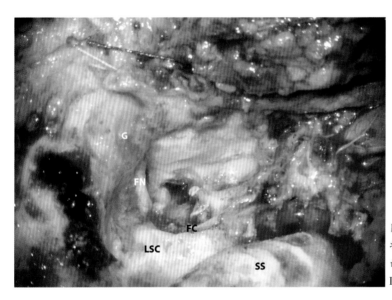

图 13.19.10　将面神经缝合于腮腺内，并用胶水将其固定于上鼓室及颞骨的新骨性隧道内。FC：面神经骨管；FN：面神经；G：纤维蛋白胶；LSC：外半规管；SS：乙状窦

■ 病例 13.4：C2 型肿瘤中被包裹面神经的向前改道

（图 13.20.1~图 13.20.8）

　　术前面神经功能正常时，放射学检查能够预测肿瘤侵犯面神经的程度。但是，确认侵犯程度只能在术中进行（图 13.20.2）。

　　即使肿瘤扩展至面神经，面神经解剖完整性能在大多数病例中得以保留。最常见的是在骨管充分减压后，可将覆盖有正常神经鞘膜的面神经从肿瘤上分离下来（图 13.20.3~图 13.20.8）。如果存在神经鞘膜受累，面神经应首先进行改道。然后再切除受累鞘膜，以减少失去神经鞘膜的脆弱面神经改道时断裂的风险。

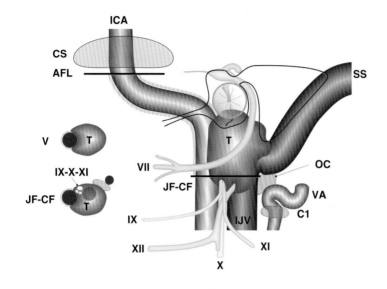

图 13.20.1　C2 型肿瘤（左侧）。AFL：前破裂孔；C1：寰椎；CS：海绵窦；ICA：颈内动脉；IJV：颈内静脉；JF-CF：颈静脉孔－颈动脉孔；OC：枕骨髁；SS：乙状窦；T：肿瘤；V：颈内动脉垂直段；VA：椎动脉；Ⅶ：面神经；Ⅸ：舌咽神经；Ⅹ：迷走神经；Ⅺ：副神经；Ⅻ：舌下神经

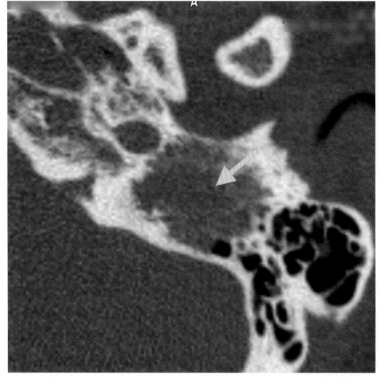

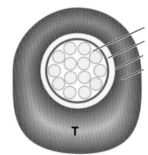

图 13.20.2　注意因骨质受侵所致不规则的肿瘤边缘。黄色箭头：面神经乳突段

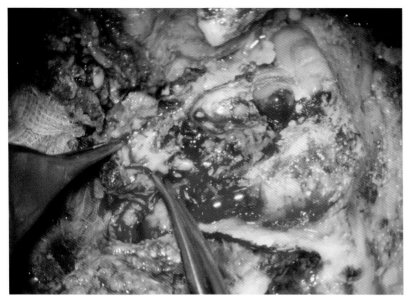

图 13.20.3　切除乳突尖。注意肿瘤 360°包裹面神经

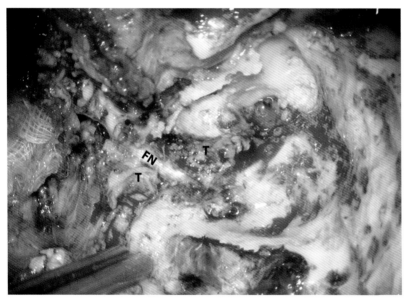

图 13.20.4　已完成乳突切除并确认被肿瘤包裹的面神经。腔外填塞止血纱布封闭乙状窦。面神经外侧的肿瘤已被切除，显示出完整的神经主干。FN：面神经；T：肿瘤

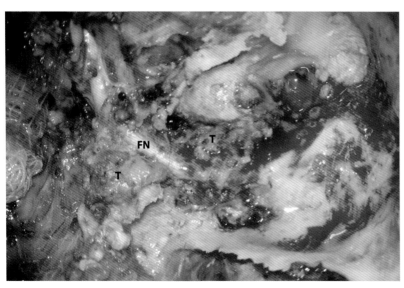

图 13.20.5　高倍镜下显示肿瘤侵及面神经内侧。FN：面神经；T：肿瘤

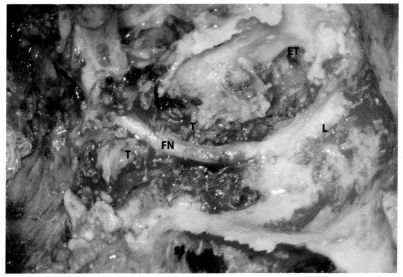

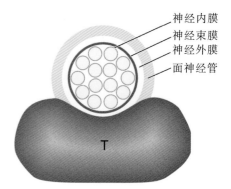

图 13.20.6　面神经乳突段已完全显露。
ET：咽鼓管；FN：面神经；L：迷路；SS：
乙状窦；T：肿瘤

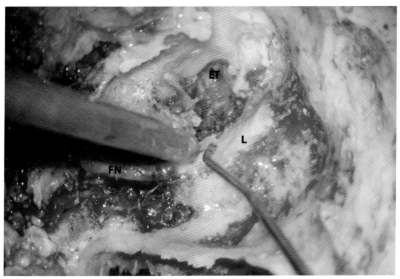

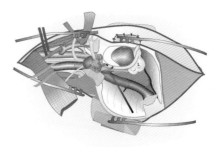

图 13.20.7　切除面神经外膝部的骨壳。
ET：咽鼓管；FN：面神经；L：迷路

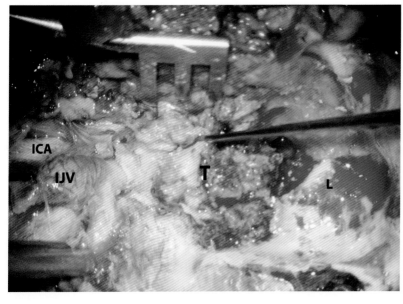

图 13.20.8　面神经向前转位后，以纤维蛋
白胶固定。ICA：颈内动脉；IJV：颈内静
脉；L：迷路；T：肿瘤

面神经向前改道的特殊技术要点

- 游离颞骨外段面神经直至"鹅掌"对最大程度地降低不必要的牵拉至关重要。
- 在面神经监护及高倍显微镜下从茎乳孔至膝状神经节轮廓化面神经。
- 保留茎乳孔处的骨膜有利于维持神经的血供。二腹肌也可与面神经一起向前移位以增加组织覆盖。
- 在面神经监护下行轮廓化。乳突段需 270°显露（图 13.21C），鼓室段 180°（13.21D）。

切除镫骨上结构有利于切除肿瘤时将感音神经性聋的风险降至最低。在充分冲吸下使用大号金刚石钻及钻磨方向与神经平行非常重要。

- 需锐性切除面神经的牢固纤维粘连，特别是在垂直段（使用 Beaver 刀）。
- 小心切除膝状神经节处锐利的边缘非常重要。将膝状神经节前、迷路段神经留置于原位有助于保存血供并改善面神经功能。

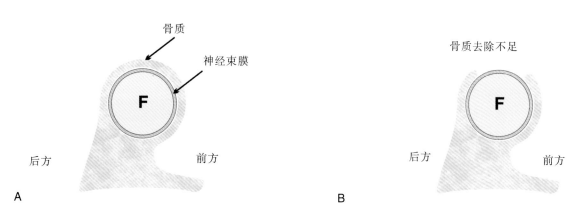

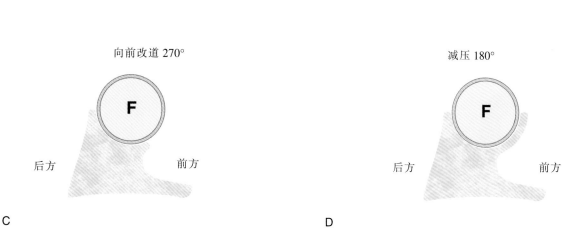

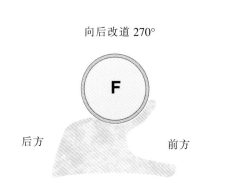

图 13.21A~E　各种不同径路面神经改道中需要去除的骨质程度。F：面神经

面神经转位的结果：我们的副神经节瘤术的结果

A 型颞下窝径路中面神经向前改道适合切除 C 型鼓室颈静脉球副神经节瘤。我们的结果显示 94% 的病例达到 HB Ⅰ~Ⅲ级。这提示绝大多数病例中面神经改道安全且效果较好，因而伴有面神经改道的手术径路可获得极佳的显露而并发症增加有限[4]。

在我们的经验中，90 例术前面神经功能 Ⅰ级的患者接受了面神经向前改道的手术。50 例患者（55.5%）术后面神经功能为 Ⅰ/Ⅱ 级，38 例患者（42.2%）为 Ⅲ级，2 例患者（2.2%）为 Ⅵ级。

长期结果明显与面神经移位的程度相关。

文献回顾显示长期随访中，93% 从第二膝部开始移位的病例面神经功能达到 Ⅰ 和 Ⅱ 级。60%~88% 从膝状神经节开始移位的病例面神经功能分级达到 Ⅰ 和 Ⅱ 级，向后方移位病例 26% 的面神经功能达到 Ⅰ 和 Ⅱ 级[6-9]。

多种因素对术后面神经功能起着决定性的作用。这包括手术技术、手术创伤程度、患者年龄及面神经血供。图 13.22 显示面神经改道前的血供；图 13.23 显示面神经改道后血供的变化。

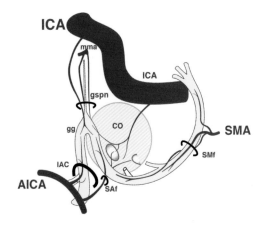

图 13.22 供应面神经的主要分支来源于茎乳动脉、岩浅动脉及小脑前下动脉。AICA：小脑前下动脉；IAC：内耳道；CO：耳蜗；gg：膝状神经节；gspn：岩浅大神经；ICA：颈内动脉；mma：脑膜中动脉；SAf：弓状下动脉孔；SMA：茎乳孔动脉；SMf：茎乳孔

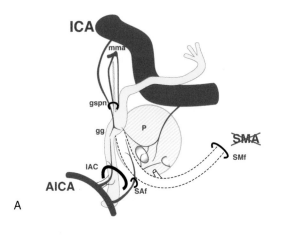

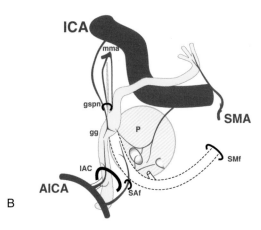

图 13.23 两张示意图显示面神经向前转位时，唯一被中断的血管是茎乳动脉（A），但在某些病例中该血管能够部分保留（B）。AICA：小脑前下动脉；gg：膝状神经节；gspn：岩浅大神经；ICA：颈内动脉；IAC：内耳道；mma：脑膜中动脉；P：鼓岬；SAf：弓状下动脉孔；SMA：茎乳动脉；SMf：茎乳孔

■ 受侵犯的面神经的处理

如果肿瘤侵犯超过了神经鞘膜（图 13.8C，D），切除受侵犯的该段并进行重建（图 13.24.1~图 13.24.6）。重建的类型通常取决于有效部分的神经长度。如果足够长重建后没有张力，端端吻合是重建的选择。否则，行神经移植。

有时在将肿瘤从面神经处切除的时候，发现神经已经过于纤细不能切除周围的鞘膜。即使手术医生成功地保护了神经的连续性，手术创伤加上肿瘤所致创伤将会造成较差的功能表现。为了在这类病例中确保更好的结果，切断神经然后重建可能会较好。

Ⅰ级肿瘤侵犯时（肿瘤距离神经鞘膜 1mm 或更多），面神经能够从肿块上分离出来，神经外膜完整。当神经外膜被侵犯时（Ⅱ级），能够切除肿瘤保留鞘膜。这必须在面神经向前方移位及清除肿瘤之后进行，避免在腮腺部位损伤业已脆弱的神经。当神经鞘膜（Ⅲ级）或神经内膜（Ⅳ级）被侵犯时，这部分面神经必须被切除（图 13.8C,D）[9]。

术前存在面神经瘫痪妨碍了保留面神经，10%~18%的鼓室颈静脉球副神经节瘤患者有面神经功能障碍[10-14]。但是，面神经受侵犯且术前神经功能正常的病例中，超过10%需要切除及移植[11,15,16]。

面神经垂直段是鼓室颈静脉球副神经节瘤最容易侵犯的节段，但乳突段、茎乳孔、内耳道或小脑脑桥角也会受到肿瘤侵犯。

■ 病例 13.5：横断受侵犯的面神经

（图 13.24.1~图 13.24.6）

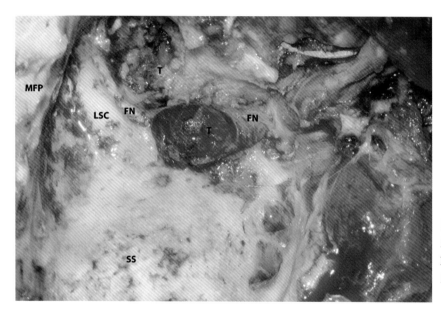

图 13.24.1 （右侧）岩椎次全切除。肿瘤浸润面神经的第二膝部及乳突段。FN：面神经；LSC：外半规管；MFP：颅中窝脑板；SS：乙状窦；T：肿瘤

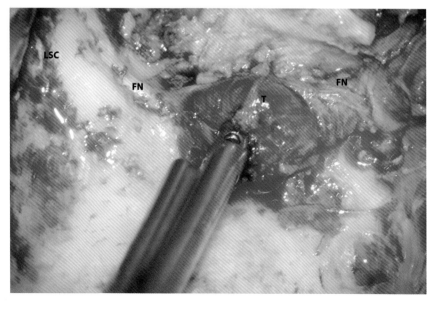

图 13.24.2 更高倍放大倍数下可见肿瘤侵及面神经。FN：面神经；LSC：外半规管；T：肿瘤

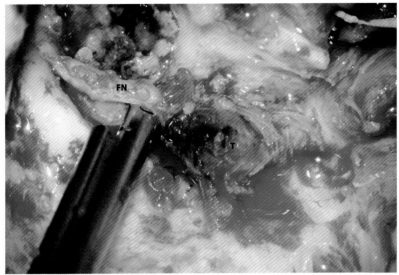

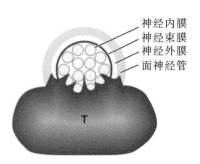

神经内膜
神经束膜
神经外膜
面神经管

图 13.24.3　从面神经管中将面神经分离出来。FN：面神经；T：肿瘤

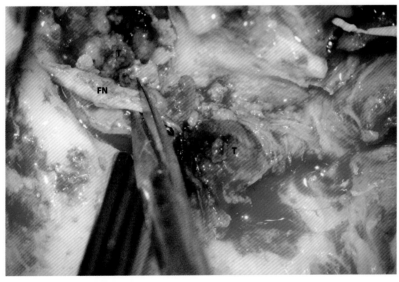

图 13.24.4　在看似健康的区域切断面神经。FN：面神经；T：肿瘤

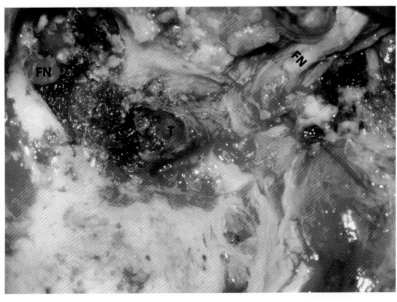

图 13.24.5　在茎乳孔处识别面神经。FN：面神经；T：肿瘤

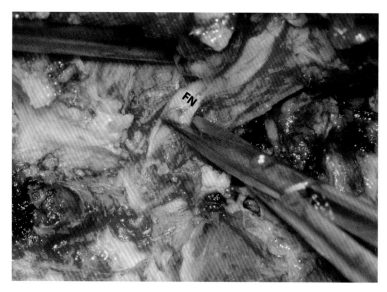

图 13.24.6　同样在健康区域切断远端的面神经。FN：面神经

■ 面神经移植

当需要切除一段面神经时，面神经移位很少能为吻合区域带来足够的松解，绝大多数病例需要移植。移植物常规应至少比缺损长 2cm。腓肠神经或耳大神经为最常用供体。耳大神经靠近手术区域，最长可获取 6~10cm [17,18]。我们常规使用腓肠神经，因为它能提供的长度更长、大小更匹配及神经成分更好，可在手术的同时获取[19,20]。

许多技术都对神经制备及吻合稳定进行了描述[18]。制备方面的重要因素是面神经干净的横切面，无论是否将末端的神经外膜进行剪裁，转位移植材料的横切面应呈 30°~45°，以增加神经组织的接触面积。据报道单层及多层缝合或使用纤维蛋白胶固定吻合之间没有明显的差异。稳定移植床的无张力状态，并避免软组织干扰是影响结果的因素。移植物的方向并不重要。

移植物长度小于 1cm 及面瘫修复前的时程是提示预后最显著的负面因素[17,20]。

鼓室颈静脉球副神经节瘤的手术中，面神经被侵犯最常见的部位是垂直段，通常既要颞骨内又要颞骨外的移植吻合。

使用纤维蛋白胶及筋膜，将移植物和面神经近端很好地固定在骨管内（图 13.25A~E）。使用 8-0 的单丝线神经外膜缝合 2 或 3 针，固定颞骨外段的吻合，并用筋膜包裹。颅内移植很少需要，由于神经外膜的缺失使得吻合复杂且难以固定移植物。可通过神经的中心单层缝合，但我们更倾向于使用纤维蛋白胶和筋膜。脑干表面、三叉神经及内耳道的前方骨壁可用来固定转位的移植物及吻合点。需要中等程度的松弛，以利于覆盖整个移植物及进一步使用纤维蛋白胶粘连。然后使用明胶海绵和腹部脂肪进一步支撑移植物[21,22]。

腓肠神经的获取

从外踝的后方 1cm 向上行至少 10cm 长的切口。根据所需移植物的长度可以延伸切口。确认软组织内走行的大隐静脉，腓肠神经走行于其前内侧。通常需要处理大隐静脉小的穿支以利于精细解剖神经。腓肠神经偶尔会比面神经明显纤细，需要使用双重移植物。

手术步骤（图 13.26~图 13.31）

* 当确定需要移植时，对选定的脚和腿进行消毒和铺巾。
* 于外踝下界的后方行切口，并向上延伸 8~10cm；如果需要更长的神经，切口可以延长。
* 切开皮肤和筋膜后，在跟腱和外踝之间钝性分离，与预想的神经走行相平行，以避免损伤神经。
* 恰好位于神经后方的大隐静脉也是辨识神经的重要标志。
* 神经暴露的长度应足够桥接面神经断端之间的距离，通常获取更长的神经。
* 使用锋利剪刀剪取所需长度的神经。
* 然后将神经放在压舌板上，标记好神经的近端以用于与面神经的远端吻合。
* 在移动移植物之前，需处理神经的两端。使用 Beaver 刀切除神经周围组织。如果移植的神经比面神经纤细，移植神经的断端可做成斜切面以优化接触面。

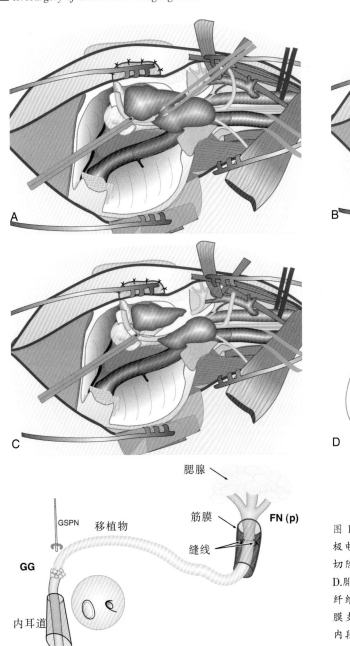

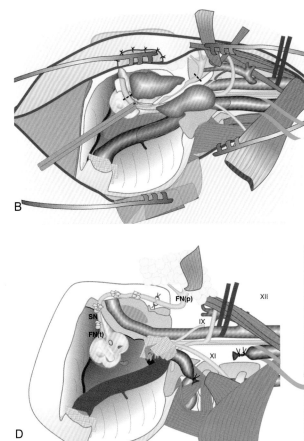

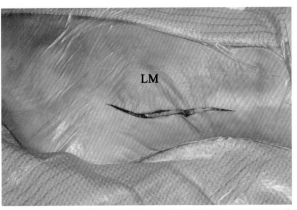

图 13.25 腓肠神经移植的示意图。A.使用吸引器管及双极电凝切除粘连于面神经上的肿瘤。B.肿瘤从面神经上切除后，确定受损面神经的长度。C.切除受损的面神经。D.腓肠神经移植已完成，且已用纤维蛋白胶固定。E.使用纤维蛋白胶固定近端吻合点，缝合修复远端吻合点并用筋膜支持。FN（ic）：面神经颅内段；FN（p）：面神经腮腺内段；FN（t）：面神经鼓室段；GG：膝状神经节；GSPN：岩浅大神经；IAC：内耳道；SN：腓肠神经；Ⅸ：舌咽神经；Ⅺ：副神经；Ⅻ：舌下神经

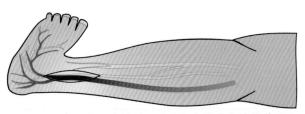

图 13.26 腓肠神经的解剖。显示大隐静脉和腓肠神经之间的关系

图 13.27 于左侧外踝（LM）下界的后方开始行切口，并向上延伸 8~10cm

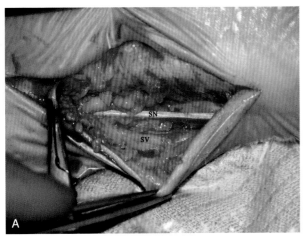

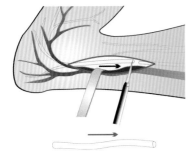

图 13.28 可见腓肠神经 (SN) 位于大隐静脉 (SV) 的前方 (A)。使用锋利的 Beaver 刀来获取腓肠神经 (B)

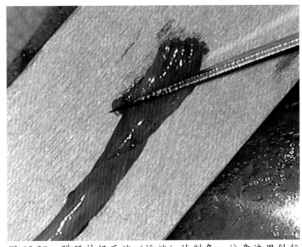

图 13.30 腓肠神经反端（远端）的制备。注意这里斜行切割神经的断端，以获得移植神经与面神经近端的残端之间宽广的接触面。原因是该吻合部分位于脑干上，缺乏稳定的植入床使其没有远端的吻合区域稳定。因此宽广的表面将为神经之间的接触提供更多的机会

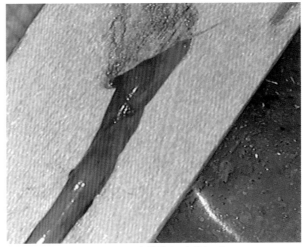

图 13.31 移植神经的斜切面

■ 病例 13.6：C1 型肿瘤的面神经腓肠神经移植

（图 13.32.1~图 13.32.17）

75 岁女性患者因渐进性面瘫 4 个月就诊。面神经功能 House-Brackmann Ⅵ级，后组脑神经功能正常。根据影像学资料，肿瘤归类为 C1 型。行岩椎次全切除及腓肠神经移植。

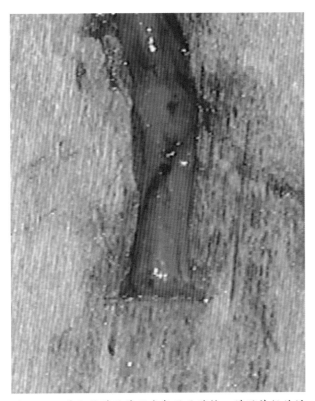

图 13.29 获取的腓肠神经准备用于移植。腓肠神经的近端与面神经的远端对齐。由于内耳道为吻合部分的固定提供了稳定的移植床，对应神经的直径应该与面神经近似，因此该神经末端的切割应该如图那样垂直进行

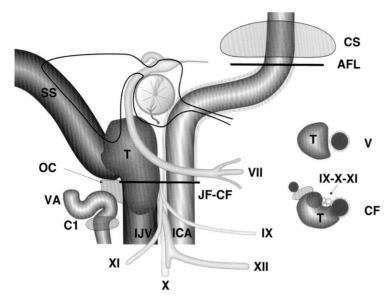

图 13.32.1　C1 型（右侧）。AFL：前破裂孔；C1：寰椎；CS：海绵窦；ICA：颈内动脉；IJV：颈内静脉；JF-CF：颈静脉孔–颈动脉孔；OC：枕骨髁；SS：乙状窦；T：肿瘤；V：颈内动脉垂直段；VA：椎动脉；Ⅶ：面神经；Ⅸ：舌咽神经；Ⅹ：迷走神经；Ⅺ：副神经；Ⅻ：舌下神经

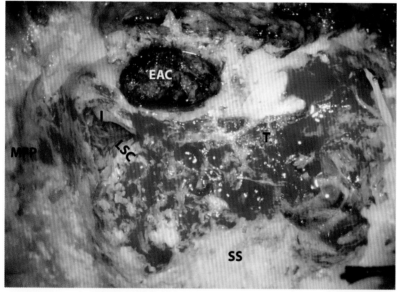

图 13.32.2　盲端封闭外耳道后，行开放式乳突切除。使用止血纱布填塞控制中耳内肿瘤的出血。EAC：外耳道；I：砧骨；LSC：外半规管；MFP：颅中窝脑板；SS：乙状窦；T：肿瘤

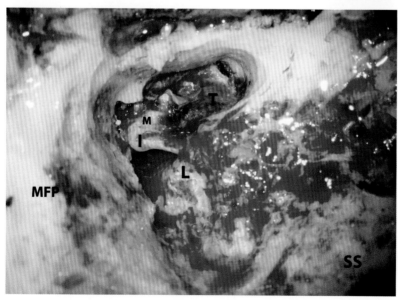

图 13.32.3　使用刮匙切除面神经骨桥。上鼓室前隐窝尚未打开。中耳内肿瘤清晰可见。I：砧骨；L：迷路；M：锤骨；MFP：颅中窝脑板；SS：乙状窦；T：肿瘤

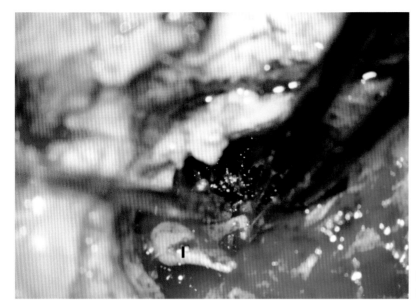

图 13.32.4　从砧镫关节上分离肿瘤。双极电凝对控制肿瘤出血非常重要。I：砧骨

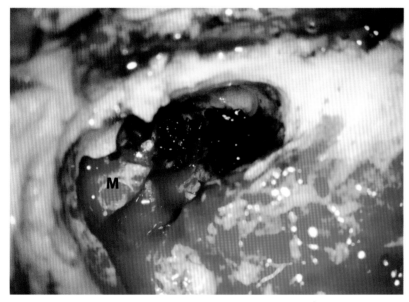

图 13.32.5　去除砧骨。锤骨（M）也被来自颈静脉球的肿瘤侵及

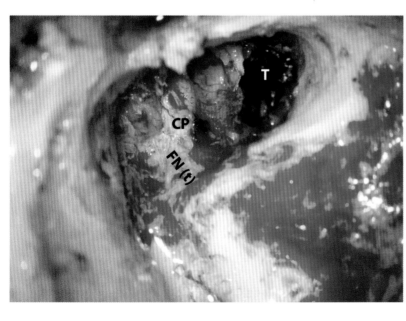

图 13.32.6　去除锤骨。可见面神经鼓室段及匙突。可见下鼓室内肿瘤的凝结表面。CP：匙突；FN (t)：面神经鼓室段；T：肿瘤

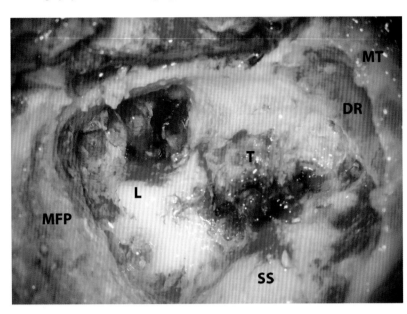

图 13.32.7　削低面神经嵴。肿瘤扩展至面神经内侧。DR：二腹肌嵴；L：迷路；MFP：颅中窝脑板；MT：乳突尖；SS：乙状窦；T：肿瘤

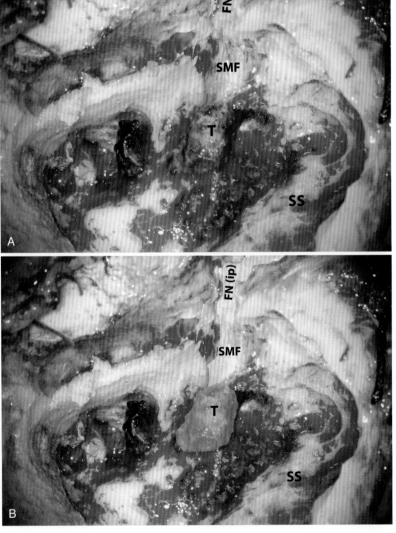

图 13.32.8A，B　打开茎乳孔，可见肿瘤包绕面神经乳突段。FN（ip）：面神经腮腺内段；SMF：茎乳孔；SS：乙状窦；T：肿瘤

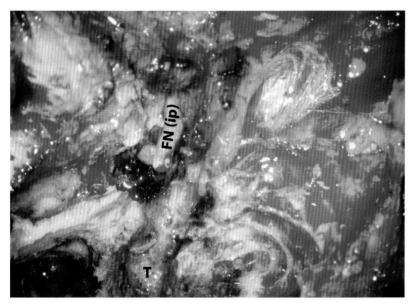

图 13.32.9　自远端切断受侵犯的面神经。注意锐性切断以备随后吻合之需。FN (ip)：面神经腮腺内段；T：肿瘤

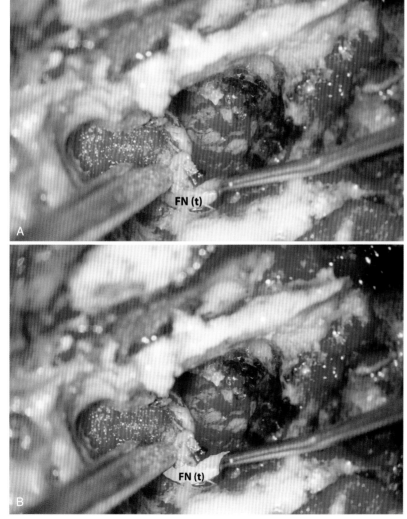

图 13.32.10　追踪切断的面神经至鼓室段，直至显露无肿瘤区域。FN (t)：面神经鼓室段

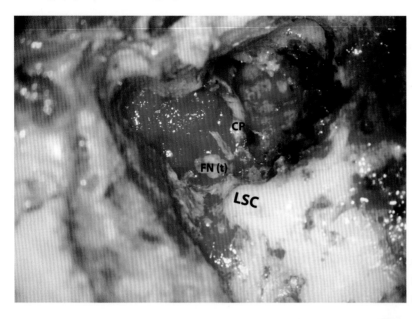

图 13.32.11　同样锐性切断正常面神经的近端。明胶海绵压迫控制面神经的出血。CP：匙突；FN（t）：面神经鼓室段；LSC：外半规管

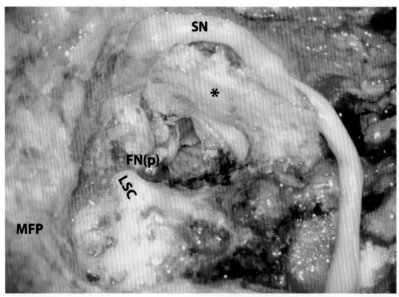

图 13.32.12　移植的腓肠神经靠近面神经近端的残端。注意移植的神经被放置于外耳道的前方以更安全。＊：外耳道前壁；FN（p）：面神经近端残端；LSC：外半规管；MFP：颅中窝脑板；SN：移植的腓肠神经

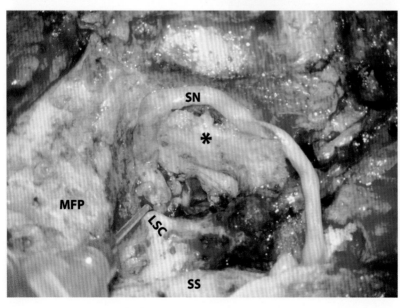

图 13.32.13　使用纤维蛋白胶固定近端吻合。注意获取足够长的腓肠神经。＊：外耳道前壁；LSC：外半规管；MFP：颅中窝脑板；SN：腓肠神经；SS：乙状窦

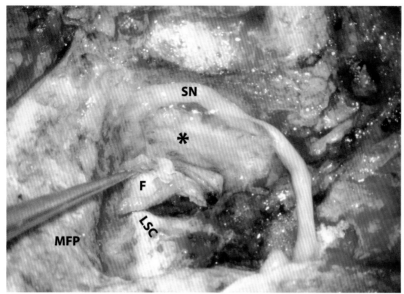

图 13.32.14　用筋膜覆盖面神经鼓室段与移植的腓肠神经之间的吻合。＊：外耳道前壁；F：筋膜；LSC：外半规管；MFP：颅中窝脑板；SN：腓肠神经；FN (ip)：面神经腮腺内段

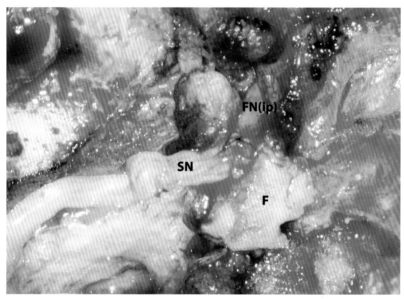

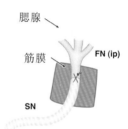

图 13.32.15　行远端的吻合。筋膜放置于其下方。F：筋膜；FN (ip)：面神经腮腺内段；SN：腓肠神经

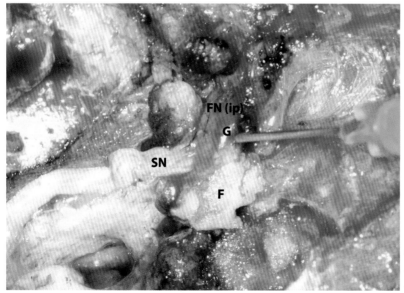

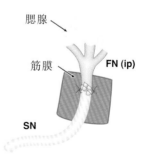

图 13.32.16　以精细尼龙线缝合及纤维蛋白胶固定远端吻合。然后使用筋膜包裹。F：筋膜；FN (ip)：面神经腮腺内段；G：纤维蛋白胶；SN：腓肠神经

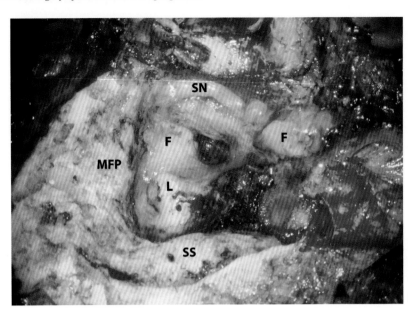

图 13.32.17　移植完成后的图像。注意移植的腓肠神经没有张力。F：筋膜；L：半规管；MFP：颅中窝脑膜；SN：腓肠神经；SS：乙状窦

■ 病例 13.7：恶性鼓室颈静脉球副神经节瘤的面神经腓肠神经移植

（图 13.33.1~图 13.33.8）

　　手术：A 型颞下窝径路+选择性颈部淋巴结清扫+因受侵而进行的面神经移植。

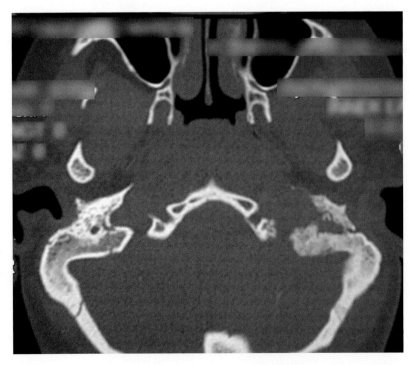

图 13.33.1　舌下神经管平面的骨窗轴位CT。肿瘤侵及部分枕骨髁。广泛侵及茎乳孔及面神经垂直段。注意肿瘤侵及茎突

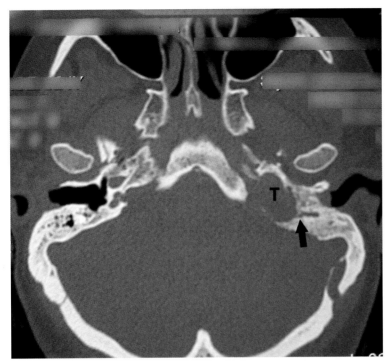

图 13.33.2　颈静脉球底部水平的轴位 CT。肿瘤（T）侵及面神经骨管（箭头）。注意大的乳突导静脉。可见肿瘤侵及颈动脉管并扩展至岩尖斜坡的结合部

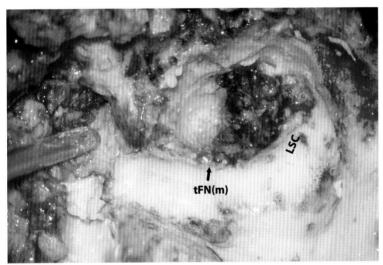

图 13.33.3　肿瘤侵及面神经乳突段。tFN（m）：受肿瘤浸润的面神经鼓室段；LSC：外半规管

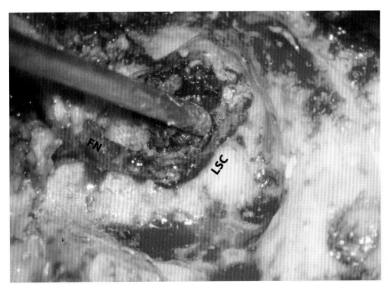

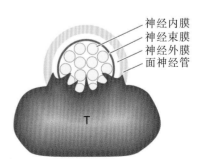

图 13.33.4　肿瘤侵及面神经的第二膝。FN：面神经；LSC：外半规管；T：肿瘤

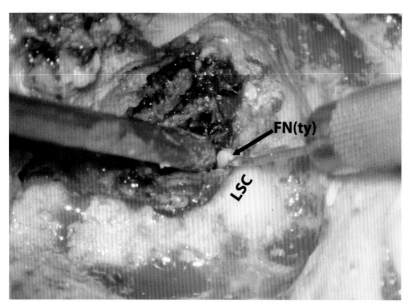

图 13.33.5　为了切除被侵犯部分，使用 Beaver 刀切断面神经的近端。FN（ty）：面神经鼓室段；LSC：外半规管

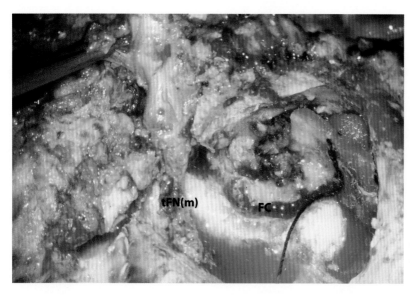

图 13.33.6　自未被肿瘤侵犯的面神经鼓室段，切除面神经的肿瘤侵犯部分。FC：面神经骨管；FN（t）：受肿瘤侵犯的面神经乳突段

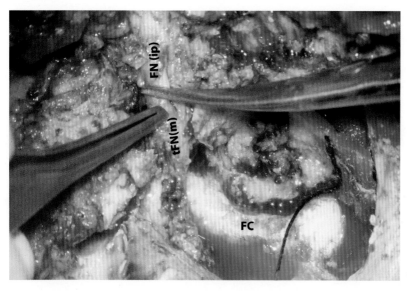

图 13.33.7　剪断肿瘤侵犯部分的面神经 [tFN（m）] 以便将其切除。FC：面神经骨管；FN（ip）：面神经腮腺内段

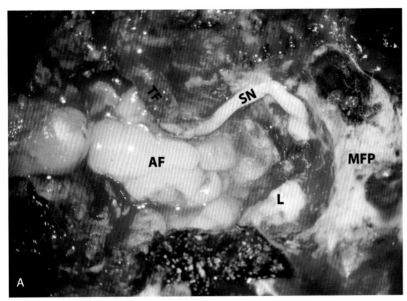

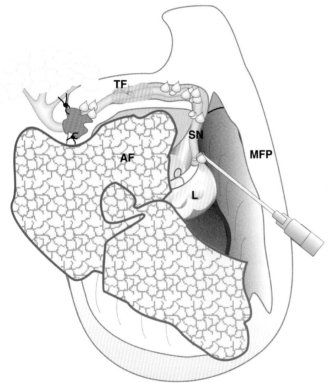

图 13.33.8A, B 用 8-0 单丝尼龙线吻合后，颞肌筋膜固定未被肿瘤侵犯的面神经腮腺内段与移植的腓肠神经远端之间的连接。AF：腹部脂肪；L：迷路；MFP：颅中窝脑板；SN：腓肠神经；TF：颞肌筋膜

■ 病例 13.8：C2 型肿瘤面神经腓肠神经移植

（图 13.34.1~图 13.34.11）

　　36 岁女性患者诉听力丧失、搏动性耳鸣并表现出完全面瘫（House-Brackmann Ⅵ级）。

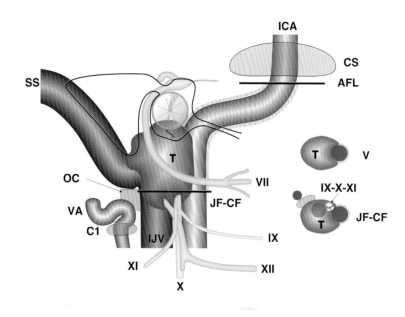

图 13.34.1　C2 型（右侧）；AFL：前破裂孔；C1：寰椎；CS：海绵窦；ICA：颈内动脉；IJV：颈内静脉；JF-CF：颈静脉孔-颈动脉孔；OC：枕骨髁；SS：乙状窦；T：肿瘤；V：颈内动脉垂直段；VA：椎动脉；Ⅶ：面神经；Ⅸ：舌咽神经；Ⅹ：迷走神经；Ⅺ：副神经；Ⅻ：舌下神经

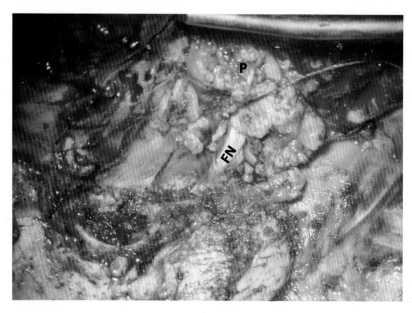

图 13.34.2　乳突切除前暴露面神经腮腺内段。FN：面神经；P：腮腺

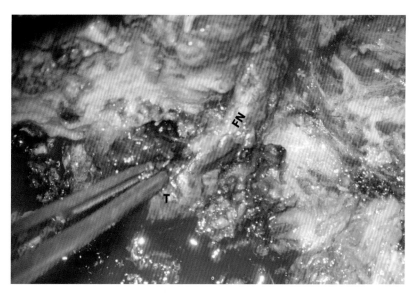

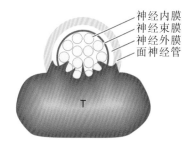

神经内膜
神经束膜
神经外膜
面神经管

图 13.34.3 显然肿瘤已完全侵犯面神经。
FN：面神经；T：肿瘤

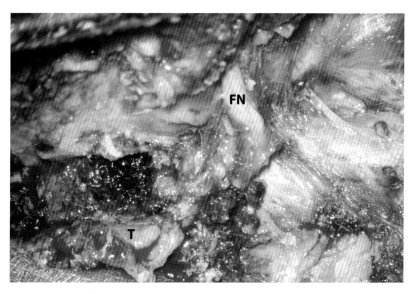

图 13.34.4 因肿瘤侵犯而切断面神经。
FN：面神经；T：肿瘤

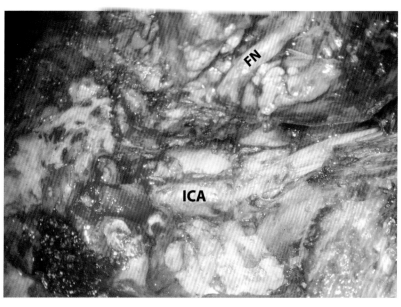

图 13.34.5 完全切除肿瘤，可见颈内动脉未受肿瘤侵犯。FN：面神经；ICA：颈内动脉

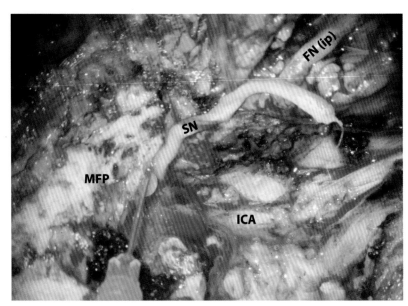

图 13.34.6 切除肿瘤后，在膝状神经节水平使用纤维蛋白胶固定移植的腓肠神经的近端。FN（ip）：面神经腮腺内段；ICA：颈内动脉；MFP：颅中窝脑板；SN：腓肠神经

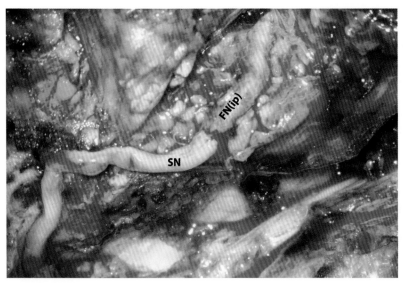

图 13.34.7 腓肠神经连接于面神经腮腺内段。FN（ip）：面神经腮腺内段；SN：腓肠神经

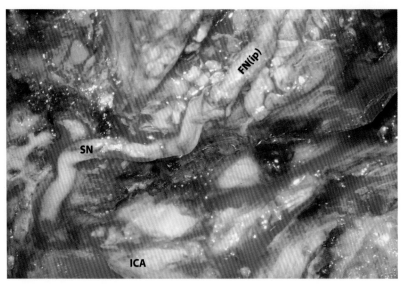

图 13.34.8 在腮腺内，移植的腓肠神经的远端与横断的面神经缝合。FN（ip）：面神经腮腺内段；ICA：颈内动脉；SN：腓肠神经

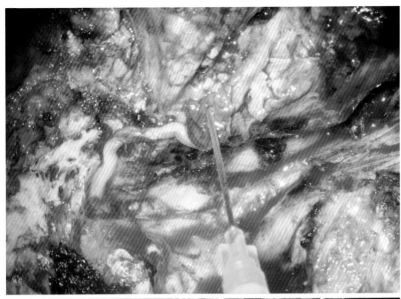

图 13.34.9　颞肌筋膜覆盖并使用纤维蛋白胶固定吻合点

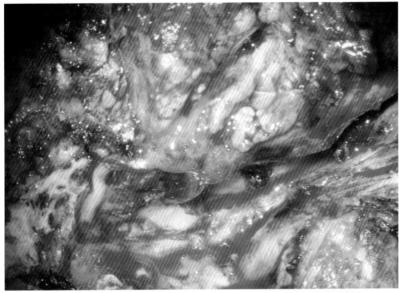

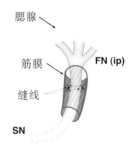

图 13.34.10　面神经与腓肠神经的吻合已完成。FN（ip）：面神经腮腺内段；SN：腓肠神经

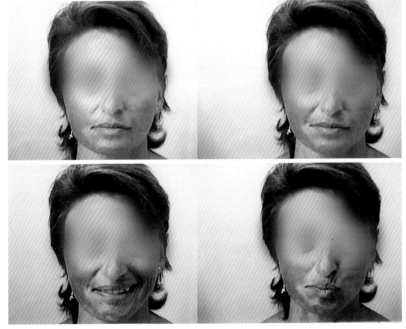

图 13.34.11　一年后随访面神经功能为 House-Brackmann Ⅳ级

■ 病例 13.9：C2De1 型肿瘤的面神经腓肠神经移植

（图 13.35.1～图 13.35.6）

C2De1 肿瘤，术前面神经功能分级 House-Brackmann Ⅲ级。

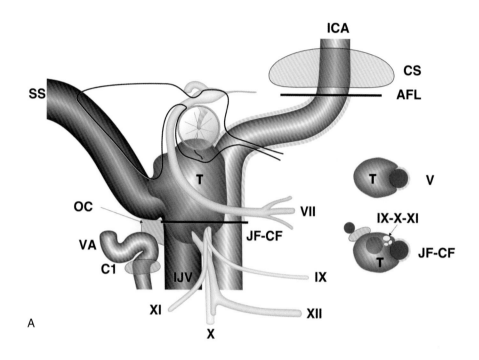

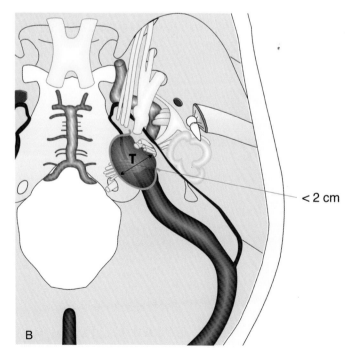

图 13.35.1　C2De1 型（右侧）。AFL：前破裂孔；C1：寰椎；CS：海绵窦；ICA：颈内动脉；IJV：颈内静脉；JF-CF：颈静脉孔-颈动脉孔；OC：枕骨髁；SS：乙状窦；T：肿瘤；V：颈内动脉垂直段；VA：椎动脉；Ⅶ：面神经；Ⅸ：舌咽神经；Ⅹ：迷走神经；Ⅺ：副神经；Ⅻ：舌下神经

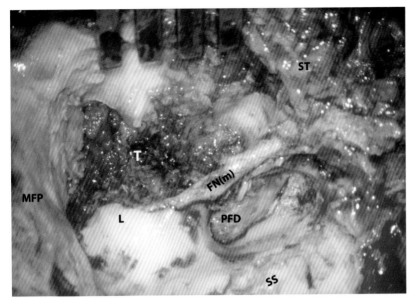

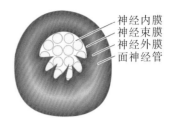

图 13.35.2 已行岩椎次全切除，注意肿瘤位于中耳腔及膝状神经节区域。FN（m）：面神经乳突段；L：迷路；MFP：颅中窝脑板；PFD：颅后窝脑膜；SS：乙状窦；ST：软组织；T：肿瘤

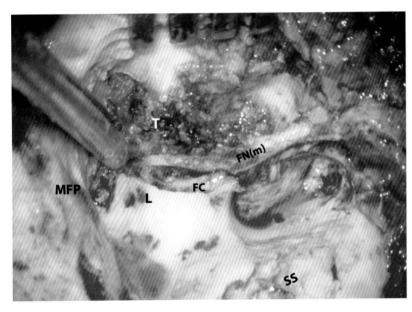

图 13.35.3 已游离面神经的第二及第三段。FC：面神经骨管；FN（m）：面神经乳突段；L：半规管；MFP：颅中窝脑板；SS：乙状窦；T：肿瘤

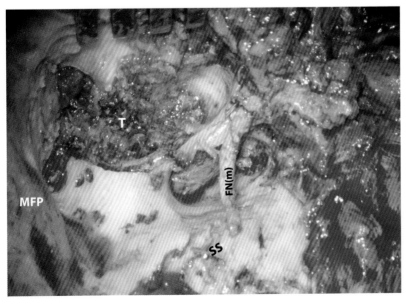

图 13.35.4 肿瘤侵及面神经膝状神经节，横断面神经以切除肿瘤。FN（m）：面神经乳突段；MFP：颅中窝脑板；SS：乙状窦；T：肿瘤

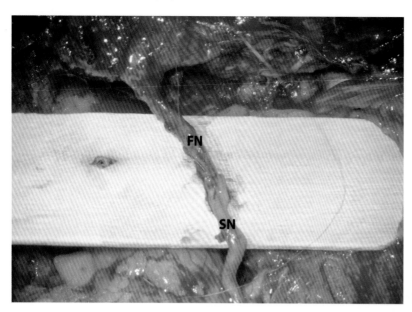

图 13.35.5 已用 8-0 的单丝尼龙线缝合。
FN：面神经；SN：腓肠神经

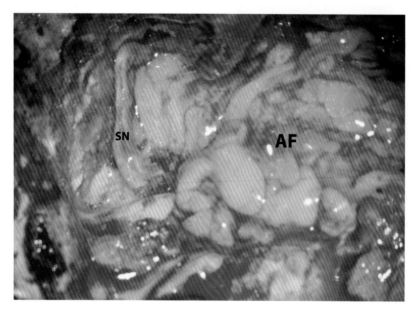

图 13.35.6 纤维蛋白胶固定腓肠神经与面神经近端的残端。10 个月后随访面神经功能为 House-Brackmann Ⅵ级。AF：用于封闭术腔的腹部脂肪；SN：腓肠神经

■ 病例 13.10：B3 型肿瘤面神经腓肠神经移植

（图 13.36.1~图 13.36.32）

60 岁女性患者诉右耳搏动性耳鸣、听力下降。面神经功能 House-Brackmann Ⅲ 级 10 年。

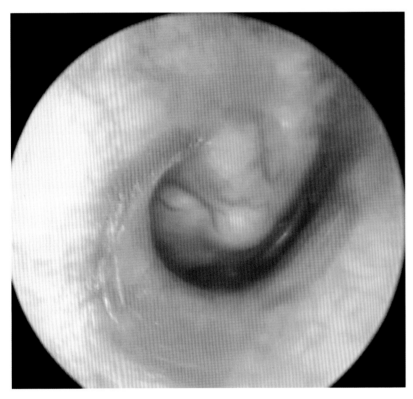

图 13.36.1　耳镜显示鼓膜后肿块

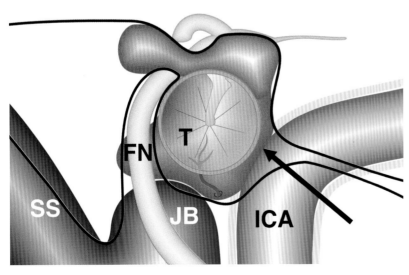

图 13.36.2　B3 型肿瘤并扩展至内耳道（右侧）。FN：面神经；ICA：颈内动脉；JB：颈静脉球；SS：乙状窦；T：肿瘤

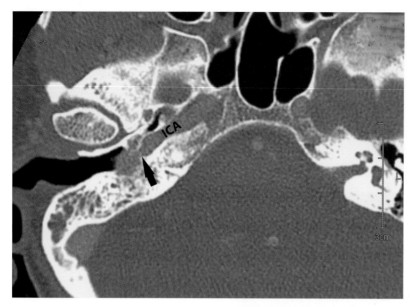

图 13.36.3　轴位 CT。颈内动脉膝部暴露于肿瘤。箭头：颈内动脉膝部

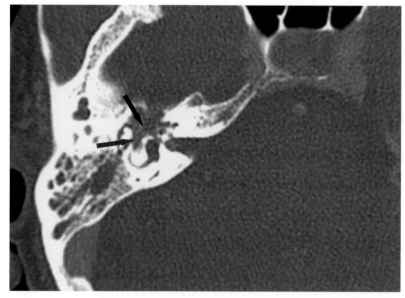

图 13.36.4　轴位 CT。肿瘤侵及面神经鼓室段（黑色箭头）。肿瘤破坏外半规管（蓝色箭头）

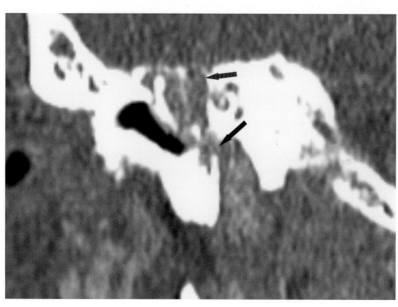

图 13.36.5　矢位 CT。肿瘤破坏颈内动脉膝部（黑色箭头）。可见肿瘤侵及面神经鼓室段（蓝色箭头）

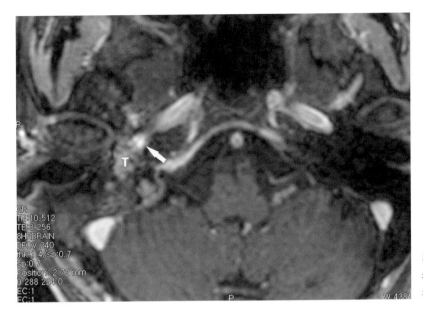

图 13.36.6 钆增强 T1 MRI, 轴位图像。颈内动脉的垂直段 (箭头) 与肿瘤 (T) 相贴

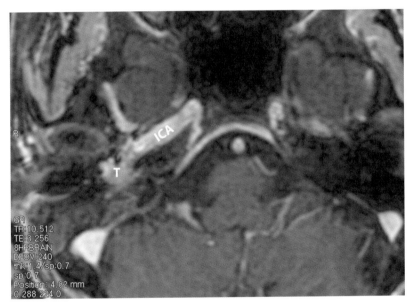

图 13.36.7 钆增强 T1 MRI, 轴位图像。肿瘤 (T) 侵及颈内动脉 (ICA) 膝部。ICA: 颈内动脉

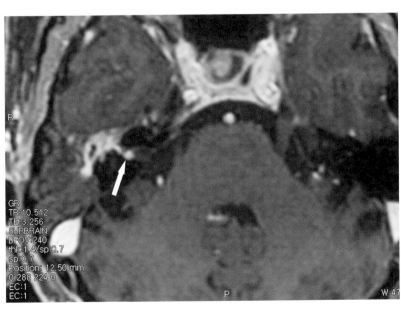

图 13.36.8 肿瘤 (箭头) 扩展至内耳道

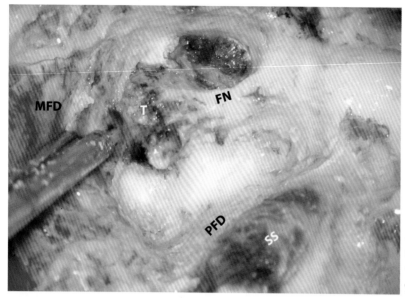

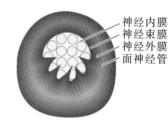

神经内膜
神经束膜
神经外膜
面神经管

图 13.36.9 行岩椎次全切除。肿瘤位于中鼓室及上鼓室。FN：面神经；MFD：颅中窝脑膜；PFD：颅后窝脑膜；SS：乙状窦；T：肿瘤

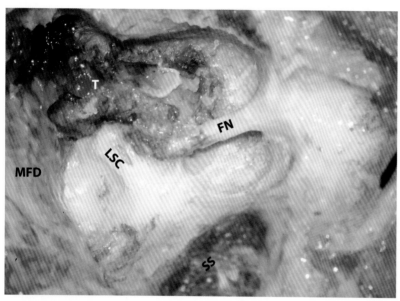

图 13.36.10 面神经乳突段已完成减压，外半规管管腔已打开。FN：面神经；LSC：外半规管；MFD：颅中窝脑膜；SS：乙状窦；T：肿瘤

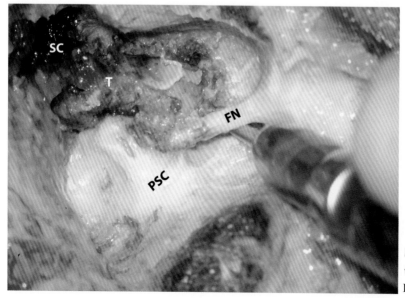

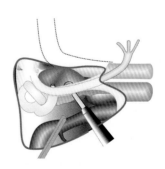

图 13.36.11 切除面神经乳突段内侧骨质及面后气房（面神经下切除）。FN：面神经；PSC：后半规管；SC：止血纱布；T：肿瘤

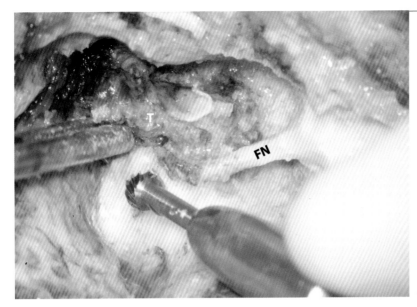

图 13.36.12 行迷路切除以显露内耳道并减压面神经鼓室段。FN：面神经；T：肿瘤

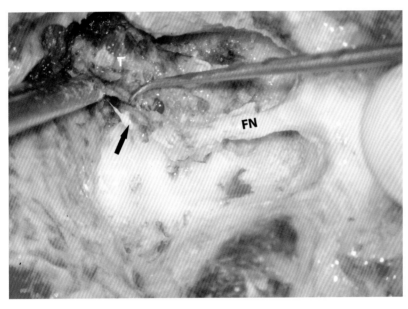

图 13.36.13 面神经受累造成肿瘤切除困难。FN：面神经；T：肿瘤；箭头：肿瘤侵及的面神经

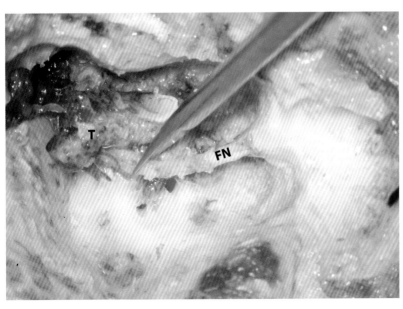

图 13.36.14 由于肿瘤侵犯面神经鼓室段，所以牺牲面神经。FN：面神经；T：肿瘤

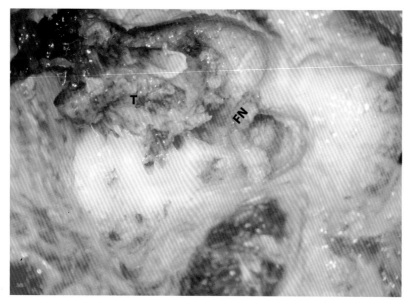

图 13.36.15　用止血纱布及双极电凝控制肿瘤出血。FN：面神经；T：肿瘤

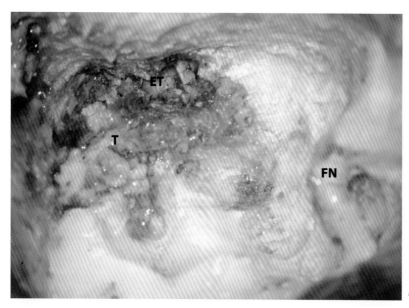

图 13.36.16　肿瘤扩展至咽鼓管并覆盖鼓岬。ET：咽鼓管；FN：面神经；T：肿瘤

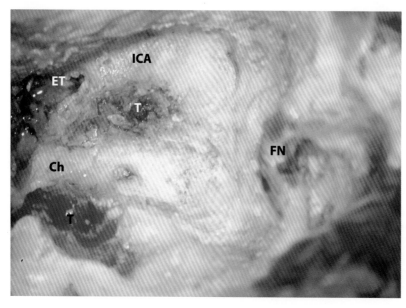

图 13.36.17　切除鼓岬上的肿瘤并继续钻磨确认内耳道之后，确认肿瘤侵及内耳道的部分。Ch：耳蜗；ET：咽鼓管；FN：面神经；ICA：颈内动脉；T：肿瘤

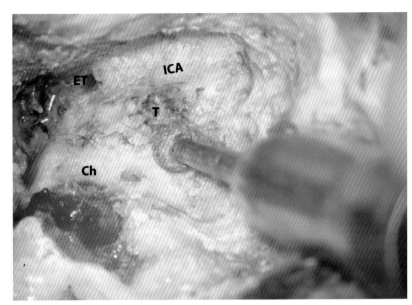

图 13.36.18　切除粘连于颈内动脉的肿瘤。
颈内动脉后表面已显露。Ch：耳蜗；ET：
咽鼓管；ICA：颈内动脉；T：肿瘤

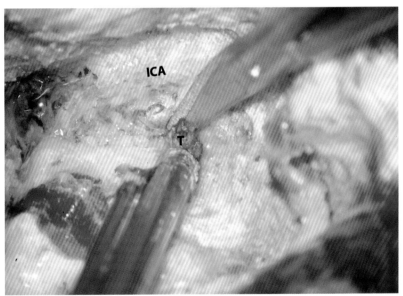

图 13.36.19　切除贴附在颈内动脉上的肿
瘤。ICA：颈内动脉；T：肿瘤

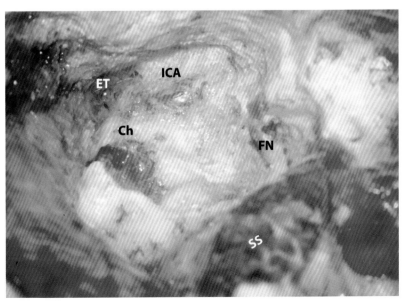

图 13.36.20　注意无瘤的颈内动脉。Ch：
耳蜗；ET：咽鼓管；FN：面神经；ICA：
颈内动脉

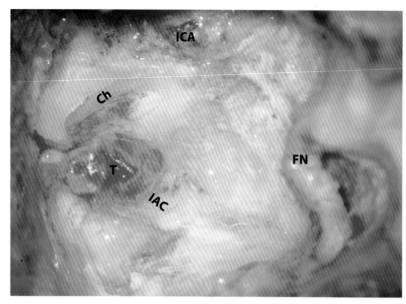

图 13.36.21　可见耳蜗，肿瘤扩展至内耳道。Ch：耳蜗；FN：面神经；IAC：内耳道；ICA：颈内动脉；T：肿瘤

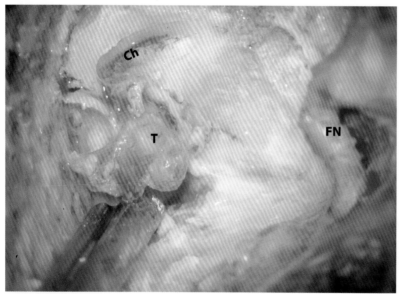

图 13.36.22　将位于内耳道的肿瘤拖拽出。Ch：耳蜗；FN：面神经；T：肿瘤

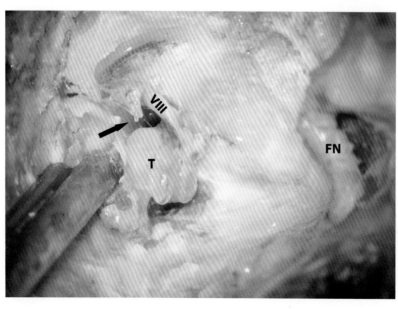

图 13.36.23　打开内耳道（箭头），可见耳蜗神经。FN：面神经；T：肿瘤；Ⅷ：耳蜗神经

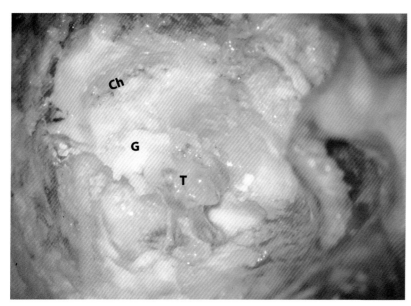

图 13.36.24 明胶海绵有助于将肿瘤固定在内耳道的外面。Ch：耳蜗；G：明胶海绵；T：肿瘤

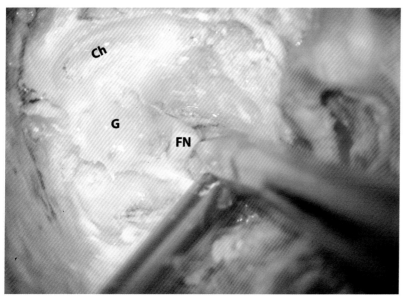

图 13.36.25 切断面神经以切除贴附于面神经的肿瘤。Ch：耳蜗；FN：面神经；G：明胶海绵

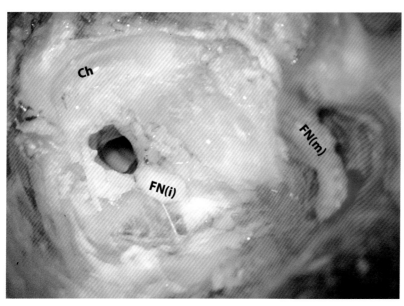

图 13.36.26 注意肿瘤完全切除后的内耳道。Ch：耳蜗；FN（i）：面神经内耳道段；FN（m）：面神经乳突段

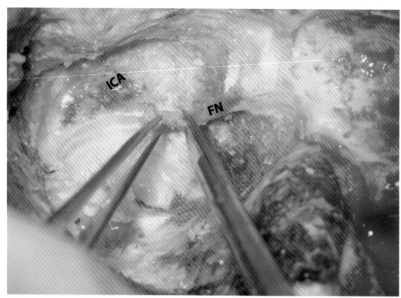

图 13.36.27 修剪面神经远端的残端准备移植。FN：面神经乳突段；ICA：内耳道

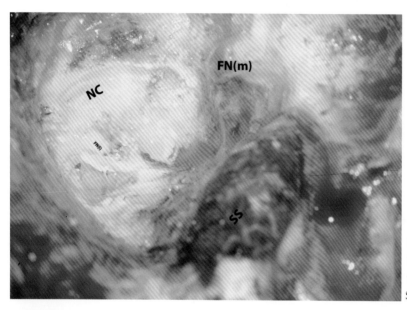

图 13.36.28 用作移植神经新隧道的耳蜗底回。FN（i）：面神经内耳道段；FN（m）：面神经乳突段；NC：移植神经的新隧道；SS：乙状窦

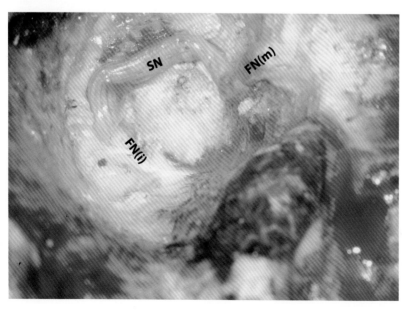

图 13.36.29 在面神经的内耳道段与乳突段之间桥接移植神经。FN（i）：面神经内耳道段；FN（m）：面神经乳突段；SN：腓肠神经

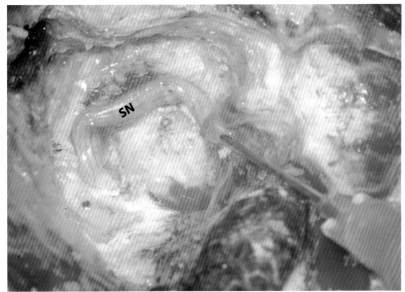

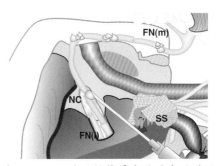

图 13.36.30　使用纤维蛋白胶固定远端及近端的连接。FN（i）：面神经内耳道段；FN（m）：面神经乳突段；NC：新隧道；SN：腓肠神经；SS：乙状窦

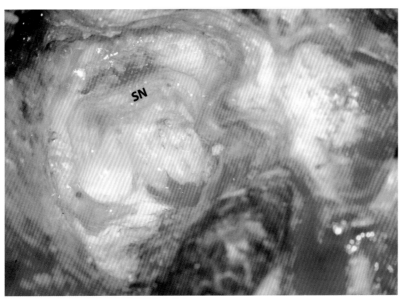

图 13.36.31　通过新隧道及纤维蛋白胶联合固定腓肠神经

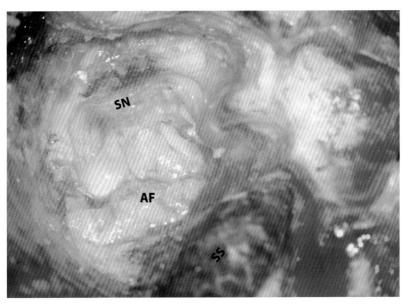

图 13.36.32　腹部脂肪填塞无效腔以避免脑脊液漏，并固定移植神经。AF：腹部脂肪；SN：腓肠神经；SS：乙状窦

鼓室颈静脉球副神经节瘤术中面神经移植的结果

面神经移植的总体结果显示 40%~100% 的患者面神经功能为 House-Brackmann Ⅳ级 [9,19,21,23-25]。我们对前庭神经鞘瘤术的长期随访结果显示，61 例患者中 37 例的面神经功能达到Ⅲ级。

至于鼓室颈静脉球副神经节瘤，Leonetti 等报道使用腓肠神经或耳大神经进行颞骨内移植后，10% 的患者面神经功能达到Ⅱ级，72.5% 为Ⅲ级，10% 为Ⅳ级，7% 为Ⅴ级 [11]；Moe 等报道 88% 的患者为Ⅲ级 [9]。我们在副神经节瘤手术的长期随访结果显示 14 例患者中的 8 例（57.1%）达到Ⅲ级。

■ 面神经-舌下神经吻合

采用面神经-舌下神经吻合来处理头颈部副神经节瘤有一定的局限性。导致面神经瘫痪的肿瘤很大比例也与严重的后组脑神经麻痹有关联。尽管舌下神经麻痹少见，但迷走神经与舌下神经共同麻痹导致吞咽困难及误吸的概率更高。因此较差的面神经移植效果将是一个难以处理的状态。治疗选项包括保留舌下神经功能的面神经-舌下神经迁移移植吻合，或非神经修复技术 [26,27]。切除、去神经化及去血管化也会妨碍活性颞肌转移，这也是达成手术目的所必需的。保持不变仍然是大多数此类患者的最佳选择。

舌下神经的解剖

离开舌下神经管后，舌下神经向后外侧走行，绕到迷走神经下神经节的后方，出现在颈内动脉及颈内静脉之间。神经随后继续在颈内动脉上方、二腹肌后腹的深面走行。在枕动脉的后方，神经向前弯曲开始其走向舌体的行程，位于二腹肌后腹肌腱的深面、舌骨大角上方及舌骨舌肌下表面的上方。在舌骨舌肌的前边缘，神经发出数条分支支配舌体的肌肉组织。

手术径路

- 采用与腮腺手术相似的皮肤切口，并掀起皮瓣（图 13.37）。
- 于茎乳孔确认面神经，并追踪神经进入腮腺直到"鹅掌"（图 13.38）。在茎乳孔的出口处切断面神经，并向下方翻转。
- 确认舌下神经的垂直段及水平段，直至其进入二腹肌后腹肌腱的深面（图 13.39，图 13.40）。枕动脉穿过神经的膝部向后走行，如果可能应予以保留。
- 然后在尽可能远端处切断舌下神经（图 13.41，图 13.42）。于枕动脉的下表面分离位于其下方向后走行的舌下神经。用锋利的剪刀切断舌下神经降支。这两步都需获取尽可能最长的神经，以保证神经向上翻转而没有张力（图 13.43，图 13.44）。
- 此时试验性地将两根神经末端靠拢。如果两个末端连接而没有任何张力，则进行吻合（图 13.45）。如果不能实现末端的松弛靠拢，可将神经穿过二腹肌后腹内侧面，获得明显增加的舌下神经长度（图 13.46）。
- 切除两条神经末端包围的周围组织以显露神经内膜表面。
- 在大片明胶海绵上，以带三角针的 8-0 单丝线将神经断端缝合（图 13.47）。
- 通常缝合 3~4 针足够。最后两步需要显微镜下操作。
- 用手术起始时获取的筋膜包裹吻合口，并使用纤维蛋白胶固定。
- 双层缝合关闭伤口。如有需要，在肌肉和皮肤之间、远离吻合处放置小的引流条。

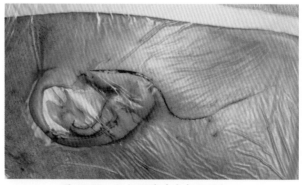

图 13.37 行与腮腺手术相似的切口

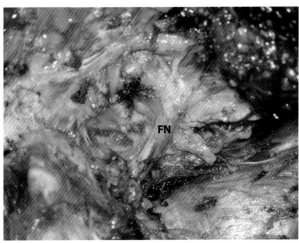

图 13.38 于面神经出茎乳孔处识别面神经，并向腮腺追踪直至"鹅掌"

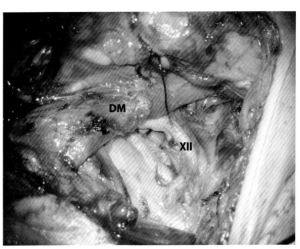

图 13.40 于二腹肌肌腱水平切断舌下神经并翻向后方。DM：二腹肌；XII：舌下神经

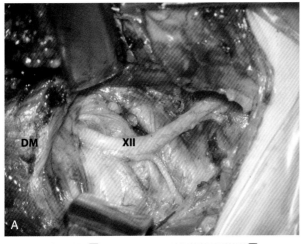

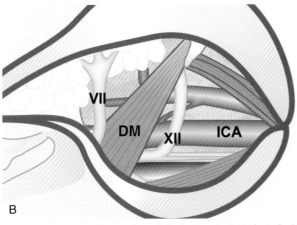

图 13.39A，B 识别舌下神经的垂直段及水平段直至其进入二腹肌后腹肌腱的深面。DM：二腹肌后腹；ICA：颈内动脉；Ⅶ：面神经；Ⅻ：舌下神经

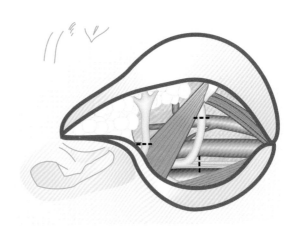

图 13.41 该示意图显示将要切断面神经、舌下神经及降支的位点

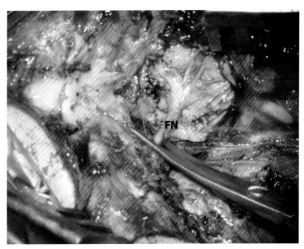

图 13.42 从面神经出茎乳孔处切断面神经（FN）

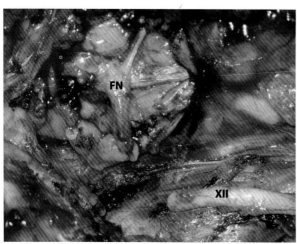

图 13.43 舌下神经的近端残端与面神经的远端残端靠拢。
FN：面神经；Ⅻ：舌下神经

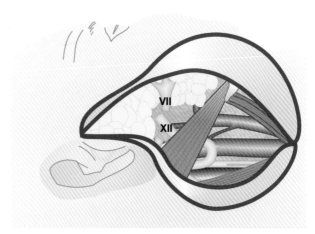

图 13.46 如果舌下神经远段的长度较短，可将其穿过二腹肌内侧以增加可用长度，因而避免吻合的张力。Ⅶ：面神经；Ⅻ：舌下神经

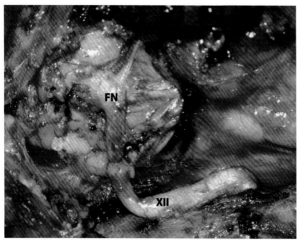

图 13.44 将舌下神经从二腹肌后腹的内侧穿过以获得额外长度。FN：面神经；Ⅻ：舌下神经

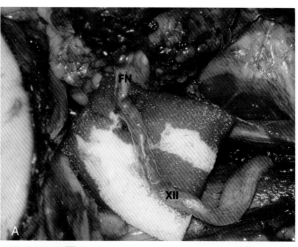

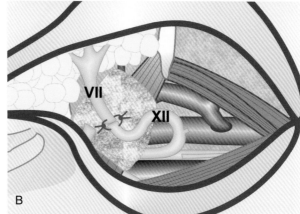

图 13.47A，B 于大片明胶海绵上使用带切割针的 8-0 单丝线将神经断端缝合。FN：面神经；Ⅻ：舌下神经

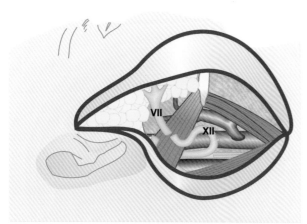

图 13.45 当舌下神经的可用长度足够时，可在二腹肌后腹的外侧进行吻合。Ⅶ：面神经；Ⅻ：舌下神经

提示和陷阱

- 行后鼓室开放时，使用小型金刚石钻来开放面隐窝。在行此步骤时，需注意不能将钻头过于向前外侧移动，这样会损伤鼓环及鼓膜。上方须保留一小块骨质覆盖砧骨短脚以避免电钻误伤。稍后可用刮匙去除此骨质。

- 对于 B 型肿瘤，行面后鼓室切开时须小心操作。通常使用大号的金刚石钻磨除位于面神经内侧、上方是后半规管的下界、下方是颈静脉球区域的骨质。除了后半规管及颈静脉球，颅后窝脑膜构成该区域的内侧界限，而面神经则为外侧界限。这一步时需特别注意避免损伤这些重要的结构。

- 必须游离腮腺内的面神经。这样可获得特别长的游离面神经从而避免向前转位时的张力。

- 于咽鼓管的上方、颧弓的根部钻磨新的骨管。

- 从膝状神经节至茎乳孔将面神经轮廓化。为了避免损伤面神经，应在高放大倍数下使用大号金刚石钻与面神经平行的方向钻磨。磨钻时必须充分冲吸以获得良好的视野并避免面神经的热损伤。面神经监测非常有用。

- 面神经必须恰当地显露。在乳突段，需 270° 暴露面神经，特别是面神经前缘以避免改道时损伤（图 13.19）。在鼓室段，只可能 180° 暴露。

- 无张力：移植的神经必须比缺损长 2cm。

- 大小匹配；腓肠神经的大小最匹配。偶尔需要两条移植神经以提供足够的神经组织。

- 将吻合区域包裹在颞肌筋膜内保证避免软组织的嵌入。

- 保持移植神经的稳定性：制作骨管提供移植神经的额外稳定性。颅内移植时使用纤维蛋白胶将移植的神经固定在周围坚硬组织上是至关重要的。

- 识别面神经乳突段时首先使用大号切割钻平行于面神经走行的方向移动，而不能横跨神经。

- 应完全切除膝状神经节水平的骨质。任何遗留的锋利骨质都可能导致面神经在移位时受到损伤。

- 面神经向前方改道时，使用 Beaver 刀来切断面神经乳突段坚韧的粘连组织。

- 在茎乳孔水平保留面神经周围的软组织。该组织在面神经移位时提供保护作用。

- 将面神经膝状神经节前段保持原位而不向前方改道有助于保留血供，并获得更好的面神经功能。如果术中面神经向前改道恰当，那么整个手术过程中面神经监护仪应保持安静。

- 避免直接在面神经上吸引。使用 Brackmann 冲吸器头。也可使用棉片以避免吸引头的直接损伤。

- 肿瘤可能造成不同程度的面神经侵犯。如果面神经受到侵犯，评估侵犯程度及神经处理留待手术最后环节术野无血之时。如果仅有少量纤维未受肿瘤侵犯，那么切除被侵犯的神经，并以长的腓肠神经移植。

参考文献

[1] Von Doersten PG, Jackler RK. Anterior facial nerve rerouting in cranial base surgery: a comparison of three techniques. Otolaryngol Head Neck Surg, 1996,115（1）:82–88.

[2] Leonetti JP, Brackmann DE, Prass RL.Improved preservation of facial nerve function in the infratemporal approach to the skull base. Otolaryngol Head Neck Surg, 1989,101（1）:74–78.

[3] Brackmann DE. The facial nerve in the infratemporal approach. Otolaryngol Head Neck Surg, 1987, 97（1）:15–17.

[4] Parhizkar N, Hiltzik DH, Selesnick SH. Facial nerve rerouting in skull base surgery. Otolaryngol Clin North Am, 2005,38（4）: 685–710.

[5] Russo A, Piccirillo E, De Donato G,et al. Anterior and posterior facial nerve rerouting: a comparative study. Skull Base, 2003,13（3）:123–130.

[6] Selesnick SH, Abraham MT, Carew JF. Rerouting of the intratemporal facial nerve: an analysis of the literature.

Am J Otol, 1996,17 (5) :793–805. discussion :806–809.

[7]　Sanna M, Mazzoni A, Saleh E, et al. The system of the modified transcochlear approach: a lateral avenue to the central skull base. Am J Otol ,1998,19 (1) :88 –97.discussion :97–98.

[8]　von Doersten PC, Jackson CG, Manolidis S,et al. Facial nerve outcome in lateral skull base surgery for benign lesions. Laryngoscope, 1998,108 (10) :1480–1484.

[9]　Moe KS, Li D, Linder TE, et al. An update on the surgical treatment of temporal bone paraganglioma. Skull Base Surg, 1999,9 (3) :185–194.

[10]　Given JD Jr, Brackmann DE, Nguyen CD,et al. Surgical management of previously untreated glomus jugulare tumors. Laryngoscope, 1994,104 (8 Pt 1) :917–921.

[11]　Leonetti JP, Anderson DE, Marzo SJ, et al. Facial paralysis associated with glomus jugulare tumors. Otol Neurotol, 2007,28 (1) :104–106.

[12]　Sanna M, jain Y, De Donato G, et al. Management of jugular paragangliomas: the Gruppo Otologico experience. Otol Neurotol,2004,25 (5) :797–804.

[13]　Woods CI, Strasnick B, Jackson CG. Surgery for glomus tumors: the Otology Group experience. Laryngoscope , 1993,103 (11 Pt 2, Suppl60) :65–70.

[14]　Jackson CG. Glomus tympanicum and glomus jugulare tumors. Otolaryngol Clin North Am, 2001 ,34 (5) :941–970.

[15]　Pareschi R, Righini S, Destito D, et al. Surgery of glomus jugulare tumors. Skull Base, 2003,13 (3) : 149–157.

[16]　Lustig LR, Jackler RK. Tho variable relationship between the lower cranial nerves and jugular foramen tumors: implications for neural preservation. Am J Otol,1996,17 (4) :658–668.

[17]　Gidley PW, Gantz BJ, Rubinstein JT. Facial nerve grafts: from cerebellopontine angle and beyond. Am J Otol, 1999,20 (6) :781 –788.

[18]　May M, Schaitkin B. Facial Paralysis: Rehabilitation Techniques. New York: Thieme, 2003.

[19]　Fisch U, Lanser MJ. Facial nerve grafting. Otolaryngol Clin North Am, 1991,24 (3) :691–708.

[20]　Falcioni M, Taibah A, Russo A, et al. Facial nerve grafting. Otol Neurotol,2003 ,24 (3) :486–489.

[21]　Sanna M, Jain Y, Falcioni M, et al. Facial nerve grafting in the cerebellopontine angle. Laryngoscope, 2004,114 (4) :782–785.

[22]　Arriaga MA, Brackmann DE. Facial nerve repair techniques in cerebellopontine angle tumor surgery. Am J Otol ,1992,13 (4) : 356–359.

[23]　Kanzaki J, Kunihiro T, O-Uchi T,et al. Intracranial reconstruction of the facial nerve. Clinical observation. Acta Otolaryngol Suppl ,1991,487:85–90.

[24]　Jackler RB, Brackmann DE, et al. Neurotology. Philadelphia: Elsevier Mosby, 2005,2.

[25]　Eaton DA, Hirsch BE, Mansour OI. Recovery of facial nerve function after repair or grafting: our experience with 24 patients. Am J Otolaryngol,2007,28 (1) :37–41.

[26]　Franco-Vidal V, Blanchet H, Liguoro D,et al. Side-to-end hypoglossal-facial nerve anastomosis with intratemporal facial nerve translocation. Long-term results and indications in 15 cases over 10 years. Article in French. Rev Laryngol Otol Rhinol (Bord) ,2006,127 (1–2) :97–102.

[27]　Asaoka K. Sawamura Y, Nagasbima M, et al.Surgical anatomy for direct hypoglossal-facial nerve side-to-end "anastomosis" . J Neurosurg ,1999,91 (2) :268–275.

第 *14* 章　颈内动脉的处理

直到最近，许多颅底疾病因病变广泛、位置深在被视为无法手术。紧邻重要结构是导致肿瘤暴露及根治性切除受限的众多原因之一。其中最重要的结构是面神经和颈内动脉。随着颅底手术技术的进步，我们已经可成功处理面神经，无论是向前（A 型颞下窝径路）还是向后（经耳蜗径路）移位，都可为肿瘤的显露及血管的控制开辟入路。然而，颈内动脉的处理依然是巨大的挑战，但由于成像和介入神经放射学的进步，累及动脉的肿瘤的处理变得更安全和更彻底。这使得以前被认为无法手术的各种肿瘤的切除成为可能。鼓室颈静脉球副神经节瘤患者的处理尤为如此。

根据定义，C2~C4 型鼓室颈静脉球副神经节瘤均侵及颈内动脉。C1 或 C2 型肿瘤主要侵及颈内动脉的后外侧，该区域最靠近肿瘤原发位置——颈静脉球。C3 和 C4 型肿瘤，主要包裹颈内动脉岩骨水平段内下侧壁。治愈 C3 和 C4 型肿瘤须广泛去除颈动脉管周围的骨质并分离动脉壁。这一点特别重要，因为此处一旦损伤，颈内动脉远端的控制几乎无望。处理的选项包括部分切除、术前栓塞或搭桥、术中修复或封闭以及术前支架加固动脉以减少术中损伤的可能性。当病情需要及技术上可行时，最后的选项是我们现在处理颈内动脉的首选模式。鼓室颈静脉球副神经节瘤广泛侵及岩骨颈动脉管及血管壁，并伴有来自颈内动脉岩支及海绵窦支明显的血液供应是术中高风险的信号。对于这些病变，术前评估极为重要。

外科解剖 （参考图 14.1~图 14.37）

1. 茎突尖分隔外侧的颈外动脉与内侧的颈内动脉。在上颈部控制进入颈内动脉管前的颈内动脉远端，受到 3 个结构阻碍，即（A）茎突及其连接的结构（图 14.2）；（B）二腹肌后腹；及

（C）颞骨外段面神经。在其进入颅底时，颈内动脉略向内侧弯曲。舌咽神经穿过动脉外侧。颈内动脉位于深处且与该水平动脉周围的坚韧纤维组织粘连（图 14.1~图 14.4）。

2. 岩骨垂直段颈内动脉周围由静脉丛及厚纤维组织层包绕。颈静脉颈动脉棘分隔颈内动脉与颈静脉球。舌咽神经走行于这一区域（图 14.5~图 14.14，图 14.16，图 14.18，图 14.19，图 14.30）。

3. 动脉上行约 14mm，向前内侧走行到达耳蜗，然后转向形成向前内侧方向走行的水平段。膝部位于咽鼓管内侧，还与膝状神经节及耳蜗相邻（图 14.12，图 14.14，图 14.15，图 14.17，图 14.31~图 14.34）。

4. 颈内动脉水平段的外覆纤维组织层很薄。咽鼓管、脑膜中动脉与三叉神经下颌支从其外侧穿过（图 14.20~图 14.22，图 14.25）。

5. 岩浅大神经位于动脉的上方并与其平行走

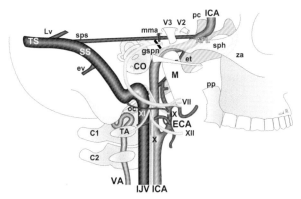

图 14.1　大血管和脑神经的关系。AFL：前破裂孔；C1：寰椎（第一颈椎）；C2：枢椎；CO：耳蜗；ECA：颈外动脉；et：咽鼓管；ev：导静脉；gspn：岩浅大神经；ICA：颈内动脉；IJV：颈内静脉；JB：颈静脉球；Lv：Labbé 静脉；M：下颌骨；mma：脑膜中动脉；OC：枕骨髁；pc：床突；pp：翼突；sph：蝶窦；sps：岩上窦；SS：乙状窦；TA：寰椎横突；TS：横窦；V2：上颌神经；V3：下颌神经；VA：椎动脉；za：颧弓；Ⅶ：面神经；Ⅸ：舌咽神经；Ⅺ：副神经；Ⅻ：舌下神经

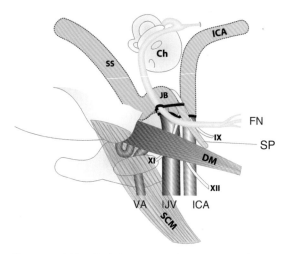

图 14.2 限制颈静脉球 (JB) 显露的结构为面神经 (FN)、二腹肌后腹 (DM) 及茎突 (SP)。Ch: 耳蜗; FN: 面神经; ICA: 颈内动脉; IJV: 颈内静脉; JB: 颈静脉球; SCM: 胸锁乳突肌; SS: 乙状窦; VA: 椎动脉; IX: 舌咽神经; XI: 副神经; XII: 舌下神经

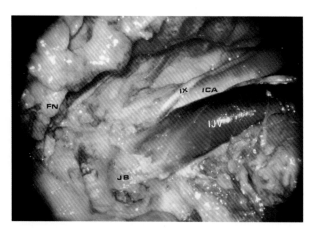

图 14.3 FN: 面神经; ICA: 颈内动脉; IJV: 颈内静脉; JB: 颈静脉球; IX: 舌咽神经

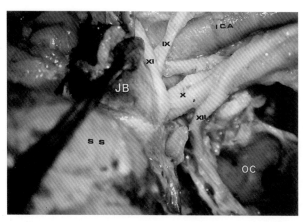

图 14.4 JB: 颈静脉球; ICA: 颈内动脉; OC: 枕骨髁; SS: 乙状窦; IX: 舌咽神经; X: 迷走神经; XI: 副神经; XII: 舌下神经

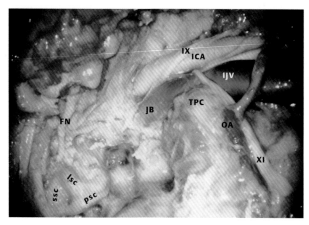

图 14.5 FN: 面神经; ICA: 颈内动脉; IJV: 颈内静脉; lsc: 外半规管; JB: 颈静脉球; OA: 枕动脉; psc: 后半规管; ssc: 前半规管; TPC: 寰椎 (C1) 横突; IX: 舌咽神经; XI: 副神经

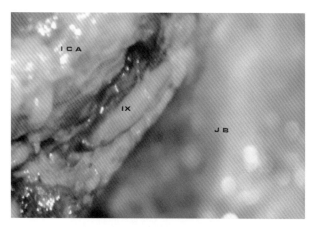

图 14.6 可见分隔颈内动脉与颈内静脉的颈静脉颈动脉棘。磨除部分该骨棘后可见出颅底前的舌咽神经。ICA: 颈内动脉; JB: 颈静脉球; IX: 舌咽神经

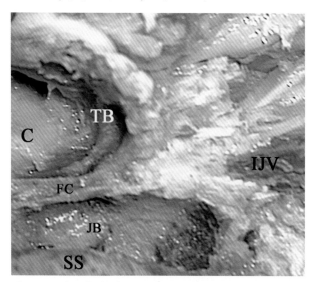

图 14.7 为了控制进入颞骨的血管结构，需磨除鼓骨 (TB)、残余面神经管 (FC) 以及迷路下气房。C: 耳蜗底转 (鼓岬); FC: 残留的面神经管; IJV: 颈内静脉; JB: 颈静脉球; SS: 乙状窦; TB: 鼓骨

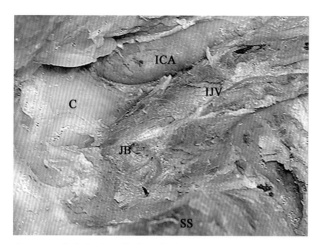

图 14.8　完全切除血管外侧骨质后的视图。C：耳蜗底转（鼓岬）；ICA：颈内动脉；IJV：颈内静脉；JB：颈静脉球；SS：乙状窦

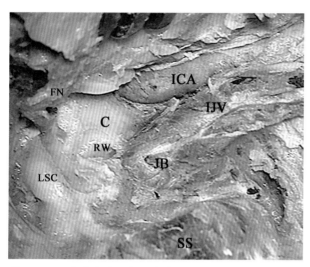

图 14.9　如果需要进一步向前暴露颈内动脉（ICA），用撑开器来保持髁突向前移位。C：耳蜗底转（鼓岬）；FN：改道的面神经；ICA：颈内动脉；IJV：颈内静脉；JB：颈静脉球；LSC：外半规管；RW：蜗窗；SS：乙状窦

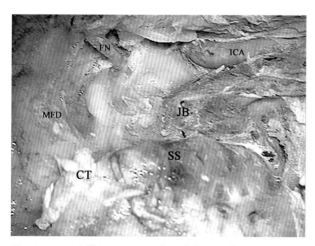

图 14.10　用结缔组织（CT，实际手术过程中为止血纱布）腔外封闭乙状窦的近端。FN：改道的面神经；ICA：颈内动脉；JB：颈静脉球；MFD：颅中窝脑膜；SS：乙状窦

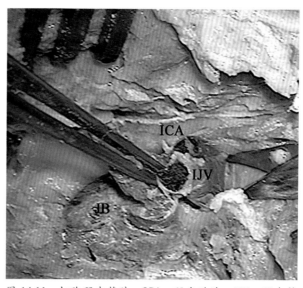

图 14.11　切除颈内静脉。ICA：颈内动脉；IJV：颈内静脉；JB：颈静脉球

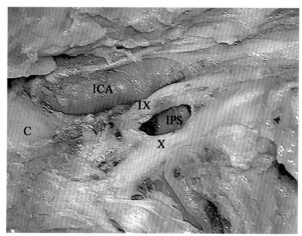

图 14.12　切除颈内静脉及颈静脉球后的视图。注意在实际手术过程中，切开岩下窦会引起出血，需使用止血纱布填塞止血。C：耳蜗底转（鼓岬）；ICA：颈内动脉；IPS：岩下窦；X：迷走神经；IX：舌咽神经

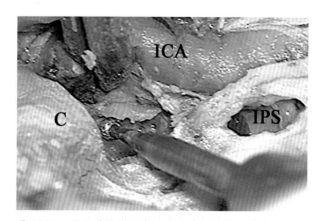

图 14.13　用吸引器将颈内动脉向外侧移位，磨除位于颈内动脉内侧的骨质。C：耳蜗底转（鼓岬）；ICA：颈内动脉；IPS：岩下窦

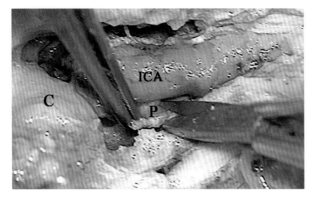

图 14.14　颈内动脉（ICA）与其外覆骨膜（P）之间的解剖平面最容易在动脉进入骨管处确定。C：耳蜗底转（鼓岬）；ICA：颈内动脉；P：骨膜

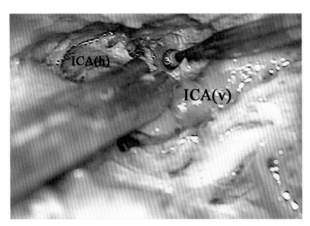

图 14.15　此处使用吸引器不仅可以将动脉向后方移位，同时也可以在磨除前方骨质时保护血管。ICA（h）：颈内动脉水平段；ICA（v）：颈内动脉垂直段

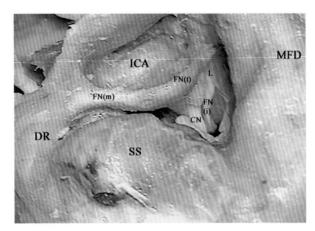

图 14.16　颞骨内面神经全程显露。CN：耳蜗神经；DR：二腹肌嵴；FN（i）：面神经内耳道段；FN（m）：面神经乳突段；FN（t）：面神经鼓室段；ICA：颈内动脉；L：面神经迷路段；MFD：颅中窝脑膜；SS：乙状窦

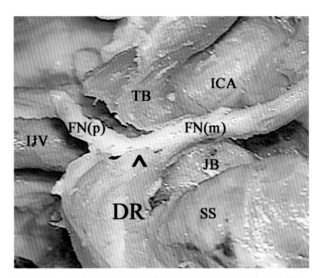

图 14.17　图示面神经从颞骨茎乳孔（ʌ）出颞骨（左侧）。DR：二腹肌嵴；FN（m）：面神经乳突段；FN（p）：面神经腮腺内段；ICA：颈内动脉；IJV：颈内静脉；JB：颈静脉球；SS：乙状窦；TB：鼓骨

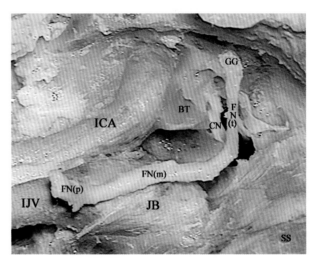

图 14.18　切除周围所有骨质后，颈静脉球与面神经乳突段的关系。BT：耳蜗底转；CN：耳蜗神经；FN（m）：面神经乳突段；FN（p）：面神经腮腺内段；FN（t）：面神经鼓室段；GG：膝状神经节；ICA：颈内动脉；IJV：颈内静脉；JB：颈静脉球；SS：乙状窦

行。半月神经节覆盖颈内动脉水平段最前方的上部。多数情况下，颈内动脉水平段骨管缺失，且

与半月神经节之间无骨质分隔（图 14.23，图 14.26，图 14.35，图 14.36）。

　　6. 在破裂孔水平，颈内动脉向前上转弯 90° 进入垂直段。于此处动脉进入海绵窦。展神经进入 Dorello 管后，穿过颈内动脉的外侧（图 14.24，图 14.25，图 14.27~14.29，图 14.37）。

　　7. 海绵窦内的颈内动脉可分为几段。后部垂直段很短，转弯 90° 向前形成水平段。在海绵窦的前部，动脉形成平滑的曲线，向内、向上走行

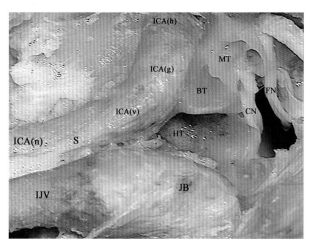

图 14.19　面神经向前改道后，颞骨内颈内动脉全程轮廓化。BT：耳蜗底转；CN：耳蜗神经；FN：面神经；HT：下鼓室；ICA（g）：颈内动脉膝部；ICA（h）：颞骨内颈内动脉水平段；ICA（n）：颈部的颈内动脉；ICA（v）：颞骨内颈内动脉垂直段；IJV：颈内静脉；JB：颈静脉球；MT：耳蜗中转；S：交感神经干

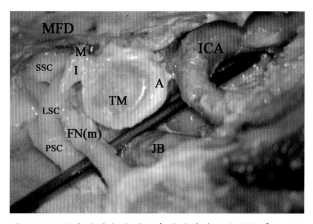

图 14.20　颈内动脉与鼓膜及中耳的关系（右侧颞骨）。A：鼓环；FN（m）：面神经乳突段；I：砧骨；ICA：颈内动脉；JB：颈静脉球；LSC：外半规管；M：锤骨；MFD：颅中窝脑膜；PSC：后半规管；SSC：前半规管；TM：鼓膜

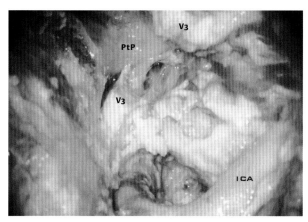

图 14.21　注意颈内动脉水平段与下颌神经的关系。ICA：颈内动脉；PtP：翼突；V3：下颌神经

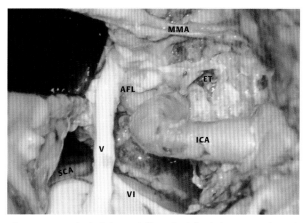

图 14.22　颈内动脉与咽鼓管、脑膜中动脉及三叉神经的关系。AFL：前破裂孔；ET：咽鼓管；ICA：颈内动脉；MMA：脑膜中动脉；SCA：小脑上动脉；V：三叉神经；Ⅵ：展神经

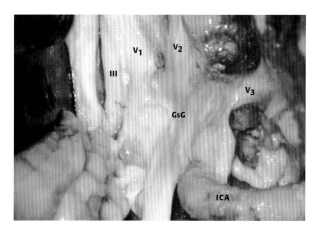

图 14.23　GsG：半月神经节（三叉神经节）；ICA：颈内动脉；Ⅲ：动眼神经；V1：眼神经；V2：上颌神经；V3：下颌神经

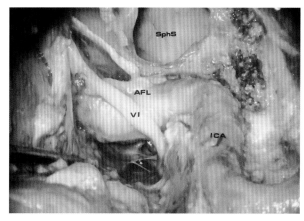

图 14.24　颈内动脉水平段已完全显露。注意动脉在破裂孔处的垂直转弯。在两者进入海绵窦的入口处，展神经穿过颈内动脉外侧。图中可见颈内动脉与蝶窦的关系。AFL：前破裂孔；ICA：颈内动脉；SphS：蝶窦；Ⅵ：展神经

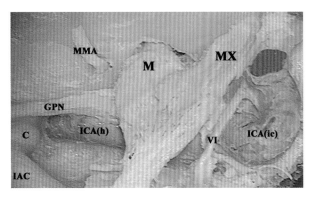

图 14.25 从左颞骨的颅中窝观察颈内动脉水平段的走行。
C：耳蜗；GPN：岩浅大神经；IAC：内耳道；ICA（h）：颈内动脉水平段；ICA（ic）：颅内颈内动脉；M：下颌神经；MMA：脑膜中动脉；MX：上颌神经；Ⅵ：展神经

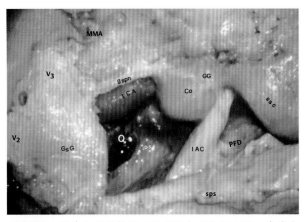

图 14.26 颞骨上面的解剖，显示颈内动脉水平段。其前内侧部分由半月神经节覆盖。岩浅大神经于动脉上侧方走行。
Co：耳蜗；GG：膝状神经节；GsG：半月神经节；gspn：岩浅大神经；IAC：内耳道；ICA：颈内动脉；ips：岩下窦；MMA：脑膜中动脉；PFD：颅后窝脑膜；Q：后菱形肌；sps：岩上窦；ssc：前半规管；V2：上颌神经；V3：下颌神经

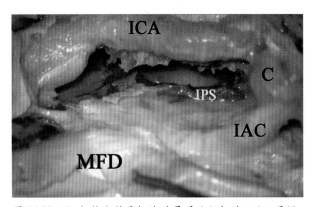

图 14.27 如上所述所需切除的骨质已经切除。C：耳蜗；IAC：内耳道；ICA：颈内动脉；IPS：岩下窦；MFD：颅中窝脑膜

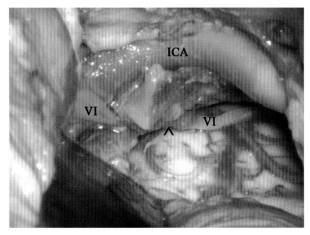

图 14.28 检查径路的前部，可见展神经（Ⅵ）进入Dorello 管（^），颈内动脉（ICA）进入前破裂孔，然后进入海绵窦

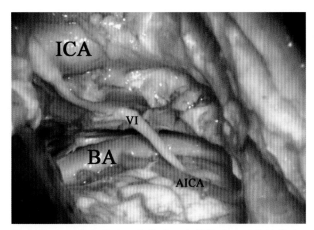

图 14.29 已磨除最后一块骨质，完成径路。可见桥前池，这是该径路的主要目标。AICA：小脑前下动脉；BA：基底动脉；ICA：颈内动脉；Ⅵ：展神经

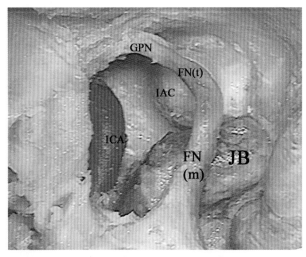

图 14.30 另一例经耳囊径路的标本，颞骨置于垂直方向。注意颈静脉球（JB）位置非常高，几乎与内耳道（IAC）接触。FN（m）：面神经乳突段；FN（t）：面神经鼓室段；GPN：岩浅大神经；ICA：颈内动脉

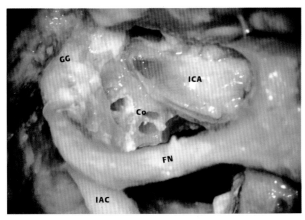

图 14.31　部分磨除耳蜗以显示其与颈内动脉的关系。注意膝状神经节与颈内动脉膝部的密切关系。咽鼓管鼓口位于膝部的外侧。Co：耳蜗；FN：面神经；GG：膝状神经节；IAC：内耳道；ICA：颈内动脉

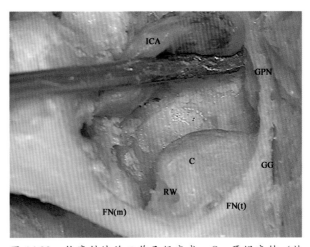

图 14.33　钻磨斜坡的工作已经完成。C：耳蜗底转（鼓岬）；FN（m）：面神经乳突段；FN（t）：面神经鼓室段；GG：膝状神经节；GPN：岩浅大神经；ICA：颈内动脉；RW：蜗窗

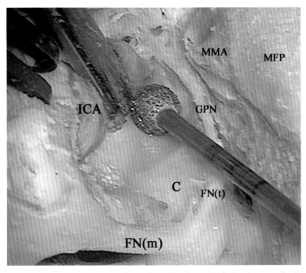

图 14.32　利用吸引器前端将颈内动脉向外侧移位，磨除位于其内侧的骨质。C：耳蜗底转（鼓岬）；FN（m）：面神经乳突段；FN（t）：面神经鼓室段；GPN：岩浅大神经；ICA：颈内动脉；MFP：颅中窝板；MMA：脑膜中动脉残端

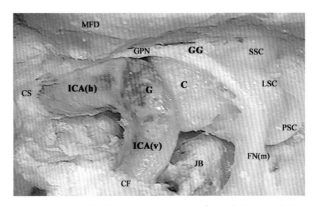

图 14.34　左侧颞骨颈内动脉周围所有的骨质均已磨除。C：耳蜗；CF：颈动脉孔；CS：海绵窦；FN（m）：面神经乳突段；G：膝部；GG：膝状神经节；GPN：岩浅大神经；ICA（h）：颈内动脉水平段；ICA（v）：颈内动脉垂直段；JB：颈静脉球；LSC：外半规管；MFD：颅中窝脑膜；PSC：后半规管；SSC：前半规管

形成前部垂直段，然后离开海绵窦进入蛛网膜下腔（图 14.24，图 14.25；参见第 3 章）。

血管造影解剖

Moret 分类将鼓室颈静脉球副神经节瘤从血管造影的角度分为 4 部分：内下部、后外部、上部及前部[2]。前部包含的结构为颈内动脉、前鼓室、岩尖及海绵窦。对于 C1 和 C2 型肿瘤，前部血供通常由上颌动脉的前鼓室支和（或）颈内动脉的颈鼓支供应。C3 和 C4 型肿瘤血供还来自于咽升动脉的海绵窦支以及有时来自脑膜垂体干和颈内动脉的下外侧干。某些 C3 和 C4 型的肿瘤主要血供来自颈内动脉的分支，这会导致术中失血增加。这使得肿瘤切除更加困难，特别是接近动脉那部分肿瘤的切除。然而，这些分支通常细小且弯曲，使得选择性微导管置入及栓塞无法实施。替代的方法是另外一种更积极的术前处理方式（参见第 3 章）。

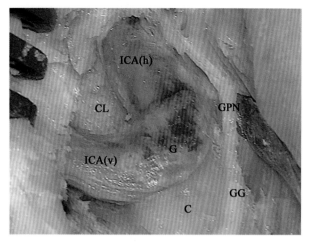

图 14.35 颈内动脉水平段已轮廓化。注意岩浅大神经附着于硬脑膜上，牵拉硬脑膜会导致应力作用于膝状神经节处的面神经。因此，如果需要牵拉硬膜，应切断岩浅大神经以预防这种伤害。C：耳蜗底转（鼓岬）；CL：斜坡骨质；G：膝部；GG：膝状神经节；GPN：岩浅大神经；ICA（h）：颈内动脉水平段；ICA（v）：颈内动脉垂直段

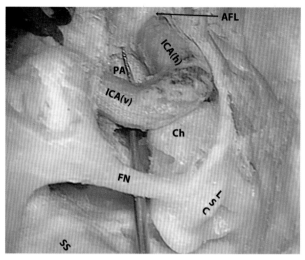

图 14.37 完成径路后的视图。AFL：前破裂孔；Ch：耳蜗；FN：面神经；ICA（h）：颈内动脉水平段；ICA（v）：颈内动脉垂直段；LSC：外半规管；PA：岩尖；SS：乙状窦

颈内动脉术前评估及处理

术前处理的目的：

- 确定肿瘤侵及动脉的程度和范围。用于此目的的检查包括高分辨率 CT、MRI、磁共振血管造影（MRA）和数字减影血管造影。动脉管腔狭窄及不规则强烈提示肿瘤侵及颈内动脉管壁。
- 确定操纵或牺牲动脉所影响区域的侧支循环是否能够保持血供。这对那些广泛侵及动脉的肿瘤特别重要。可使用的检查包括：4 条血管造影及手动交叉压迫测试、氙气增强 CT 脑血流、单光子发射计算机断层扫描及颈动脉残端压力管理。在我们中心，我们只使用手动交叉压迫试验。

■ 颈内动脉术前处理适应证

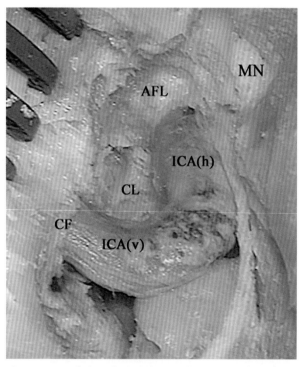

图 14.36 颞骨内颈内动脉完全游离。AFL：前破裂孔；CF：颈动脉孔；CL：覆盖斜坡区的硬脑膜；ICA（h）：颈内动脉水平段；ICA（v）：颈内动脉垂直段；MN：下颌神经残端

- CT 和 MRI 轴位图像示颈内动脉颈部远端和岩骨垂直段被肿瘤 270°~360°包裹。
- 血管造影确认颈内动脉颈部远端及岩骨段管腔狭窄、不规则。
- C3 和 C4 型鼓室颈静脉球副神经节瘤、迷走神经副神经节瘤及颈动脉球体瘤。
- 血管造影显示来自颈内动脉分支丰富的血供。
- 之前涉及颈内动脉操作的手术史和（或）放射治疗史。

在这些情况下，处理的选项包括术前永久性球囊栓塞（PBO），颈内-颈外动脉搭桥后永久性球囊栓塞及动脉内支架加固。

■ 永久性球囊栓塞

血管造影分两个阶段进行：

1. 对侧颈内动脉注射并指压病变侧颈总动脉（Matas 试验）。大脑前、中动脉及其分支快速及完全充盈提示前交通动脉系统通畅。

2. 优势侧椎动脉注射，同时压迫同侧的颈总动脉（Alcock 试验）。压迫侧的大脑中动脉快速和完全充盈提示后交通动脉系统通畅。颈内动脉向下充盈也提示功能性的交通动脉。同时视及双侧血管造影相或者双侧相差不超过 1s 是侧支循环效果的可靠指标。

如果两个交通系统中至少一个有良好的交叉充盈，可行球囊栓塞试验（BOT）。如果患者能够耐受球囊栓塞实验且血管造影显示出良好的交叉血流，可行永久性球囊栓塞（PBO；参见第 6 章）。

于全身肝素化、轻度镇静及局麻下行球囊栓塞试验及永久性球囊栓塞。采用双侧股动脉径路，将 8F 引导导管插入一侧股动脉，并到达需闭塞的颈内动脉。对侧股动脉穿刺用于血管造影评估。为了永久性闭塞颈内动脉，使用安装 GVB16 球囊（Cathnet Science，Paris，France）的 CIF 导管（Minyvasis，Gennevilliers，France）。第一球囊通常放置于颈内动脉海绵窦段眼动脉起源的近端，另外两个球囊分别放在颈动脉孔和颈动脉分叉处远端（图 14.38~图 14.40）。球囊扩张后，通过引

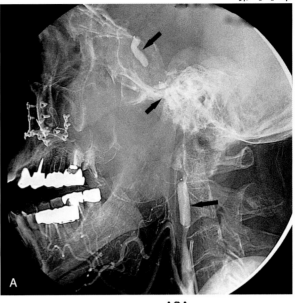

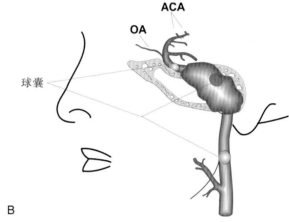

图 14.39A，B　血管造影显示球囊（3 个箭头）。ACA：大脑前动脉；OA：眼动脉

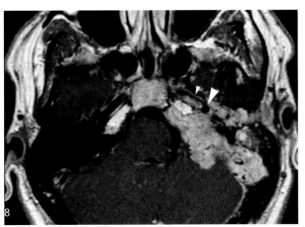

图 14.38　一例 C3 型右侧鼓室颈静脉球副神经节瘤颈内动脉水平段（小箭头）的钆增强 MRI（轴位视图）。注意肿瘤包裹动脉垂直段（大箭头）

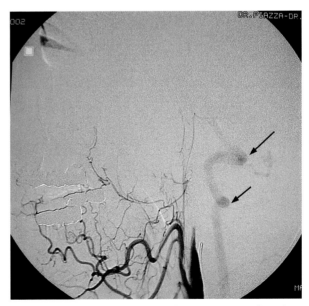

图 14.40　血管造影显示放置球囊后动脉完全闭塞。未见颈外动脉远端分支，因为它们在前期手术中被关闭。可见其椎动脉阴影（两个箭头）

导导管注入造影剂证实颈内动脉闭塞，然后通过验证性血管造影来证实获得足够的交叉血流，特别注意双侧动脉、毛细血管及静脉相的对称性（图14.41，图14.42）。监测患者的身体和精神状态20min，然后分离第一球囊。如果患者不能耐受球囊栓塞，立即将球囊放气。大多数患者出现这种情况很明显且非常快，在颈动脉闭塞后的最初几分钟即可出现。如果血管造影确认毛细血管

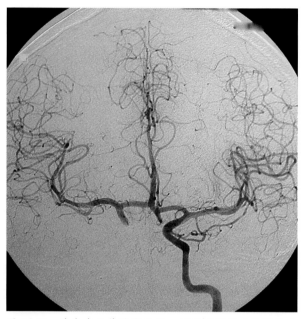

图14.41　某患者血管造影显示，指压右侧颈内动脉后左侧颈内动脉注射造影剂，前交通通畅，双侧大脑半球动脉和静脉相对称性完美。

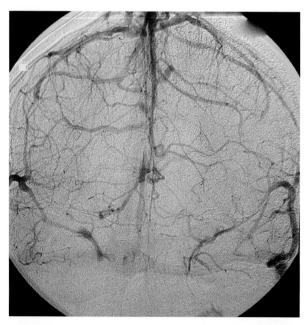

图14.42　图14.41显示的同一患者的静脉相血管造影

和静脉相不对称（>1s），几分钟后再次造影。如果这种不对称性不正确，将球囊放气而且须考虑替代方案。永久球囊栓塞后，患者在重症监护病房监控24h。3~4周后安排手术。

■ 动脉内支架置入术（参见第6章）

最近发明的术前支架加固技术对那些颈内动脉有损伤风险患者的治疗有显著的进步[3-7]。置入支架可加固动脉并允许更积极地解剖颈内动脉，同时减少术中损伤动脉的可能。为了降低血栓栓塞的风险，支架置入前5d开始联合使用氯吡格雷（75mg/d）与阿司匹林（100mg/d）行抗血小板治疗。该治疗方案持续到支架植入后1~3个月，然后减药至仅使用阿司匹林单药治疗。手术前5d停止使用抗血小板药物，开始使用低分子肝素。术后第2d再次使用抗血小板药物，术后第3d停止使用低分子肝素。然后，患者终生使用抗血小板治疗（图14.43）。

植入支架加固动脉壁作为诊断造影后单独的程序在全身麻醉下进行。有3种不同类型的自扩张镍钛支架可供使用：Xpert支架系统（Abbott Laboratories Vascular Enterprises, Dublin, Ireland）、Neuroform（Boston Scientific, Fremont, CA）及LEO（Balt Extrusion, Montmorency, France）。目前，我们认为Xpert支架最合适加固颈部及颞骨内的颈内动脉，因为其直径（4mm或5 mm）和长度（20mm、30mm或40 mm）最佳。为了减少支架与肿瘤交界处颈内动脉的损伤，我们认为支架加固的无瘤血管壁在近端及远端均至少达10 mm。要做到这一点，可能会需要插入2个甚至3个支架。

每个支架均精心挑选以适合每个不同的患者。颈动脉管垂直部与水平部转弯处，以及颈部卷曲或扭曲的动脉放置支架时可能会遇到困难。在这种情况下，由于解剖颈内动脉的风险，必须选择更柔软、更具弹性的支架。有时置入支架技术上不可行，永久性球囊栓塞成为最安全的选择。

支架加固的时机同样也非常重要，提倡支架植入和手术的间隔时间至少为4~6周，以便在支架内表面形成稳定的新生内膜（图14.44）[8]。当存在来自颈内动脉的显著血液供应时，单纯裸支架无法减少肿瘤的血供。此时应使用永久性球囊栓

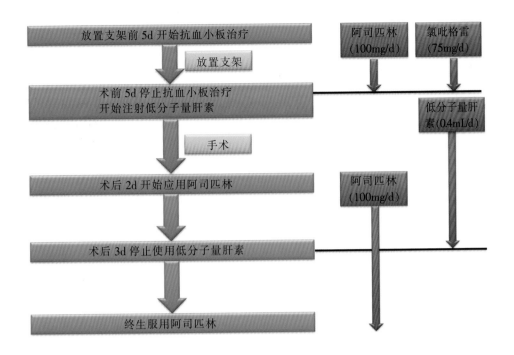

图 14.43　与颈内动脉支架置入术相关的用药方案

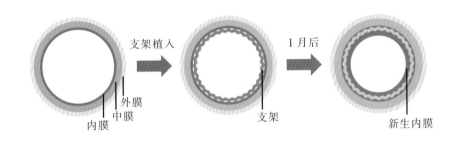

图 14.44　颈内动脉支架置入后的解剖变化。支架植入 1 个月后，新内膜层形成，随后可安全地进行外膜下切除

塞技术，术前临时球囊闭塞颈内动脉时使用颗粒栓塞，插入覆膜支架为可供选择的替代方案。目前，覆膜支架有几个理论上的缺点：血栓形成增加、支架僵硬、与裸支架相比在弯曲的动脉中放置困难更大。

颈内动脉暴露和控制

■ 动脉控制

副神经节瘤为富含血管的肿瘤，即使常规进行栓塞，没有采用合适的技术，依然会有大量的出血。

切除肿瘤前广泛去除骨质、充分显露肿瘤边缘可极大地方便安全切除肿瘤。A 型颞下窝径路经枕骨髁扩展（参见第 9 章）的应用允许进一步暴露肿瘤后下及内侧边缘。中耳部分的肿瘤往往需要早期分块切除以有利于进一步地切除骨质。该术区的止血通常是直接使用双极凝血及填塞止血纱布。

去除骨质后，用双极电凝凝固肿瘤表面使其收缩，然后逐渐减瘤。当转移到另一区域操作时，通常需对前一区域使用止血纱布紧紧填塞。颅底骨质广泛受侵比较常见，从而导致在切除过程中血液不断渗出而难以识别关键结构。在这种情况下，使用金刚石钻非常有用。

副神经节瘤的浸润特性带来了大血管损伤的风险。肿瘤侵及骨膜时，于颞骨外段肿瘤未侵及的区域开始分离，然后使用双极电凝小心地将肿瘤从颈内动脉上切除。如肿瘤侵及动脉外膜，只有在支架植入的情况下才能行外膜下切除，这样可以安全、完整地切除肿瘤。最后处理累及颈内动脉的肿瘤，这时止血、暴露的效果最好。这些问题将在后面详细讨论。

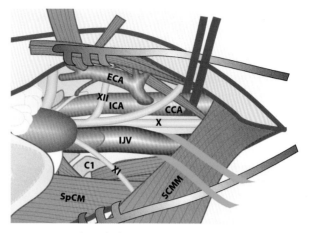

■ 颈内动脉的暴露

暴露颈部的颈内动脉是治疗鼓室颈静脉球副神经节瘤、迷走神经副神经节瘤和颈动脉体瘤的必要早期步骤。

■ 颈部颈内动脉

注　意

在无病理状况下，暴露二腹肌以下的颈内动脉是一个简单的操作，但也可引起明显的并发症。暴露该水平以上的颈内动脉，则需要结合颈部和颅底技术。

- 沿胸锁乳突肌前缘切开浅层颈深筋膜，然后辨认颈内静脉并切断面静脉。
- 辨认颈内及颈外动脉，通过至少存在 2 条颈部分支确认颈外动脉，然后将血管带绕置在颈内动脉上（图 14.45）。
- 追踪颈袢到舌下神经，切断枕动脉的胸锁乳突肌支以提高舌下神经的游离度。在颈内静脉与颈内动脉之间辨认第Ⅹ脑神经。
- 以寰椎横突为标志（图 14.46），在颈内静脉外侧（超过 80% 的情况下）寻找副神经。
- 切断二腹肌及牵拉下颌骨角可提供更多的暴露。
- 游离腮腺尾部识别颞骨外段面神经，然后识别并安全切断茎突及其附着肌肉，显露茎突后部咽旁间隙内的颈内动脉。
- 颌骨切开也被广泛地报道用以改善远端的暴露，但该技术不是我们使用或支持的技术（图 14.2，图 14.47，图 14.48）。

岩骨内段（垂直和水平段）

通常可以通过切除迷路下气房及轮廓化外耳道下缘来暴露鼓环下缘的岩骨内颈内动脉。切除面神经两侧的骨质以改善暴露，便于彻底切除鼓骨。乳突尖去除及面神经远端部分向前外侧移位可以进一步改善暴露（图 13.15C）。然而，此入路只能提供有限的颈内动脉控制。下鼓室及后鼓室

图 14.45　彩色血管带标记大血管。C1：寰椎；CCA：颈总动脉；ECA：颈外动脉；ICA：颈内动脉；IJV：颈内静脉；SCMM：胸锁乳突肌；SCpM：头夹肌；Ⅹ：迷走神经；Ⅺ：副神经；Ⅻ：舌下神经

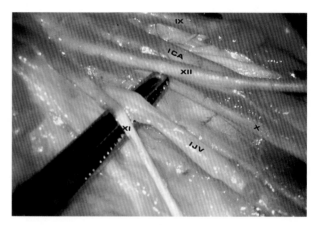

图 14.46　ICA：颈内动脉；IJV：颈内静脉；Ⅸ：舌咽神经；Ⅹ：迷走神经；Ⅺ：副神经；Ⅻ：舌下神经

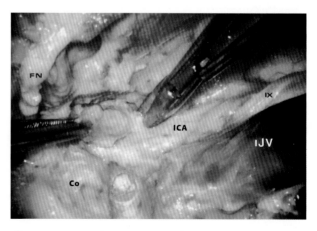

图 14.47　Co：耳蜗；FN：面神经；ICA：颈内动脉；IJV：颈内静脉；Ⅸ：舌咽神经

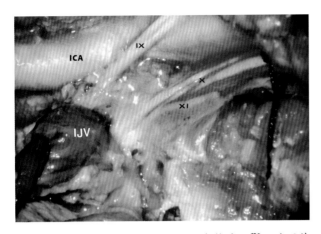

图 14.48　ICA：颈内动脉；IJV：颈内静脉；IX：舌咽神经；X：迷走神经；XI：副神经

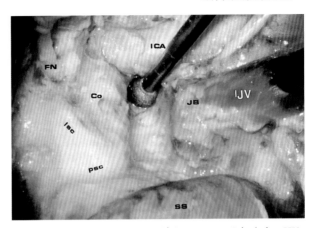

图 14.49　Co：耳蜗；FN：面神经；ICA：颈内动脉；IJV：颈内静脉；JB：颈静脉球；lsc：外半规管；psc：后半规管；SS：乙状窦

的切开得以暴露中耳腔，理论上可增加咽鼓管水平颈内动脉远端的暴露。切除外耳道后壁及轮廓化前壁是经乳突径路增加暴露的技术。当该技术与广泛切除下鼓室气房及鼓骨联合时，通常需要盲囊状封闭外耳道（图 8.22）。

垂直段颈内动脉壁 1.5~2.0 mm 厚，外膜大约为 1 mm。而水平段则没有外膜[9]。因此外膜下切除只能在垂直段应用。当动脉完全被肿瘤包裹时，可能需要切除颈内动脉。

至第 2 膝的面神经部分移位可轻微改善咽鼓管下方岩骨内颈内动脉的显露，但是只有从膝状神经节开始向前移位，才能提供无阻的入路（图 14.49~图 14.51）。耳道前壁的切除及下颌骨向前半脱位进一步改善颈内动脉的暴露，但我们很少采用半脱位的方法。

对于 C3 期肿瘤，需要控制岩骨内颈内动脉水平段。在此处，脑膜中动脉、下颌神经（V3）及咽鼓管均位于动脉的外侧（图 14.25）。面神经改道与下颌骨移位相结合对于完美暴露岩骨内的颈内动脉非常重要[10,11]。可以通过包含颞骨开颅术和颧骨截骨术的 A 型颞下窝径路来获得该暴露，没有必要采用 B 型颞下窝径路。

此外，动脉内支架的使用也避免了行 B 型颞下窝径路。支架的存在允许更积极地解剖及移动颈内动脉，从而获得肿瘤的完全切除（图 14.52~图 14.55）。

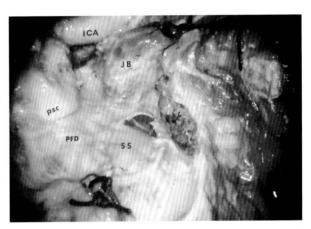

图 14.50　ICA：颈内动脉；JB：颈静脉球；PFD：颅后窝脑膜；psc：后半规管；SS：乙状窦

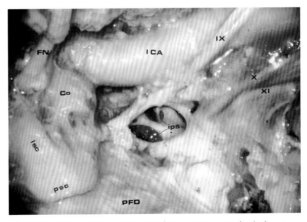

图 14.51　Co：耳蜗；FN：面神经；ICA：颈内动脉；ips：岩下窦；lsc：外半规管；PFD：颅后窝脑膜；psc：后半规管；IX：舌咽神经；X：迷走神经；XI：副神经

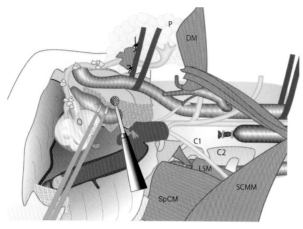

图 14.52 支架的存在允许更积极地解剖及移动颈内动脉，从而获得肿瘤的完全切除。C1：寰椎；C2：枢椎；DM：二腹肌；LSM：肩胛提肌；P：腮腺；SCMM：胸锁乳突肌；SpCM：头夹肌

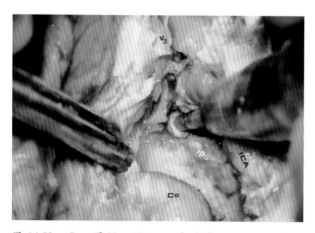

图 14.53 Co：耳蜗；ICA：颈内动脉；ips：岩下窦；V3：下颌神经

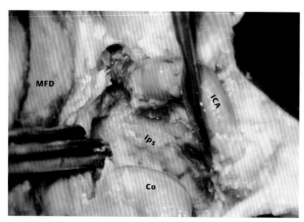

图 14.54 Co：耳蜗；ICA：颈内动脉；ips：岩下窦；MFD：颅中窝脑膜

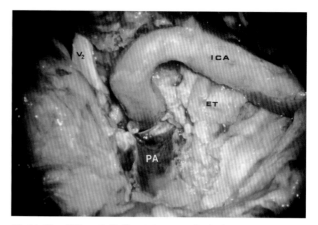

图 14.55 ET：咽鼓管；ICA：颈内动脉；PA：岩尖；V₂：上颌神经

累及颈内动脉肿瘤的处理

当试图完全切除头颈部副神经节瘤时，将肿瘤从岩骨内颈内动脉上切除通常是关键的一步。为了加深理解，我们需注意一下此点，既往大样本量临床报道的死亡病例中相当一部分是因为动脉的损伤或动脉切除引起的后果[12]。

需要强调的是，获得动脉近端和远端的足够控制非常必要，这必然要求面神经移位及外耳道切除。在颈内动脉周围切除病变还高度依赖术前的评估和管理。

当思考肿瘤全切除需要牺牲颈内动脉的选项时，应当站在哲学的高度。一些外科医生宣称，他们不提倡切除诸如鼓室颈静脉球副神经节瘤的良性病变时切除颈内动脉[13,14]。

根据其被侵及的程度，动脉可能需要采取以下治疗：

- 骨管浸润时行减压。
- 垂直段骨管前部浸润时行减压及部分移位。
- 骨膜下切除。
- 外膜下切除。
- 支架有效覆盖下的外膜下切除。
- 伴或不伴搭桥的动脉切除（术前球囊栓塞后）。

当动脉存在明显侵犯时，正如前面讨论的那样手术优于放射治疗（参见第 6 章）。由于近期颈内动脉支架的出现，我们采取了较颈内动脉闭塞更为保守的方法。术前球囊栓塞的数量显著减少。

术前支架置入使得我们可以更积极地解剖颈

内动脉并明显减少手术的风险。腔内支架的存在使得我们能够在支架外侧面上建立清晰的分界面，得以全部切除受侵犯的动脉壁，消灭了颈内动脉不慎破裂的风险。在颈内动脉膝部和（或）水平段操作时尤为如此，此处动脉的暴露及可移动性较低，且特别需要直接控制动脉前内侧壁。

作为一般原则，累及颈内动脉肿瘤的处理放在手术的最后。这使得暴露最佳化，且最大限度地减少术区出血。

使用大号金刚石钻头，通过宽广的平面进入颈内动脉需暴露的区域。这也使得受侵犯骨质的持久渗血得到控制。通常还需要间断使用双极电凝及填塞止血纱布。一旦去除颈内动脉外侧及内侧的骨质，即开始从下方切除肿瘤。通常从颞骨外无肿瘤侵及的位置开始，这一区域容易识别正确的分界面。需要联合运用锐性切除、钝性切除及双极电凝技术。动脉垂直段轻微移位往往是切除延伸至颈内动脉前方的肿瘤所需。这需要移动从颅底颈内动脉入口至少到水平段膝部的颈内动脉。颈内动脉膝部近端发出的颈鼓动脉往往是肿瘤血供动脉，动脉移位时必须小心勿扯断该动脉。

■ 减　压

到达但未侵及颈内动脉的肿瘤如 Fisch 分类 C1 型肿瘤应采用该操作。有经验的医生进行轮廓化风险不大。使用大号金刚石钻头平行于动脉的走行来切除覆盖动脉的最后一层骨壳（图 14.56）。

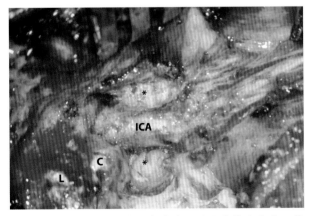

图 14.56　（右侧）显露颈内动脉颈段至岩骨垂直段。骨膜层未被侵及予以保留。广泛磨除垂直段内外侧受侵及的骨质。*：钻磨的骨质；C：耳蜗；ICA：颈内动脉；L：迷路

■ 减压及部分移位

当肿瘤延伸至动脉的内侧和（或）前侧时，需将颈内动脉的垂直段部分移位（图 14.57）。

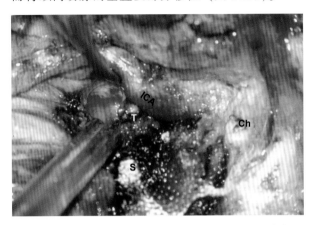

图 14.57　（左侧）对于 C2 型肿瘤，需要从颈段至膝部对颈内动脉进行减压。这样可以轻柔地牵拉动脉暴露前内侧肿瘤（完整的病例资料可参见第 9 章）。Ch：耳蜗；ICA：颈内动脉；T：肿瘤；S：止血纱布

■ 未植入支架的骨膜下或外膜下切除及向前移位

采用精细的显微外科技术行骨膜下切除是安全的，不需要术前处理颈内动脉 [15]。该 C2 型鼓室颈静脉球副神经节瘤的一系列手术照片阐明了从下方识别骨膜下平面的重要性，那里的骨膜更坚韧。切除被侵及的骨膜后，进一步去除颈内动脉周围的骨质，确保切除任何被侵及的骨质。对于侵及颈内动脉程度更严重的肿瘤，行骨膜下或外膜下切除（图 14.58.1~图 14.58.7 及图 14.59.1~图14.59.6）。总体而言，在岩骨垂直段将肿瘤从动脉上切除相对更容易、更安全，因为其比水平段管壁更厚、更易暴露。首先应该找到肿瘤与动脉之间的分界面。在大多数情况下，肿瘤黏附在动脉周围的骨膜上，最好从刚好无肿瘤的区域开始切除。然而，晚期肿瘤甚至可能延伸至动脉外膜，因而可能需要外膜下切除。应非常仔细地操作，避免可能变得薄弱的动脉壁的任何撕裂（图 14.58.6），从而导致随后的井喷风险（图 14.60.2~图 14.60.8）。

偶尔，谨慎的做法是遗留一小块组织于颈内动脉上，而不是将患者置于动脉损伤的风险下。广泛凝固残余的肿瘤。这多发生在失血过多导致

视野不清，或肿瘤生物学具有特别侵袭性及不能确定切除平面的病例。

外膜受侵犯时需外膜下切除。然而，这只有当手术医生已准备好修复或关闭可能损伤的动脉时才予以进行。术前阻塞试验后行永久性球囊栓塞肯定比术中进行关闭安全得多，但临床上球囊栓塞试验仍存在较高的假阳性率。移植大隐静脉行高流量颈动脉搭桥也是一种选择。这些不同技术的利弊已在第6章术前神经放射学处理中进行

了讨论。我们现在采用外膜下切除前行动脉腔内支架植入，这是完整切除肿瘤最安全的方法。

临床病例

■ 病例 14.1：C2 型肿瘤骨膜下解剖颈内动脉

（图 14.58.1~图 14.58.7）

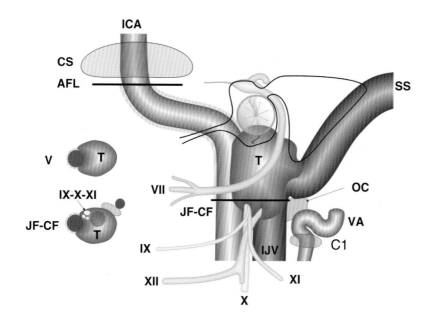

图 14.58.1 C2 型（左侧）。AFL：前破裂孔；C1：寰椎；CS：海绵窦；ICA：颈内动脉；IJV：颈内静脉；JF-CF：颈静脉孔－颈动脉孔；OC：枕骨髁；SS：乙状窦；T：肿瘤；V：颈内动脉垂直段；VA：椎动脉；Ⅶ：面神经；Ⅸ：舌咽神经；Ⅹ：迷走神经；Ⅺ：副神经；Ⅻ：舌下神经

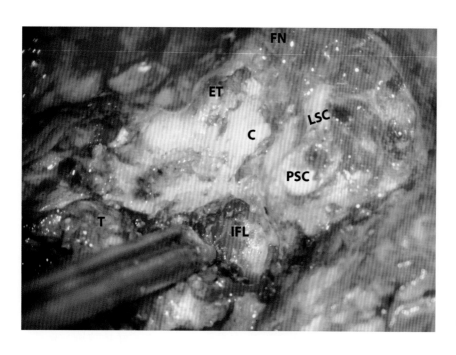

图 14.58.2 磨除迷路下区被肿瘤侵及的松质骨，此刻颈动脉管显露不明显。C：耳蜗；ET：咽鼓管；FN：面神经；IFL：迷路下区；LSC：外半规管；PSC：后半规管；T：肿瘤

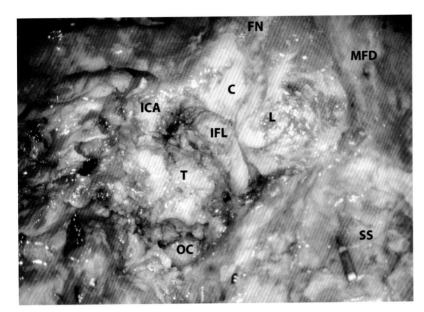

图 14.58.3　比上幅图更深地磨除迷路下区受侵及的松质骨及枕骨髁，显露颈内动脉的骨膜鞘。C：耳蜗；FN：面神经；ICA：颈内动脉；IFL：迷路下区；L：迷路；MFD：颅中窝脑膜；OC：枕骨髁；SS：乙状窦（已横断）；T：肿瘤

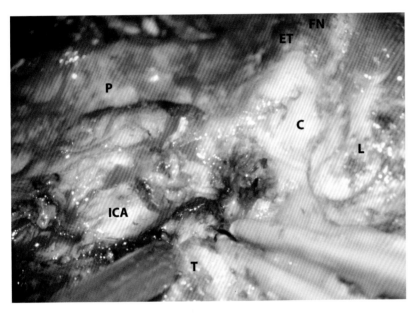

图 14.58.4　使用双极电凝将肿瘤从颈内动脉垂直段上剥离。注意肿瘤延伸至颈内动脉内侧。C：耳蜗；ET：咽鼓管；FN：面神经；L：迷路；P：腮腺；T：肿瘤

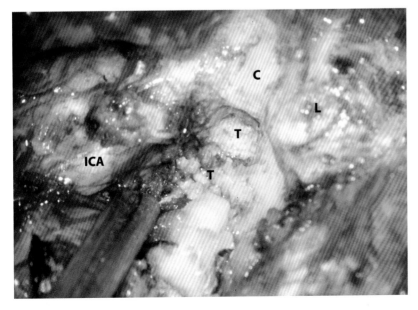

图 14.58.5　对颈内动脉后内侧的肿瘤行减瘤。颈内动脉上可见一小块凝固的组织。注意颈内动脉内侧肿瘤下面的颅后窝脑膜已暴露。C：耳蜗；ICA：颈内动脉；L：迷路；T：肿瘤

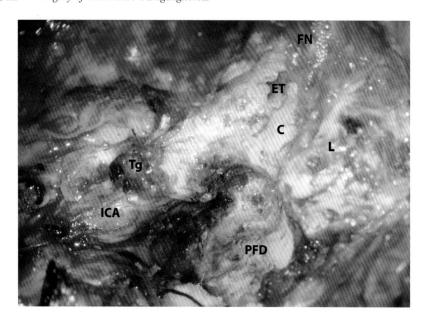

图 14.58.6　几乎完全切除肿瘤。颅后窝脑膜得到很好的显露，因为颅后窝脑膜可能受到肿瘤侵犯，因此需要电凝。已电凝的小块组织仍然位于颈内动脉之上。C：耳蜗；ET：咽鼓管；FN：面神经；ICA：颈内动脉；L：迷路；PFD：颅后窝脑膜；Tg：电凝的小块组织

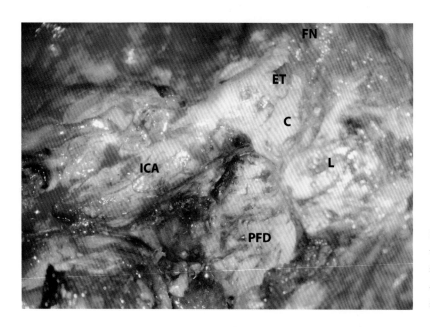

图 14.58.7　已完全切除肿瘤，显露从颈动脉孔至膝部的颈内动脉垂直段。注意颈内动脉上的小块凝固组织已切除。C：耳蜗；ET：咽鼓管；FN：面神经；ICA：颈内动脉；L：迷路；PFD：颅后窝脑膜

■ 病例 14.2：C2 型肿瘤外膜下解剖颈内动脉

（图 14.59.1~图 14.59.6）

A 型颞下窝径路伴腓肠神经移植（面神经受累）。患者术前为 House-Brackmann Ⅲ 级。

这一系列的术中照片演示了外膜下切除技术。这是我们早期的一个病例，未植入动脉内支架。虽然患者没有出现任何问题，但动脉壁已明显薄弱，患者处于手术损伤动脉、血管痉挛导致狭窄或延迟性假性动脉瘤形成的风险之中。

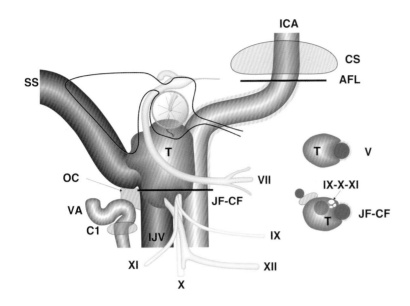

图 14.59.1 C2 型（右侧）。AFL：前破裂孔；C1：寰椎；CS：海绵窦；ICA：颈内动脉；IJV：颈内静脉；JF-CF：颈静脉孔–颈动脉孔；OC：枕骨髁；SS：乙状窦；T：肿瘤；V：颈内动脉垂直段；VA：椎动脉；Ⅶ：面神经；Ⅸ：舌咽神经；Ⅹ：迷走神经；Ⅺ：副神经；Ⅻ：舌下神经

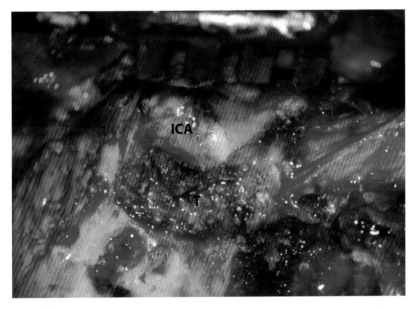

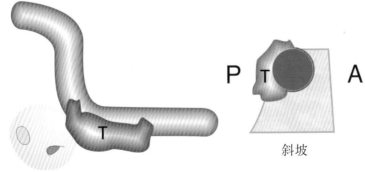

图 14.59.2 肿瘤侵及颈内动脉垂直段及膝部。A：前方；P：后方；T：肿瘤

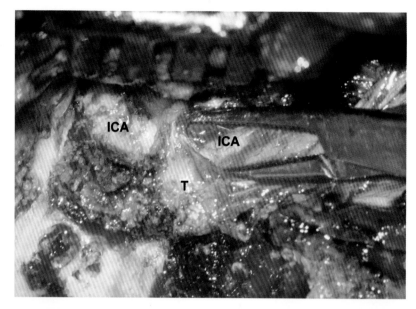

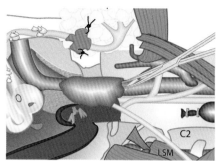

图 14.59.3　行外膜下切除。C2：枢椎；
ICA：颈内动脉；LSM：肩胛提肌；T：
肿瘤

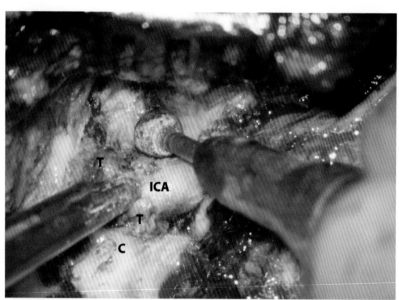

图 14.59.4　磨除包绕颈内动脉前方的骨
质。C：耳蜗；ICA：颈内动脉；T：肿瘤

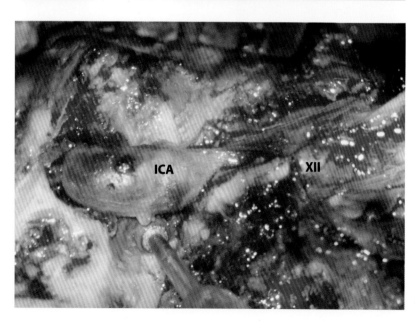

图 14.59.5　钻磨颈动脉管后下部。ICA：
颈内动脉；XII：舌下神经

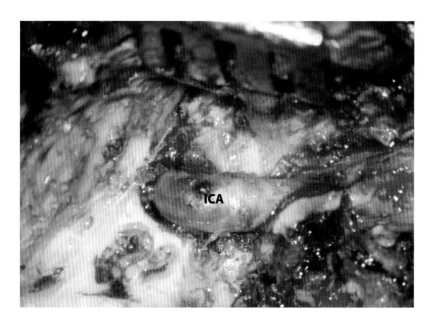

图 14.59.6 切除颈内动脉（ICA）膝部周围的肿瘤

■ 病例 14.3：C3 型肿瘤外膜下解剖颈内动脉

（图 14.60.1~图 14.60.8）

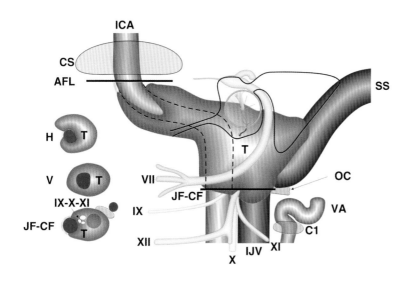

图 14.60.1 C3 型肿瘤（左侧）。除了粘连于颈内动脉的残余部分，其他部分肿瘤已切除。岩尖外侧及内侧骨质的广泛切除，可获得 270°的颈内动脉暴露，并确保切除任何受累的骨质。AFL：前破裂孔；C1：寰椎；CS：海绵窦；ICA：颈内动脉；IJV：颈内静脉；H：颈内动脉水平段；JF-CF：颈静脉孔–颈动脉孔；OC：枕骨髁；SS：乙状窦；V：颈内动脉垂直段；VA：椎动脉；Ⅶ：面神经；Ⅸ：舌咽神经；Ⅹ：迷走神经；Ⅺ：副神经；Ⅻ：舌下神经

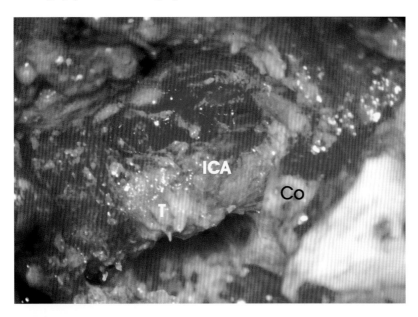

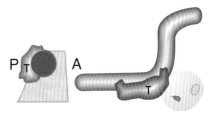

图 14.60.2 可见肿瘤包裹岩骨内颈内动脉。A: 前; Co: 耳蜗; ICA: 颈内动脉; P: 后; T: 肿瘤

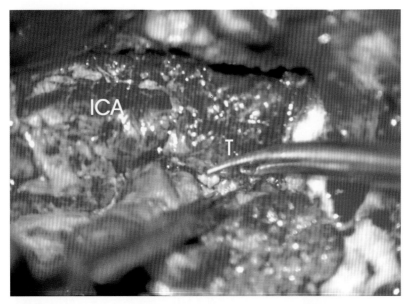

图 14.60.3 使用神经外科剪刀切除已分离的肿瘤 (T)。ICA: 颈内动脉

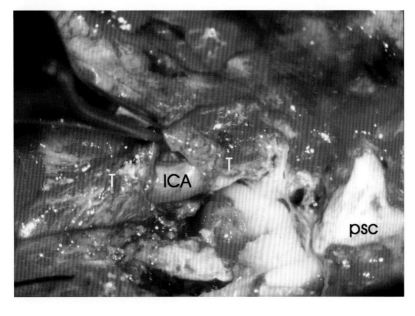

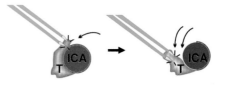

图 14.60.4 行外膜下切除肿瘤。ICA: 颈内动脉; psc: 后半规管; T: 肿瘤

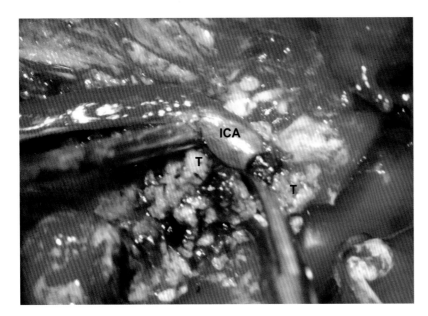

图 14.60.5 颈内动脉（ICA）已向前移位。注意动脉内侧的肿瘤（T）

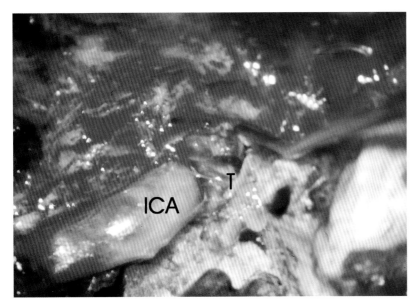

图 14.60.6 使用弯剥离子进一步从颈内动脉（ICA）水平段上切除肿瘤（T）

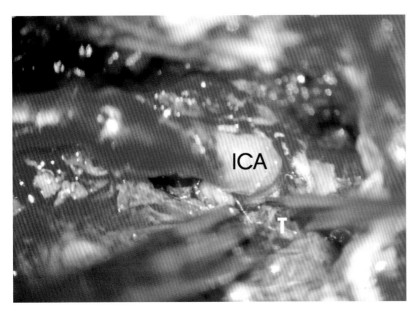

图 14.60.7 使用钝性剥离子进一步切除附着在动脉上的肿瘤（T）。ICA：颈内动脉

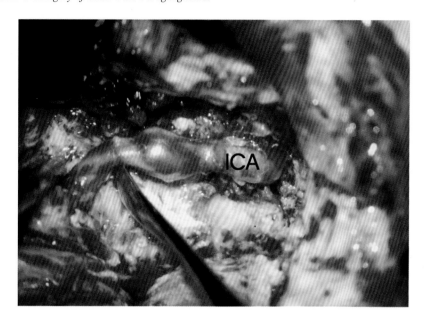

图 14.60.8 已完成外膜下切除。切除肿瘤后动脉变得薄弱。注意由于操作导致的动脉狭窄。虽然患者术后无并发症，但应避免这种过度的操作，而应选择永久性球囊阻塞或支架置入术。ICA：颈内动脉

■ 支架加固后外膜下切除

从外科角度来看，术前支架植入使得颅底外科医生能够在手术风险显著减少的良好环境下施行颈内动脉外膜下切除（图 14.61）。

实际上，在腔内支架存在的情况下，外科医生通常能够建立达到支架外表面的分界面。因而可完全切除受累及的动脉壁，而无任何狭窄的风险，且具有较高的肿瘤全切除率。

同时，支架金属网的存在可预防意外破裂的发生，在颈内动脉膝部及水平段操作时尤为如此。该区域手术操作空间及动脉的可移动性均有限，且特别需要直接控制内侧壁，因而增加了手术难度及风险。支架壁的厚度决定了其刚性及耐碎的程度，予以术者不同的手术感觉：虽然较厚的支架手术操作时似乎更舒适，但即便是放置了较软的支架，手术切除亦可完成。

通常从颈部远离肿瘤的位置开始切除，那里更容易找到正确的分界面（图 14.62），然后向远端进行。动脉前内侧壁最难操控，因为直视该区域要求岩骨段颈内动脉骨管减压及动脉向前位移。手术持续存在的问题仍然是前破裂孔水平颈内动脉内侧壁的暴露，直到现在仍无可以显露该区域的手术径路。

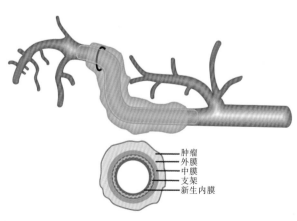

图 14.61 颈内动脉支架加固的示意图。支架应至少超出肿瘤边界 1 cm

肿瘤
外膜
中膜
支架
新生内膜

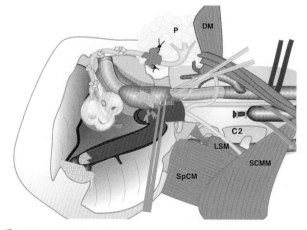

图 14.62 从颈内动脉上切除肿瘤。C2：枢椎；DM：二腹肌后腹；LSM：肩胛提肌；P：腮腺；SCMM：胸锁乳突肌；SpCM：头夹肌

■ 病例 14.4：C3 型肿瘤外膜下解剖
颈内动脉

（图 14.63.1~图 14.63.17）

肿瘤环形包裹了颈内动脉垂直及水平段。

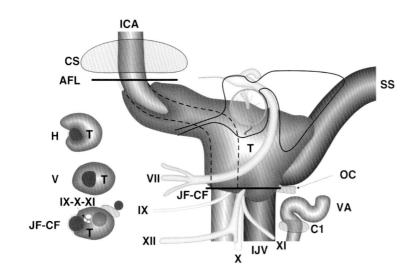

图 14.63.1 C3 型肿瘤（左侧）。AFL：前破裂孔；C1：寰椎；CS：海绵窦；ICA：颈内动脉；IJV：颈内静脉；H：颈内动脉水平段；JF-CF：颈静脉孔–颈动脉孔；OC：枕骨髁；SS：乙状窦；T：肿瘤；V：颈内动脉垂直段；VA：椎动脉；Ⅶ：面神经；Ⅸ：舌咽神经；Ⅹ：迷走神经；Ⅺ：副神经；Ⅻ：舌下神经

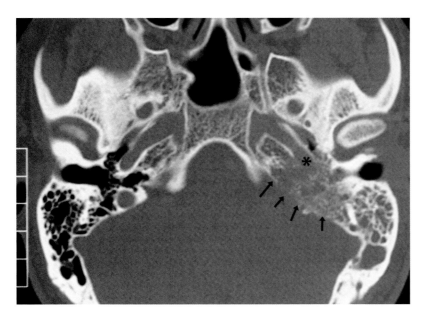

图 14.63.2 轴位 CT 扫描图像。肿瘤（4 个黑色箭头）侵及颈内动脉水平段（*），浸润气房

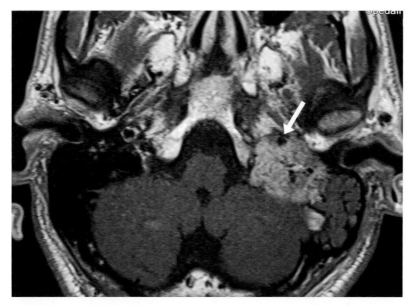

图 14.63.3　肿瘤包裹颈内动脉（箭头）垂直段

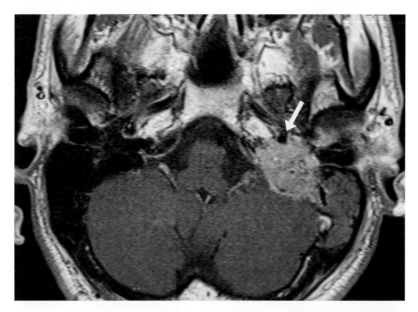

图 14.63.4　注意肿瘤侵及颈内动脉膝部（箭头）内侧的程度

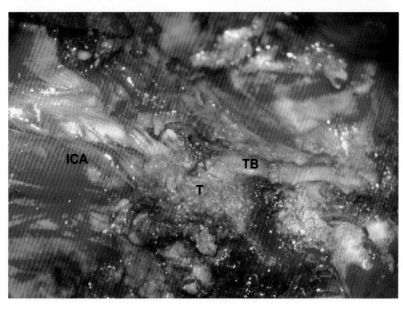

图 14.63.5　肿瘤包裹颈内动脉垂直段。ICA：颈内动脉；T：肿瘤；TB：鼓骨

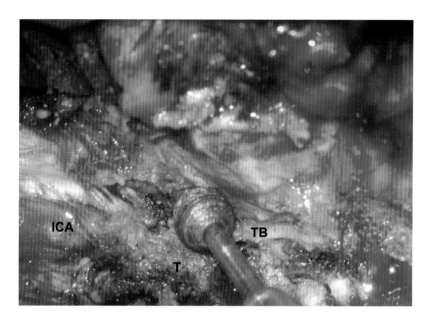

图 14.63.6 磨除残余鼓骨。ICA：颈内动脉；T：肿瘤；TB：鼓骨

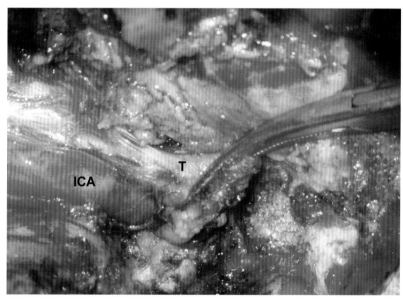

图 14.63.7 自下而上从颈内动脉上切除肿瘤。ICA：颈内动脉；T：肿瘤；TB：鼓骨

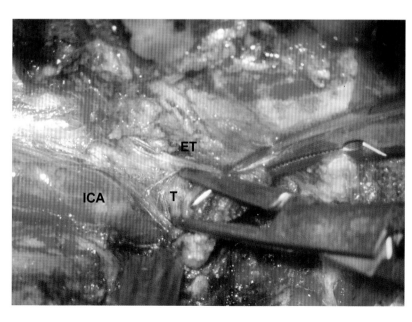

图 14.63.8 继续向颈内动脉膝部切除。ET：咽鼓管；ICA：颈内动脉；T：肿瘤

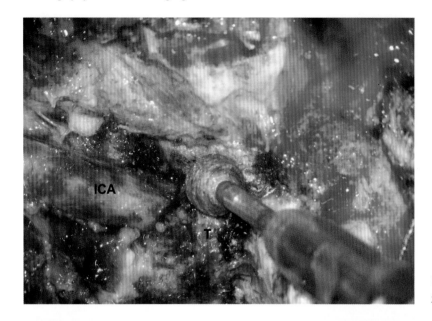

图 14.63.9 继续磨除被侵及的鼓骨以暴露颈内动脉。ICA：颈内动脉；T：肿瘤

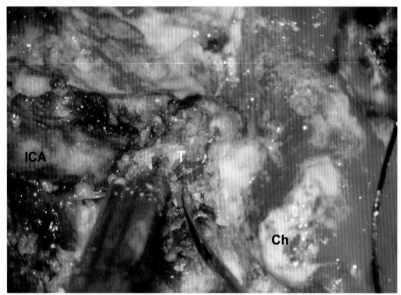

图 14.63.10 肿瘤（T）侵及颈内动脉膝部及水平段起始部。Ch：耳蜗

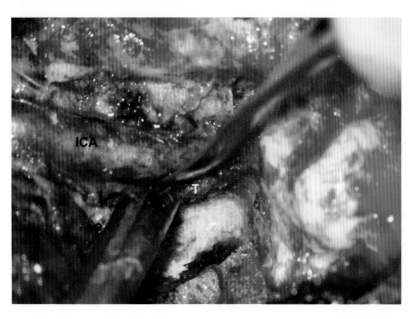

图 14.63.11 使用 Joseph 剥离子从颈内动脉垂直段外膜下切除肿瘤。通过颈动脉壁可见支架。ICA：颈内动脉；T：肿瘤

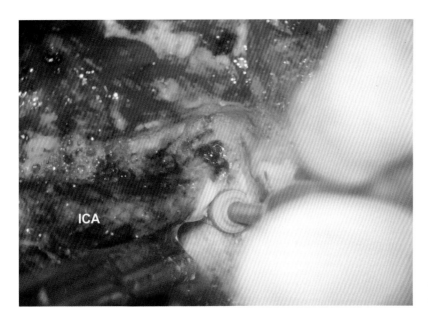

图 14.63.12　磨除颈内动脉水平段骨管。
管腔内支架清晰可见。ICA：颈内动脉

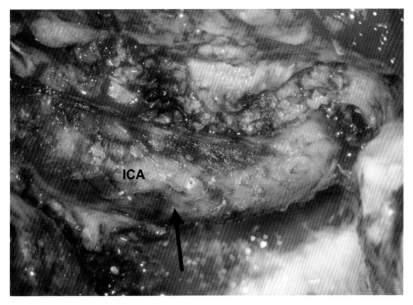

图 14.63.13　颈内动脉（ICA）已完全从
肿瘤中游离。黑色箭头指示支架

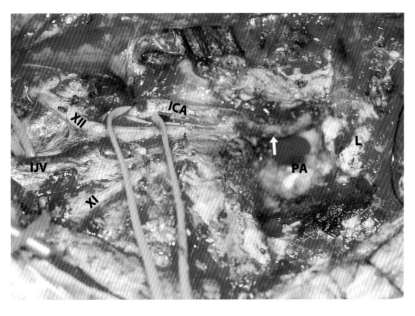

图 14.63.14　较低的放大倍率。注意在支
架的帮助下完全切除颈内动脉上的肿瘤
（箭头）。ICA：颈内动脉；IJV：颈内静
脉结扎；L：迷路；PA：岩尖；XI：副神
经；XII：舌下神经

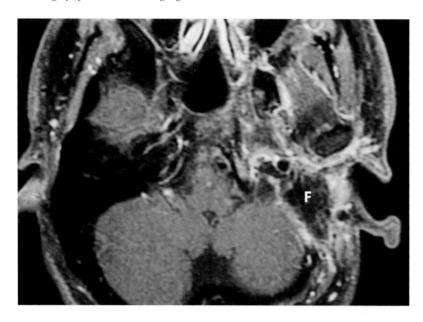

图 14.63.15　钆增强 MRI T1 轴位图像。未见残留肿瘤，颈内动脉清晰可见。F：脂肪

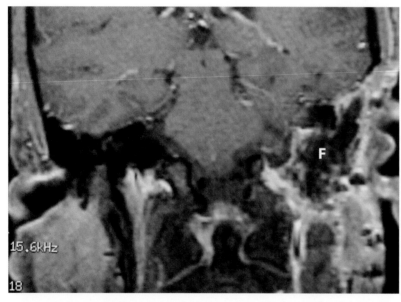

图 14.63.16　钆增强 MRI T1 冠状位图像。F：脂肪

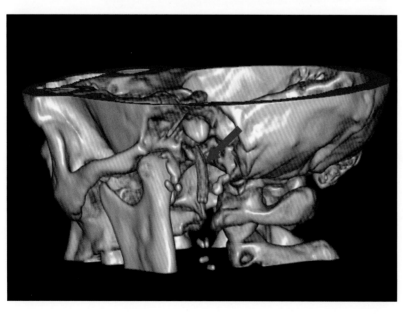

图 14.63.17　三维 CT 重建。术前已植入支架（红色箭头）

这一系列术中照片强调了放置动脉内支架的优点。在我们开始放置血管内支架的实践之前，为了便于计划性第二期手术时识别颈内动脉，前期手术时使用蓝色血管带置于颈内颈动脉之上。当分界面不易确定时，此血管带可以帮助快速地确认颈内动脉膝部。先切除下内侧的大块肿瘤，然后处理涉及动脉外膜的残余肿瘤。支架的存在允许将支架作为内侧切除边界广泛地从动脉上切除肿瘤。当然，动脉内侧和外侧的骨质需要完全磨除。

■ 病例 14.5：C3Di2 型肿瘤支架植入后外膜下解剖颈内动脉

（图 14.64.1～图14.64.12）

30 岁的男性患者患有眩晕、左侧听力损失及搏动性耳鸣。1994 年，由于侧支循环不足，部分切除硬膜外肿瘤，残留了颈内动脉周围的肿瘤。1995 年，切除硬膜内肿瘤。

置入支架之后，2006 年患者再次经 A 型颞下窝径路手术切除肿瘤。

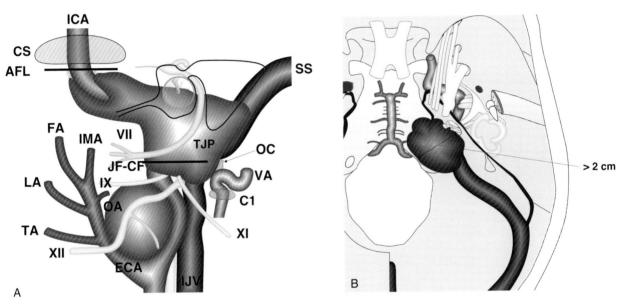

图 14.64.1　C3Di2 型鼓室颈静脉球副神经节瘤，伴 Shamblin I 期颈动脉体瘤（左侧）。AFL：前破裂孔；C1：寰椎；CBT：颈动脉体瘤；CS：海绵窦；ECA：颈外动脉；FA：面动脉；ICA：颈内动脉；IMA：颌内动脉；IJV：颈内静脉；JF-CF：颈静脉孔-颈动脉孔；LA：舌动脉；OA：枕动脉；OC：枕骨髁；SS：乙状窦；TA：甲状腺上动脉；TJP：鼓室颈静脉球副神经节瘤；VA：椎动脉；VII：面神经；IX：舌咽神经；XI：副神经；XII：舌下神经

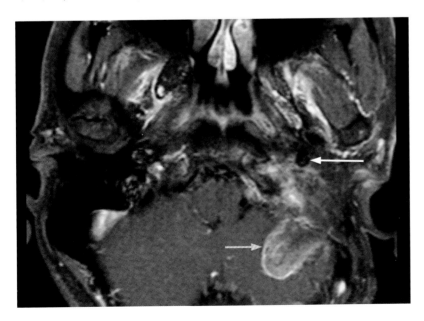

图 14.64.2　钆增强 MRI T1 轴位图像。注意肿瘤扩展至硬膜内（黄色箭头）并侵及颈内动脉垂直段（白色箭头）

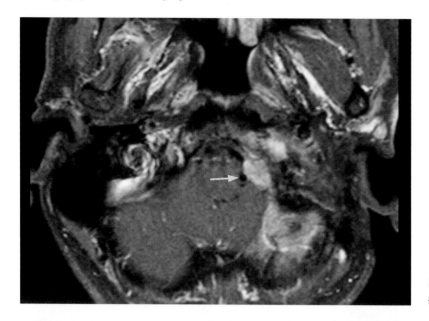

图 14.64.3　钆增强 MRI T1 轴位图像。肿瘤侵及椎动脉的硬膜内部分（箭头）

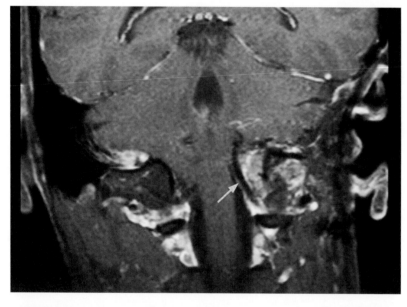

图 14.64.4　钆增强 MRI T1 冠状位图像。注意肿瘤广泛侵及椎动脉（箭头）

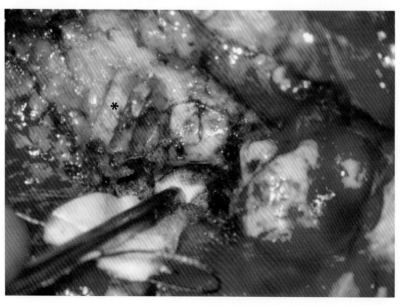

图 14.64.5　此血管带（*）系第一期手术时植入（引进支架前），作为第二期手术时识别颈内动脉的准确标志

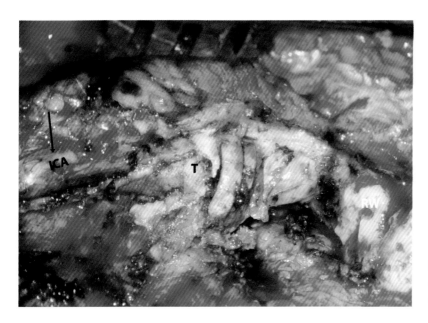

图 14.64.6 低倍放大术野图像，术前已植入颈内动脉支架（箭头）。ICA：颈内动脉；RW：蜗窗；T：肿瘤

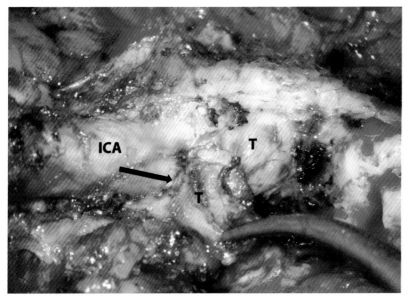

图 14.64.7 图示肿瘤（T）与颈内动脉（ICA）之间清晰的手术平面（黑色箭头）

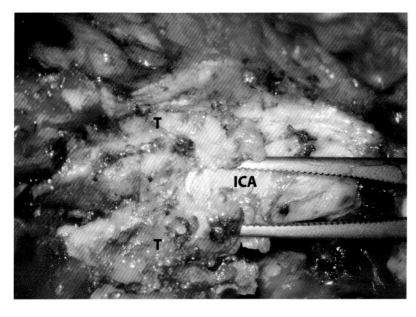

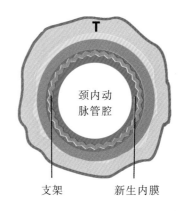

图 14.64.8 A，B 注意由于支架的置入使得外膜下切除没有任何风险。颈内动脉（ICA）完全被肿瘤（T）包裹

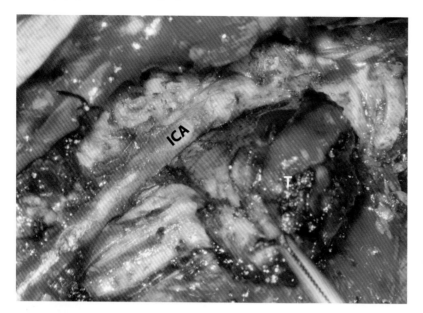

图 14.64.9 双极电凝去血管化后，完全切除颈内动脉上的肿瘤。注意位于颈内动脉垂直段内侧的肿瘤。ICA：植入支架的颈内动脉；T：肿瘤

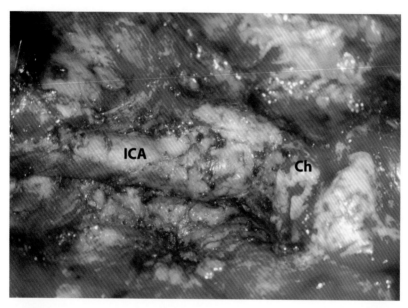

图 14.64.10 植入支架后的颈内动脉上的肿瘤已完全切除。Ch：耳蜗；ICA：颈内动脉

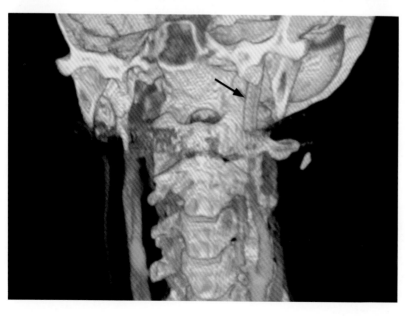

图 14.64.11 三维 CT 重建。可见植入支架的颈内动脉

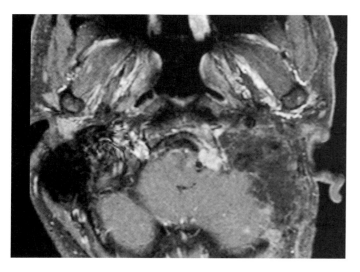

图 14.64.12 钆增强 MRI T1 轴位图像。因与椎动脉
之间无分界面，硬膜内小块肿瘤残留

三期手术的病例。残余肿瘤广泛侵及颈内动
脉。血管造影显示侧支循环不足，术前放置动脉
支架。术中可以相对容易地切除肿瘤，而无任何
损伤变薄动脉壁的风险。

■ 病例 14.6：C4Di2Vi 期肿瘤植入支架后外膜下解剖颈内动脉

（图 14.65.1~图 14.65.15）

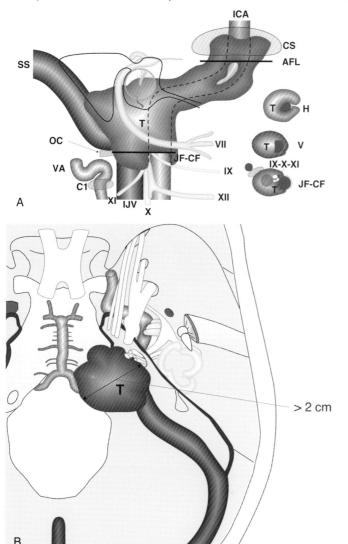

图 14.65.1　C4Di2Vi 期脑瘤（右侧）。AFL：前破裂
孔；C1：寰椎；CS：海绵窦；ICA：颈内动脉；IJV：
颈内静脉；H：颈内动脉水平段；JF-CF：颈静脉孔-
颈动脉孔；OC：枕骨髁；SS：乙状窦；T：肿瘤；V：
颈内动脉垂直段；Ⅶ：面神经；Ⅸ：
舌咽神经；Ⅹ：迷走神经；Ⅺ：副神经；Ⅻ：舌下
神经

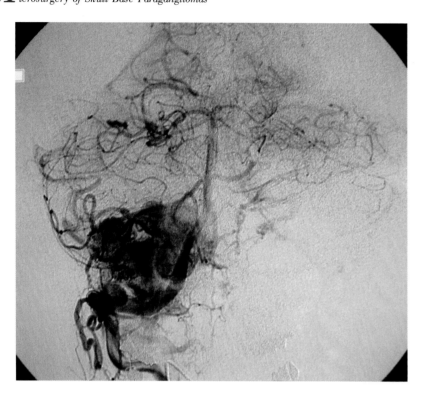

图 14.65.2　造影显示该患者肿瘤充盈及大块肿瘤侵及颈内动脉

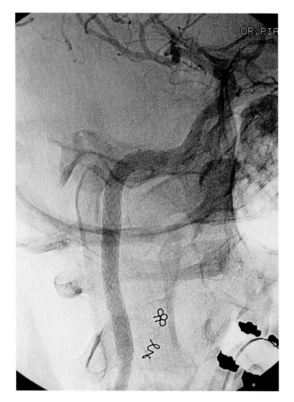

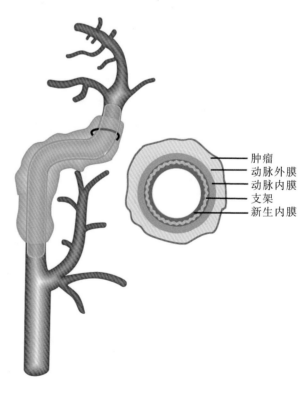

肿瘤
动脉外膜
动脉内膜
支架
新生内膜

图 14.65.3　侧向造影图像显示已植入支架的颈内动脉

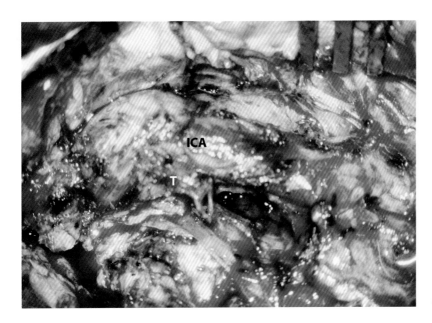

图 14.65.4　术中见肿瘤完全包绕颈内动脉。ICA：颈内动脉；T：肿瘤

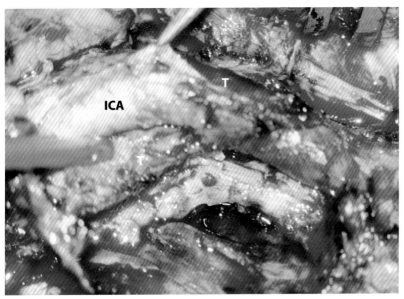

图 14.65.5　建立肿瘤与颈内动脉分界面。ICA：颈内动脉；T：肿瘤

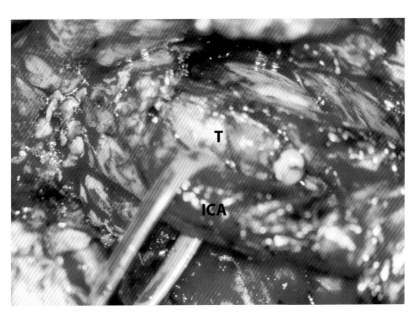

图 14.65.6　已部分将动脉（通过血管带向后移位）从肿瘤中分离。注意肿瘤位于动脉前方。ICA：颈内动脉；T：肿瘤

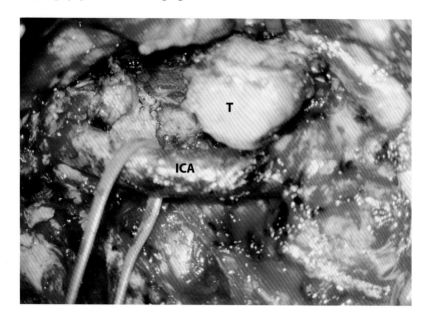

图 14.65.7　进一步切除肿瘤，将颈内动脉向后方移位。ICA：颈内动脉；T：肿瘤

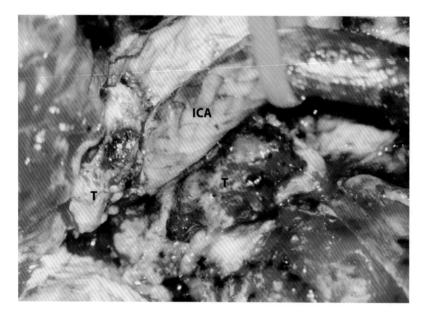

图 14.65.8　此处，颈内动脉已向前移位。注意透过变薄的动脉壁清晰显示的支架。ICA：颈内动脉；T：肿瘤

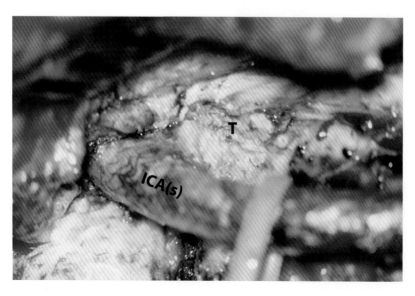

图 14.65.9　将颈内动脉的水平段从肿瘤中分离。注意肿瘤扩展到了破裂孔。ICA（s）：植入支架的颈内动脉；T：肿瘤

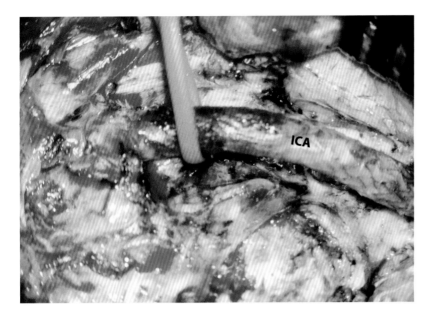

图 14.65.10　手术最后的图像。已将岩骨内颈内动脉的大部从肿瘤中分离出来。注意无血的术区及支架加固的颈内动脉。为了避免术后脑脊液漏，硬膜下复发病变未做处理，留待下一期手术切除（参见第 18 章病例 3）

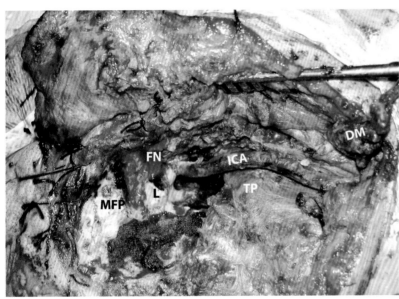

图 14.65.11　注意完全切除肿瘤后充分暴露的颈内动脉。DM：二腹肌后腹；FN：面神经；ICA：颈内动脉；L：迷路；MFP：颅中窝脑板；TP：寰椎横突

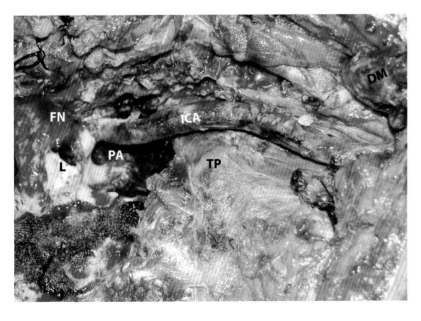

图 14.65.12　更高放大倍数的视图。DM：二腹肌后腹；FN：面神经；ICA：颈内动脉；L：迷路；PA：岩尖；TP：寰椎横突

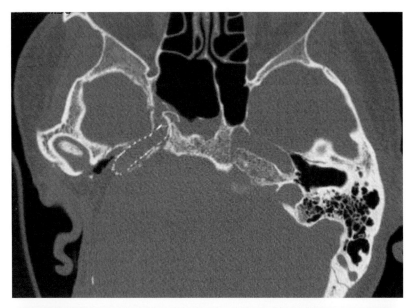

图 14.65.13　CT 扫描轴位图像显示植入支架的颈内动脉水平段

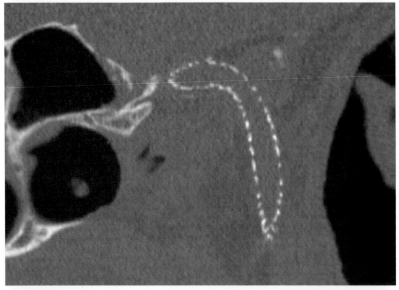

图 14.65.14　CT 扫描矢位图像显示植入支架的颈内动脉垂直段

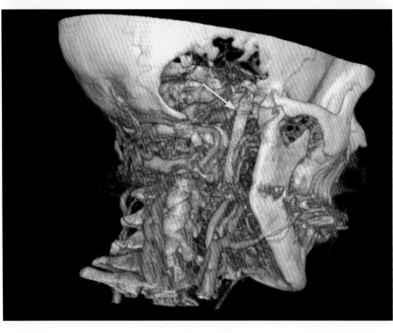

图 14.65.15　彩色三维 CT 血管造影：从下向上的图像。注意大量骨质去除及植入支架的动脉（箭头）

■ 病例 14.7：颈内动脉植入支架后外膜下切除 C3Di2Vi 型肿瘤

（图 14.66.1~图 14.66.14）

55 岁的女性因左侧鼓室颈静脉球副神经节瘤就诊（图 14.66.1）。1994 年，她曾经行经颈静脉经乳突径路手术，部分切除肿瘤。多年前，她曾经行右侧（对侧）颈内动脉栓塞治疗颅内动脉瘤。无家族病史。2000 年，该患者首次在另一中心接受评估并保守治疗。放射学评估显示 C3Di2Vi 型鼓室颈静脉球副神经节瘤侵及仅存的颈内动脉，脑干下部轻至中度受压（图 14.66.2）。肿瘤主要向内下方扩散，中耳扩展有限。肿瘤主要从后内侧方向侵及颈内动脉。肿瘤浸润枕骨髁并进一步扩展至斜坡及脑膜内脊髓延髓交界处。

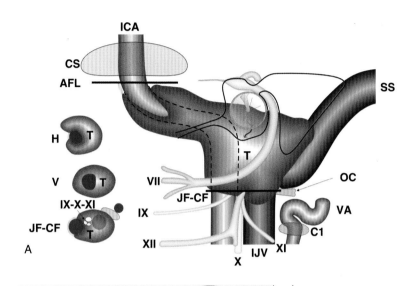

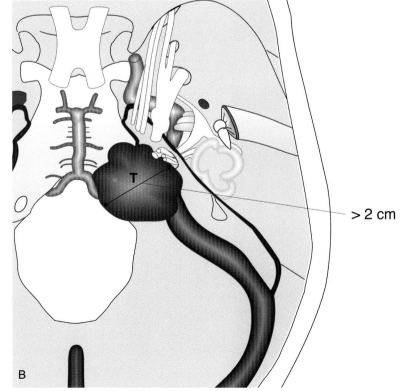

图 14.66.1　C3Di2Vi 型（左侧）肿瘤。AFL：前破裂孔；C1：寰椎；CS：海绵窦；ICA：颈内动脉；IJV：颈内静脉；H：颈内动脉水平段；JF-CF：颈静脉孔–颈动脉孔；OC：枕骨髁；SS：乙状窦；T：肿瘤；V：颈内动脉垂直段；VA：椎动脉；Ⅶ：面神经；Ⅸ：舌咽神经；Ⅹ：迷走神经；Ⅺ：副神经；Ⅻ：舌下神经

可以看到先前有限的经乳突经颈静脉径路（其他机构）的证据（图 14.66.3~图 14.66.5）。该患者的治疗非常困难，因而最初选择"等待和扫描"的策略。然而，随访中发现肿瘤生长，因此必须予以干预。曾对术前高流量颈内动脉搭桥手术进行了讨论，但是，鉴于以往使用颈内动脉支架的成功经验，决定该技术为最有效的治疗方式。患者年龄、肿瘤大小及脑干受压决定了不适合放疗。肿瘤向内下方扩展需要延长手术径路以及仔细的椎动脉血管造影评估。该病例再次证实次全切除后潜在的复杂扩展途径。

计划行颈内动脉放置支架后的二期手术，第一期手术的目的是切除累及颈内动脉的肿瘤，随后的第二期手术切除硬膜内及斜坡处的肿瘤。

术前耳镜检查未发现任何鼓膜后的肿块。听力检查示左侧轻中度高频感音神经性听力损失。面神经功能正常。

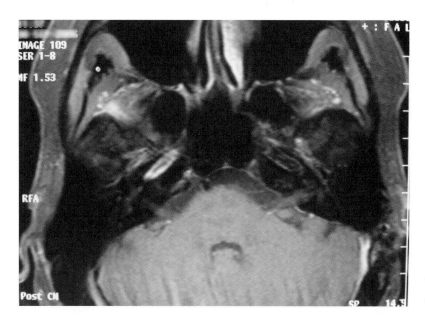

图 14.66.2 颈内动脉水平段轴位 MRI。可以看到右侧（对侧）颈动脉水平段血栓形成。左侧该水平的颈内动脉未累及

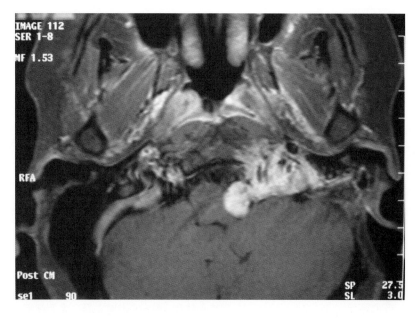

图 14.66.3 增强 MRI T1 轴位图像显示肿瘤向前内侧的斜坡延伸，累及舌下神经管并进入脑膜内压迫脑干。注意肿瘤的流空特征。可见先前手术关闭的乙状窦

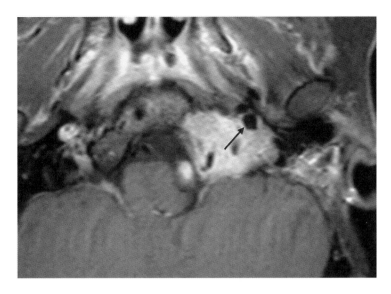

图 14.66.4　可见肿瘤显著侵及低位斜坡，同时侵及颈内动脉外膜（箭头）

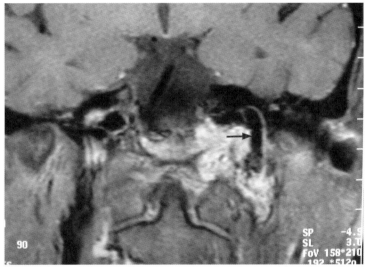

图 14.66.5　增强 MRI T1 冠位图像清楚显示肿瘤浸润颈内动脉垂直段的外膜（箭头）。颈内动脉周围静脉丛的增强消失，并提示此处轻度狭窄

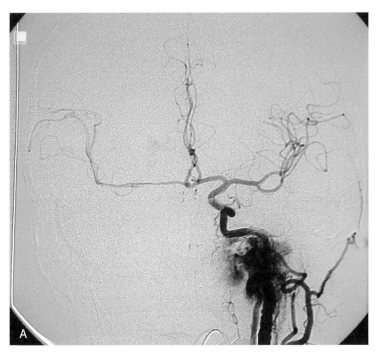

图 14.66.6A~C　血管造影：支架置入。两个支架被分别放置在颈内动脉颈部及岩骨段。A.左颈总动脉相显示极具特色的肿瘤充盈及 Willis 环足够的侧支血供

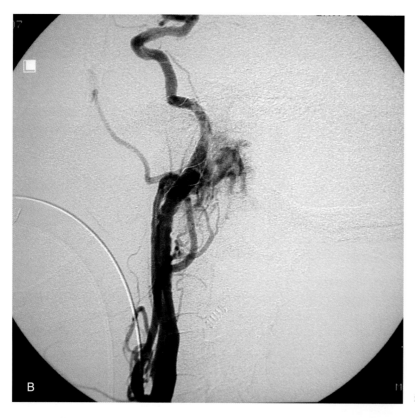

续图 14.66.6B　置入支架后的血管造影

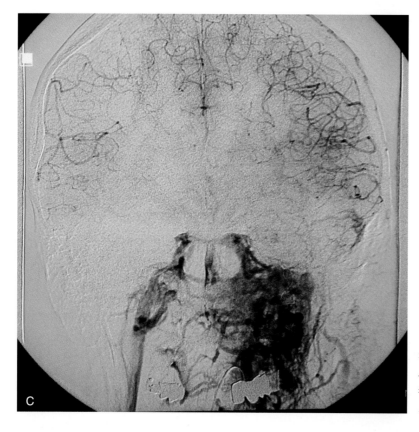

续图 14.66.6C　晚期毛细管相造影显示轻度的脑不对称，肿瘤增强迅速扩散及对侧颈内静脉快速静脉引流及肿瘤侧众多的侧支血管

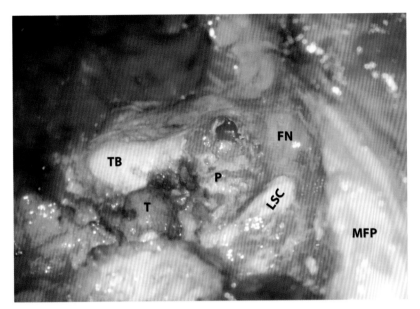

图 14.66.7 磨除面神经骨管并进一步切除鼓骨以增加肿瘤的暴露。这一图片强调面神经向前改道的重要性。FN：面神经；T：肿瘤；LSC：外半规管；P：鼓岬；MFP：颅中窝脑板；TB：鼓骨

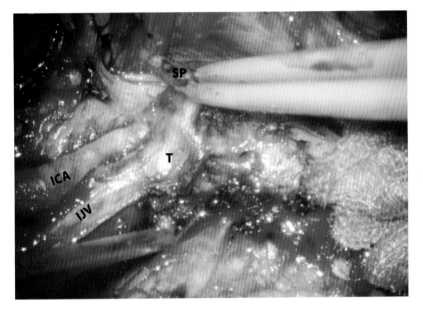

图 14.66.8 面神经改道后得以完全切除鼓骨，随后切除茎突暴露颈动脉进入颅底的入口。这样允许沿颈内动脉寻找正确的分离面，通常位于肿瘤未侵及处。辨认支架的下界，理想情况下支架会进一步向下延伸 1~2 cm。ICA：颈内动脉；IJV：颈内静脉；SP：茎突；T：肿瘤

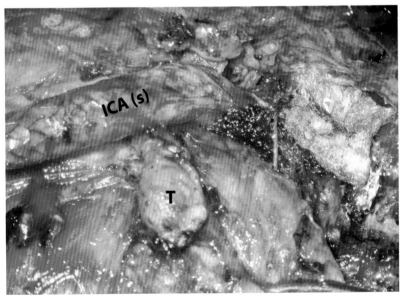

图 14.66.9 于颈内动脉膝部继续切除肿瘤。在使用支架的情况下，内下方的肿瘤已完全切除。需要进一步暴露颈内动脉水平段的内侧。注意无血的手术野。ICA（s）：支架加固的颈内动脉；T：肿瘤

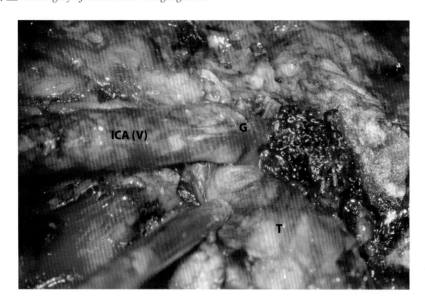

图 14.66.10　颈内动脉膝部已暴露。肿瘤于此处向颈内动脉内侧扩展。G：颈内动脉膝部；ICA (V)：颈内动脉垂直段；T：肿瘤

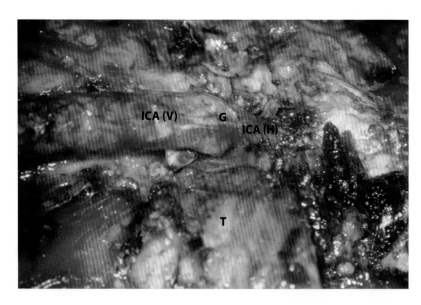

图 14.66.11　现在暴露颈内动脉水平段。G：颈动脉膝部；ICA (H)：颈内动脉水平段；ICA (V)：颈内动脉垂直段；T：肿瘤

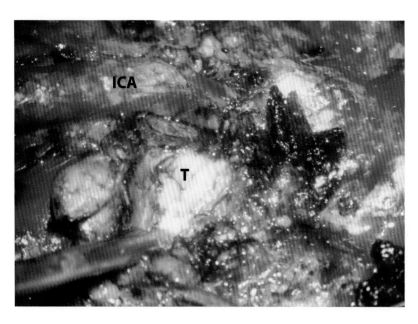

图 14.66.12　颈内动脉已很好地暴露，继续向前内侧切除肿瘤。ICA：颈内动脉；T：肿瘤

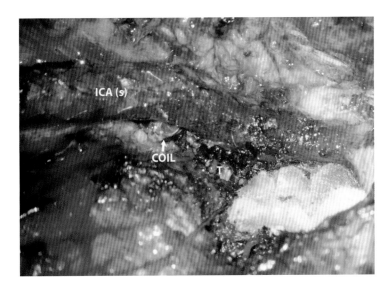

图 14.66.13　侵及颈内动脉的肿瘤 (T) 已完全切除。可见颈静脉球水平被侵及的硬脑膜，颈静脉球已凝固，进一步切除并填塞止血纱布。术腔填满腹部脂肪并常规关闭伤口。ICA (s)：放置支架的颈内动脉；COIL：弹簧圈

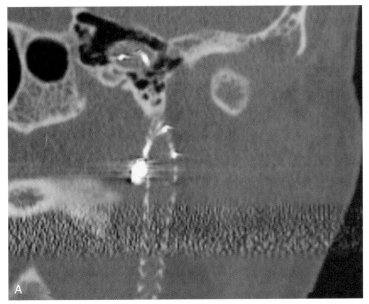

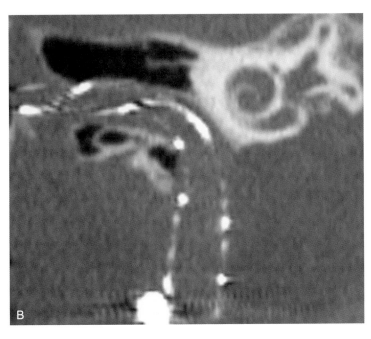

图 14.66.14　术后图像。显示从颈部至破裂孔的颈内动脉内支架

导致支架植入困难的因素

- 重度狭窄。
- 严重位移。
- 颈内动脉扭结。

少数情况下，颈内动脉走行可以过度弯曲或扭曲而与肿瘤无关（图 14.67~图 14.70）。在这种情况中，插入支架在技术上不可行。剩下的选项为无支架置入的外膜下或外膜上切除以及永久性球囊栓塞后切除颈内动脉。

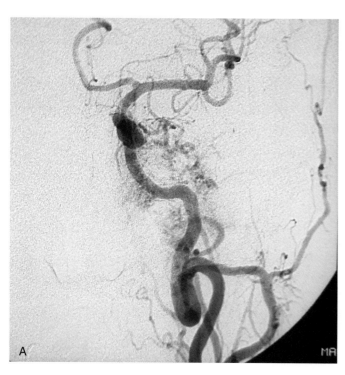

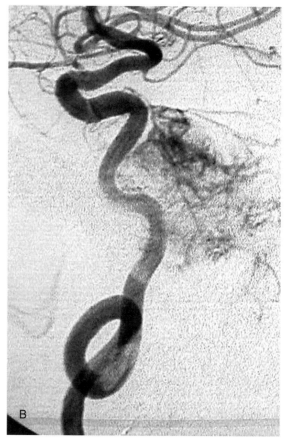

图 14.67A，B　注意迂曲的颈内动脉

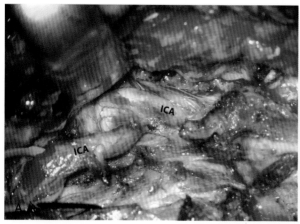

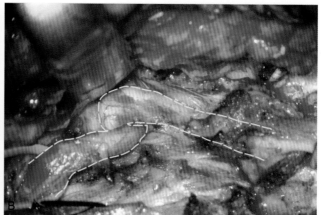

图 14.68A，B　（右侧）注意扭结的颈内动脉。该患者实施了外膜下切除。ICA：颈内动脉；IJV：颈内静脉

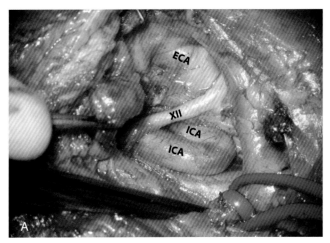

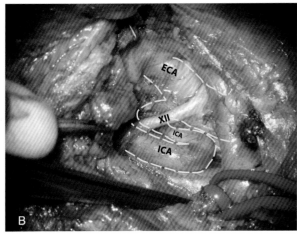

图 14.69A，B　（右侧）颈内动脉从分叉处向上走行，几乎立即向下弯曲，然后再次转向上方。ECA：颈外动脉；ICA：颈内动脉；XII：舌下神经

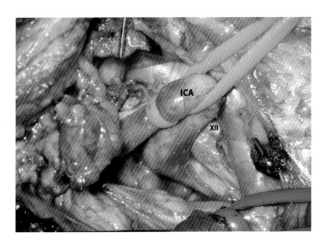

图 14.70　注意颈内动脉的角度。ICA：颈内动脉；XII：舌下神经

■ 永久性球囊栓塞后解剖及切除

对于肿瘤与颈内动脉毗邻的患者，术前进行检查以确定是否切除颈内动脉非常重要；因可导致假阴性和假阳性的结果，亦非常困难。

即便是术中，颈内动脉受侵情况的评估也非常困难。肿瘤常常部分侵及或完全包围颈内动脉，并且，肿瘤上的操作可引起出血而导致视野不清。

球囊栓塞控制颈内动脉后，这些问题可以减轻，但并未消除。

牺牲颈内动脉

少数情况下，肿瘤明显包裹颈内动脉以致其狭窄或由于之前手术或放疗导致动脉壁脆弱，可以牺牲颈内动脉。术前必须行闭塞试验[2, 16]。如果测试表明动脉可以安全地牺牲，植入永久性球囊以关闭动脉。在早期实践中，我们切除颈动脉较频繁，随着经验的积累，由于长期的后果，我们采用了较为保守的方法。

切除闭塞的颈内动脉从颈部开始。由于海绵窦段球囊的存在，切除肿瘤黏附的岩部动脉，并送病理检查（图 14.71）。事实上，只有对怀疑的动脉段行连续切片观察才能判定血管是否受到侵犯。

尽管动脉壁未被浸润，切除肿瘤及外膜可显著削弱颈动脉壁而导致井喷。因此，对于影像学证实的大范围侵及颈内动脉的颅底肿瘤，强烈推荐行永久性球囊栓塞颈内动脉。

解剖和切除

球囊栓塞动脉后，从颈部开始切除。使用大号血管夹于近端球囊的近端结扎颈内动脉，然后整块切除动脉与包裹动脉的肿瘤。必须仔细辨认闭塞动脉的远端，并在此处进行横断，避免切除最后的肿瘤时对海绵窦段的过度牵拉（图14.72）。在罕见的情况下，由于肿瘤高流量血供而导致栓塞失败，可以在支架置入的情况下行永久性球囊栓塞（图14.73）。

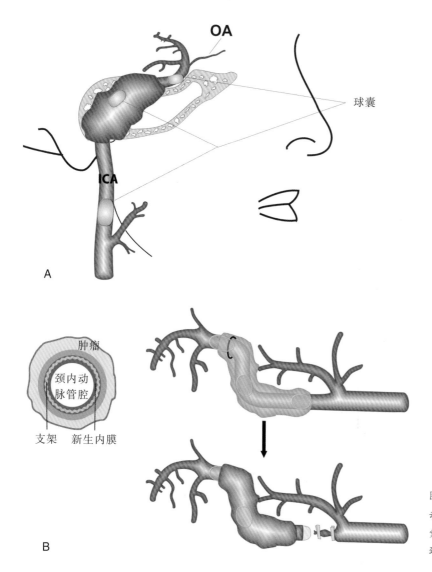

图 14.71A, B　图示永久性球囊栓塞颈内动脉。A.球囊在颈内动脉内的位置。B.球囊、肿瘤及颈内动脉之间的关系。ICA：颈内动脉；OA：眼动脉

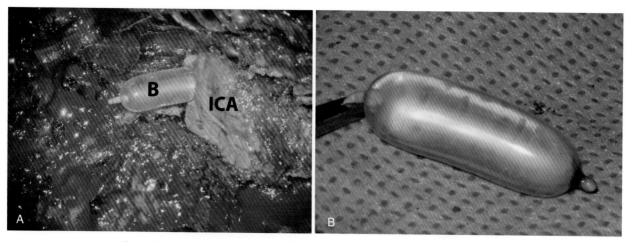

图 14.72A, B　A.植入到颈内动脉的乳胶球囊。B.取出的球囊。ICA：颈内动脉

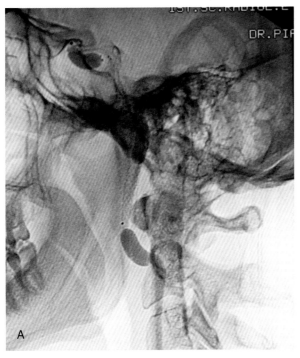

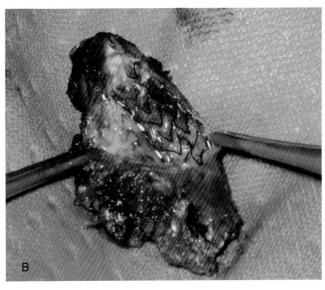

图 14.73 A.血管造影侧向图像。可见位于颈内动脉内的 3 个球囊。B.可见颈内动脉内的支架

■ 病例 14.8 C3Di2 型鼓室颈静脉球副神经节瘤及 Ⅰ 期迷走神经副神经节瘤

（图 14.74.1~图 14.74.9）

57 岁的女性患者于我院就诊。单侧听力下降、发音障碍及液体摄入时误呛 3 年的病史。耳镜检查发现外耳道内侧息肉样肿块。脑神经检查发现左侧声带及舌下神经麻痹。听力测试显示左耳全聋。

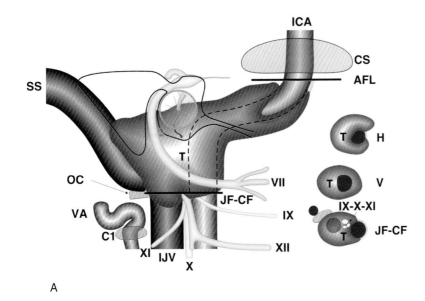

图 14.74.1A~C C3Di2 型鼓室颈静脉球副神经节瘤及 Ⅰ 期迷走神经副神经节瘤（左侧）

A.示意图。AFL：前破裂孔；C1：寰椎；CS：海绵窦；H：颈内动脉水平段；ICA：颈内动脉；IJV：颈内静脉；JF-CF：颈静脉孔-颈动脉孔；OC：枕骨髁；SS：乙状窦；T：肿瘤；V：颈内动脉垂直段；VA：椎动脉；Ⅶ：面神经；Ⅸ：舌咽神经；Ⅹ：迷走神经；Ⅺ：副神经；Ⅻ：舌下神经

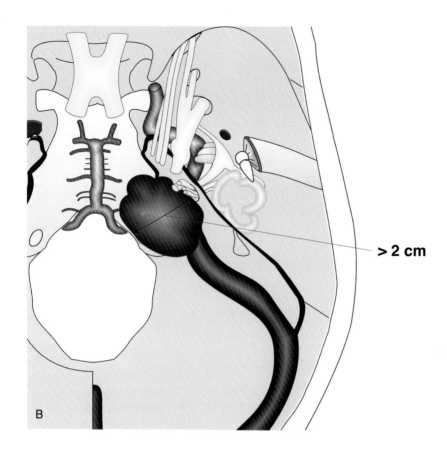

> 2 cm

续图 14.74.1B

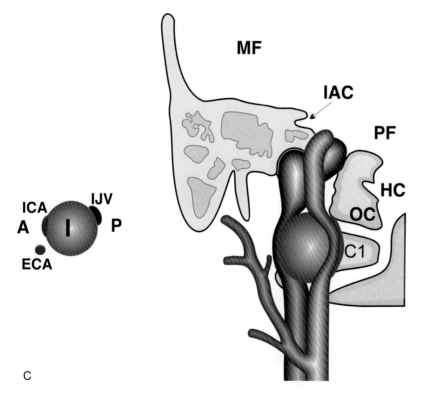

MF

IAC

PF

HC

OC

ICA   IJV

A   I   P

ECA

C1

续图 14.74.1C　A：前方；ECA：颈总动脉；HC：舌下神经管；IAC：内耳道；ICA：颈内动脉；IJV：颈内静脉；MF：颅中窝；OC：枕骨髁；P：后方；PF：颅后窝

术前影像

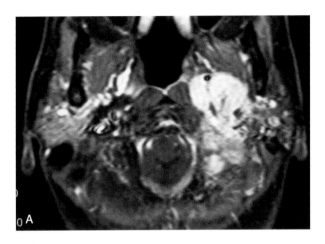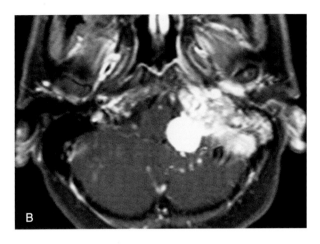

图 14.74.2A, B 增强 MRI T1 轴位图像提示位于茎突后咽旁间隙内富含血管的大肿块完全包绕颈内动脉。更高处可见从颈静脉窝内侧面向颅内延伸的大肿块。肿瘤浸润整个岩骨后表面的硬膜。这些图像提示鼓室颈静脉球副神经节瘤及迷走神经副神经节瘤并存

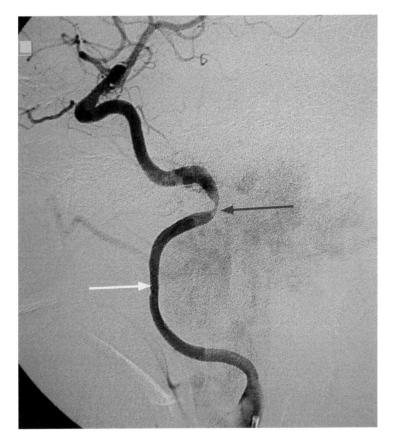

图 14.74.3 血管造影显示鼓室颈静脉球副神经节瘤造成的严重血管狭窄（蓝色箭头），以及巨大的迷走神经副神经节瘤导致的颈部颈内动脉向前移位（黄色箭头）。因此，支架不可能通过颈内动脉的狭窄部

手术技术

为了确定侧支循环对维持因颈内动脉操作或牺牲而受影响区域的灌注效果，术前行手动交叉压迫同侧颈内动脉的闭塞试验。因不可能插入支架，并且侧支循环足够，我们决定行永久性球囊栓塞，并于 30d 后实施手术治疗以允许脑血管适应新的血流动力学。术前 3d 栓塞提供肿瘤血供的颈外动脉分支。患者行 A 型颞下窝径路。

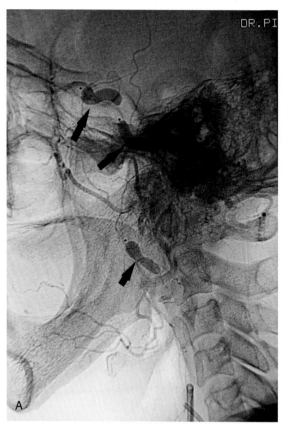

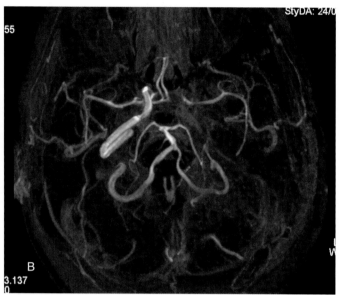

图 14.74.4　永久性球囊栓塞后的评估。A.位于颈内动脉内的球囊（3 个箭头）。B.MRA 示左侧颈内动脉没有信号

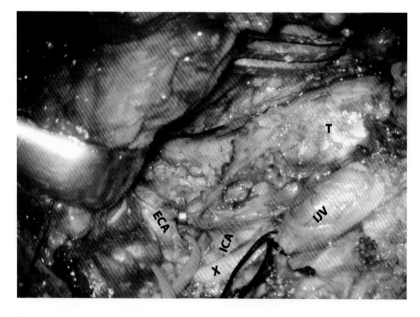

图 14.74.5　用血管夹关闭肿瘤供血的颈外动脉分支。CCA：颈总动脉；ECA：颈外动脉；ICA：颈内动脉；IJV：颈内静脉；T：肿瘤；X：迷走神经

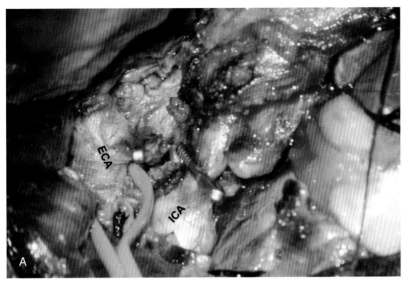

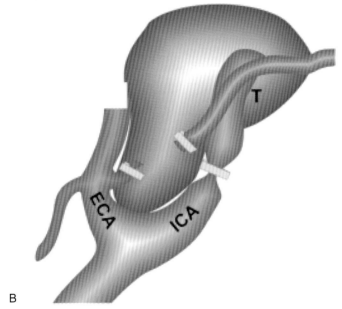

图 14.74.6 用血管夹闭颈内动脉（ICA）的近端及颈外动脉（ECA）的分支，以便切除。T：肿瘤

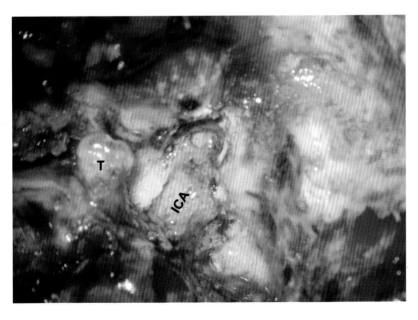

图 14.74.7 注意肿瘤（T）完全包裹颈内动脉水平段（ICA）

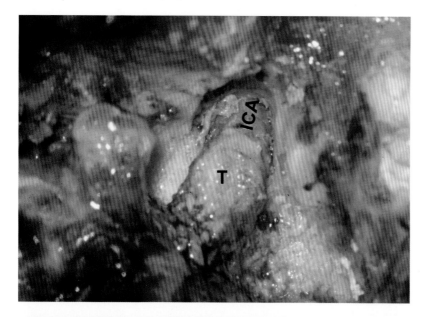

图 14.74.8 轮廓化被侵及的颈内动脉以便切除。ICA：颈内动脉；T：肿瘤

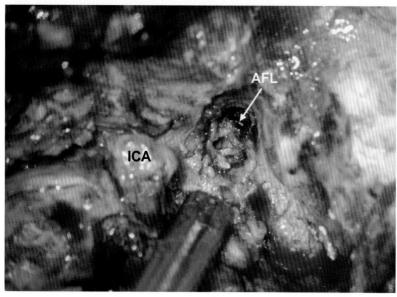

图 14.74.9 已在近前破裂孔处（AFL）切断颈内动脉水平段

术中颈内动脉的损伤

预防是颈内动脉损伤的最佳处理方法，然而在少数情况下，可能会遇到严重的血管损伤[17,18]。在近端和远端均能控制的情况下可暂时阻断动脉进行一期修复。

主要原则涉及足够的可视性。使用先前放置的血管带临时压迫或闭塞。也可用各种无创伤血管夹。血液反流是一个令人欣慰的迹象，表明某种程度的侧支血流，并允许进行及时的修补。

动脉壁小的切口以及颈鼓支的撕裂，往往可以通过恰当地使用双极电凝控制。用精细的双极

电凝头在纵向上将裂口的边缘合拢。施加低能量脉冲并向前推进双极钳，重复该过程直至密封裂伤。先部分、然后完全松开血管带，以确保封闭。止血纱布置于修补区，并使用纤维蛋白胶加强。

对于小到中等缺损，建议直接缝合修补。使用双带针血管缝线同时暂时阻断血管。注意边缘外翻非常重要，以避免严重狭窄。补丁移植或使用大隐静脉搭桥是极端情况下的选择。

颈内动脉支架的存在极大地方便了切除。尽管颈内动脉可出现轻微出血，但总是可用双极电凝或止血剂控制。最大的风险在于支架区与非支架区过渡点潜在的损伤，轻柔地牵拉此处动脉非常重要。一旦获得临时控制，能够将患者迅速转

送到神经放射科非常重要，行紧急的球囊栓塞或置入覆膜支架[19]。

> **注　意**
>
> 需要再次强调，术前评估颈内动脉侧支循环，以及对具有风险的颈内动脉行适当的术前处理必不可少[20]。

重要的复苏原则也必须遵守。要进行恰当的容积替代、失血量的估计，以及成分输血的考虑。动脉损伤修补后，必须保持正常的血压及充足的循环容积，以保证足够的循环修复及维持神经保护。

由于假性动脉瘤形成的风险，任何颈内动脉损伤或外膜下切除都需要常规进行影像学随访。

血管痉挛也是一个重要的问题。其病因可能是多方面的，至少包括机械创伤、温度变化、干燥及长时间暴露于血液中[14]。因此，温盐水灌注及温柔的操作技术对减少这种风险必不可少。据报道，由于血管张力与反应性较强，年轻的患者更容易出现此类并发症[6,14,21]。如果手术医生注意到颈内动脉任何节段的收缩（图 14.60.8），需停止操作，并将罂粟碱置于动脉上。血压正常或轻度高血压也很重要。

提示和陷阱

- 颈内动脉术前评估非常重要。
- 采用 CT、MRI、MRA 及数字减影血管造影（DSA）确定肿瘤侵及血管的程度和范围。
- 确定侧支循环的状况。
- 如果血管造影相延迟超过 1s，不要行永久性球囊栓塞。
- 使用球囊栓塞颈内动脉。
- 应在手术的最后切除侵及颈内动脉的肿瘤。
- 颈段动脉的暴露对处理这些肿瘤是一个必不可少的步骤。
- 尽可能使用腔内支架，它可避免封闭颈内动脉并有利于外膜下切除肿瘤。
- 建议支架植入 4~5 周后手术。
- 从肿瘤下方未被肿瘤侵及的点开始切除肿瘤。
- 为了切除扩展至动脉前、内侧的肿瘤，颈内动脉垂直段轻微的移位往往是必需的。
- 切除肿瘤时必须与动脉平行。
- 从颈部开始切除闭塞的颈内动脉。
- 用大血管夹于术前放置的球囊近端封闭颈内动脉。
- 避免在切除最后部分的肿瘤时牵拉颈内动脉海绵窦段。

参考文献

[1] Moret J, Lasjaunias R, Theron J. Vascular compartments and territories of tympano-jugular glomic tumors. Journal belge de radiologie, 1980, 63(2-3): 321-337.

[2] Sanna M, Piazza P, Ditrapani G, et al. Management of the internal carotid artery in tumors of the lateral skull base: preoperative permanent balloon occlusion without reconstruction. Otol Neuro1, 2004, 25(6): 998-1005.

[3] Sanna M, Falcioni M, Flanagan S, et al. Tympano-jugular paragangliomas surgery//Kirtane MV, Brackmann DE, Borkar DM, de Souza C, eds. Comprehensive Textbook of Otology. Mumbai: Thomson Press, 2010: 521-531.

[4] Sanna M, Flanagan S. Surgical management of lesions of the internal carotid artery using a modified Fisch Type A infratemporal approach. Otol Neurotol, 2007, 28(7):994.

[5] Sanna M, khrais T, Menozi R, et al. Surgical removal of jugular paragangliomas after stenting of the intratemporal internal carotid artery: a preliminary report, laryngoscope, 2006, 116(5): 742-746.

[6] Sanna M, Piazza P, De Donate G, et ai. Combined endovascular-surgical management of the internal carotid artery in complex tympanojugular paragangliomas. Skull Base, 2009, 19(1): 26-42.

[7] Sanna M, Shin SH, De Donate, et al. Management of complex tympanojugular paragangliomas including endovascular intervention. Laryngoscope, 2011, 121(7): 1372-1382.

[8] Shin SH, Piazza P, De Donate G, et al. Management of vagal paragangliomas including application of internal carotid artery stenting. Audiol Neurootol, 2012, 17(1):

39–53.

[9] Farrior JB. Infratemporal approach to skull base for glomus tumors: anatomic considerations. Ann Otol Rhinol Laryngol, 1984, 93(6 Pt 1): 616–622.

[10] Jackson CG, Kaylie DM, Coppit G, et al. Glomus jugulare tumors with intracranial extension. Neurosurg Focus, 2004, 17(2): E7.

[11] Sanna M, Saleh E, Taibah A. Atlas of Temporal Bone and Lateral Skull Base Surgery. New York: Thieme, 1995.

[12] Jackson CG, McGrew BM, Forest JA, et al. Lateral skull base surgery for glomus tumors: long–term control. Otol Neurotol, 2001, 22(3): 377–382.

[13] Oghalai JS, Leung MK,Jackler RK, et al. Transjugular craniotomy for the management of jugular foramen tumors with intracranial extension. Otol Neurotol, 2004, 25(4): 570–579. discussion: 579.

[14] Jackler RB, Brackmann DE, et al. Neurotology. Philadelphia: Elsevier Mosby, 2005, 2.

[15] AlMefty O, Teixeira A. Complex tumors of the glomus jugulare: criteria, treatment, and outcome. J Neurosurg, 2002, 97(6): 1356–1366.

[16] Sanna M, Jain Y, De Donato G, et al. Management of jugular paragangliomas: the Gruppo Otologico experience. Otol Neurotol, 2004, 25(5): 797–804.

[17] Leonetti JP, Smith PG, Grubb RL.Control of bleeding in extended skull base surgery. Am J Otol, 1990, 11(4): 254–259.

[18] Kletzker GR, Backer RJ, Leonetti J, et al. Complications in neurotologic surgery//Jackler RB, Brackmann DE, eds. Neurotology. Philadelphia: Elsevier Mosby, 2005, 2.

[19] Leung GK, Auyeung KM, Lui WM, et al. Emergency placement of a self-expandable covered stent for carotid artery injury during trans-sphenoidal surgery. Br J Neurosurg, 2006, 20(1): 55–57.

[20] Leonetti JP, Smith PG, Grubb RL. The perioperative management of the petrous carotid artery in contemporary surgery of the skull base. Otolaryngol Head Neck Surg, 1990, 103(1): 46–51.

[21] Smith PG, Killeen TE. Carotid artery vasospasm complicating extensive skull base surgery: cause, prevention, and management. Otolaryngol Head Neck Surg, 1987, 97(1): 1–7.

第 *15* 章 颅内外大静脉的处理

术中处理

应早期识别颈内静脉，但直到封闭乙状窦后才予以结扎，以减少静脉瘀血[1-3]。行骨性入路时，识别、轮廓化及双极电凝乙状窦导静脉是减少出血的理想方法。由于颈静脉球-乙状窦系统的缓慢阻闭，在鼓室颈静脉球副神经节瘤中显著肥大的导静脉并非少见（图 15.1，图 15.2）。

骨蜡控制骨孔和松质骨的出血非常有用。静

脉窦的小裂口大多可在冲洗条件下，用低能量的双极电凝将缺损的边缘合拢来控制。腔外放置止血纱布，并使用棉片覆盖也可控制大多数轻微出血。较大的缺损，可以在管腔内放置长条状止血纱布，注意管腔外应留下相当大的部分以避免栓塞。

当确定需要封闭乙状窦时，在几乎所有的颈静脉窝肿瘤中，我们采用止血纱布腔外封闭（图 15.3~图 15.5）。这需要保留近端乙状窦骨壳。该技术避免了 Fisch 描述的来自硬膜切口及乙状窦

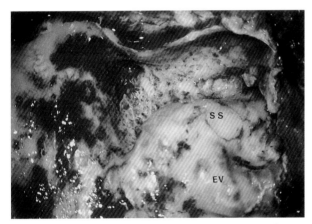

图 15.1 大的乳突导静脉。EV：导静脉；SS：乙状窦

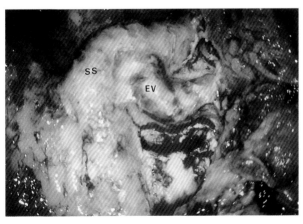

图 15.2 完全暴露导静脉。EV：导静脉；SS：乙状窦

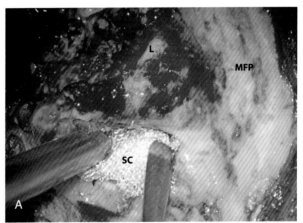

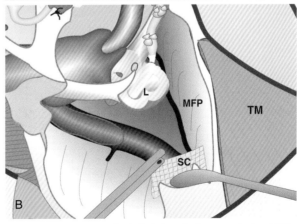

图 15.3 使用止血纱布腔外填塞乙状窦。L：迷路；MFP：颅中窝板；SC：止血纱布；TM：颞肌

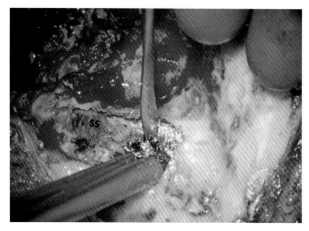

图 15.4 保留窦脑膜角的骨壳以便在骨和乙状窦壁之间插入止血纱布。采用该操作只闭合乙状窦（SS），而未触及横窦

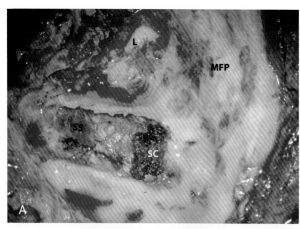

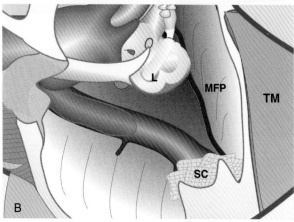

图 15.5 已完成乙状窦的腔外填塞。L：迷路；MFP：颅中窝板；SC：止血纱布；SS：乙状窦；TM：颞肌

周围缝合材料通道的颅后窝出血和脑脊液漏的可能性。也可通过避免腔内填塞从而降低了横窦阻塞的可能性，后者可导致逆行的 Labbé 静脉血栓形成及颞叶静脉性梗死[4]。

首先识别颈部寰椎横突以帮助识别颈内静脉（图 15.6）。结扎静脉前，应小心避免损伤位于静脉外侧的副神经。我们早期的经验为使用薇乔线结扎颈内静脉（图 15.6，图 15.7）。分离颈内静脉与副神经，从副神经下方牵拉游离的颈内静脉以暴露后组脑神经的近中枢段（图 15.8~图 15.11）。除结扎颈内静脉外，血管夹是目前非常有用的技术。使用血管夹双重夹闭颈内静脉（图 15.12，图 15.13）代替结扎（图 15.14）。

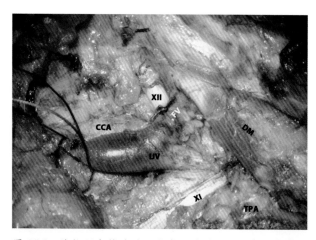

图 15.6 结扎颈内静脉的旧方式。放置 Vicryl 线以准备结扎颈内静脉。CCA：颈内动脉；DM：二腹肌后腹；FV：面静脉；IJV：颈内静脉；TPA：寰椎横突；XI：副神经；XII：舌下神经

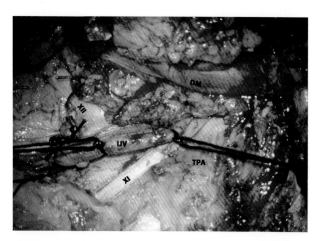

图 15.7 已使用 Vicryl 线完全结扎颈内静脉。已切断面静脉。DM：二腹肌后腹；IJV：颈内静脉；TPA：寰椎横突；XI：副神经；XII：舌下神经

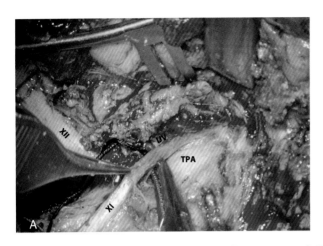
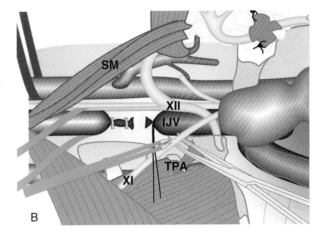

图 15.8A, B　注意副神经穿过颈内静脉的外侧。IJV：颈内静脉；SM：茎突肌；TPA：寰椎横突；XI：副神经；XII：舌下神经

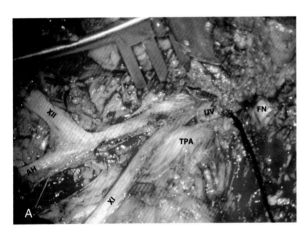
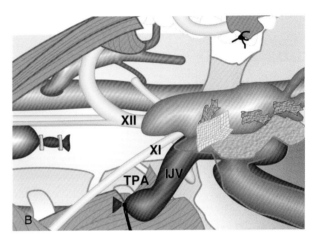

图 15.9A, B　从副神经的下方向上翻起切断的颈内静脉，暴露后组脑神经的近中枢端。AH：舌下神经降支；FN：面神经；IJV：颈内静脉；TPA：寰椎横突；XI：副神经；XII：舌下神经

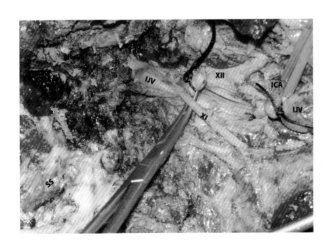
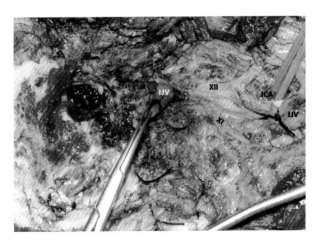

图 15.10　结扎颈内静脉后，于副神经下方将其分离。ICA：颈内动脉；IJV：颈内静脉；SS：乙状窦；XI：副神经；XII：舌下神经

图 15.11　完成颈内静脉的分离。ICA：颈内动脉；XI：副神经；XII：舌下神经

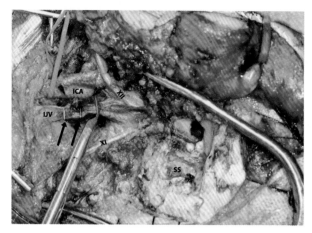

图 15.12　使用血管夹关闭静脉（两个箭头）。使用血管夹关闭颈内静脉是一种简单、快速的方法。ICA：颈内动脉；IJV：颈内静脉；SS：乙状窦；XI：副神经；XII：舌下神经

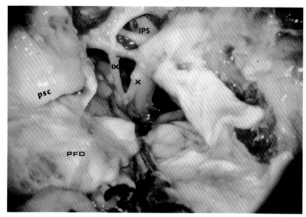

图 15.15　进入颈静脉孔前，在小脑延髓池确定舌咽神经和迷走神经。IPS：岩下窦；PFD：颅后窝脑膜；psc：后半规管；XI：副神经；XII：舌下神经

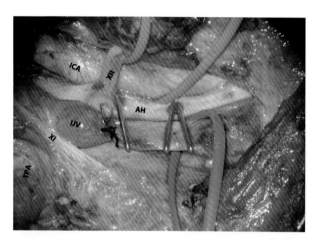

图 15.13　AH：舌下神经降支；ICA：颈内动脉；IJV：颈内静脉；TPA：寰椎横突；XI：副神经；XII：舌下神经

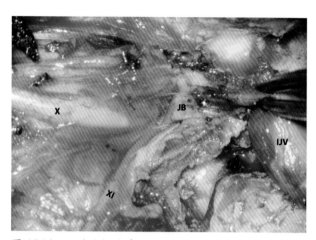

图 15.16　识别后组脑神经及结扎颈内静脉后，分离颈内静脉与后组脑神经。IJV：颈内静脉；JB：颈静脉球；X：迷走神经；XI：副神经

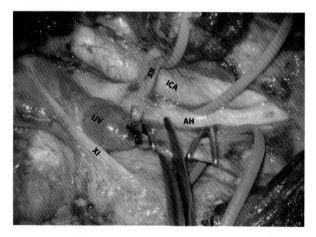

图 15.14　切断颈内静脉。AH：舌下神经降支；ICA：颈内动脉；IJV：颈内静脉；XI：副神经；XII：舌下神经

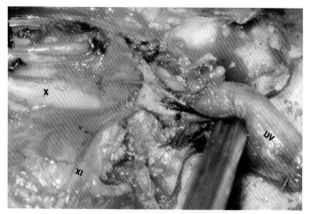

图 15.17　颈内静脉完全与颈段后组脑神经分离。IJV：颈内静脉；X：迷走神经；XI：副神经

来自岩下窦及后髁静脉的出血经常造成困难，最佳的方法是采用止血纱布适当的填塞。当填塞岩下窦及髁静脉时（图 15.15~图 15.20），因与后

组脑神经毗邻，必须小心避免直接创伤和压力。正如前面所讨论的，常存在诸多开口，肿瘤有可能沿着这些途径扩展。

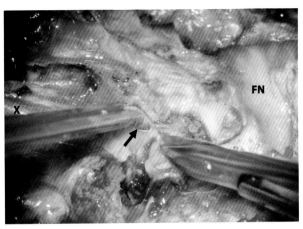

图 15.18　保留颈静脉球内侧壁，向上方切除肿瘤。箭头：岩下窦；X：迷走神经；FN：面神经

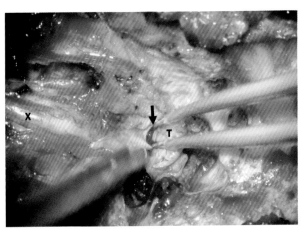

图 15.19　当肿瘤向上掀起后，注意岩下窦并检查其是否受累。箭头：岩下窦；T：肿瘤；X：迷走神经

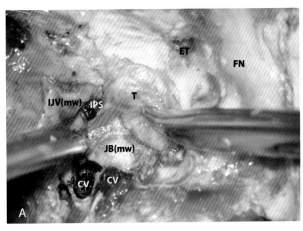

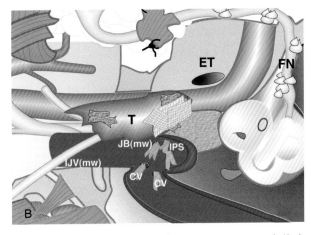

图 15.20A，B　岩下窦及塞满止血纱布的髁静脉的开口。CV：髁静脉；ET：咽鼓管；FN：面神经；IJV（mw）：颈内静脉（内侧壁）；IPS：岩下窦；JB（mw）：颈静脉球（内侧壁）；T：肿瘤

　　晚期肿瘤也可扩展至海绵窦区，使用止血纱布轻轻压迫控制来自该区域的出血。

　　任何静脉窦系统的开放都会置患者于空气栓塞的风险之中，尤其当患者处于头部高位时。呼气末二氧化碳分压下降往往是第一个迹象，随后出现低血压及心动过速。应立即阻塞静脉缺口，并将患者置于头低脚高的位置。采用支持措施后，可使用中心静脉导管自右心室吸出空气。这些支持措施包括给予 100% 的氧气及停止一氧化二氮[4]。这种并发症在仰卧位极少发生。

封闭脑膜窦和颈内静脉的潜在问题

　　术前对脑静脉引流的评估可预测大多数患者静脉封闭的后果。在我们使用 MRI、MRV 及静脉相造影的情况下，封闭颈内静脉-乙状窦系统没有碰到问题。有时我们不得不推迟手术，直到已经形成足够的侧支循环。

　　尽管经过了仔细评估，颅内压升高的可能性仍然存在，特别是之前通畅的颈内静脉-乙状窦被阻塞或显著的侧支循环需要结扎。出现意识水平下降时，渗透性利尿和镇静是一线治疗。情况进一步恶化时，插管并机械通气，然后行脑室穿刺。这些变化通常在术后几天后发生，与血肿或梗死导致的局灶性神经功能缺损的急骤发病相反。

　　对脑组织的牵拉及操作也可导致脑水肿，尽管在鼓室颈静脉球副神经节瘤手术中少见，但在伴颅内明显扩展的颈静脉孔区神经鞘瘤及脑膜瘤中常需要考虑。

　　还可发生良性颅内高压或假性脑瘤，通常表

现是延迟发生的视神经盘水肿。碳酸酐酶抑制剂是第一线治疗手段，顽固病例则行侧脑室-腹腔分流或腰大池-腹腔分流 [4, 5]。

如上文所述，必须小心以避免封闭横窦以及随后的 Labbé 静脉血栓形成。

神经功能障碍的隐袭起病是静脉梗死的标志，常表现为癫痫新发作、精神状态改变或轻度运动障碍。如果怀疑，CT 平扫是首先及立即的处理流程。可以识别低密度及出血坏死周围的区域。液体衰减翻转恢复序列 MRI 可进一步提供梗死程度的信息，MRV 可以评估静脉窦血栓形成的程度。支持治疗必不可少，预防性给予抗惊厥药。使用抗凝血药物存在争议，但渐进性的神经功能下降确需使用。此时也有建议进行血凝块溶解 [4]。

参考文献

[1] Sanna M, De Donato G, Piazza P,et al. Revision glomus tumor surgery.Otolaryngol Clin North Am, 2006, 39 (4): 763-782.

[2] Al-Mefty O,Teixeira A. Complex tumors of the golmus jugulare: criteria, treatment, and outcome. J Neurosurg , 2002, 97(6): 1356-1366.

[3] San Millán Ruíz D, Gailloud P, Rüfenacht DA, et al. The craniocervical venous system in relation to cerebral ven ous drainage. AJNR Am J Neuroradio1, 2002, 23(9): 1500-1508.

[4] Kletzker GR, Backer RJ, Leonetti J,et al. Complications in neurotologic surgery// Jackler RB, Brackmann DE, eds. Neurotoiogy. Philadelphia: Elsevier Mosby, 2005, 2.

[5] Katsuno S, Ishiyama T, Nezu K, et al. Three types of internal jugular vein reconstruction in bilateral radical neck dissection. Laryngoscope, 2000, 110(9): 1578-1580.

第 *16* 章 后组脑神经的处理

后组脑神经由颈静脉球内侧壁覆盖（图16.1），而鼓室颈静脉球副神经节瘤通常来自颈静脉球的侧上方，这使得早期病变保存后组脑神经成为可能[1]。在颈部显示后组脑神经便于从神经正常的区域向受病变侵及的区域追踪，有助于对它们的保护[2]。正如在第 2 章中所讨论的那样，后组脑神经与颈静脉球的引流及导入静脉结构关系复杂且充满变数。迷走神经副神经节瘤源自迷走下

神经节，本质上迷走神经功能的丧失不可避免。在此情况下，需要决定是否在术前功能存在的神经周围残留肿瘤。

后组脑神经硬膜内脑池段虽也可暴露，但是，如果肿瘤通过颈静脉孔已扩展至硬脑膜内，保存后组脑神经便不再可能。我们的做法是在处理硬膜内的肿块之前，完全切除硬膜外的肿瘤。如果硬膜内肿瘤小于 2 cm，通常是一期手术切除。

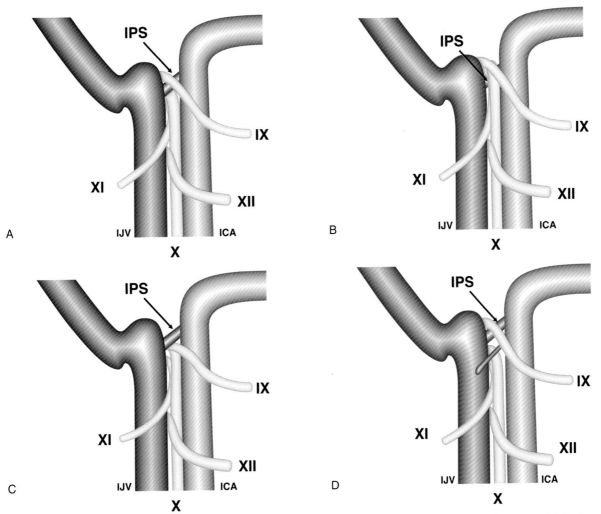

图 16.1A~D 手术示意图，显示右耳岩下窦（IPS）与第Ⅸ~Ⅻ脑神经的解剖关系。ICA：颈内动脉；IJV：颈内静脉。A. 岩下窦位于第Ⅸ脑神经之下，第Ⅹ和Ⅺ脑神经之上。B. 岩下窦位于所有 3 条神经的内下侧。C. 岩下窦位于所有 3 条神经的外上侧。D. 第二岩下窦穿过第Ⅸ脑神经内侧及第Ⅹ和Ⅺ脑神经的外侧汇入颈内静脉

最大限度地保存后组脑神经

从未受侵及的颈段识别后组脑神经，追溯到它们出颅的地方（图 16.2.1~图 16.2.3，图 16.3.1~图 16.3.3）。切除茎突是获得最佳显露必不可少的步骤。

关于"球内切除"技术的文献报道很多 [1,4]，涉及保留颈静脉球前内侧壁以保存后组脑神经。该技术在肿瘤仅侵及颈静脉球的外侧壁而没有侵及内侧壁的早期鼓室颈静脉球副神经节瘤（C1 级）是可行的（图 16.3.1~图 16.3.3,图 16.4.1~图 16.4.8）。

很显然，肿瘤侵及颈静脉球内侧壁则需将其切除，如果目标是完全切除肿瘤则会给后组脑神经带来非常高的风险。处理术前后组脑神经功能良好患者的替代方法是遗留部分肿瘤于神经周围（图 16.5.1~图 16.5.3）。如果肿瘤已侵及后组脑神经，便可将其切除以获得肿瘤全切除（图 16.6.1,图 16.6.2）。

年龄和术前体格都是制订这些决定需考虑的重要因素。我们的做法是在年轻患者中全切除肿瘤优于保存后组脑神经。当存在对侧疾病时，双侧后组脑神经麻痹的风险改变了这种激进的方式。

虽然其他中心经常使用，但我们并不在颈静脉球窝手术时常规使用后组脑神经监测 [5-7]。我们发现后组脑神经监测并不能改善后组脑神经的功能，反而增加了复杂性。

不同脑神经监测技术方面的简要说明如下：

- Ⅸ：双极电极放置在同侧软腭的外侧面（相距 2~3 mm），电极应缝合固定。
- Ⅹ：使用具有表面电极的插管是最简单的方法，且不易脱落，它能提供足够的反应。另外，可将电极插入声带，也可采用经皮径路。
- Ⅺ：双极电极放置在斜方肌上。
- Ⅻ：双极电极放置在同侧舌，缝合固定。

临床病例

■ 病例 16.1：保存后组脑神经的球内切除

（图16.2.1~图 16.2.3）

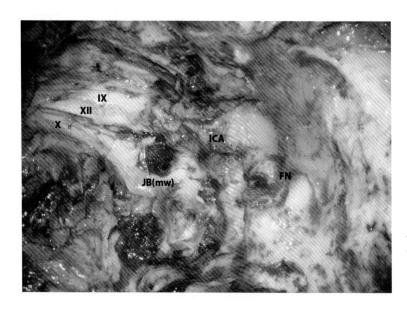

图 16.2.1　（左侧）面神经向前改道，暴露颈段未被侵及的后组脑神经，注意颈静脉球内侧壁。FN：面神经；ICA：颈内动脉；JB（mw）：颈静脉球（内侧壁）；Ⅸ：舌咽神经；Ⅹ：迷走神经；Ⅺ：副神经

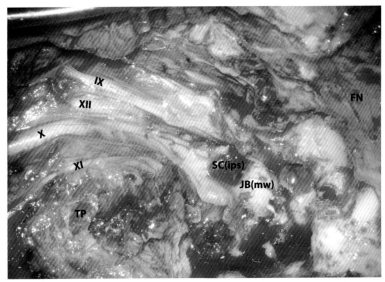

图 16.2.2 使用止血纱布轻轻地填塞岩下窦，保留颈静脉球内侧壁，以保护后组脑神经。FN：面神经；JB（mw）：颈静脉球（内侧壁）；SC（ips）：止血纱布（岩下窦）；TP：寰椎横突；Ⅸ：舌咽神经；Ⅹ：迷走神经；Ⅺ：副神经Ⅻ：舌下神经

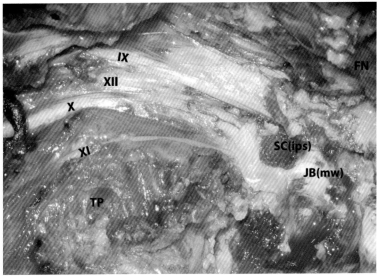

图 16.2.3 完全切除肿瘤并保存后组脑神经。FN：面神经；JB（mw）：颈静脉球（内侧壁）；SC（ips）：止血纱布（岩下窦）；TP：寰椎横突；Ⅸ：舌咽神经；Ⅹ：迷走神经；Ⅺ：副神经Ⅻ：舌下神经

■ 病例 16.2：迷路下切除

（图 16.3.1~图 16.3.3）

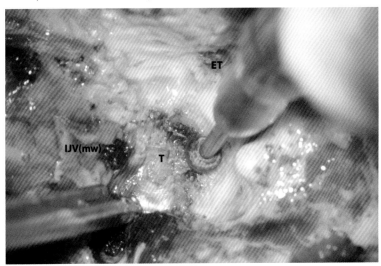

图 16.3.1 （左侧）切除肿瘤浸润的迷路下气房。ET：咽鼓管；IJV（mw）：颈内静脉内侧壁；T：肿瘤

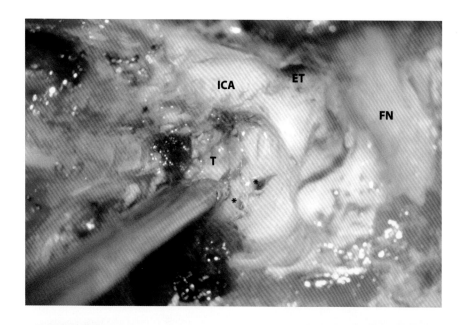

图 16.3.2　肿瘤粘连于颈内动脉垂直段。钻磨后，暴露颅后窝硬脑膜（*）。ET：咽鼓管；FN：面神经；ICA：颈内动脉 T：肿瘤

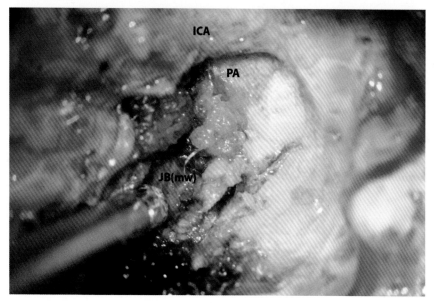

图 16.3.3　钻磨颈内动脉内侧的骨质，追踪肿瘤至岩尖。肿瘤未侵及颈静脉球内侧壁。ICA：颈内动脉；JB（mw）：颈静脉球（内侧壁）；PA：岩尖

■ 病例 16.3：球内切除

（图 16.4.1~图 16.4.8）

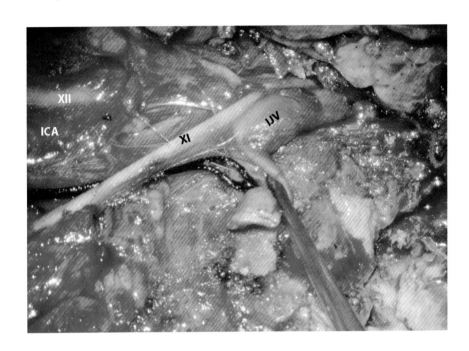

图 16.4.1 （左侧）结扎的颈内静脉走行于副神经的外侧。ICA：颈内动脉；IJV：颈内静脉；XI：副神经；XII：舌下神经

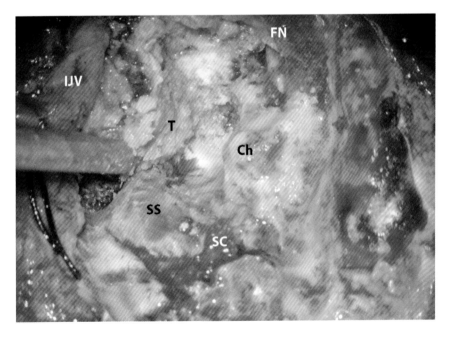

图 16.4.2 乙状窦近端已用止血纱布腔外填塞。保留乙状窦骨性轮廓有利于这一步的操作。进一步切除迷路下及枕骨髁周围的骨质。这有利于控制颈静脉球的后、上及下方。Ch：耳蜗；FN：面神经；IJV：颈内静脉（横断的）；SC：止血纱布；SS：乙状窦；T：肿瘤

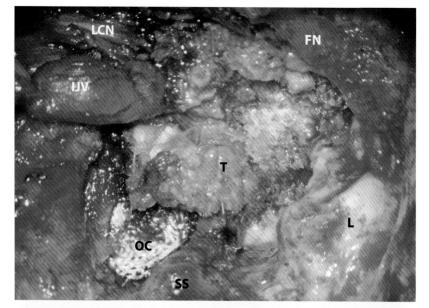

图 16.4.3　继续扩大暴露，辨认髁后导静脉并以止血纱布填塞控制。肿瘤切除前如此广泛的暴露便于神经血管的最适控制。注意无血的手术野。FN：面神经；IJV：颈内静脉（横断的）；L：迷路；LCN：后组脑神经；OC：枕骨髁；SS：乙状窦；T：肿瘤

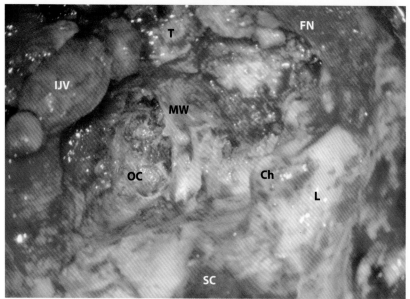

图 16.4.4　乙状窦已打开，肿瘤已切除并保留了颈静脉球内侧壁，从而保存了后组脑神经。注意对神经束的良好暴露和控制，还要注意遗留在颈内动脉（ICA）周围直至手术最后阶段的肿瘤。枕骨髁后内侧 1/3~1/2 已磨除，无需暴露舌下神经管。这种暴露与切除前庭神经鞘瘤时暴露内耳道没有不同。Ch：耳蜗；FN：面神经；IJV：颈内静脉（横断的）；L：迷路；MW：颈静脉球内侧壁；OC：枕骨髁；SC：止血纱布；T：肿瘤

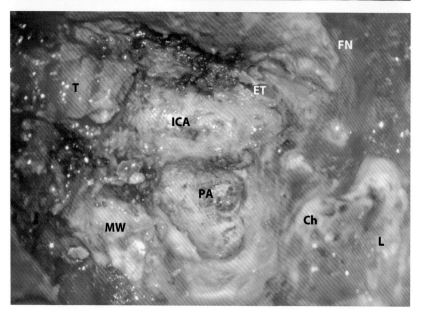

图 16.4.5　颈内动脉垂直段周围的松质骨已磨除。可见肿瘤侵蚀骨管及骨膜，但没有侵及外膜。Ch：耳蜗；ET：咽鼓管；FN：面神经；ICA：颈内动脉；L：迷路；MW：颈静脉球内侧壁；PA：岩尖；T：肿瘤

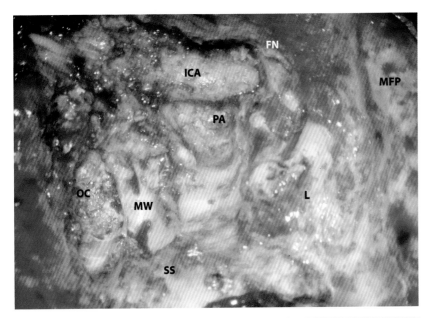

图 16.4.6 肿瘤已切除，颈静脉球内侧壁内侧的后组脑神经得以保存。FN：面神经；ICA：颈内动脉；L：迷路；MFP：颅中窝脑板；MW：颈静脉球内侧壁；OC：枕骨髁；PA：岩尖；SS：乙状窦

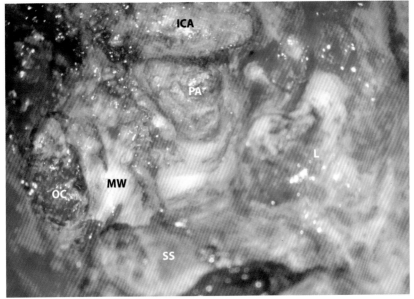

图 16.4.7 上图的放大视图。关键点是广泛切除颈内动脉周围的骨质，从而确保安全及完整地切除肿瘤。在其经90°的转弯后进入咽旁间隙上部之前，颈静脉窝内可见后组脑神经束。术腔以腹部脂肪填塞，并采用常规水密性方式关闭。L：迷路；MW：颈静脉球内侧壁；OC：枕骨髁；PA：岩尖；SS：乙状窦

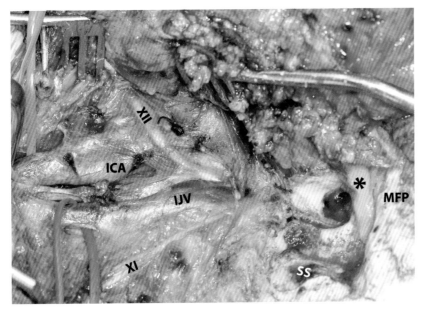

图 16.4.8 已经完成软组织径路、外耳道盲囊状封闭及开放式乳突切除。注意乳突及颈部宽广的暴露。*：固定面神经于新骨管内的纤维蛋白胶；ICA：颈内动脉；IJV：颈内静脉；MCF：颅中窝；SS：乙状窦；XI：副神经XII：舌下神经

■ 病例 16.4：球内切除

（图 16.5.1~图 16.5.3）

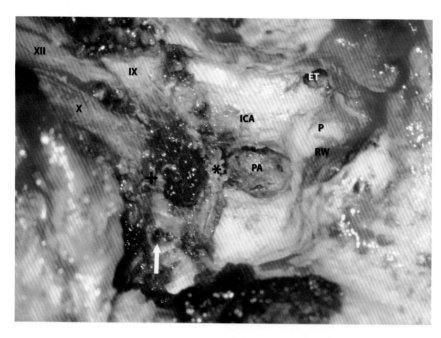

图 16.5.1　（左侧）岩下窦开口以止血纱布轻轻地填塞，受侵及的颈静脉球上、下壁（*,+）必须切除。白色箭头：岩下窦开口；ET：咽鼓管ICA：颈内动脉；P：鼓岬；PA：岩尖；RW：蜗窗；Ⅸ：舌咽神经；X：迷走神经；Ⅻ：舌下神经

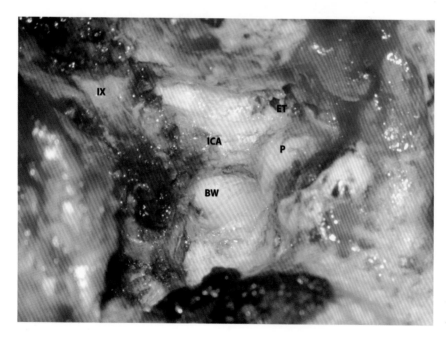

图 16.5.2　以骨蜡封闭岩尖。BW：骨蜡；ET：耳咽管；ICA：颈内动脉；P：鼓岬；Ⅸ：舌咽神经

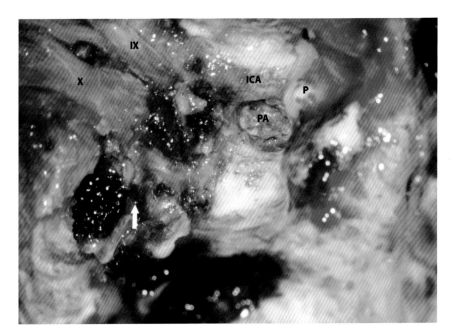

图 16.5.3　此图中，乙状窦和颈静脉球已打开。将肿瘤从未被侵及的内侧壁剥除。颈静脉球内侧壁得以保存，岩下窦开口可见。白色箭头：岩下窦开口；ICA：颈内动脉；P：鼓岬；PA：岩尖；Ⅸ：舌咽神经；X：迷走神经

■病例 16.5：牺牲肿瘤侵及的后组脑神经

（图 16.6.1，图 16.6.2）

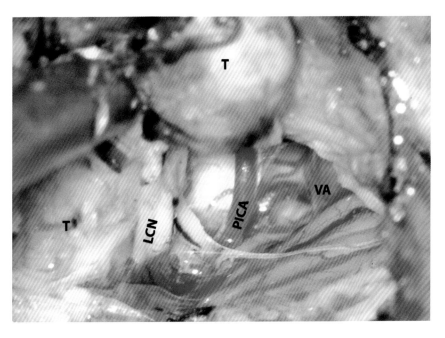

图 16.6.1　（右侧）可见肿瘤浸润后组脑神经。LCN：后组脑神经；PICA：小脑后下动脉；T：肿瘤；VA：椎动脉

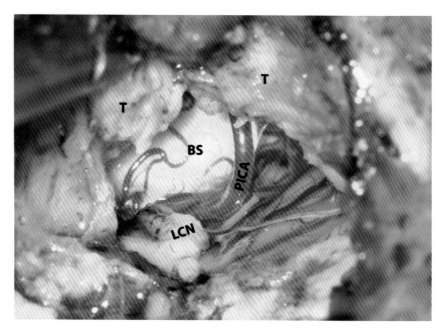

图 16.6.2　为了切除肿瘤，将神经切断。BS：脑干；LCN：后组脑神经；PICA：小脑后下动脉；T：肿瘤

注意：后组脑神经监测的潜在问题 [8]

- 增加了术前准备时间。
- 如果使用喉针电极有喉水肿的风险。
- 电极脱落。
- 直接刺激舌咽神经及迷走神经有可能干扰自主神经系统，为了避免该反应，使用 0.05ms 脉宽、0.1mA 强度及 4.7 Hz 频率的脉冲为起始刺激。
- 直接刺激副神经，可导致斜方肌显著收缩。
- 在后组脑神经监测时，单独记录自发性肌电活动以预测功能结果并不合适[5]。

提示和陷阱

- 在颈部从未受侵犯的部分向上追踪后组脑神经。
- 副神经几乎总是走行于颈内静脉的外侧，必须将此静脉向上推至神经上方。
- 为了保存后组脑神经的功能，颈静脉球内侧壁没有被侵及时可予以保留。
- 以止血海绵轻压关闭岩下窦以避免损伤后组脑神经的功能。
- 无血技术非常重要。

参考文献

[1] Gejrot T. Surgical treatment of glomus jugulare tumours with special reference to the diagnostic value of retrograde jugularography. Acta Otolaryngol,1965,60:150–168.

[2] Jackson CG, Kaylie DM, Coppit G, et al. Glomus jugulare tumors with intracranial extension. Neurosurg Focus , 2004,17 (2) :E7.

[3] Saleh E, Naguib M, Aristegui M, et al. Lower skull base: anatomic study with surgical implications. Am Otol Rhinol Laryngol,1995,104:57–61.

[4] Al-Mefty O, Teixeira A. Complex tumors of the glomus jugulare: criteria, treatment, and outcome. J Neurosurg, 2002,97 (6) :1356–1366.

[5] Schlake HP, Goldbrunner RH, Milewski C, et al. Intraoperative electromyographic monitoring of the lower cranial motor nerves (LCN Ⅸ～Ⅻ) in skull base surgery. Clin Neurol Neurosurg, 2001 ,103 (2) :72–82.

[6] Leonetti JP, Jellish WS, Warf P, et al. Intraoperative vagal nerve monitoring. Ear Nose Throat J, 1996,75 (8) :489–491,495–486.

[7] Moe KS, Li D, Linder TE, et al. An update on the surgical treatment of temporal bone paraganglioma Skull Base Surg, 1999, 9(3) :185–194.

[8] Mishler ET, Smith PG. Technical aspects of intraoperative monitoring of lower cranial nerve function. Skull Base Surg,1995,15 (4) :245–250.

第 *17* 章　扩展至硬膜内肿瘤的处理

14%~72%的鼓室颈静脉球副神经节瘤扩展至硬膜内 [1-4]。在我们的病例中，60%的患者肿瘤侵及颅内，而这些患者中的70%扩展至硬膜内[5]。随着 Fisch C 型肿瘤患者数量的增加，扩展至硬膜内的概率上升 [5,6]。扩展至硬膜内的肿瘤越大，侵犯后组脑神经、压迫脑干的可能性就越大。术前及术中均难以评估肿瘤侵及硬膜的程度。

Jackson 等 [7]、Oghalai 等 [8]、Al-Mefty 等 [9]、Sekhar [10] 及 Ramina 等 [11] 的观点认为，通过多学科综合处理及细致地封闭，无论侵及硬膜内的肿瘤多大，都应当一期切除。小范围被浸润的脑膜可以很容易地切除及修复。如果考虑硬膜内广泛受侵，可考虑计划性二期手术切除（图 17.1.1~图 17.1.14）[12]。任何未被发现的肿瘤侵犯会导致广泛的硬膜内复发。根据我们的经验，由于在第一期手术时去血管化以及硬膜内肿瘤的随后收缩，很容易确认肿瘤与脑干之间的分界面。手术牺牲后组脑神经可导致严重的误吸引起持续咳嗽，因而导致颅内压增高，引起脑脊液漏[13]。

与其他研究类似，我们倾向于对硬膜内超过 2cm 的肿瘤行分期手术，以防止术后脑脊液漏；对硬膜内 2cm 或以下的肿瘤行一期切除 [14,15]。虽然一期手术术后脑脊液漏平均发生率为 5.2%（3.8%~33.3%不等）[6,9,16,17]，在我们的研究中仅有 1 例患者发生脑脊液漏[5]。残余肿瘤的位置、大小以及患者的听觉功能决定第二期手术的手术径路。虽然大多数情况下，首选经脑膜经乙状窦经枕骨髁经斜坡径路 [12,15,18]，但也可能采用改良经耳蜗径路或极外侧经枕骨髁径路。

术前脑神经功能没有受损，不代表术中神经没有受累[19]。事实上，肿瘤硬膜内侵犯常常提示后组脑神经受侵[5]。一些学者主张保留黏附在后组脑神经上的肿瘤以保存神经功能 [20]。然而，对于年轻患者，如果完整切除在技术上可行的话，我们宁愿牺牲肿瘤侵及的后组脑神经以防止复发。大多数牺牲后组脑神经的患者，无论是否接受强化的康复治疗，代偿都非常好。

临床病例

■ 病例 17.1：一期手术切除 C1Di1 型肿瘤

（图 17.1.1~图 17.1.14）

63 岁的老年女性，发音困难 3 个月、轻度吞咽困难和肩部无力 6 个月，听功能正常，无家族史。耳镜检查鼓膜正常，第Ⅸ、Ⅹ及Ⅺ脑神经瘫痪。

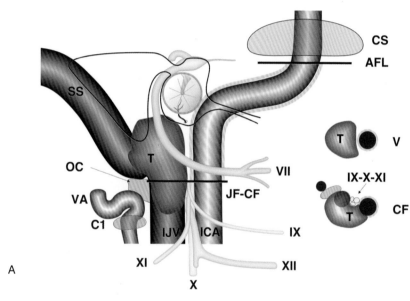

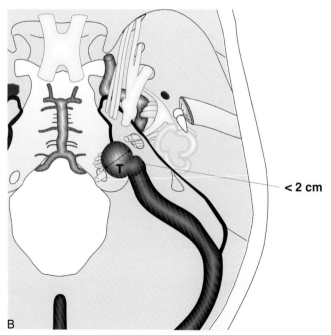

图 17.1.1　C1Di1 型（右侧）。AFL：前破裂孔；C1：寰椎；CS：海绵窦；ICA：颈内动脉；IJV：颈内静脉；JF-CF：颈内静脉孔-颈内动脉孔；OC：枕骨髁；SS：乙状窦；T：肿瘤；V：颈内动脉垂直段；VA：椎动脉；Ⅶ：面神经；Ⅸ：舌咽神经；Ⅹ：迷走神经；Ⅺ：副神经；Ⅻ：舌下神经

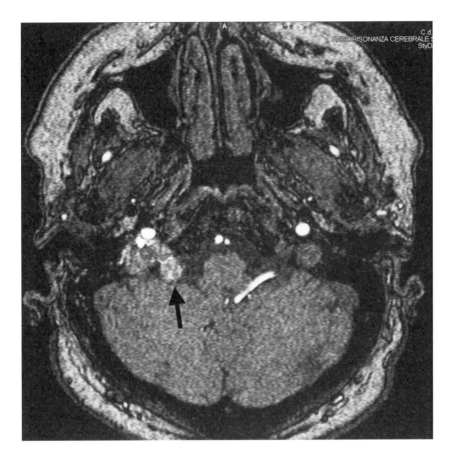

图 17.1.2　MRI 轴位图像显示 C1Di1
期肿瘤。箭头：小的硬膜内扩展

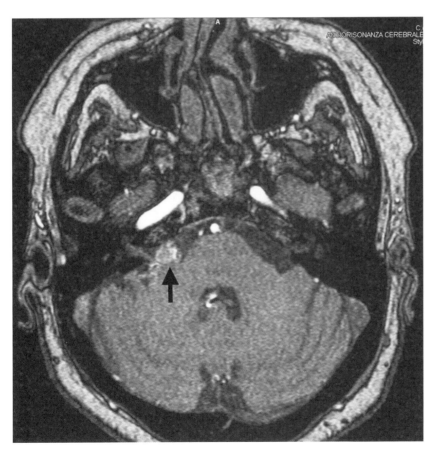

图 17.1.3　注意小的硬膜内扩展（箭
头）

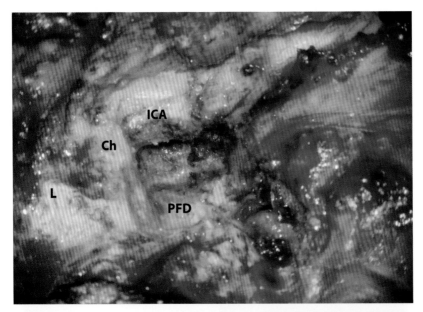

图 17.1.4 磨除颈内动脉 (ICA) 后内侧的骨质，以获得控制肿瘤和颈内动脉的足够显露。Ch：耳蜗；L：迷路；PFD：颅后窝脑膜

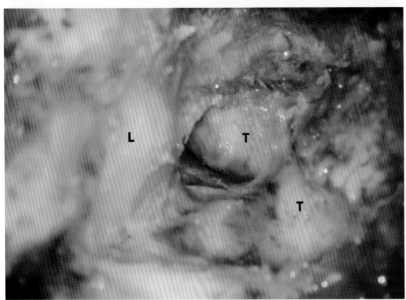

图 17.1.5 从颈内动脉上完全切除硬膜外部分肿瘤后，打开颅后窝脑膜，确认肿瘤 (T)。L：迷路

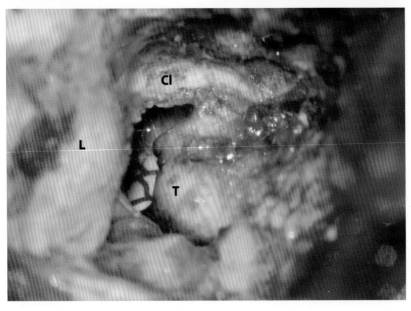

图 17.1.6 磨除斜坡后可见脑干。Cl：斜坡；L：迷路；T：肿瘤

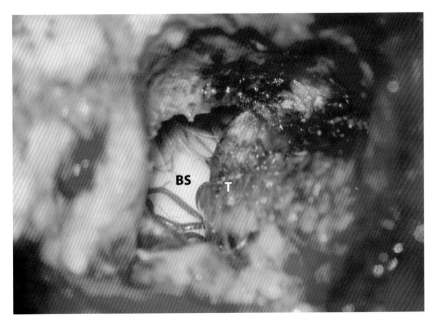

图 17.1.7　凝固肿瘤（T）的上极，使其收缩以提供操作空间。注意斜坡的硬脑膜也已电凝。BS：脑干

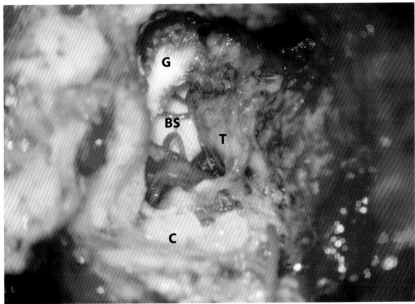

图 17.1.8　使用明胶海绵（G）和脑棉保护脑干和血管。BS：脑干；C：脑棉；G：明胶海绵；T：肿瘤

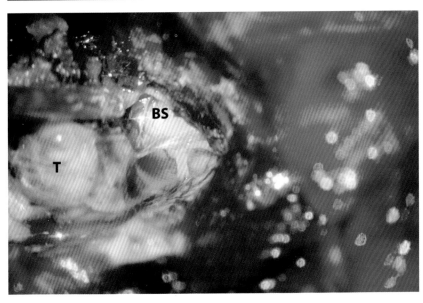

图 17.1.9　分离肿瘤下极（T）。BS：脑干

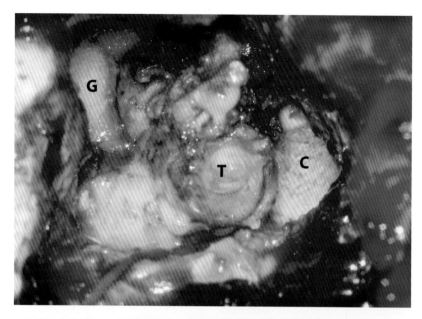

图 17.1.10 除前部外，所有肿瘤都已切除。C：脑棉；G：明胶海绵；T：肿瘤

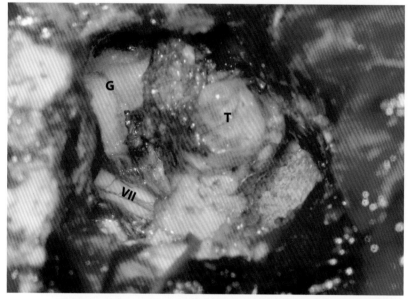

图 17.1.11 肿瘤下方脑干上的面神经已确认。G：明胶海绵；T：肿瘤；Ⅶ：面神经

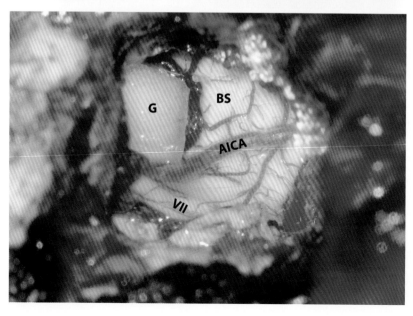

图 17.1.12 完全切除硬膜内肿瘤并保存了脑干上的血管。AICA：小脑前下动脉；BS：脑干；G：明胶海绵；Ⅶ：面神经

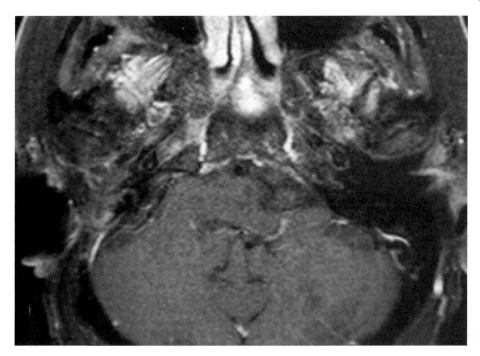

图 17.1.13 钆增强 T1 轴位 MRI 图像，未见肿瘤

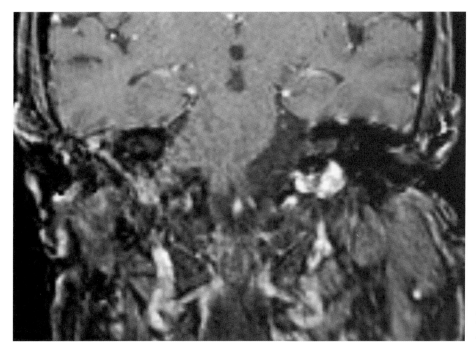

图 17.1.14 钆增强 T1 冠位 MRI 图像，患者术后没有新出现的脑神经受损症状

第一期手术前后 MRI 图像对比

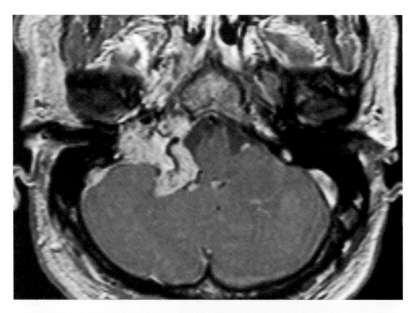

图 17.1　钆增强 T1 轴位 MRI 图像，显示 C3Di2 型肿瘤（第一期手术前）

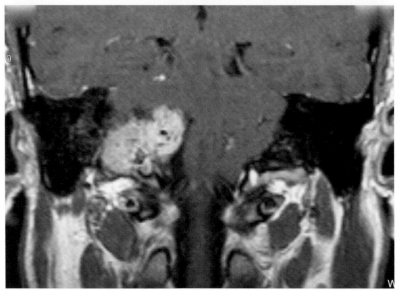

图 17.2　钆增强 T1 冠位 MRI 图像，注意较大的硬膜内扩展及肿瘤内大静脉（第一期手术前）

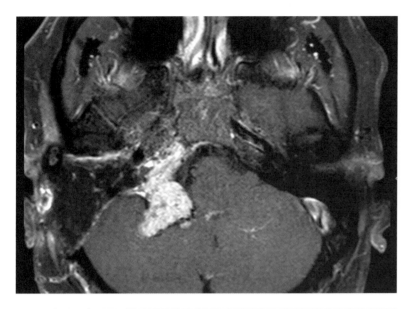

图 17.3　钆增强 T1 轴位 MRI 图像，硬膜外肿瘤切除后 (第一期手术后)

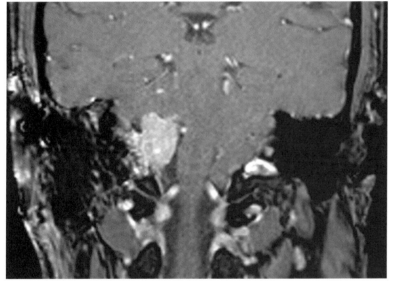

图 17.4　钆增强 T1 冠位 MRI 图像，硬膜外肿瘤已切除 (第一期手术后)

分期的理由

与 Fisch 的想法一致，我们坚信明显硬膜内扩展的患者应行分期手术。作为一般规则，通常是指硬膜内肿瘤大于 2cm[12]。然而，尽管硬膜内扩展不明显，仍可广泛浸润硬脑膜，导致硬膜缺损较大。尽管改进了缝合技术，一期手术脑脊液漏和脑膜炎的风险依然不可忽视。

在行一期手术切除时，对于可能产生巨大颅底及硬膜缺损的关注可能带来问题。因为对于肿瘤显露以及防止肿瘤复发至关重要的大范围地磨除骨质势必受到限制，加之考虑尽可能地缩小硬膜开口可能会妨碍硬膜内肿瘤的安全切除。

外科医生的疲劳是经常被忽视的一个问题。这些复杂的病例对于颅底外科医生而言是最具挑战性的手术之一，预期可能需要持续超过 8h (参见第 11 章)。由于硬膜内肿瘤的切除继硬膜外肿瘤切除后才开始，因此，需要在最有可能疲劳之前进行最关键、最精细的操作。

因此，在我们的实践中，对于硬膜内扩展较大的副神经节瘤采取分期手术。第一期手术中切除硬膜外部分的肿瘤，3~4 个月后行第二期手术切除硬膜内残留的肿瘤 (图 17.2.1~图 17.2.15)。第二期手术的径路取决于硬膜内肿瘤的位置、大小以及患者的年龄。大多数患者采用经硬脑膜经乙状窦经枕骨髁经斜坡径路[13]。某些患者适合采用改良经耳窝径路 [21-24]，而其他患者需选择极外侧径路。

临床病例

■ 病例 17.2：二期手术治疗 C2Di2 型肿瘤

（图17.2.1~图 17.2.15）

对于 C2Di2 型肿瘤，第一期手术采用A 型颞下窝径路。术中切除硬脑膜外部分肿瘤。图17.2.1~图 17.2.15 示第二期手术。术中切除硬脑膜内部分肿瘤。

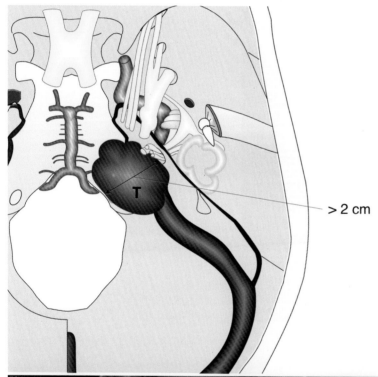

> 2 cm

图 17.2.1　Di2 型（右侧）。T：肿瘤

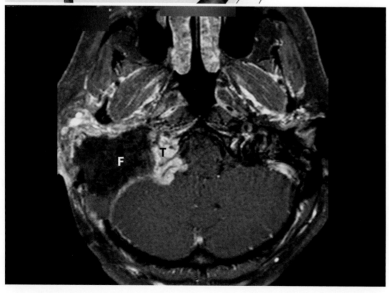

图 17.2.2　第一期术后的轴位 MRI 图像，可见硬膜内残留的肿瘤，手术缺损区填充了腹部脂肪。F：脂肪；T：硬膜内肿瘤

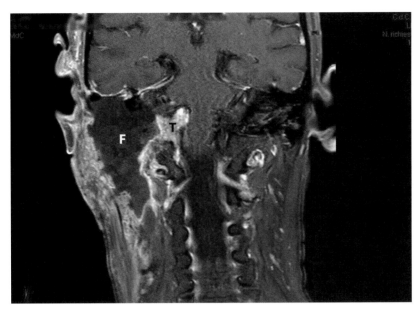

图 17.2.3　第一期术后的冠位 MRI 图像。F：脂肪；T：硬膜内肿瘤

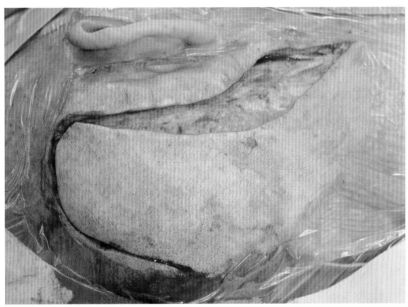

图 17.2.4　做一个基底位于下方的大皮瓣

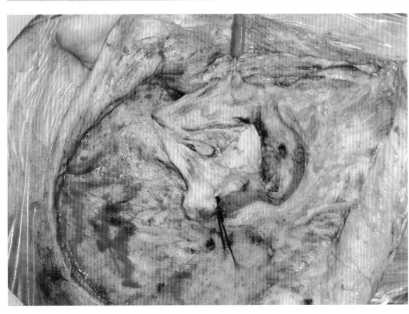

图 17.2.5　做两个肌筋膜瓣并予以牵拉

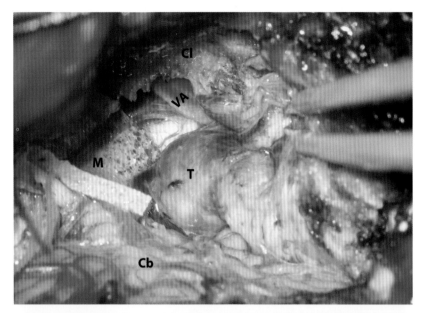

图 17.2.6　脑膜切开后见到硬膜内残留的肿瘤，磨除部分斜坡骨质便于显露椎动脉。Cb：小脑；Cl：斜坡；M：外科手术垫片；T：肿瘤；VA：椎动脉

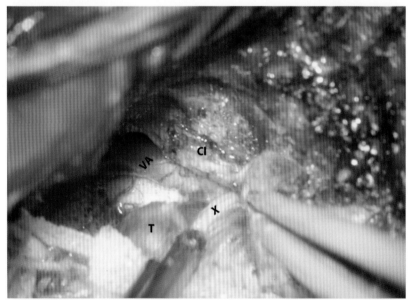

图 17.2.7　迷走神经走行于肿瘤的前方。Cl：斜坡；T：肿瘤；VA：椎动脉；X：迷走神经

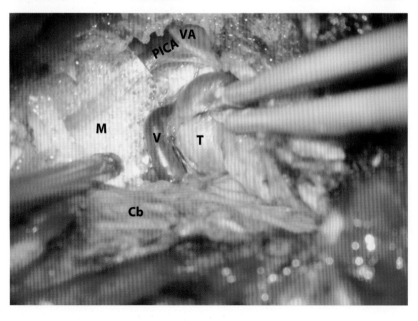

图 17.2.8　静脉通过肿瘤的内侧。Cb：小脑；M：外科手术垫片；PICA：小脑后下动脉；T：肿瘤；V：静脉；VA：椎动脉

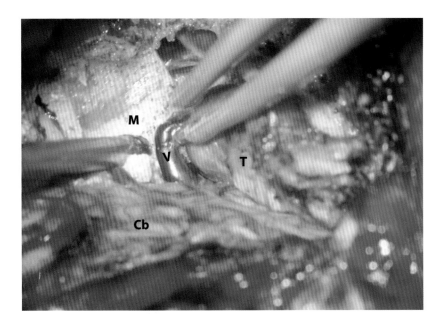

图 17.2.9　凝固静脉。Cb：小脑；M：外科手术垫片；T：肿瘤；V：静脉

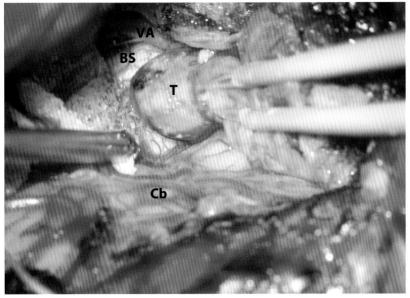

图 17.2.10　肿瘤去血管化以避免出血。BS：脑干；Cb：小脑；T：肿瘤；VA：椎动脉

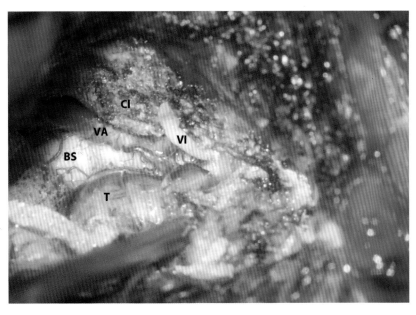

图 17.2.11　肿瘤的下方仍未分离。BS：脑干；Cl：斜坡；T：肿瘤；VA：椎动脉；VI：展神经

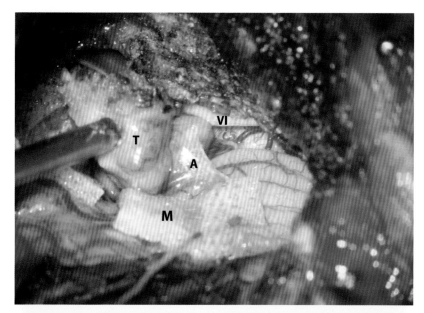

图 17.2.12　可见肿瘤和小脑之间的蛛网膜，使用外科手术垫片（M）保护小脑。A：蛛网膜；M：外科手术垫片；T：肿瘤；Ⅵ：展神经

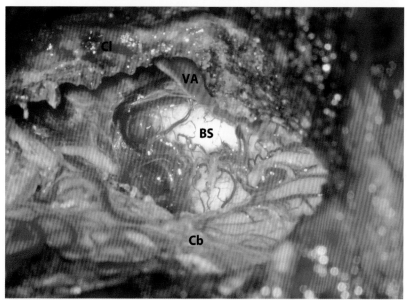

图 17.2.13　切除肿瘤后，可见保存完好的血管。BS：脑干；Cb：小脑；Cl：斜坡；VA：椎动脉

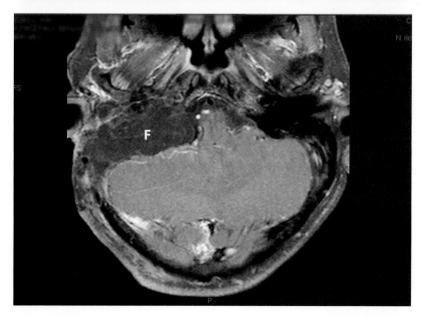

图 17.2.14　第二期术后的轴位 MRI 图像，术后无肿瘤残余。F：脂肪

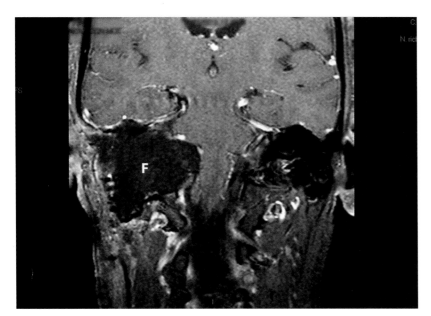

图 17.2.15 第二期术后的冠位 MRI 图像。F: 脂肪

硬膜内切除技术

几乎所有的患者，硬膜内肿瘤切除应在硬膜外肿瘤切除之后进行（图 17.3.1~图 17.3.15）。通常情况下，已获得适当的显露并控制了关键结构，肿瘤已部分去血管化。然而，颅内肿瘤仍然有来自颅内血管的残留血供，最常见的为小脑后下动脉。减瘤并切除之前，使用双极电凝广泛电凝肿瘤表面。肿瘤包裹小脑后下动脉及小脑前下动脉、扩展至海绵窦以及侵及脑实质均为次全切除的指征。

临床病例

■ 病例 17.3

（图 17.3.1~图 17.3.15）

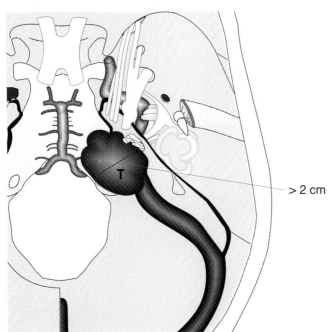

图 17.3.1 对于 C4Di2 型肿瘤 (T)，第一期手术采用 A 型颞下窝径路（参见第 11 章，病例 11.3）

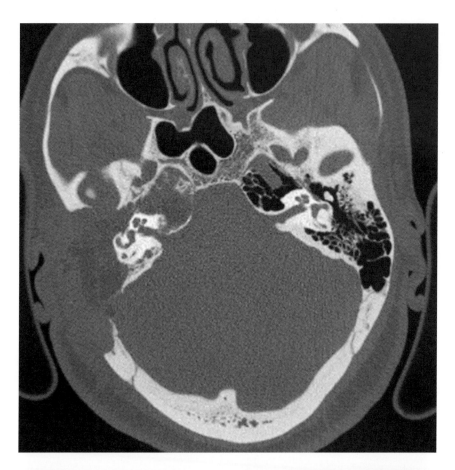

图 17.3.2　第一期术后的轴位 CT
图像，保留了骨迷路以便作为第二
期手术的解剖标志

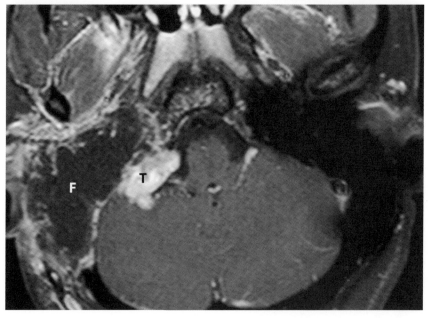

图 17.3.3　第一期手术后轴位 MRI
图像。C3Di2 型肿瘤，患者经 A 型
颞下窝径路次全切除肿瘤。注意高
度增强的第一期术后残留的硬膜内
肿瘤。F：脂肪；T：肿瘤

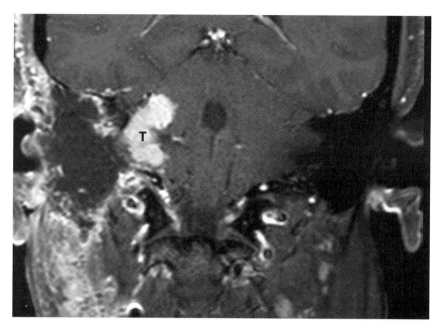

图 17.3.4　第一期手术后冠位 MRI
图像。T：肿瘤

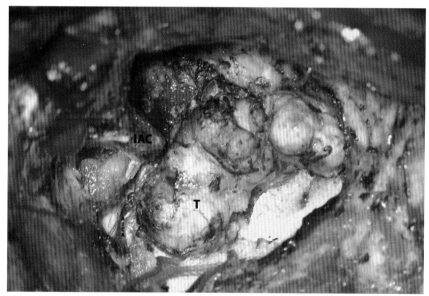

图 17.3.5　低放大倍数，注意内耳
道与肿瘤之间的关系。IAC：内耳
道；T：肿瘤

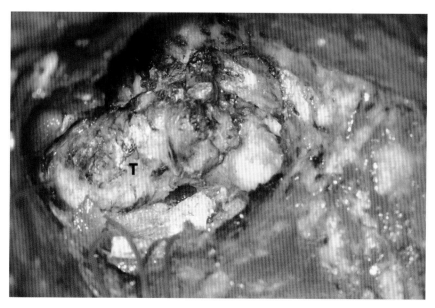

图 17.3.6　手术入路的大体视图显
示肿瘤的边界已经得到很好的分
离。T：肿瘤

613

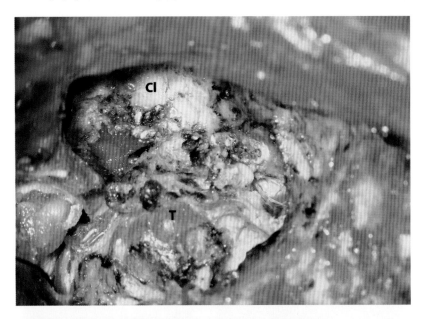

图 17.3.7　磨除部分斜坡骨质后肿瘤边缘得以控制。Cl：斜坡；T：肿瘤

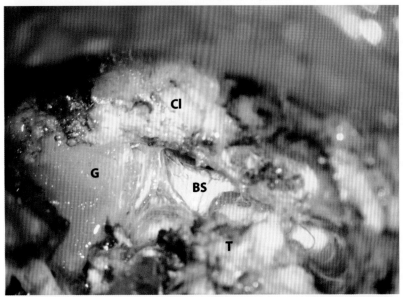

图 17.3.8　逐步切除肿瘤，脑干开始显现。BS：脑干；Cl：斜坡；G：明胶海绵；T：肿瘤

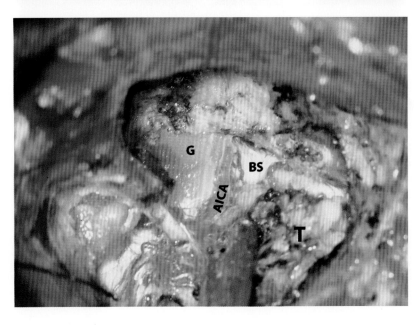

图 17.3.9　用冲吸器头轻轻牵拉肿瘤，以便更好地显露肿瘤（T）和脑干之间的分界面。AICA：小脑前下动脉；BS：脑干；G：明胶海绵；T：肿瘤

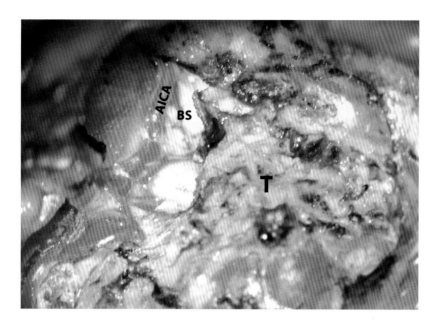

图 17.3.10 在更高的放大倍数下清楚地看到脑干及肿瘤。AICA：小脑前下动脉；BS：脑干；T：肿瘤

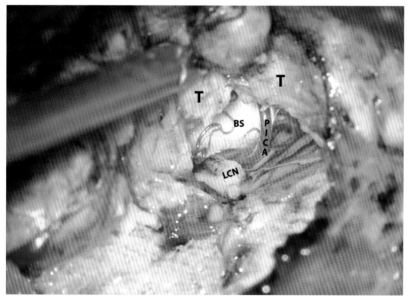

图 17.3.11 向上牵拉肿瘤后，可见后组脑神经和小脑后下动脉。BS：脑干；LCN：后组脑神经；PICA：小脑后下动脉；T：肿瘤

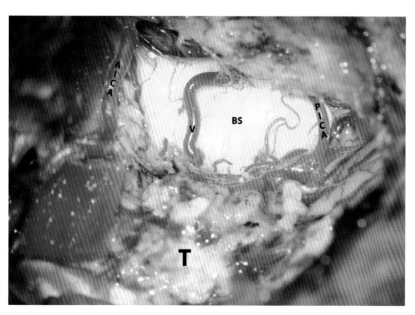

图 17.3.12 AICA：小脑前下动脉；BS：脑干；PICA：小脑后下动脉；T：肿瘤；V：静脉

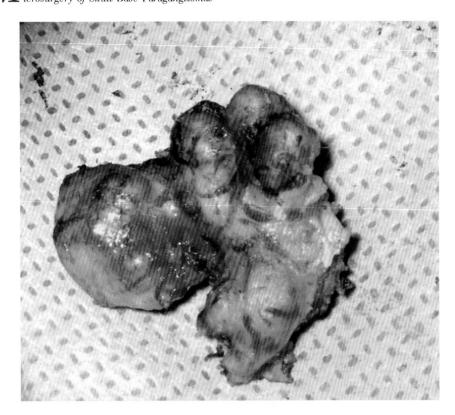

图 17.3.13　整块切除硬膜内肿瘤

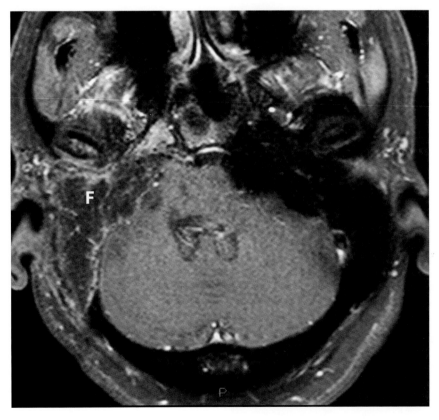

图 17.3.14　第二期手术后的轴位
MRI 图像，无肿瘤残留。F：脂肪

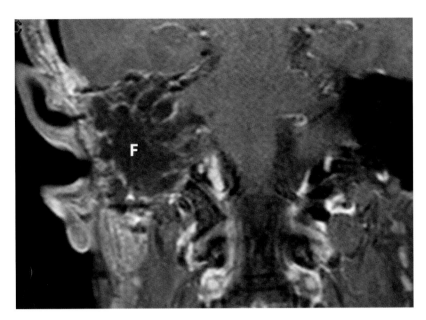

图 17.3.15　第二期手术后的冠位 MRI 图像。F：脂肪

颅底重建

关闭颅底缺损的主要目的是防止脑脊液漏的发生。美观及功能方面的考虑也是重要的考量。

术中细致的多层关闭是所有手术必不可少的。

最初切开软组织的时候，保留多重筋膜层对于水密性封闭必不可少。从颞肌筋膜上翻起皮肤，以便需要的时候使用。它可以提供良好的血管层（来自颞浅动脉），但体积较小，这是该区域应该重点考虑的一个因素[25]。

切开颞筋膜及骨膜时需要考虑便于一期关闭。横断外耳道导致了一定程度的组织损失。当行 A 型颞下窝径路时，鼓骨表面坚韧的骨膜及软组织被切除，使得维持一定的移植脂肪支撑力变得困难，如果脑膜打开，脑脊液漏的风险显著增加。为了避免这个问题，我们使用盲囊状关闭外耳道，将外耳道及耳屏软骨与皮下组织缝合。

对于这些通常较大的缺损，消灭无效腔是获得封闭不可分割的组成部分。肌肉和脂肪是可塑形组织，可用来填塞复杂的术腔，这有利于增强伤口及硬脑膜的关闭。这种情况下，移植脂肪不会感染，事实上，已有报道表明移植脂肪具有固有的免疫反应特性。脂肪组织可获取量大，可用来重建缺损以改善美容。脂肪用于一期关闭较小的硬脑膜缺损，并可作为 MRI 扫描随访时的对比介质。

颞肌和胸锁乳突肌被广泛用作局部肌瓣[11]。然而，这两个组织瓣旋转弧度有限且可能发生萎缩，导致外观缺陷[27]。因此，不应依靠它们来防

止较大硬膜缺损导致的脑脊液漏。我们采用一种简单而坚韧的肌筋膜封闭，通过将先前分离的胸锁乳突肌与颞肌筋膜缝合，促进腹部脂肪的牢固放置（图 17.5）。

虽然我们主张应避免广泛的颈部解剖与大的硬膜缺损共存，微小的硬脑膜缺损，通常通过颈静脉窝的颅内开口，可用腹部脂肪条关闭，并以纤维蛋白胶加强。随后是常规放置腹部脂肪填塞其余缺损，多层肌筋膜封闭及双层皮肤缝合。

越来越多的趋势是一期切除硬膜内及硬膜外病变[27,28]。这肯定与重建技术，尤其是游离皮瓣重建技术的提高相关。尽管得益于这些技术的改进，但术后脑脊液漏的发生率仍然很高[7]。正如上面所述，我们认为，对于需要采用这些技术进行重建的病例，最好采用分期手术以避免游离组织移植的风险。此外，分期手术避免了需要在围术期实施腰大池引流，而大多数采用一期手术的单位均使用该技术[25]。

切除的顺序：一期或者分期手术首先切除硬膜内还是硬膜外肿瘤

同样，在这方面尚未达成共识。我们认为无论一期手术还是分期手术，颈静脉窝及硬膜外肿瘤的切除应先于脑膜打开及硬膜内肿瘤切除。我们发现切除硬膜外肿瘤后硬膜内肿瘤的血供显著减少，这样有利于硬膜内肿瘤的切除。其他的血

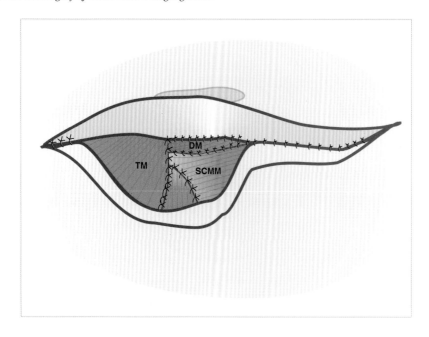

图 17.5　缝合胸锁乳突肌与颞肌以实现肌筋膜关闭。DM：二腹肌后腹；SCMM：胸锁乳突肌；TM：颞肌

供通常来自小脑后下动脉，在切除肿瘤时，必须予以识别。

初次手术中减少复发的要素

- 面神经改道。如果没有行面神经改道，就不能充分去除颈静脉窝周围受浸润的骨质。此外，当行 A 型颞下窝径路时，应将面神经永久性向前方转位。这样，如果需要后续手术，面神经损伤的风险可降至最低。

- 由于副神经节瘤的浸润特性，广泛去除骨质必不可少。有时术中鉴别骨髓与受浸润骨质很困难，岩尖区域尤为如此。充分去除骨质的前提是识别和去除颈内动脉周围的骨质。

- 精确的颈内动脉术前处理便于更积极地处理累及颈内动脉的肿瘤，从而最大限度地减少肿瘤残余的风险。

- 保留一些恒定的骨性标志以帮助术中定位非常重要。即使首次手术需经迷路径路实施，保留一部分迷路很重要。

- 术前及术中均难以评估硬脑膜受侵犯的程度。小面积受侵的脑膜可以很容易地切除和修复。如果考虑大面积受侵，一期手术切除或活检后计划第二期切除都可考虑。未能发现的侵犯可能会导致广泛的硬脑膜内复发。

- 手术过程中出血过多是常见的情况，尤其

是术前处理（缺乏栓塞）、手术显露、手术技术存在不足时。肿瘤切除前广泛地去除骨质，尽可能大地显露肿瘤表面，以便于使用双极电凝很重要。延迟结扎颈内静脉以防止静脉淤滞也非常重要。此外，先期肿瘤切除后来自岩下窦和髁静脉的出血必须慎重填塞来控制。

提示和陷阱

以下是二期手术的要点：

通过相同的路径实施手术，并最大限度地减少软组织的分离。

- 第一期手术中需将面神经永久性向前方改道。
- 第二期手术应在 3~4 个月内进行。
- 硬膜内肿瘤部分去血管化。
- 第一期手术时至少保存一些骨性解剖（如迷路）以便于二期手术中定位。
- 应该保留海绵窦内的肿瘤。
- 二期手术的优点：
  - 最大限度地减少脑脊液漏和脑膜炎。
  - 最大化地去除骨质，而无需考虑硬脑膜封闭的问题。
  - 硬膜内肿瘤去血管化。
  - 手术人员无疲劳。
- 二期手术的缺点：
  - 再次麻醉及住院。
  - 重复血管造影及栓塞。

参考文献

[1] Suárez C，Servilla MA, Llorente JL. Temporal paragangliomas. Eur Arch Otorhinolaryngol, 2007,264（7）:719–731.

[2] Anand VK. Leonetti JP, AL-Mefty O. Neurovascular considerations in surgery of glomus tumors with intracranial extensions. Laryngoscope, 1993,103（7）:722–728.

[3] Moe KS, Li D, Linder TE,et al. An update on the surgical treatment of temporal bone paraganglioma. Skull Base Surg,1999,9（3）:185–194.

[4] Rigby PL， Jackler RK. Clinicopathologic presentation and diagnostic imaging of jugular foramen tumors. Oper Tech Otolaryngol – Head Neck Surg, 1996, 7:99–105.

[5] Sanna M,Jain Y, De Donato G, et al. Management of jugular paragangliomas: the Gruppo Otologico experience. 0tol Neuroto1,2004,25（5）:797–804.

[6] Patel SJ, Sekhar LN, Cass SP, et al. Combined approaches for resection of extensive glomus jugulare tumors. A review of 12 cases. J Neurosurg, 1994,80（6）:1026–1038.

[7] Jackson CG, Keylie DM, Coppit G, et al.Glomus jugulare tumors with intracranial extension. Neurosurg Focus, 2004,17（2）:E7.

[8] Oghalai JS, Leung MK, Jackler RK,et al. Transjugular craniotomy for the management of jugular foramen tumors with intracranial extension. Otol Neuroto1,2004, 25（4）:570–579.discussion: 579.

[9] Al–Mefty O, Teixeira A. Complex tumors of the glomus jugulare: criteria, treatment, and outcome. J Neurosurg，2002,97（6）:1356–1366.

[10] Sekhar LN, de 0liveira E, eds. Cranial Microsurgery. Approaches and Techniques. New York: Thieme, 1999.

[11] Ramina R, Maniglia JJ, Fernandes YB, et al. Tumors of the jugular foramen :diagnosis and management. Neurosurgery, 2005, 57（1, Suppl）:59–68. discussion: 59–68.

[12] Sivalingam S, Konishi M, Shin SH,et al. Surgical management of tympanojugular paragangliomas with intradural extension, with a proposed revision of the Fisch classification. Audiol Neurootel ,2012,17:243–255.

[13] Fisch U. Infratemporal fossa approach for glomus tumors of the temporal bone. Ann Otol Rhinol Laryngol ,1982,91（5 Pt1）:474–479.

[14] Fisch U, Fagan E, Valavanis A. The infratemporal fossa approach for the lateral skull base. 0tolaryngol Clin North Am, 1984,17（3）:513–552.

[15] Sanna M, Saleh E, Khrais T, et al. Atlas of Microsurgery of the Lateral Skull Base. Stuttgart: Thieme, 2008.

[16] Gottfried ON, Liu JK, Couldwell WT. Comparison of radiosurgery and conventional surgery for the treatment of glomus jugulare tumors. Neurosurg Focus, 2004,17（2）: E4.

[17] Whitfield PC, Grey P, Hardy DC, et al. The surgical management of patients with glomus tumours of the skull base. Br J Neurosurg, 1996, 10（4）:343–350.

[18] Mazzoni A, Sanna M. A posterolaterat approach to the skull base: the petro –occipital transsigmoid approach. Skull Base Surg, 1995,5（3）:157–167.

[19] Makek M, Franklin DJ, Zhao JC ,et al.Neural infiltration of glomus temporale tumors. Am J Otol, 1990,11（1）:1–5.

[20] Liu JK, Sameshima T, Gottfried ON, et al.The combined transmastoid retro –and infralabyrinthine transjugular transcondylar transtubercular high cervical approach for resection of glomus jugulare tumors. Neurosurgery, 2006,59:ONS115–125. discussion: ONS115–125.

[21] Sanna M, Mazzoni A, Taibah A, et al. The modified transcochlear approach to the petroclival area and the prepontine cistern: indications, techniques and results. [Article in Spanish]. Acta Otorrinolaringol Esp, 1995, 46（4）:259–267.

[22] Sanna M, Mazzoni A, Saleh EA,et al. Lateral approaches to the median skull base through the petrous bone: the system of the modified transcochlear approach. J Laryngol Oto1,1994, 108（12）:1036–1044.

[23] Sanna M, Mazzoni A, Saleh E, et al. The system of the modified transcochlear approach: a lateral avenue to the central skull base, Am J Otol, 1998,19:88–97. discussion: 97–88.

[24] Sanna M. Mazzoni A, Gamoletti R. The system of the modified transcochlear approaches to the petroclival area and the prepontine cistern, Skull Base Surg ,1996,6（4）:237–248.

[25] Kaylie DM, O'Malley M, Aulino JM, et al. Neurotologic surgery for glomus tumors. Otolaryngol Clin North Am, 2007,40（3）:625–649.

[26] Fantuzzi G. Adipose tissue, adipokines, and inflammation, J Allergy Clin Immunol ,2005,115（5）:911–919.

[27] Neligan PC, Mulholland S, Irish J, et al. Flap selection in cranial base reconstruction. Plast Reconstr Surg, 1996,98: 1159–1166. discussion: 1167–1158.

[28] Gullane PJ,Lipa JE, Novak CB, et al. Reconstruction of skull base defects. Clin Plast Surg, 2005,32（3）:391–399.

第 *18* 章 肿瘤累及椎动脉的处理

椎动脉（VA）分为 4 段（图 18.1）：V1（骨外段，从椎动脉起源到 C6 椎体横突孔）；V2（横突孔段，从 C6 横突孔到 C1 横突孔）；V3（脊髓外段，从 C1 横突孔至枕骨大孔）及 V4（硬膜内段，从枕骨大孔至基底动脉)[1]。

在硬膜内扩展较大的病例中，肿瘤可能侵及小脑后下动脉或椎动脉 V4 段。另一方面，如果鼓室颈静脉球副神经节瘤于颈部或通过枕骨颈静脉突向后下方延伸时，可累及 V3 段或 V2 段末端。在这种情况下，如果术前动脉评估不够充分，可能导致肿瘤次全切除或血管意外。英文文献中报道的肿瘤累及椎动脉的患者只有几例[2-4]。

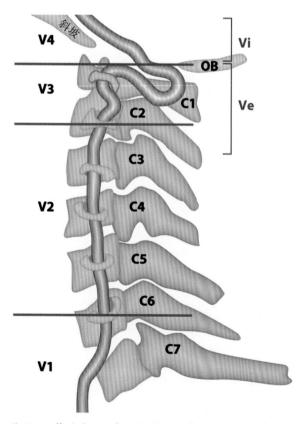

图 18.1 椎动脉 V1 到 V4 段侧面示意图。OB：枕骨；Ve：椎动脉脑膜外段即 V3 段及 V2 段的末端；Vi：椎动脉脑膜内段即 V4 段

术前评估及处理

椎基底动脉系统血管造影应始终纳入鼓室颈静脉球副神经节瘤的术前评估中。评估病变的滋养动脉分支、充分评估椎动脉的直接受侵情况以及发现栓塞过程中具有潜在风险的肌支吻合连接均非常重要[5]。肿瘤包裹椎动脉颅内段或小脑后下动脉是次全切除的指征。但是，在对侧动脉供血充足的情况下，术前可予以球囊栓塞椎动脉颅外段。在这种情况下，应在小脑后下动脉起始的尾端实施关闭，以便对侧椎动脉的血流逆行到达小脑后下动脉。对侧动脉发育不全是唯一的禁忌。

手 术

透彻地知晓椎动脉的解剖是手术处理侵及下斜坡、枕骨髁和枕骨大孔的副神经节瘤所必需的（参见第 2 章）。该部位因靠近颈静脉球、枕骨髁及椎动脉而难以进行手术显露。远外侧径路用于侵及低位斜坡、枕骨大孔肿瘤的处理，以及颅外和颅内段椎动脉的控制。该径路主要基于切除乳突、颈静脉结节、枕骨髁、寰椎侧突以及颅颈关节区域的骨质，暴露并确保手术医生可视及枕骨大孔（图 18.2，图 18.3)[7-9]。识别椎动脉是远外侧径路的基石，如此便可安全地操控从 C2 横突孔到椎基底动脉交界处的椎动脉。如果肿瘤硬膜内扩展较大，远外侧径路可与 A 型经耳蜗径路结合，形成所谓的 D 型经耳蜗径路（图 18.3)[10,11]。图 18.4 和图 18.5 分别显示了颈静脉球在原位以及颈静脉球已经切除时的改良 D 型经耳蜗径路。

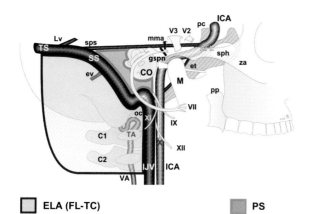

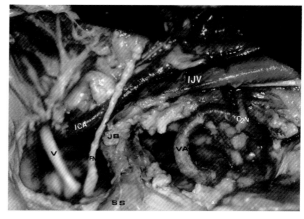

图 18.4 颈静脉球在位的 D 型经耳窝径路解剖图。C2N：C2 神经；FN：面神经；LCA：颈内动脉；IJV：颈内静脉；JB：颈静脉球；SS：乙状窦；VA：椎动脉；V：三叉神经

图 18.2 极外侧径路 (ELA) 的示意图。AFL：前破裂孔；C1：寰椎；C2：枢椎；CO：耳蜗；ev：导静脉；FL-TC：远外侧经枕骨髁径路；et：咽鼓管；gspn：岩浅大神经；ICA：颈内动脉；IJV：颈内静脉；Lv：Labbé 静脉；mma：脑膜中动脉；M：下颌骨；OC：枕骨髁；pc：床突；pp：翼板；PS：岩椎切除术 (或迷路后切除)；sph：蝶窦；sps：岩上窦；SS：乙状窦；TA：寰椎横突；TS：横窦；VA：椎动脉；V2：三叉神经上颌支；V3：三叉神经下颌支；za：颧弓；Ⅶ：面神经；Ⅸ：舌咽神经；Ⅹ：迷走神经；Ⅺ：副神经；Ⅻ：舌下神经

■ 外科技术

患者侧卧位。小心避免头部转动或弯曲 (图 18.6)。切口始于乳突尖尾侧近 5 cm 处，在乳突尖后方向上走行，然后折向后方，形成位于枕区的倒置 "U" 型切口 (图 18.7)。掀起皮瓣时避免伤及副神经。

● 向下分离及牵拉胸锁乳突肌。

● 于各自的起源附近切断头夹肌及其下层的头最长肌，并向下牵拉。于头夹肌内侧寻找确认枕动脉 (参见图 2.39 及图 2.40)。

● 在后方寻找确认头半棘肌，在前方识别附着于寰椎横突的肩胛提肌 (图 18.8；也可见图 2.41 及图 2.42)。

● 切断肩胛提肌暴露下斜肌 (图 18.9；也可参见图 2.42)。

● 通过仔细地钝性分离该肌肉，便可找到椎动脉。

● C2 神经根为重要的解剖标志，其跨越椎动脉 (参见图 2.43，图 2.44)。

● 另一种技术是骨膜下分离枕肌，从中线向外侧操作，并向下牵拉。

● 仅保留上斜肌以保护椎动脉，并作为识别椎动脉的标志 (参见图 2.42)。

● 然后暴露寰椎后弓，识别椎动脉，其在穿过后弓时产生压迹 (参见图 2.44)。

● 小心保留靠近椎动脉的寰椎骨膜，以避免

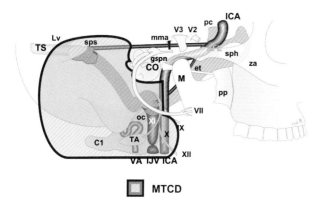

图 18.3 改良 D 型经耳蜗径路 (MTCD) 的示意图。AFL：前破裂孔；C1：寰椎；C2：枢椎；CO：耳蜗；et：咽鼓管；gspn：岩浅大神经；ICA：颈内动脉；IJV：颈内静脉；Lv：Labbé 静脉；mma：脑膜中动脉；M：下颌骨；OC：枕骨髁；pc：床突；pp：翼板；sph：蝶窦；sps：岩上窦；TA：寰椎横突；TS：横窦；VA：椎动脉；V2：三叉神经上颌支；V3：三叉神经下颌支；za：颧弓；Ⅶ：面神经；Ⅸ：舌咽神经；Ⅹ：迷走神经；Ⅺ：副神经；Ⅻ：舌下神经

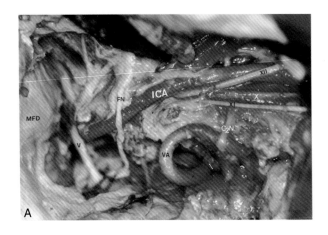

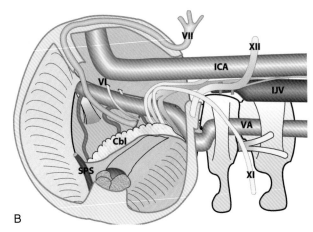

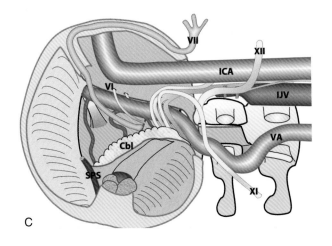

图 18.5　A.伴颈静脉球切除的 D 型经耳窝径路解剖图。B. D 型经耳蜗径路的示意图。C. D 型经耳蜗径路的示意图，切除寰椎、枢椎横突后。C2N：C2 神经；Cbl：小脑；FN：面神经；ICA：颈内动脉；IJV：颈内静脉；MFD：颅中窝脑膜；SPS：岩上窦；VA：椎动脉；Ⅵ：展神经；Ⅶ：面神经；Ⅴ：三叉神经；Ⅹ：迷走神经；Ⅺ：副神经；Ⅻ：舌下神经

周围静脉丛的出血（图 18.9）。如果肿瘤侵及椎动脉颅外段，此时可确认肿瘤，在双极电凝的帮助下开始切除肿瘤。这种情况下，通常在术前闭塞椎动脉（图 18.13.3）。当需暴露扩展至枕骨大孔的肿瘤时，切除寰椎后弓。

- 如果需要，可切除寰椎侧块后 1/3 及横突，从而彻底游离椎动脉并向后移位（图 18.10；也可参见图 2.37）。

- 保存寰椎骨膜有助于保护包绕椎动脉的静脉丛，减少出血。行枕下开颅，并向尾侧延长至枕骨大孔外侧缘。

- 如果需要更多的暴露，行完整乳突切除术。

- 完全暴露乙状窦直至颈静脉球（图 18.11，图 18.12）。这使得乙状窦可以向前移位，增加术野的暴露。然而，当第一期手术行 A 型颞下窝径路而第二期手术行极外侧径路时，由于乙状窦及颈静脉球已于第一期手术时切除，此时手术入路

很容易向前方及上方扩展。然后用先前描述的第二期手术方式切除硬膜内肿瘤。最后重新缝合硬脑膜。使用阔筋膜修复切除的硬脑膜。如果需要的话，可使用腹部脂肪。枕部肌肉复位并缝合。

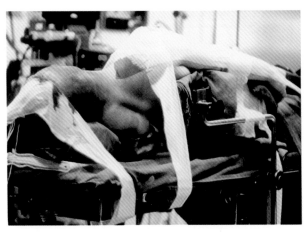

图 18.6　患者侧卧位

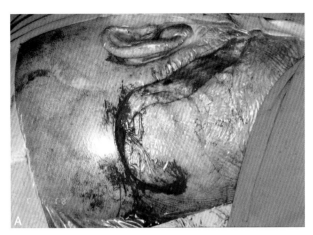

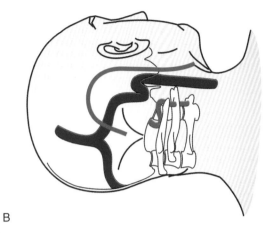

图 18.7 切口

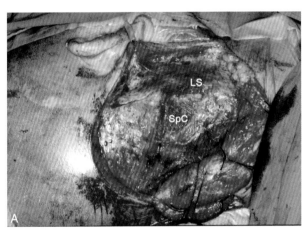

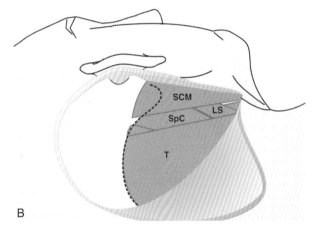

图 18.8 确认肩胛提肌和头夹肌。LS：肩胛提肌；SCM：胸锁乳突肌；SpC：头夹肌；T：斜方肌

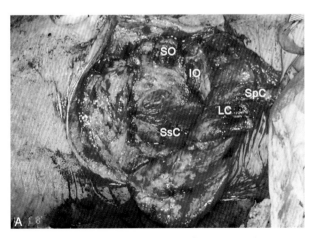

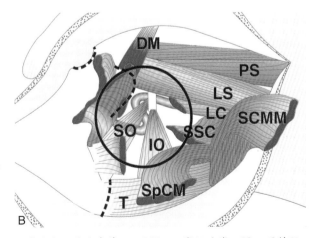

图 18.9 分离头夹肌、头最长肌及肩胛提肌，暴露上、下斜肌。更后方可见头半棘肌。DM：二腹肌后腹；IO：下斜肌；PS：后斜角肌；SO：上斜肌；SpC,SpCM：头夹肌；SsC,SSC：头半棘肌；LC：头最长肌；LS：肩胛提肌；SCMM：胸锁乳突肌；T：斜方肌

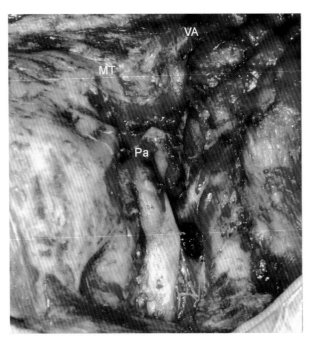

图 18.10　骨膜下分离枕骨肌肉，识别椎动脉。MT：乳突尖；Pa：包绕动脉的骨膜；VA：椎动脉

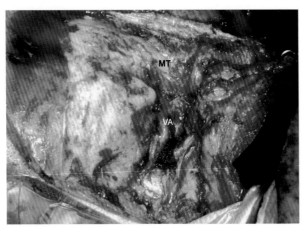

图 18.11　横突孔已经打开，以便更好地暴露椎动脉。MT：乳突尖；VA：椎动脉

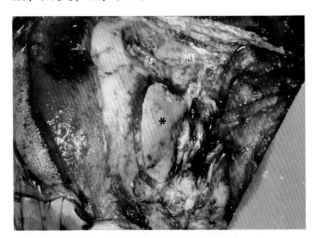

图 18.12　行乙状窦前开颅术，暴露乙状窦。枕下开颅 (*) 向尾侧延长至枕骨大孔水平。MT：乳突尖；SS：乙状窦；VA：椎动脉

临床病例

■ 病例 18.1：术前球囊栓塞椎动脉后的第二期手术

（图 18.13.1~图 18.13.9）

二期手术切除侵及椎动脉的鼓室颈静脉球副神经节瘤。

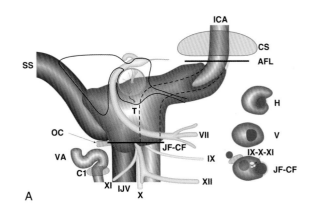

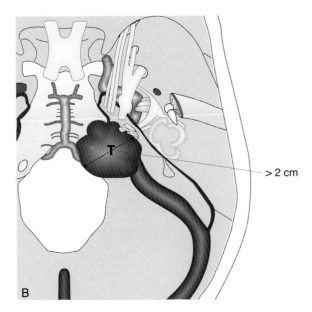

图 18.13.1　Fisch C3Di2Vi 型肿瘤。术前行球囊栓塞椎动脉。AFL：前破裂孔；C1：寰椎；CS：海绵窦；ICA：颈内动脉；H：颈内动脉水平段；IJV：颈内静脉；JF-CF：颈静脉孔–颈动脉孔；OC：枕骨髁；SS：乙状窦；T：肿瘤；VA：椎动脉；Ⅶ：面神经；Ⅸ：舌咽神经；Ⅹ：迷走神经；Ⅺ：副神经；Ⅻ：舌下神经；V：颈内动脉垂直段

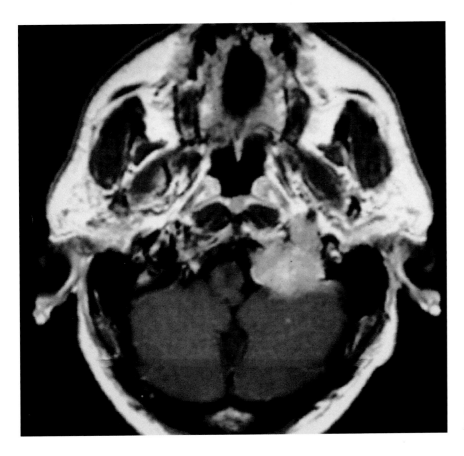

图 18.13.2 术前 MRI 显示下斜坡水平的残余肿瘤

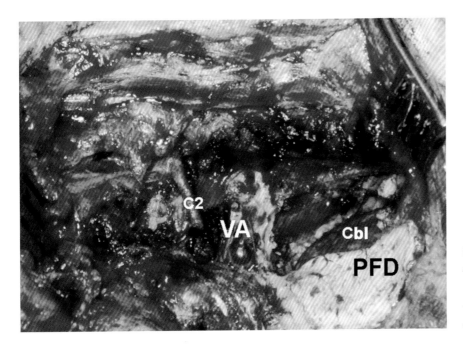

图 18.13.3 可见颅内入口近端的椎动脉。枕骨髁已切除。已经打开乙状窦后方颅后窝脑膜。C2：第二颈神经；Cbl：小脑；PFD：颅后窝脑膜；VA：椎动脉

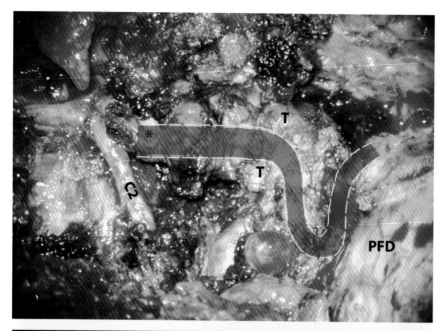

图 18.13.4 如前所述行手术入路。切除寰椎横突。可见 C2 神经根横过椎动脉。椎动脉双重结扎。红色虚构的线代表椎动脉的行程。*:椎动脉管腔；C2:第二颈神经；PFD:颅后窝脑膜；T:肿瘤

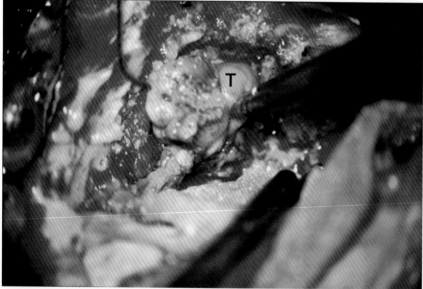

图 18.13.5 打开硬脑膜后，可见肿瘤 (T)

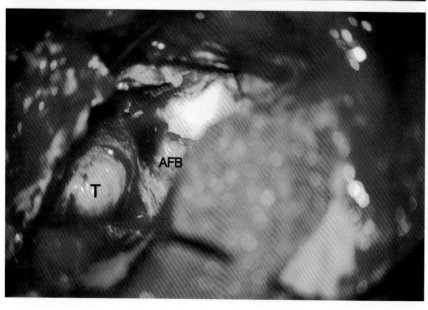

图 18.13.6 AFB:面听神经束；T:肿瘤

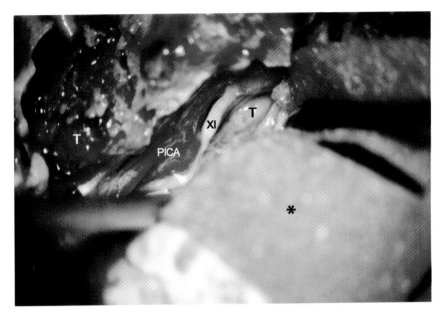

图 18.13.7　将肿瘤从面听神经束上分离后，进一步将其从后组脑神经和小脑后下动脉上分离。*：小脑上的外科手术垫片；T：肿瘤；XI：副神经

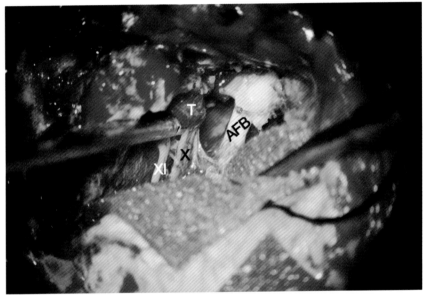

图 18.13.8　最后一块附着在后组脑神经上的肿瘤的大体观。AFB：面听神经束；T：肿瘤；X：迷走神经；XI：副神经

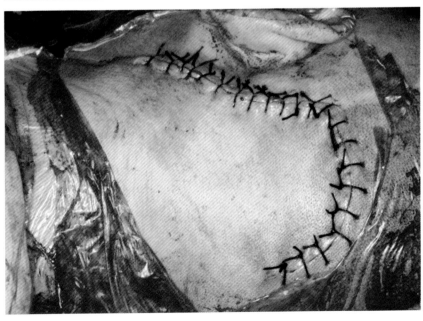

图 18.13.9　肿瘤全部切除后，用腹部脂肪填塞术腔，缝合硬脑膜，肌肉复位后缝合。皮肤及皮下组织分层缝合

■ 病例 18.2：术前球囊栓塞椎动脉后的第三期手术

（图 18.14.1~图 18.14.15）

41 岁的男性诉面瘫及听力丧失。他在另一中心经历了 3 次所谓的功能性手术。体检示面神经麻痹 HB IV 级、舌下神经麻痹及死耳。已行 A 型 Fisch 颞下窝径路伴经枕骨髁扩展。

第二期手术行改良经耳蜗径路予以扩展。术后 MRI 提示仍有小块肿瘤残留于枕骨大孔。

为了切除该病变，采用极外侧经枕骨髁径路，于枕骨大孔处椎动脉外侧确认肿瘤。

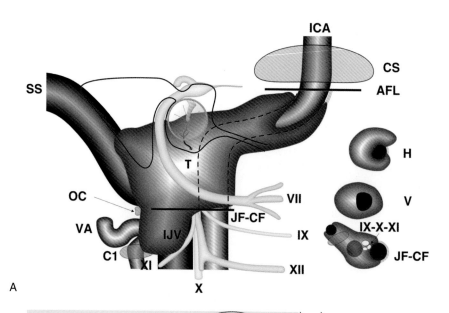

A

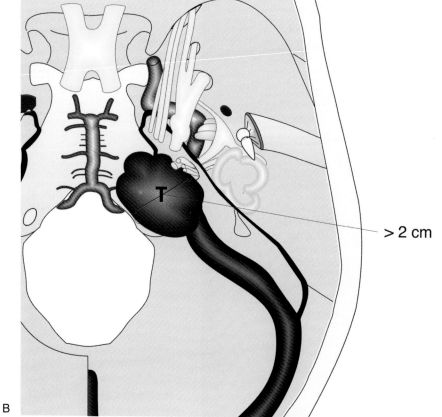

B

图 18.14.1　C3Di2Ve 型。AFL：前破裂孔；C1：寰椎；CS：海绵窦；ICA：颈内动脉；H：颈内动脉水平段；IJV：颈内静脉；JF-CF：颈静脉孔–颈动脉孔；OC：枕骨髁；SS：乙状窦；T：肿瘤；VA：椎动脉；Ⅶ：面神经；Ⅸ：舌咽神经；Ⅹ：迷走神经；Ⅺ：副神经；Ⅻ：舌下神经；V：颈内动脉垂直段

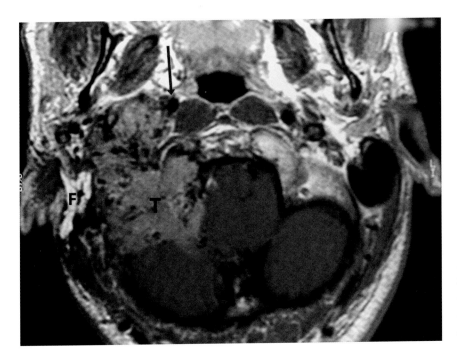

图 18.14.2 MRI 轴位图像：注意硬膜内巨大肿瘤并扩展至颞下窝。注意前期手术填塞的脂肪（F）。注意肿瘤扩展至颈内动脉（箭头）和咽旁间隙。T：肿瘤；F：脂肪

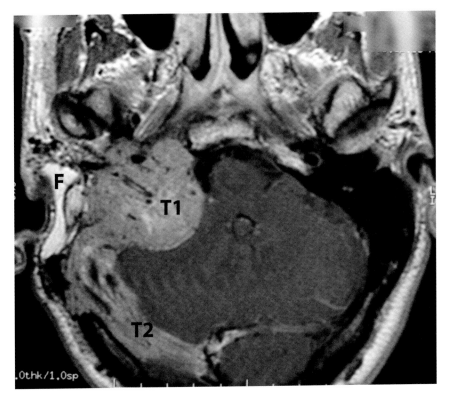

图 18.14.3 肿瘤侵及乙状窦并扩展至横窦起始部位。F：脂肪；T1：硬膜内肿瘤；T2：乙状窦内肿瘤

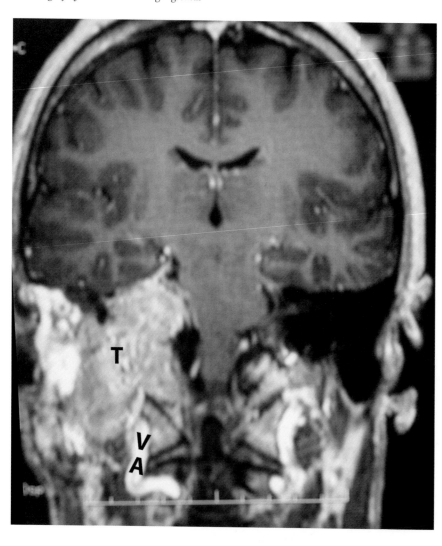

图 18.14.4 MRI 冠位图像示肿瘤侵及硬膜外的椎动脉。T：肿瘤；VA：椎动脉

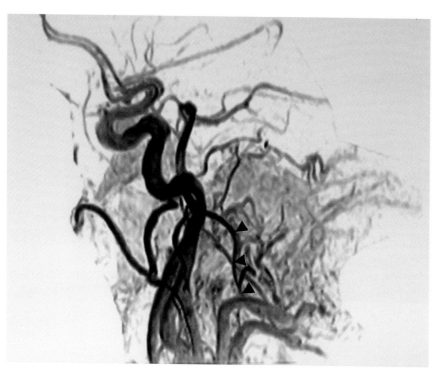

图 18.14.5 MRA。椎动脉（红色箭头）与肿瘤关系密切

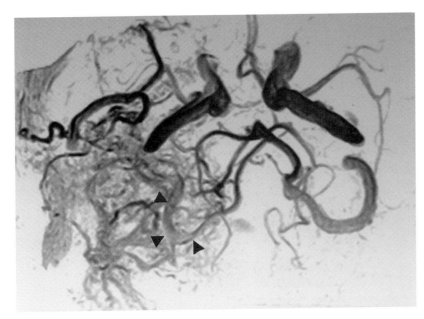

图 18.14.6　MRA。红色箭头示肿瘤侵及椎动脉

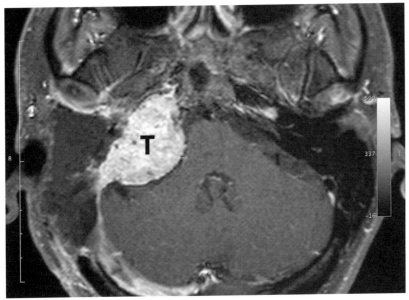

图 18.14.7　第一期手术后增强 MRI T1 轴位图像。第一期 A 型颞下窝径路手术次全切除肿瘤（T）

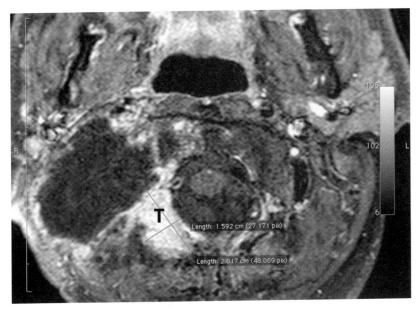

图 18.14.8　第一期手术后增强 MRI T1 轴位图像。注意枕骨大孔水平残余的肿瘤（T）

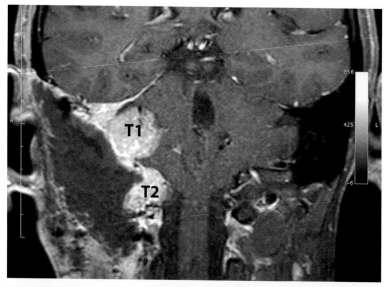

图 18.14.9　第一期手术后增强 MRI T1 冠位图像。注意残余肿瘤：T1 位于小脑脑桥角；T2 位于枕骨大孔

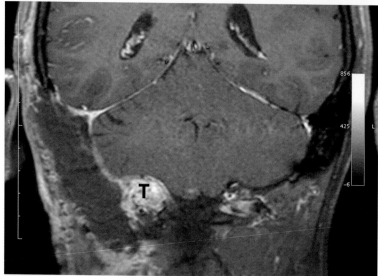

图 18.14.10　第二期手术后增强 MRI T1 冠位图像。注意枕骨大孔和枕骨周围残余的肿瘤（T）

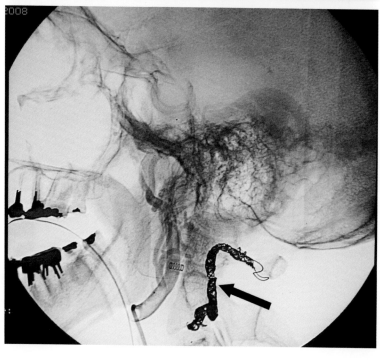

图 18.14.11　第二期手术后，以弹簧圈（黑色箭头）永久性栓塞肿瘤侵及的椎动脉

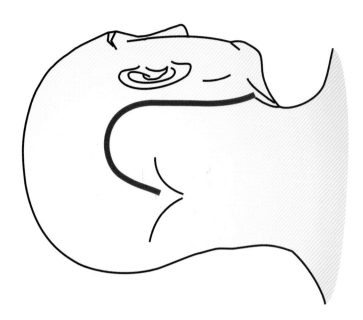

图 18.14.12 第三期手术的皮肤切口，行极外侧经枕骨髁径路

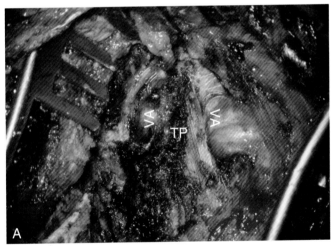

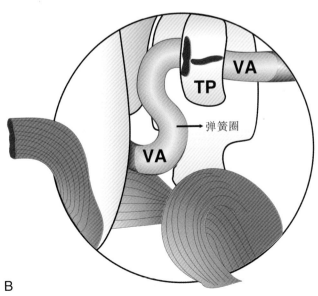

图 18.14.13 肿瘤切除后可见椎动脉。可见先前放入的弹簧圈。TP：已部分切除的寰椎横突；VA：椎动脉

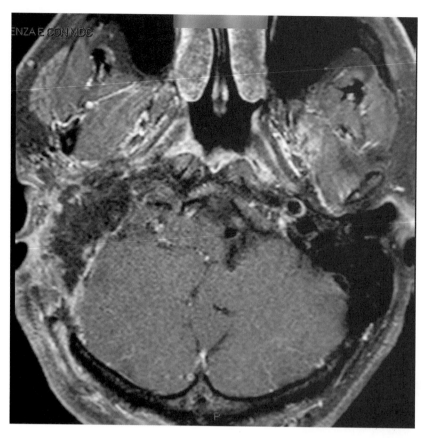

图 18.14.14　第三期手术后增强 MRI T1 轴位图像。颈静脉孔水平无残余的肿瘤

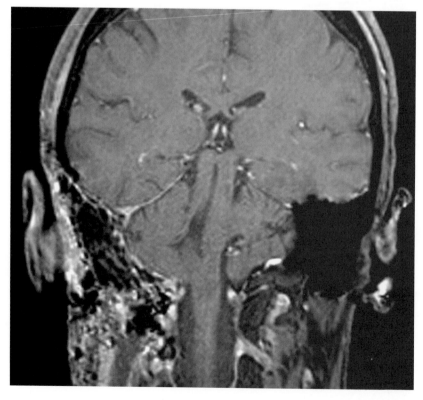

图 18.14.15　第三期手术后增强 MRI T1 轴位图像。颈静脉孔水平无残余的肿瘤

■ 病例 18.3：极外侧经枕骨髁切除硬膜内椎动脉周围残留的肿瘤

（图 18.15.1~图 18.15.11）

极外侧经枕骨髁的病例。该患者先前经历了三期手术以切除 Fisch C4D2Vi 型肿瘤。

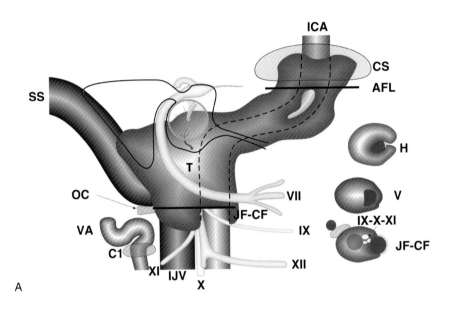

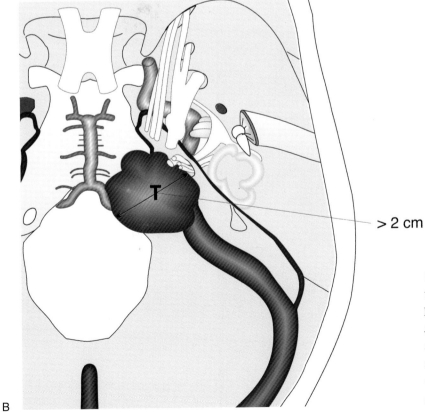

图 18.15.1　C4Di2Vi 期（右侧）。AFL：前破裂孔；C1：寰椎；CS：海绵窦；ICA：颈内动脉；H：颈内动脉水平段；IJV：颈内静脉；JF-CF：颈静脉孔－颈动脉孔；OC：枕骨髁；SS：乙状窦；T：肿瘤；VA：椎动脉；Ⅶ：面神经；Ⅸ：舌咽神经；Ⅹ：迷走神经；Ⅺ：副神经；Ⅻ：舌下神经；Ⅴ：颈内动脉垂直段

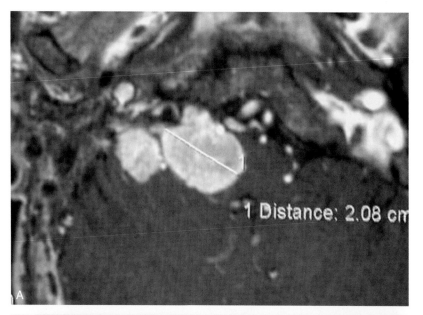

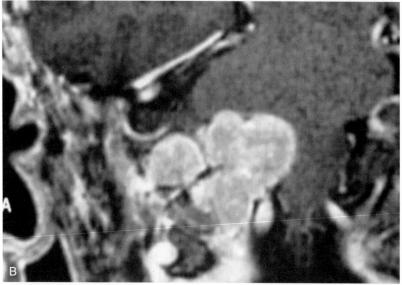

图 18.15.2 A. MRI 轴位：硬膜内残余
的肿瘤。B. MRI 冠位：硬膜内残留肿瘤
的扩展

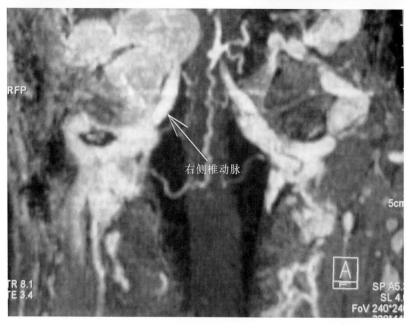

图 18.15.3 计划切除最后残余的肿瘤，
并同时切除容易导致复发的剩余部分枕
骨髁

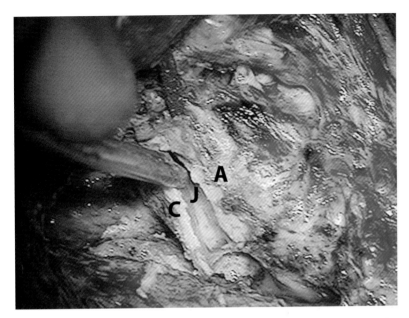

图 18.15.4　极外侧经枕骨髁径路。A：寰椎；C：枕骨髁；J：寰枕关节

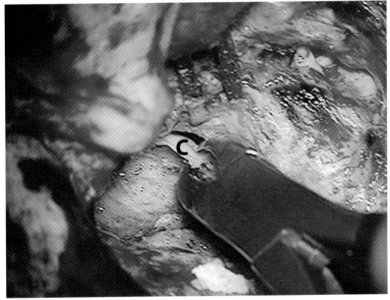

图 18.15.5　切除寰椎骨质。C：枕骨髁

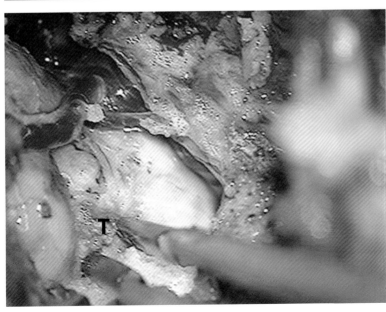

图 18.15.6　在 Vesalius 双极电凝的帮助下切除肿瘤（T）

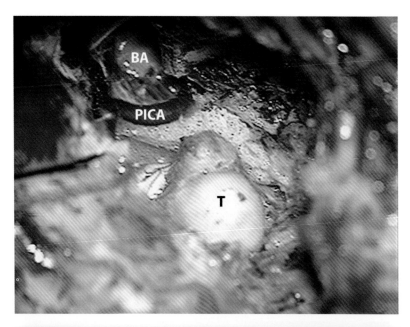

图 18.15.7　已将肿瘤从小脑后下动脉上切除。BA：基底动脉；PICA：小脑后下动脉；T：肿瘤

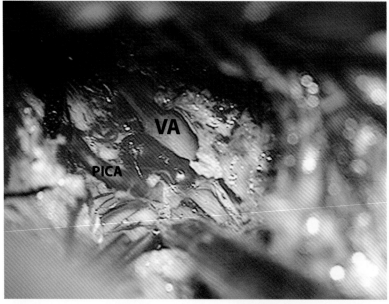

图 18.15.8　完全切除肿瘤。PICA：小脑后下动脉；VA：椎动脉

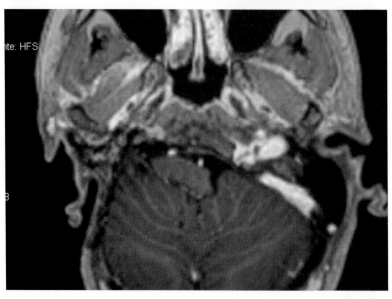

图 18.15.9　第四期手术后钆增强 MRI 轴位图像。注意肿瘤已完全切除

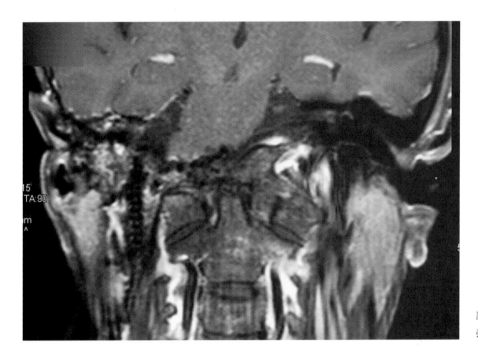

图 18.15.10　第四期手术后钆增
强 MRI 冠位图像

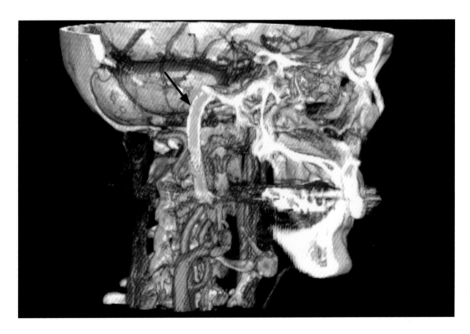

图 18.15.11　第四期手术后三维
CT 扫描。颈内动脉支架清晰可
见（箭头）

■ 病例 18.4：D 型改良经耳蜗径路

（图 18.16.1~图 18.16.5）

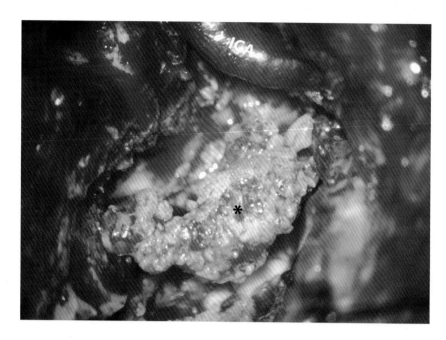

图 18.16.1　（左耳）行改良经耳蜗径路。颈内动脉已从肿瘤中分离出来。肿瘤侵及的脑膜（*）已切除

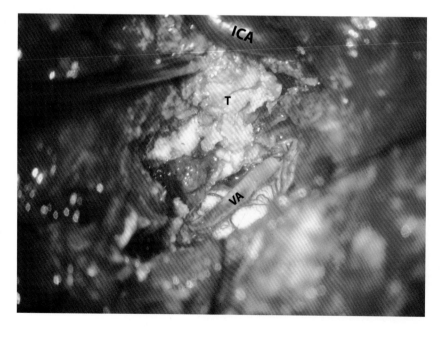

图 18.16.2　打开硬脑膜后，可见靠近椎动脉的肿瘤。ICA：颈内动脉；T：肿瘤；VA：椎动脉

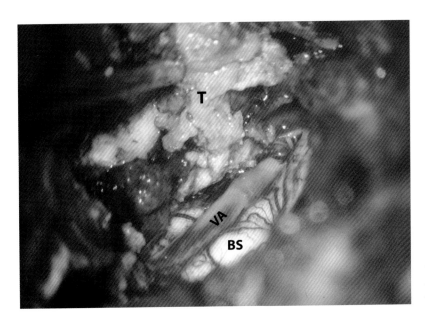

图 18.16.3 在更高的放大倍数下可更好地显示椎动脉及其与肿瘤的关系。BS：脑干；T：肿瘤；VA：椎动脉

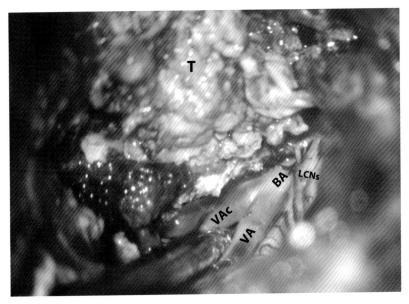

图 18.16.4 随着肿瘤的进一步切除，可见椎基底动脉交界处。BA：基底动脉；LCNs：后组脑神经；T：肿瘤；VA：椎动脉；VAc：对侧椎动脉

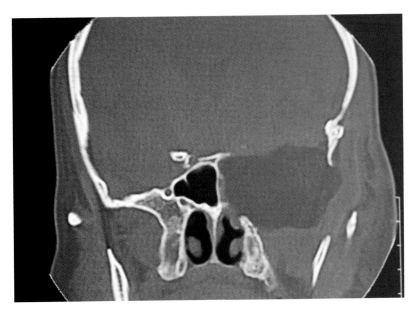

图 18.16.5 肿瘤全切除后的 CT 表现

提示和陷阱

1. 因可能损伤迷走神经和副神经，钻磨枕骨髁需非常小心（图 18.17）。

2. 松解椎动脉时，需将寰椎后弓骨膜掀起并用于保护动脉，避免来自周围的静脉丛的出血（图 18.18）。

3. 不要打开舌下神经管以避免静脉丛出血。

4. 由于在硬膜入口处椎动脉与硬脑膜粘连在一起，在该处保留包绕动脉的硬脑膜以避免损伤（图 18.19~图 18.21）。

5. 封闭颈静脉球、钻磨颈静脉结节可进一步控制椎基底动脉交界处及对侧椎动脉，即联合岩枕经乙状窦径路。

6. 侵及极外侧区域及椎动脉的副神经节瘤罕见。

7. 如果不能正确处理扩展至该区域的副神经节瘤可导致病情发展失控。

8. 通常采用多种不同的径路相结合，以获得肿瘤的完全切除。

9. 球囊栓塞动脉解决了许多手术相关问题。

10. 针对特定扩展的肿瘤手术程序应有所调整。

11. 联合采用 D 型改良经耳蜗径路与极外侧经枕骨髁径路，我们可以同时控制岩部的颈内动脉和椎动脉（图 18.4）。

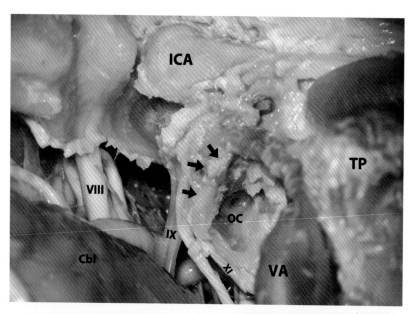

图 18.17 后组脑神经与颈静脉结节（3个黑色箭头）关系密切。当钻磨枕骨和颈静脉结节时，应特别注意避免损伤后组脑神经。Cbl：小脑；ICA：颈内动脉；OC：枕骨髁；TP：C1 椎体横突；VA：椎动脉；Ⅷ：耳蜗前庭神经；Ⅸ：舌咽神经；Ⅺ：副神经

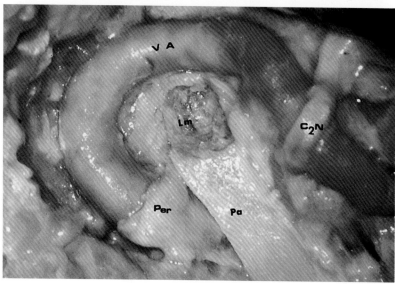

图 18.18 椎动脉由丰富的静脉丛包绕。为了避免该静脉丛流血过多，首先暴露寰椎后弓下缘，然后掀起骨膜以保护动脉和静脉丛。C2N：C2 神经；Lm：侧块；Pa：寰椎后弓；Per：骨膜；VA：椎动脉

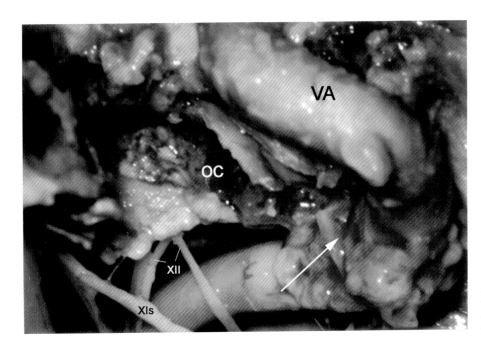

图18.19 通过极外侧径路暴露颅后窝的全景。OC：枕骨髁；VA：椎动脉；XIs：副神经；XII：舌下神经

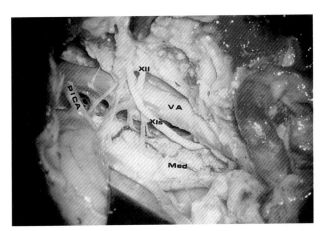

图18.20 Med：延髓；PICA：小脑后下动脉；VA：椎动脉；XII：舌下神经；XIs：副神经

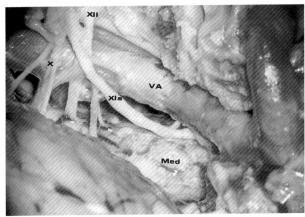

图18.21 Med：延髓；VA：椎动脉；X：迷走神经；XIs：副神经；XII：舌下神经

参考文献

[1] Slovut DP, Bacharach JM. Endovascular therapy for brachiocephalic vessels//Rooke TW, Sullivan TM, Jaff MR, eds. Vascular Medicine and Endovascular Interventions. Oxford: Blackwell,2007:267–276.

[2] Patel SJ, Sekhar LN, Cass SP,et al. Combined approaches for resection of extensive glomus jugulare tumors. A review of 12 cases. J Neurosurg, 1994, 80 (6) :1026–1038.

[3] Gardner PA, Miyamoto RG, Shah MV, et al. Malignant familial glomus jugulare and contralateral carotid body tumor. Am J Otolaryngol, 1997, 18 (4) :269–273.

[4] Pareschi R, Righini S, Destito D, et al. Surgery of glomus jugulare tumors. Skull Base, 2003,13 (3) : 149–157.

[5] Geibprasert S, Pongpech S, Armstrong D, et al. Dangerous extracranial-intracranial anastomoses and supply to the cranial nerves: vessels the neurointerventionalist needs to know. AJNR Am J Neuroradiol, 2009,30 (8) : 1459–1468.

[6] Shin SH, Siva] ingam S, De Donato G,et al. Vertebral artery involvement by tympanojugular para gangliomas: management and outcomes with 2 proposed addition to the Fisch

classification. Audiol Neurootol,2012,17 (2) :92-104.

[7] Kawashima M, Tanriover N, Rhoton AL Jr,et al. Comparison of the far-lateral and extreme latelal variants of the atlanto-occipital transarticular approach to anterior extradural lesions of the craniovertebral junction. Neurosurgery, 2003, 53 (3) :662-674. discussion :674-675.

[8] Rhoton AL Jr. The far-lateral approach and its transcondylar, supracondylar, and paracondylar extensions. Neurosurgery,2000,47 (3. Suppl) : S195-S209.

[9] Wen HT, Rhoton AL Jr, Katsuta T, et al. Microsurgical anatomy of the transcondylar, supracondylar, and paracondylar extensions of the far-lateral approach. J Neurosurg, 1997, 87 (4) :555-585.

[10] Sanna M, Saleh E, Khrais T, et al. Atlas of Microsurgery of the Lateral Skull Base. Stuttgart: Thieme,2008.

[11] Sanna M. Atlas of Temporal Bone and Lateral Skull Base Surgery. Stuttgart: Thieme, 1995.

第 **19** 章 术后护理及并发症的处理

围术期处理

接受治愈性切除的头颈部副神经节瘤患者通常有较长的预期寿命及良好的健康状况。

这类患者围术期的处理对减少外科手术及内科的主要并发症至关重要。大样本研究报道死亡率为 3.7%（4/106）[1]，2%（5/232）[2] 的颈动脉切除患者发生肺栓塞、吸入性肺炎及脑卒中，颈部巨大血肿造成缺氧性脑损伤也是死亡的原因之一。对脑血流进行更精确的术前评估，采用比切除颈动脉更保守的入路，以及应用颈动脉支架置入等新技术，都将减少灾难性血管后遗症的风险。

感染性并发症比较少见，但当与蛛网膜下腔存在交通时，可能会很严重。围术期预防性使用抗生素，但需要再次强调的是细致地封闭及避免血肿形成起着最重要的作用。应时刻怀疑颈深间隙的感染，如果怀疑则用 CT 进一步评估，如果证实存在感染需予以引流。

谨慎监护及语言病理学支持并辅以短期鼻胃管或经皮内镜下胃造瘘术，对于最大限度地降低吸入性肺炎的风险非常重要。在我们所有的患者中只有一例患者使用过。

围术期应积极防止血栓形成，确保患者尽早活动。

■ 脑脊液漏的处理

脑脊液漏及继发性脑膜炎的风险在颅底外科领域永远存在。正常颅内压的范围为 5~15mmHg，由于脑血流的自动调节，脑灌注压在 60~150mmHg 很宽的范围内波动，颅内压均能得以保持[3]。然而，中心静脉系统没有自动调节的能力，这意味着静脉压的波动直接影响着脑脊液的压力。颅底外科手术的设置需要考虑多项因素。患者的体位应进行优化从而避免颈部过度俯曲或旋转，以便于静脉回流。中心静脉导管应避免放置在颈部。颈静脉孔手术非常重要的一点就是静脉窦和（或）导静脉闭塞后导致预期脑脊液压力上升[4-6]。当然，在施行经脑膜径路手术时，这进一步增加了脑脊液漏的风险，伴有广泛的颈部暴露时尤为如此。

采用盲囊状封闭及分期切除硬膜内病变使得脑脊液漏发生率降低到少于 1%[7]。如果确实发生脑脊液漏，偶尔需要腰大池引流，甚至是手术探查。对于顽固病例，计划再次手术并准备好修复缺损需要的局部带蒂或游离组织。

腰大池引流的应用

虽然围术期我们没有采用腰大池引流，但不少一期手术切除显著硬膜内扩展肿瘤的单位报告常规行 5~7d 腰大池引流[1,2,8]。

我们术后脑脊液漏的处理方案取决于脑脊液的来源。伤口脑脊液漏施以腰大池引流并卧床休息 3d，辅以头部绷带加压处理。如果上述措施无效，则行手术探查。

附带脑脊液引流管的 14G 套管经 L4~L5 间隙插入硬膜下腔。将脑脊液引流管连接于封闭的引流系统。脑脊液引流速率应不超过 20mL/h，通常 10mL/h 引流量足够关闭小的脑脊液漏[3]。使用时须格外小心并严格执行操作规程，以最大限度减少并发症。过度的引流可导致头痛，少数情况下还可能引起硬膜下出血，这多发生于颅后窝，源自小脑中央前静脉受到扰乱及破坏[3,8]。由于随之产生的相对颅内负压，腰大池引流的另一潜在并发症是气脑[9]。导管移位、堵塞及导管周围脑脊液漏等问题并不少见。脑膜炎的可能性也总是存在。

术后用药及出院

抗生素

哌拉西林 2g，每隔 4h 静脉内给药，持续 48h。如果怀疑感染，可继续使用。

类固醇

对于需要在脑干和小脑进行操作的大型肿瘤患者，肌内或静脉内注射地塞米松 4mg。

其 他

至少在术后第一个 48h 内，不使用麻醉剂及镇静剂，因为这可能会影响对患者意识状态的评估。酮洛芬 160mg 静脉注射，每天 1~2 次。常规给予那些便秘者通便处理，防止排便用力而导致脑脊液压力增高。

出 院

一旦患者能够满意地进食及吞咽，就可以出院。大部分患者 2 周后出院，而部分患者在第 4 周回家。

脑神经功能不全的康复

■ 面神经

术前对脑神经功能不全的评估以及对脑神经功能损伤的预期有利于做出最佳处理，并应涉及多学科团队。

面神经移位后，必须采取支持措施，直至眼睑能够自如地闭合。使用暂时性眼睑黏附重物（图 19.1），并常规应用润滑剂，以防止角膜损伤。植入金砝码（图 19.2~图 19.5）是一个很好的选择，无论是暂时的，尤其是已行面神经移植且对临时性眼睑黏附重物耐受不良，还是作为永久性的选项。

无论是面神经移位抑或是移植导致的极少数永久性面瘫的处理很困难。在复合型后组脑神经麻痹的情况下，大多数患者无法施行面-舌下神经吻合。由于频繁的操作，采用颞肌行活性重建变得相当困难。基于这个原因，我们不使用颞肌填塞，而仅使用腹部脂肪。可行再次探查及移植，但最常用的是静态康复技术。

偶尔情况下，注射肉毒杆菌毒素可以很好地

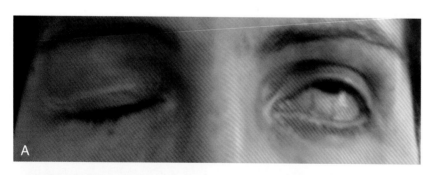

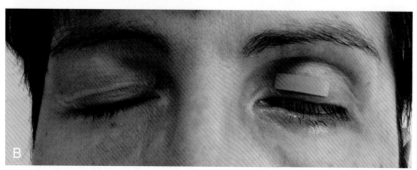

图 19.1 临时性黏附眼睑重物。使用临时性眼睑黏附重物后，左眼闭合明显较前好转。A.使用前的眼睑闭合。B.使用后的眼睑闭合

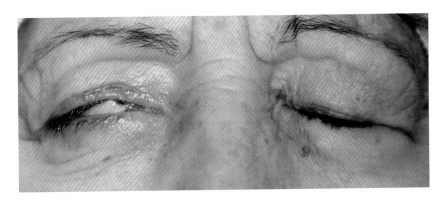

图 19.2 金砝码植入前（右眼）

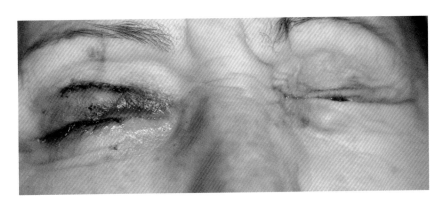

图 19.3 金砝码植入后（右眼）

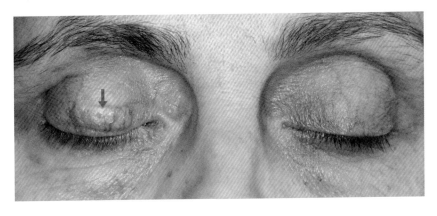

图 19.4 右眼睑植入金砝码后（箭头示植入物）。注意眼睑完全闭合

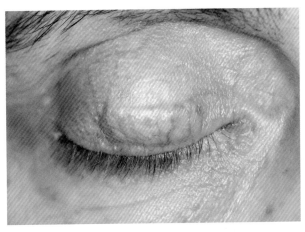

图 19.5 更高的放大倍数示植入金砝码后的眼睑

控制面中部的神经过度再支配。

■ 后组脑神经

颈静脉窝手术后后组脑神经损伤很常见，且往往多发。急性复合型后组脑神经功能不全给患者带来最高的误吸风险。由于病变的位置所在，迷走神经损伤通常是"高位"型。除了出现发声问题外，其损伤导致口腔及咽部吞咽阶段的协调功能障碍，食管上括约肌松弛的协调性变差，还会出现食物蓄积及溢出进入喉部[10]。

几乎所有的患者，围术期积极的语言病理学治疗及理疗对促进康复至关重要。偶尔短期鼻饲饮食是必需的。吞咽困难持续超过数周时，行经皮胃造瘘术。这应与透视评估吞咽障碍及适当地主动吞咽练习相结合[10]。

如前所述，术后误吸及死亡时有发生。严重的误吸应积极治疗，尽早考虑行气管切开。虽然，在我们的实践中仅有 1 例患者需要行气管切开。

对于持续性发音障碍的患者，可行声带内移手术，这也会促进吞咽功能。如果需要，初期住院可使用明胶海绵或脂肪短期性内移声带，永久性内移则可在后期考虑[11]。可用来行声带内移的材料包括硅胶、高泰斯（Goretex）、聚四氟乙烯和羟基磷灰石[12]。如果声带后段闭合不全，可联合施行杓状软骨内收及 I 型甲状软骨成形术[11,13,14]。腭假体增高及腭成形术也可用以改善言语和吞咽功能[11,15-17]。

环咽肌肌张力过高表现为下咽部分泌物蓄积及吞咽困难，可采用环咽肌切开术或注射肉毒杆菌毒素来治疗[9,18]。也有注射填充剂使舌下神经麻痹者受益的报道[19]。

■ 听力康复

严重的传导性听力损失是 A 型颞下窝径路的并发症。骨锚式助听器是存在这一明显障碍患者的一个选择。更少见的情况下，经迷路径路或疾病扩展导致听力完全丧失，交叉式助听器或 BAHA 或可改善某些患者的听力[20]。在极少数情况下，C1 型鼓室颈静脉球副神经节瘤患者可行声桥植入。

长期随访

尽管采用了最佳手术处理，仍然存在复发的风险。此外，必须考虑可能新出现的原发灶。长期放射学随访是必要的，因为症状复发时已常常是晚期病变。

广泛的组织切除，随后瘢痕组织的形成，以及重建组织的存在使得术后放射性评估变得很困难。

术后 1 年应反复行 CT 和 MRI 检查，如果没有明显的肿瘤复发，术后 3 年、5 年及 10 年复查。扫描应该延伸到颈动脉分叉处以便筛查。特别是那些术后扫描难以评估的患者，需考虑在术后 5 年复查血管造影。

参考文献

[1] Ramina R, Maniglia JJ, Fernandes YB, et al. Tumors of the jugular foramen:diagnosis and management. Neurosurgery, 2005, 57 (1, suppl) :59-68. discussion :59-68.

[2] Kaylie DM, O'Malley M, Aulino JM, et al. Neurotologic surgery for glomus tumors. Otolaryngol Clin North Am, 2007,40 (3) :625-649.

[3] Arriaga M, Diaz-Day J, et al, Neurosurgical Issues in Otolaryngology. Philadelphia: Lippincott, Williams and Wilkins,1999.

[4] Clemen R, Backous DD. Intracranial pressure concerns in lateral skull base surgery. Otolaryngol Clin North Am, 2007,40 (3) :455-462.

[5] Jackson CG, Kaylie DM, Coppit G, et al. Glomus jngulare tumors with intracranial extension. Neurosurg Focus, 2004, 17 (2) :E7.

[6] Jackson CG, Netterville JL. Glasscock ME III, et al. Defect reconstruction and cerebrospinal fluid management in neurotologic skull base tumors with intracranial extension. Laryngoscope,1992,102 (11) :1205-1214.

[7] Merkus P, Taibah A, Sequino G, et al. Less than 1% cerebrospinal fluid leakage in 1,803 translabyrinthine vestibular schwannoma surgery cases. Otol Neurotol, 2010,31 (2) :1276-283.

[8] Moza K, McMenomey SO, Delashaw JB Jr. Indications for cerebrospinal fluid drainage and avoidance of complications. Otolaryngol Clin North Am, 2005,38 (4) :577-582.

[9] Kletzker GR, Backer RJ, Leonetti J, et al. Complications in neurotologic surgery//Jackler RB, Brackmann DE, eds, Neurotology. Philadelphia: Elseviel Mosby,2005 (2) .

[10] Day TA, Davis BK. Skull base reconstruction and rehabilitation. Otolaryngol Clin North Am, 2001,34 (6) :1241-1257.

[11] Sniezek JC, Sabri AN, Netterville JL. Paraganglioma surgery:

complications and treatment. Otolaryngol Clin North Am, 2001,34 (5) :993–1006.

[12] Zeitels SM, Mauri M, Dailey SH. Medialization laryngoplasty with Gore-Tex for voice restoration secondary to glottal incompetence: indications and observations. Ann Otol Rhinol Laryngol, 2003,112 (2) :180–184.

[13] Bielamowicz S, Gupta A, Sekhar LN. Early arytenoid adduction for vagal paralysis after skull base surgery. Laryngo scope, 2000,110 (3 Pt 1) :346–351.

[14] Kraus DH, Orlikoff RF, Rizk SS, et al. Arytenoid adduction as an adjunct to type Ⅰ thyroplasty for undateral vocal cord paralysis. Head Neck, 1999,21 (1) :52–59.

[15] Netterville JL, Civantos FJ. Rehabilitation of cranial nerve deficits after neurotologic skull base surgery. Laryngoscope,1993,103 (11 Pt 2, Suppl 60) :45–54.

[16] Netterville JL, Jackson CG, Civantos F. Thyroplasty in the functional rehabilitation of neurotologic skull base surgery patients. Am J Otol, 1993, 14 (5) :460–464.

[17] Netterville JL, Fortune S, Stanziale S, et al. Palatal adhesion: the treatment of unilateral palatal paralysis after high vagus nerve injury. Head Neck, 2002,24 (8) :721–730.

[18] Biller HF, Lawson W, Som P,et al. Glomus vagale tumors. Ann Otol Rhinol Laryngol, 1989,98 (1 Pt 1) :21–26.

[19] Burres S. Intralingual injection of particulate fascia for tongue paralysis. Laryngoscope, 2004,114 (7) :1204–1205.

[20] Snik AF, Mylanus EA,Proops DW, et al. Consensus statements on the BAHA system: where do we stand at present. Ann Otol Rhinol Laryngol Suppl, 2005,195:2–12.

[21] Linder T, Schlegel C, DeMin N, et al. Active middle ear implants in patients undergoing subtotal petrosectomy: new application for the Vibrant Soundbridge device and its implication for lateral cranium base surgery. Otol Neurotol,2009,30 (1) :141–47.

第 **20** 章 计划性咽喉手术治疗医源性高位迷走神经损伤并发症

迷走神经是最复杂的后组脑神经。该神经损伤导致的功能障碍远比单独的舌咽神经、副神经和舌下神经损伤引起的功能障碍严重得多。颅底手术中，迷走神经麻痹的概率很高。然而，损伤一条以上的后组脑神经则表现出说话、吞咽及气道保护的问题。这将明显地延长康复的时间。基于这个原因，康复手术可以帮助这些患者获得有益、愉快的生活。生活质量是筛选那些技术上可行且能成功切除的颅底病变患者的关键变量。

颅底及上颈部迷走神经的手术解剖

之所以称为迷走神经（第 X 脑神经）是因为其在颈部、胸部和腹部的走行曲折，该神经是混合神经，包括感觉、运动、交感及副交感神经纤维。迷走神经起源于延髓的 8~12 条根丝，位于下橄榄与小脑下脚之间的橄榄后沟。在邻近迷走神经起源处，舌咽神经（IX）于其上方、副神经（XI）于其下方离开脑干。迷走神经根丝于基底池汇合形成主干，主干的第一部分从后向前行走并变得扁平。然后其向外、向前走行，穿过小脑绒球下方，并在离开颅腔前，发出脑膜神经支配颅后窝脑膜。然后通过颈静脉孔（JF）离开后颅底，与颈内静脉、第 IX 和第 XI 脑神经伴行。迷走神经与副神经由单独的硬膜鞘包裹，被一层隔膜与舌咽神经分隔开，而舌咽神经在颈静脉孔稍前外侧通过。在其颅外出口，与颈内动脉、颈内静脉紧密相邻，后组脑神经则夹在动静脉之间。

在颈静脉孔内，迷走神经形成第一个感觉神经节（颈静脉神经节）。离开颈静脉孔 1~2cm，迷走神经增粗形成细长的纺锤形节状神经节（第二

感觉神经节）。3 条神经起源于颈部迷走神经节状神经节远端的神经干。它们是支配咽喉部的咽神经（pharyngeal nerve, PN）、喉上神经（superior laryngeal nerve, SLN）及喉返神经（recurrent laryngeal nerve, RLN）。

在咽后壁中线，两侧的咽神经发出众多的分支与来自交感干、第 IX 脑神经以及喉上神经的外侧支的分支形成咽丛。运动和感觉神经纤维分布到咽部黏膜，咽上、中缩肌，以及除腭帆张肌（第 V 脑神经支配）以外的所有软腭肌肉。紧邻咽神经远端，喉上神经发出并穿过咽部。在节状神经节以下约 2cm，喉上神经分为内侧和外侧支。内侧支穿透甲状舌骨膜，并进一步分为两个分支，均包含来自声带以上的黏膜、肌肉纺锤体，以及喉的其他感受器的感觉神经纤维。外侧支为运动纤维，支配环甲肌和咽下缩肌。在经历了颈部及胸部不对称的走行后，喉返神经于环甲关节后面进入喉部。喉返神经支配除环甲肌以外的所有喉内肌，环甲肌由喉上神经支配。喉返神经也包含来自声带下方喉黏膜的感觉神经纤维，以及喉内肌牵张感受器的传入纤维。

在胸腔，迷走神经分出包含运动和感觉神经纤维的食管支，激发食管蠕动。

高位迷走神经损伤后咽喉部病理生理改变

高位迷走神经损伤，尤其当伴有第 IX 脑神经麻痹时，吞咽困难和误吸是最严重的临床问题。

内脏、感觉及运动纤维为喉、气管、食管以及胸腹腔脏器提供感觉反馈和副交感神经功能。内脏感觉纤维的功能丧失损害了检测及清除分泌

物或摄入食物的能力。内脏运动纤维的损伤会导致胃食管运动能力的降低。食管下括约肌（low esophageal sphincter, LES）张力的完全丧失及胃排空的延迟，不仅限制了足够的营养，还会造成反流，从而损害呼吸道。

第 X 脑神经的运动纤维提供除茎突咽肌和腭帆张肌以外的软腭、咽、喉肌肉的运动功能。咽神经损伤导致单侧腭、咽麻痹，造成咽收缩无效、蠕动无力，无法克服食管上括约肌（upper esophageal sphincter, UES）。当食团进入口咽时，麻痹的一侧扩张，形成一个伪袋，使食物潴留。对侧正常收缩也将食物挤压至该区，而不是下咽部和食管，从而中断正常的吞咽过程。咽神经麻痹不会削弱食管上括约肌的张力，因为环咽肌是一条连续的括约肌，并没有在咽缝处中断，因此，通常不会因单侧麻痹而功能受损。所以，当喉重新开放时，本应在食管的食物仍然在咽部，从而引起误吸。

长期而言，腭咽闭合不全伴流质及半流质食物的鼻腔反流及讲话时鼻音过重也可出现。缺乏有效关闭鼻咽的括约肌功能也是由于咽上缩肌瘫痪、咽侧壁运动消失导致的。

喉上神经外侧支控制同侧环甲肌。该神经的损伤导致音调降低，也有可能导致明显的不适，尤其是那些专业嗓音使用者。相比之下，支配喉内肌的喉返神经麻痹导致声门闭合不全从而引起发声无力、气道保护功能丧失，以及咳嗽无力、肺部并发症的风险增加。一侧喉失去运动神经支配可因杓状软骨外移，同侧真、假声带的外展与松弛导致发声困难。长期而言，声带肌萎缩更加明显、声门闭合不全更加严重。此外，呼气时声带闭合不全可能损害肺内压的调节，从而影响远端肺泡通气。

高位迷走神经损伤后咽喉功能紊乱的临床评估

颅底外科医生、喉科医生和语言病理学家对脑神经功能进行预测和早期诊断评估，这有助于制订临床问题导向的综合、协调且有效的治疗策略。

准确评估咽喉感觉和运动功能障碍是诊断的第一步。对吞咽、发音困难的程度以及相关肺部并发症的评价影响不同治疗方案及治疗时机的选定。

高位迷走神经损伤在静止期和发音期典型的临床特点是，麻痹侧软腭较正常侧下垂。发声时，非麻痹侧软腭会提升，将悬雍垂和软腭中线向正常侧牵拉。咽部挤压及吞咽时，迷走神经麻痹侧咽壁收缩性降低，造成麻痹侧咽部向正常侧被动移位，产生旋转样的运动（法文文献称为 "signe du rideau"）。麻痹的声带固定于外展位，使声门关闭不全，并伴下咽扩张，而扩张的下咽充当了咽分泌物的蓄水池。分泌物集聚于开放的麻痹侧咽部及同侧梨状窝内，引起分泌物溢出进入喉部（图 20.1）。这种现象通常在口腔和咽部吞咽不协调时加重，伴随食管上括约肌松弛的改变，造成原发性或继发性的误吸。

目前，有多种不同的测试可用来评价与第 IX 和第 X 脑神经功能不全相关的临床征象。该明确诊断的工作涉及诸如具有吞咽功能评估（functional evaluation of swallow, FEES）、感觉测试功能（FEES with sensory testing, FEESST）的软性电子内镜等一线检查。在某些病例这些一线检查还需与诸如肌电图（EMG）、测压、空气动力学/气流

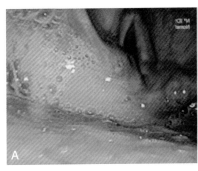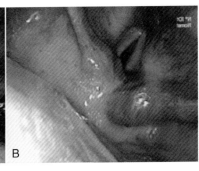

图 20.1 左侧第 IX 和第 X 脑神经麻痹的患者在呼吸（A）及发声（B）时分泌物蓄积在依然开放的左侧梨状窝内

的检查以及综合的语音评价等二线检查结合使用。

　　吞咽功能评估可以在门诊通过软性鼻咽镜进行，检查时要求患者吞下蓝色水和（或）半流质食物如染色的凝胶或酸奶。这种检查便于同时评估声门关闭不全、口咽及下咽食团推进及吞咽困难的程度。声带运动受损程度、软腭关闭不全、咽部食物蓄积以及误吸情况可做精确评估并视频记录下来以便于将来比较。检查期间应始终避免表面麻醉，以尽量减少患者的不适和假阳性[1]。

　　感觉功能测试是一种更加复杂的检查。通常使用专用设备喷出空气来客观评估咽喉感觉功能。咽喉的感觉障碍可导致吞咽困难和误吸[2-4]。此外，一些病理生理学研究也表明，即使在喉、咽感觉丧失或减弱的情况下，正常的保护性反射尚可被引出并恰当地启动[5,6]。

　　喉肌电图的目的是量化甲杓肌和（或）环甲肌失神经支配情况。该检查已被证明是鉴别迷走神经和喉返神经麻痹、环杓关节固定、声门后部狭窄的有用工具。然而，肌电图可能不是每个耳鼻喉科医生都可以利用的，其应用、时机及结果解释仍存在争论。

　　形态影像学检查（CT,MRI）已被推荐作为颅底肿瘤初始评估的一部分，评估肿瘤体积、肿瘤与相邻解剖结构的三维关系，并计划肿瘤的切除及预期牺牲脑神经的可能性。另一方面，诸如改良吞钡和电视透视检查等动态影像学检查，主要用于术后康复期，以记录口腔、咽部及食管功能，并确定吞咽过程中何时以及如何发生误吸（图20.2）。然而，即使唯一一项有关吞咽障碍患者内镜与改良吞钡诊断结果的前瞻随机性研究并未发现这两种检查存在任何统计学差异。在日常实践中通常认为视频内镜检查价廉且更加实用和方便[7]。

治疗选项

　　颅底手术最难的问题之一是决定是否广泛切除侵及不同脑神经的肿瘤，尤其是年老体弱的患者。手术切除的计划需要平衡手术的根治性与功能结果。这是艰难决策过程中的第一步。

　　对后组脑神经功能丧失导致的功能性后果的预期、康复及手术矫正是第二步，也是更为细致

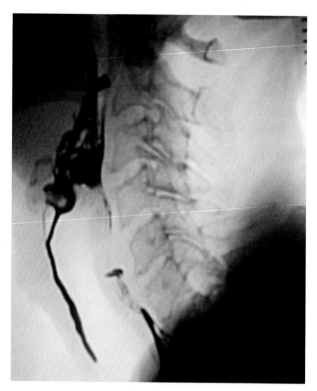

图 20.2　电视透视检查显示患者气管内误吸

的一步。基于这些原因，综合了颅底外科医生、喉科医生、放射科医生及语言病理学家的专家经验团队处理模式对于术后吞咽、言语、声音问题的准确评估和处理起着至关重要的作用。

　　第一步是区分暂时性与永久性神经病变。这是选择可逆或不可逆治疗手段必不可少的先决条件。肿瘤切除后，无论采用任何形式的干预，在施行手术矫正前后给予发音及吞咽的辅助治疗对于优化预期的功能性结果是必不可少的。

　　临时性舌咽神经和迷走神经失用，尤其是年轻患者，能够单纯通过诸如暂时性饮食调整及患者的积极参与等行为锻炼方法，进行言语和吞咽康复而成功地代偿，这通常需要很长一段时间。另一方面，在老年或顺应性差的患者，如果存在持续性吞咽困难和（或）发声困难，建议采用可逆性的手术如腭假体和（或）声带膨隆（vocal cord augmentation, VCA）以缩短恢复时间。

　　VCA 的基本目标是通过声带注射植入材料以减轻声门闭合不全。目前有两种手术方法。通常在全麻下，通过显微喉镜进行手术。也可在门诊表面麻醉下进行，可给予轻度的静脉镇静，通过直达喉镜、软性鼻咽喉镜或通过经颈部皮肤途径

实施[8]。无任哪种情况，VCA 的注射通常从声韧带与甲杓肌之间、杓状软骨声带突的侧前方进针。

选择可逆性治疗手段，生物可吸收性植入材料可反复使用，直至获得稳定的疗效，至少等到出现合适的自发性功能恢复的适当机会。明胶海绵是一种快速吸收性明胶悬胶，是 6~12 个月时的首选材料。在患者立即需要良好的语音质量的情况下，这是最好的选择。

另一种经常使用的生物植入材料是胶原蛋白，需要每隔几个月注射一次，因为这是一种可快速吸收并融于宿主组织的材料（通常发生在 60~90d）。胶原蛋白的主要指征是轻度声门闭合不全、暂时性内移或作为其他外科手术的辅助治疗。

注射腹部皮下获取的自体脂肪是另一种新兴的良好技术（图 20.3）。脂肪具有易获取、容易注射及无异物反应的优点[9]。Zaretsky 等[10]表明，声带内注射后 5 个月内可发生脂肪吸收。这就需要矫正过度，尽管手术过程中难以评估。可通过重复注射以保持声门的良好关闭。

VCA 相对容易操作，并且通常患者的耐受性好。内镜方法具有并发症较少、不适率较低及良好的成本效益比的特点。然而，VCA 总是改变了被注射声带的振动模式及质量，从而增加其劲度，改变患者的音调[11]。另外，生物可吸收材料注射可在术中确认迷走神经已损伤、颅底手术结束时进行。这有助于促进康复和减少术后并发症，同时等待随后彻底地治疗[12]。

相比之下，舌咽神经及迷走神经完全中断所致的永久性功能受损的患者，需要包括语音和吞咽康复的多步骤治疗，根据康复计划是否成功，还需结合可逆或不可逆的手术。

第一步是，只要合理，应避免术后行气管切开及胃造瘘术。术后尽一切努力恢复吞咽功能，提高声门闭合能力，保护呼吸道，减少腭咽闭合不全。第二步为启动强化及持续的吞咽及言语治疗方案，并由语言病理学家与喉科医生联合仔细监测。对于恢复延迟的患者，应考虑手术治疗。

多种手术（舌骨悬吊、会厌融合术、会厌成形术以及环咽肌切开术）可用来减轻吞咽困难导致的病态。尽管咽部推进功能丧失，环咽肌切开术（cricopharyngeal myotomy, CPM）是唯一通过降低其内部压力以改善食物通过食管上括约肌的技术。技术上，该手术可以通过内镜或颈外开放手术入路的方法进行。

经黏膜内镜手术与 Zenker 憩室切除术类似。该手术体现了内镜方法的所有优点，包括缩短手术时间、术后病程短、症状轻、痛苦最小及快速恢复经口进食。并发症的发生率低，本质上与食管穿孔的可能性相关，食管穿孔可致颈部脓肿和纵隔炎，因而需要及时经颈外入路修复咽食管裂口。

与此相反，如果行经颈部切开环咽肌切开术时，沿左侧胸锁乳突肌前缘做一纵向切口。从甲状舌骨膜水平至环状软骨下缘以下 1cm，沿咽–食管后方中线行 4~5cm 长的肌肉切开，从而至少涉及 2cm 的条纹状食管肌组织，以获得完全的环咽肌松弛。颈外入路的开放式环咽肌切开术具有相对较低的并发症和死亡的风险。可能出现的并发症是咽皮肤瘘及环咽肌纤维横断不完全导致的吞咽困难持续存在。

环咽肌痉挛也可以通过肉毒杆菌毒素注射治疗。该技术获得的治疗效果是暂时的，但如果环咽肌切开效果不确定或者患者病情不够稳定而无法承受更具侵入性的手术，注射肉毒杆菌毒素可能有用。然而，所有这些技术均不能降低由于分泌物在扩大的下咽部过多蓄积引起误吸的发病率。

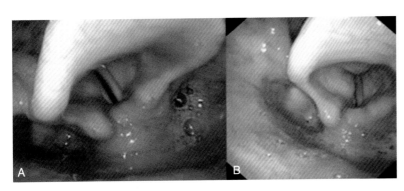

图 20.3　左侧声带麻痹患者自体脂肪注射声带膨隆术前（A）和术后（B）的内镜评估

Mok 等[13]提出了一种新的技术来减少梨状窝的无效腔及改善咽张力，涉及去除失去神经支配的冗余的麻痹侧梨状窝黏膜，并将咽下缩肌附着处前移至甲状软骨的斜线。该手术通常与硅胶植入声带内移技术及杓状软骨内收技术联合应用。根据 Isshiki 的分类[14]，声带内移喉成形术，也称为甲状软骨成形术 I 型，采用颈外入路，通过甲状软骨开窗在声门旁间隙植入不同的植入材料（预成形的硅胶或羟基磷灰石假体，自刻硅块或条状 Gore-Tex），以调整麻痹声带的位置（图20.4)[15-18]。杓状软骨内收通常伴随向前牵拉缝合，模拟附着于杓状软骨肌突的环杓侧肌及甲杓侧肌的力矢量，在发声时将其向下、内侧牵拉。杓状软骨内收的目的是为了通过将病变侧声带突置于与正常侧同一水平来改善声带后部的闭合[19]。所有这些外科手术技术最好在同一期手术中联合应用，手术时于甲状软骨切迹与环状软骨之间做一个水平切口，从中线向甲状软骨后缘延伸。患者的镇静会限制通过声音反馈来精细调整发声状况的可能，而这种调节在改善发声的手术中至关重要。因此，通常采用皮下注射盐酸利多卡因和1:100 000 的肾上腺素溶液实施局部麻醉。

喉骨架手术有几个优势，如灵活性、可调节性、可逆性，以及在不影响其质量、体积或振动模式的前提下实现声带内移的可能性。通过联合不同的喉（I 型甲状软骨成形术和杓状软骨内收

术）及咽部（环咽肌切开术及下咽、咽成形）手术，可以解决由于多根脑神经病变导致的复杂病例。另外，某些选择性永久性神经病变患者，在行任何咽部手术之前，可以通过内镜注射非吸收性材料（如 Vox 植入材料）实现瘫痪声带的内移，尽管文献报道没有普遍认同单纯声带膨隆术可有效解决吞咽功能障碍。

迷走和舌咽神经损伤后的腭咽闭合不全的治疗则相对不够明确。令人烦恼的腭咽闭合不全后遗症在术后早期并不明显，当患者能够经口进食并恢复流利的语言后变得越来越明显、越来越麻烦。目前，腭瘫痪的治疗主要包括语言治疗、牙科假体以及手术治疗的联合应用。语言治疗对于矫治鼻音过强具有局限性。牙科假体昂贵，常常引起疼痛，并且需要足够的牙齿以及侧壁运动以获得有效的腭咽闭合。通过做一个蒂在上方的咽瓣来手术重建腭咽闭合，是治疗最常见的腭咽闭合不全（先天性和黏膜下腭裂）的主要方式[20-22]。然而，该治疗方法对于医源性迷走神经高位损伤的患者总体而言疗效并不满意，这些患者整个患侧软腭、口咽麻痹，且鼻咽侧壁不能运动。另一方面，Netterville 等[23,24]提出腭黏合术，将麻痹侧软腭与同侧鼻咽后壁拉近，降低鼻咽开口尺寸，允许健侧行使部分腭咽括约肌的功能。虽然腭黏合术可与其他喉、咽部手术联合运用，但其常常是在全麻下单独进行的。使用丁曼（Dingman）开口

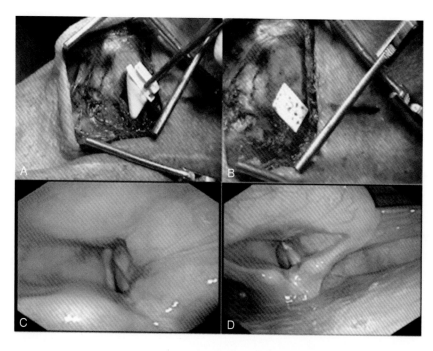

图20.4 I 型甲状软骨成形术，将硅橡胶假体置入左侧声门旁间隙（A,B)，术前（C）和术后（D）同一患者的内镜评估

器获得宽广的口咽暴露。于正常鼻咽关闭的水平，帕萨万特（Passavant）嵴建立单侧的黏附。行从中线至咽侧壁的半侧软腭切口，同时在咽后壁做一个与之平行深达肌前筋膜的切口。用 7~8 条缝线缝合腭咽后壁与软腭鼻咽面的创面，穿过黏合处的上、下面。

结 论

这部分针对颅底手术造成的高位迷走神经损伤，尤其是当其与其他神经病变共患时，可用的治疗选择简要回顾的主要目的在于阐明并没有

"魔法子弹"来有效解决这一复杂的问题。选择合适的患者施行这些手术非常重要。当判断手术可行时，必须考虑不同的治疗方法，以适应每一位患者。决策过程中需要考虑的不同变量是：

- 神经病变的性质为暂时性的，还是永久性的。
- 单根或多根脑神经受累。
- 年龄。
- 并发症。
- 寿命预期。
- 患者脆弱性。

该治疗方法不应该是"独角戏"。无论是在诊断，还是在康复以及手术设置中，它是一个综合的、多学科努力的结果。

参考文献

[1] Perie S, Roubeau B, Lacau St Gully J. Laryngeal paralysis: distinguishing Xth nerve from recurrent nerve paralysis through videoendoscopic swallowing study (VESS). Dysphagia, 2003, 18 (4) :276–283.

[2] Aviv JE. Sensory discrimination in the larynx and hypopharynx. Otolaryngol Head Neck Surg, 1997, 116 (3) :331–334.

[3] Aviv JE, Kaplan ST, Thomson JE, et al. The safety of flexible endoscopic evaluation of swallowing with sensory testing (FEESST) : an analysis of 500 consecutive evaluations. Dysphagia, 2000, 15 (1) :39–44.

[4] Aviv JE, Murry T, Zschommler A, et al. Flexible endoscopic evaluation of swallowing with sensory testing: patient characteristics and analysis of safety in 1,340 consecutive examinations. Ann Otol Rhinol Laryngol, 2005, 114 (3) : 173–176.

[5] Lngemann JA, Bytell DE. Swallowing disorders in three types of head and neck surgical patients. Cancer, 1979, 44 (3) : 1095–1105.

[6] Linden P, Siebens AA. Dysphagia: predicting laryngeal penetration, Arch Phys Med Rehabil, 1983, 64 (6) :281–284.

[7] Aviv JE. Prospective, randomized outcome study of endoscopy versus modified barium swallow in patients with dysphagia. Laryngoscope, 2000, 110 (4) :563–574.

[8] Simpson CB, Rosen CA. Operative Techniques in Laryngology. Berlin: Springer, 2008.

[9] Brandenburg JH, Kirkham W, Koschkee D. Vocal cord augmentation with autogenous fat. Laryngoscope, 1992, 102

(5) :495–500.

[10] Zaretsky LS, Shindo ML, deTar M, et al. Autolngous fat injection for vocal fold paralysis: long-term histologic valuation. Ann Otol Rhinol Laryngol, 1995, 104 (1) :1–4.

[11] Tucker HM, Wanamaker J, Trott M, et al. Complications of laryngeal framework surgery (phonosurgery). Laryngoscope, 1993, 103 (5) :525–528.

[12] Hoffman HT, McCulloch TM. Anatomic considerations in the surgical treatment of unilateral laryngeal paralysis. Head Neck, 1996, 18 (2) :174–187.

[13] Mok P, Woo P, Schaefe-Mojica J. Hypopharyngeal pharyngoplasty in the management of pharyngeal paralysis: a new procedure. Ann Otol Rhinol Laryngol, 2003, 112 (10) :844–852.

[14] Isshiki N, Morita H, Okamura H, et al. Thyroplasty as a new phonosurgical technique. Acta Otolaryngol, 1974, 78 (5–6) :451–457.

[15] Benninger MS, Crumley RL, Ford CN, et al. Evaluation and treatment of the unilateral paralyzed vocal fold. Otolaryngol Head Neck Surg, 1994, 111 (4) :497–508.

[16] Cummings CW, Purcell LL, Flint PW. Hydroxylapatite laryngeal implants for medialization. Preliminary report. Ann Otol Rhinol Laryngol, 1993, 102 (11) :843–851.

[17] Giovanni A, Vallicioni JM, Gras R, et al. Clinical experience with Gore-Tex for vocal fold medialization, Laryngoscope, 1999, 109 (2 Pt 1) :284–288.

[18] Montgomery WW, Blaugrund SM, Varvares MA. Thgroplasty: a new approach. Ann Otol Rhinol Laryngol, 1993, 102 (8 Pt 1) :571–579.

[19] Bielamowicz S, Gupta A, Sekhar LN. Early arytenoid adduction for vagal paralysis after skull base surgery. Laryn-

goscope, 2000,110 (3 Pt 1) :346-351.

[20] Witt PD, Rozelle AA, Marsh JL, et al. Do palatal lift prostheses stimulate velopharyngeal neuromuscular activity. Cleft Palate Craniofac J, 1995,32 (6) :469-475.

[21] Witt PD, Marsh JL, Marty-Grames L, et al. Revision of the failed sphincter pharyngoplasty: an outcome assessment. Plast Reconstr Surg, 1995,96 (1) :129-138.

[22] Morris HL, Bardach J, Jones D, et al. Clinical results of pharyngeal flap surgery: the Iowa eperience. Plast Recon-

str Surg, 1995,95 (4) :652-662.

[23] Netterville JL, Vrabec JT, Unilateral palatal adhesion for paralysis after high vagal injury. Arch Otolaryngol Head Neck Surg, 1994,120 (2) :218-221.

[24] Netterville JL, Fortune S, Stanziale S, et al. Palatal adhesion: the treatment of unilateral palatal paralysis after high vagus nerve injury. Head Neck, 2002,24 (8) :721-730.